K. Altmann, C. Keller (Hrsg.)

Pflegeassistenz Heute

Kathrin Altmann, Christoph Keller (Hrsg.)

Pflegeassistenz Heute

2. Auflage

Mit Beiträgen von:
Kathrin Altmann, Regensburg; Franziska Denkel, Blankenfelde Mahlow; Judith Gallasch, Potsdam; Dr. Stefanie Gurk, Krefeld; Ludmilla Henke, Potsdam; Siegfried Huhn, Berlin; Erik Jaek, Potsdam; Christoph Keller, Potsdam; Sabine Klein, Troisdorf; Marlene Kraske, Leuthen; Susanne Lunk, Köln; Ariane Orduhan, Berlin; Sophie Plauschinat, Potsdam; Nina Piluso-Rostowski Berlin; Christian Sachse, Werder/Havel; Jana Teske, Wiesenburg/Mark

ELSEVIER

Elsevier GmbH, Bernhard-Wicki-Str. 5, 80636 München, Deutschland
Wir freuen uns über Ihr Feedback und Ihre Anregungen an kundendienst@elsevier.com

ISBN 978-3-437-25135-1
eISBN 978-3-437-05643-7

Aus Gründen der Barrierefreiheit sind die Bilder in elektronischen Ausgaben dieses Buches mit Alt-Text-Beschreibungen (Alternativ-Text) versehen, die von Elsevier bereitgestellt werden. Mehr Informationen erhalten Sie unter https://www.elsevier.com/about/accessibility.

Bücher und Zeitschriften, die von Elsevier veröffentlicht werden, entsprechen den geltenden Produktsicherheitsanforderungen. Für etwaige Bedenken oder Fragen zur Produktsicherheit wenden Sie sich bitte an unseren autorisierten Vertreter, Elsevier B.V., productsafety@elsevier.com.

Elsevier nimmt eine neutrale Position in Bezug auf territoriale Meinungsverschiedenheiten oder Zuständigkeitsansprüche in seinen veröffentlichten Inhalten ein, einschließlich Landkarten und institutionellen Zugehörigkeiten.

2. Auflage 2025

Wichtiger Hinweis: Die medizinischen Wissenschaften unterliegen einem sehr schnellen Wissenszuwachs. Der stetige Wandel von Methoden, Wirkstoffen und Erkenntnissen ist allen an diesem Werk Beteiligten bewusst. Sowohl der Verlag als auch die Autorinnen und Autoren und alle, die an der Entstehung dieses Werkes beteiligt waren, haben große Sorgfalt darauf verwandt, dass die Angaben zu Methoden, Anweisungen, Produkten, Anwendungen oder Konzepten dem aktuellen Wissensstand zum Zeitpunkt der Fertigstellung des Werkes entsprechen.
Der Verlag kann jedoch keine Gewähr für Angaben zu Dosierung und Applikationsformen übernehmen. Es sollte stets eine unabhängige und sorgfältige Überprüfung von Diagnosen und Arzneimitteldosierungen sowie möglicher Kontraindikationen erfolgen. Jede Dosierung oder Applikation liegt in der Verantwortung der Anwenderin oder des Anwenders. Die Elsevier GmbH, die Autorinnen und Autoren und alle, die an der Entstehung des Werkes mitgewirkt haben, können keinerlei Haftung in Bezug auf jegliche Verletzung und/oder Schäden an Personen oder Eigentum, im Rahmen von Produkthaftung, Fahrlässigkeit oder anderweitig übernehmen.

Für die Vollständigkeit und Auswahl der aufgeführten Medikamente übernimmt der Verlag keine Gewähr.
Geschützte Warennamen (Warenzeichen) werden in der Regel besonders kenntlich gemacht (®). Aus dem Fehlen eines solchen Hinweises kann jedoch nicht automatisch geschlossen werden, dass es sich um einen freien Warennamen handelt.

Bibliografische Information der Deutschen Nationalbibliothek
Die Deutsche Nationalbibliothek verzeichnet diese Publikation in der Deutschen Nationalbibliografie; detaillierte bibliografische Daten sind im Internet über https://www.dnb.de abrufbar.

25 26 27 28 29 5 4 3 2 1

In ihren Veröffentlichungen verfolgt die Elsevier GmbH das Ziel, genderneutrale Formulierungen für Personengruppen zu verwenden. Um jedoch den Textfluss nicht zu stören sowie die gestalterische Freiheit nicht einzuschränken, wurden bisweilen Kompromisse eingegangen. Selbstverständlich sind **immer alle Geschlechter** gemeint.

Planung: Regina Pappers; Projektmanagement: Martina Gärtner, Ulrike Schmidt
Redaktion: Ulrike Frühwald, Hamburg
Rechteklärung: Katja Sieger-Schauer
Herstellung: Ute Landwehr-Heldt, Bremen
Satz: Thomson Digital, Noida/Indien
Druck und Bindung: Printer Trento S.r.l., Trento/Italien;
Umschlaggestaltung: SpieszDesign, Neu-Ulm
Titelfotografie: Foto: Rasieren: © W. Krüper, Steinhagen; Pina mit Kladde: © A. Rumpf, Bär und Foto Mitte: © colourbox.de

Aktuelle Informationen finden Sie im Internet unter www.elsevier.de

Vorwort

Der soziodemografische- und globale Wandel, Veränderungen der Versorgungsstrukturen, die zunehmende Ambulantisierung, der ökonomische Wandel sowie der Skills – and – Grade – Mix im Gesundheits- und Bildungssystem ändern die Anforderungen an die pflegerische Versorgung und an das Pflegepersonal.

In Deutschland leben zunehmend mehr Menschen, die pflegerische Versorgung benötigen. Pflegende mit unterschiedlichen Qualifizierungsniveaus arbeiten in enger Abstimmung miteinander. Pflegeassistenten sind hierbei in Pflegeeinrichtungen eine wichtige Berufsgruppe und aus der pflegerischen Versorgung nicht mehr wegzudenken. Sie übernehmen diese Tätigkeiten, die nicht im Rahmen der Vorbehaltstätigkeiten nach §4 Pflegeberufegesetz von generalistisch ausgebildeten Pflegefachfrauen und -männern übernommen werden müssen.

Die Entwicklung beruflicher Handlungskompetenz, während der theoretischen und praktischen Ausbildung, stellt eine unverzichtbare und fundamentale Basis für die verantwortungsvolle Arbeit mit zu Pflegenden aller Altersstufen dar. Dies ist wichtig, um sich in einem von Diversität geprägten Pflege- und Behandlungsteam mit unterschiedlichen Ausbildungsarten abzustimmen und innerhalb des jeweiligen Kompetenzbereiches zum Wohle der Patienten, Klienten und Bewohnenden handeln zu können.

2024 beschloss das Bundeskabinett eine neue Pflegfachassistenzausbildung, die bundeseinheitlich geregelt sein wird. In einer Bund-Länder - Expertengruppe wurden fachliche Empfehlungen zur Frage der inhaltlichen Ausrichtung und Struktur der neuen Pflegeassistenzausbildung erarbeitet. Voraussichtlich wird die Pflegefachassistenzausbildung 18 Monate dauern.

Bei der Bearbeitung der 2. Auflage des vorliegenden Lehrbuches liegt der Gesetzentwurf der Bundesregierung „Entwurf eines Gesetzes über die Einführung einer bundeseinheitlichen Pflegefachassistenzausbildung" (Pflegefachassistenzeinführungsgesetz) vor, jedoch ist das Gesetz bis dato nicht verabschiedet. Der Schwebezustand zwischen aktuell durchgeführter, nicht bundeseinheitlich geregelter Pflegeassistenzausbildung und dem prospektiven Erscheinen einer bundeseinheitlichen Pflegefachassistenzausbildung in Anlehnung an die dreijährige generalistische Pflegeausbildung hat die Arbeit an der 2. Auflage nicht leicht gemacht und lud zu vielen konstruktiven Diskussionstreffen zwischen Verlag und Herausgebenden ein.

Im Hinblick auf und in Anlehnung and die deutschlandweit einheitlich geregelte generalistische dreijährige Pflegeausbildung zur Pflegefachfrau bzw. zum Pflegefachmann werden auch in der 2. Auflage von *Pflegeassistenz heute* bewusst verschiedene Versorgungsbereiche aufgenommen und kompetenzorientiert gedacht. Der generalistische Pflege- und Versorgungsgedanke ist im Pflegefachassistenzeinführungsgesetz prominent aufgegriffen. Es wird nicht mehr trennscharf zwischen pflegerischen Tätigkeiten unterschieden, die nur in einem Versorgungsbereich anfallen, differenziert. Die Übergänge fließen immer mehr ineinander. So wird beispielsweise in der stationären Akutversorgung der Umgang mit Demenz und Biographiearbeit relevant. In Seniorenhäusern fallen komplexe pflegerische Tätigkeiten wie spezielle Wundverbände und -versorgungen in das pflegerische Aufgabengebiet. Die Entwicklungen in der Medizin gehen in Richtung Ambulantisierung. Diese Veränderungen erfordern von Pflegefachassistenten eine hohe Agilität und die Fähigkeit, sich schnell an neue Herausforderungen anzupassen. Gleichzeitig bietet die generalistische Ausbildung die Möglichkeit, ein breites Spektrum an Kompetenzen zu erlernen, das in verschiedenen Versorgungssettings angewendet werden kann.

Weiterhin wird der Fokus in dem Werk – entsprechen der generalistischen Intention – auf die verschiedenen Zielgruppen mit den jeweiligen Lernorten der pflegerischen Versorgung gerichtet: Kinder und Jugendliche, Erwachsene und Senioren. Krankheitsbilder aller Altersstufen werden exemplarisch aufgegriffen und mit pflegerischen Interventionen auf das Tätigkeitsfeld von Pflegeassistenten abgestimmt. Darüber hinaus wird die Bedeutung der interdisziplinären Zusammenarbeit im Gesundheitswesen hervorgehoben, um eine optimale Versorgung der Patienten sicherzustellen.

Die Auswahl der Lehrbuchinhalte der 2. Auflage basieren weiterhin auf den gesetzlichen Grundlagen und Lehrplänen der Pflegeassistentenausbildung oder anderer Pflegehilfsberufe in verschiedenen Bundesländern sowie auf den rechtlichen Rahmenbedingungen für die Ausübung des Berufes. Der generalistische Gedanke in Anlehnung an das Pflegeberufegesetz sowie die Inhalte des „Entwurf[es] eines Gesetzes über die Einführung einer bundeseinheitlichen Pflegefachassistenzausbildung" sind in die zweite Auflage eingeflossen.

Neu ist in der 2. Auflage Folgendes:

- Die Basiskompetenzen und letztendlich diese Tätigkeiten, die Pflegende/Pflegehilfsberufe mit Blick auf die meisten gesetzlichen Regelungen eigenständig durchführen dürfen, sind ausführlicher beschrieben und orientieren sich an der Ausrichtung „stabile Pflegesituation". Hierzu wurden eigene Kapitel wie z.B. „Prophylaxen" oder „Unterstützung bei der Selbstversorgung" entwickelt.
- Der Fokus liegt noch mehr auf der praktische Anwendungs- und Handlungsebene. Die Lernkästen „Pina im Praxiseinsatz" animieren die Auszubildende dazu, praxisorientiert zu lernen: Beispielsweise wird explizit erklärt, wie Wadenwickel durchzuführen sind oder wie eine Feuchtinhalation funktioniert.
- Die Anatomie und Krankheitslehre wird verständlicher erklärt und in der Tiefenschärfe vereinfacht.
- Neue Abbildungen veranschaulichen konkrete Pflegehandlungen in Einzelschritten.
- Die sprachliche Darstellung wurde vereinfacht, um das Lese- und Textverständnis zu fördern.
- Wiederholungsfragen am Ende eines jeden Kapitels mit Operatoren in den Fragestellungen laden zum Wiederholen der Kapitelinhalte ein und lassen die Lernenden hinsichtlich der Prüfungen die Operatoren einüben.
- Aktualisierung von Daten und Statistiken sowie Ergänzung neuer Forschungsergebnisse oder Theorien
- Überarbeitung von Grafiken und Tabellen
- Rückmeldungen zur ersten Auflage wurden mit aufgenommen und implementiert
- Aktualisierung und Erweiterung des Literaturverzeichnisses

Die 17jährige Auszubildende Pina Hofer begleitet die Lernenden weiterhin durch jedes Kapitel. Farblich hervorgehobene Kästen regen zum Reflektieren und Mitdenken an. Sie stellen für die Lernenden eine farblich kodierte Lernhilfe dar, indem z.B. die Definitionen immer in einem orangen Kasten dargestellt sind. Mehr dazu entnehmen Sie gerne den Benutzerhinweisen, in denen Sie u.a. auch die Funktion unserer Protagonistin Pina nachlesen können.

Liebe Auszubildende, wir wünschen Ihnen viel Erfolg und Freude bei Ihrer Ausbildung und hoffen, dieses Lehrbuch begleitet Sie gut auf Ihrem persönlichen Bildungsweg.

Liebe Lehrende in Theorie und Praxis, möge dieses Fachbuch für Sie eine gute und fundierte Unterstützung bei Ihrer Lehrtätigkeit sein.

Regensburg und Potsdam, im April 2025

Kathrin Altmann (Gesundheits- und Kinderkrankenpflegerin, Berufspädagogin M.Sc., Schulleitung)

Christoph Keller (MTRA, Diplom Medizinpädagoge, Regionalleitung WBS TRAINING Schulen gGmbH)

Danksagung

Wir, die Herausgebenden und der Verlag, möchten uns bei allen Autorinnen und Autoren für ihre Mitarbeit an diesem Buch bedanken.

Ein weiterer Dank gilt den folgenden Personen und Institutionen:

- Annika Freigang für die Verkörperung der Pflegeassistentin Pina
- Barmherzige Brüder Regensburg, KUNO Frauen- und Kinder klinik St. Hedwig und dem Pflegedirektor a. D. Gerhard Harrer
- Den Models Antje Lüftner, Jonathan Hirschmann, Theresa Gölkel, Veit Zimmermann, Kuni Gschrey, Paula Klepser, Julia Seng, Oubedatou-Miri Tchatchibara, Hannah Utz, Amira Reisinger, Saskia Lorenz, Amelie Lüftner, Sejla Semovic, Susanne Friedrich, Andrea Ostermeier-Tarnofsky, Sybille Kost
- Sophie Plauschinat (Vor-Herausgeberin)
- Alexandra Jaek für die Unterstützung in Kapitel 20
- Ulrike Frühwald für die Redaktion
- Juliane Kuba für die Unterstützung und Recherche zur 2. Auflage

Benutzerhinweise

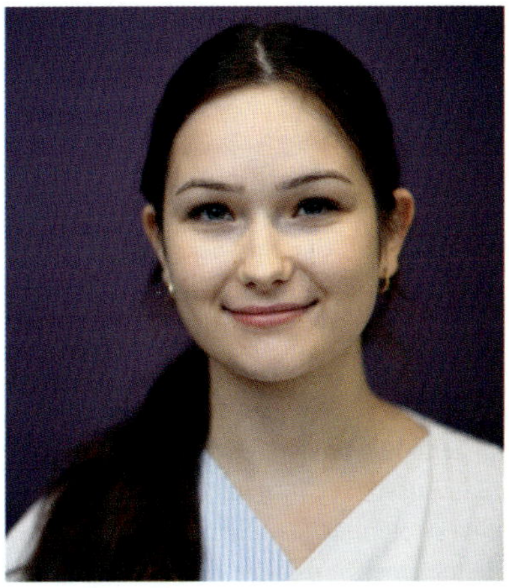

Liebe Auszubildende, lieber Auszubildender,

mein Name ist Pina Hofer. Ich bin 17 Jahre alt und absolviere gerade meine Ausbildung zur Pflegeassistentin. Mir macht meine Ausbildung richtig viel Spaß! Im Unterricht und während meiner Praxiseinsätze erfahre ich viel über die Pflege von Menschen aller Altersstufen, ich lerne verschiedene Krankheitsbilder kennen und setze mich mit dem Berufsbild der Pflege auseinander.

In diesem Lehrbuch nehme ich Euch mit auf den Weg durch meine Ausbildung: Zu Beginn eines jeden Kapitels findet Ihr ein Foto von mir. Ich stelle das jeweilige Themengebiet vor und berichte Euch, in welcher Abteilung ich aktuell eingesetzt bin, was ich gerade erlebe, denke und fühle. Auch auf vielen weiteren Abbildungen im Lehrbuch werdet Ihr mich entdecken, und wenn Ihr die Kapitel durcharbeitet, wird Euch mein Name in den Texten immer wieder begegnen. Vielleicht fragt Ihr Euch, warum ich und die mit mir abgebildeten zu Pflegenden und Pflegepersonen auf manchen Fotos einen Mund-Nasen-Schutz tragen, obwohl wir für die jeweilige pflegerische Tätigkeit gar keinen solchen tragen müssten? Ganz einfach, die Fotos für das Lehrbuch wurden während der Corona-Pandemie aufgenommen. Zu unserem eigenen und gegenseitigen Schutz tragen wir diese Mund-Nasen-Bedeckung.

Farbige Übersichtskästen helfen Euch beim Lernen, Merken und Verstehen der Kapitelinhalte. Am Anfang eines jeden Kapitels seht Ihr übersichtlich aufgelistet die Lernziele, die Ihr in diesem Kapitel erreichen könnt. Am Ende des Kapitels könnt Ihr mithilfe von einzelnen Fragen das neue Wissen wiederholen.

Ich freue mich darauf, mit Euch gemeinsam in das „Abenteuer Pflegeassistenzausbildung" zu starten!
Eure Pina Hofer

Anmerkung: Pina Hofer steht stellvertretend für die Auszubildenden zur Pflegeassistentin bzw. zum Pflegeassistenten, doch sie gibt es nicht wirklich. Eventuelle Ähnlichkeiten mit realen Personen sind also rein zufällig.

Die folgenden Kästen helfen bei der Orientierung:

LERNZIELE: DAS KANN ICH BALD GUT
Was mich erwartet: Überblick über den Lernstoff in diesem Kapitel.

DEFINITION
Was bedeutet das? Erklärung von im Text erwähnten Fachbegriffen.

ACHTUNG
Da muss ich aufpassen! Wichtige Aspekte, die unbedingt beachtet werden müssen, um Fehler zu vermeiden.

MERKE
Das muss ich wissen! Informationen, die im Gedächtnis behalten werden sollten.

KINDER/JUGENDLICHE/ERWACHSENE/ÄLTERE MENSCHEN
Was bedeutet das für …? Hinweise oder Maßnahmen, die direkt auf die genannte Personengruppe zugeschnitten sind.

WISSEN ANWENDEN
Was bedeutet das für den Pflegealltag? Praxisnahes Wissen, das in Pflegesituationen angewandt wird.

MITDENKEN
Das heißt aber auch, dass …: Praxisbezüge und/oder interessante Zusammenhänge zwischen einzelnen Informationen.

WIEDERHOLUNGSFRAGEN

Was habe ich gelernt? Fragen zu den Inhalten des Kapitels, um gelerntes Wissen zu überprüfen, zu wiederholen und zu festigen.

Hinweis zu den Fallbeispielen

Die Namen der zu Pflegenden, die Beschreibungen ihrer Erkrankungen, die Orte und Situationen sind alle realitätsnah, aber frei erfunden. Jegliche Ähnlichkeiten mit echten Personen und Geschehnissen sowie Orten und Institutionen sind daher rein zufällig und nicht beabsichtigt.

Herausgeberin und Herausgeber

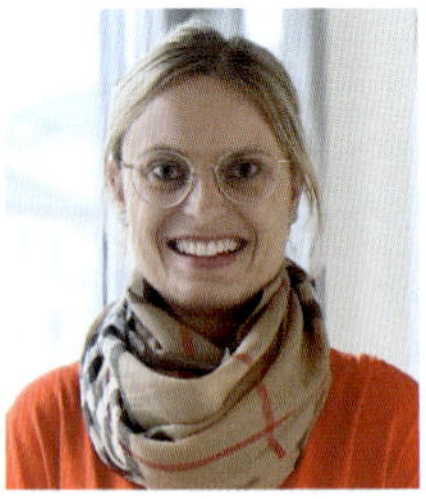

Kathrin Altmann,
Berufspädagogin M.Sc., leitet eine Pflegeschule in Regensburg. Nach ihrer Ausbildung zur Gesundheits- und Kinderkrankenpflegerin hat sie auf einer allgemeinpädiatrischen Station und in der ambulanten Kinderkrankenpflege gearbeitet, berufsbegleitend Pflegepädagogik B.A. studiert und die zentrale Praxisanleitung in einer Frauen- und Kinderklinik aufgebaut. Sie lehrt nebenberuflich als Gastdozentin in Pflegestudiengängen an der Fachhochschule sowie in der Praxisanleitungsweiterbildung.

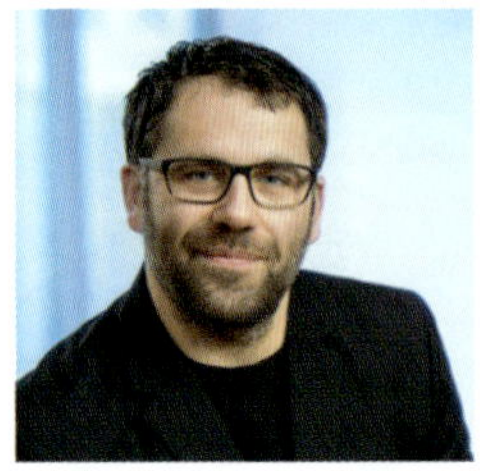

Christoph Keller,
Diplom-Medizinpädagoge, arbeitet derzeit an den WBS-Schulen gGmbH in Berlin als Regionalleitung, wo er neben der Begleitung der Schulstandorte auch mit Aufgaben zum Schulaufbau und der Entwicklung der generalistischen Ausbildung der Schulen betraut ist. Im Rahmen seiner Tätigkeit bei den WBS-Schulen war er auch als Interimsschulleiter an verschiedenen Schulstandorten – zuletzt in der WBS Pflegeschule in Chemnitz/Sachsen, Hamm/Nordrhein-Westfalen sowie in Berlin – tätig. Nach seiner Ausbildung zum Medizinisch-Technischen Radiologieassistenten war Christoph Keller stellvertretender Schulleiter einer Berliner Sozialassistent:innenschule. Er leitete mehrere Jahre den präklinischen Aus-, Fort- und Weiterbildungsbereich am Gesundheitscampus Potsdam und war Dozent in verschiedenen Gesundheitsfachberufen. Außerdem ist Christoph Keller bis heute Dozent und Prüfer für die Lehrer:innenbildung in Gesundheitsfachberufen an der IB Hochschule Berlin. Nach mehrfacher Autorentätigkeit übernahm er die Konzeption und Herausgeberschaft für „Pflegeassistenz Heute".

Autorinnen und Autoren

Franziska Denkel, Berufspädagogin M. A., Gesundheits- und Krankenpflegerin. Kleinmachnow, Potsdam

Judith Gallasch, Diplom-Sozialarbeiterin und -pädagogin, Mediatorin. Potsdam

Dr. Stefanie Gurk, Fachärztin für Allgemeinmedizin, TQM-Assessorin nach EFQM (Europäische Stiftung für Qualitätsmanagement), Mitglied der Deutschen Gesellschaft für Geriatrie, freiberufliche Dozentin. Krefeld

Ludmilla Henke, Gesundheits- und Krankenpflegerin. Health Professions Education (M. Sc.), Lehrerin für Pflegeberufe. Potsdam

Siegfried Huhn, BScH, MPH, Kaufmann, Fachkrankenpfleger für Geriatrische Rehabilitation und Gerontopsychiatrie, Fachkrankenpfleger für psychosomatische und psychotherapeutische Medizin, Gesundheitswissenschaftler und -pädagoge, Sozialfachwirt Bildung. Berlin

Erik Jaek, Gesundheits- und Krankenpfleger, Lehrer für Pflegeberufe, Pädagoge für Gesundheitsberufe (M. A.). Potsdam

Sabine Klein, Schulleitung WBS Schulen, Troisdorf

Marlene Kraske, Krankenschwester, Praxisanleiterin, Dozentin und Diplom-Pflegepädagogin. Cottbus

Susanne Lunk, Lehrerin für Pflege und Gesundheit, M. A. Köln

Ariane Orduhan, Diplom-Medizinpädagogin, Physiotherapeutin. Berlin

Sophie Plauschinat, Gesundheits- und Krankenpflegerin. Health Professions Education (M. Sc.), Lehrerin für Pflegeberufe. Potsdam

Nina Piluso-Rostowski Gesundheits- und Krankenpflegerin, Medizinpädagogin B. A., Medizinpädagogin M. Ed., Lehrerin für Pflegeberufe. Berlin

Christian Sachse, M. Sc., Promotionsstudent im Bereich Naturheilkunde, Notfallsanitäter, Leitender Praxisanleiter, Heilpraktiker. Werder-Havel

Jana Teske, Gesundheits- und Kinderkrankenpflegerin, Diplom-Pflegepädagogin, Dozentin, Projektmanagerin. Potsdam-Mittelmark

Abkürzungen

ABCDE	Airway, Breathing, Circulation, Disability, Exposure/ Environment (Atemwege, Atmung, Kreislauf, körperliche Verfassung, Umgebungseinflüsse)
ABEDL	Aktivitäten, Beziehungen und existenzielle Erfahrungen des Lebens
ACE	Angiotensin-Converting-Enzym
AED	automatisierter externer Defibrillator
AG	Arbeitsgruppe
AGG	Allgemeines Gleichbehandlungsgesetz
AIDS	Acquired Immune Deficiency Syndrome (erworbenes Immunmangelsyndrom)
ALT	Alanin-Aminotransferase
AMD	altersabhängige Makuladegeneration
AMG	Arzneimittelgesetz
ANA	antinukleärer Antikörper
ANV	akutes Nierenversagen
Art.	Artikel
ASB	Arbeiter-Samariter-Bund
ASE	atemstimulierende Einreibung
ASS	Acetylsalicylsäure; allgemeines Adaptionssyndrom
AST	Aspartat-Aminotransferase
ATL	Aktivitäten des täglichen Lebens
ATP	Adenosintriphosphat
AWO	Arbeiterwohlfahrt
BAföG	Bundesausbildungsförderungsgesetz
B-A-K	Bewusstsein, Atmung, Kreislauf
BÄK	Bundesärztekammer
BbgKPHG	Brandenburgisches Krankenpflegehilfegesetz
BbgPBWoG	Gesetz über das Wohnen mit Pflege und Betreuung des Landes Brandenburg
BDGS	Bundesdatenschutzgesetz
BESD	Beurteilung von Schmerzen bei Menschen mit Demenz
BET	brusterhaltende Therapie
BGB	Bürgerliches Gesetzbuch
BI	Begutachtungsinstrument
BKS	Blutkörpersenkungsgeschwindigkeit
BMI	Body-Mass-Index
BPH	benigne Prostatahyperplasie
BRCA	Breast Cancer, Brustkrebs
BtM	Betäubungsmittel
BtMG	Betäubungsmittelgesetz
BWS	Brustwirbelsäule
C	Celsius
CA	Carboghydrate-Antigen
CEA	carcinoembryonales Antigen
CEAP	Clinical, Etiological, Anatomical, Pathophysiological (klinisch, ätiologisch, anatomisch, pathophysiologisch; Kriterien zur Klassifikation der chronisch venösen Insuffizienz)
CED	chronisch-entzündliche Darmerkrankung
Ch	Charrière
CO_2	Kohlendioxid
COPD	Chronic Obstructive Pulmonary Disease
CRP	C-reaktives Protein
CT	Computertomografie
CTG	Cardiotokografie
DBfK	Deutscher Berufsverband für Pflegeberufe
DGE	Deutsche Gesellschaft für Ernährung
DKG	Deutsche Krankenhausgesellschaft
dl	Deziliter
DMS	Durchblutung, Motorik, Sensibilität
DNQP	Deutsches Netzwerk für Qualitätsentwicklung in der Pflege
DPR	Deutscher Pflegerat
DRK	Deutsches Rotes Kreuz
DSGVO	Datenschutz-Grundverordnung
EBN	Evidence-based Nursing
E. coli	Escherichia coli
EEG	Elektroenzephalografie
EFQM	European Fondation for Quality Management
EKG	Elektrokardiogramm, Elektrokardiografie
ENS	enterisches Nervensystem
EPUAP	European Pressure Ulcer Advisory Panel
ER	Estrogen Receptor (Östrogenrezeptor)
ERCP	endoskopisch-retrograde Cholangio-Pankreatikografie
ESWL	extrakorporale Stoßwellentherapie
EU	Europäische Union
FSH	follikelstimulierendes Hormon
FSME	Frühsommermeningoenzephalitis
GCS	Glasgow Coma Scale
GFR	glomeruläre Filtrationsrate
GG	Grundgesetz
GMSD	Gesellschaft für Medizinische Informatik, Biometrie und Epidemiologie
GnRH	Gonadotropin-Releasing-Hormon
GOT	Glutamat-Oxalacetat-Transaminase
GPT	Glutamat-Pyruvat-Transaminase
H	Wasserstoff
HAV	Hepatitis-A-Virus
Hb	Hämoglobin
HbA_{1c}	Hämoglobin A1c
HBV	Hepatitis-B-Virus
HCG	humanes Choriongonadotropin
HCV	Hepatitis-C-Virus
HDV	Hepatitis-D-Virus
HeimG	Heimgesetz
HER	humaner epidermaler Wachstumsfaktor-Rezeptor
HIV	humanes Immundefizienz-Virus
HNO	Hals-Nase-Ohren
HPV	humanes Papillomvirus
HWI	Harnwegsinfektion
HWS	Halswirbelsäule
ICD	International Classification of Diseases
ICF	International Classification of Functioning, Disability and Health
ICN	International Council of Nurses
ICS	Intensivstation
ICU	Intensiv Care Unit (Intensivstation)
IfSG	Infektionsschutzgesetz
IgE	Immunglobulin E

ITS	Intensivstation
Jh.	Jahrhundert
kcal	Kilokalorie
KG	Körpergewicht
KHK	koronare Herzkrankheit
KI	künstliche Intelligenz
kJ	Kilojoule
KrPflHilfeAPrV	Ausbildungs- und Prüfungsverordnung für den Beruf der Gesundheits- und Krankenpflegehelferin und des Gesundheits- und Krankenpflegehelfers im Land Brandenburg
KRINKO	Kommission für Krankenhaushygiene und Infektionsprävention
KTQ	Kooperation für Transparenz und Qualität im Gesundheitswesen
l	Liter
LA	Lebensaktivitäten
LAVH	laparoskopisch assistierte vaginale Hysterektomie
LGBTQIA+	Lesbian, Gay, Bisexual, Transsexual/Transgender, Queer, Intersexual, Asexual (lesbisch, schwul, transsexuell/transgender, queer, intersexuell, asexuell; das Plus steht für weitere sexuelle Orientierungen)
LH	luteinisierendes Hormon
LISA	Lungenbelüftung, Infektion, Sekret, Aspiration
LSD	Lysergsäurediethylamid
LWS	Lendenwirbelsäule
MD	Medizinischer Dienst
mg	Milligramm
MIC	minimalinvasive Chirurgie
ml	Milliliter
mmHg	Millimeter Quecksilbersäule
mmol	Millimol
MMST	Mini-Mental-Status-Test
MRCP	Magnetresonanz-Cholangiopankreatikografie
MRE	multiresistente Erreger
MRSA	methicillinresistenter *Staphylococcus aureus*
MRT	Magnetresonanztomografie
MS	Multiple Sklerose
MTPS	medizinische Thromboseprophylaxestrümpfe
NaCl	Natriumchlorid (Kochsalz)
NPUAP	National Pressure Ulcer Advisory Panel
NSAR	nichtsteroidales Antirheumatikum
NYHA	New York Heart Association
O_2	Sauerstoff
oGTT	oraler Glukosetoleranztest
OP	Operation, Operationssaal/-bereich
Pap	Papanicolaou-Test
paVK	periphere arterielle Verschlusskrankheit
pCO_2	Kohlendioxidpartialdruck
PEG	perkutane endoskopische Gastrostomie
PEJ	perkutane endoskopische Jejunostomie
PflBG	Pflegeberufegesetz
PfWG	Pflege-Weiterentwicklungsgesetz
PNS	peripheres Nervensystem
pO_2	Sauerstoffpartialdruck
PPI	Protonenpumpenhemmer
PQsG	Pflege-Qualitätssicherungsgesetz
PR	Progesteronrezeptor
PSA	prostataspezifisches Antigen
QZ	Qualitätszirkel
RAAS	Renin-Angiotensin-Aldosteron-System
REM	Rapid Eye Movement
RKI	Robert Koch-Institut
RR	(Blutdruckmessung nach) Riva-Rocci
s. c.	subkutan
SCC	Squamous Cell Carcinoma
SGB	Sozialgesetzbuch
SIDS	Sudden Infant Death Syndrome (plötzlicher Kindstod)
SMART	spezifisch, messbar, akzeptiert, realisierbar, terminierbar
SMI	Sustained Maximal Inspiration (anhaltend maximale Einatmung)
SSW	Schwangerschaftswoche
STD	Sexually Transmitted Disease
StGB	Strafgesetzbuch
STI	Sexual Transmitted Infections
STIKO	Ständige Impfkommission am Robert Koch-Institut
T3	Trijodthyronin
T4	Tetrajodthyronin, Thyroxin
TIA	transitorische ischämische Attacke
TRH	Thyreotropin-Releasing-Hormon
TRUS	transrektale Sonografie
TSH	Thyreoidea-stimulierendes Hormon
TUR-P	transurethrale Elektroresektion der Prostata
UV	Ultraviolett
WHO	World Health Organization (Weltgesundheitsorganisation)
ZNS	Zentralnervensystem
ZVK	zentraler Venenkatheter

Abbildungsnachweis

Der Verweis auf die jeweilige Abbildungsquelle befindet sich bei allen Abbildungen im Werk am Ende des Legendentextes in eckigen Klammern. Alle nicht besonders gekennzeichneten Grafiken und Abbildungen © Elsevier GmbH, München.

A400	Reihe Pflege Konkret, Elsevier/Urban & Fischer
E273	Mir MA. Atlas of Clinical Diagnosis. 2. Aufl., Philadelphia: Elsevier/Saunders, 2003
E282-008	Salmon JF. Kanski's Clinical Ophthalmology, 9. Aufl., Elsevier, 2020
E326	Kanski J, Bowling B. Ophthalmology in focus, 1. Aufl., Elsevier/Churchill Livingstone, 2005
E342-012	Chabner D.-E. The Language of Medicine. 12. Aufl., Elsevier/Saunders, 2020
E427	deWit SC. Medical Surgical Nursing: Concepts & Practice, 1. Aufl., Saunders, 2008

E437 Salvo S. Mosby's Pathology for Massage Therapists. 2. Aufl., St Louis: Elsevier Mosby. 2008
E499-002 Strachan MW et al. Davidson's Principles and Practice of Medicine, 23. Aufl., 2018
E565 Asperheim MK, Favaro J. Introduction to Pharmacology, 10. Aufl., Elsevier/Saunders, 2005
E730-003 Klatt EC. Robbins and Cotran Atlas of Pathology, 3. Aufl., Elsevier/Saunders, 2015
E939-002 Habif TP et al. Skin Disease: Diagnosis and Treatment, 4. Aufl., Elsevier/Saunders, 2018
E983 Levin LA, Albert DM. Ocular Disease: Mechanism and Management. Philadelphia: Elsevier/Saunders, 2010
E1040 Hordinsky MK, Sawaya ME, Scher RK. Atlas of Hair and Nails. Elsevier/Churchill Livingstone, 2000.
E1041 Feather A, Randall D, Waterhouse M. Kumar and Clark's Clinical Medicine, 10. Aufl., Elsevier, 2021
E1241-002 Perry AG et al. Clinical Nursing Skills & Techniques, 11. Aufl., Elsevier Inc., 2025
E1409 Brooks ML, Brooks DL. Exploring medical language: a student-directed approach, 11. Aufl., St Louis, Elsevier, 2022
E1410 Maciocia S. The Practice of Chinese Medicine, 3. Aufl., Elsevier, 2022
F210-010 Teasdale G, Jennett B. Assessment of coma and impaired consciousness. A practical scale. Lancet. 1974; 2(7872): 81-84. doi:10.1016/s0140-6736(74)91639-0.
F276-009 Undre S, Charian A. Pediatric urology. Surgery (Oxford), Vol. 35, Issue 6, pp. 324-330.
F381-002 Ruby LK, Cassidy C. Rheumatoarthritis of the hand and wrist. Hand Clinics, Elsevier 1996, Vol. 12, Issue 3.
F432 Johnson PR. Childhood circumcision. Surgery (Oxford), Vol. 26, Issue7, Elsevier 2008
F858-001 Gupta D et al. Atopic Dermatitis: A Common Pediatric Condition and Its Evolution in Adulthood. Medical Clinics of North America, 2015. 99(6):1269-85.
F944 Vittecoq O, Kozyreff-Meurice M, Auquit-Auckbur I. Main et poignet rhumatoïdes. Revue du Rhumatisme monographies, 2012. 79(3):173 - 183.
F1051-002 Segerer S. Hormonanalytik - was der Frauenarzt wissen muss. Der Gynäkologe, 2018, Issue 51, p. 891-909.
G375 Fiechter V, Meier M. Pflegeplanung, 1988. Thieme RECOM GmbH
G439-001 Palastanga M, Soames R. Anatomy and Human Movement, 6. Aufl., Elsevier/Butterworth-Heinemann, 2013
G580 Gräf M, Lorenz B. How to deal with diplopia. Rev Neurol (Paris). 2012 Oct;168(10):720-8. doi: 10.1016/j.neurol.2012.08.001. Epub 2012 Sep 15. PMID: 22986079.
G893 Jastrzebska B, Park P. S.-H. GPCRs: Structure, Function, and Drug Discovery. Elsevier, 2020.
G895 Probst S. Wound Care Nursing: A person-centred approach, 3. Aufl., 2020
G897 Willihnganz MJ, Gurevitz SL, Clayton BD. Clayton's Basic Pharmacology for Nurses, 18. Aufl., Elsevier/Mosby, 2020
G898 Huhtaniemi I, Martini L. Encyclopedia of Endocrine Diseases, 2. Aufl., 2019, Vol. 5
G904-002 Beck-Texte im dtv: Sozialgesetzbuch, 94. A. 2024, dtv Verlagsgesellschaft mbH & Co. KG, München; Umschlagtypographie auf der Grundlage der Gestaltung von Celestino Piatti
G905-002 Beck-Texte im dtv: Sozialgesetzbuch mit Sozialgerichtsgesetz: SGB, 53. A. 2024, dtv Verlagsgesellschaft mbH & Co. KG, München; Umschlagtypographie auf der Grundlage der Gestaltung von Celestino Piatti
H144 Behrens J. EbM ist die aktuelle Selbstreflexion der individualisierten Medizin als Handlungswissenschaft: (Zum wissenschaftstheoretischen Verständnis von EbM). ZEFQ. 2010. 104 (8-9):617-624.
H175-001 Beebe HG et al. Classification and grading of chronic venous disease in the lower limbs. A consensus statement. Eur J Vasc Endovasc Surg. 1996 Nov;12(4):487-91; discussion 491-2. doi: 10.1016/s1078-5884(96)80019-0. PMID: 8980442.
J751-123 iStock.com/Paul Campbell
J751-124 iStock.com/NiseriN
J751-127 iStock.com/Lordn
J787 Colourbox.com
J787-022 Colourbox.com/Roxana
J787-028 Colourbox.com/PetraD
J787-084 Colourbox.com/Deyan Georgiev
J787-085 Colourbox.com/stockwerk-fotodesign
J787-086 Colourbox.com/Dmytro Vietrov
J787-087 Colourbox.com/Henrik Dolle
J787-088 Colourbox.com/Anatoly Tiplyashin
J787-095 Colourbox.com/Motortion
J787-096 Colourbox.com/Titipong Sukpaiboonwat
J787-108 Colourbox.com/Elena Gardner
J803 Biederbick & Rumpf GbR, Adelsdorf
K115 Andreas Walle, Hamburg
K157 Werner Krüper, Steinhagen
K183 Eckhard Weimer, Würselen
L106 Henriette Rintelen, Velbert
L119 Karin Wurlitzer, Greifswald
L138 Martha Kosthorst, Borken
L141 Stefan Elsberger, Planegg
L143 Heike Hübner, Berlin
L157 Susanne Adler, Lübeck
L190 Gerda Raichle
L231 Stefan Dangl, München
L234 Helmut Holtermann, Dannenberg
L241 Tobias Helfen, München
L255 Irina Kart, Berlin
L264 Claudia Flüss, München
L271 Matthias Korff, München
M123 Prof. Dr. med. Thomas Dirschka, Wuppertal
M161 Michael Zimmer, Bammental
M235 Dr. Dr. med. Jürgen Luxem, Aschaffenburg
M292 Birgit Dammshäuser, Haina-Hüttenrode
M344 Nikolaus Gerdelmann, Lingen
M437 Prof. Dr. med. Irene Hösli, Basel
M438 Prof. Dr. med. Marion Kiechle, München
M551 Prof. Dr. med. Dr. h.c. Enno Christophers, Kiel
M597 Tobias Matreitz, Bochum
M672 Dangel B., Institut für Pflege- und Gesundheitswissenschaft, Berlin
M992 Ingrid Völkel, Ulm
M1049 Siegfried Huhn, Berlin
M1050 Nina Rostowski, Berlin
M1480 Marlene Kraske, Drebkau
M1487 Sabine Klein, Neuwied
M1496 Dipl.-Med. Päd. Christoph Keller, Potsdam
O124 K. Kühnel, München
O166 Maren Asmussen-Clausen, Tinglev (DK)
O238 Ulrike Schmidt, München
P190-003 Dr. Isabelle Suárez, Uniklinik Köln, Innere Medizin I, Klinische Infektiologie, Köln

P210 Prof. Dr. Beate Krenek, Wien (A)
P865 Kathrin Altmann, Pfatter
P1069 Nadine Regnet, Neumarkt
P1412 Erica Brühlmann-Jecklin, Schlieren (CH)
R232 Mayatepek. Pädiatrie, 1.Aufl., Elsevier/Urban & Fischer, 2007
R285 Böcker W et al. Pathologie. 5. Aufl., Elsevier/Urban & Fischer, 2012
R415 Gruber G, Hansch A. Blickdiagnosen Innere Medizin, 2019
R512 Menker K, Waterboer C. Altenpflege konkret Pflegetheorie und -praxis, 2. Aufl., Elsevier/Urban & Fischer, 2006
S130-4 Deetjen P, Speckmann E.-J., Hescheler J. Physiologie, 4. Aufl. Elsevier GmbH/Urban & Fischer, 2005
S700 Sobotta-Archiv aus Paulsen/Waschke. Sobotta Atlas der Anatomie. 25. A. 2022 © Elsevier GmbH
T192 Dr. med. Kay Goerke, Schwetzingen
T195 Roman Bühler, Giengen/Brenz
T210 Elvira Bierbach, Bielefeld
T381 Prof. Dr. Mathias Freund, Rostock
T595 Institut für Notfallmedizin und Medizinmanagement (INM), Klinikum der Universität München
T1098 Urologische Klinik und Poliklinik, Klinikum der Ludwig-Maximilians-Universität München
U107 Novo Nordisk Pharma GmbH, Mainz
U151 Russka, Ludwig Bertram GmbH, Isernhagen
U222-1 Fresenius Medical Care AG & Co. KGaA, Bad Homburg v. d. Höhe
U223 B.Braun Melsungen AG, Melsungen
U348 MTS Medication Technologies GmbH
V095 HINZ Fabrik GmbH, Berlin
V143 Thomas Hilfen für Körperbehinderte GmbH & Co. Medico KG, Bremervörde
V161 Optiplan GmbH, Düsseldorf
V164 Otto Bock HealthCare GmbH, Duderstadt
V170-1 Medtronic GmbH, Meerbusch
V220 Paul Hartmann AG, Heidenheim
V394 Andreas Fahl Medizintechnik-Vertrieb GmbH, Köln
V409 GE Healthcare GmbH, Freiburg; www.ge-ultraschall.de
V410 BOSCH und SOHN GmbH und Co. KG, Jungingen
V464 Wiegand AG, Bülach (CH)
V474 HaB GmbH, Winsen an der Luhe, lungentrainer.de
V481 medi GmbH & Co. KG, Bayreuth
V492 abavo GmbH, Buchloe
V504 Willy Behrend GmbH & Co. KG
V543 Siemens AG, München/Berlin
V608 promed® GmbH, Farchant
V696 Schmitz u. Söhne GmbH & Co. KG, Widecke (Ruhr)
V712 Owen Mumford GmbH
V795 Lifta GmbH, Köln
V891 Stefan Mai/Team-beneFIT e.K., Üchtelhausen
V892 Medax Srl Unipersonale, San Possidonio (IT)
V897 Werbeagentur Michael Rechl, Kassel
V899 DIAKOVERE gGmbH, Hannover
W193-022 © Statistisches Bundesamt (Destatis), 2024 - 15. koordinierte Bevölkerungsvorausberechnung
W798 World Health Organization (WHO), Genf
W859 Bundeszentrale für politische Bildung (bpb), Bonn
W889 Deutsches Grünes Kreuz e.V., Marburg
W912-001 Mancia G et al. 2013 ESH/ESC Guidelines for the management of arterial hypertension: the Task Force for the management of arterial hypertension of the European Society of Hypertension (ESH) and of the European Society of Cardiology (ESC). J Hypertens. 2013 Jul;31(7):1281-357. doi: 10.1097/01.hjh.0000431740.32696.cc. PMID: 23817082.
W917 American Heart Association, Inc., Dallas (US)
W943 Deutscher Bildungsrat für Pflegeberufe
W1012-002 European Pressure Ulcer Advisory Panel, National Pressure Injury Advisory Panel and Pan Pacific Pressure Injury Alliance. Prevention and Treatment of Pressure Ulcers/Injuries: Quick Reference Guide. Emily Haesler (Ed.). EPUAP/NPIAP/PPPIA: 2019
W1138 Stiftung Gesundheitswissen, Berlin
W1150 Arbeitsgemeinschaft Deutscher Schwesternverbände und Pflegeorganisationen e.V. (ADS), Berlin; Anbieterverband qualitätsorientierter Gesundheitspflegeeinrichtungen e.V. (AVG), Berlin; Bundesverband Geriatrie, Berlin; Vereinigung der Hygienefachkräfte der Bundesrepublik Deutschland e.V. (VHD), Georgsmarienhütte; Katholischer Pflegeverband e.V., Regensburg; Deutscher Pflegeverband, Neuwied; Deutscher Hebammenverband, Karlsruhe; Verband der PflegedirektorInnen der Unikliniken e.V. (VPU), Berlin; Deutscher Berufsverband für Pflegeberufe e.V. (DBfK), Berlin; Deutsche Gesellschaft für Fachkrankenpflege und Funktionsdienst e.V. (DGF), Berlin; Bundesverband Lehrende Gesundheits- und Sozialberufe e.V. (DLGS), Berlin"

Fehler gefunden?

An unsere Inhalte haben wir sehr hohe Ansprüche. Trotz aller Sorgfalt kann es jedoch passieren, dass sich ein Fehler einschleicht oder fachlich-inhaltliche Aktualisierungen notwendig geworden sind.

Sobald ein relevanter Fehler entdeckt wird, stellen wir eine Korrektur zur Verfügung. Mit diesem QR-Code gelingt der schnelle Zugriff.

https://else4.de/9783437251351

Wir sind dankbar für jeden Hinweis, der uns hilft, dieses Werk zu verbessern. Bitte richten Sie Ihre Anregungen, Lob und Kritik an folgende E-Mail-Adresse: kundendienst@elsevier.com

Inhaltsverzeichnis

I Pflegerisches Handeln in der Pflegeassistenz

KAPITEL

1 Bedeutung der Pflege

Nina Piluso-Rostowski

LERNZIELE

LERNZIELE: DAS KANN ICH BALD GUT

Am Ende dieser Lerneinheit werde ich ...
- den Einfluss des demografischen Wandels in Deutschland auf das Berufsfeld Pflege nachvollziehen können,
- die Strukturen des deutschen Gesundheitssystems kennen,
- die Bedeutung der Berufsrolle Gesundheits- und Pflegeassistenz verstehen,
- einen Einblick auf den Ursprung des Berufes Pflege haben,
- das politische Spektrum der Pflege erfassen.

ABB. 1.1

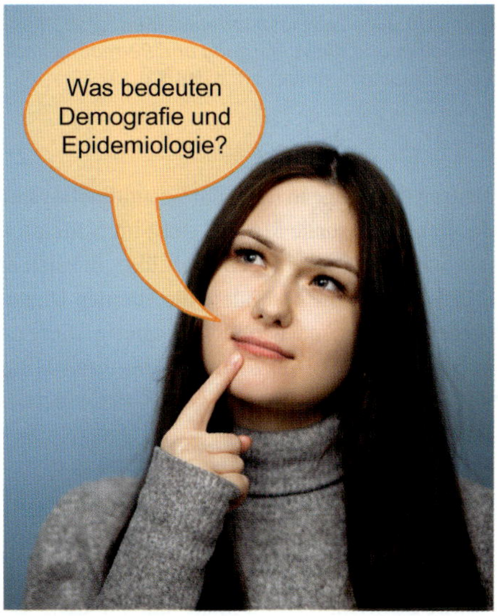

Abb. 1.1 Pina lernt im Unterricht die Hintergründe des Berufsfelds Pflege kennen [J803]

Pina in der Schule

Pina hat heute ihren ersten Tag als Auszubildende zur Pflegeassistentin (➤ Abb. 1.1). Alles ist neu und aufregend, besonders die Frage der Lehrkraft: „Was ist Pflege?“ (➤ Abb. 1.2).

Pina stellt mit ihrer Klasse in der Diskussion fest, dass die Pflege ein weites Feld ist, viele Aufgabenbereiche innehat sowie Interessen vertritt (➤ Abb. 1.3). Eine Definition für den Begriff Pflege zu finden, fällt der Klasse jedoch schwer. Pina denkt sich: „Pflege hat etwas mit Vertrauen und Respekt zu tun, denn es geht darum, einen anderen Menschen in seinen Tätigkeiten zu unterstützen.“

Zur Orientierung

ABB. 1.2

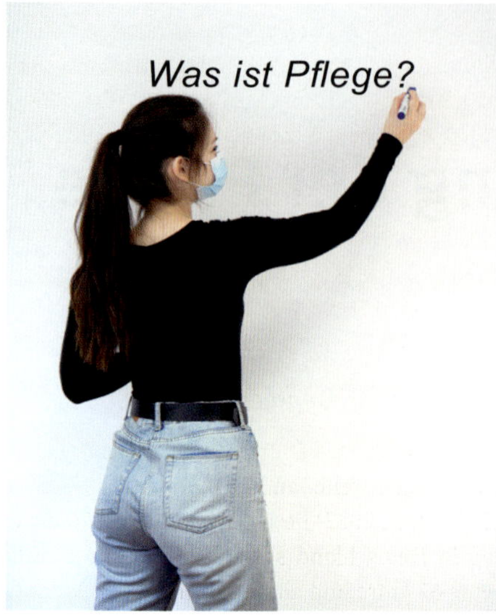

Abb. 1.2 „Was ist Pflege?" Auf diese Frage gibt es viele Antworten … [J803]

ABB. 1.3

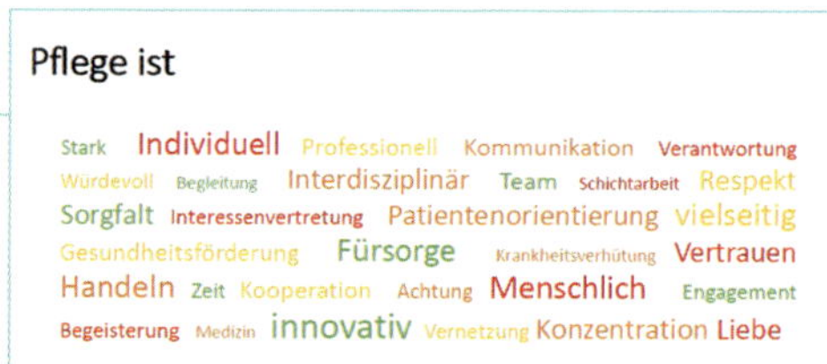

Abb. 1.3 … wie z. B. diese [M1050]

DEFINITION

DEFINITION

Pflege *„umfasst die eigenverantwortliche Versorgung und Betreuung, allein oder in Kooperation mit anderen Berufsangehörigen, von Menschen aller Altersgruppen, von Familien oder Lebensgemeinschaften, sowie von Gruppen und sozialen Gemeinschaften, ob krank oder gesund, in allen Lebenssituationen (Settings). Pflege schließt die Förderung der Gesundheit, Verhütung von Krankheiten und die Versorgung und Betreuung kranker, behinderter und sterbender Menschen ein."* (International Counsil of Nurses zit. n. DBfK o. J.)

Die Lehrkraft erzählt der Klasse von dem einzigartigen Beitrag der Pflege in unserem Gesundheitssystem, der durch humanitäre Wertvorstellungen geprägt wurde. Der individuelle Mensch steht im Mittelpunkt jeglichen pflegerischen Handelns. Besonders aufmerksam wird Pina, als die Lehrkraft über die sich ändernden Anforderungen an den Beruf der Pflege im 21. Jh. berichtet. Insbesondere die Themen Digitalisierung, Fachkräftemangel, Diversität und das neue Pflegeberufegesetz machen Pina neugierig. Diese und viele weitere Themen wie beispielsweise ihr eigenes Berufsbild Pflegeassistenz wird sie mit ihren Mitlernenden in den folgenden Unterkapiteln näher betrachten.

1.1 Demografische und epidemiologische Entwicklung in Deutschland

1.1 Demografische und epidemiologische Entwicklung in Deutschland

Pina in der Schule

Für Pina steht heute die demografische und epidemiologische Entwicklung in Deutschland auf dem Stundenplan. Sie fragt sich jedoch zuerst: „Was bedeuten die Begriffe Demografie und Epidemiologie?"

DEFINITION

DEFINITION

Demografie (Bevölkerungslehre): Bevölkerungsstatistik, Wissenschaft, Entwicklung der Bevölkerung und ihrer Strukturen.
Epidemiologie (Seuchenkunde): Lehre von epidemischen (seuchenartigen) Erkrankungen, untersucht die Häufigkeit von Krankheiten sowie Beziehungen zu möglichen Ursachen.

Der demografische Wandel in Deutschland

Älter, weniger und vielfältiger beschreibt gut den demografischen Wandel und das heutige Deutschland. Geprägt wurde der Wandel durch die Einführung der Sozialversicherung Ende des 19. Jh.s, der Industrialisierung und durch technische und medizinische Fortschritte. Die Geburtenrate nahm ab und Menschen wurden aus vielerlei Gründen älter, besonders bedingt durch Erkenntnisse aus der Epidemiologie, da Erkrankungen in ihrem Ursprung erforscht wurden. Die Einführung hygienischer Maßnahmen (Desinfektion) zur Verhütung von Krankheiten, die Entdeckung von Impfstoffen und Erkenntnisse zur Förderung der Gesundheit trugen zu einem längeren Leben bei. Der Erste Weltkrieg verminderte die Bevölkerungszahl, die Geburtenhäufigkeit sank. Mit der nationalsozialistischen Bevölkerungspolitik stieg kurzfristig die Geburtenzahl wieder an, mit Ausbruch des Zweiten Weltkriegs wurde diese Welle jedoch wieder gehemmt. Erst in den 1960er-Jahren wurden wieder mehr Kinder, die Babyboomer-Generation, geboren. Als in den 1970er-Jahren die Antibabypille marktfähig wurde und somit Schwangerschaften planbar geworden waren, brach eine neue Zeit an. Die Wirtschaft wurde mit der Emanzipation und Berufstätigkeit der Frau angekurbelt. Dies hatte jedoch zur Folge, dass die Geburtenzahl sank. Zur gleichen Zeit stiegen die Lebenserwartung und somit das Durchschnittsalter weiter an.

Eine Prognose des Statistischen Bundesamts von 2022 (Destatis 2022) besagt sogar, dass 2070 die Generation 67+ bereits ein Viertel der Gesamtbevölkerung in Deutschland stellen wird. Nach aktuellen Schätzungen sind rund 16 Millionen Menschen schon heute 67 Jahre und älter, das sind ca. 20 % der Gesamtbevölkerung in Deutschland (➤ Abb. 1.4).

ABB. 1.4

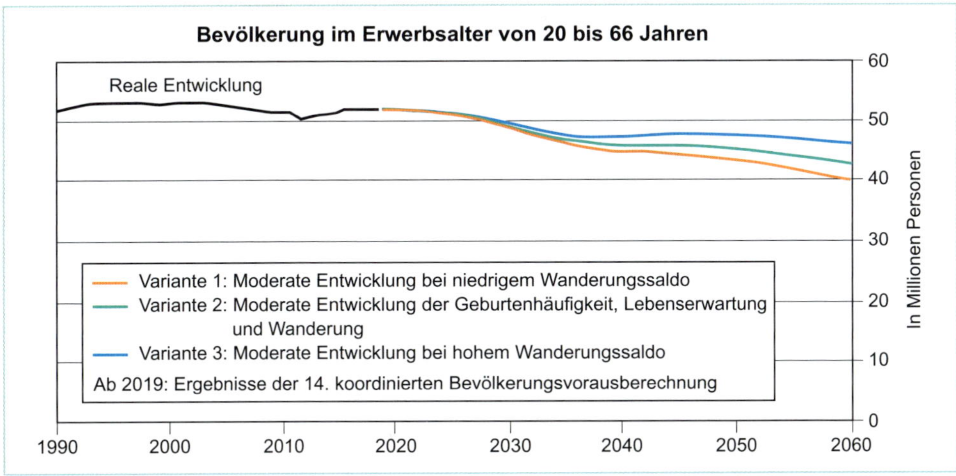

Abb. 1.4 Blick in die Zukunft: die prognostizierte Zahl der Bevölkerung im Erwerbsalter zwischen 20 und 66 Jahren [L143, W193-010]

In den letzten Jahrzehnten erfuhr Deutschland wieder ein Bevölkerungswachstum durch einen leichten Anstieg der Geburtenzahlen und durch eine Welle von Zuwanderern mit Migrationshintergrund oder Geflüchteten aus Kriegs- oder Krisenregionen. Allerdings gibt es regional enorme Unterschiede. In ländlichen Gegenden ist ein Bevölkerungsverlust, besonders in östlichen Regionen Deutschlands, zu vermerken. Wiederum steigen die Bevölkerungszahlen in den Ballungsgebieten, in erster Linie in Großstädten, weiter an.

MERKE

MERKE

Zentrale Merkmale des demografischen Wandels in Deutschland:
- Alterung der Bevölkerung
- Wachsende vielfältige Bevölkerung (ethnisch, kulturell, konfessionell, sozial)
- Nebeneinander von Bevölkerungswachstum und -verlust einzelner Regionen

Aktuell entstehende Herausforderungen durch den demografischen Wandel:
- Steigende Gesundheitsausgaben und -kosten
- Schaffung eines alters- und pflegegerechten Wohnens
- Vermehrte Ausbildung von professionellem Pflegepersonal
- Soziale Eingliederung von Flüchtlingen

Die **epidemiologische Entwicklung** in Deutschland (RKI 2016):

- Zunehmende Abnahme der Mortalität (Sterblichkeit) von Krankheiten.
- Der Anteil an Menschen mit chronischen Krankheiten wie Herz-Kreislauf-Erkrankungen, Krebs, Diabetes mellitus, Lungenerkrankungen, Erkrankungen des Muskel- und Skelettsystems sowie psychischen Erkrankungen steigt (➢ Abb. 1.5).

ABB. 1.5

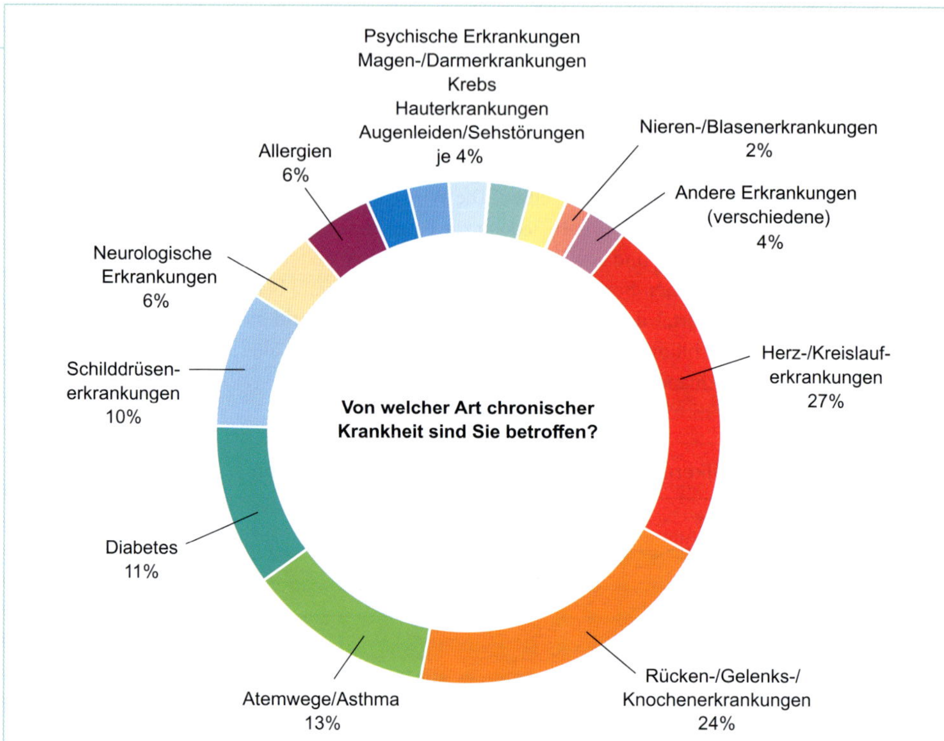

Abb. 1.5 Verbreitung ausgewählter chronischer Krankheiten in Deutschland im Jahr 2021 [L143]

- Mit dem Rückgang der Infektionskrankheiten (verbesserte Hygiene und Lebensbedingungen, Impfungen) sind Krankheits- und Sterbegeschehen in Deutschland überwiegend von nicht übertragbaren Krankheiten geprägt.
- In Deutschland bestehen zudem erhebliche gesundheitliche Ungleichheiten nach Geschlecht, Region, sozialer Lage und Migrationsstatus. Bei vielen Risikofaktoren und Erkrankungen wird beobachtet, dass der soziale Status eine Rolle spielt (➢ Abb. 1.6).
- Die Zahl jährlich neu auftretender Krebserkrankungen steigt.

ABB. 1.6

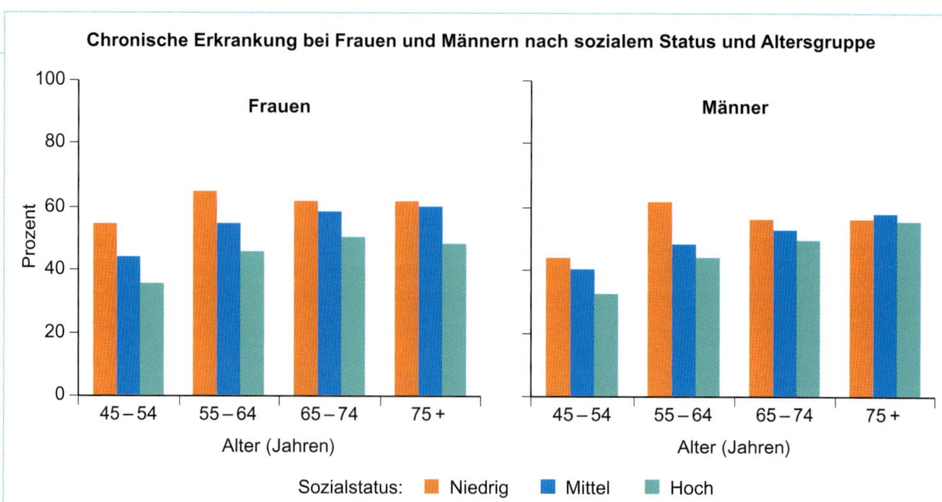

Abb. 1.6 Das Risiko, chronisch zu erkranken, hängt u. a. auch vom Alter und dem sozialen Status ab [L143, X359-001]

- Das Krankheitsbild Diabetes mellitus ist in Deutschland weit verbreitet.
- Ursache von körperlichen Funktionseinschränkungen, chronischen Schmerzen und Verlust an Lebensqualität sind häufig Erkrankungen des Bewegungsapparats.
- Ab dem 75. Lebensjahr kommt es zu einer starken Zunahme des Krankheitsbilds Demenz in Deutschland.

MERKE

Zentrale Merkmale der epidemiologischen Entwicklung in Deutschland:
- Verschiebung des Krankheitsspektrums von übertragbaren zu nicht übertragbaren chronischen Erkrankungen.
- Ursachen für chronische Erkrankungen sind eng mit dem Sozialstatus, dem Gesundheitsverhalten und den Lebensbedingungen verbunden.
- Mit Zunahme des Alters steigt das Risiko, an einer chronischen Erkrankung zu leiden.

MERKE

1.2 Das Gesundheitssystem in Deutschland

1.2 Das Gesundheitssystem in Deutschland

Pina in der Schule

Pina lernt heute, dass das Gesundheitssystem in Deutschland aus staatlichen und nicht staatlichen Strukturen besteht und alle Einrichtungen sowie Dienstleistungen beinhaltet, die im Zusammenhang mit der Gesundheit stehen.

Das deutsche Gesundheitssystem wird durch drei „Gruppen" (Leistungserbringer und -empfänger, Kostenträger) geregelt, organisiert, finanziert und gelebt (> Abb. 1.7):
- Leistungserbringer erbringen die Leistungen des Gesundheitssystems, z. B. Pflegeeinrichtungen, Beratungsstellen, Ärzte, Therapeuten, technisches Personal.
- Leistungsempfänger sind Menschen, die Gesundheitsleistungen empfangen.
- Kostenträger ermöglichen die Grundfinanzierung der Leistungen im Gesundheitssystem. Leistungsfinanzierer sind gesetzlich versicherte Arbeitnehmer, Arbeitgeber, Privatversicherte, Steuerzahler, Direktzahler und freiwillig Versicherte.

ABB. 1.7

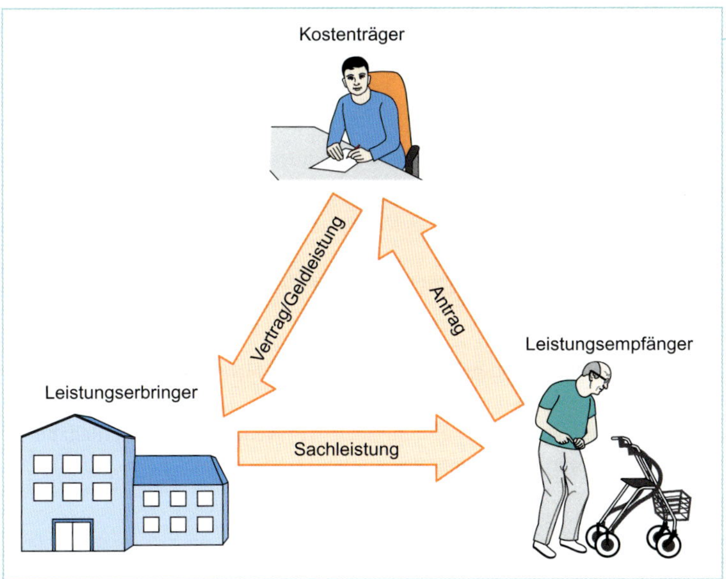

Abb. 1.7 Im deutschen Gesundheitssystem bedingen sich die Ansprüche und Leistungen der drei Gruppen „Kostenträger", „Leistungserbringer" und „Leistungsempfänger" gegenseitig [L143]

1.2.1 Gesetzgebung im Gesundheitssystem

1.2.1 Gesetzgebung im Gesundheitssystem

Pina in der Schule

Das Gesundheitssystem wird durch die Gesetzgebung auf verschiedenen Ebenen der politischen Organisation geregelt, stellt Pina erstaunt fest (> Abb. 1.8). Auf **Bundesebene** haben z. B. das Sozialgesetzbuch (> 7.1.2), das Krankenhausfinanzierungsgesetz oder das Patientenrechtegesetz einen Bezug zum Gesundheitssystem. **Akteure auf Bundesebene** in diesem Zusammenhang sind z. B. der Deutsche Bundestag und -rat, das Bundesministerium für Gesundheit, der Gemeinsame Bundesausschuss (oberstes Beschlussgremium der gemeinsamen Selbstverwaltung der Ärzte, Therapeuten, Krankenkassen und Krankenhäuser) sowie der GKV-Spitzenverband (Spitzenverband Bund der Krankenkassen; Interessenvertretung der Kranken- und Pflegekassen).

Die **Bundesländer** übernehmen im Rahmen der Organisation und Regelung des Gesundheitssystems die Investitionskosten des öffentlichen Gesundheitsdienstes (z. B. Förderung der Fort- und Weiterbildung, Finanzierung der Gesundheitsämter oder gesundheitliche Aufklärung) und der Krankenhäuser (z. B. Errichtung von Gebäuden, Geräteausstattung). Die **Kommunen** der einzelnen Bundesländer kümmern sich nachfolgend um die Aufgaben des öffentlichen Gesundheitsdienstes. Hierzu zählen die Gesundheitsämter der Kreise und Städte oder spezialisierte Einrichtungen auf Bezirks- und Länderebene.

ABB. 1.8

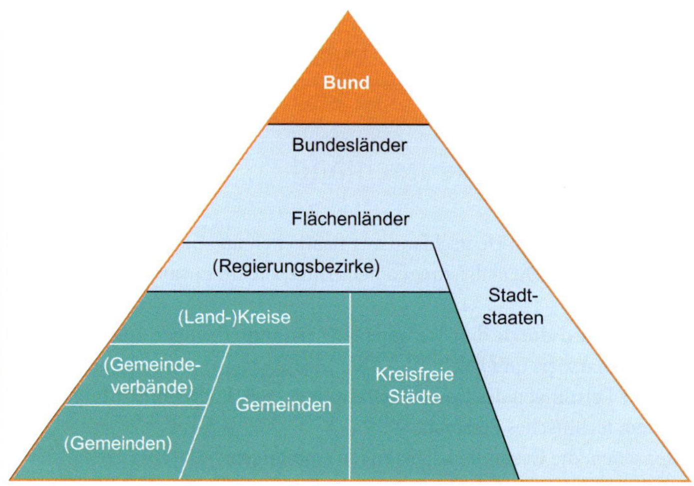

Abb. 1.8 Die Verwaltungsgliederung in Deutschland hat auch Auswirkungen auf das Gesundheitssystem [L143]

1.2.2 Pflegerische Versorgungsstrukturen in Deutschland
Pina in der Schule

1.2.2 Pflegerische Versorgungsstrukturen in Deutschland

In Deutschland wird die Pflege durch ambulante oder stationäre Einrichtungen der Versorgung erbracht. Für Pina ist neu, dass sich die Einrichtungen der Versorgung nach dem Versorgungsauftrag und ihrer Finanzierung unterscheiden.

Der **Versorgungsauftrag** kann sehr unterschiedlich sein:

- Versorgung in der stationären Akut- oder Langzeitpflege, u. a. auch intensivmedizinische Versorgung
- Auf Gesundung oder Rehabilitation abzielende Versorgung
- Versorgung am Lebensende
- Im Alltag unterstützende Versorgung
- In der ambulanten Pflege, bei häuslichen Verrichtungen unterstützende Versorgung
- Versorgung von Wohngemeinschaften

1.2.3 Präventive, kurative, rehabilitative und palliative Handlungsfelder der Pflege
Pina in der Schule

1.2.3 Präventive, kurative, rehabilitative und palliative Handlungsfelder der Pflege

In der Pflege, so lernt Pina, können grundlegend vier Handlungsfelder (Prävention, Kuration, Rehabilitation und palliative Pflege) unterschieden werden, die auf pflegerisches Handeln abzielen (➤ Abb. 1.9).

DEFINITION

DEFINITION

Prävention (Vorbeugung, Prophylaxe, Verhütung): Maßnahmen zur Abwendung von unerwünschten Ereignissen.
Kuration (Heilung, Pflege, Sorge für): In der Medizin wird von Kuration gesprochen, wenn eine vollständige Wiederherstellung der Gesundheit möglich ist.
Rehabilitation (Wiederherstellung): kurz Reha, beinhaltet Maßnahmen zur Wiedereingliederung (medizinisch, beruflich, sozial).
Palliative (schmerzlindernde) **Pflege:** die Beschwerden einer Krankheit lindernd, um die Lebensqualität zu verbessern.

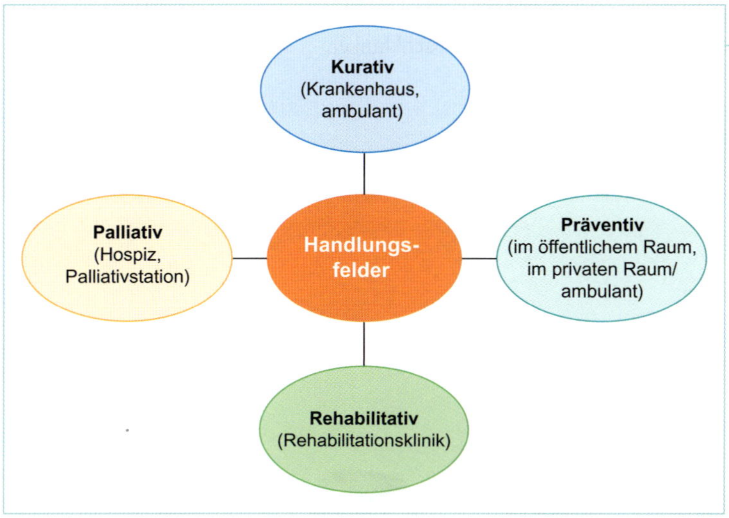

Abb. 1.9 Handlungsfelder der Pflege [L143]

ABB. 1.9

Prävention in der Pflege

Prävention, z. B. das Durchführen von Prophylaxen (Dekubitus-, Thrombose-, Kontrakturprophylaxe etc.), ist eine grundlegende Aufgabe in der Pflege. Als Grundlage für präventives Arbeiten dienen die theoretischen Konzepte der Salutogenese (Was erhält Menschen gesund?) und Pathogenese (Warum und wie werden Menschen krank?).

DEFINITION

Salutogenese (Gesundheitslehre; lat. *salus* = Gesundheit, Wohlbefinden; griech. *genesis* = Entstehung, Schöpfung, Geburt; Gesundheitsentstehung): Rahmenkonzept zur Entstehung und Erhaltung von Gesundheit.
Pathogenese (Krankheitslehre; griech. *patho* = Leiden, Leid, Sucht; griech. *genesis* = Entstehung, Schöpfung, Geburt; Krankheitsentstehung): Modell zur Analyse und Kontrolle von Risikofaktoren.

DEFINITION

Kuration in der Pflege

Pflegende leisten in der Kuration von kranken Menschen einen wesentlichen Beitrag. Ohne pflegerische, kurative Maßnahmen wie z. B. die Übernahme ärztlicher Anordnungen (Medikamentenverabreichung, Wundversorgung), die Anwendung Basaler Stimulation® bei Unruhe oder die Durchführung von Prophylaxen (atemunterstützende Einreibung, Beratung) wäre eine Heilung wahrscheinlich nicht möglich.

Rehabilitation in der Pflege

Neben Prävention und Kuration ist auch die Rehabilitation Bestandteil pflegerischer Arbeit. Ziel der rehabilitativen Pflege ist es, dass zu Pflegende bestmöglich ihre Selbstständigkeit wiedererlangen. Hierzu zählen z. B. sämtliche Trainings zur Wiederherstellung von Fähigkeiten oder zur Förderung der Selbstständigkeit wie Toilettentraining, Umgang mit dem Insulin-Pen für Menschen mit Diabetes oder die Frühmobilisation nach einer Operation.

Palliativpflege

Die palliative Pflege (➤ 18.1) zielt darauf ab, einem Menschen in seiner letzten Lebensphase ein friedvolles Sterben zu ermöglichen. Dies wird durch eine konsequente bedürfnisorientierte sowie schmerz- und symptomlindernde Behandlung und Pflege erreicht. Eine palliative Pflege findet in einem interdisziplinären (Pflegeassistenz, Pflegefachperson, Palliative Care) sowie multidisziplinären (verschiedene Berufsgruppen) Team statt.

1.2.4 Tätigkeitsfelder der Pflege

Pina stellt fest, dass die Tätigkeitsfelder der Pflege sehr variieren, da die Pflege von unterschiedlichen Berufen (Pflegefachfrau/-mann, Gesundheits- und Krankenpfleger/-in, Gesundheits- und Kinderkrankenpfleger/-in, Altenpfleger/-in, Angehörigen des Hebammenberufs, zum Teil auch der Heilerziehungspflege und der Sozialarbeit) und durch verschiedene ambulante, teilstationäre und stationäre Einrichtungen der Versorgung erbracht wird.

1.2.4 Tätigkeitsfelder der Pflege
Pina in der Schule

Tätigkeitsfelder der Pflege sind z. B.:

- Allgemeinkrankenhäuser, Universitätskliniken sowie Fachkliniken
- Alten- und Pflegeeinrichtungen (➤ Abb. 1.10)
- Ambulante Pflegedienste
- Medizinischer Dienst
- Wohnheime oder Wohngemeinschaften für Menschen mit speziellen Erkrankungen oder Intensivpflegebedarf
- Gesundheitszentren
- Facharztpraxen
- Pflege- oder Wohnberatung
- Pharmafirmen
- Hilfsmittelhersteller

ABB. 1.10

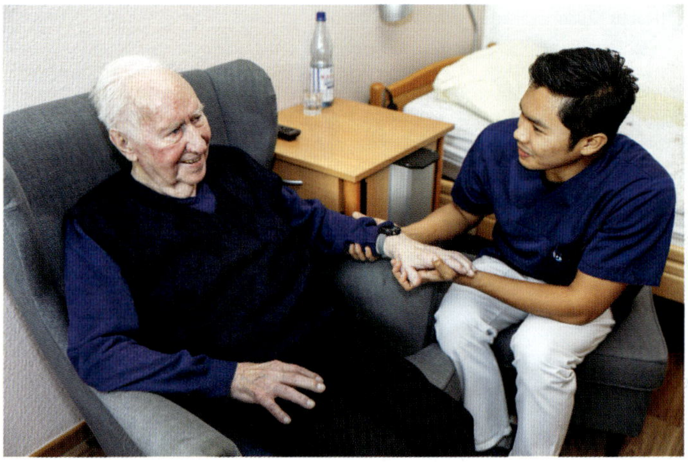

Abb. 1.10 Der Pflegeberuf ist vielschichtig und bringt je nach Einsatzort unterschiedliche Schwerpunkte mit sich, z. B. das Befriedigen des Bedürfnisses nach Nähe und Zuwendung in der Altenpflege [K157]

MERKE

MERKE

- Das Gesundheitssystem in Deutschland umfasst alle Einrichtungen und Dienstleistungen, die im Zusammenhang mit der Gesundheit stehen. Es wird geregelt, organisiert, finanziert und gelebt durch Leistungserbringer, -empfänger und -finanzierer.
- Pflegerische Versorgungsstrukturen in Deutschland werden in ambulante, teilstationäre und stationäre Versorgung unterteilt, die sich nach ihrem Versorgungsauftrag und ihrer Finanzierung unterscheiden.
- Wichtige Handlungsfelder in der Pflege sind die Prävention, Kuration, Rehabilitation und die palliative Pflege.
- Die Tätigkeitsfelder der Pflege variieren stark, da die Pflege verschiedene Berufe sowie Versorgungsstrukturen umfasst.

1.3 Berufsbilder in der Pflege

Pina in der Schule

1.3 Berufsbilder in der Pflege

Pina kommt in die Schule. Am Whiteboard im Klassenzimmer steht folgende Frage: „Wie identifiziert ihr euch mit eurem zukünftigen Beruf Pflegeassistenz?“ Wiko, Pinas Banknachbar, unterhält sich mit Pina vor Unterrichtsbeginn (➤ Abb. 1.11).

DEFINITION

DEFINITION

Beruf (Tätigkeit): beruht auf dem Zusammenwirken von Kenntnissen, Erfahrungen und Fertigkeiten, gliedert sich in die Volkswirtschaft ein, dient als Existenzgrundlage.
Berufsbild (berufliche Identität): umfasst alle Tätigkeiten, die zur Ausübung eines Berufs ausgeführt werden, geprägt durch berufliches Selbstverständnis.

Das Image des Berufsbilds Pflege genießt in Deutschland in der Bevölkerung neben dem Arztberuf großes Vertrauen. Jedoch werden die einzelnen Berufsgruppen in der Pflege von der Öffentlichkeit durch z. B. der Darstellung der Pflege von Politik oder in den Medien undifferenziert vermengt.

ABB. 1.11

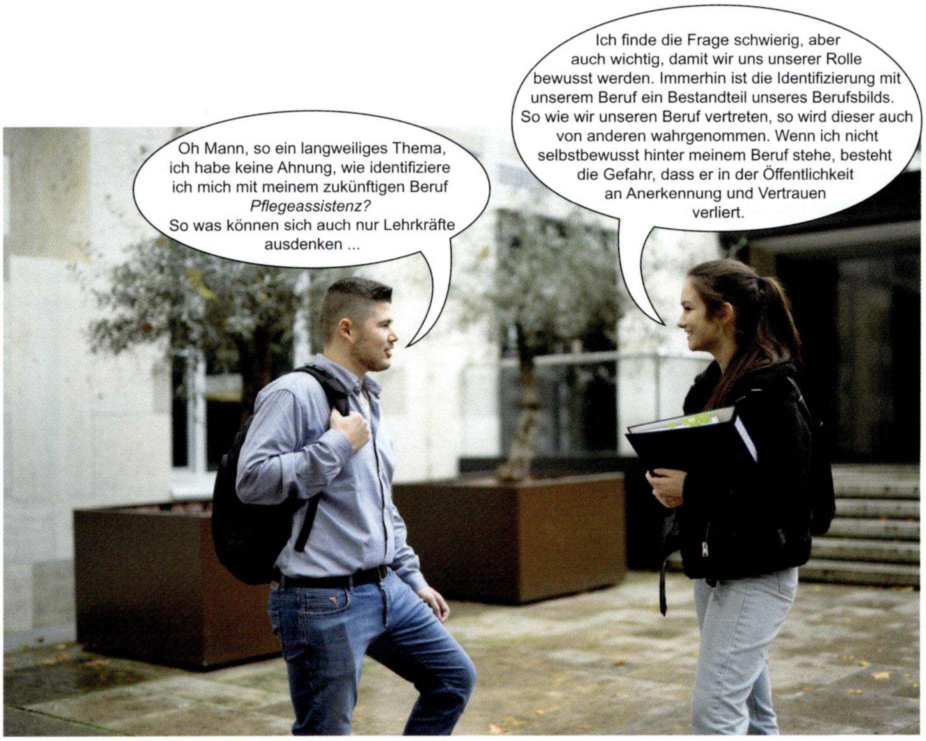
Oh Mann, so ein langweiliges Thema, ich habe keine Ahnung, wie identifiziere ich mich mit meinem zukünftigen Beruf *Pflegeassistenz?* So was können sich auch nur Lehrkräfte ausdenken ...
Ich finde die Frage schwierig, aber auch wichtig, damit wir uns unserer Rolle bewusst werden. Immerhin ist die Identifizierung mit unserem Beruf ein Bestandteil unseres Berufsbilds. So wie wir unseren Beruf vertreten, so wird dieser auch von anderen wahrgenommen. Wenn ich nicht selbstbewusst hinter meinem Beruf stehe, besteht die Gefahr, dass er in der Öffentlichkeit an Anerkennung und Vertrauen verliert.

Abb. 1.11 Wie wichtig ist die Identifikation mit dem Beruf? Wiko und Pina sind unterschiedlicher Meinung [J803]

Das Berufsbild der Pflege wird durch folgende Faktoren bestimmt:

- Ethik
- Rechtliche Aspekte (Pflegeberufsgesetz, Berufsbezeichnung, Grundgesetz etc.)
- Karriere, Qualifikation
- Image in der Gesellschaft
- Stellung im Gesundheitswesen
- Aufgaben, Ziele im Beruf
- Fachspezifische Kenntnisse, Fertigkeiten und Kompetenzen

1.3.1 Berufsbild Pflegeassistenz

1.3.1 Berufsbild Pflegeassistenz
Pina in der Schule

Pina fragt sich mittlerweile: „Wie sieht eigentlich konkret das Berufsbild der Pflegeassistenz aus?" Pinas Lehrer stellt die Aufgaben und Tätigkeiten im Einzelnen vor, sodass Pina nun ein deutliches Bild von ihrem zukünftigen Beruf hat.

Aufgaben

Zur Assistenz gehören z. B. patientennahe Aufgaben:

- Unterstützung im Bereich der Körperhygiene
- Unterstützung bei anfallenden Aufgaben im Haushalt
- Unterstützung beim Aufenthalt außerhalb der Wohnung
- Unterstützung bei der Teilnahme am kulturellen und sozialen Leben
- Mitwirkung bei diagnostischen und therapeutischen Maßnahmen nach ärztlicher Anordnung
- Niederschrift von Beobachtungen, Anfertigen von Dokumentationen, Protokollen und Arbeitszeitnachweisen

Tätigkeitsfelder

- Krankenhäuser, stationäre und ambulante Einrichtungen der Familien-, Alten-, Kranken- und Behindertenhilfe
- Privathaushalte zur Unterstützung in Alltagssituationen
- Während der Pflegeassistenzausbildung durchlaufen die Auszubildenden verschiedene Praxiseinsätze in Einrichtungen mit Menschen aller Altersstufen, hierzu zählen:
  - **Krankenhaus** (im konservativen/operativen Bereichen) untergliedert in **st**ationäre Langzeitpflege und ambulante Versorgung bzw. teilstationäre Pflege

Zur Orientierung

- **Stationäre Langzeitpflege** untergliedert in operative Bereiche im Krankenhaus und ambulante Versorgung bzw. teilstationäre Pflege
- Einrichtungen **ambulanter Versorgung** bzw. **teilstationärer Pflege** untergliedert in operative Bereiche im Krankenhaus und stationäre Langzeitpflege

Zielgruppen und Klienten in der Pflegeassistenz

Entsprechend den Tätigkeitsfeldern erreicht der Beruf Pflegeassistenz ein breites Spektrum unterschiedlicher Zielgruppen und zu Pflegender aller Altersstufen.

1.3.2 Handlungskompetenzen im Tätigkeitsfeld der Pflegeassistenz

Pina in der Schule

1.3.2 Handlungskompetenzen im Tätigkeitsfeld der Pflegeassistenz

Pina erfährt, dass das zentrale Ziel jeder Berufsausbildung das Erreichen der beruflichen Handlungskompetenz ist, um bevorstehende Aufgaben im Berufsalltag verantwortlich und mit fachlich fundiertem Wissen zu bewältigen (➤ Abb. 1.12).

ABB. 1.12

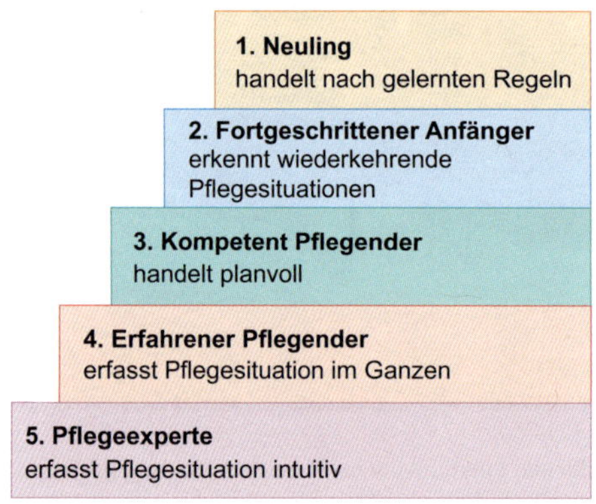

Abb. 1.12 Modell der Kompetenzentwicklung nach Benner [L143]

DEFINITION

DEFINITION

Handlungskompetenz: *„Bereitschaft und Befähigung des Einzelnen, sich in beruflichen, gesellschaftlichen und privaten Situationen sachgerecht durchdacht sowie individuell und sozial verantwortlich zu verhalten."* (KMK 2018)

Generell gibt es unterschiedliche Ansichten, welche Kompetenzen zur beruflichen Handlungskompetenz gehören. Sie werden in ➤ 9.1.1 näher erläutert. Eine Variante setzt sich aus den Kompetenzen **Fachkompetenz, Selbstkompetenz** und **Sozialkompetenz** zusammen (➤ Abb. 1.13).

ABB. 1.13

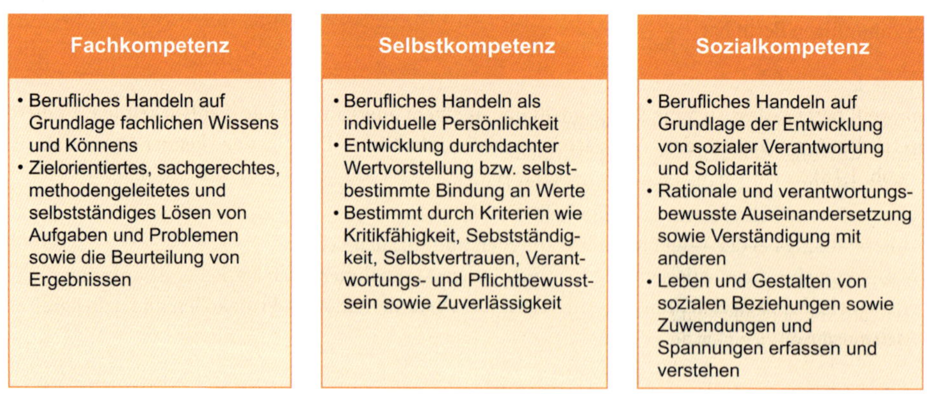

Abb. 1.13 Fach-, Selbst- und Sozialkompetenz bilden die berufliche Handlungskompetenz [L143]

Grundlegend sind die verschiedenen Kompetenzen im Alltag nicht scharf zu trennen, sondern miteinander verknüpft. Es ist jedoch möglich, dass eine dieser Kompetenzen im Vordergrund steht. Alle drei Kompetenzen beinhalten drei weitere Teilkompetenzen: **Methodenkompetenz, kommunikative Kompetenz** und **Lernkompetenz** (➤ Abb. 1.14).

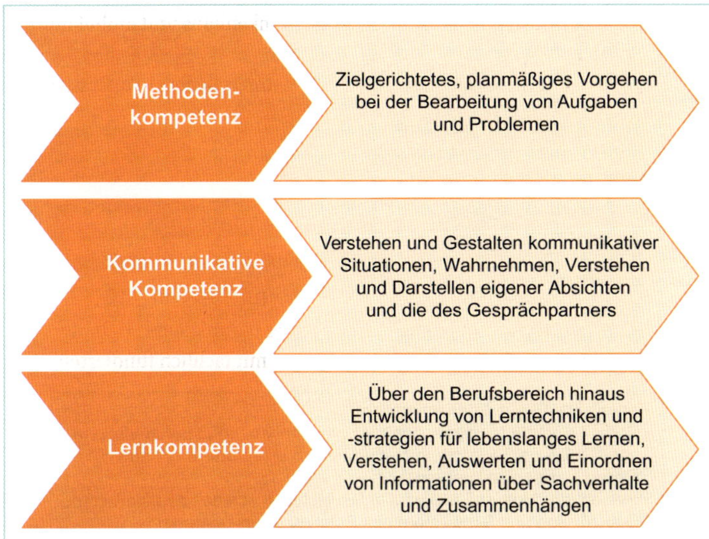

Abb. 1.14 Fach-, Selbst- und Sozialkompetenz beinhalten jeweils diese Teilkompetenzen [L143]

MERKE

- Das Berufsbild Pflege genießt in der Öffentlichkeit großes Vertrauen, wird jedoch oft undifferenziert dargestellt.
- Pflegeassistentinnen und Pflegeassistenten übernehmen Tätigkeiten zur Unterstützung von Pflegefachpersonen. Außerdem ist diese Berufsgruppe vorrangig in Pflegebereichen tätig, in denen zu Pflegende längerfristig betreut werden müssen.
- Für die berufsbezogene Ausbildung setzt sich berufliche Handlungskompetenz aus den Kompetenzen Fachkompetenz, Selbstkompetenz und Sozialkompetenz zusammen (enthalten außerdem die Teilkompetenzen Methodenkompetenz, kommunikative Kompetenz und Lernkompetenz).

1.4 Pflege im historischen Kontext

Die Pflege hat sich im Lauf vieler Jahrhunderte von der Nächstenliebe zu einem Beruf entwickelt und ist nun seit einigen Jahrzehnten auf dem Wege zur Professionalisierung bzw. zu einer Disziplin.

1.4.1 Entstehung des Pflegeberufs in ausgewählten Epochen

Die Entwicklung der Pflege zum Beruf war kein einheitlicher Weg (➤ Abb. 1.15). Verschiedene Einflüsse wie Konfession, Tradition und gesellschaftliches Ansehen führten zu Uneinigkeiten bei den Pflegepersonen. Dies zeigt sich noch heute in der Vielfalt des Deutschen Pflegerats (➤ 1.5.2).

1.4.2 Entwicklung der gesetzlichen Grundlagen für Pflegeberufe

Pina weiß bereits, dass sich die Pflege im 20. Jh. zu einem anerkannten Beruf entwickelt hat. In diesem Kapitel lernt sie neben den Meilensteinen auch inhaltliche Einzelheiten kennen (➤ Tab. 1.1, ➤ Abb. 1.16).

MERKE

- Die Tätigkeit der Pflege hat sich im Verlauf mehrerer Jahrhunderte von der Pflege aus Nächstenliebe und Barmherzigkeit zu einem anerkannten Berufsbild entwickelt.
- Vor allem im 20. Jh. gab es viele berufspolitische Entwicklungen in der Pflege; die ersten Berufsverbände wurden gegründet und die Pflegeausbildung erlebte mehrere Reformen.
- Das 2020 in Kraft getretene Pflegeberufereformgesetz ermöglicht einen weiteren Schritt der Pflege in Richtung Profession und strebt erstmalig verschiedene Qualifikationsniveaus an.

Zur Orientierung

ABB. 1.14

MERKE

1.4 Pflege im historischen Kontext

1.4.1 Entstehung des Pflegeberufs in ausgewählten Epochen

1.4.2 Entwicklung der gesetzlichen Grundlagen für Pflegeberufe

Pina in der Schule

MERKE

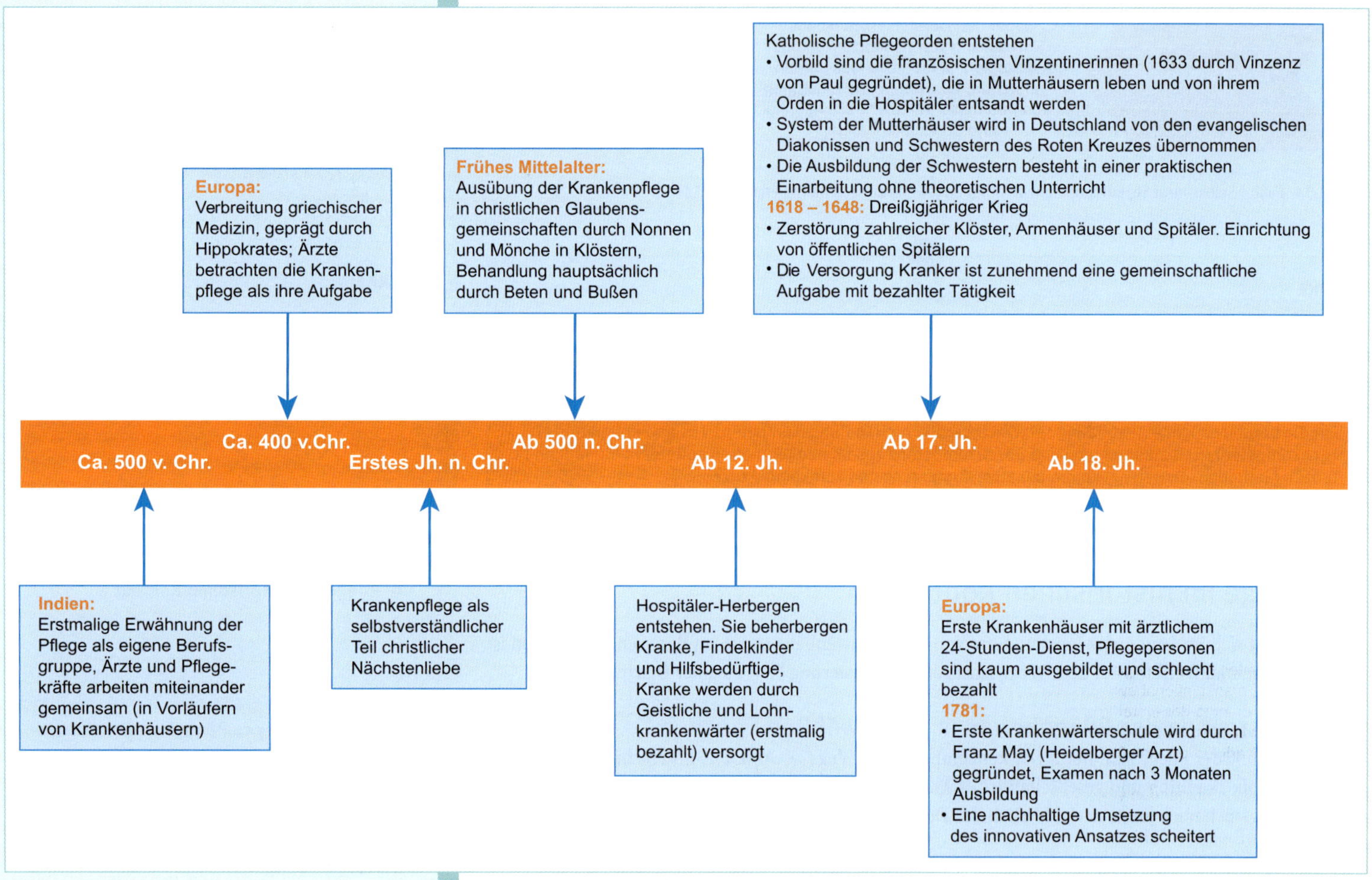

Abb. 1.15 Historische Entwicklung des Pflegeberufs [L143]

Pflege wird in vielen Krankenhäusern immer noch ohne Ausbildung ausgeübt. Pflege gilt als Frauenberuf, Medizin als Männerberuf

1836: Gründung der Kaiserswerther Diakonie
- Durch Frederike Fliedner und ihren Ehemann Theodor Fliedner (Pfarrer)
- Ausbildung von unverheirateten bürgerlichen Frauen als Diakonissen (verpflichten sich 5 Jahre) mit Anstellungsverträgen
- Unterricht erfolgt in pflegerischen Tätigkeiten sowie in Anatomie und Arzneimittellehre
- Tätigkeit in der Krankenpflege weiterhin religiös motiviert
- Ausgebildete Frauen genießen in der Gesellschaft hohes Ansehen

1859: Florence Nightingale, englische Krankenschwester, erste Pflegetheoretikerin
- Veröffentlicht Buch („Notes on Nursing") zur Ausbildung und zum Selbstverständnis der Pflege

1860:
- Gründung der ersten Schwesternschule in London (durch Florence Nightingale), fundierte theoretische und praktische Ausbildung in der Krankenpflege
- Berliner Arzt, Rudolf Virchow, fordert Berufsausbildung in der Krankenpflege
- Gründung der International Council of Nurses in Amerika

1863: Gründung Rotes Kreuz in der Schweiz (durch Henry Dunant)
- Anschließend Gründung von Krankenpflegeschulen

1883: im Deutschen Reich entstehen gesetzliche Sozialversicherungen
- Viele neue Krankenhäuser entstehen
- Viele Frauen, die nicht zu den konfessionellen Frauen und Schwestern des Roten Kreuzes gehören, arbeiten im Krankenhaus
- Diese bezahlte Arbeit wurde als minderwertig betrachtet, weil dies nicht den Idealen der christlichen Nächstenliebe entsprach

Ab 19. Jh.

- Die Pflege verändert sich immer weiter durch Spezialisierungen und Wissenszuwachs

2003: Einführung der Altenpflegeausbildung

2004: Dritte Novellierung des Krankenpflegegesetzes

2017: Pflegeberufereformgesetz mit neuem Pflegeberufegesetz
- Seit 2020 gültig
- Beinhaltet Neuerungen, die von Wissenschaft und Berufsverbänden lange gefordert wurden

2027: Vorlage eines Referentenentwurfs für die bundeseinheitliche Gestaltung der Pflegefachassistenzausbildung

Ab 21. Jh.

Ab 20. Jh.

Bis zum 1.Weltkrieg
- Schlechte Arbeitsbedingungen in der Pflege, 12- bis 14-Stunden-Dienste sind Normalität, mit Nachtdienst sogar bis zu 36 Stunden Arbeit
- Nicht selten geben Pflegende den Beruf wieder auf
- Durch Emanzipationsbewegung wächst die Rolle der Frau in der Berufswelt

1903: Gründung der ersten Berufsorganisation der Krankenpflegerinnen für Deutschland B.O.K.D. (durch Agnes Karll, „wilde Schwester")
- Agnes Karll fordert eine 3-jährige Krankenpflegeausbildung, die für jede Frau zugänglich ist, ohne in einen Orden eintreten zu müssen → Situation der freiberuflich Pflegenden verbesserte sich
- Gegründete Berufsorganisation ist Vorläufer des Deutschen Berufsverbands für Pflegeberufe (DBfK)

1906: Einführung von Vorschriften durch Preußen über die staatliche Prüfung von Krankenpflege
- Durchbruch der Pflege als gesetzlich anerkannter und geregelter Beruf

1919/20: Erste Tarifverträge in der Pflege werden abgeschlossen

1924: Einführung des 10-Stunden-Dienstes

1926: Letztes Heiratsverbot für Schwestern fällt

1933–1945: in der Zeit des Nationalsozialismus (NS)
- Vereinheitlichung der Berufsverbände, werden unter Führung der NS-Volkswirtschaft gestellt
- Gründung der NS-Schwesternschaft (Braune Schwestern) → Pflege-Elite soll herangezogen werden, fast jede 10. Pflegeperson gehört zur NS-Schwesternschaft

1938: Gesetz zur Ordnung der Krankenpflege
- Pflegepersonen sind am Euthanasie-Programm (Ermordung geistig behinderter und psychisch kranker Menschen) beteiligt

Ab 1949 Pflege in der Deutschen Demokratischen Republik (DDR)
- Pflegeausbildung findet an Fachschulen für Krankenpflegepersonal (später Medizinische Fachschulen) statt (zuerst 2-jährige Ausbildung, später 3-jährige Ausbildung)
- Unterricht findet in den Fächern Pflege und Krankheitslehre statt und im politischen Fach Marxismus-Leninismus
- Ausbilder kommen selbst aus der Pflege, durch Medizinpädagogikstudium (4 Jahre) weiterqualifiziert
- 1982 erster universitärer Studiengang in der Krankenpflege startet an der Humboldt-Universität in Berlin
- Aufgrund der Mangelwirtschaft in der DDR fehlt auch in der Pflege Material (Verbandmaterial), zwingt Pflegekräfte, erfinderisch in ihrer Tätigkeit zu werden
- Der Pflegeberuf in der DDR hat einen hohen Ausbildungsgrad und Stellenwert in der Gesellschaft

Ab 1949 Pflege in der Bundesrepublik Deutschland (BRD)
- Die Organisation der Pflege bleibt nach dem Krieg zerstreut
- Verbände und Schwesternschaften werden neu bzw. wieder gegründet (eventueller Grund für die späte Profession der Pflege)

1957: Neues Krankenpflegegesetz wird verabschiedet, beinhaltet 2-jährige Pflegeausbildung
- Aufgrund technischer und medizinischer Fortschritte und damit wachsender Ansprüche an das Können der Pflegepersonen Verabschiedung weiterer Krankenpflegegesetze (1965, 1985)
- Erste Spezialisierungen entwickeln sich im Intensivbereich sowie im OP und der Anästhesie

Ab 1990: Deutsche Wiedervereinigung
- Etliche Pflege-Studiengänge entstehen, Pflegende können sich in Management, Lehre und Wissenschaft qualifizieren

Abb. 1.15 Historische Entwicklung des Pflegeberufs *(Forts.)*

TAB. 1.1

Tab. 1.1 Entwicklung der gesetzlichen Grundlagen für Pflegeberufe

1906: Einführung von Vorschriften zu einer staatlichen Prüfung in der Krankenpflege durch Preußen	• Die Pflege ist ein gesetzlich anerkannter Beruf • Die Ausbildung umfasst ein Jahr • Als Abschluss muss eine ordentliche Prüfung abgelegt werden
1938: Gesetz zur Ordnung der Krankenpflege	• Krankenpflegeschulen werden ärztlich geleitet • Bis in die 1960er-Jahre beibehalten, Dominanz der Medizin über die Pflege wurde abgesichert
1957: Krankenpflegegesetz	• Beinhaltet zweijährige Pflegeausbildung • Regelt sowohl Krankenpflege- als auch Kinderkrankenpflegeausbildung • Gesetzlich geschützte Berufsbezeichnungen werden bestimmt: Krankenschwester/-pfleger, und Kinderkrankenschwester/-pfleger
1965: erste Novellierung des Krankenpflegegesetzes	• Ausbildungszeit nun drei Jahre • Einführung eines Rahmenlehrplans für den theoretischen Unterricht und Festlegungen über die Regelung praktischer Einsätze
1985: zweite Novellierung des Krankenpflegegesetzes	• Nähere Beschreibung der Ausbildungsziele und -inhalte • Erhöhung der Umfänge des theoretischen Unterrichts • Leitung einer Krankenpflegeschule muss nicht ausschließlich ärztlich sein • Einführung neuer Berufsbezeichnungen: Krankenpflegehelfer/-in, Kinderkrankenpfleger/-in
2003: Altenpflegegesetz	• Einführung der Altenpflegeausbildung • Berufsbezeichnung: Altenpfleger/-in
2004: dritte Novellierung des Krankenpflegegesetzes	• Mit der neuen Berufsbezeichnung gehören nun auch Tätigkeiten der präventiven, rehabilitativen und palliativen Pflege zum Aufgabenbereich der Pflege • Neue Berufsbezeichnungen: Gesundheits- und (Kinder-)Krankenpfleger/-in • Schulleitungen und Lehrpersonen müssen über eine Hochschulqualifikation verfügen • Erprobung erster grundständiger Studiengänge
2017: Pflegeberufereformgesetz mit Pflegeberufegesetz (PflBG)	• Zusammenfassung der Berufsausbildungen zum/zur Gesundheits- und Krankenpfleger/-in, Gesundheits- und Kinderkrankenpfleger/-in und Altenpfleger/-in in einer generalistischen Pflegeausbildung ab 2020 mit dem Abschluss „Pflegefachfrau/-mann" • Ausbildung findet an Berufsfachschulen sowie Hochschulen (mit akademischem Abschluss) statt • Die generalistische Pflegeausbildung bietet verschiedene Vertiefungsmöglichkeiten und ermöglicht es, nach der Ausbildung in der Krankenpflege, Kinderkrankenpflege oder Altenpflege zu arbeiten • Es gibt jedoch auch die Möglichkeit, nach zwei Jahren generalistischer Ausbildung gesonderte Abschlüsse in der Gesundheits- und Kinderkrankenpflege oder Altenpflege abzulegen • Die Ausbildung Krankenpflegehilfe bzw. Krankenpflegeassistenz oder Pflegehelfer/-in ist noch nicht einheitlich bundesgesetzlich geregelt, sondern unterliegt den Bundesländern; Dauer der Ausbildungen ein bis zwei Jahre. Ab 2027 wird es eine bundeseinheitliche Ausbildung zur Pflegefachassistenzperson geben (➤ 7.2)

ABB. 1.16

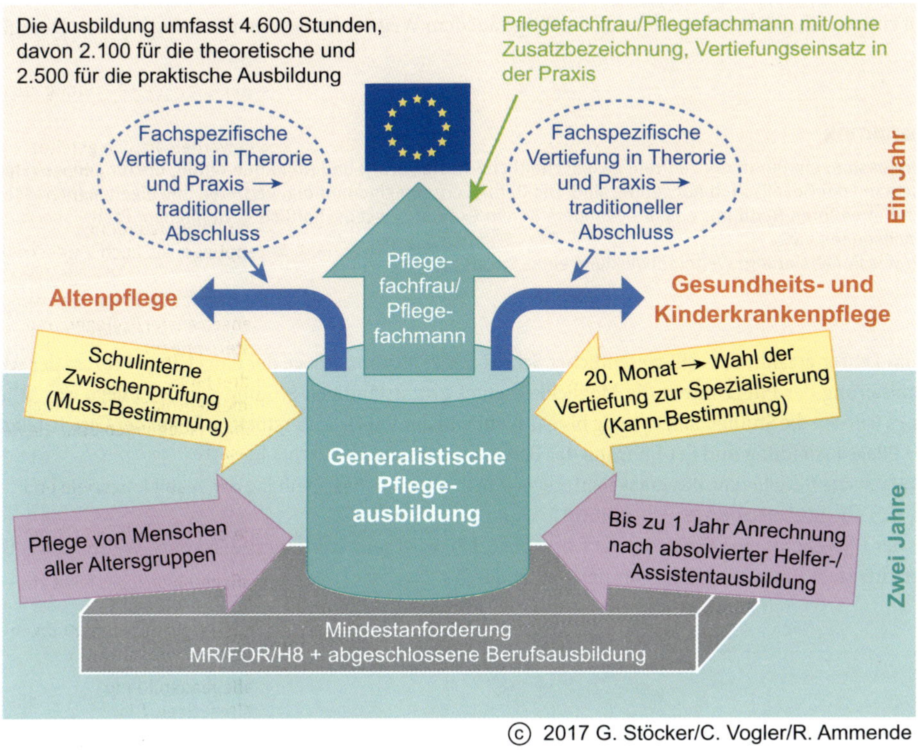

Abb. 1.16 Aufbau der generalistischen Pflegeausbildung. MR = Mittlere Reife, FOR = Fachoberschulreife, H8 = Hauptschulabschluss (Abweichungen je Bundesland möglich) [L143, W943]

1.5 Bildungspolitische Pflege

1.5.1 Pflegerische Bildung und Professionalisierung

Pflegerische Bildung

Die pflegerische Bildung basiert auf folgenden **Grundlagen:**

- Sie ist ein Prozess des lebenslangen Lernens (Handeln nach aktuellen wissenschaftlichen Erkenntnissen).
- Sie findet hauptsächlich an den Lernorten Theorie und Praxis statt.
- Dritter Lernort sind Skills-Labs (Räume, in denen pflegerische Handlungssituationen nachvollzogen werden).
- Ein weiterer Lernort ist im Zuge der Digitalisierung das häusliche Umfeld.
- Durch die verschiedenen Lernorte wird das Erwerben der beruflichen Handlungskompetenz unterstützt.

In der Tätigkeit „Pflegen" gibt es unterschiedliche Abstufungen und somit Qualifikationsniveaus. Das seit 2020 gültige Pflegeberufegesetz war ein Meilenstein in der Entwicklung der pflegerischen Bildung. Neben einer generalistischen dreijährigen Ausbildung zur/zum examinierten Pflegefachfrau/-mann besteht auch die Möglichkeit, nach zweijähriger Ausbildung einen Abschluss zur Pflegeassistenz zu machen oder sich für eine Spezialisierung in der Altenpflege oder in der Gesundheits- und Kinderkrankenpflege zu entscheiden. Zusätzlich strebt der Abschluss eine europäische, aber auch internationale Ausrichtung an. Das Pflegeberufegesetz beinhaltet zudem einen Akademisierungsweg, auf dem durch die Wahl der Ausbildung an einer Hochschule zur/zum Pflegefachfrau/-mann der akademische Grad des Bachelors erreicht werden kann.

1.5 Bildungspolitische Pflege

1.5.1 Pflegerische Bildung und Professionalisierung

Zur Orientierung

Professionalisierung der Pflege

Seit einigen Jahrzehnten befindet sich die Pflege auf dem Weg der Professionalisierung bzw. zur Disziplin.

DEFINITION

DEFINITION

Profession: ein Beruf, der zentrale gesellschaftliche Werte vertritt und Aufgaben erfüllt, die für den weiteren Bestand der Gesellschaft notwendig sind. Die Berufsvertreter sind mündig, vertreten ihre eigenen Interessen und üben ihren Beruf mit einem besonders hohen Grad an wissenschaftlich gewonnenem Fachwissen und Fachkönnen aus.
Professionalisierung: Weiterentwicklung eines Berufs zur Profession.

Pina in der Schule

Pinas Lehrer erzählt, dass ein wesentlicher Schritt zur Profession Pflege der eingeleitete Prozess der Akademisierung der Pflege durch die Möglichkeit eines grundständigen Studiums in der Pflege war. Allerdings wurden die Studiengänge wenig bis gar nicht von der Politik unterstützt, z. B. mit der Gleichstellung der Pflegeausbildung und der Führung der Berufsbezeichnung.

Pina in der Schule

Ist der Pflegeberuf eine Profession?

Ob der Pflegeberuf eine Profession ist (➤ Abb. 1.17), wird sehr kontrovers diskutiert. Während des Unterrichts stellt Pinas Lehrer das Für und Wider dar.

ABB. 1.17

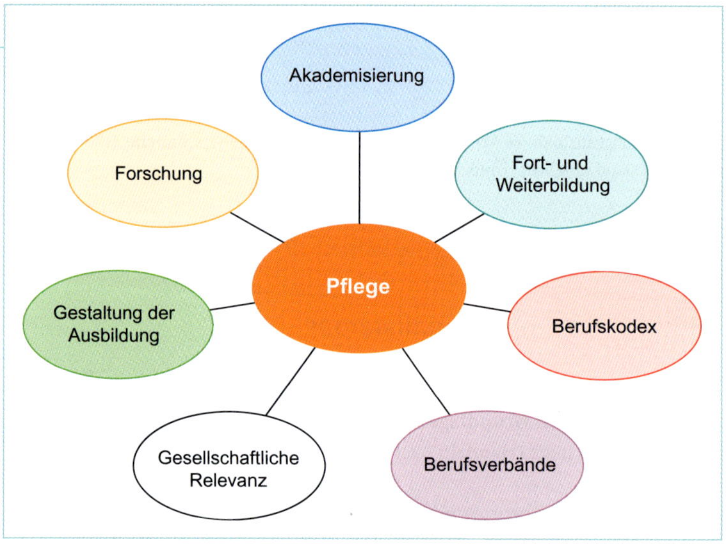

Abb. 1.17 Gründe, die Pflege als Profession zu verstehen [L143]

Für eine Profession spricht:

- Pflegepersonen haben sich in ihrem Beruf eine eigene Autonomie aufgebaut (Einbeziehung in Diagnostik und Therapie, patientenbezogene Pflegediagnosen, Übernahme- und Durchführungsverantwortung, selbstständige Durchführung von Krankenbeobachtung sowie Grundpflege).
- Berufsverbände der Pflege.
- Geschützte Berufsbezeichnung.
- Fachsprache der Pflege.
- Arbeiten an und in der Pflegewissenschaft (Begründung von Pflegehandeln auf Grundlage aktueller Forschungsstände).
- Beherrschen verschiedener sozialer Settings.
- Anerkennung in der Gesellschaft.

Noch zu überwindende Hürden für die Pflege als Profession:

- Die Pflege muss sich noch stärker von der Ärzteschaft abgrenzen, um sich als Professionsberuf weiter zu etablieren („helfende Hand“ der Ärzteschaft).
- Alle Bundesländer müssen Pflegekammern (➢ 1.5.2) gründen, um …
  - die Wahrnehmung der Pflege in der Öffentlichkeit und im politischen Raum zu stärken,
  - die berufliche Identität zu stärken, verbunden mit einem höheren Maß an Wertschätzung und größerem Einfluss pflegerischer Expertise auf die Politikberatung und demzufolge auch die Gesetzgebung.
- Die Akademisierung der Pflegeausbildung muss weiter vorangetrieben werden.
  - Der erste Schritt erfolgte mit dem Inkrafttreten des Pflegeberufegesetzes (2020).
  - Das Studium ermöglicht primärqualifizierende Ausbildung an einer Hochschule mit der Berufsbezeichnung „Pflegefachfrau/-mann“ und dem akademischen Grad des Bachelors.

1.5.2 Berufspolitische Verbände und Interessengemeinschaften in der Pflege

1.5.2 Berufspolitische Verbände und Interessengemeinschaften in der Pflege
Pina in der Schule

Berufspolitische Verbände und Interessengemeinschaften in der Pflege setzen sich für eine Verbesserung im pflegerischen Berufsalltag ein. Pina erfährt, dass diese die Interessen der Pflegenden zusammenführen und gemeinsam mit Vertretern der Politik Strategien zur Verbesserung der Arbeitsbedingungen in der Pflege erarbeiten. Nur so ist es möglich, dass die Disziplin Pflege über sich selbst bestimmt und nicht fremdgesteuert wird, z. B. durch die Medizin.

Die Entwicklung der deutschen Berufsverbände und Interessengemeinschaften reicht bis ins 16. Jh. zurück. Damals gab es konfessionelle Schwesternverbände, die ihre Tätigkeit nach christlicher Nächstenliebe und Barmherzigkeit ausrichteten. Diese stand in keinem Zusammenhang mit einem bezahlten Beruf, weshalb die Schwestern selten ein Recht auf Mitsprache und Selbstbestimmung in der Ausübung ihrer Tätigkeit hatten. Im Lauf der letzten Jahrhunderte haben sich jedoch die Berufsverbände und Interessengemeinschaften der Pflege aufgrund der gesellschaftlichen und historischen Entwicklung der Pflege zum Beruf als eigenständige Organisationen einen Namen gemacht. Für beruflich Pflegende in Deutschland gibt es drei Formen von Interessenvertretungen: Berufsverband, Gewerkschaft und Kammer (➢ Abb. 1.18).

ABB. 1.18

Pflegekammer	Gewerkschaft	Berufsverband
• Ansehen des Berufs • Berufsordnung, Registrierung • Regelung Fort- und Weiterbildung • Beratung standesrechtlich • Gutachten/Schiedsstelle • Politische Vertretung	• Tarifverhandlungen • Beratung arbeitsrechtlich • Politische Vertretung • Internationales	• Ansehen des Berufs • Professionalisierung • Innovation • Beratung fachlich und arbeitsrechtlich • Politische Vertretung • Internationales • Fachzeitschrift • Interessenvertretung Unternehmen • Interessenvertretung selbstständiger Pflegefachpersonen

Abb. 1.18 Aufgabenschwerpunkte einer Kammer, einer Gewerkschaft und eines Berufsverbands [L143]

DEFINITION

DEFINITION

Berufsverband: ein freiwilliger Zusammenschluss von Angehörigen eines Berufs, um berufspolitische Interessen zu vertreten und durchzusetzen.
Gewerkschaft: eine freiwillige demokratische Vereinigung von Arbeitnehmern als Gegenspieler von Vereinigungen der Arbeitgeber, um ihre Interessen zu wahren.
Kammer: eine auf Landesebene eingerichtete Institution mit vom Staat übertragenen Rechten. Ermöglicht Angehörigen einer Berufsgruppe, berufsintern Fragen zu klären sowie fachliche und berufliche Belange zu regeln.

Berufsverbände in der Pflege

Heute lernt Pina verschiedene Berufsverbände kennen, denn aufgrund der langen Tradition der Berufsentwicklung besitzt die Pflege mittlerweile zahlreiche Berufsverbände (> Abb. 1.19).

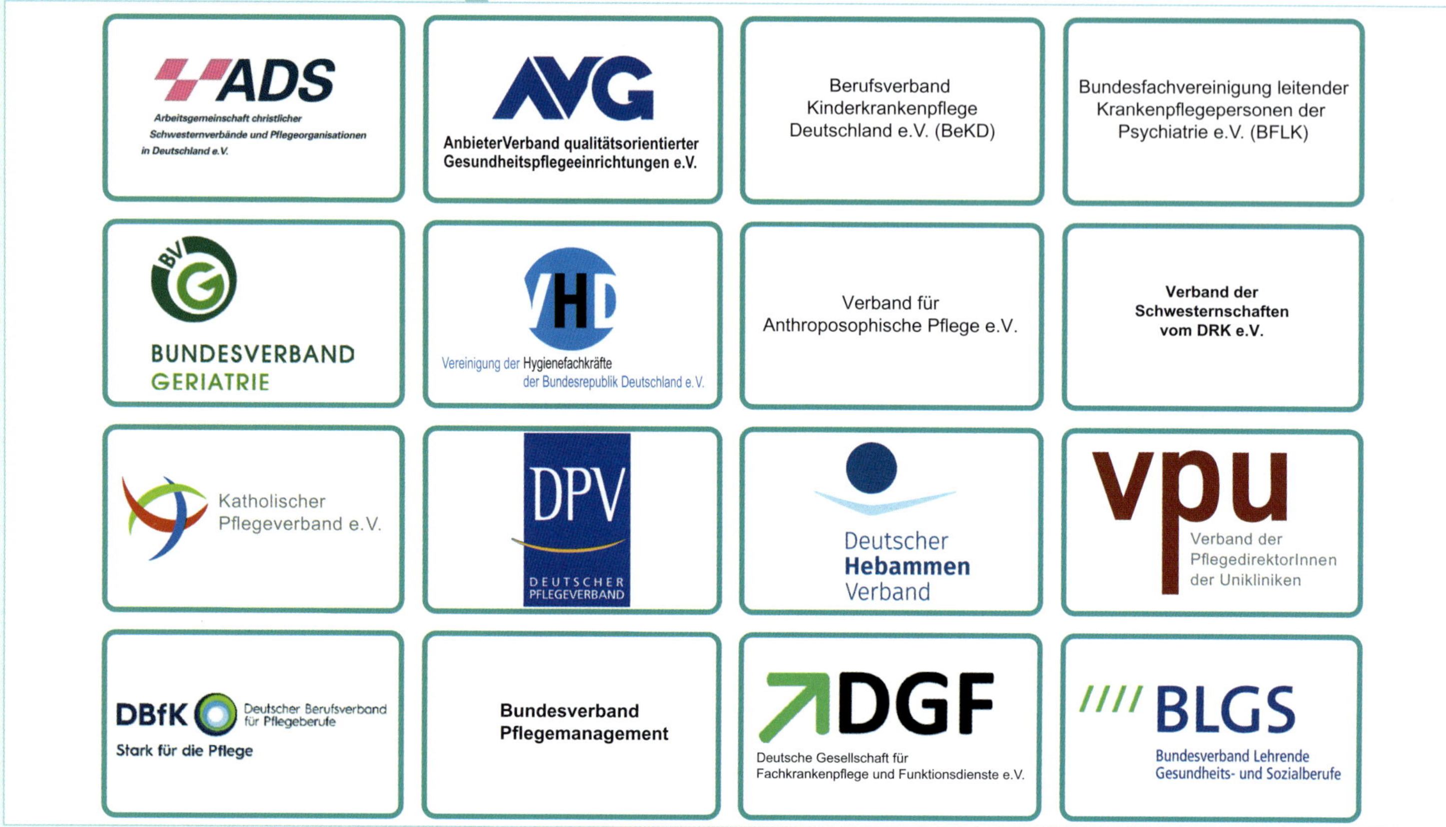

Abb. 1.19 Verschiedene Pflegeberufsverbände in Deutschland auf einen Blick [W1150]

Deutscher Berufsverband für Pflegeberufe (DBfK)

- Größter und bekanntester deutscher Berufsverband.
- Bereits 1903 gegründet.
- Erste Vorsitzende war Agnes Karll, eine zur damaligen Zeit bezeichnete „wilde Schwester“, die sich für eine Verbesserung der Pflegeausbildung einsetzte.
- Heutiger Sitz in Berlin, Verband teilt sich jedoch in vier Regionalverbände (Nordwest, Nordost, Südwest, Südost) auf.
- Verfügt über ein großes soziales Netzwerk, und es bestehen enge Kontakte zur Deutschen Gesellschaft für Pflegewissenschaft, dem Aktionsbündnis Patientensicherheit oder im internationalen Raum zur International Council of Nurses oder der European Federation of Nurses Associations.

Deutscher Pflegerat (DPR)

- 1998 aus mehreren einzelnen Berufsverbänden gegründet, derzeit 16 Verbände zugehörig.
- Vertritt Interessen von Tätigen aus dem Pflege- oder Hebammenbereich.
- Ziel: professionelle Weiterentwicklung der Berufe, einheitliches Auftreten in der Öffentlichkeit sowie Politik.
- Wird bei Gesetzesentscheidungen oder Änderungen im Gesundheitswesen zurate gezogen.

Weitere Berufsverbände sind z. B.:

- Junge Pflege
- Deutsche Fachgesellschaft Psychiatrische Pflege
- Deutscher Verband für Altenpflege
- Evangelischer Fach- und Berufsverband für Pflege und Gesundheit

Gewerkschaften in der Pflege

Die Berufsgruppe Pflege besitzt keine eigene Gewerkschaft. Gewerkschaftlich organisierte Pflegende sind zusammen mit einer Vielzahl von Angehörigen anderer Berufsgruppen in der **Vereinten Dienstleistungsgewerkschaft (ver.di)** vertreten. Die Vertreter setzen sich für Tarifverhandlungen ein und schließen z. B. Tarifverträge ab, die ggf. auch durch Streiks erkämpft werden. Auch Gewerkschaften wirken auf politischer Ebene bei der Meinungsbildung mit. Sie bieten Rechtsschutz in arbeitsrechtlichen Fragen, schulen und unterstützen Betriebs- und Personalräte und betreiben Öffentlichkeitsarbeit.

Kammern in der Pflege

Eine Pflegekammer handelt zum Wohle der Bevölkerung und übernimmt vom Staat übertragene Aufgaben, z. B.:

- Aufstellen einer eigenen Berufsordnung und Überwachung ihrer Einhaltung
- Beratung für Berufsangehörige in juristischen, ethischen, fachlichen und berufspolitischen Fragen
- Empfehlungen zur Qualitätsentwicklung und -sicherung
- Anwendung von bundeseinheitlichen Regelungen zur Berufszulassung sowie zu Fort- und Weiterbildungen
- Führen eines Berufsregisters aller Pflegefachpersonen
- Bündeln der berufsständischen Interessen der Pflege
- Öffentlichkeitsarbeit und Mitwirkung an berufsbezogenen Gesetzen

Die Mitgliedschaft in einer Pflegekammer ist – im Gegensatz zur Mitgliedschaft in einem Berufsverband oder einer Gewerkschaft – nicht freiwillig. Finanziert wird eine Pflegekammer über Mitgliedsbeiträge.

Das Thema Pflegekammer wird berufspolitisch kontrovers diskutiert. Oft fehlt bei Pflegenden das notwendige fundierte Wissen über Pflegekammern. Viele Arbeitgeberverbände stehen einer Kammerbildung kritisch gegenüber, weil sie einen politischen Machtverlust und den Verlust von Mitgliedern in der Gewerkschaft befürchten. Bisher gibt es in Deutschland in Rheinland-Pfalz und Schleswig-Holstein Pflegekammern.

1.5.3 Ehrenamt in der Pflege und Laienpflege

1.5.3 Ehrenamt in der Pflege und Laienpflege

Die Zahl der über 64-jährigen pflegebedürftigen Menschen wird sich in den nächsten Jahren weiter erhöhen. Dementsprechend wird auch mehr Personal im Gesundheitswesen benötigt. Laut dem Bundesamt für Gesundheit wird jedoch das Gesundheitssystem die steigende Nachfrage an professionell Pflegenden und die damit verbundenen Kosten nicht decken können. Somit ist die Gesellschaft in Deutschland nach wie vor auf Leistungen von ehrenamtlich engagierten Menschen oder pflegenden Angehörigen angewiesen, die durch das Pflegeversicherungsgesetz honoriert werden können.

Ehrenamt in der Pflege

DEFINITION

DEFINITION

Ehrenamt: ist eine Tätigkeit, die freiwillig und ohne Vergütung geleistet wird (> Abb. 1.20).

ABB. 1.20

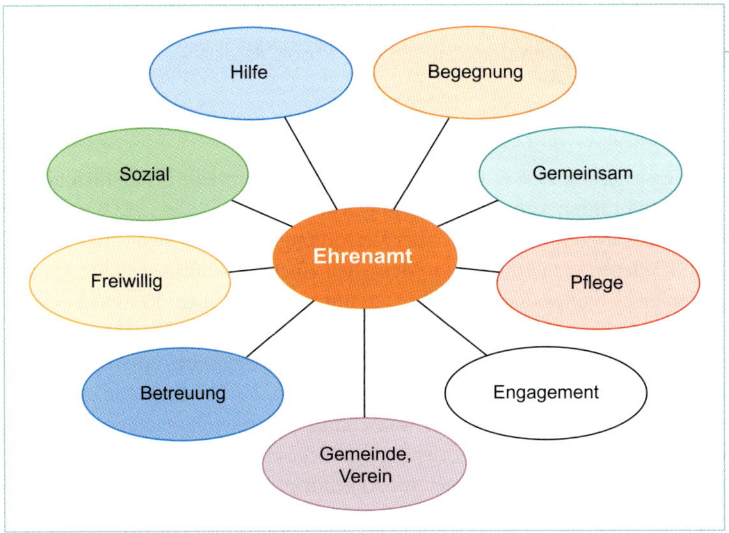

Abb. 1.20 Elemente, die ein Ehrenamt ausmachen [L143]

Das Ehrenamt in der Pflege, aber auch generell bürgerschaftliches Engagement, ist laut der Bundesregierung eine unverzichtbare Voraussetzung, um Demokratie und ein humanes Miteinander zu leben, welches durch das Pflege-Neuausrichtungs-Gesetz (2012) weiter gestärkt wurde.

Zum Ehrenamt zählen einzelne aktive Bürger oder Selbsthilfegruppen und -organisationen. Diese werden auf kommunaler Ebene in die Versorgungsnetze vor Ort eingebunden. Hierzu gehören z. B. die Zusammenarbeit mit den Pflegestützpunkten zur Beratung von Pflegebedürftigen und ihren Angehörigen, Angebote zur Unterstützung im Alltag oder auch die Entlastung von Pflegepersonen.

Um das Ehrenamt zu unterstützen, werden von Pflegeeinrichtungen organisierte Schulungen zur allgemeinen Pflege oder der Betreuung von Pflegebedürftigen angeboten. Auch leisten Pflegekassen einen Beitrag zur Aufrechterhaltung des Ehrenamts durch kostenlose Pflegekurse, die in den Kommunen zur Verfügung stehen.

Laienpflege

Die Laienpflege, meist von Angehörigen erbracht, ist eine nicht berufliche Pflege, die auch als **informelle Pflege** bezeichnet wird. Sie grenzt sich somit von der formellen, beruflichen Pflege oder auch professionellen Pflege ab. Häufig entspricht die Bezeichnung Laienpflege nicht dem Können der Angehörigen, da diese nicht selten durch die jahrelange Pflege eines Angehörigen sehr viel Wissen über dessen Pflege und Versorgung gewinnen und so zu Spezialisten werden.

Angehörige nehmen in der Betreuung von pflegebedürftigen Angehörigen eine wichtige Rolle ein. Sie sind mitunter eine große Stütze während einer Krankheit oder Pflegebedürftigkeit. Aufgrund des demografischen Wandels und durch Veränderungen in Familienstrukturen umfasst der Begriff Angehörige mittlerweile ein breites Spektrum. Hierzu zählen nicht nur die Familienangehörigen, sondern auch dem zu Pflegenden nahestehende Personen wie Freunde, Bekannte oder auch Nachbarn.

In ca. drei von vier Fällen pflegen Frauen die pflegebedürftigen Angehörigen. Laut dem Statistischen Bundesamt (Statista 2015a) betreuen ca. 51 % der Männer und 45 % der Frauen eins bis drei Stunden am Tag ihre Angehörigen, mehr als sechs Stunden am Tag betreuen noch ca. 10 % der Männer und 16 % der Frauen ihre Angehörigen. Zu ihren Tätigkeiten gehören am häufigsten hauswirtschaftliche Versorgungen oder die Körperpflege sowie Unterstützungen bei der Fortbewegung (➤ Abb. 1.21).

ABB. 1.21

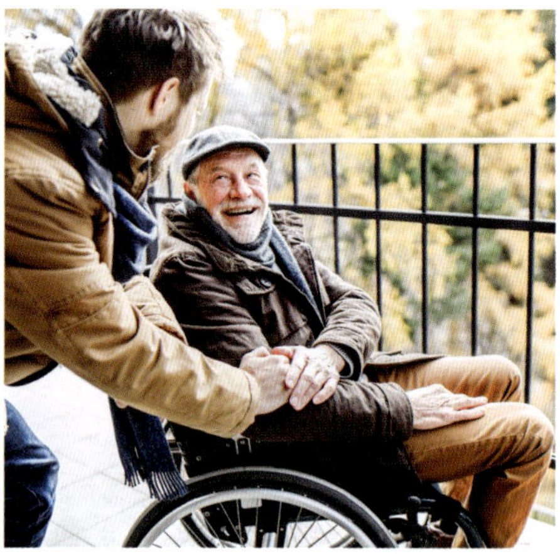

Abb. 1.21 Ein eingespieltes Team: Großvater und Enkel, der als Angehöriger in die Pflege seines Großvaters eingebunden ist [J787]

Seit der Einführung der Pflegeversicherung 1995 erhalten Pflegebedürftige finanzielle Unterstützung, sodass sie u. a. pflegende Angehörige für ihren Aufwand entschädigen können.

Angehörige haben ein hohes Maß an Verantwortung in der Versorgung ihrer pflegebedürftigen Angehörigen. Laut der Pflegestatistik pflegen ca. 1,4 Millionen Menschen einen Angehörigen alleine (Statista 2015a). Viele Angehörige fühlen sich ungenügend vorbereitet, um z. B. nach einem Krankenhausaufenthalt für den zu pflegenden Angehörigen ausreichend Unterstützung zu leisten. Aus diesem Grund ist es notwendig, dass sich die informelle Pflege und die professionelle Pflege gegenseitig unterstützen und stärken. Dazu werden mittlerweile angehende Pflegefachpersonen auch in der Beratung und Anleitung von Angehörigen geschult. So können Angehörige bereits während des Krankenhausaufenthalts in die Planung und Umsetzung einer individuellen patientenorientierten Pflege einbezogen werden. Auch bieten mittlerweile viele ambulante Pflegedienste Schulungen für Angehörige zu den Themen Körperpflege oder den Umgang mit Medikamenten, Hilfsmitteln etc. an.

Alles in allem können Pflegefachpersonen somit einen Beitrag zu einer guten kontinuierlichen pflegerischen Versorgung durch Angehörige leisten.

MERKE

- Pflegerische Bildung zielt auf ein lebenslanges Lernen ab, ist durch verschiedene Lernorte charakterisiert und wird sich aufgrund des Pflegeberufegesetzes weiter definieren und entwickeln.
- Ob der Pflegeberuf eine Profession ist, wird in der Gesellschaft kontrovers diskutiert:
  - Dafür spricht die Autonomie der Pflegetätigkeit durch ein hohes Maß an Fachwissen und -können, die Übernahme ärztlicher Kompetenzen, das Stellen von Pflegediagnosen, Pflegeverbände, die gesellschaftliche Anerkennung sowie das Vorhaben der Akademisierung der Pflegeausbildung.
  - Dagegen spricht, dass der Pflegeberuf in der Öffentlichkeit häufig noch als helfende Hand der Ärzte gesehen wird und nur in zwei Bundesländern Pflegekammern existieren.
- In Deutschland gibt es zahlreiche Berufsverbände in der Pflege, die sich für die Interessen der Berufsgruppe einsetzen.
- Aufgrund eines Mangels an Fachkräften ist das Gesundheitssystem in Deutschland auf Leistungen von ehrenamtlich engagierten Menschen oder pflegenden Angehörigen (Laienpflege) angewiesen.

MERKE

WIEDERHOLUNGSFRAGEN

1. Nennen Sie zentrale Merkmale des demografischen Wandels in Deutschland.
2. Beschreiben Sie Herausforderungen, die durch den demografischen Wandel entstehen.
3. Nennen Sie zentrale Merkmale der epidemiologischen Entwicklung in Deutschland.
4. Nennen Sie verschiedene historische Einflüsse, die die Entwicklung der Pflege zum Beruf geebnet haben.
5. Wie unterscheiden sich Leistungserbringer, -empfänger und Kostenträger im deutschen Gesundheitssystem?
6. Erläutern Sie die Gesetzgebung im Gesundheitssystem.
7. Erklären Sie Beispiele für eine präventive Pflege.
8. Nennen Sie Tätigkeitsfelder in der Pflege.
9. Nennen Sie Faktoren, die das Berufsbild der Pflege prägen.
10. Beschreiben Sie Aufgaben und Tätigkeitfelder des Berufs Pflegeassistenz.
11. Erläutern Sie anhand eines Beispiels die Sozialkompetenz.
12. Beschreiben Sie die Veränderungen in der Pflegeausbildung durch das Pflegeberufereformgesetz.
13. Nennen Sie Argumente, die für bzw. gegen den Pflegeberuf als Profession sprechen.
14. Ermitteln Sie Aufgaben von Berufsverbänden, Gewerkschaften und Kammern.
15. Erläutern Sie den Unterschied zwischen Ehrenamt in der Pflege und Laienpflege.

LITERATUR

Quellen

aerztezeitung.de. Pflegerats-Präsidentin Vogler: Pflegeassistenz bundeseinheitlich regeln. 2023. Aus: www.aerztezeitung.de/Politik/Pflegerats-Praesidentin-Vogler-Pflegeassistenz-bundeseinheitlich-regeln-441050.html (letzter Zugriff: 7.12.2024).

Bundesministerium des Innern und für Heimat (BMI). Jedes Alter zählt. „Für mehr Wohlstand und Lebensqualität aller Generationen." Rostock: BMI; 2017. Aus: www.bmi.bund.de/SharedDocs/downloads/DE/veroeffentlichungen/2015/demografiestrategie-der-bundesregierung.pdf?__blob=publicationFile&v=1 (letzter Zugriff: 24.1.2025).

Bundesministerium für Gesundheit. Ehrenamtliches Engagement in der Pflege. 2022. Aus: www.bundesgesundheitsministerium.de/service/begriffe-von-a-z/e/ehrenamtliches-engagement-in-der-pflege.html (letzter Zugriff: 24.1.2025).

Dangendorf S, Sander T. Akademisierung der Pflege. Weinheim: Beltz Juventa; 2017.

Deutscher Berufsverband für Pflegeberufe (DBfK). Generalistik in der Pflege? Geht gut! 2023a. Aus: www.dbfk.de/de/newsroom/pressemitteilungen/meldungen/2023/2023-12-12-die-ausbildungszahlen-in-den-pflegeberufen-zeigen-die-generalistik-ist-angekommen-und-sie-wird-angenommen.php (letzter Zugriff: 7.12.2024).

Deutscher Berufsverband für Pflegeberufe (DBfK). „So kann man niemandem gerecht werden, geschweige denn gut und sicher pflegen". DBfK-Umfrage zur Nachtdienstbesetzung in stationärer Langzeitpflege zeigt Unterbesetzung. 2023b. Aus: www.dbfk.de/de/newsroom/pressemitteilungen/meldungen/2023/Umfrage-Schichtbesetzung-Nachtdienst-Langzeitpflege.php (letzter Zugriff: 7.12.2024).

Deutscher Berufsverband für Pflegeberufe (DBfK). Pflegeberufekammer. 2024. Aus: www.dbfk.de/de/berufspolitik/pflegeberufekammern/index.php (letzter Zugriff: 7.12.2024).

Deutscher Berufsverband für Pflegeberufe (DBfK). Definition der Pflege – International Council of Nurses ICN. O. J. Aus: www.dbfk.de/media/docs/newsroom/publikationen/Definition-der-Pflege-ICN-deutsch.pdf (letzter Zugriff: 21.1.2025).

Destatis. 2035 werden in Deutschland 4 Millionen mehr ab 67-Jährige leben. 2022. Aus: www.destatis.de/DE/Presse/Pressemitteilungen/2022/12/PD22_511_124.html (letzter Zugriff: 7.12.2024).

Ernst-Schmidt J, Klein C. Demographischer Wandel in Deutschland. Zeitschrift für die Praxis der politischen Bildung. 2016; 42: 3–4.

Hachinger H. Das Ehrenamt. 2024. Aus: https://deutsches-ehrenamt.de/vereinswissen/ehrenamt/ (letzter Zugriff: 7.12.2024).

Keller C, Menche N, Teigeler B (Hrsg.). Pflege Heute. 8. Aufl. München: Elsevier; 2023.

Kultusministerkonferenz (KMK). Handreichung für die Erarbeitung von Rahmenlehrplänen der Kultusministerkonferenz für den berufsbezogenen Unterricht in der Berufsschule und ihre Abstimmung mit Ausbildungsordnungen des Bundes für anerkannte Ausbildungsberufe. Berlin: KMK; 2018.

I Care Pflege. 2. Aufl. Stuttgart: Thieme; 2020.

International Counsil of Nurses (ICN). Nursing definitions. 2024. Aus: www.icn.ch/nursing-policy/nursing-definitions (letzter Zugriff: 07.12.2024).

Mayer H. Was Hänschen nicht lernt, lernt Hans nimmermehr? Ein Beitrag über die Rolle der Lehre im Zusammenhang mit der Theorieentwicklung in der Pflege. Pflege & Gesellschaft. 2019; 24(2): 110–122.

Ministerium für Arbeit, Gesundheit und Soziales des Landes Nordrhein-Westfalen (MAGS.nrw). Pflegefachassistentin/Pflegefachassistent. Aus: www.mags.nrw/pflegeberufereform-pflegeassistenzausbildung (letzter Zugriff: 07.12.2024).

Robert Koch-Institut (RKI). Gesundheit in Deutschland – die wichtigsten Entwicklungen. Gesundheitsberichterstattung des Bundes. Berlin: 2016. Aus: www.rki.de/DE/Content/Gesundheitsmonitoring/Gesundheitsberichterstattung/GBEDownloadsGiD/2015/kurzfassung_gesundheit_in_deutschland.pdf?__blob=publicationFile (letzter Zugriff: 24.1.2025).

Schädle-Deininger H, Storck G. Denkanstöße zur Pflegebildung. Wuppertal: DGSP; 2019.

Sprondel W. „Emanzipation“ und „Professionalisierung“ des Pflegeberufs – Soziologische Aspekte einer beruflichen Selbstdeutung. In: Pinding M (Hrsg.). Krankenpflege in unserer Gesellschaft: Aspekte aus Praxis und Forschung. Stuttgart: Ferdinand Enke; 1972: 17 ff.

Statista. Verteilung von Pflegeleistungen durch pflegende Angehörige in Deutschland 2015. 2015a. Aus: https://de.statista.com/statistik/daten/studie/469926/umfrage/verteilung-von-pflegeleistungen-durch-pflegende-angehoerige-in-deutschland/ (letzter Zugriff: 24.1.2025).

Statista. Durchschnittliche tägliche Pflegezeit von pflegenden Angehörigen nach Geschlecht 2015b. Aus: https://de.statista.com/statistik/daten/studie/471565/umfrage/durchschnittliche-taegliche-pflegezeit-von-pflegenden-angehoerigen-nach-geschlecht/ (letzter Zugriff: 24.1.2025).

Umweltbundesamt. Epidemiologie. 2018. Aus: www.umweltbundesamt.de/themen/gesundheit/belastung-des-menschen-ermitteln/epidemiologie (letzter Zugriff: 07.12.2024).

Weiler K et al. Die Zufriedenheit mit der Austrittsplanung und die Informiertheit von Angehörigen beeinflussen die Bereitschaft, Pflege zu übernehmen. Pflege. 2019; 32(2): 75–85.

Zergiebel D. Akteure für die Pflege. JuKip. 2015; 4(4): 169–176.

Weiterführende Literatur

Schach I, Stucki S. Loslegen Gesundheit und Pflege. Berlin: Cornelsen; 2011.

KAPITEL

2 Anforderungen an das Berufsbild

Christoph Keller

LERNZIELE

LERNZIELE: DAS KANN ICH BALD GUT

Am Ende dieser Lerneinheit werde ich ...

- über ein grundlegendes Verständnis von zentralen Theorien und Modellen zum Pflegeprozess verfügen und diese zur Planung von Pflegeprozessen bei Menschen aller Altersstufen nutzen,
- alte Menschen durch Mitwirkung an der Entwicklung von fachlich begründeten Pflegeinterventionen der Gesundheitsförderung, Prävention und Kuration unterstützen,
- die Bedeutung einer wissensbasierten Pflege und die Notwendigkeit, die Wissensgrundlagen des eigenen Handelns kontinuierlich zu überprüfen und ggf. zu verändern, verstehen und anerkennen,
- mir wissenschaftlich fundiertes Wissen zu ausgewählten Themen erschließen und einige Kriterien zur Bewertung von Informationen anwenden,
- das Pflegehandeln kontinuierlich auf der Basis von ausgewählten zentralen pflege- und bezugswissenschaftlichen Theorien, Konzepten, Modellen und evidenzbasierten Studien begründen und reflektieren,
- das lebenslange Lernen als ein Element der persönlichen und beruflichen Weiterentwicklung bewerten und Eigeninitiative und Verantwortung für das eigene Lernen übernehmen,
- eigene und teamübergreifende berufsbezogene Fort- und Weiterbildungsbedarfe identifizieren,
- Strategien zur Kompensation und Bewältigung unvermeidbarer beruflicher Belastungen gezielt einsetzen, Unterstützungsangebote frühzeitig wahrnehmen oder diese aktiv einfordern.

ABB. 2.1

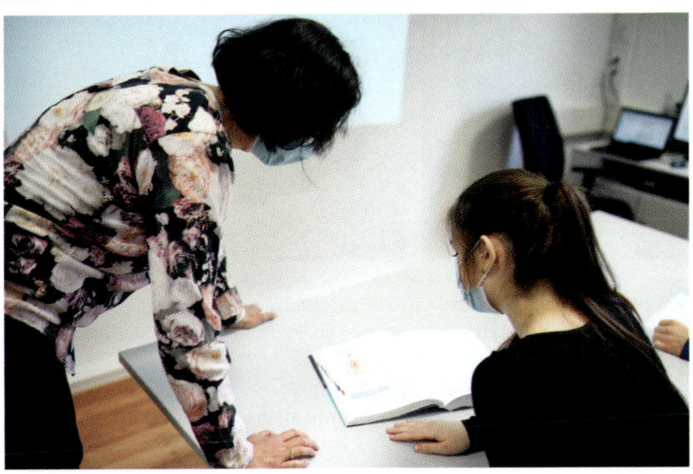

Abb. 2.1 Pina in der Berufsfachschule [J803]

Pina in der Schule

Pina absolviert als angehende Pflegeassistentin eine generalistische Ausbildung in einer Berufsfachschule. Das bedeutet, die Ausbildung beinhaltet die Pflege und Betreuung von zu pflegenden Kindern, Erwachsenen und alten Menschen. Damit Pina erfolgreich ihre Ausbildung bewältigen kann, eignet sie sich in der

Zur Orientierung

2.1 Leitbild der Pflege und Pflegeassistenz

Pina in der Schule

ABB. 2.2

DEFINITION

Schule und in der Praxis Wissen aus allen Bereichen an, die in der Pflegeassistenz wichtig sind. Hierzu gehören auch die verschiedenen Ansätze zur Entstehung von Gesundheit und Krankheit oder zur Pflege in verschiedenen Altersgruppen. Auch erwirbt Pina berufliche Handlungskompetenzen über ihr eigenes Lernverhalten sowie Möglichkeiten, damit sie im herausfordernden Pflegealltag gesund bleibt und ihrer Arbeit motiviert nachgehen kann (➤ Abb. 2.1).

2.1 Leitbild der Pflege und Pflegeassistenz

Im ersten Theorieturnus der Ausbildung wird Pina von ihrer Lehrkraft begrüßt. Nach der Vorstellungsrunde sollen alle Lernenden erläutern, was sie unter einem Pflegeleitbild verstehen (➤ Abb. 2.2).

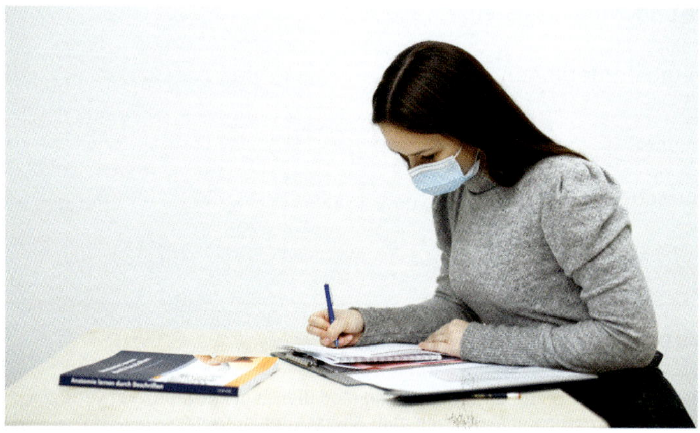

Abb. 2.2 Pina notiert Ideen zu einem Pflegeleitbild [J803]

Die Pflege ist so alt wie die Menschheit selbst. So gab es schon immer Personen, die Hilfe brauchten, und Personen, die die zu Pflegenden versorgten. War die Pflege am Anfang noch „unprofessionell" und durch die gegenseitige Fürsorge zwischen Menschen aufgrund von persönlichen Motiven und Beziehungen charakterisiert, so entwickelte sie sich ab dem 19. Jh. zu einem anerkannten professionellen Berufsbild (➤ Abb. 2.3, ➤ 1.4).

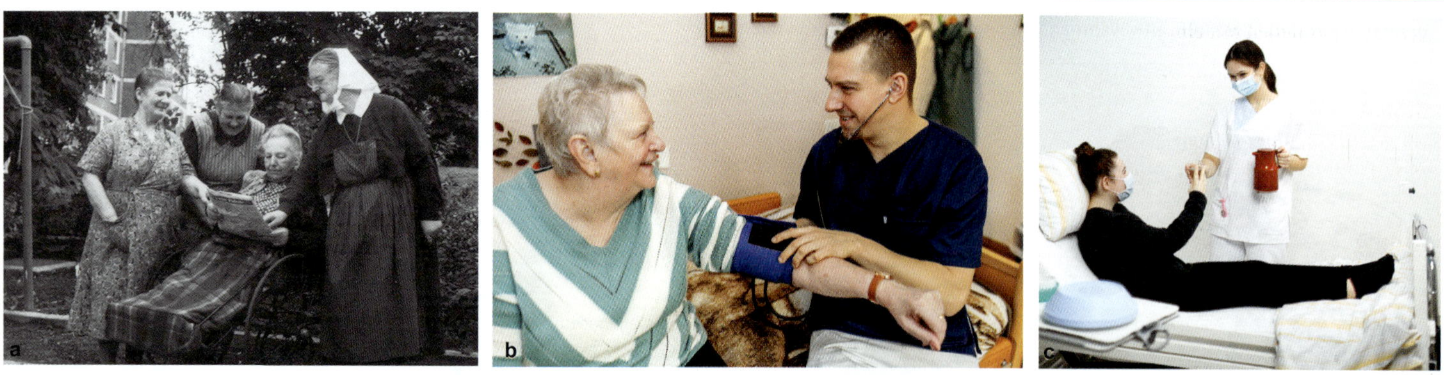

Abb. 2.3 Professionell Pflegende im 19. bis Mitte des 20. Jh.s waren in Deutschland meist Diakonissen („Schwestern"), die die Pflege als „Berufung" verstanden und dieser ihr Leben unterordneten (**a**). Heute hat sich das Berufsverständnis und damit auch das Pflegeleitbild geändert (**b, c**) [V899, K157, J803]

Mit der Entwicklung und Professionalisierung der Pflege und damit auch der Pflegeassistenz veränderte sich auch das Leitbild (➤ Abb. 2.4).

DEFINITION

Ein **Leitbild der Pflege** enthält wesentliche Leitgedanken, die als Handlungs- und Entscheidungsgrundlage einen Rahmen zur Betreuung und Pflege bilden. Leitbilder können Orientierung geben und ein Selbstverständnis der Berufsgruppe schaffen.

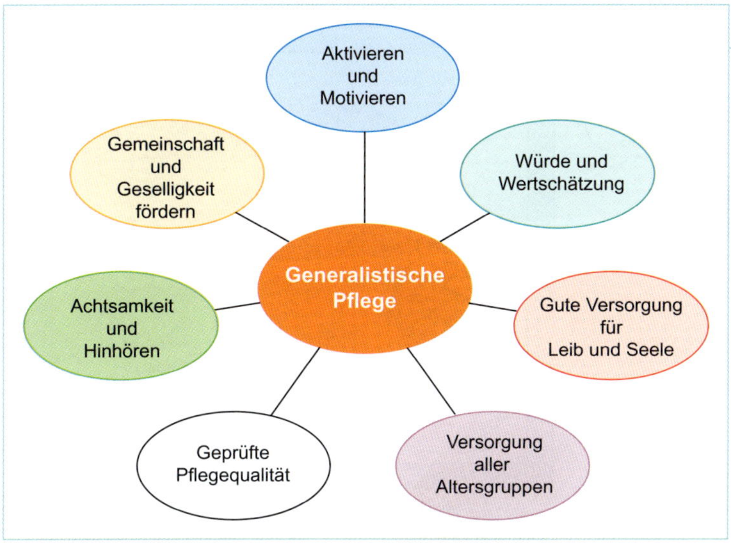

Abb. 2.4 Exemplarisches Leitbild der generalistischen Pflege [L143]

War früher das **Leitbild der Pflege** auf das Beheben von Erkrankungen gerichtet, wird heutzutage nicht nur die Pflege von kranken Menschen, sondern auch die Förderung von Gesundheit angestrebt. Folgende Indikatoren umfassen gegenwärtig das Leitbild der Pflege:

- Krankheit wird nicht mehr nur als die Abwesenheit von Gesundheit verstanden.
- Abkehr von der Risikoorientierung zur Ressourcenorientierung.
- Betrachtung von Resilienzfaktoren anstelle der einseitigen Betrachtung zur Stressvermeidung und Krisenbewältigung.
- Unterscheidung der Pflege in präventive Pflege, kurative Pflege, rehabilitative Pflege und palliative Pflege.
- Unterscheidung in aktivierende Pflege und kompensatorische Pflege.
- Fokussierung auf die Gesundheitsförderung, Prophylaxen und Prävention (Berücksichtigung der Selbstbestimmung der zu Pflegenden).
- Professionelle Pflege wird wissenschaftlich begründet und unter ethischen Rahmenbedingungen durchgeführt.
- Die Pflege berücksichtigt alle Altersstufen in verschiedenen Pflegesituationen und bezieht die Lebenswelt der Betroffenen mit ein (u. a. Recht auf Selbstbestimmung).

ACHTUNG

Auch im Rahmen des Qualitätsmanagements (➤ Kap. 8) erstellen Pflegeeinrichtungen **Leitbilder.** Dies ist eine wesentliche Voraussetzung, um eine qualitativ hochwertige Pflege erbringen zu können.

WISSEN ANWENDEN

Reflektieren Sie in Ihren Praxiseinsätzen, welche **Leitbilder** die jeweilige Einrichtung konzipiert hat und ob diese mit den Leitgedanken der Pflege übereinstimmen.

2.2 Berufstypische Herausforderungen

Im nächsten Theorieturnus erläutert die Lehrkraft das Thema berufstypische Herausforderungen in der Pflege. Sie erklärt Pina und den anderen Auszubildenden, dass es auch in der Pflege Herausforderungen und damit einhergehende Belastungen für das Personal gibt. Pina hört aufmerksam zu. Nur so kann sie Strategien zur Bewältigung der Herausforderungen lernen und diese später in ihrem Berufsalltag anwenden (➤ Abb. 2.5).

Wenn es um **berufstypische Herausforderungen** im Tätigkeitsfeld der Pflegeassistenz geht, denken die meisten Menschen an körperliche Belastungen oder psychischen Stress durch Zeitmangel in beruflichen Situationen. Die beiden genannten Phänomene sind jedoch nur ein Teil der Herausforderungen im Tätigkeitfeld der Pflegeassistenz. Hierzu gehören auch ethische Herausforderungen im Umgang mit Angehörigen und Mitarbeitenden.

ABB. 2.4
ACHTUNG
WISSEN ANWENDEN
2.2 Berufstypische Herausforderungen
Pina in der Schule

ABB. 2.5

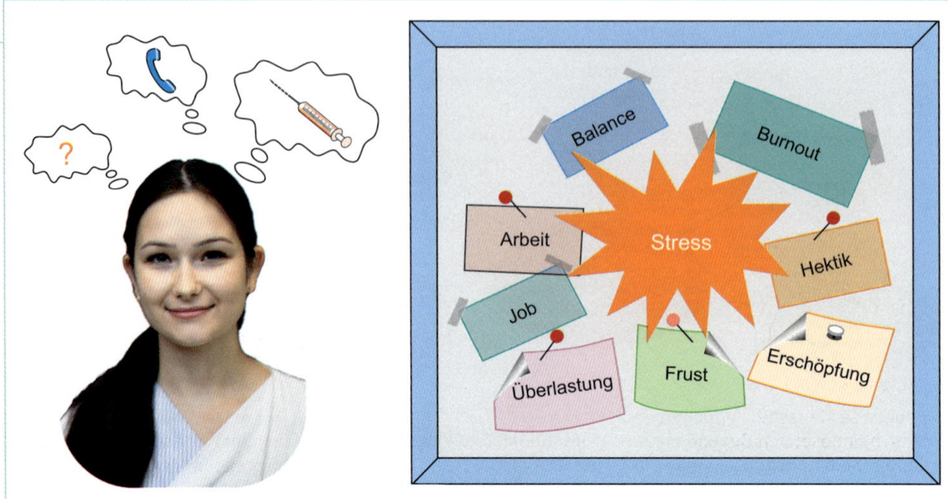

Abb. 2.5 Die typischen Herausforderungen in der Pflege sind vielschichtig und lösen mitunter Stress aus. Ist das Stresslevel stets erhöht und andauernd, kann dies schwerwiegende Folgen haben (rechts) [L143, J803]

MERKE

MERKE

Gute Übersichten für die aktuellen Herausforderungen (Belastungen) im Berufsfeld der Pflege sind die jährlichen Krankenkassenreporte (z. B. Schwinger et al. 2023), wie Pina erfährt. In den Berichten werden Inhalte und Statistiken zu den häufigsten berufstypischen Belastungen aufgeführt.

ACHTUNG

ACHTUNG

Folgende Situationen führen häufig zu Stressreaktionen bei Pflegepersonen bis hin zur Krankheit:

- Hohe Verantwortung im Tätigkeitsfeld
- Zeitdruck
- Gleichzeitiges Ausführen verschiedener Aufgaben
- Körperlich schwere Arbeit (Rückenschmerzen, Erschöpfung, Migräne, Schlafstörungen)
- Psychische Belastungssituationen (Konflikte etc.)

2.2.1 Intimität, Schamgefühl und Ekel in der Pflegeassistenz

2.2.1 Intimität, Schamgefühl und Ekel in der Pflegeassistenz

Problemhintergrund

Gerade wenn es um Nähe und Distanz (➤ 3.2.1) geht, sind **Intimität, Sympathie und Antipathie** besondere Herausforderungen für das Personal der Pflegeassistenz. Professionell Pflegende geraten mitunter in die Konfliktsituation, auch ihnen unsympathische Menschen versorgen zu müssen. Eine besondere Bedeutung bekommt die Situation bei pflegerischen Handlungen, welche die Intimität bzw. das Schamgefühl betreffen. Gerade Herausforderungen wie der Umgang mit Ekel sind dabei bedeutende Anforderungen, denen sich Pflegende stellen müssen.

DEFINITION

DEFINITION

Sympathie wird als Gefühlszustand der Zuneigung beschrieben. Sie entsteht durch den sozialen Austausch zwischen Personen.
Antipathie oder **Abneigung** wird als Gefühlszustand beschrieben, der beim sozialen Austausch entsteht, wobei es gegenteilige Ansichten und Wertevorstellungen gibt.
Intimität wird als ein Zustand der Vertrautheit verstanden. Der Zustand herrscht im intimen Raum und betrifft nur einen ausgewählten Personenkreis.
Ekel ist ein prägender Gefühlszustand der Abwehr, der mit körperlichen Reaktionen wie Übelkeit einhergehen kann.
Schamgefühl ist ein Gefühlszustand der Unlust, der meistens mit körperlichen Reaktionen einhergeht.

Empfehlungen zum Umgang

Sollte die Situation dazu führen, dass es einen Sympathiekonflikt zwischen den Pflegenden und den zu pflegenden Menschen oder deren Angehörigen gibt, ist es wichtig, sich bewusst zu machen, dass sympathische Personen gegenüber unsympathischen Menschen häufig bevorzugt werden. Ein Perspektivenwechsel bzw. das Hineinversetzen in die betroffene Person kann dazu führen, sich die Hilfsbedürftigkeit der zu pflegenden Menschen wieder bewusst zu machen und so professionell die Betroffenen zu versorgen.

Bei den Herausforderungen im Umgang mit Intimität und Schamgefühl überlegt sich Pina Handlungen, die Situationen weitestgehend neutral wirken lassen. Bei der Bewältigung von Ekelgefühlen kann es hilfreich sein, sich die ekelauslösenden Situationen bewusst zu machen und Wege zu suchen, um mit ihnen umzugehen. Mögliche unterstützende Maßnahmen sind in ➤ Tab. 2.1 aufgeführt.

Pina in der Schule

TAB. 2.1

Tab. 2.1 Handlungsempfehlungen für herausfordernde Situationen in der Pflege

Umgang mit Schamgefühl	Umgang mit Intimität	Umgang mit Ekelgefühlen
Über vermeintliche Handlungen in der Schamgegend informieren und das Einverständnis einholen	Beim Betreten des Zimmers gut vernehmbar anklopfen	Sich der Ekelgefühle bewusst werden
Zu pflegende Menschen in die Pflege in der schambesetzten Gegend mit einbeziehen (Selbstpflege)	Über pflegerische Handlungen informieren und das Einverständnis einholen	Perspektivenwechsel vornehmen, um sich in die Lage des zu pflegenden Menschen zu versetzen
Sichtschutz bei pflegerischen Handlungen ermöglichen	Kleidung und Bettdecken nie ohne Ankündigung entfernen	Ekelauslösende Arbeiten schnell verrichten
Bei der Ganzkörperpflege nur Teilgebiete nacheinander aufdecken	Bei pflegerischen Handlungen für einen Sichtschutz sorgen	Kollegiale Beratung im Team über Kompensationsmaßnahmen erfragen; z. B. kann ein Mundschutz helfen
„Wir-Ansprachen" und Duzen vermeiden	Intimzonen des zu pflegenden Menschen beachten	
Bei persönlichen Gesprächen weitere zu pflegende Menschen aus dem Zimmer bitten	Dokumentationsunterlagen vertraulich behandeln	
Mehrere Tätigkeiten ohne Zeitverzögerung hintereinander verrichten	Kulturelle Hintergründe der Betroffenen beachten und berücksichtigen, z. B. Nachfrage, ob die Pflege durch gleichgeschlechtliche Personen erfolgen soll	

2.2.2 Gewalt in der Pflegeassistenz

2.2.2 Gewalt in der Pflegeassistenz

Problemhintergrund

Besonders bei Abhängigkeiten in einem Machtgefüge kann der Konflikt zwischen den Beteiligten grenzüberschreitende Auswirkungen haben. So erleben Pflegende gegenüber zu pflegenden Menschen oder Kolleginnen und Kollegen in Konfliktsituationen bisweilen **Ohnmachts-** oder auch **Gewaltsituationen.** Nicht selten stellt das die Beteiligten, aber auch den Betrieb vor große Herausforderungen im Umgang damit.

DEFINITION

Gewalt: Der absichtliche Gebrauch von angedrohtem oder tatsächlichem körperlichem Zwang oder physischer Macht gegen die eigene oder eine andere Person, gegen eine Gruppe oder Gemeinschaft, der entweder konkret oder mit hoher Wahrscheinlichkeit zu Verletzungen, Tod, psychischen Schäden oder Fehlentwicklung führen (WHO Regionalbüro für Europa 2003).

DEFINITION

Gewaltanwendungen im Pflegebereich können unterschiedlich eingeteilt werden. Das Zentrum für Qualität in der Pflege fasst sie in seinem Themenreport (2018) in folgenden Kategorien zusammen (➤ Abb. 2.6):

- Körperliche Misshandlungen (Handgreiflichkeiten, nicht gerechtfertigte Fixierungen)
- Psychische Misshandlungen/Verbale Aggression (Einschüchterung/Beleidigungen)
- Pflegerische Vernachlässigung (mangelnde Pflege, Rufvorrichtung außerhalb der Reichweite)
- Emotionale/Psychosoziale Vernachlässigung (Isolierung)
- Finanzielle Ausbeutung (unangebrachte Geldgeschenke)
- Institutionelle Gewalt (gestörte Intimsphäre, personelle Engpässe)
- Vermeidbare Einschränkungen der Freiheit, Handlungs- und Entscheidungsautonomie (Fremdbestimmung, willkürlich festgelegte Besuchszeiten)

ABB. 2.6

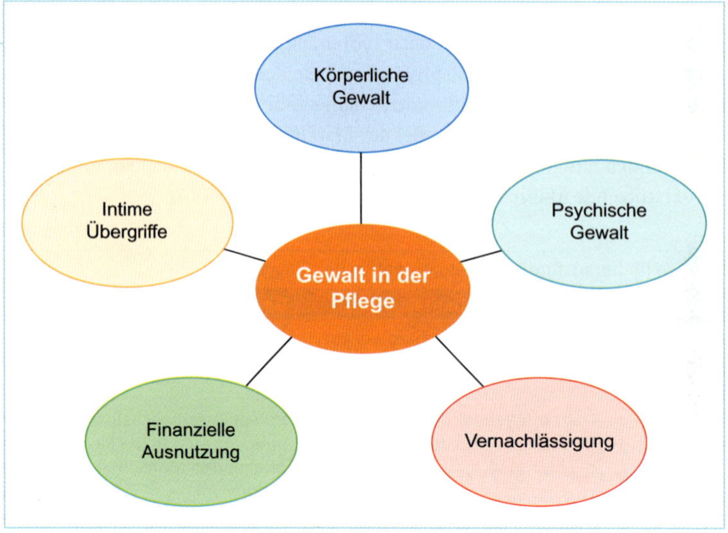
Körperliche Gewalt
Intime Übergriffe
Psychische Gewalt
Gewalt in der Pflege
Finanzielle Ausnutzung
Vernachlässigung

Abb. 2.6 Formen von Gewalt in der Pflege [L143]

Konstellationen von Gewaltanwendungen

Gewalt geht nicht immer vom Pflegepersonal aus. Die Konstellationen, in denen Formen von Gewalt im Bereich der Pflegeassistenz ausgeübt werden, können vielseitig sein:

- Gewalt ausgehend vom Pflegepersonal gegenüber pflegebedürftigen Menschen (z. B. körperliche Misshandlungen)
- Gewalt zwischen pflegebedürftigen Menschen (z. B. Diebstahl)
- Gewalt ausgehend von den pflegebedürftigen Menschen gegen das Pflegepersonal (psychische Misshandlungen)
- Gewalt zwischen den Pflegenden (sexuelle Belästigung)
- Institutionelle Gewalt (z. B. durch Organisationsstrukturen im Betrieb, systematisches Mobbing von Auszubildenden durch Vorgesetzte)

ÄLTERE MENSCHEN

ÄLTERE MENSCHEN

Auch durch Erkrankungen hervorgerufene Gewaltanwendungen sind möglich. So zeigen sich unter Umständen bei an Demenz erkrankten Menschen Aggressionen und Gewaltausübungen untereinander.

MERKE

MERKE

Im Tätigkeitsfeld der Pflege gibt es eine Vielzahl von **auslösenden Faktoren** für Gewalt. Hierzu zählen:

- Überforderungssituationen
- Andauernde Belastungssituationen
- Organisatorisch-strukturelle Defizite im Betriebsablauf
- Ängste, Konflikte, Abhängigkeiten

Empfehlungen zum Umgang mit Gewalt in der Pflege

Um Gewalt in der Pflege **präventiv** zu begegnen, bieten sich folgende Handlungsoptionen an (➤ Abb. 2.7):

- Auf Frühwarnzeichen achten (Konfliktsituationen der Beteiligten)
- Professionelle Distanzen wahren und Zurückhaltung üben
- Das Zimmer rechtzeitig verlassen, wenn Pflegende merken, dass sie wütend werden
- Psychosoziale Entlastung durch das Reden mit anderen Menschen oder Kollegen über das, was ärgert oder traurig macht
- Sich professionell beraten lassen (Supervision, Coaching)
- Schulungen in Anspruch nehmen
- Deeskalationstraining nutzen
- Gewaltfreie Kommunikation: angebrachter Einsatz von Sprache, Körpersprache, Mimik und Gestik (➤ 5.1)
- Beteiligten grundsätzlich mit Empathie, Respekt, Aufrichtigkeit und Fairness begegnen

ABB. 2.7

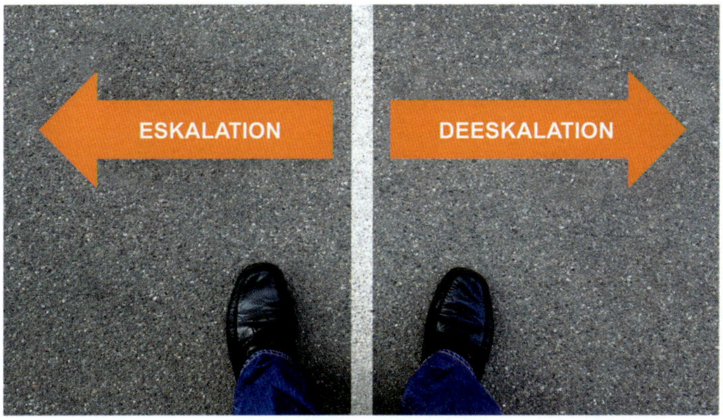

Abb. 2.7 Der Ausweg aus Gewaltsituationen führt nach rechts. Eine frühzeitige Deeskalation lässt solche Situationen gar nicht erst entstehen [J787]

- Optional: Zugeständnisse als deeskalierende Geste machen
- Macht- und Konkurrenzkämpfe vermeiden

2.2.3 Mobbing

DEFINITION

Als **Mobbing** werden geplante Schikanen oder Anfeindungen gegen eine Person mindestens einmal pro Woche über einen längeren Zeitraum (mindestens sechs Monate) mit dem Ziel des Ausstoßes aus dem Arbeitsverhältnis bezeichnet (Köllner 2017).

Ursachen

Die Ursachen für Mobbing sind vielfältig und haben nicht immer einen konkreten Auslöser. Das Zusammenwirken von persönlichen, beruflichen und gesellschaftlichen Faktoren spielt dabei häufig eine Rolle. Besonders relevant sind ungelöste Konflikte sowie betriebliche Veränderungen.

Folgen

Die Auswirkung von Mobbing kann für die Betroffenen gravierend sein. Psychische und physische Gesundheitsschäden sind nicht selten. So können Betroffene u. a. an

- Angsterkrankungen,
- chronischen Schmerzen,
- Herz-Kreislauf-Erkrankungen,
- Depressionen

leiden (➤ Abb. 2.8).

Empfehlungen zum Umgang mit Mobbing

Es gibt für Opfer von Mobbing kein allgemeingültiges Rezept. Dennoch haben sich bestimmte Strategien als wirksam erwiesen. Hierzu gehören:

- Direktes Ansprechen des Konflikts – klärende Gespräche
- Hinzunahme der Vorgesetzten, um Hilfe einzufordern
- Mobbingtagebuch schreiben
- Sensibilisierung des Teams für das Thema
- Schulungen zum Mobbing im Tätigkeitsfeld (Anti-Mobbing-Programme)
- Anwenden von Copingstrategien (➤ 2.2.4)

2.2.4 Stress und Stressreaktionen

Problemhintergrund

Das Personal in der Pflegeassistenz erlebt häufig stressbedingte Belastungssituationen im Tätigkeitsfeld, sei es durch die Versorgung von multimorbiden zu Pflegenden oder durch die täglichen Anforderungen im Berufsfeld (Zeitdruck, Wirtschaftlichkeit, Rollenerwartungen). Auch Pina ist in ihren Praxiseinsätzen häufig mit diesen Herausforderungen konfrontiert.

2.2.3 Mobbing
DEFINITION
2.2.4 Stress und Stressreaktionen
Pina im Praxiseinsatz

ABB. 2.8

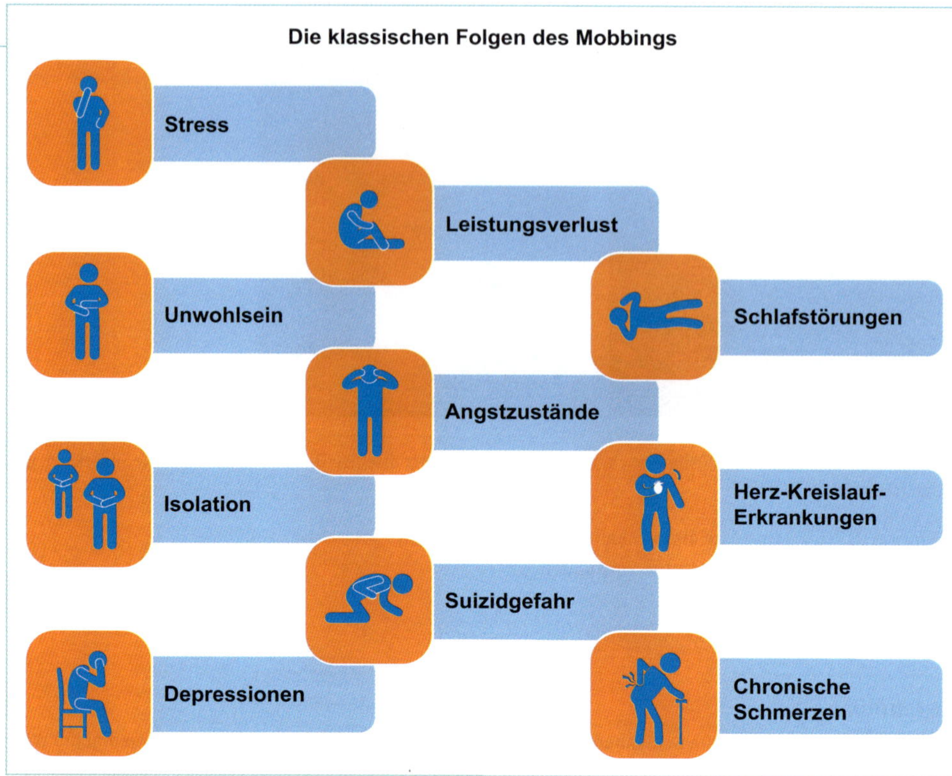

Abb. 2.8 Mobbing kann schwere gesundheitliche Folgen haben [L143]

DEFINITION

DEFINITION

Stress ist ein zeitlich begrenzter, gefühlsmäßig belastender Zustand, der durch eine Situation bzw. eine Anforderung ausgelöst wird, von der die Person glaubt, sie nur schlecht oder gar nicht bewältigen zu können, und deren nicht bewältigte Folgen als bedrohlich empfunden werden. Dabei kann zwischen **Eustress** und **Disstress** unterschieden werden.
Eustress (auch positiver Stress): Stressoren, die belastend wirken und eine Stressreaktion auslösen, aber handhabbar für die betroffene Person sind.
Disstress (negativer Stress): Stressoren, die belastend und bedrohlich wirken und so eine Stressreaktion hervorrufen, die nicht handhabbar für die betroffene Person ist.

Im wissenschaftlichen Verständnis wird Stress als ein Ereignis, das durch eine Wechselwirkung zwischen auslösenden Stressoren (s. unten) und einer folgenden Stressreaktion entsteht, beschrieben. Anhaltende Stresssituationen können bei den Betroffenen erhebliche psychische und physische Schädigungen im Organismus hervorrufen.

Stressoren

Stressoren sind einwirkende Reize aus der Umwelt, die auf eine Person in dem jeweiligen Lebensbereich als Anforderung empfunden werden. Die Stressoren können dabei als positives oder negatives Ereignis bewertet werden.
Folgende Stressoren können unterschieden werden:

- Physikalische Stressoren: Lärm, Hitze, Schmerzen
- Psychische Stressoren: Leistungsdruck, Ängste, Verlust, Klausuren
- Soziale Stressoren: Streit, Konflikte, Mobbing

  Weitere Ursachen zur Auslösung einer Stressreaktion sind in ➢ Tab. 2.2 aufgeführt.

Auswirkungen von akuten Stressreaktionen

Durch Stressoren hervorgerufene Stressreaktionen haben nicht nur psychische, sondern auch körperliche Auswirkungen (➢ Abb. 2.9).

Beim akuten Stresssyndrom kann der Organismus die Stressreaktionen bis zu einem bestimmten Zeitpunkt kompensieren. Der Mediziner Hans Seyle entwickelte das **Modell des allgemeinen Adaptionssyndroms (ASS).** Nach diesem Modell verläuft die Stressreaktion in drei Phasen (Alarmreaktion, Phase der Resistenz [Widerstandsphase], Erschöpfungsphase, ➢ Abb. 2.10).

Tab. 2.2 Stressreaktionsbedingte Ursachen

Stressor	Beispiele
Physiologische/Psychologische Stressoren	Infektionen, Verletzungen, Leistungsdruck, Prüfungsangst
Lebensverändernde Stressoren	Arbeitsplatzwechsel, Konflikte am Arbeitsplatz, Beziehungskrisen
Gesellschaftlich bedingte Stressoren	Angst vor Arbeitslosigkeit oder Krieg, Existenzängste
Stressoren im Tätigkeitsfeld	Zeitmangel, Verantwortung, Konflikte im Team, mit Kollegen, Angehörigen, zu Pflegenden, Versorgung von multimorbiden zu Pflegenden, umfangreiche Aufgaben

TAB. 2.2

ABB. 2.9

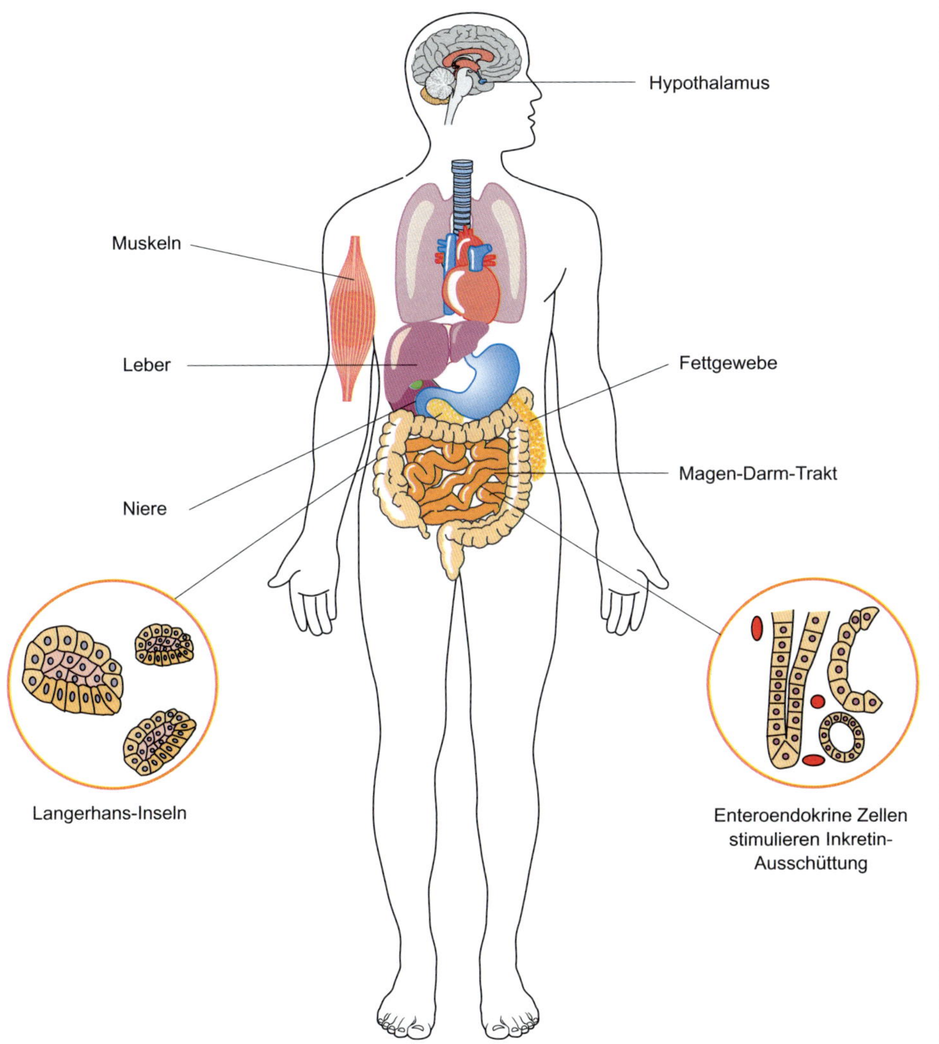

Abb. 2.9 Stress löst nicht nur im Gehirn, sondern im gesamten Organismus Reaktionen aus [G893]

Auswirkung von chronischen Stressreaktionen

Anhaltende Stressreaktionen führen im Organismus zunehmend zu Erschöpfungszuständen und Krankheitsstörungen, die sich auf das Gefühl, den Körper und Geist sowie auf das Verhalten der Betroffenen auswirken und Krankheiten bedingen (➤ Tab. 2.3). Einwirkende Stressoren werden dabei als besonders belastend empfunden, wenn …

- sie intensiv und wiederkehrend sind,
- sie vielfältig und gleichzeitig auftreten,
- Ressourcen zur Bewältigung fehlen.

Empfehlungen zum Umgang mit anhaltenden negativen Stressreaktionen

In der Stressforschung existieren verschiedene Erklärungsansätze zum Umgang mit Stresssituationen. Die Gemeinsamkeit der Erklärungsansätze zur Bewältigung **(Coping)** von chronischen Stressreaktionen

ABB. 2.10

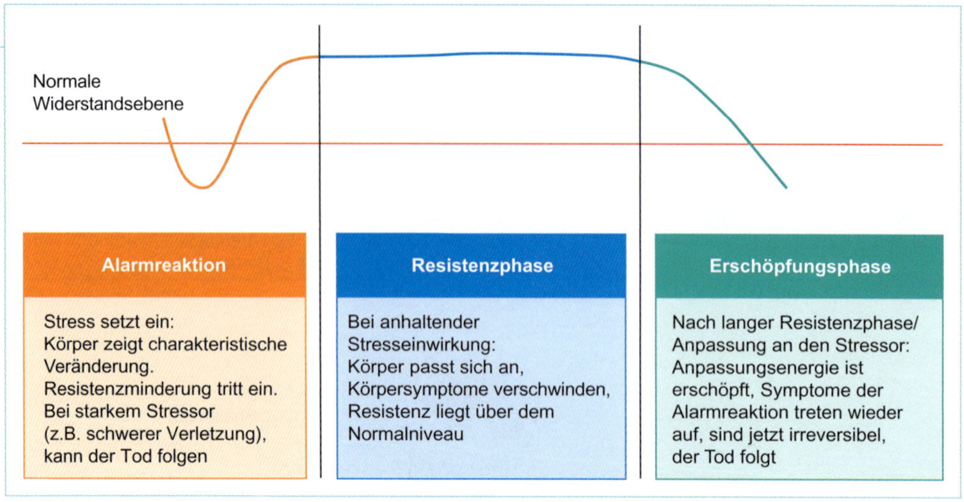

Abb. 2.10 Verlauf einer Stressreaktion nach dem Modell des allgemeinen Adaptionssyndroms (ASS) [L143]

TAB. 2.3

Tab. 2.3 Mögliche Krankheitsfolgen chronischer Stressreaktionen

Chronischer Stress und Krankheit	Langfristige Auswirkungen
Gehirn	• Einschränkung der kognitiven Leistungsfähigkeit und der Gedächtnisfunktionen • Hirninfarkt
Herz/Kreislauf	• Bluthochdruck • Koronare Herzerkrankung
Muskulatur	• Kopf-, Rückenschmerzen • „Weichteilrheumatismus“
Verdauungsorgane	• Störungen der Verdauung • Magen-Darm-Geschwüre
Stoffwechsel	• Erhöhter Blutzuckerspiegel/Diabetes mellitus • Erhöhter Cholesterinspiegel
Immunsystem	• Schwächung des Immunsystems gegenüber pathologischen Einflüssen (z. B. Infektionserkrankungen) • Übersteigerte Immunreaktionen (z. B. Allergien, Autoimmunkrankheiten)
Sexualität	• Zyklusstörungen • Impotenz und Libidoverlust

ABB. 2.11

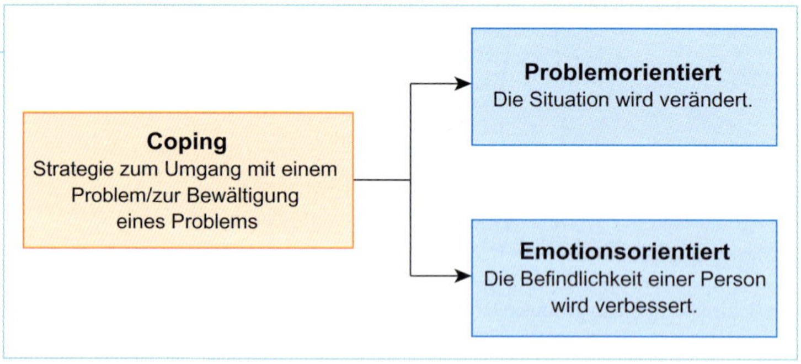

Abb. 2.11 Copingstrategien zur Bewältigung von Stressreaktionen [L143]

basiert dabei auf der **Bewertung der einflussnehmenden** Stressoren und den zur Verfügung stehenden **Ressourcen** (➤ Abb. 2.11).

Das bedeutet, dass der einwirkende Stressor in der Situation bewertet und mit den vorhandenen Ressourcen zur Bewältigung verglichen wird. Dementsprechend lassen sich die Stressreaktionen abmildern oder auflösen bzw. sind schädigend und krankheitsfördernd (➤ Abb. 2.12, ➤ Abb. 2.13).

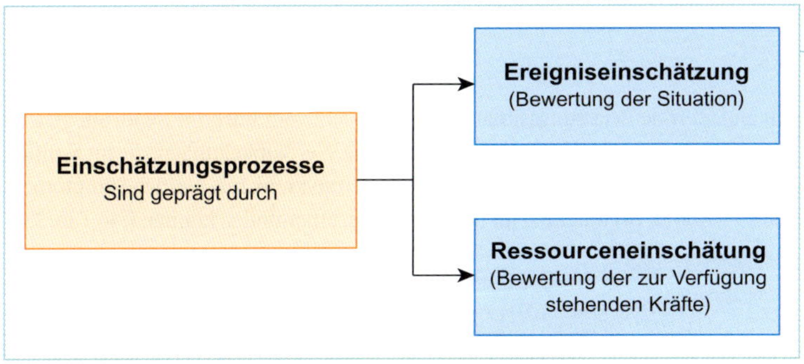

Abb. 2.12 Entscheidungsprozesse zum Umgang mit Stresssituationen [L143]

ABB. 2.12

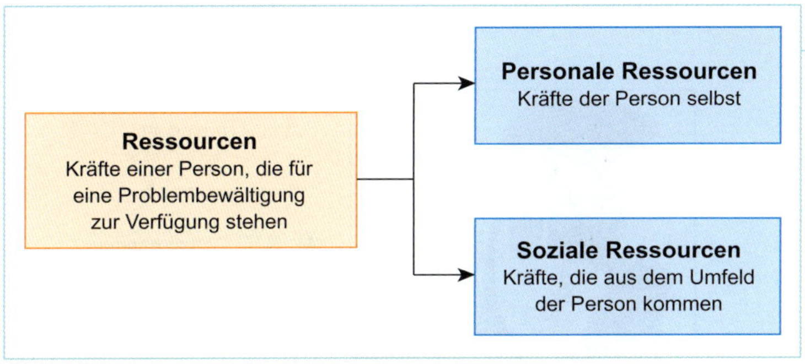

Abb. 2.13 Ressourcen zur Bewältigung von Stressreaktionen [L143]

ABB. 2.13

MERKE

Ressourcen lassen sich unterteilen in:
- Personelle Ressourcen: z. B. Selbstvertrauen, Beständigkeit, Robustheit
- Soziale Ressourcen: soziale Netzwerke, Freunde, Familie, Team

MERKE

Als **Coping** wird jeder Versuch verstanden, belastende und stressreiche Situationen anzugehen und zu bewältigen.
Ressourcen sind Kräfte eines Individuums, die zur Bewältigung einer bestimmten Situation zur Verfügung stehen.

Pina im Praxiseinsatz

Für Pina als angehende Pflegeassistentin ergeben sich daraus folgende Handlungsmöglichkeiten:
- Persönliche Bewältigungsmöglichkeiten aktivieren (sich mitteilen, abgrenzen)
- Berufliche Bewältigungsmöglichkeiten aktivieren (Supervision, kollegiale Beratung)
- Gemeinschaftsabhängige Bewältigungsmöglichkeiten aktiveren (Psychotherapie)
- Soziale Unterstützung wahrnehmen (Bezugspersonen, praktische Hilfe bei der Aufgabenbewältigung, finanzielle und materielle Unterstützung)
- Psychohygiene betreiben

ACHTUNG

Bei andauernden belastenden Situationen nutzen Pflegepersonen die Möglichkeiten der Psychohygiene zur Gesundheitsförderung nutzen:
1. Belastendes Ereignis analysieren
2. Belastendes Ereignis bewerten
3. Bewältigungsstrategien entwickeln (Entspannungstechniken, neue Verhaltensmuster üben, Abgrenzen, strukturell-organisatorische Veränderungen bewirken)

Zur Orientierung

2.2.5 Burnout-Syndrom

2.2.5 Burnout-Syndrom

Problemhintergrund

Pflegende wie Pina sind durch andauernde Belastungssituationen besonders vom Burnout-Syndrom gefährdet. Mangelnde zeitliche Ressourcen, ein hohes Arbeitspensum und eigene Wertvorstellungen, die im Konflikt mit der Berufsrealität stehen, führen bei lang anhaltenden Stressreaktionen zu krank machenden Symptomen, die einen Teufelskreis auslösen (➤ Abb. 2.14) und final im Burnout-Syndrom münden können (➤ Tab. 2.4).

ABB. 2.14

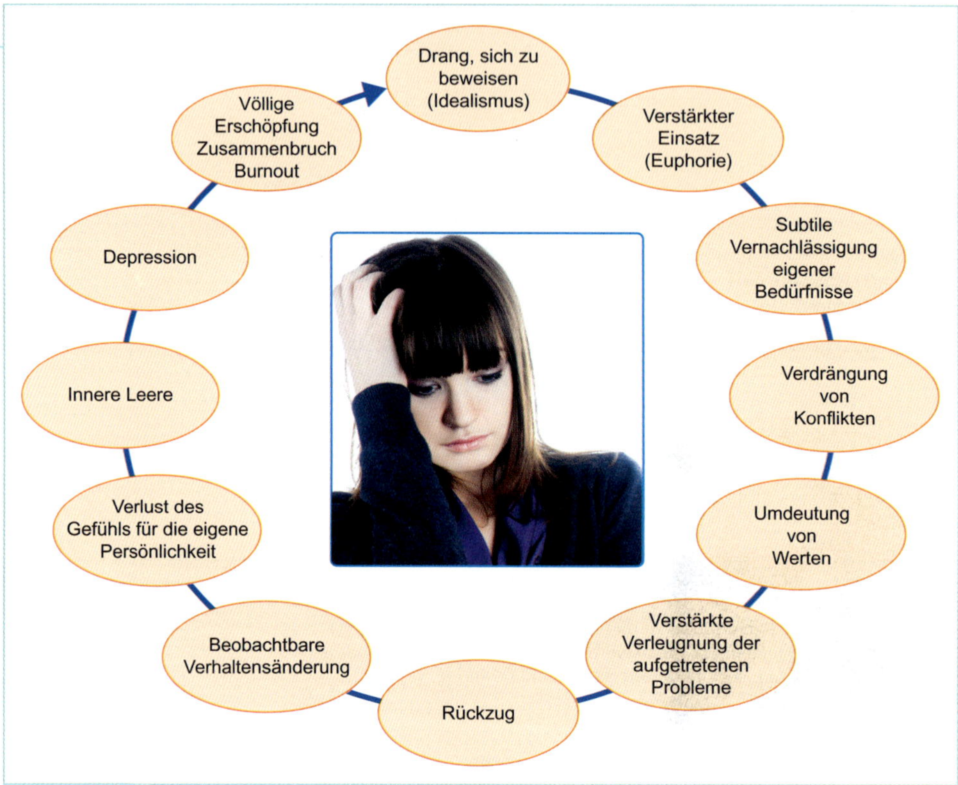

Abb. 2.14 Der Teufelskreis des Burnout-Syndroms [J787, L143]

TAB. 2.4

Tab. 2.4 Ursachen und Symptome des Burnout-Syndroms

Ursachen	Symptome
• Erwartungen werden nicht erfüllt • Keine Identifikation mit dem Berufsbild • Zu hohe Anforderungen • Zu große Verantwortungsbereiche • Multiple Aufgabenfelder • Andauernde Überlastungssituationen • Konfliktsituationen • Fehlende Entlastungsmöglichkeiten • Organisatorisch-strukturelle Defizite im Betrieb	**Körperliche Symptome:** • Schwächung des Immunsystems • Chronische Müdigkeit • Kopfschmerzen bis Migräneanfälle • Kreislaufbeschwerden • Rücken- und Nackenschmerzen • Verdauungsprobleme • Schlafstörungen • Übermäßige oder reduzierte Nahrungs- und Genussmittelaufnahme
	Emotionale Symptome: • Sozialer Rückzug • Niedergeschlagenheit • Nervosität • Negative Verstimmtheit bis hin zu aggressivem Verhalten
	Kognitive Symptomatiken: • Konzentrationsstörungen • Idealverlust bezüglich des Berufsbilds • Erhöhte Fehlerrate in der pflegerischen Versorgung • Anspruchsverlust bei der Versorgung von zu Pflegenden

DEFINITION

DEFINITION

Das **Burnout-Syndrom** beschreibt einen psychischen und/oder physischen Erschöpfungszustand nach einer anhaltenden Stressreaktion. Es ist ein Krankheitsgeschehen, das nicht akut auftritt, sondern sich über Jahre manifestiert.

Empfehlungen zum Umgang mit dem Burnout-Syndrom

Pina im Praxiseinsatz

:Damit die Belastungen sich nicht langfristig auf die Lebensqualität von Pflegeassistentinnen und -assistenten auswirken, sind vorbeugende Maßnahmen und ein geeigneter Umgang mit beru lichen Belastungen notwendig. Pina lernt dazu folgende Möglichkeiten kennen:

- Auf die eigenen Grenzen achten
- Bei Problemen eine kollegiale Teamberatung in Anspruch nehmen
- Auf Warnsignale achten (sich selbst ernst nehmen)
- Beruf und Privatleben trennen
- Entspannungstechniken nutzen
- Selbstfürsorge betreiben (Sport und Gesundheitsförderung)

2.2.6 Körperliche Belastungen in der Pflegeassistenz

2.2.6 Körperliche Belastungen in der Pflegeassistenz

Problemhintergrund

Zunehmende Belastungen in der Pflege können sich auch auf den Körper auswirken (> Abb. 2.15). Mögliche Ursachen sind:

- Auswirkungen von psychischen Stressreaktionen auf den Körper (z. B. Migräneanfälle oder Rückenschmerzen)
- Rückenprobleme durch falsche Hebe- und Tragetechniken oder eine ungünstige Körperhaltung
- Nicht ausreichende Ernährung (Essen und Trinken) während der Arbeit

ABB. 2.15

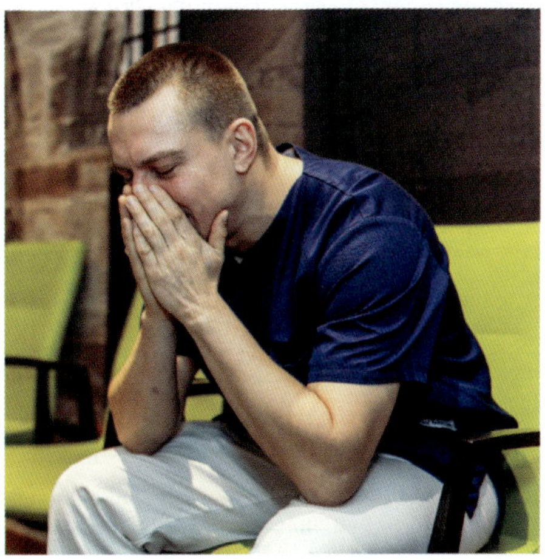

Abb. 2.15 Arbeitsdruck und dauerhafte körperliche Belastung können zur Erschöpfung führen [K157]

Empfehlungen zum Umgang mit körperlicher Belastung

Pina im Praxiseinsatz

Pina weiß, dass neben der ausgewogenen Ernährung während der Arbeit eine rückenschonende Arbeitsweise wichtig ist, um langfristig im Pflegeberuf arbeiten zu können. Pflegende müssen auf eine adäquate Körperhaltung achten und mögliche Konzepte zur rückenschonenden Arbeit nutzen. Hierzu gehören u. a.:

- Nutzung von Hilfsmitteln, z. B. Rollbrett, Umsetzhilfen, Tragegurt (> Abb. 2.16)
- Korrekter Stand
- Korrekte Körperhaltung beim Transfer von zu Pflegenden (> Tab. 23.1)
- Einfordern von Unterstützung Mitarbeitender
- Nutzen der Kraft aus der Hüfte bzw. den Beinen beim Heben und Tragen

2.3 Lernen

2.3 Lernen

Pina in der Schule

Am Morgen wird Pina von ihrer Lehrkraft begrüßt. Nach der Vorstellungsrunde sollen alle Auszubildenden erklären, wie sie früher gelernt haben. Danach möchte die Lehrkraft das Thema **„Lernen in der Pflegeassistenz"** behandeln. Pina hofft, dass es Möglichkeiten gibt, die das Lernen für die Ausbildung einfacher machen werden.

ABB. 2.16

DEFINITION

WISSEN ANWENDEN

MERKE

2.3.1 Lerntypen und ihre Lernkanäle

TAB. 2.5

MERKE

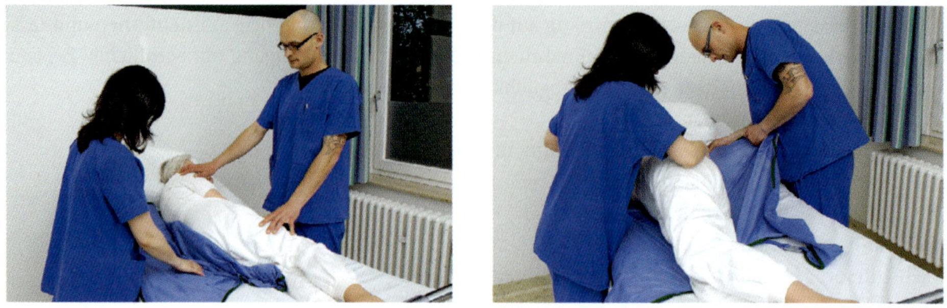

a Nachdem der passende Gurt ausgewählt ist, die zu pflegende Person bitten, sich auf die Seite zu drehen, und den Gurt einlegen.

b Beim Drehen auf die andere Seite darauf achten, dass durch die Schlaufen keine Verletzungen entstehen. Nun den Gurt auf der anderen Seite herausziehen.

Abb. 2.16 Anlegen eines Gurts zum Heben und Tragen, der das Pflegepersonal körperlich entlastet [K115]

DEFINITION

Lernen ist die lebenslange Aneignung von Wissen, Kenntnissen und Fertigkeiten auf der Grundlage von Erfahrungen. Dabei umfasst Lernen den Erwerb neuer bzw. die Änderung bestehender Verhaltens- und Erlebnisweisen als Folge von Erfahrung und Übung.
Lebenslanges Lernen bezeichnet Lernen während der gesamten Lebensphase. Dabei umfasst das Konzept des lebenslangen Lernens auch die Fort- und Weiterbildung im Berufsfeld.

WISSEN ANWENDEN

Reflektieren Sie Ihre bisherigen **Erfahrungen** mit dem Lernen auf Klausuren, mündliche Prüfungen oder praktische Kompetenzprüfungen:

- Was hat mein Lernen beeinflusst?
- Was war lernfördernd und was lernhemmend?

MERKE

Lernen ist notwendig. Im Rahmen der Ausbildung zur Pflegeassistenz bedarf es des Lernens, um einerseits erfolgreich Prüfungen und Kompetenzanforderungen (➤ 1.3.2) zu bestehen, und um andererseits eine professionelle Pflege zu gewährleisten.

2.3.1 Lerntypen und ihre Lernkanäle

Menschen sind individuell im Lernen und im Aneignen von beruflichen Handlungskompetenzen (➤ 1.3.2). Dennoch lassen sie sich in vier **Lerntypen** einteilen, die jeweils unterschiedlich auf die verschiedenen Lernkanäle ansprechen, d. h., jeweils eine Form der Lernstoffaufnahme eignet sich besonders gut (➤ Tab. 2.5). Trotzdem werden immer alle Lernkanäle angesprochen (➤ Abb. 2.17). Ein besonders entscheidender Faktor für den Lernerfolg ist die **Motivation** des Lernenden.

Tab. 2.5 Lerntypen und für sie besonders geeignete Lernhilfen

Lerntyp	Lernhilfen
Auditiver Typ – lernt durch das Hören von Informationen	Podcasts, Vorträge, Gespräche, Diskussionen
Visueller Typ – lernt durch das Sehen von Informationen	Lernvideos, Bücher, Poster, Mindmaps, Lernkarten
Kommunikativer Typ – lernt durch den Austausch mit anderen	Dialoge, Diskussionen, Lerngruppen
Motorischer Typ – lernt durch die Ausführung von Handlungsabläufen	Handlungen, Skills, Rollenspiele, anatomische Modelle

MERKE

Je mehr **Kanäle** bei der Informationsaufnahme gleichzeitig angesprochen werden, desto eher wird diese Information behalten.

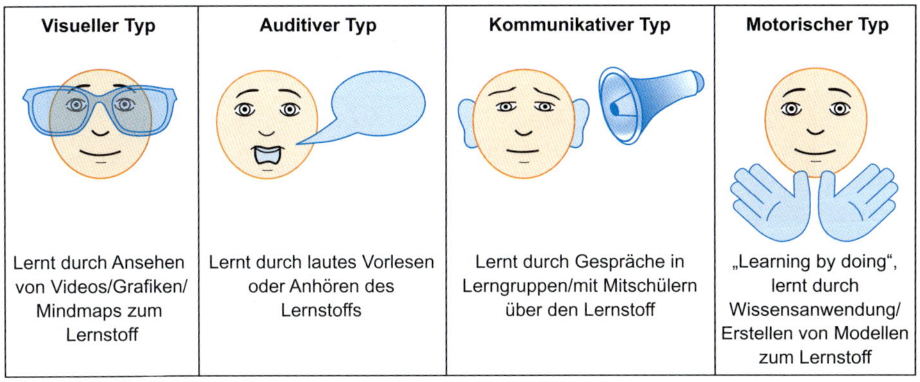

Abb. 2.17 Überblick über die verschiedenen Lerntypen [L143]

WISSEN ANWENDEN

Reflektieren Sie Ihren persönlichen Lerntyp. Mithilfe welchen Lernkanals konnten Sie in der Schulzeit am besten lernen?

2.3.2 Einflussfaktoren auf das Lernen

Lernen entwickelt sich, wie Pina festgestellt hat. Durch ein Zusammenspiel aus der eigenen Motivation und guten Lernbedingungen kann es zu Lernerfolgen kommen. Hierbei sind intrinsische und extrinsische Faktoren als lernrelevant zu berücksichtigen.

MERKE

Fördernde **intrinsische Faktoren** beim Lernen sind:
- Positive Einstellung, Neugier und Offenheit gegenüber dem Lernthema aufweisen
- Lernziele formulieren und zeitlich festlegen (Planung)
- Selbstvertrauen zur eigenen Leistung stärken
- Unterstützungsangebote nutzen
- Hemmende Faktoren wie Zeitdruck, Schlafmangel, Ablenkungen reduzieren
- Fördernde Faktoren wie einen lerngerechten Arbeitsplatz, Pausenzeiten und eine ausgewogene Ernährung und die Flüssigkeitszufuhr stärken
- Lernerfolge feiern und belohnen

Fördernde **extrinsische Faktoren** beim Lernen sind:
- Einen ablenkungsfreien Lernort/Arbeitsplatz wählen
- Alle notwendigen Lernmaterialien zum Lernen nutzen
- Arbeits- und Zeitpläne zur Lernunterstützung nutzen (➤ Abb. 2.18)
- Pausen einbeziehen und aktiv gestalten
- Den Unterricht aktiv als Lernchance nutzen

ÄLTERE MENSCHEN

Lebenslanges Lernen bezieht sich auf die gesamte Lebensspanne von Menschen. Auch ältere Menschen können immer dazulernen und hierbei von ihrem Erfahrungswissen profitieren.

2.3.3 Lerntechniken und Lernmethoden

Neben den Einflussfaktoren sind Lerntechniken und Lernmethoden für das Lernen notwendig. Pina lernt exemplarisch die folgenden Techniken und Methoden kennen.

Lernkartensystem

Damit Begriffe, Definitionen oder Inhalte durch Stichpunkte gelernt und abgespeichert werden können, empfiehlt sich ein Lernkartensystem, das es auch in digitalen Versionen gibt. Dabei können die Lernkarten entweder selbst erstellt werden, indem auf Karteikarten Inhalte mit Überschriften und Themenzuord-

Zur Orientierung

ABB. 2.17

WISSEN ANWENDEN

2.3.2 Einflussfaktoren auf das Lernen
Pina in der Schule

MERKE

ÄLTERE MENSCHEN

2.3.3 Lerntechniken und Lernmethoden
Pina in der Schule

Montag	Dienstag	Mittwoch	Donnerstag	Freitag	Samstag	Sonntag
14. Mai Anatomie/ Physiologie	15. Mai 1. + 2. Std. Anatomie/Phys. + Sport	16. Mai Anatomie/ Physiologie	17. Mai Anatomie/Phys. Lernen lernen abends Kino?	18. Mai Abgabe mündl. Themen GES anfangen	19. Mai	20. Mai Djuri?
21. Mai • Psychologie/ Soziologie	22. Mai • Psych./Soz. • Ethik	22. Mai • Ethik • Psych./Soz.	24. Mai • Psych./Soz. • Ethik	25. Mai Ethik	26. Mai	27. Mai
28. Mai • Psych./Soz. • Ethik	29. Mai Psychologie/ Soziologie	30. Mai Ethik	31. Mai • Psych./Soz. • Ethik	01. Juni Psychologie/ Soziologie	02.Juni (Psychologie/ Soziologie)	03. Juni Psychologie/ Soziologie
04. Juni Konzert Ethik ausgefallen	05. Juni kein Sport Psych./Soz.	06. Juni Anatomie/ Physiologie	07.Juni • Psych./Soz. • Basiswissen Pflegeassistenz	08.Juni • Psych./Soz. • Basiswissen Pflegeassistenz	09. Juni Psychologie/ Soziologie	10. Juni
11. Juni Anatomie/ Physiologie	12. Juni • Psych./Soz. • Basiswissen Pflegeassistenz	13. Juni Basiswissen Pflege-assistenz	14.Juni Anatomie/Phys. Lernen lernen	15. Juni Ethik	16. Juni	17. Juni
18. Juni Anatomie/ Physiologie	19. Juni 1 Std.Sport	20. Juni Anatomie/ Physiologie	21. Juni Anatomie/ Physiologie	22. Juni Ethik	23. Juni	24. Juni
25. Juni	26. Juni	27. Juni letzter Schultag (Treffen 13 Uhr mit Klasse)	28.Juni Prüfungs-ergebnisse	29. Juni	30. Juni Jenny	01. Juli
02. Juli	03. Juli	[illegible]	05. Juli —— mündliche Prüfungen ——	06. Juli	07. Juli	08. Juli
09. Juli ——	10. Juli	11. Juli	12. Juli	13. Juli Franzi	14. Juli	15. Juli Kino

Abb. 2.18 Bei der Vorbereitung auf eine Prüfung hilft der Lernplan. Darin werden auch Freizeitaktivitäten berücksichtigt, die für den nötigen Ausgleich sorgen [L143]

nungen geschrieben werden, oder fertige Kartensets mit vorformulierten Inhalten gekauft werden. Es gibt zwei Arten von Lernkarten:

- Frage-Antwort-Karten: Auf einer Kartenseite befindet sich die Frage, auf der anderen die passende Antwort und ggf. weiterführende Informationen.
- Sachverhaltskarten: Diese Karten enthalten nur Informationen zu einem Thema.

Mindmaps

Viele Lernende nutzen Mindmaps, um Kernaussagen von Lerninhalten und inhaltliche Verknüpfungen optisch darzustellen (➤ Abb. 2.19). Beim Erstellen von Mindmaps ist darauf zu achten, dass diese übersichtlich, kurz und knapp, optisch ansprechend und mit aussagekräftigen Symbolen versehen sind.

Memotechnik (Locitechnik)

Bei der Memo- oder Locitechnik geht es darum, mithilfe von Merksätzen, Reimen, Schemata oder Grafiken Merkhilfen zu kreieren. Die Anzahl der Wirbelkörper kann man sich z. B. folgendermaßen merken:

- Halswirbelsäule (HWS): 7 Wirbelkörper → Frühstück um 7 Uhr
- Brustwirbelsäule (BWS): 12 Wirbelkörper → Mittagessen um 12 Uhr
- Lendenwirbelsäule (LWS): 5 Wirbelkörper → Abendessen um 5 Uhr

ABB. 2.19

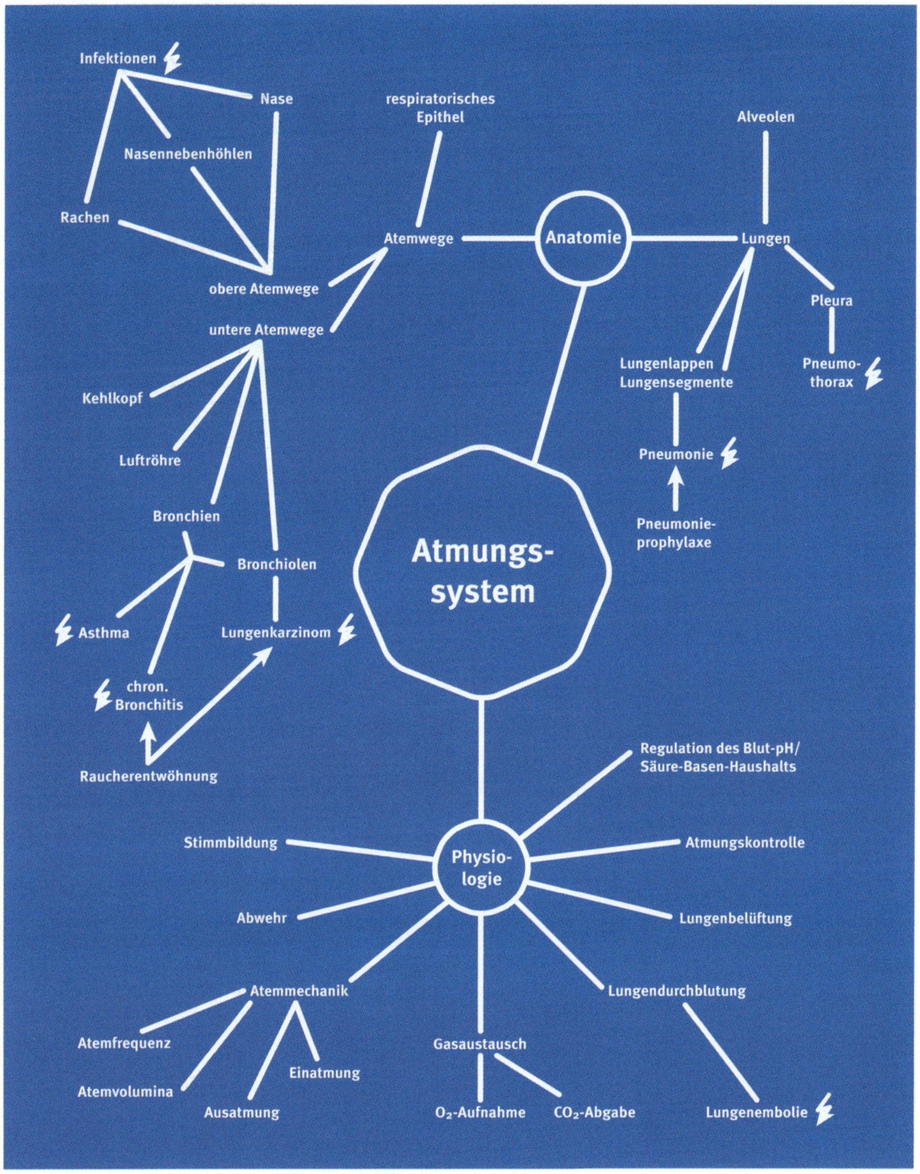

Abb. 2.19 So könnte ein Mindmap, hier zur Anatomie und Physiologie der Lunge, aussehen [L143]

2.3.4 Lernen mit digitalen Medien

Aufgrund der schnellen technischen Entwicklung ist die Nutzung von digitalen Medien und Methoden für das Lernen in der Ausbildung nicht mehr wegzudenken. Mittlerweile gibt es diverse Anbieter verschiedener kostenloser, aber auch kostenpflichtiger Medien und Methoden. Die Angebote sind vielseitig, wie ➢ Tab. 2.6 zeigt. Bei der Auswahl ist auf Folgendes zu achten:

- Kostenpflichtig oder kostenlos
- Evidenz (Nachvollziehbarkeit) der Quellen und Inhalte
- Internet- und Datenschutzsicherheit

2.3.5 Lernen in der Praxis und im Skillslab

Das Lernen am **Lernort Praxis** und durch Simulationen in der Schule **(Skillslab)** ist ein wichtiger Bestandteil der Ausbildung, denn durch selbst gemachte Erfahrungen werden Fähigkeiten und Kenntnisse vertieft. Es gibt verschiedene Methoden, die sich für das Lernen in der Praxis eignen:

- Anleitung durch erfahrene Pflegefachpersonen, Praxisanleitungen und Lernbegleiter, z. B. beim Anreichen von Essen und Trinken
- Hospitation, z. B. bei bestimmten Pflegemaßnahmen
- Praktische Übungen, z. B. Trainieren von gezielten Pflegemaßnahmen

2.3.4 Lernen mit digitalen Medien

2.3.5 Lernen in der Praxis und im Skillslab

TAB. 2.6

Tab. 2.6 Digitale Lernangebote

Medium	Erläuterung
Suchmaschinen, Foren und Chats	Die Recherche mithilfe von Suchmaschinen, in Foren und Chats kann zum Lernfortschritt beitragen
Videos	Lehr- und Lernvideos können Lerninhalte visuell darstellen. Es gibt verschiedene Anbieter im Internet
E-Books	E-Books stellen Lerninhalte am Computer zur Verfügung und dienen als Nachschlagewerke
Lernspiele, Learning Snacks	Fachspezifische Lernspiele und kurze Lerneinheiten zu z. B. Anatomie und Physiologie oder pflegerelevanten Themen
KI-gestütztes (durch künstliche Intelligenz unterstütztes) Lernen	KI kann beim Schreiben von Texten oder das Erstellen von Abbildungen eingesetzt werden. Wichtig ist dabei, die Ergebnisse auf ihre inhaltliche Korrektheit zu prüfen und die Erlaubnis der Schule zu deren Einsatz einzuholen

- Fallbesprechungen: konkrete Pflegesituationen und -fälle reflektieren
- Selbstreflexion: erfahrungsbasiertes Reflektieren durchgeführter pflegerischer Handlungen

Für das Lernen in der Praxis und im Skillslab können **individuelle Lernstrategien** eingesetzt werden, z. B.:

- Arbeitsaufträge, z. B. aus dem Praxisbegleitheft, oder Lernaufgaben
- Eigenständige Portfolioarbeiten zu pflege- und prüfungsrelevanten Themen
- Lerntagebuch führen

2.3.6 Prüfungsvorbereitung
Pina in der Schule

2.3.6 Prüfungsvorbereitung

Im Rahmen der Ausbildung werden immer wieder Überprüfungen zum Lernstand der Auszubildenden durchgeführt, erfährt Pina. Am Ende der Ausbildung steht das **Examen,** das häufig aus einer **schriftlichen,** einer **mündlichen** und einer **praktischen Prüfung** besteht. Eine gut geplante Prüfungsvorbereitung ist deshalb ratsam (➤ Tab. 2.7).

TAB. 2.7

Tab. 2.7 Phasen der Prüfungsvorbereitung

Phase	Erläuterung der Phase
Vorbereitungsphase	• Sammeln aller benötigten Materialien und erforderlichen Informationen für die Prüfung • Analyse des bisherigen Wissenstands • Erstellen eines Zeitplans für die Prüfungsvorbereitung
Informationsaufbereitungsphase	• Zusammenstellen der Lernmaterialien • Prioritätensetzung anhand der Materialien: Wichtiges zuerst, weniger Wichtiges später • Lerntechniken zur Lernunterstützung einüben und nutzen (z. B. Mindmapping)
Aneignungsphase	• Wiederholung der Lerninhalte • Festigung der Lerninhalte • Evtl. Lerngruppen bilden • Probeprüfungen (Vorträge, schriftlichen Test) durchführen
Vertiefungs-, Festigungs- und Wiederholungsphase	Einzelne Themen wiederholen, festigen und vertiefen
Freizeit- und Reservephasen	• Pufferzeiten für weitere Themen nutzen • Für Ausgleich sorgen (z. B. Bewegung, Sport, Treffen mit Freunden)

MERKE

MERKE

Es ist sinnvoll, sich frühzeitig bei den Lehrkräften zu erkundigen, wie der Prüfungsplan aussieht, wie die Abschlussprüfungen (mündlich, schriftlich, praktisch) aufgebaut sind und an welchen Orten (Schule und Praxis) geprüft wird. In der Ausbildungs- und Prüfungsverordnung sind die Rahmenbedingungen für die Prüfung festgelegt.

Anforderungsbereiche

Die Prüfungen im Rahmen der Pflegeassistenzausbildung erstrecken sich über drei Anforderungsbereiche mit unterschiedlichen Schweregraden (➤ Abb. 2.20).

Operator	Beschreibung/Anstehende To-dos	Beispiel mit Hinweisen	Möglicher Erwartungshorizont
Anforderungsbereich I – Reproduktion			
Beschreiben (darstellen, schildern)	Darstellung zentraler Informationen und Sachverhalte in eigenen Worten, klar strukturiert und fachlich präzise in ganzen Sätzen und ohne eigene Wertung. **Cave:** Satzform	Beschreiben Sie die täglichen Herausforderungen, die Herr K. aufgrund seiner eingeschränkten Mobilität bei der Körperpflege erlebt.	Herr K. erlebt täglich Herausforderungen bei der Körperpflege aufgrund seiner eingeschränkten Mobilität, da er Schwierigkeiten hat, sich selbstständig zu waschen, anzuziehen und zu rasieren; zudem fällt es ihm schwer, in die Badewanne zu steigen, und das Schneiden seiner Fußnägel wird zu einer fast unüberwindbaren Aufgabe, was oft zu Frustration und einem Gefühl der Abhängigkeit von anderen führt.
(Be-)Nennen, angeben, aufführen, aufzählen, beschriften)	Wiedergabe bzw. komprimierte Darstellung fachlicher und fachsprachlich korrekter Informationen oder Fakten ohne Kommentar **Cave:** Stichpunkte	Nennen Sie drei Argumente für eine Diabetesschulung von Frau M.	• Verbesserung der Selbstmanagements- Kontrolle des Blutzuckerspiegels • Vermeidung von Komplikationen- Schlaganfall • Ernährungs- und Lebensstilberatung
Definieren	Darstellung eines Sachbegriffs unter Verwendung von Fachbegriffen **Cave:** Satzform	Definieren Sie den Begriff „Demenz"	Demenz ist ein Oberbegriff für eine Reihe von Symptomen, die mit einem fortschreitenden Rückgang der kognitiven Fähigkeiten einhergehen, der das tägliche Leben beeinträchtigt. Diese Beeinträchtigungen betreffen typischerweise Gedächtnis, Denken, Orientierung, Auffassung, Rechnen, Lernfähigkeit, Sprache und Urteilsvermögen. Demenz ist keine spezifische Krankheit, sondern ein Syndrom, das durch verschiedene Erkrankungen verursacht werden kann, wobei Alzheimer die häufigste Ursache ist. Andere Formen umfassen vaskuläre Demenz, Lewy-Körper-Demenz und frontotemporale Demenz. Die Erkrankung betrifft vor allem ältere Menschen, ist jedoch nicht Teil des normalen Alterungsprozesses.
Anforderungsbereich II – Reorganisation und Transfer			
Erklären	Herstellen von Begründungszusammenhängen, kausalen Schlussfolgerungen Begründetes Herstellen von Zusammenhängen verschiedener Informationen durch eigenes Wissen und eigene Einsichten (z. B. Theorien, Modelle, Gesetze, Regeln) **Cave:** Satzform	Erklären Sie die Entstehung eines Dekubitus bei Frau M.	Ein Dekubitus entsteht bei Frau M. durch anhaltenden Druck auf die Haut und das darunterliegende Gewebe, insbesondere an Körperstellen mit wenig Polsterung, wie Fersen oder Steißbein, was die Blutzirkulation beeinträchtigt und zu Gewebeschäden führt. Zusätzlich können Faktoren wie mangelnde Bewegung, Feuchtigkeit und unzureichende Ernährung das Risiko für die Entwicklung von Druckgeschwüren erhöhen.
Erläutern	Verdeutlichung eines Sachverhalts durch zusätzliche Informationen oder Beispiele **Cave:** Satzform	Erläutern Sie anhand der Pflegetheorie von Orem Herrn M.s Pflegeabhängigkeit	Laut der Pflegetheorie von Orem entsteht Pflegeabhängigkeit bei Herrn M., wenn er aufgrund von Einschränkungen nicht in der Lage ist, seine Selbstpflegebedürfnisse eigenständig zu erfüllen, was zu einem Selbstpflegedefizit führt. Dies erfordert die Unterstützung durch Pflegekräfte, um seine grundlegenden Bedürfnisse wie Ernährung, Hygiene und Mobilität sicherzustellen und seine Gesundheit zu erhalten.
Vergleichen	Gegenüberstellen von Sachverhalten, um Gemeinsamkeiten, Ähnlichkeiten und Unterschiede herauszuarbeiten **Cave:** Gemeinsamkeiten und Unterschiede herausstellen	Vergleichen Sie die Validation nach Feil mit der Integrativen Validation® nach Richard	Die Validation nach Feil fokussiert sich darauf, Menschen mit Demenz durch empathische Anerkennung und Validierung ihrer Gefühle und Erinnerungen in ihrer emotionalen Realität zu unterstützen. Im Vergleich dazu integriert die Integrative Validation® nach Richard zusätzlich die Förderung der verbliebenen Fähigkeiten und Ressourcen der Betroffenen, um eine individuellere und ressourcenorientierte Betreuung zu gewährleisten.
Erarbeiten und herausarbeiten	Detaillierte und systematische Auseinandersetzung mit einem Thema, Herstellen von Zusammenhängen **Cave:** Analyse, Strukturierung, Zusammenhänge erkennen, Schlussfolgerung ziehen	Erarbeiten Sie ein Pflegekonzept zur Förderung der Mobilität bei älteren Menschen mit Demenz, indem Sie spezifische Maßnahmen und deren Wirkungen detailliert beschreiben.	Ein Pflegekonzept zur Förderung der Mobilität bei älteren Menschen mit Demenz könnte regelmäßige, individuell angepasste Bewegungsübungen umfassen, die sowohl die körperliche Fitness als auch die kognitive Stimulation fördern. Ergänzend dazu sollten sichere und vertraute Umgebungen geschaffen werden, um die Selbstständigkeit und das Vertrauen der Betroffenen zu stärken.

Abb. 2.20 Einige Operatoren und Anforderungsbereiche, die in Prüfungen in Pflegeausbildungen vorkommen: gelb = Anforderungsbereich 1, grün = Anforderungsbereich 2, blau = Anforderungsbereich 3 (mod. nach Becker et al. 2023) [M1496, L143]

Operator	Beschreibung/Anstehende To-dos	Beispiel mit Hinweisen	Möglicher Erwartungshorizont
Anforderungsbereich II – Reflexion und Problemlösung			
Beurteilen	Prüfung von Aussagen, Behauptungen, Vorschlägen oder Maßnahmen auf ihre Stichhaltigkeit bzw. Angemessenheit, dabei Nennung der angewandten Kriterien (keine persönliche Stellungnahme)	Beurteilen Sie die geplanten prophylaktischen Maßnahmen vor dem Hintergrund des Kriteriums der Intensität	Die geplanten prophylaktischen Maßnahmen zeichnen sich durch eine hohe Intensität aus, da sie umfassende Ressourcen und eine breite Beteiligung erfordern, um effektiv zu sein. Diese Intensität kann sowohl positive Auswirkungen auf die Prävention als auch potenzielle Herausforderungen in der Umsetzung mit sich bringen.
Bewerten	Einschätzung von Aussagen, Behauptungen, Vorschlägen oder Maßnahmen in Bezug auf vorhandene Wertkategorien oder wissenschaftliche Beurteilungskriterien	Bewerten Sie das Verhalten des Betreuers in der Fallsituation auf dem Hintergrund geltender rechtlicher Bestimmungen	Um das Verhalten des Betreuers in der Fallsituation zu bewerten, ist es wichtig, die Einhaltung der rechtlichen Bestimmungen des Betreuungsrechts zu prüfen, insbesondere ob der Betreuer im Sinne des Wohls und der Wünsche der betreuten Person gehandelt hat. Der Betreuer muss die Grundrechte der betreuten Person respektieren und Entscheidungen im Rahmen der ihm übertragenen Aufgabenkreise treffen, wobei er die Wünsche der betreuten Person zu berücksichtigen hat, soweit dies ihrem Wohl nicht zuwiderläuft (§ 1901 BGB). Jede Handlung, die gegen diese Grundsätze verstößt, könnte als Missachtung der rechtlichen Bestimmungen angesehen werden, was eine rechtliche Überprüfung und gegebenenfalls Sanktionen nach sich ziehen könnte.
Diskutieren	Entwicklung einer (Pro-und-Kontra-) Argumentation zu einer Problemstellung, die zu einer begründeten Bewertung führt	Diskutieren Sie den Vorteil der Sekundärprävention	Der Vorteil der Sekundärprävention liegt in der frühzeitigen Erkennung und Behandlung von Krankheiten, was die Prognose verbessert und die Behandlungskosten senken kann. Durch regelmäßige Vorsorgeuntersuchungen können Krankheiten in einem Stadium erkannt werden, in dem sie noch gut behandelbar sind, wodurch die Lebensqualität der Betroffenen erhalten bleibt oder verbessert wird.
Reflektieren	Überdenken und Überprüfen von Behauptungen und Entwickeln eigener logischer Schlussfolgerungen	Reflektieren Sie, ob sich Frau M. in der Handlungssituation richtig verhalten hat.	Um die Handlung von Frau M. zu reflektieren, ist es wichtig, den Kontext und die spezifischen Umstände zu kennen, in denen sie sich befand. Wenn Frau M. in ihrer Situation verantwortungsbewusst und auf Grundlage der verfügbaren Informationen gehandelt hat, könnte ihr Verhalten als angemessen betrachtet werden. Sollten jedoch wichtige Aspekte übersehen oder ignoriert worden sein, könnte es sinnvoll sein, ihr Verhalten zu überdenken und alternative Ansätze in Betracht zu ziehen.
Begründen	Entwicklung und Darstellung komplexer Grundgedanken, argumentativ schlüssig und im Zusammenhang	Begründen Sie anhand von ethischen Leitlinien, weshalb die Autonomie von Kindern im Krankenhaus gefördert werden sollte.	Die Förderung der Autonomie von Kindern im Krankenhaus entspricht ethischen Leitlinien, die das Recht jedes Patienten auf Selbstbestimmung und Mitbestimmung in medizinischen Entscheidungen anerkennen, was dazu beiträgt, das Vertrauen der Kinder in das Gesundheitssystem zu stärken und ihre psychologische Resilienz zu fördern. Zudem unterstützt die Berücksichtigung ihrer Wünsche und Meinungen die Entwicklung von Verantwortungsbewusstsein und Entscheidungsfähigkeit, was langfristig zu einer besseren Gesundheitskompetenz führt.

Abb. 2.20 *(Forts.)* Einige Operatoren und Anforderungsbereiche, die in Prüfungen in Pflegeausbildungen vorkommen: gelb = Anforderungsbereich 1, grün = Anforderungsbereich 2, blau = Anforderungsbereich 3 (mod. nach Becker et al. 2023) [M1496, L143]

Operatoren

Den Anforderungsbereichen sind bestimmte Operatoren zugeordnet (➤ Abb. 2.20). Bei **Operatoren** handelt es sich um **Signalwörter,** die aufzeigen sollen, was bei der Aufgabe erfüllt werden soll. Im Rahmen der schriftlichen Prüfungsleistungen sind bis auf wenige Ausnahmen alle Operatoren durch Sätze zu beantworten. Ausnahmen bilden dabei der Operator Nennen (Stichpunkte möglich) und Vergleichen bzw. Zuordnen (hier sind Abbildungen oder auch Tabellen möglich).

MERKE

MERKE

Die Operatorenliste erhebt keinen Anspruch auf Vollständigkeit. Erkundigen Sie sich in Ihrer Schule nach den verwendeten Operatoren für Leitungsnachweise und Prüfungen, oder nutzen Sie verlässliche Quellen, z. B. die Broschüre „Operatoren in der beruflichen Bildung“ des Landesamts für Schule und Bildung, https://publikationen.sachsen.de/bdb/artikel/39372.

Zur Orientierung

2.3.7 Fort- und Weiterbildung in der Pflegeassistenz

2.3.7 Fort- und Weiterbildung in der Pflegeassistenz

Für Pflegeassistentinnen und -assistenten, zu denen auch Pina bald gehören wird, sind Fort- und Weiterbildungen notwendig, um berufliche Handlungskompetenzen im pflegerischen Tätigkeitsfeld zu erwerben und weiterzuentwickeln. Auch Arbeitgeber haben ein hohes Interesse an der Inanspruchnahme der Maßnahmen durch ihre Mitarbeitenden, da es die Qualität im Betrieb steigert und sie zudem durch Gesetze dazu teilweise verpflichtet werden (➤ Abb. 2.21).

ABB. 2.21

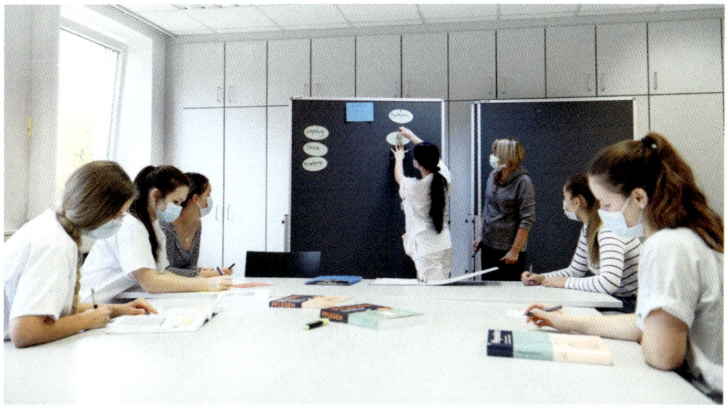

Abb. 2.21 Vermittelt nicht nur Wissen, sondern inspiriert und motiviert auch: eine Fort- und Weiterbildung in der Pflegeassistenz [J803]

DEFINITION

DEFINITION

Fortbildungen sind Bildungsmaßnahmen nach dem Berufsabschluss mit geringer Zeitdauer. Der Fokus liegt auf der Aktualisierung, Erneuerung bzw. Ergänzung bereits vorhandenen Wissens, das für die Berufsausübung erforderlich ist. Typische Themen für Fortbildungen sind z. B. Kommunikation, Arbeitsschutz oder Pflegedokumentation.

Weiterbildungen sind Bildungsmaßnahmen nach dem Berufsabschluss von mittlerer bis längerer Dauer. Der Fokus liegt auf der Neuerarbeitung oder Vertiefung von Wissen in bestimmten Fachbereichen. Die Maßnahme ist meist fachlich ausgerichtet, gesetzlich geregelt und oft mit einem finanziellen und persönlichen Aufstieg verbunden.

Pina in der Schule

Pina stellt verwundert fest, dass ein bundesweit einheitliches Gesetz zur Durchführung von Fort- und Weiterbildungen für Pflegeassistenz in Deutschland nicht existiert. So werden zwar einzelne Fort- und Weiterbildungsmaßnahmen im neuen Pflegegesetz mit aufgenommen, die Zielgruppe sind jedoch primär Gesundheitsfachpflegekräfte, und die Umsetzung unterliegt dem jeweiligen Bundesland bzw. dem Betrieb.

MERKE

MERKE

Fort- und Weiterbildungsangebote sind für die **Pflegeassistenz** nicht gesetzlich verpflichtend und daher auch nicht strukturell geregelt. Trotzdem bieten verschiedene Bildungsträger eine große Auswahl an Themen, die sich an Mitarbeitende der Pflegeassistenz richten, z. B.:

- Kommunikationstraining
- Erste-Hilfe-Schulungen
- Rechtliche Grundlagen
- Fachspezifische Pflege
- Resilienztraining

Möglichkeiten zur Recherche für Fort- und Weiterbildungsangebote bietet beispielsweise die Deutsche Krankenhausgesellschaft (DKG): www.dkgev.de/themen/personal-weiterbildung/aus-und-weiterbildung-von-pflegeberufen. Trotzdem sind die gesetzlichen Regelungen für Fort- und Weiterbildungsmaßnahmen des jeweiligen Bundeslands zu beachten.

Konzepte der Fort- und Weiterbildung

Es gibt unterschiedliche Konzepte für Fort- und Weiterbildungsmaßnahmen, was deren Zielausrichtung betrifft (➤ Abb. 2.22). Zudem werden im Fort- und Weiterbildungsbereich die jeweiligen Maßnahmen auch nach Inhalten und Zielgruppen kategorisiert (➤ Tab. 2.8).

ABB. 2.22

TAB. 2.8

MERKE

MERKE

WISSEN ANWENDEN

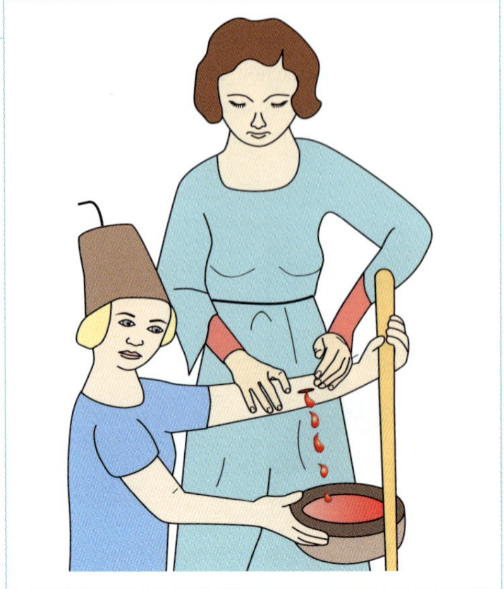

Abb. 2.22 Bis ins 19. Jh. war der „blutige Aderlass" ein weit verbreitetes Therapieverfahren, das jedoch nur in wenigen Fällen die gewünschte Heilung brachte [L143]

Tab. 2.8 Beispiele für Fort- und Weiterbildungsmaßnahmen

Bildungsmaßnahmen	Erläuterung
Berufliche Fort-/Weiterbildung	Jede Bildungsmaßnahme, die eine vorhandene berufliche Ausbildung vertieft oder erweitert (z. B. Praxisanleitung)
Allgemeine Fort-/Weiterbildung	Bildungsmaßnahmen für Personen, die eine erste Bildungsphase abgeschlossen haben (z. B. Studium)
Interne Fort-/Weiterbildung	Bildungsmaßnahmen, die durch den eigenen Betrieb durchgeführt werden (z. B. Kommunikationstraining)
Externe Fort-/Weiterbildung	Bildungsmaßnahmen, die durch einen externen Bildungsträger durchgeführt werden (z. B. gerontopsychiatrische Pflege)

MERKE

Ein einheitliches **Finanzierungskonzept für Fort- und Weiterbildungsmaßnahmen** ist entweder vom Bundesland abhängig oder nicht existent. Es besteht jedoch je nach Art der Fort- und Weiterbildung die Möglichkeit, eine Förderung zu beantragen:

- Förderprogramme von Berufsfachverbänden
- Bildungsgutscheine der Bundesagentur für Arbeit
- BAföG für schulische Ausbildungen und Studium
- Arbeitgeberförderung

Da auch Betriebe ein hohes Interesse an der Fort- und Weiterbildung ihrer Mitarbeitenden haben, lohnt es sich, über eine vollständige oder teilweise Kostenübernahme zu verhandeln.

Freistellung

Eine Bildungsmaßnahme erfolgt entweder in der Freizeit, oder die betreffende Person wird von ihrem Arbeitgeber dafür **freigestellt.** Bietet dies der Arbeitgeber nicht von sich aus an, lohnt es sich, über eine vollständige oder teilweise Freistellung zu verhandeln. Eine Möglichkeit der Freistellung ist die Beantragung von Bildungsurlaub, der aber nicht in jedem Bundesland gewährt wird.

MERKE

Informationen zum Bildungsurlaub im jeweiligen Bundesland können unter www.bildungsurlaub.de eingesehen werden.

WISSEN ANWENDEN

Pina erkundigt sich bei ihrem Ausbildungsträger und in der Schule, welche Fort- und Weiterbildungsangebote für Pflegeassistentinnen und -assitenten existieren. Sie hofft, interessante Angebote für ihren weiteren Bildungsweg zu finden.

MITDENKEN

Nach der bestandenen Abschlussprüfung zur/zum Pflegeassistentin oder- assistenten besteht die Möglichkeit, eine verkürzte Ausbildung zur/zum Pflegefachfrau/-mann zu absolvieren. Informationen dazu gibt die jeweilige Berufsfachschule.

2.3.8 Evidence-based Nursing

Pina erfährt heute im Gespräch mit einer Stationsleitung im Krankenhaus den Unterschied zwischen der Pflege früher und wie sie heute praktiziert wird.

DEFINITION

Evidence-based Nursing (evidenzbasierte Pflege) ist die Integration der derzeit besten wissenschaftlichen Belege in die tägliche Pflegepraxis unter Einbeziehung des theoretischen Wissens und der Erfahrung der Pflegenden, den Vorstellungen der zu Pflegenden und der vorhandenen Ressourcen.

Pflegemaßnahmen basierten lange Zeit auf Erfahrungswerten, Traditionen oder Überlieferungen. Dabei wurden teilweise Maßnahmen durchgeführt, deren positive Wirksamkeit nicht belegt werden konnte. Exemplarisch kann hier die Anwendung des „blutigen Aderlasses" als allgemeines Therapieverfahren genannt werden. Dieses Verfahren kann unter gezielten Indikationen zu einem Therapieerfolg führen. Eine verallgemeinernde Anwendung führt jedoch zur Schädigung (➤ Abb. 2.23).

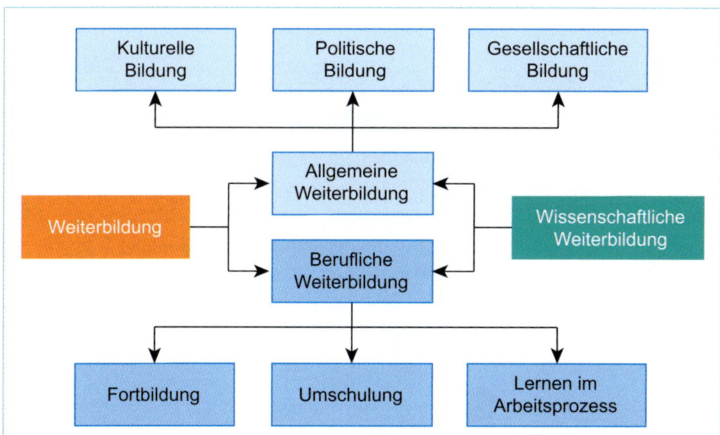

Abb. 2.23 Konzepte der Fort- und Weiterbildung (exemplarisch) [L143]

Pflegen nach wissenschaftlichen Erkenntnissen – evidenzbasierte Pflege

Mit der Einführung der **evidenzbasierten Pflege** kam es zu einer veränderten Vorgehensweise bei der Durchführung von Pflegemaßnahmen.

- Pflegerische Maßnahmen werden gegenwärtig nicht mehr unreflektiert weitergegeben, sondern zunehmend auf wissenschaftliche Erkenntnisse überprüft.
- Pflegende sind angehalten, neben ihrem theoretischen Wissen und ihren Erfahrungen aktuelle wissenschaftliche Standards in ihre Pflegepraxis einzubeziehen.

Prozess der evidenzbasierten Pflege

Die Methoden der evidenzbasierten Pflege sind denen der Medizin zur Untersuchung von angewandten Therapieverfahren angelehnt. Dabei umfasst die evidenzbasierte Pflegemethode ein systematisches Vorgehen nach einem Problemlösungsprozesses in sechs Schritten (➤ Abb. 2.24):

1. Auftragsklärung: Auftreten eines pflegerelevanten Phänomens
2. Formulierung einer Fragestellung: ausgehend vom pflegerelevanten Phänomen
3. Literaturrecherche: systematisches Vorgehen zur Identifizierung der am besten geeigneten Studien, die die Fragestellung beantworten
4. Kritische Bewertung: kritische Prüfung der gefundenen Studien zum Pflegephänomen mithilfe festgelegter Kriterien

MITDENKEN

2.3.8 Evidence-based Nursing
Pina im Praxiseinsatz

DEFINITION

ABB. 2.23

ABB. 2.24

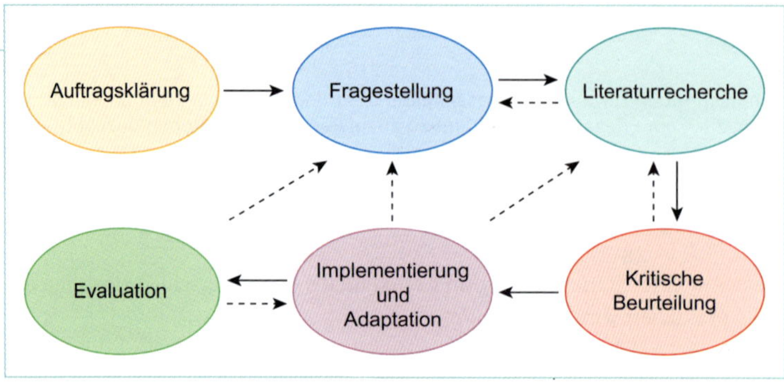

Abb. 2.24 Problemlösungsprozess der evidenzbasierten Pflege. [H144, L143]

5. Implementierung und Adaption: Einführung und Anpassung der Forschungsergebnisse in die Pflegepraxis unter Berücksichtigung des zu Pflegenden und der vorhandenen Ressourcen
6. Evaluation: Überprüfung der Anwendbarkeit der gewonnenen Erkenntnisse in der Pflegepraxis (hemmende und fördernde Faktoren) identifizieren

Wissenschaftliche Quellen der Evidenz

Mögliche Quellen zur Literaturrecherche bzw. Überprüfung der Evidenz von Pflegephänomenen sind u. a. Fachartikel, Datenbanken, Leitlinien und Expertenstandards (➤ Tab. 2.9). Dabei weisen die wissenschaftlichen Quellen allerdings einen **unterschiedlichen Qualitätsgrad** auf. Sie werden wie in der evidenzbasierten Medizin gemäß ihrer Verlässlichkeit eingestuft (➤ Abb. 2.25).

TAB. 2.9

Tab. 2.9 Quellen zur Evidenz in der Pflege (Auswahl)

Quelle	Erläuterung
Fachliteratur	Fachzeitschriften und Fachbücher aus Medizin, Pflege und Gesundheitswissenschaften
Datenbanken	Elektronische Datenbanken aus Medizin, Pflege und Gesundheitswissenschaften; mögliche Quellen: PubMed, Medline, Carelit, WISE
Leitlinien	Systematisch entwickelte Dokumente zur schnellen Entscheidungsfindung, z. B. zur Vermeidung freiheitseinschränkender Maßnahmen
Expertenstandards	Methodengeleitete Empfehlungen für die Pflegepraxis; Pflegeeinrichtungen sind nach § 113a SGB XI zu deren Umsetzung verpflichtet

MERKE

MERKE

In der Praxis hat sich die Einteilung der Publikationen nach ihrer Evidenz wie in der Medizin bisher nicht durchgesetzt und ist eher umstritten. Pina nimmt sich vor, trotzdem darauf zu achten, aus welchen Quellen sie ihr Wissen bezieht.

WISSEN ANWENDEN

WISSEN ANWENDEN

Finden Sie heraus, welche Leitlinien und Expertenstandards an Ihrem derzeitigen Praxiseinsatzort Anwendung finden.

2.4 Modelle im pflegerischen Tätigkeitsfeld

Pina in der Schule

2.4 Modelle im pflegerischen Tätigkeitsfeld

Im Unterricht werden heute das Thema Gesundheit und Krankheit sowie Modelle der pflegerischen Tätigkeit behandelt. Auch soll das Thema Prävention und Gesundheitsförderung durchgenommen werden. Pina hört aufmerksam zu, da bald ihr nächstes Pflegepraktikum ansteht. Die Lehrerkraft erklärt, dass Modelle, Theorien und Konzepte wichtig sind, weil nur so eine kompetente Pflege möglich ist.

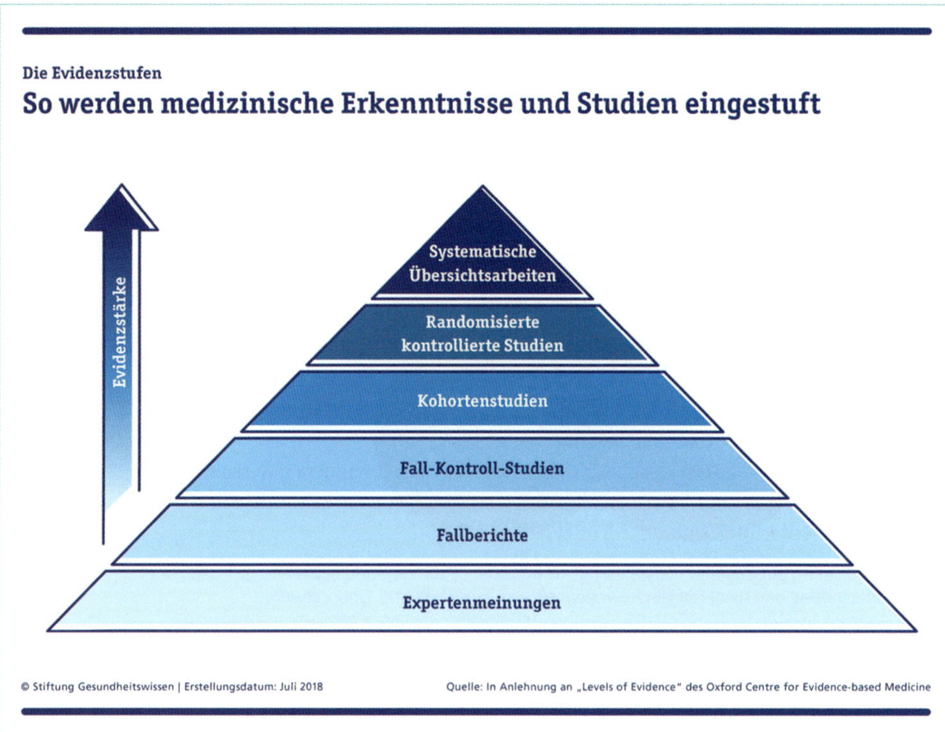

Abb. 2.25 Klassifizierung von Quellen [W1138]

ABB. 2.25

2.4.1 Modelle von Gesundheit und Krankheit

DEFINITION

Krankheit: In der Medizin wird Krankheit als „das Vorliegen von Symptomen und/oder Befunden bezeichnet, die als Abweichung von einem physiologischen Gleichgewicht oder einer Regelgröße (Norm) interpretiert werden können und auf definierte Ursachen (innere und äußere Schädigungen) zurückgeführt werden" (Siegerist 2005, S. 42).

Verschiedene Fachrichtungen wie Medizin, Soziologie, Psychologie und Gesundheitswissenschaften bestimmen **Gesundheit** und **Krankheit** unterschiedlich. In die Gesundheits- und Krankheitsmodelle fließen verschiedenen Bezugssysteme ein: neben der jeweiligen Fachrichtung auch das jeweilige Verständnis der betroffenen Person und das der Gesellschaft ein. Im Folgenden werden anerkannte Gesundheits- und Krankheitsmodelle vorgestellt.

WISSEN ANWENDEN

Fragen Sie Ihre Mitauszubildenden, wann sie sich gesund oder krank fühlen. Beispielsweise: „Wann hast du keine Schmerzen?" „Wann fühlst du dich fit und leistungsfähig?" „Wann fühlst du dich wohl und bist glücklich?"

MERKE

Krankheits- und Gesundheitsmodelle können durch unterschiedliche Bezugssysteme erklärt werden. Als Bezugssystem zur Bestimmung von Gesundheit und Krankheit gelten u. a.:

- Bezugssystem der Medizin: Gesundheit und Krankheit als Erfüllung bzw. Abweichung von objektiv messbaren Normen physiologischer Regulation bzw. organischer Funktionen (z. B. durch Blutdruckwerte)
- Bezugssystem der betroffenen Person: sich gesund oder krank fühlen
- Bezugssystem der Gesellschaft: Gesundheit und Krankheit unter dem Aspekt der Leistungsminderung bzw. der Notwendigkeit, Hilfe zu gewähren (z. B. Krankschreibung)

2.4.1 Modelle von Gesundheit und Krankheit
DEFINITION
WISSEN ANWENDEN
MERKE

Gesundheitsmodell der WHO

Als eine übergeordnete und international agierende Organisation, die sich mit verschiedenen Themen zur Gesundheit und Krankheit auseinandersetzt, hat die Weltgesundheitsorganisation (WHO) **Gesundheit** als den Zustand völligen körperlichen, seelischen und sozialen Wohlbefindens definiert (➤ Abb. 2.26).

ABB. 2.26

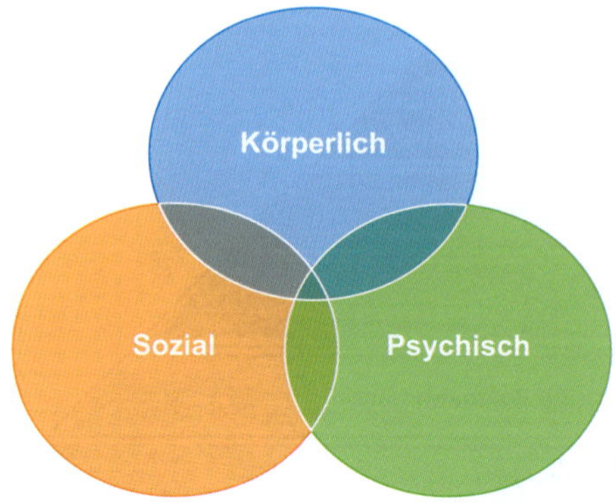

Abb. 2.26 Das WHO-Gesundheitsmodell [L143]

Dieses Modell hat seine Berechtigung, da es unter Gesundheit mehr als nur die Abwesenheit körperlicher Gebrechen versteht. Es berücksichtigt auch die psychische Komponente und den sozialen Status, also ob die Menschen z. B. gebildet sind oder eine medizinische Versorgung in Anspruch nehmen können. Trotzdem wird das Modell auch kritisiert, da es in der Realität nur ungenügend gebraucht werden kann. So haben Menschen diverse Gründe, sich nicht wohlzufühlen. Unabhängig von der Kritik ist die Definition notwendig, da es Menschen in ihrer vollständigen Lebenswelt betrachtet.

MERKE

MERKE

Nach der WHO ist Gesundheit mehr als nur die Abwesenheit von Krankheit. Gesundheit wird durch das körperliche, psychische und soziale Wohlbefinden definiert (➤ Abb. 2.27).

ABB. 2.27

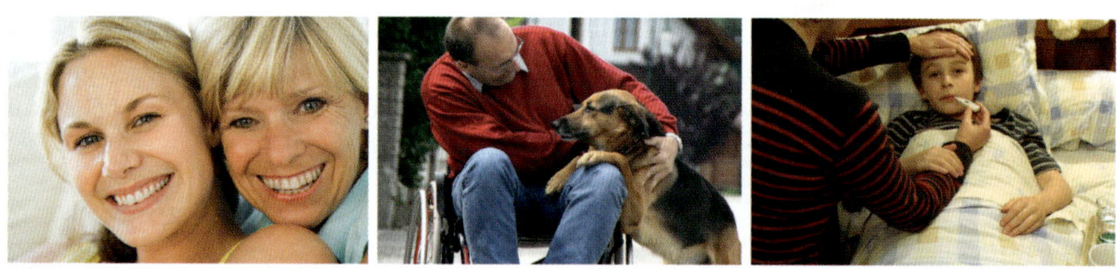

Abb. 2.27 Einflussfaktoren auf den Erhalt von Gesundheit (medizinisch, psychologisch, sozial) [J787]

Unter www.euro.who.int/de/home findet Pina die Erklärung der WHO zur Definition von Gesundheit und weitere spannende Themen, die sich mit dem Thema Gesundheit und Krankheit auseinandersetzen.

Medizinische Modelle von Krankheit und Gesundheit

Auch aus der medizinischen Perspektive gibt es verschiedene Erklärungsansätze, wie Krankheit entstehen und Gesundheit wiedererlangt werden kann. Die bekanntesten Modelle der Medizin sind das biomedizinische Modell und das biopsychosoziale Krankheitsmodell.

Biomedizinisches Modell (Risikofaktorenmodell)

Das **biomedizinische Modell,** das eine klare Trennung von Gesundheit und Krankheit vorschlägt (dichotomes Prinzip), basiert auf einem homöostatischen (das Gleichgewicht betreffenden) Ansatz. Ihm liegt die

Vorstellung „Wer nicht gesund ist, muss krank sein" (Krankheit = Abwesenheit von Gesundheit) zugrunde. Im Sinne der Homöostase bedeutet also Krankheit ein Ungleichgewicht im Körper bzw. eine Veränderung im Organismus. Dabei kann Krankheit aber nur durch sichtbare bzw. messbare Maßstäbe (Norm) definiert werden.

Mögliche Einflussfaktoren, die zur Krankheit führen, werden nach dem Modell in chemische, physikalische und biologische Noxen **(Risikofaktoren)** eingeteilt. Nach dem Verständnis führen Risikofaktoren bzw. die Verhaltensweisen des Menschen zum Krankheitsgeschehen. Die Aufgabe der Medizin ist es demnach, die Wiederherstellung der Gesundheit oder zumindest eine Heilung des Defekts zu ermöglichen (➤ Abb. 2.28).

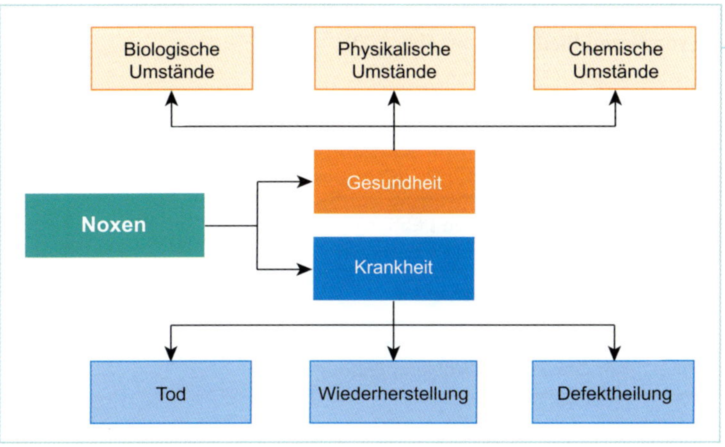

Abb. 2.28 Das Risikofaktoren- oder biomedizinische Modell [L143]

ABB. 2.28

Biopsychosoziales Krankheitsmodell

Beim **biopsychosozialen Krankheitsmodell** werden neben den biologischen auch psychologische und soziale Einflussfaktoren auf die Wiederherstellung von Gesundheit berücksichtigt. Bei diesem Erklärungsmodell werden auch psychische Erkrankungen, Behinderung und chronische Erkrankungen sowie deren soziale Auswirkung auf die Betroffenen miteinbezogen. Die WHO nutzt den Erklärungsansatz mit dem ICF-Modell (ICF = International Classification of Functioning, Disability and Health) für die Versorgung von Patienten im Gesundheitssystem. Folgende Einflussfaktoren stehen hierbei in Wechselwirkung und haben Auswirkungen auf das Leben der Betroffenen (➤ Abb. 2.29):

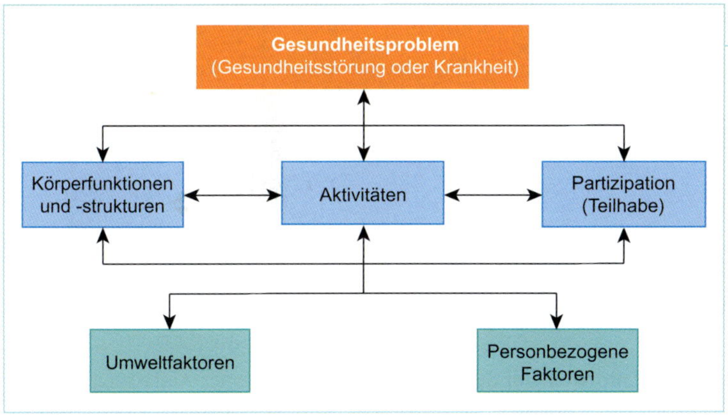

Abb. 2.29 Das biopsychosoziale Modell nach der ICF [L143, W798]

ABB. 2.29

- Körperfunktionen: Hiermit sind die physiologischen und psychologischen Funktionen des Menschen gemeint.
- Aktivitäten: Hiermit sind die Handlungen des Menschen gemeint. Diese können durch Krankheit beeinträchtigt sein (z. B. gestörte Kommunikation).
- Teilhabe *(Partizipation):* Hiermit ist die Lebenswelt des Betroffenen gemeint und die damit einhergehenden Auswirkungen, die durch die Krankheit verursacht werden können (z. B. Familienleben).
- Umweltfaktoren: Hiermit sind die materiellen und sozialen Umstände gemeint (z. B. Verdienstausfall).
- Personenbezogene Faktoren: Hiermit sind persönliche Umstände gemeint (z. B. Geschlecht, Alter, Lebensstil).

MERKE

MERKE

Das **biopsychosoziale Krankheitsmodell** nach der ICF findet Anwendung in den Rehabilitationsrichtlinien und im Bundesteilhabegesetz. Das ICF-Modell ist also fest im Gesundheitssystem verankert. Anwendung findet das Modell u. a. in der Internationalen Klassifikation der ICD-10 zur Klassifikation von Krankheiten im ambulanten und stationären Sektor.

Salutogenetisches Modell

Das **salutogenetische Modell** basiert – anders als die medizinischen Modelle – auf einem Ansatz, der nach der **Aufrechterhaltung von Gesundheit** fragt (➢ Abb. 2.30).

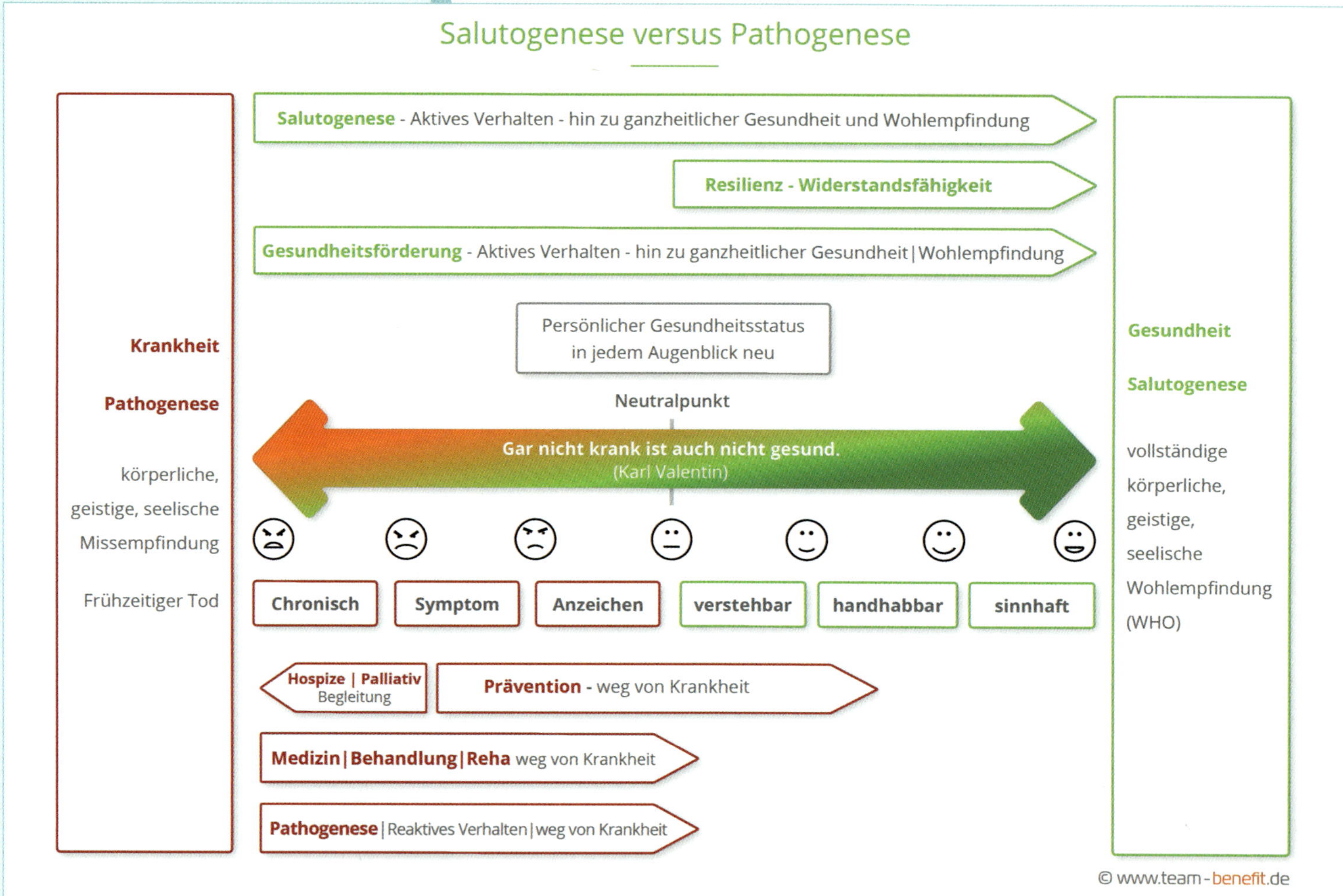

Abb. 2.30 Das salutogenetische Verständnis von Gesundheit und Krankheit [V891]

Das Modell entwickelte Aaron Antonovsky in den 1980er-Jahren. Nach seiner Auffassung sind Gesundheit und Krankheit nicht nach dem Entweder-oder-Prinzip zu definieren, sondern bewegen sich auf einem **Kontinuum** (➢ Abb. 2.31). Das bedeutet, Menschen sind im Lauf ihres Lebens mal mehr und mal weniger krank bzw. gesund.

Das salutogenetische Prinzip möchte herausfinden, was Menschen gesund hält, welche Potenziale sie haben und welche Schutzfaktoren *(Protektivfaktoren)* ihre Gesundheit fördern. Die Faktoren in ➢ Tab. 2.10 stehen nach dem salutogenetischen Modell zur Aufrechterhaltung von Gesundheit in einer Wechselwirkung **(Kohärenzsinn).**

Nach diesem Modell haben Menschen mit einem hohen Kohärenzsinn eine hohe Stressresistenz gegenüber belastenden Ereignissen. Das Modell findet häufig Anwendung in der Prävention und Gesundheitsförderung.

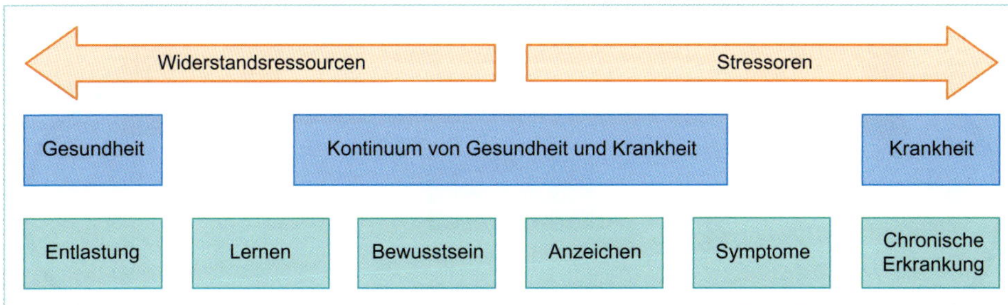

Abb. 2.31 Das Kontinuum von Gesundheit und Krankheit nach dem salutogenesischen Modell [L143]

Tab. 2.10 Kohärenzsinn nach dem salutogenetischen Modell

Kohärenzfaktoren	Erläuterung
Sinnhaftigkeit	Tätigkeiten haben einen Sinn
Verstehbarkeit	Ereignisse im Leben sind nachvollziehbar und strukturiert
Handhabbarkeit	Tätigkeiten lassen sich bewältigen

ACHTUNG

Psychologische Modelle und soziologische Modelle

Neben den aufgeführten Modellen zur Bestimmung von Gesundheit und Krankheit gibt es noch eine Anzahl weiterer Erklärungsansätze. Gerade die Fachgebiete der Psychologie (➤ Kap. 28) und Soziologie tragen wesentliche Erkenntnisse zum Verständnis von Krankheiten bei.

MERKE

Begriffe der Krankheitslehre

Auf der Grundlage der biospsychologischen Sichtweise von Gesundheit und Krankheit werden in der Pflege diverse medizinische Begriffe zum Handeln im Tätigkeitsfeld genutzt. Eine Übersicht findet sich in ➤ Kap. 9.

2.4.2 Pflegetheorien und Pflegemodelle

Pflegetheorien und Pflegemodelle werden in der professionellen Pflege, also auch in der Pflegeassistenz, als theoretischer Rahmen der Pflege verstanden. Pflegetheorien sollen die Pflege beschreiben und Elemente für eine ganzheitliche Pflege berücksichtigen.

DEFINITION

Theorien (➤ Abb. 2.32) sind Gedankengebäude, die Menschen befähigen, zu verstehen, zu planen und zu denken oder etwas einzusehen. Es sind Gedankenkonstrukte, die auf Erfahrungen, Hypothesen und daraus abgeleiteten Gesetzmäßigkeiten basieren.
Modelle (➤ Abb. 2.32) sind vereinfachte Darstellungen bzw. Sachverhalte eines Problems, eines Gegenstands oder einer Handlung und ermöglichen die Umsetzung und Überprüfung in der Praxis.
Konzepte (➤ Abb. 2.32) beschreiben ein Pflegephänomen oder eine Gruppe von Phänomenen in einer verallgemeinerten Art und Weise. Sie können aus Theorien und Modellen erstellt werden und bieten Handlungsempfehlungen.
Pflegemodelle sind theoretische Ansätze, die die professionelle Pflege beschreiben, erklären und als eigenständige Disziplin gegenüber anderen medizinischen Bereichen abgrenzen.

Gemeinsamkeiten von Pflegetheorien, -modellen und -konzepten

DEFINITION

Metaparadigma in der Pflege ist ein übergeordneter Schlüsselbegriff einer wissenschaftlichen Disziplin. Pflegewissenschaftler beschreiben anhand der Metaparadigmen die Grundlage für das jeweilige Pflegemodell.

Zur Orientierung

ABB. 2.31

TAB. 2.10

ACHTUNG

MERKE

2.4.2 Pflegetheorien und Pflegemodelle

DEFINITION

DEFINITION

ABB. 2.32

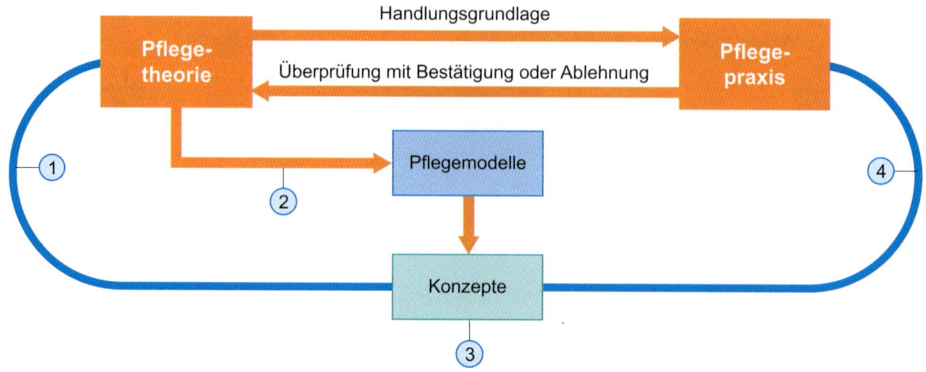

(1) Theorien werden in der Praxis überprüft, bestätigt oder abgelehnt.
(2) Theorien können in vereinfachter Form in Modellen abgebildet werden und damit in der Praxis Anwendung finden.
(3) Konzepte enthalten reduzierte Elemente einer Theorie oder eines Modells, aus denen Handlungen für die Praxis abgeleitet werden können.
(4) Jeder bewussten Handlung liegt eine theoretische Annahme zugrunde, die sich in Theorien wiederfindet.

Abb. 2.32 Theorien, Modelle und Konzepte: So hängen diese Begriffe zusammen [L143]

Unabhängig von ihrer Begriffsbestimmung enthalten die entwickelten Ansätze allgemeine Aussagen zur Pflege und berücksichtigen dabei miteinander in Beziehung stehende Elemente. Diese Elemente oder Pflegephänomene werden auch Metaparadigmen genannt. Zu den Metaparadigmen der Pflege gehören der Mensch, die Umgebung/Umwelt, ein Verständnis von Gesundheit und Krankheit sowie die Einflussfaktoren auf Pflege von pflegebedürftigen Menschen (➤ Tab. 2.11, ➤ Abb. 2.33).

TAB. 2.11

Tab. 2.11 Metaparadigmen der Pflege im Rahmen von Pflegemodellen (in Anlehnung an Bartoszek et al. 2017)

Metaparadigma	Erläuterung
Mensch	Ein wesentliches Element ist der Mensch bzw. zu Pflegende, der im Mittelpunkt der pflegerischen Handlung steht. Pflegemodelle enthalten Aussagen zum ganzheitlichen Menschenbild
Umgebung/Umwelt	Die Umgebung bzw. die Umwelt der zu Pflegenden sind ebenfalls ein wichtiges Element innerhalb der verschiedenen Pflegemodelle
Gesundheit/Krankheit	Für alle Pflegemodelle ist das Verständnis von Krankheit und Gesundheit sowie deren psychosoziokulturelle Bedeutung eine wesentliche Grundlage
Pflege	Pflegemodelle begründen und beschreiben ein Pflegeverständnis, u. a. die Perspektive bzw. die Orientierung der Pflege

ABB. 2.33

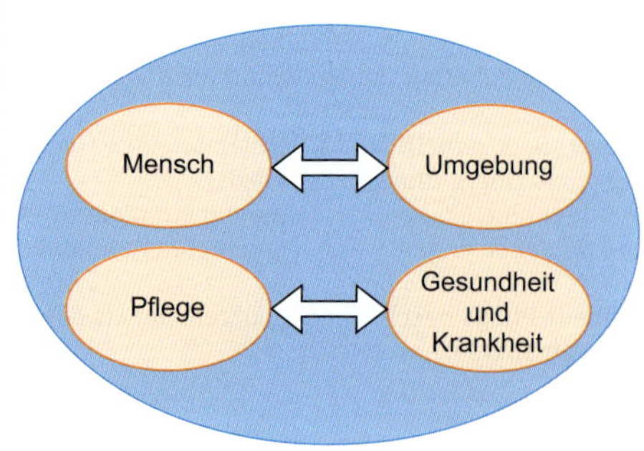

Abb. 2.33 Metaparadigmen der Pflege und ihre gegenseitige Beeinflussung [L143]

WISSEN ANWENDEN

WISSEN ANWENDEN

Pina lässt sich in ihrem Pflegepraktikum erklären, welches Pflegemodell der Einrichtung zugrunde liegt und im praktischen Handeln der Pflegenden genutzt wird.

MERKE

Pflegerische Handlungen, die wie in der Vergangenheit intuitiv bzw. durch den Prozess von „Versuch und Irrtum" erfolgten, sind in der heutigen Zeit gegenstandslos und mit einer professionellen Pflege nicht vereinbar.

Häufig werden die theoretischen Erkenntnisse der Pflegewissenschaften losgelöst vom praktischen Handeln (Pflegepraxis) verstanden. Es handelt sich hierbei aber um einen verknüpfenden Ansatz (praktisches Erfahrungshandeln und theoretischer Erkenntnisgewinn), der optimal in einem Theorie-Praxis-Transfer mündet, d. h., die wissenschaftlichen Erkenntnisse werden in der Praxis umgesetzt.

Anerkannte Pflegetheorien und -modelle

Es existieren eine Vielzahl an Pflegetheorien und -modellen. Diese können **historisch** (➤ Tab. 2.12) und nach dem jeweiligen **Pflegeverständnis** entsprechend den Metaparadigmen (➤ Tab. 2.13) eingeteilt werden.

Tab. 2.12 Bekannte Pflegetheorien in historischer Anordnung (Auswahl)

	Pflegetheoretikerin	Hauptwerk bzw. Theorie
1860	Florence Nightingale	Notes on Nursing
1966	Virginia Henderson	Theorie der 14 Grundbedürfnisse des Menschen
1976	Nancy Roper, Winifred W. Logan, Alison J. Tierney	Elemente der Krankenpflege; 12 Lebensaktivitäten (LA)
1978	Madeleine Leininger	Sunrise-Modell
1980	Betty Neuman	The Neuman System Model

Tab. 2.13 Klassifizierung der Theorien nach ihrem Pflegeverständnis (Auswahl)

Pflegeverständnis	Fragestellungen
Bedürfnistheorien (Vertreter: Henderson, Orem)	Was tun Pflegende? Welche Funktionen haben die Bedürfnisse?
Interaktionstheorien (Vertreter: Peplau, King)	Wie wird gepflegt?
Ergebnistheorien (Vertreter: Rogers, Johnson)	Warum und mit welchem Ergebnis wird gepflegt?

Klassifizierung nach Entstehungsdatum

Historische Theorien haben ihren Ursprung in dem pflegetheoretischen Modell von Florence Nightingale aus dem Jahr 1860. Seit dieser Zeit kamen biografisch immer weitere bzw. andere oder sich ergänzende Theorien dazu (➤ Tab. 2.12).

Klassifizierung nach dem Pflegeverständnis

Bei der Klassifizierung der Theorien entsprechend ihres **Pflegeverständnisses** bezogen die Entwicklerinnen grundlegende Fragestellungen zur Pflege in ihre Konzeption mit ein (➤ Tab. 2.13).

Ausgewählte Pflegetheorien im deutschsprachigen Raum

Im deutschsprachigen Raum sind vor allem folgende Pflegetheorien und -modelle zu berücksichtigen (➤ Abb. 2.34):

- Modell der Lebensaktivitäten (LA) von Roper, Logan, Tierney
- Aktivitäten des täglichen Lebens (ATL) von Juchli
- Strukturmodell der Aktivitäten und existenziellen Erfahrungen des Lebens (ABEDL) nach Krohwinkel

Dabei sind Einrichtungen zu keinem bestimmten Modell in der pflegerischen Handlung verpflichtet, sondern nutzen das Modell, das am ehesten ihrem institutionellen Verständnis von Pflegen entspricht.

Weitere Modelle im deutschsprachigen Raum (Auswahl):

- 14 Grundbedürfnisse nach Virgina Henderson
- Selbstpflegedefizit nach Dorothea Orem
- Transkulturelle Pflege nach Madeleine Leininger

MERKE

TAB. 2.12

TAB. 2.13

ABB. 2.34

LA (RLT) (nach Roper, Logan, Tierney)	ATL (nach Juchli)	ABEDL (nach Krohwinkel)
1. Atmen	1. Atmen	1. Kommunizieren können
2. Essen und Trinken	2. Essen und Trinken	2. Sich bewegen können
3. Ausscheiden	3. Ausscheiden	3. Vitalfunktionen des Lebens aufrechterhalten können
4. Sich bewegen	4. Sich bewegen	4. Sich pflegen können
5. Schlafen	5. Wach sein und schlafen	5. Sich kleiden können
6. Sich sauber halten und kleiden	6. Sich waschen und kleiden	6. Ausscheiden können
7. Regulieren der Körpertemperatur	7. Körpertemperatur regulieren	7. Essen und trinken können
8. Für eine sichere Umgebung sorgen	8. Sich sicher fühlen und verhalten	8. Ruhen, schlafen, sich entspannen können
9. Kommunizieren	9. Raum und Zeit gestalten	9. Sich beschäftigen, lernen und entwickeln können
10. Sich als Mann oder Frau fühlen und verhalten	10. Kommunizieren	10. Seine eigene Sexualität leben können
11. Arbeiten und Spielen	11. Kind/Frau/Mann sein	11. Für eine sichere/fördernde Umgebung sorgen können
12. Sterben	12. Sinn finden im Werden/Sein/Vergehen	12. Soziale Bereiche sichern und gestalten können
		13. Mit existenziellen Erfahrungen des Lebens umgehen können

Abb. 2.34 Pflegemodelle im deutschsprachigen Raum [L143]

Pflegemodell der Lebensaktivitäten nach Roper, Logan und Tierney (LA)

Das Pflegemodell der **Lebensaktivitäten (LA)** von zu Pflegenden wurde Mitte der 1970er-Jahre von Nancy Roper, Winfried Logan und Alison J. Tierney erarbeitet und besteht aus fünf in Beziehung stehenden Elementen, die durch die Pflege berücksichtigt werden (➤ Tab. 2.14).

TAB. 2.14

Tab. 2.14 Elemente nach dem Pflegemodell der Lebensaktivitäten

Element	Erläuterung
Lebensspanne	Zeit von der Geburt bis zum Tod
Umgebungsfaktoren	Physiologische, psychologische, soziokulturelle und politisch-ökonomische Einflussfaktoren
Lebensaktivitäten	Kernpflegeelemente: für eine sichere Umgebung sorgen, kommunizieren, atmen, essen und trinken, ausscheiden, sich sauber halten und kleiden, Körpertemperatur regulieren, sich bewegen, arbeiten und spielen, sich als Mann, Frau, divers fühlen und verhalten, schlafen und sterben
Kontinuum	Spanne zwischen Abhängigkeit und Autonomie
Individualität	Jeder Mensch führt die Lebensaktivitäten auf seine eigene Art und Weise aus, was zu einer individuellen Pflegeplanung führt

Aktivitäten des täglichen Lebens (ATL) nach Juchli

Bei diesem Modell handelt es sich um eine Weiterentwicklung des Modells der Lebensaktivitäten. Nach diesem Modell wurden von der katholischen Ordensschwester Lilliane Juchli zwölf **Aktivitäten des täglichen Lebens (ATL)** für eine ganzheitliche Pflege herangezogen (➤ Tab. 2.15, ➤ Abb. 2.35). Die Aktivitäten stehen miteinander in Beziehung und werden bei der Pflege berücksichtigt. Nach Juchli gibt es drei grundlegende Bedürfniselemente, vier daraus abgeleitete Einflussfaktoren, kategoriale Elemente und zwölf Kernpflegeelemente, die für eine ganzheitliche Sicht zur Pflege berücksichtigt werden müssen.

TAB. 2.15

Tab. 2.15 Modell der Aktivitäten des täglichen Lebens (ATL) nach Juchli

Bedürfniselemente	Einflussfaktoren	Kategoriale Elemente	Kernpflegeelemente (ATL)
1. Physische Ebene 2. Psychosoziale Ebene 3. Geistige Ebene	1. Körperliche Faktoren (anatomisch-physiologische Gegebenheiten) 2. Seelisch-geistige Faktoren (Wohlbefinden) 3. Soziale, wirtschaftliche, kulturelle und gesellschaftspolitische Faktoren (Finanzierung, Profession, Religion) 4. Ökologische Faktoren (Umweltbelastung)	**Selbsthilfeanteile der Pflege:** Pflege soll anleiten, beraten und fördern und den zu Pflegenden beim Umgang mit der Krankheit begleiten **Pädagogische Anteile der Pflege:** Pflege soll einen gesundheitsbildenden Ansatz verfolgen und den zu Pflegenden beim Umgang mit der Krankheit unterstützen **Ressourcenorientierte Pflege:** Pflege soll die Ressourcen (persönlich/sozial/gesellschaftlich) der zu Pflegenden bei der Bewältigung berücksichtigen **Begleitende Anteile der Pflege in Krisensituationen:** Pflege soll zu Pflegende in Krisenzeiten begleiten und deren Potenziale sichtbar machen und fördern (z. B. Angst/Hoffnung bzw. Perspektive) **Unterstützende Anteile der Pflege bei den ATL:** Pflege soll die zu Pflegenden bei den ATL unterstützen, begleiten und fördern und so die lebenswichtigen Bedürfnisse der zu Pflegenden befriedigen	1. Ruhen und schlafen 2. Sich bewegen 3. Sich waschen und kleiden 4. Essen und trinken 5. Ausscheiden 6. Körpertemperatur regulieren 7. Atmen 8. Für Sicherheit sorgen 9. Raum und Zeit gestalten, arbeiten und spielen 10. Kommunizieren 11. Kind, Frau, Mann, nonbinär sein 12. Sinn finden im Werden, Sein, Vergehen

ABB. 2.35

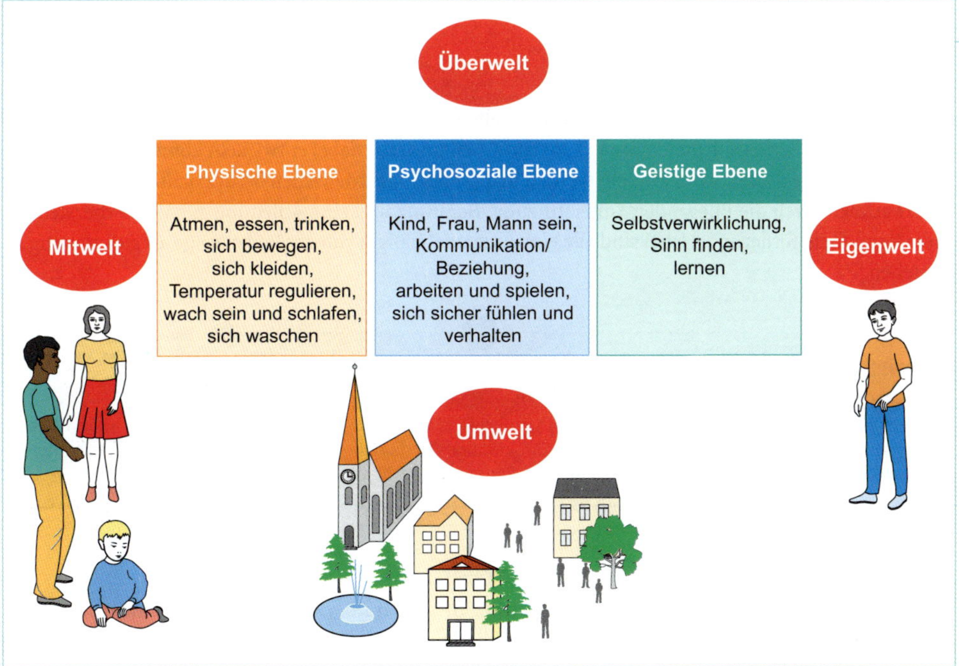

Abb. 2.35 ATL-Modell nach Juchli [L143]

MERKE

MERKE

Bedürfniselemente: Nach dem ATL-Modell müssen die Grundbedürfnisse des Menschen für das Streben nach Gesundheit erfüllt werden. Aufgabe der Pflege ist es, Unterstützung zu leisten. Dabei sind die Bedürfnisse hierarchisch angeordnet.
Kategoriale Elemente: Nach dem ATL-Modell hat die Pflege den Auftrag, den zu Pflegenden anzuleiten, zu beraten und zu fördern nach dem Grundsatz „Hilfe zur Selbsthilfe". Dabei nimmt die Gesundheitsbildung im Sinne der Gesundheitsförderung und Prävention einen elementaren Schwerpunkt ein.
Kernpflegeelemente: Nach dem ATL-Modell sind zur Pflege und Gesundheitsförderung von Menschen zwölf Kernpflegeelemente (ATL) zu berücksichtigen (➤ Tab. 2.15).

Aktivitäten, Beziehungen und existenzielle Erfahrungen des Lebens (ABEDL)

Das Modell der **Aktivitäten, Beziehungen und existenziellen Erfahrungen des Lebens** (ABEDL-Modell) von Monika Krohwinkel, das ursprünglich als Modell der Aktivitäten und existenzielle Erfahrungen des Lebens (AEL-Modell) konzipiert wurde, ist eine Erweiterung der LA und des ATL-Modells.

MERKE

MERKE

Die Pflegetheorie des **ABEDL-Modells** nach Krohwinkel umfasst mehr als ein reines Pflegemodell. Folgende Modellvorstellungen werden in der Theorie mit bedient:

- **Pflegerahmenmodell:** Definition der Prozesspflege und des Pflegeinteresses, Definition der pflegerischen Zielstellung und der pflegerischen Hilfestellung
- **Pflegeprozessmodell:** Lösung von individuellen Problemlösungs- und Beziehungsprozessen in vier Prozessschritten
- **Managementmodell:** Definition der pflegerischen Rahmenbedingungen im Kontext von zeitlichen, personellen und strukturellen Ressourcen

In der Ausführung umfasst das ABEDL-Modell eine Ergänzung der pflegerischen Kernpflegelemente, also der Aktivitäten des täglichen Lebens. Insgesamt umfasst das ABEDL-Modell 13 **Kernpflegeelemente** (Aktivitäten), die miteinander in Beziehung stehen. Hierzu gehören:

1. Kommunizieren
2. Sich bewegen
3. Vitale Funktionen aufrechterhalten
4. Sich pflegen
5. Essen und trinken
6. Ausscheiden
7. Sich kleiden
8. Ruhen, schlafen sich entspannen
9. Sich beschäftigen, lernen, sich entwickeln
10. Die eigene Sexualität leben
11. Für eine sichere Umgebung sorgen
12. Soziale Kontakte und Beziehungen aufrechterhalten können
13. Mit existenziellen Erfahrungen des Lebens umgehen und sich dabei entwickeln können

Alle 13 Kernpflegeelemente des Modells werden in der Pflege von Menschen berücksichtigt und bei einem Bedarf erfolgt durch die Pflegenden Unterstützung, Beratung und eine Anleitung zur Wiederherstellung oder Gesundheitsförderung. Dabei sind alle Elemente unabhängig von der Reihenfolge als gleichwertig zu verstehen.

MERKE

MERKE

Das **ABEDL-Modell** wird häufig als Grundlage der Pflegeplanung und zur Gestaltung des Pflegeprozesses (➤ 4.1) genutzt. In vielen Langzeitpflegeeinrichtungen in Deutschland wurde es inzwischen jedoch von der **Strukturierten Informationssammlung (SIS®)** als Element des Strukturmodells abgelöst (www.bundesgesundheitsministerium.de/service/begriffe-von-a-z/e/entbuerokratisierung-der-pflegedokumentation).

2.4.3 Prävention und Gesundheitsförderung

2.4.3 Prävention und Gesundheitsförderung

Prävention und Gesundheitsförderung (➤ Abb. 2.36) sind mittlerweile ein zentraler Bestandteil der ganzheitlichen Pflege. Pflegende unterstützen und betreuen Menschen nicht mehr nur bei der Bewältigung von Krankheiten, sondern auch dabei, Krankheiten zu verhindern **(Prävention).** Weiterhin sind Pflegende dazu angehalten, gesundheitsbildende Maßnahmen durchzuführen **(Gesundheitsförderung).**

DEFINITION

DEFINITION

Gesundheitsförderung: alle Maßnahmen zur Stärkung gesundheitsfördernder Ressourcen.
Prävention: Vorbeugung; alle Maßnahmen zur Verhinderung oder Minimierung gesundheitlicher Störungen.

Präventions- und gesundheitsfördernde Angebote haben beide zum Ziel, die **Gesundheit** der Menschen **aufrechtzuerhalten** und dadurch die **Lebensqualität zu verbessern.** Die beiden Konzepte haben jedoch unterschiedliche Perspektiven und Ansätze (➤ Abb. 2.37).

ABB. 2.36

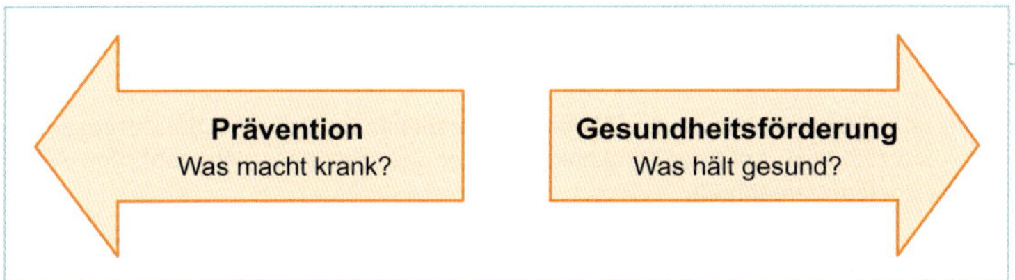

Abb. 2.36 Ansätze der Prävention und der Gesundheitsförderung [L143]

ABB. 2.37

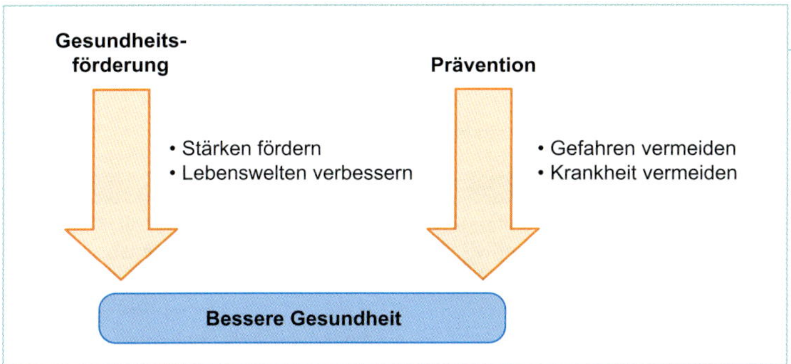

Abb. 2.37 Ziele der Prävention und der Gesundheitsförderung [L143]

Die **Wirkungsfelder** von Prävention und Gesundheitsförderung sind unabhängig von ihren Ansätzen in ihrer Funktion überschneidend. So richten sich beide Konzepte an verhaltensorientierte und verhältnisorientierte Maßnahmen (s. unten).

WISSEN ANWENDEN

WISSEN ANWENDEN

Auch Krankenkassen bieten ihren Mitgliedern solche Maßnahmen an. Recherchieren Sie, welche Angebote Ihre Krankenkasse zu Verfügung stellt.

Prävention

Als Prävention bzw. präventive Maßnahmen werden alle Ansätze bezeichnet, die eine Schädigung der Gesundheit (Krankheit, Verletzung) verhindern oder verzögern können bzw. weniger wahrscheinlich werden lassen. Dabei geht die Prävention von der Frage aus, welche **Risikofaktoren** Krankheiten verursachen und wie diese verhindert werden können. Die Prävention bzw. die präventiven Maßnahmen werden nach der WHO in primordiale, primäre, sekundäre und tertiäre Ansätze unterteilt (➤ Tab. 2.16).

TAB. 2.16

Tab. 2.16 Primordiale, primäre, sekundäre und tertiäre Prävention

Präventionsform	Erläuterung	Beispiel
Primordiale Prävention	Ziel ist die Verhinderung der Entstehung von Risikofaktoren, die zum Auftreten von Krankheiten führen können	Jodzusatz im Speisesalz zur Vorbeugung des Jodmangels
Primärprävention	Ziel ist die ... • Verhinderung der Entstehung einer Erkrankung • Verhinderung des Auftretens einer Neuerkrankung • Vermeidung von weiteren Risikofaktoren	• Maßnahmen zur Änderung der Lebensgewohnheiten (z. B. Rauchen) • Impfungen • Aufklärungskampagnen • Bewegung • Gewichtsreduktion
Sekundärprävention	Ziel ist die ... • Erkennung von Erkrankungen im Frühstadium • Vorbeugung von chronischen Erkrankungen	• Allgemeiner Gesundheitscheck • Früherkennungsmaßnahmen für Kinder und Erwachsene
Tertiärprävention	Ziel ist die ... • Vermeidung von Folgeschäden nach dem Eintritt einer Erkrankung • Pflege, Behandlung und Beratung von bereits Erkrankten, um weitere Folgeschäden zu vermeiden	• Maßnahmen der medizinischen, beruflichen und sozialen Rehabilitation • Tumornachsorge nach einer vorangegangenen Krebserkrankung • Maßnahmen zur Vermeidung von Komplikationen einer Erkrankung • Prophylaxen

WISSEN ANWENDEN

WISSEN ANWENDEN

Recherchieren Sie Informationen über **Früherkennungs- und Vorsorgeuntersuchungen** auf www.bundesgesundheitsministerium.de. Informieren Sie sich auch bei Ihrer Krankenkasse über das persönliche Angebot, den Zeitraum, die Zielgruppe und mögliche Kostenübernahmen.

Verhaltens- und Verhältnisprävention

Entsprechend den Maßnahmen kann zusätzlich zwischen **Verhaltens- und Verhältnisprävention** unterschieden werden. Die präventiven Maßnahmen richten sich hierbei entweder an die einzelnen Individuen oder an die gesellschaftlichen Rahmenbedingungen, die zur **Verhinderung von Krankheiten** führen (➤ Tab. 2.17).

TAB. 2.17

Tab. 2.17 Verhaltens- vs. Verhältnisprävention

	Verhaltensprävention	Verhältnisprävention
Begriffsbestimmung	Einflussnahme auf den individuellen Gesundheitszustand oder auf das individuelle Gesundheitsverhalten (z. B. Rauchen, Bewegungsarmut)	Einflussnahme auf Gesundheit/Krankheit durch Veränderung der Lebensbedingungen/Umwelt von Personen
Beispiele	• Impfungen • Früherkennungsuntersuchungen • Fernsehspots zur AIDS-Aufklärung (Verwendung von Kondomen)	• Ergonomische Maßnahmen am Arbeitsplatz • Einführung einer Salatbar in der Cafeteria eines Betriebs • Serienmäßiger Einbau von Airbags in Autos

Gesundheitsförderung

Die Gesundheitsförderung orientiert sich in ihrem Ansatz nach der Ottawa-Charta der Weltgesundheitsorganisation (WHO) mit dem Fokus auf den **Erhalt und zur Förderung von Gesundheit.** Abgrenzend zur Prävention handelt es sich bei der Gesundheitsförderung um Maßnahmen, die auf gesellschaftlicher und individueller Ebene die Gesundheit von Menschen erhalten und fördern möchte. Gesundheitsfördernde Maßnahmen haben also zum Ziel, die Einflussfaktoren (Individuum, Umwelt, Politik, Gesellschaft etc.) so zu verändern, dass ein „gesundes" Leben ermöglicht wird.

MERKE

MERKE

Die **Gesundheitsförderung** orientiert sich an dem **salutogenetischen Modell** zur Gesundheit und möchte Gesundheit durch die Nutzung von Ressourcen erhalten bzw. fördern. Die **Prävention** orientiert sich am **biopsychosozialen Modell** zur Entstehung von Krankheiten (Risikofaktorenmodell) und möchte krank machende Faktoren verhindern. Strategisch können jedoch die gleichen Ansätze gewählt werden (➤ 2.4.1).

MITDENKEN

MITDENKEN

Gesundheitsförderung und Prävention sind nicht nur für das Tätigkeitsfeld der Pflegeassistenz relevant. Auch andere Berufe haben zum Ziel, zu Pflegende zu einer gesünderen Lebensweise zu verhelfen. Hierzu gehören Physiotherapie, Ergotherapie, medizinische Berufe etc. Es ist ratsam, alle Fachrichtungen in den Pflegeprozess mit einzubeziehen. Nur so kann ein ganzheitlicher Pflegeansatz erfolgreich sein.

WIEDERHOLUNGSFRAGEN

1. Erläutern Sie mögliche Indikatoren für ein Leitbild der Pflege.
2. Erklären Sie den Unterschied zwischen extrinsischen und intrinsischen Einflussfaktoren auf das Lernen.
3. Nennen Sie zwei mögliche Fortbildungsangebote für Pflegeassistenten.
4. Erläutern Sie mögliche Strategien, um zu Pflegende mit einem Schamgefühl zu versorgen.
5. Erörtern Sie mögliche Ursachen des Mobbings im Tätigkeitfeld der Pflegeassistenz.
6. Erklären Sie den Problemlösungsprozess in der evidenzbasierten Pflege.
7. Erörtern Sie die Relevanz von Theorien, Modellen und Konzepten in der Pflege.
8. Argumentieren Sie für und gegen die medizinische Sichtweise auf „Gesundheit und Krankheit".
9. Argumentieren Sie für und gegen die Bedeutung des WHO-Modells von Gesundheit.
10. Unterscheiden Sie die Ansätze der Prävention und der Gesundheitsförderung.
11. Erklären Sie den Unterschied zwischen Verhaltensprävention und Verhältnisprävention.

LITERATUR UND KONTAKTADRESSEN

Quellen

Bartoszek G., Kommerell T, Meyer G. Pflegewissenschaft und Evidence-based Nursing (EBN). In: Keller C, Menche N (Hrsg.): Pflegen. Grundlagen und Interventionen. 2. Aufl. München: Elsevier; 2017: 108–120.

Becker S et al. Leitfaden zu Erstellung von Prüfungsaufgaben für die zentrale schriftliche Abschlussprüfung an Berufsfachschulen für Pflege nach der Pflegeberufe-Ausbildungs- und Prüfungsverordnung vom 2.10.2018. 2023. Aus: www.schule-bw.de/faecher-und-schularten/berufliche-schularten/berufsfachschule/sozialpflegerischer-bereich/dreijbfsaltenpflegehilfe/leitfaden-schriftliche-abschlusspruefung-berufsfeld-pflege_vers05.pdf/@@download/file/leitfaden-schriftliche-abschlusspruefung-berufsfeld-pflege_vers05.pdf (letzter Zugriff: 18.12.2024).

Behrens J, Langer G. Handbuch Evidence-based Nursing. Externe Evidence für die Pflegepraxis. Bern: Huber; 2010.

Bonita R, Baeglehole R, Kjellström T. Einführung in die Epidemiologie. 3. Aufl. Bern: Huber; 2013.

Burger M. Lernwelt Mobbing. Wiesbaden: Springer Fachmedien; 2020.

Crybeck C et al. Sprungbrett Soziales. Arbeitsheft und Prüfungstraining. Berlin: Cornelsen; 2018.

Deutsches Institut für Medizinische Dokumentation und Information (DIMDI). 2012. Aus: www.dimdi.de/dynamic/de/klassifikationen/icf/ (letzter Zugriff: 26.4.2023).

Drude C. Pflegen im Wandel der Zeit. In: Keller C (Hrsg.). Pflegen. Grundlagen und Interventionen. 3. Aufl. München: Elsevier; 2021: 3–16.

Düvel F. Pflegewissenschaft. In: Conzen C, Freund J, Overlander G (Hrsg.). Pflegemanagement heute. 2. Aufl. München: Elsevier; 2016: 80–93.

Eggert S, Schnapp DP, Sulmann D. Aggression und Gewalt in der informellen Pflege. 2018. Aus: www.zqp.de/wp-content/uploads/ZQP_Analyse_Gewalt_informelle_Pflege.pdf (letzter Zugriff: 7.12.2024).

Hobmair H (Hrsg.). Psychologie. 5. Aufl. Köln: Bildungsverlag EINS; 2013.

Hokenbecker-Belke E. Pflegewissenschaft, Pflegetheorien und Pflegeorganisation. In: Andrea S, Hokenbecker-Belke E, Ekert DP, et al. (Hrsg.): Pflegeassistenz – Lehrbuch für die Gesundheits- und Krankenpflege und Altenpflege. 2. Aufl. Stuttgart: Thieme, 2016: 39–60.

Jürgensen A. Pflegehilfe und Pflegeassistenz. Ein Überblick über die landesrechtlichen Regelungen für die Ausbildung und den Beruf. Bundesinstitut für Berufsbildung. 2. Aufl. 2023. Aus: www.bibb.de/dienst/publikationen/de/19206 (letzter Zugriff: 7.12.2024).

Karch J. Gewalt in der Pflege. 2019. Aus: www.pflege.de/pflegende-angehoerige/pflegewissen/gewalt-in-der-pflege/ (letzter Zugriff: 7.12.2024).

Keller C, Menche N, Naegele M. Allgemeine Krankheitslehre. In: Keller C, Menche N (Hrsg.). Pflegen. Gesundheits- und Krankenlehre. 2. Aufl. München: Elsevier; 2017: 7–40.

Kessler H. (Hrsg.). Kurzlehrbuch Medizinische Psychologie und Soziologie. 4. Aufl. Stuttgart: Thieme; 2021.

Köllner V. Mobbing am Arbeitsplatz. In: Badura B et al. (Hrsg.). Fehlzeiten-Report 2017. Krise und Gesundheit – Ursachen, Prävention, Bewältigung. Berlin: Springer; 2017: 121–129.

Koop M. Gesundheit und Krankheit. In: Huch R, Jürgens KD, Engelhardt S (Hrsg.). Mensch Körper Krankheit. 8. Aufl. München: Elsevier; 2019: 42–69.

Lorenz RF. Salutogenese. Grundwissen für Psychologen, Mediziner, Gesundheits- und Pflegewissenschaftler. 3. Aufl. Basel: Reinhardt RV; 2016.

Oelke U et al. In guten Händen. 2. Aufl. Pflegebasiswissen. Berlin: Cornelsen; 2016.

Overmann-Welp E. Digitale Lernangebote in der Pflege. Neue Wege der Mediennutzung in der Aus-, Fort- und Weiterbildung. Berlin: Springer; 2020.

Seitz AM. Organisation der Pflegearbeit. In: Keller C (Hrsg.). Pflegen. Grundlagen und Interventionen. 3. Aufl. München: Elsevier; 2021: 81–108.

Siegerist J. Medizinische Soziologie. 6. Aufl. München: Elsevier; 2005.

Sitzmann F. Raum- und Zeit gestalten – sich beschäftigen. In: Andreae S et al. (Hrsg.). Pflegeassistenz. Lehrbuch für die Gesundheits- und Krankenpflege und Altenpflege. 3. Aufl. Stuttgart: Thieme; 2020: 348–369.

Schleicher S. Blickpunkt Sozialpflege. 3. Aufl. Köln: Bildungsverlag EINS; 2013.

Schwinger A et al. (Hrsg.) Pflege-Report 2023: Versorgungsqualität von Langzeitgepflegten. Berlin: Springer; 2023.
WHO Regionalbüro für Europa. Weltbericht Gewalt und Gesundheit. 2003. Aus: www.who.int/violence_injury_prevention/violence/world_report/en/summary_ge.pdf#page=4&zoom=auto, 713,0 (letzter Zugriff: 26.04.2023).
WHO. Ottawa Charter for Health Promotion. 1986. Aus: www.euro.who.int/de/publications/policy-documents/ottawa-charter-for-health-promotion,-1986 (letzter Zugriff: 26.4.2023).
Zentrum für Qualität in der Pflege (ZQP). Themenreport 2018: Vereinbarkeit von Beruf und Pflege. Berlin: 2018.

Weiterführende Literatur

GKV-Spitzenverband, Medizinischer Dienst Bund. Präventionsbericht 2024: Gesundheitsförderung und Prävention in allen Bereichen wieder auf Vor-Corona-Niveau. Berlin: 2024.
Stolle M, Kruse J, Brähler E. Gesundheitsförderung und Prävention: für Pflege- und andere Gesundheitsberufe. 6. Aufl. Bern: Huber; 2022.

Kontaktadressen

Weltgesundheitsorganisation Regional für Europa: www.euro.who.int/de.2020
Zentrum für Qualität in der Pflege (ZQP): www.zqp.de.2020
Deutsche Gesellschaft für Prävention und Gesundheitsförderung: https://dg-pg.de/.2020
Bundesministerium für Gesundheit: www.bundesgesundheitsministerium.de

KAPITEL

3 Werte, Haltungen und Einstellungen

Jana Teske

LERNZIELE

LERNZIELE: DAS KANN ICH BALD GUT

Am Ende dieser Lerneinheit werde ich ...

- eigene Werte, Haltungen und Einstellungen verstehen und reflektieren,
- für die besondere Situation von Familien in einer Pflegeeinrichtung sensibilisiert sein,
- die relevanten Begriffe Ethik, Moral und Autonomie kennen,
- ethische Dilemmata in der Pflege erkennen und verstehen,
- für ethische Handlungsmöglichkeiten und ihre Konsequenzen sensibilisiert sein,
- das Konzept Empowerment und seine Grenzen verstehen,
- Nähe und Distanz in Pflegebeziehungen aufbauen und gestalten können,
- bei der Verwendung digitaler Technologien ethische Anforderungen in der Pflege berücksichtigen.

Pina im Praxiseinsatz

Auf der Kinderstation verweigert ein Kind das Essen. Pina bekommt den Auftrag, ein Frühstückstablett für das zu pflegende Kind zusammenzustellen (➤ Abb. 3.1). Sie nimmt sich vor, später mit den Eltern zu sprechen, um nähere Informationen über das Essverhalten dieses Kindes zu bekommen.

Am Nachmittag trifft sich Pina mit ihrer besten Freundin. Diese kennt ein Kind, das die ersten drei Lebensjahre nur Pudding gegessen hat. Die Eltern waren froh, dass es überhaupt etwas zu sich genommen hat. Sie wollten ihr Kind nicht zwingen, etwas anderes zu essen.

ABB. 3.1

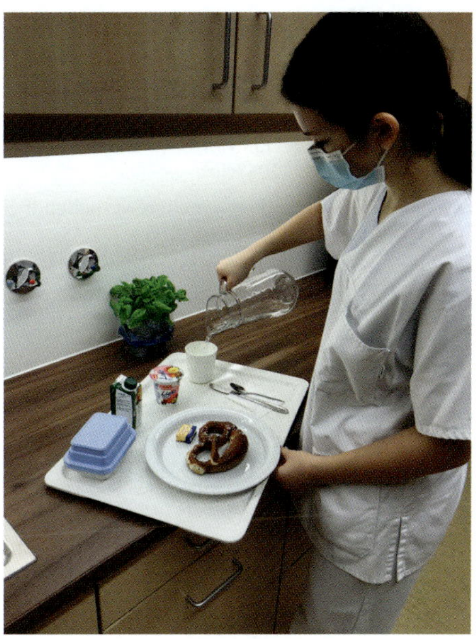

Abb. 3.1 Süß und salzig: Pina stellt für ein Kind, das nicht essen will, ein Frühstück mit Nahrungsmitteln unterschiedlicher Geschmacksrichtungen zusammen [J803]

3.1 Ethik und Moral im pflegerischen Handeln

In der Pflege gibt es oft Situationen, in denen Pflegende Entscheidungen für das Wohlergehen der zu Pflegenden treffen müssen, was eine komplexe und ethische Herausforderung darstellt. Dabei müssen sie die Konsequenzen ihrer Handlungen für die zu Pflegenden abwägen, was oft spontan und aus der vorliegenden Situation heraus geschieht. Solche Situationen werden als ethische Dilemmata (➤ 3.1.1) bezeichnet.

DEFINITION

Die **Ethik** beschäftigt sich mit verantwortungsvollen Handlungsmöglichkeiten in konkreten Situationen, z. B. wenn sich die Frage „Wie soll ich mich verhalten?" stellt.

Die **Moral** beschäftigt sich mit verbindlichen bestehenden Normen und Werten einer Gesellschaft, also damit, was als richtig und falsch angesehen wird. Die moralische Beurteilung unterliegt dabei folgenden Einflussfaktoren:

- Kultur
- Umwelt
- Bildung
- Erfahrung
- Erziehung
- Zeit

Als **Normen** werden allgemeingültige Regeln und Leitlinien bezeichnet, die das moralische Handeln von Menschen leiten. Normen beziehen sich auf Werte, d. h. Vorstellungen der Menschen darüber, welche Aspekte wichtig sind.

Werte (Wertvorstellungen) sind moralisch bzw. ethisch vertretbare Wesensmerkmale einer Person innerhalb einer Wertegemeinschaft (Gesellschaft), z. B.:

- Freiheit: *„Die Freiheit des Menschen liegt nicht darin, dass er tun kann, was er will, sondern dass er nicht tun muss, was er nicht will."* Jean-Jacques Rousseau
- Gesundheit: *„Die Gesundheit ist ein Zustand des vollständigen körperlichen, geistigen und sozialen Wohlergehens und nicht nur das Fehlen von Krankheit oder Gebrechen."* WHO (Weltgesundheitsorganisation)
- Familie: *„Ganz gewiss sollen Kinder Achtung vor ihren Eltern haben, aber ganz gewiss sollen auch Eltern Achtung vor ihren Kindern haben, und niemals dürfen sie ihre natürliche Überlegenheit missbrauchen. Niemals Gewalt."* Astrid Lindgren
- Frieden: *„Es gibt keinen Weg zum Frieden, denn Frieden ist der Weg."* Mahatma Gandhi
- Gerechtigkeit: *„Der Mensch kann nicht in einem einzelnen Lebensbereich Recht tun, während er in irgendeinem anderen Unrecht tut. Das Leben ist ein unteilbares Ganzes."* Mahatma Gandhi

In der Pflege sind ethische Fragestellungen relevant. Einige Quellen zum Thema Pflegeethik sind in ➤ Tab. 3.1 zusammengestellt.

Tab. 3.1 Quellen zum Thema Pflegeethik

Ethikrat	www.ethikrat.org
ICN-Ethik-Kodex für Pflegende	www.icn.ch
Deutscher Berufsverband für Pflegeberufe	www.dbfk.de/de/index.php
Bundesministerium für Familie, Senioren, Frauen und Jugend	www.bmfsfj.de/bmfsfj/themen/familie/smarte-gesellschaftspolitik/verantwortlich-handeln-im-digitalen-zeitalter-194206?view=
Deutsche Gesellschaft für Medizinische Informatik, Biometrie und Epidemiologie (GMDS)	www.gmds.de/publikationen/weitere-veroeffentli chungen/
Gesellschaft für Informatik Leitlinien Pflege 4,0 Handlungsempfehlungen für die Entwicklung und den Erwerb digitaler Kompetenzen in Pflegeberufen	gi.de/fileadmin/GI/Hauptseite/Aktuelles/Aktionen/Pflege_4.0/GI_Leitlinien_Digitale_Kompetenzen_in_der_Pflege_2017-06-09_web.pdf
Deutsches Institut für Menschenrechte	www.institut-fuer-menschenrechte.de
EACH-Charta für Kinder (Leitlinie für Rechte kranker Kinder)	www.akik.de/app/download/12016794960/EACH-CHARTA_Erläuterungen.pdf?t=1566393583
ZQP Pflege-Charta (Charta für würdevolle Pflege)	www.zqp.de/pflege-charta

3.1.1 Ethisches Dilemma

Unter einem ethischen Dilemma versteht man eine ethisch-moralische Entscheidungssituation, in der mehrere Handlungsmöglichkeiten gleichzeitig zur Verfügung stehen (➤ Abb. 3.2).

ABB. 3.2

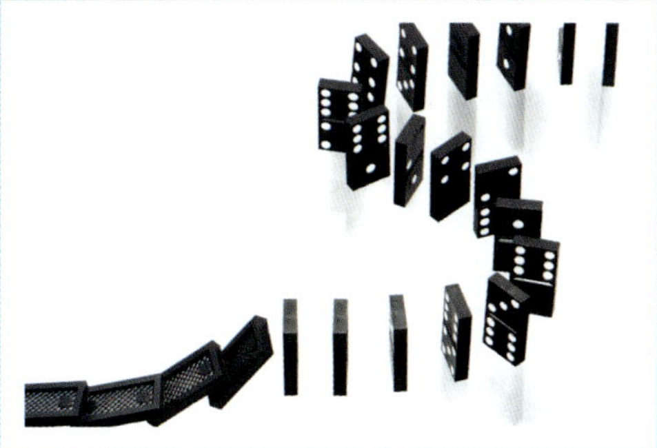

Abb. 3.2 Dominoeffekt: Die Entscheidung für eine Handlungsmöglichkeit bei einem ethischen Dilemma hat Konsequenzen und zieht mitunter weitere Entscheidungen nach sich. Diese möglichen Folgen müssen bei der Entscheidungsfindung so gut wie möglich berücksichtigt werden [J787]

Pina im Praxiseinsatz

Pina und ihre Freundin erkennen, dass es sich um ein schwieriges ethisches Dilemma handelt, da das Kind Nahrung verweigert und sowohl Eltern als auch Pflegende fürsorglich handeln müssen. Weitere Beispiele für ethische Dilemmata, die Pinas Freundin kennt, sind:

- Wer trifft Entscheidungen für ein Kind, wenn es nicht schlafen, sich nicht anziehen oder essen möchte? Wie sollten Pflegepersonen in solchen Fällen handeln und die Eltern beraten?
- Was tun, wenn sich ein zu pflegendes Kind bei medizinischen Untersuchungen so stark wehrt, dass es festgehalten werden muss und möglicherweise die Eltern das Zimmer verlassen müssen?
- Wie gehen Pflegepersonen damit um, wenn ein zu pflegendes Kind mit einer chronischen Erkrankung und/oder starken Schmerzen den Wunsch äußert, sterben zu wollen? Sollte das Kind selbst entscheiden dürfen oder die Eltern?

MERKE

MERKE

Einerseits gibt es keine universelle Lösung für ethische Dilemmata, denn diese sind kontextabhängig bzw. sehr subjektiv. Andererseits muss jeder, der sich in einer solchen Situation befindet, für sich das Für und Wider abwägen, vorausschauend denken, Konsequenzen ziehen und Verantwortung für sein Handeln übernehmen.

Einschätzung eines ethischen Dilemmas

Zur Einschätzung ethischer Dilemmata ist es sehr hilfreich, **Instrumente** – wie in dem Beispiel Essenskarten und Ernährungsprotokolle (➤ Abb. 3.3) – zu nutzen, um ggf. die pflegerischen Entscheidungen und Handlungen z. B. in einer Pflegevisite begründen zu können.

ABB. 3.3

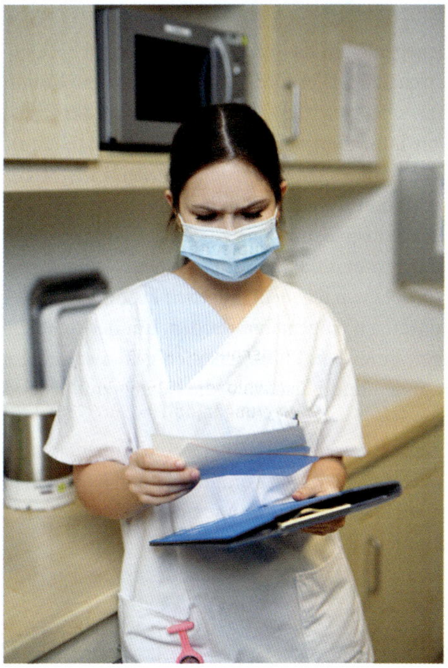

Abb. 3.3 Instrumente helfen bei der Einschätzung ethischer Dilemmata und der Entscheidungsfindung – in diesem Fall Essenskarte und Ernährungsprotokoll [J803]

Entscheidungsfindung bei einem ethischen Dilemma

Methoden zur Entscheidungsfindung bei ethischen Dilemmata in der Pflege können auf verschiedenen Ansätzen basieren. Eine Möglichkeit ist die Anwendung des **Evidence-based Nursing** (➤ 2.3), indem die klinische Expertise der Pflegenden, die Präferenzen der zu Pflegenden und die besten verfügbaren Forschungsergebnisse berücksichtigt werden. Dies kann zu einer fundierten Entscheidung führen. Eine weitere Methode ist die Durchführung **ethischer Fallbesprechungen,** bei denen unterschiedliche Sichtweisen und Werthaltungen gleichberechtigt diskutiert werden. Die Moderation spielt dabei eine wichtige Rolle, um sicherzustellen, dass abweichende Perspektiven respektiert und eingebracht werden können.

3.1.2 Ethik im digitalen Zeitalter

Die zunehmende Digitalisierung von Dienstleistungen und die Entwicklung von digitalen Anwendungen bedeutet auch, sich mit digital-ethischen Fragen auseinandersetzen zu müssen. Es geht um Chancen und Herausforderungen, aber auch um die nötige Akzeptanz des digitalen Wandels und darum, Probleme zu erkennen und eine Antwort darauf zu geben, was „gut" im digitalen Zeitalter ist. Für den Pflegebereich gibt es Ethikbestimmungen und Leitlinien, die sich mit den ethischen Herausforderungen und Fragen im Zusammenhang mit der Nutzung digitaler Technologien in der Pflege befassen und Handlungsanweisungen geben:

- Der **Deutsche Ethikrat** ist ein unabhängiges Gremium, das die Bundesregierung und den Deutschen Bundestag in ethischen Fragen berät. Der Ethikrat hat sich auch mit dem Thema der digitalen Pflege befasst und **Empfehlungen zu ethischen Aspekten der Digitalisierung im Gesundheitswesen** veröffentlicht.
- Die **Bundesärztekammer (BÄK)** hat **Richtlinien zur ärztlichen Berufsausübung** veröffentlicht, die auch für die digitale Pflege relevant sind. Sie betonen den Schutz der ärztlichen Schweigepflicht, den verantwortungsvollen Umgang mit Gesundheitsdaten und die Wahrung der Autonomie und Privatsphäre der zu Pflegenden.
- In Deutschland gelten Datenschutzgesetze wie die **Datenschutz-Grundverordnung (DSGVO)** und das **Bundesdatenschutzgesetz (BDSG).** Diese Gesetze enthalten Bestimmungen zum Schutz personenbezogener Daten einschließlich Gesundheitsdaten, die bei der digitalen Pflege erhoben und verarbeitet werden.
- Die **Deutsche Gesellschaft für Medizinische Informatik, Biometrie und Epidemiologie (GMDS)** hat **Leitlinien** und **Empfehlungen zur Nutzung von Informations- und Kommunikationstechnologien im Gesundheitswesen** erstellt. Diese Leitlinien enthalten ethische Prinzipien und Handlungsempfehlungen für die digitale Pflege.

Es ist zu beachten, dass sich die Rechtslage und die Bestimmungen bezüglich des Einsatzes digitaler Technologien in der Pflege in Deutschland ständig weiterentwickeln. Daher ist es ratsam, aktuelle Informationen und Quellen von relevanten Institutionen zu konsultieren (➤ Tab. 3.1).

Digitale Technologien in der Pflege

Im Bereich der digitalen Pflege ist es wichtig, dass Pflegepersonen das Fachwissen der Angehörigen in Bezug auf die zu pflegende Person akzeptieren und wertschätzen. Dies fördert eine erfolgreiche Kommunikation und Gestaltung der Pflegebeziehung (➤ 3.2.3), wobei gleichzeitig ethische Aspekte der Digitalität wie Datenschutzbestimmungen, Gewährleistung von informierter Einwilligung (➤ 7.4.3) und die Transparenz bei der Verwendung von digitalen Lösungen berücksichtigt werden müssen. Es ist wichtig, dass Pflegepersonen sich dieser Bestimmungen bewusst sind und entsprechende Maßnahmen ergreifen, um den Schutz der Privatsphäre und der informationellen Selbstbestimmung zu gewährleisten.

Die Integration digitaler Technologien und Anwendungen in die Pflege eröffnet neue Möglichkeiten der Beratung und Anleitung, beispielsweise durch den Einsatz von telemedizinischen Lösungen oder Online-Plattformen. Dabei müssen jedoch ethische Bestimmungen eingehalten werden, um den Schutz der Privatsphäre und der sensiblen Gesundheitsdaten zu gewährleisten. Pflegepersonen gehen sensibel mit digitalen Tools um und stellen sicher, dass die Informationen und Ratschläge, die sie den zu Pflegenden geben, auf fundiertem Wissen und validen Quellen basieren.

Darüber hinaus müssen Pflegepersonen die möglichen Auswirkungen digitaler Technologien auf die Pflegebeziehung und den psychosozialen Aspekt berücksichtigen. Digitale Kommunikation kann den persönlichen Kontakt nicht vollständig ersetzen, und es ist wichtig, die Bedürfnisse und Präferenzen der zu Pflegenden in Bezug auf den Einsatz digitaler Pflegemethoden zu berücksichtigen.

3.2 Autonomie der zu pflegenden Menschen und deren Angehörigen

Pina und ihre Freundin erkennen ein ethisches Dilemma in Bezug auf die Verweigerung der Nahrung durch das Kind und die Verantwortung der Eltern und der Pflegenden. Pinas Freundin nennt weitere Beispiele für ethische Dilemmata wie Entscheidungen bezüglich des Schlafengehens, Anziehens oder der Essengewohnheiten sowie des Festhaltens eines Kindes bei medizinischen Untersuchungen. Die Frage, wer in solchen Situationen entscheidet – das Kind oder die Eltern – wird aufgeworfen.

DEFINITION

Der Begriff **Autonomie** umfasst das Recht des Menschen auf Selbstbestimmung.
Der Begriff **Familie** umfasst:

- Immer zwei Generationen Eltern oder Elternteil und im Haushalt lebende Kinder (Kernfamilie),
- Alle Eltern-Kind-Gemeinschaften:
  - Ehepaare, nicht eheliche Lebensgemeinschaften (gemischt-/gleichgeschlechtlich) sowie alleinerziehende Mütter und Väter mit Kindern im Haushalt
  - Stief-, Pflege- und Adoptivkinder ohne Altersbegrenzung
- Familie wird als offenes und dynamisches System gesehen:
  - Beziehungen werden als Einheit gesehen.
  - Es wird nach Stabilität in den Beziehungen gestrebt.
  - Die Einflüsse zwischen den Mitgliedern sind wechselseitig.
  - Die Mitglieder müssen nicht verwandt sein, sie fühlen sich aber verbunden und stehen in engem Kontakt.
  - Struktur und Organisation stehen in Wechselbeziehung zur Umwelt, um bestimmte Aufgaben zu lösen.
- Familiengesundheit wird erreicht, wenn Kongruenz ...
  - innerhalb der Familie besteht, d. h., alle zufrieden sind und miteinander auskommen,
  - zwischen Familie und Umwelt besteht, d. h., die Familie in Übereinstimmung mit den Erwartungen der Gesellschaft agiert.

Pina reflektiert die Herausforderungen der ethischen Entscheidungsfindung für Familien. Sie muss sowohl das **autonome Recht** der Familie auf Selbstbestimmung als auch die **Fürsorgepflicht,** die die Grundbedürfnisse des Kindes zu erfüllen, berücksichtigen. Obwohl sie die ethischen Prinzipien verstanden hat, findet Pina es schwierig, sie in der Praxis anzuwenden.

MERKE

Die Achtung der Autonomie einer Familie ist ein wichtiger Wert in der Pflege. Bei der Pflege eines Kindes ist es entscheidend, die Familie in den Pflegeprozess einzubeziehen. Dies kann **zu ethischen Konfliktsituationen** führen, da einerseits die Selbstbestimmung der Familie/des Kindes berücksichtigt werden soll, andererseits aber auch das erforderliche Wissen um notwendige Maßnahmen besteht. Es ist wichtig, einen verantwortungsbewussten Entscheidungsprozess zu entwickeln, der ethische Werte berücksichtigt.

3.2.1 Nähe und Distanz

Pina hat die Aufgabe, das Essen für alle zu Pflegenden zu bestellen. Sie denkt über die Bedeutung der Nahrungsaufnahme für ein krankes Kind nach und reflektiert die Abhängigkeit des Kindes von seinen Eltern und die Bedeutung deren Ernährungsgewohnheiten. Sie fragt sich, ob es angemessen ist, das Thema Essen gegenüber den Eltern anzusprechen, und überlegt, wie sie mit Empathie, Selbstreflexion und Toleranz auf die Situation der Familie eingehen kann.

Der Umgang mit Nähe und Distanz in pflegerischen Beziehungen ist ein wichtiger Aspekt der **Professionalität** und des **beruflichen Selbstverständnisses** der Pflege. Dabei fällt die Balance zwischen Nähe und Distanz im Arbeitsalltag nicht immer leicht. Um gut pflegen zu können, müssen Pflegende Nähe erlauben. Um sich jedoch erholen zu können und Kraft für den Alltag zu schöpfen, müssen sich Pflegepersonen von der Arbeit distanzieren (➤ 2.5). Zudem müssen sich Pflegende folgender Herausforderungen bewusst sein:

- In der Pflege werden häufig gesellschaftliche Grenzen überschritten.
- Pflegerische Handlungen können stark in den persönlichen Lebensbereich eines Menschen eingreifen.
- Die Körperpflege erfordert oft das Eindringen in die Intimsphäre.
- Bei kognitiven Einschränkungen gewinnt die Kommunikation durch Berührung an Bedeutung.
- Pflegepersonen müssen sich der Überschreitung der Nähe-Distanz-Grenze bewusst sein.
- Pflegepersonen können mit dem Tod zu Pflegender konfrontiert werden.

- Eine enge Beziehung zum zu Pflegenden kann Trauer und Mitgefühl hervorrufen. Diese emotionale Belastung kann sich auf das private und berufliche Umfeld auswirken.
- Kombiniert mit beruflichem Stress, Personalmangel und Arbeitsklima kann die emotionale Belastung auch dazu führen, dass Pflegepersonen ihren Beruf aufgeben.

Distanzzonen und ihre Auswirkung auf die Pflege

Menschen aller Kulturen schaffen sich verschiedene Raum- oder Distanzzonen, in die unter „normalen" Umständen das Eindringen anderer in Abhängigkeit von deren Status mehr oder weniger toleriert wird. Differenziert werden vier Zonen (➤ Abb. 3.4):

ABB. 3.4

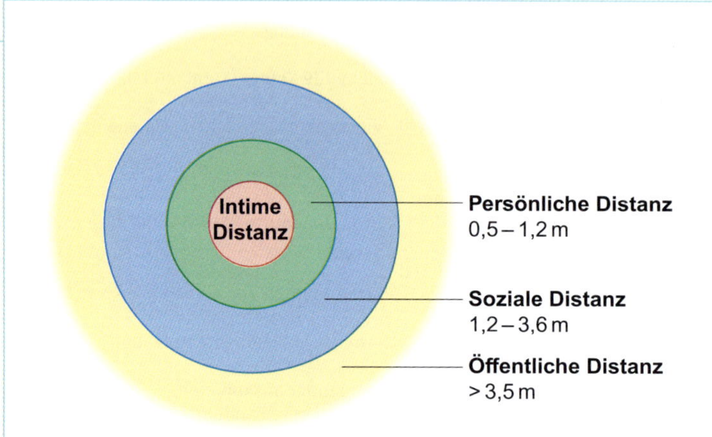

Abb. 3.4 Die vier Raum- bzw. Distanzzonen, die in der Pflege nicht immer gewahrt werden können [L234]

- **Intimer Raum:** Die Grenze liegt bei ca. 50 cm. Ein Überschreiten wird i. d. R. nur Ehe-/Lebenspartnern, Sexualpartnern, kleinen Kindern und sehr engen Familienangehörigen erlaubt. In dieser Zone ist berühren, riechen, Atem und Wärme wahrnehmen überall möglich. Dieser Raum ist in der Pflege unbedingt zu wahren und nach Möglichkeit nur mit Zustimmung des zu Pflegenden zu überschreiten.
- **Persönlicher Raum:** Beschreibt den Umkreis von 50 bis 120 cm und bleibt Freunden vorbehalten. Auch dieser Raum ist in der Pflege nach Möglichkeit nur mit Zustimmung des zu Pflegenden zu überschreiten.
- **Sozialer Raum:** Im Umkreis von 120 bis 360 cm finden wechselseitige Interaktionen statt, ohne dass es zu einer Berührung oder einer Geruchswahrnehmung kommt. In diesen Bereich fallen im übertragenen Sinn z. B. auch Fragen der persönlichen Umgangsformen (z. B. Duzen) im Fall einer längerfristigen pflegerischen Zusammenarbeit.
- **Öffentlicher Raum:** Diesen Bereich grenzen Abstände größer als 350 cm ab. Können fremde Menschen in bestimmten Situationen infolge äußerer Zwänge diese Distanz nicht einhalten – z. B. in Aufzügen oder in Bussen und Bahnen –, wird der soziale Austausch durch Handlungen wie in die Luft starren oder auf den Boden schauen unterbunden.

MERKE

MERKE

Eine professionelle Nähe-Distanz-Regulierung ist entscheidend für die Pflege:

- Der Beziehungsaufbau erfolgt mit angemessener Distanz und Nähe.
- Berufseinsteiger haben oft Schwierigkeiten, das richtige Maß an Nähe und Distanz zu finden.
- Ist die klare Trennung zwischen Nähe und Distanz einmal aufgehoben, ist es schwierig, diese wiederherzustellen.
- Der Gewinn des Vertrauens der zu Pflegenden und ein erfolgreicher Beziehungsaufbau werden als positives Gefühl erlebt.
- Es kommt zur Ernüchterung, wenn zu Pflegende den Wunsch nach privater Beziehung haben. Sie können persönlich gekränkt sein, wenn die Pflegeperson diesem Wunsch nicht nachkommt. In diesem Fall ist die Zusammenarbeit mit dem zu Pflegenden einer anderen Pflegeperson zu übertragen.

3.2.2 Empowerment
Pina im Praxiseinsatz

3.2.2 Empowerment

Pina spricht mit der Mutter des Kindes und ist überrascht, dass diese nichts von den Essenskarten und dem Ernährungsprotokoll wusste. Sie hilft nun der Mutter dabei, Antworten auf ihre Ernährungsfragen zu bekommen, erklärt ihr das Ausfüllen der Essenskarten und das Führen des Ernährungsprotokolls. Pina vereinbart zudem einen Termin mit der Ernährungsberaterin und informiert die Mutter darüber. Sie fragt sich, warum die Mutter nicht selbst daran gedacht hat, sich um die Ernährung ihres Kindes zu kümmern.

DEFINITION

Empowerment (engl. Ermächtigung, Übertragung von Verantwortung) bezeichnet Strategien zur Steigerung von Autonomie und Selbstbestimmung von Menschen oder Gemeinschaften.

- Es umfasst den Prozess der Selbstermächtigung und die professionelle Unterstützung, um Machtlosigkeit zu überwinden und Ressourcen zu nutzen.
- Voraussetzungen für Empowerment sind Vertrauenskultur, Verantwortungsdelegation, Qualifizierung und passende Kommunikationssysteme.
- Empowerment wird auch als Selbstkompetenz bezeichnet und fördert die Mündigkeit des Bürgers.
- In der Gesundheitsförderung ist Empowerment ein zentrales Konzept für selbstständiges Handeln und Partizipation des zu Pflegenden.
- Kritikpunkte umfassen die Defizitdiagnose und Asymmetrie der Experten-Klienten-Beziehung sowie die Herausforderungen bei psychisch kranken Menschen in Krisensituationen.
- Die Umsetzung des Empowermentkonzepts erfordert eine Kommunikations- und Reflexionsfähigkeit der Betroffenen.

DEFINITION

Pina im Praxiseinsatz

Pina hat verstanden, dass man ohne Wissen nicht handeln kann. Die Mutter konnte die Essenskarten nicht ausfüllen, da sie nicht informiert worden ist. Außerdem befindet sie sich in einer Ausnahmesituation, da ihr Kind die Nahrung verweigert und sie sich in einer für sie ungewohnten Umgebung befindet. Sie hat die Verantwortung für ihr Kind an die Pflegenden abgegeben.

3.2.3 Aufbau und Gestaltung von Pflegebeziehungen

3.2.3 Aufbau und Gestaltung von Pflegebeziehungen

Pina im Praxiseinsatz

Pina möchte mehr über das Essverhalten des Kindes erfahren und herausfinden, ob sie mit ihrer Einschätzung der Situation „Nahrungsverweigerung" richtig liegt. Sie überlegt, welche Ressourcen Mutter und Kind im Sinne des Pflegeprozesses (➤ 4.1.1) zur Verfügung stehen.

Pflegerische Aufgaben in Bezug auf die Familie

- Unterstützung der Familie durch Hilfe zur Selbsthilfe im Rahmen des Empowerments
- Anregung der aktiven Beteiligung der Familie an medizinischen und pflegerischen Aktivitäten
- Schaffung einer gemeinsamen Basis zum Beziehungsaufbau mit den einzelnen Familien und ihren Kindern
- Bereitstellung von Anleitungen, Erklärungen und Beratungen für mögliche Veränderungen der Behandlung und neue pflegerische Maßnahmen
- Unterstützung des Kindes bei pflegerischen Maßnahmen als Zeichen der professionellen Teamarbeit
- Kontaktbereitschaft, Offenheit, Toleranz und Akzeptanz seitens des Pflegepersonals für eine angenehme Atmosphäre und ein tragfähiges Vertrauensverhältnis als wesentliche Voraussetzung für die Kommunikation im Pflegeprozess (➤ 5.1)

MERKE

- Hektisches, ungehaltenes oder unverständliches Verhalten kann zu Missverständnissen zwischen Eltern und Pflegepersonen führen.
- Es bestehen Erfahrungsunterschiede und unterschiedliche Sichtweisen zwischen Pflegepersonen, Eltern und Kindern.
- Wesentliche Aspekte, die Pflegepersonen beachten, sind die Bewahrung innerer Ruhe, Konzentration und Geduld sowie das Erklären von Pflegemaßnahmen während ihrer Durchführung.
- Eine ruhige Zusammenarbeit zwischen Eltern, Kind, Arzt und Pflegeperson trägt zu einem entspannten und einheitlichen Ablauf bei, z. B. während einer Untersuchung.
- Hektik, Unruhe und Stress seitens des Behandlungsteams können sich auf alle Beteiligten auswirken und eine Situation eskalieren lassen. In solchen Fällen ist die Unterstützung des zu Pflegenden besonders wichtig.

MERKE

WIEDERHOLUNGSFRAGEN

1. Erläutern Sie eigene Werte, Haltungen und Einstellungen, die Ihnen wichtig sind.
2. Erläutern Sie die Auswirkungen von pflegerischen Handlungen in besonderen Situationen, z. B. bei der Betreuung von Familien.
3. Erklären Sie die relevanten Begriffe Ethik, Moral und Autonomie in Bezug auf pflegerische Beziehungen.
4. Erläutern Sie das Konzept des Empowerments und reflektieren Sie seine Grenzen in Bezug auf den Unterstützungsbedarf von zu Pflegenden.
5. Diskutieren Sie Möglichkeiten zur Gestaltung von Pflegebeziehungen unter Berücksichtigung von Nähe und Distanz.
6. Nennen Sie Kriterien für die Verwendung digitaler Technologien in der Pflege unter Berücksichtigung ethischer Anforderungen.

LITERATUR UND KONTAKTADRESSEN

Quellen

Deutscher Berufsverband für Pflegeberufe (DBfK). Ethische Konflikte – Lösungsvorschläge aus der Praxis für die Praxis. 2019. Aus: www.dbfk.de/media/docs/newsroom/publikationen/BAG_Broschuere_Ethische-Konflikte_2019.pdf (letzter Zugriff: 30.10.2023).

Ekert B. Ethische Herausforderungen. In: Andreae S. (Hrsg.). Pflegeassistenz. Lehrbuch für die Gesundheits- und Krankenpflegehilfe und Altenpflegehilfe. Stuttgart, New York: Georg Thieme, 2016; 67–71.

Ethify.org. Ethisches Dilemma – was ist das eigentlich? 2010. Aus: http://ethify.org/content/ethisches-dilemma-was-ist-das-eigentlich (letzter Zugriff: 30.10.2023).

Hochscheid D. Ethik in der Pflege. In: Hoehl M, Kullick P (Hrsg.). Gesundheits- und Kinderkrankenpflege. Stuttgart, New York: Georg Thieme; 2012: 14–23.

Kullick K. Kommunizieren. In: Hoehl M, Kullick P (Hrsg.). Gesundheits- und Kinderkrankenpflege. Stuttgart, New York: Georg Thieme; 2012: 183–190.

Nau J. Empowerment als Konzept für die Pflege. Pflege Wissenschaft Info. Printernet. Online-Ausgabe, 2005; 3(5): 883.

Schütz D. Familienorientierte Pflege und Betreuung. In: Hoehl M, Kullick P (Hrsg.). Gesundheits- und Kinderkrankenpflege. Stuttgart: Thieme; 2012: 146–151.

Weiterführende Literatur

Aktionskomitee Kind im Krankenhaus (AKIK). Die EACH Charta mit Erläuterungen. 2018. Aus: www.akik.de/app/download/12016794960/EACH-CHARTA_Erläuterungen.pdf?t=1566393583

Empowerment.de. Grundlagen Empowerment (Vertiefung). Aus: www.empowerment.de/grundlagen

International Council of Nurses (ICN). Der ICN-Ethikkodex für Pflegefachpersonen. 2021. Aus: www.wege-zur-pflege.de/fileadmin/daten/Pflege_Charta/Schulungsmaterial/Modul_5/Weiterführende_Materialien/M5-ICN-Ethikkodex-DBfK.pdf

Institut für Familienforschung. Nähe und Distanz: Finden Sie die goldene Mitte heraus. 2024. Aus: www.ppm-online.org/naehe-und-distanz-finden-sie-die-goldene-mitte-heraus

Stiftung ZQP. Pflege-Charta. 2024 Aus: www.zqp.de/pflege-charta

Kontaktadressen

Deutscher Berufsverband für Pflegeberufe: www.dbfk.de/de/index.php

Deutscher Ethikrat: www.ethikrat.org

Deutsches Institut für Menschenrechte: www.institut-fuer-menschenrechte.de

II Schlüsselkompetenzen in der Pflegeassistenz

KAPITEL

4 Organisation der Pflegetätigkeit

Siegfried Huhn

LERNZIELE

LERNZIELE: DAS KANN ICH BALD GUT

Am Ende dieser Lerneinheit werde ich ...

- theoretisches und praktisches Wissen über den Aufbau und die Funktion von Pflegeorganisation haben,
- den Pflegeprozess und die Grundlagen von Zielvorgaben kennen,
- wissen, wie Ziele erreicht werden können,
- verstehen, weshalb Wahrnehmen und Beobachten ein wesentlicher Bestandteil der Pflege sind,
- erfahren haben, was unter Pflegediagnosen zu verstehen ist,
- wissen, welche unterschiedlichen Pflegeformen es gibt,
- verstehen, was ein Pflegeorganisationssystem ist.

ABB. 4.1

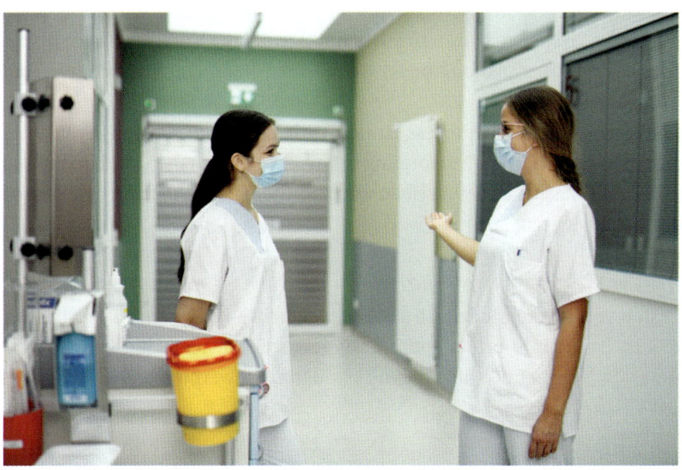

Abb. 4.1 Am ersten Tag auf Station wird Pina von ihrer Praxisanleiterin eingewiesen [J803]

Pina im Praxiseinsatz

Pina erfährt im Lauf ihrer praktischen Einsätze viel über die Organisation der pflegerischen Versorgung und dass es da durchaus Unterschiede gibt. Sie möchte gerne mehr darüber erfahren und die Zusammenhänge verstehen. Einiges bespricht sie mit ihrer Praxisbegleitung und innerhalb der schulischen Ausbildung. Sie freut sich, zu den Themen entsprechende Informationen zu bekommen und mehr zu verstehen.

DEFINITION

DEFINITION

Die Begriffe **Organisation** oder **Organisieren** können mit planmäßigem Ordnen, Gestalten oder Aufbauen übersetzt werden. Organisieren ist ein prozesshaftes Geschehen, das fortlaufendes Pflegehandeln in sinnvolles und ergebnisorientiertes, d. h. effektives und effizientes, Gestalten überführt.

Die Organisation von Pflegetätigkeit bedeutet demnach, die Pflegeangebote und Versorgung von zu Pflegenden so zu ordnen, dass sich die Arbeit im Sinne aller Akteure (zu Pflegende, Bewohner, Bezugspersonen, Mitarbeiter usw.) bewerkstelligen lässt, dass gesteckte Ziele erreicht werden können und ein Pflegeangebot bereitsteht, das den aktuellen qualitativen und quantitativen Herausforderungen genügt.

Die grundsätzlichen Aufgaben von Organisation bzw. Organisieren:

- Auf einen Zweck ausgerichtete planmäßige Regelung von Vorgängen
- Systematisierung und transparente Gestaltung von Entscheidungen
- Verteilung von Aufgaben und Kompetenzen
- Abwickeln von Arbeitsprozessen und professionelle Zuordnung

WISSEN ANWENDEN

WISSEN ANWENDEN

Herr P. ist 87 Jahre alt. Er wird von seinem Hausarzt wegen Verschlechterung des Allgemeinzustands, Herzrhythmusstörungen, Adipositas und Mobilitätsstörung sowie eines Zustands nach Sturz eingewiesen. Die Einweisungsdiagnosen werden durch den Arzt bei der Aufnahme bestätigt. Aufgrund seines Alters und der Mehrfachdiagnosen wird Herr P. nach den ersten Untersuchungen in die Geriatrie des Krankenhauses verlegt.

4.1 Pflegeprozess

Pina im Praxiseinsatz

4.1 Pflegeprozess

Heute lernt Pina, was ein Pflegeprozess ist.

DEFINITION

DEFINITION

Unter dem **Pflegeprozess** wird eine Lösungsstrategie verstanden, nach der Pflegepersonen zusammen mit den zu Pflegenden und deren Bezugspersonen zielgerichtet und strukturiert arbeiten. Im Pflegeprozess wird der jeweilige Pflegebedarf einer Person erhoben, um die Selbstpflegemöglichkeiten zu erhalten oder Defizite in der Selbstpflege auszugleichen. Er wird personenbezogen, also individuell für die jeweilige Person, gestaltet.

In der pflegerischen Versorgung stehen Pflegepersonen vor der Herausforderung, den jeweiligen Pflegebedarf zu ermitteln. Unter dem **Pflegebedarf** werden die Möglichkeiten gesehen, die geeignet und angemessen sind, das vorhandene Selbstpflegedefizit auszugleichen. Dabei ist entscheidend, wie die jeweilige fachliche und personelle Unterstützung geleistet werden kann und gleichzeitig die beste Pflegequalität erreicht wird. Hierzu ist es notwendig, systematisch vorzugehen und sowohl die Vorgehensweise als auch das Ergebnis zu bewerten. Die Pflegeprozessplanung bietet dafür einen Rahmen und konkrete Handlungsempfehlungen.

Laut dem Pflegeberufegesetz gehört der Pflegeprozess zu den vorbehaltlichen Aufgaben von Pflegefachpersonen. Um das komplexe Geschehen in der Versorgung nachvollziehbar zu machen, haben Pflegepersonen angefangen, diesen Ablauf zunächst zu beschreiben und zu systematisieren, dann den Bedarf zu erheben und den weiteren Verlauf zu steuern.

4.1.1 Pflegeprozess nach Fiechter und Meier

4.1.1 Pflegeprozess nach Fiechter und Meier

Das in Deutschland am weitesten verbreitete Modell ist das **Sechs-Schritte-Modell nach Fiechter und Meier** (➤ Abb. 4.2, ➤ Tab. 4.1). Es wird als fortlaufender Kreis gesehen. Nachdem alle Schritte durchlaufen sind, beginnt der Prozess von Neuem mit wahrscheinlich anderen Schwerpunkten.

WISSEN ANWENDEN

WISSEN ANWENDEN

Herr P. lebt in der eigenen Häuslichkeit, wo er von seiner Ehefrau betreut wird. Diese ist 82 Jahre alt und in gutem Gesundheitszustand, jedoch mit der aktuellen Situation überfordert. Manchmal hat sie auch schon an einen Umzug in eine Pflegeeinrichtung gedacht. Mit ihrer Tochter hat sie bereits über ihren Unterstützungsbedarf gesprochen, und diese hat zugesagt, sie zu unterstützen.

In der Geriatrie erstellen die Pflegenden aufgrund des ersten Eindrucks von Herrn P. und dessen Einweisungsdiagnosen einen Plan vorbereitet. Im Vordergrund stehen die Pflegeprobleme Herzbeschwerden und Mobilitätseinschränkung. Zunächst werden Bettruhe und intensive Krankenbeobachtung eingeplant, für den nächsten Tag erste Mobilitätsversuche (Transfer auf den Toilettenstuhl durch zwei Pflegepersonen). Die Bereitschaft der Ehefrau und der Tochter, zu Hause die Versorgung zu gewährleisten, bestimmt das langfristige Ziel, nämlich die Entlassung nach Hause.

ABB. 4.2

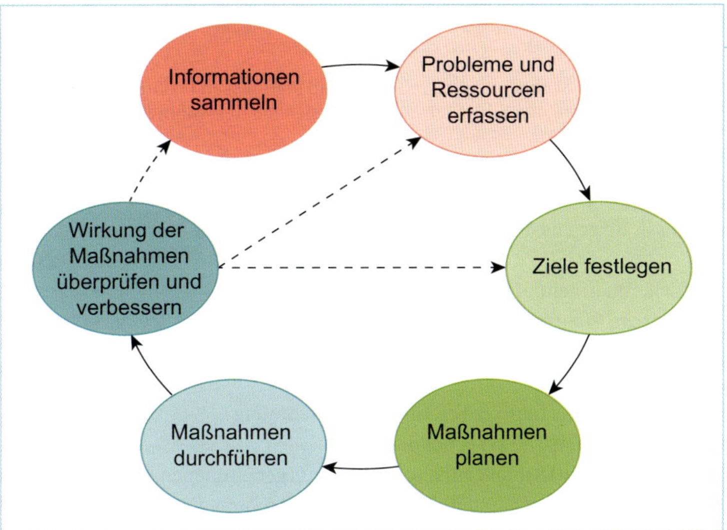

Abb. 4.2 Der Pflegeprozess nach Fiechter und Meier umfasst sechs Schritte [L143]

TAB. 4.1

Tab. 4.1 Pflegeprozess im 6-Schritte-Modell

Schritt	Bedeutung
1. **Informationen sammeln**	Informationsquellen erschließen: • Zu Pflegende und Bezugspersonen befragen • Gezielte Krankenbeobachtung • Krankengeschichte, Untersuchungsergebnisse, Diagnosen • Assessmentinstrumente, z. B. Schmerzskala • Pflege- und Überleitungsberichte • Sozialanamnese: Alltagsleben und Unterstützung vom Umfeld
2. **Probleme und Ressourcen erfassen**	Pflegeprobleme und Ressourcen: • Beeinträchtigung der Gesundheit und Selbstständigkeit • Aktuelle und chronische Beeinträchtigungen • Fähigkeiten und Fertigkeiten des zu Pflegenden • Kompensationsmöglichkeiten • Unterstützung durch das Umfeld
3. **Ziele festlegen**	Beschreibung eines angestrebten Ergebnisses/Soll-Zustand SMART-Regel für Ziele: • **S**pezifisch: Die Ziele sind genau auf diesen zu Pflegenden/diese Situation abgestimmt • **M**essbar: Das Ergebnis muss sich beschreiben und messen lassen • **A**kzeptiert: Alle Akteure müssen einverstanden und zur Umsetzung bereit sein • **R**ealisierbar: Die angestrebten Ziele müssen realistisch zu erreichen sein • **T**erminierbar: Die angestrebten Ziele müssen bis zu einem bestimmten Zeitpunkt erreicht werden können
4. **Maßnahmen planen**	Pflegemaßnahmen werden auf der Grundlage von wissenschaftlichen Ergebnissen, reflektierter Erfahrung, institutionellen Vorgaben und Intuition in Absprache mit allen Beteiligten festgelegt
5. **Maßnahmen durchführen**	Pflegemaßnahmen werden wie geplant durchgeführt. Für die korrekte Durchführung können teilweise Handlungsanweisungen der Einrichtung herangezogen werden. Alle Beteiligten werden ausreichend informiert
6. **Wirkung der Maßnahmen überprüfen**	Es wird überprüft, ob die angestrebten Ziele erreicht wurden und die Maßnahmen geeignet waren oder ob Veränderungen in der Planung erforderlich sind

4.1.2 Wahrnehmen und Beobachten

4.1.2 Wahrnehmen und Beobachten

DEFINITION

DEFINITION

Unter **Wahrnehmung** wird die Reizaufnahme über die Sinnesorgane verstanden. Die Reize werden an das Gehirn weitergeleitet, wo sie verarbeitet werden. Die Verarbeitung ist größtenteils ein Abgleich mit vorhandenen Informationen. Die Wahrnehmung ist also an Vorerfahrungen geknüpft und daher subjektiv.

Unter **Beobachtung** wird ein aufmerksames, methodisches und zielgerichtetes Wahrnehmen verstanden, um Informationen zu gewinnen. Aufgrund der Informationen werden Entscheidungen getroffen. Beobachtung ist wertneutral und meint nur, was mit den Sinnesorganen aufgenommen wird und sich beschreiben lässt. Dadurch wird eine objektive Informationsaufnahme angestrebt.

ACHTUNG

ACHTUNG

Die **größte Gefahr** liegt darin, die wertfreie Beobachtung zu verlassen und stattdessen Erklärungen anzuführen. Erklärungen (Interpretationen) verändern den Blick und vermischen sich mit der Wahrnehmung!

Pina in der Schule

Wahrnehmen

Wie Pina weiß, nimmt der Mensch Reize aus der Umgebung und aus dem eigenen Körper über die Sinnesorgane wahr:

- Sehsinn = visuelle oder optische Wahrnehmung
- Hörsinn = auditive oder akustische Wahrnehmung
- Gleichgewichtssinn = vestibuläre Wahrnehmung
- Geruchssinn = olfaktorische Wahrnehmung
- Tastsinn = taktile (Spüren) und haptische (aktives Erfühlen) Wahrnehmung
- Tiefensinn/Tiefensensibilität = kinästhetische Wahrnehmung

Die meisten Wahrnehmungen laufen unbewusst und zufällig ab. Die wahrgenommenen Ereignisse liefern dem Menschen Informationen, die er verarbeiten und individuell beurteilen kann. Die Verarbeitung wird von verschiedenen Faktoren beeinflusst. Dazu zählen die aktuelle Stimmung, das derzeitige Umfeld, die Beziehung zu anderen Personen oder bestehende Vorurteile. Dieselben Reize können auch zu unterschiedlichen Zeiten verschieden wahrgenommen und erlebt werden (➤ Abb. 4.3). Pina empfindet z. B. laute Musik vor dem Einschlafen als störend, während sie dieselbe Musik in derselben Lautstärke gern beim Putzen ihres Zimmers hört.

ABB. 4.3

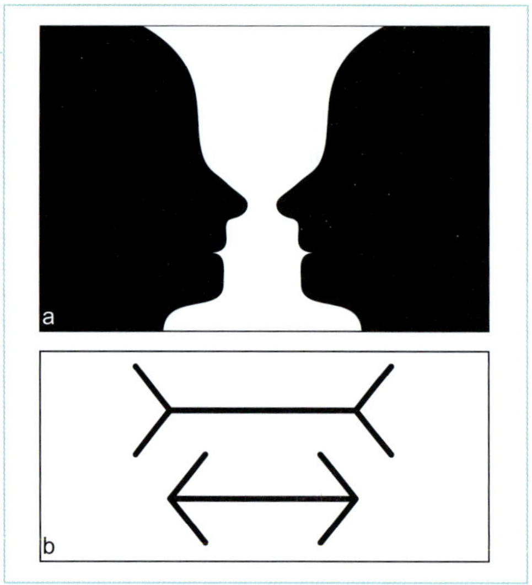

Abb. 4.3 Zwei Beispiele für unterschiedliche Wahrnehmung: **a** Kippfigur: Vase oder zwei Gesichter? **b** Müller-Lyer-Täuschung: Die Linie zwischen den beiden spitzen Pfeilspitzen (unten) erscheint kürzer als die Linie zwischen den umgekehrten Pfeilspitzen (oben). In Wirklichkeit sind beide Linien gleich lang [L106, S130-4]

Die Fähigkeit zur Wahrnehmung ist eine wesentliche Voraussetzung in der Arbeit mit anderen Menschen. Es ist jedoch unbedingt erforderlich, sich immer wieder die Subjektivität der Wahrnehmung zu verdeutlichen und zu wissen, dass die Wahrnehmung durch eigene Empfindungen beeinflusst wird und falsch sein kann.

Wahrnehmung – Interpretation – Empfindung

Wahrnehmen lässt sich vereinfacht als das beschreiben, was mit den Sinnesorganen aufgenommen wird. Anschließend wird die wahrgenommene Information mit einer Bedeutung verknüpft, der **Interpretation.** Diese hängt aber immer mit persönlichen Erfahrungen und Einstellungen zusammen und kann richtig oder falsch sein. Die Verbindung von Wahrnehmung und Interpretation löst wiederum ein **Gefühl** oder eine **Empfindung** aus, die sowohl positive als auch negative Reaktionen hervorrufen kann.

MERKE

MERKE

Die drei Vorgänge Wahrnehmen, Interpretieren, Empfinden laufen sekundenschnell ab und sind oft nur schwer kontrollierbar. In der Arbeit mit zu Pflegenden ist es jedoch unbedingt erforderlich, die eigene Wahrnehmung und Empfindung zu überprüfen, damit es nicht zu Fehlinterpretationen und Missverständnissen kommt.

WISSEN ANWENDEN

Die zuständige Pflegeperson nimmt Frau P. als sehr erschöpft wahr und möchte ihr zeigen, dass sie deren Situation nachempfinden kann. Sie spricht Frau P. darauf an, und es ergibt sich folgender Dialog:

- „Ich habe den Eindruck, dass Sie ganz schön müde sind und eine Pause brauchen können."
- „Ja, das stimmt, es war doch alles etwas viel in letzter Zeit."
- „Wenn Sie von uns Unterstützung wünschen und Fragen haben, dann kommen Sie gerne zu einem Gespräch."
- „Danke, das mache ich. Jetzt ist mein Mann ja erst mal hier bei Ihnen. Ich freue mich darauf, mal wieder eine Nacht durchschlafen zu können."
- „Wir wollen die Gesundheit Ihres Mannes ja möglichst so weit wiederherstellen, dass er wieder nach Hause kann. Vor der Entlassung besprechen wir das mit Ihnen gemeinsam und können auch mal schauen, was es an zusätzlichen Möglichkeiten gibt."

Die Pflegeperson zeigt Frau P., dass sie wahrgenommen wird, ohne als hilflose und überforderte Person dazustehen. Damit fällt es Frau P. leicht, Unterstützung anzunehmen. Die Pflegeperson wiederum erfährt, dass sie ihrer Wahrnehmung trauen kann.

WISSEN ANWENDEN

Beobachten

Beobachten ist eine bewusste Vorgehensweise. Die Konzentration geht auf das zu beobachtende Ereignis über.

Beobachten ...

- setzt Absicht und Aktivität voraus,
- verlangt Aufmerksamkeit,
- bringt feste Kriterien zur Anwendung,
- erfordert eine Auswertung.

Beobachten wird in subjektive und objektive Beobachtung unterschieden. Die **subjektive Beobachtung** setzt eine Annahme voraus, aufgrund derer beobachtet wird, während die **objektive Beobachtung** keinerlei Vorannahmen beinhaltet. Weil objektive Beobachtungen äußert schwierig sind, werden in der Pflege häufig Instrumente eingesetzt (Assessments), um die Beobachtung zielgerichtet zu lenken.

Pina im Praxiseinsatz

- **Beispiel für eine subjektive Beobachtung:** Die Pflegefachperson denkt, dass Herr P. zu wenig Spontanbewegungen durchführt. Dies teilt sie Pina mit und beauftragt diese, Herrn P.s Bewegungen zu beobachten.
- **Beispiel für eine objektive Beobachtung:** Pina wird beauftragt, für eine gewisse Zeit zu beobachten, ob Herr P. unbeweglich im Bett liegt oder sich zwischendurch bewegt. Dabei zählt sie soweit möglich die Anzahl seiner Bewegungen.
- **Objektiv Informationen sammeln:** Eine weitere Form, Informationen und Daten zu erheben, liegt in klassischen Messungen wie Temperatur durch ein Fieberthermometer, Gewicht durch eine Waage usw., die als Quelle ebenso wichtig sind wie die Beobachtung mittels der persönlichen Sinnesorgane, wie Pina lernt.
- **Ziele der Beobachtung:** Die Beobachtung von zu Pflegenden durch Pflegepersonen ist für alle beteiligten Berufsgruppen eine wesentliche Quelle für Informationen, um die jeweiligen Maßnahmen zu planen, zu steuern, zu überprüfen und anpassen zu können (➤ Tab. 4.2). Das gilt jedoch auch umgekehrt für die anderen Berufsgruppen.

MERKE

Die Fähigkeit zu beobachten ist **Grundlage** professionellen pflegerischen Handelns. Beobachtung betrifft dabei den Zustand eines Menschen, mögliche Komplikationen und die Wirksamkeit der durchgeführten Maßnahmen. Im Austausch mit Kollegen lassen sich Beobachtungen abgleichen und ergeben so ein umfängliches Bild über den Menschen und seinen Gesundheitsstatus. Beobachtung ist Voraussetzung für die konkrete Handlungsplanung, die Durchführung und die Überprüfung.

MERKE

WISSEN ANWENDEN

Laut Angaben der Ehefrau hat Herr P. in den letzten Wochen nur noch gelegen. Wegen seines Übergewichts habe sie ihn kaum noch auf den Toilettenstuhl setzen oder zum Waschen im Bett drehen können. Pflegerisch fällt bei der Hautinspektion eine Rötung am Kreuzbein auf, die sich nicht wegdrücken lässt und somit als Dekubitus der Kategorie I diagnostiziert wird.

Hier wird die Beobachtung (Rötung) mit Fachwissen (Dekubitus) verknüpft und zu einer Pflegediagnose gebracht.

WISSEN ANWENDEN

TAB. 4.2

Tab. 4.2 Ziele der Beobachtung

Aspekt der Beobachtung	Was wird beobachtet?
Aktuelle Pflegeprobleme und Selbstpflegefähigkeit	• Körperlicher Zustand • Geistiger/Intellektueller Zustand • Seelische Verfassung • Soziale Kontakte • Selbstpflegefähigkeit und Unterstützungsbedarf
Potenzielle Risiken und Pflegeprobleme	• Risikofaktoren für Pflegeprobleme • Selbstpflegedefizit • Bedarf an präventiven Maßnahmen • Sozialkontakte, soziale Isolation
Ressourcen erkennen	• Körperliche, geistige und seelische Fähigkeiten • Vorhandene Bewältigungsstrategien • Kompensationsmechanismen • Angebote sozialer Unterstützung • Digitale Kompetenzen/Robotik
Erfolg der Pflegemaßnahmen einschätzen	• Verlauf/Veränderungen körperlicher, geistiger oder seelischer Pflegeprobleme • Pflegebedarf anpassen
Gefährdung frühzeitig bemerken	• Gefahrenpotenziale im Umfeld • Gefahrenpotenziale durch Sozialkontakte • Schwächen im sozialen Netz
Wünsche und Bedürfnisse	• Bedürfnis nach Ruhe und Rückzug • Bedürfnis nach Nähe und Abstand • Bedürfnis nach Kontakt und Unterhaltung • Bedürfnis nach körperlicher Nähe

4.1.3 Pflegediagnosen

4.1.3 Pflegediagnosen

DEFINITION

DEFINITION

Unter einer **Pflegediagnose** wird eine klinische Beurteilung der Reaktion auf Gesundheits- und Krankheitszustände oder die sich daraus ergebenden Verletzlichkeiten einer Person verstanden (➤ Tab. 4.3). Aus der Pflegediagnose ergeben sich die weiteren Schritte im Pflegeprozess.

TAB. 4.3

Tab. 4.3 Bestandteile einer Pflegediagnose

Titel	Beschreibung	Beispiel
Genereller Aufbau	• Diagnosetitel und Definition • Beeinflussende Faktoren • Bestimmende Merkmale	• Es besteht die Gefahr, dass sich ein Dekubitus der Kategorie I weiterentwickelt • Reduzierte Druckwahrnehmung • Spontanbewegung fehlt
Orientierung am Problem	• Problem • Entstehung • Symptome	• Dekubitus durch lang anhaltende Druckeinwirkung • Mobilitätseinschränkung bei Adipositas • Rötung am Gesäß
Risikodiagnose	• Beschreibung von Gefahren für die Person • Auflisten von Risikofaktoren	• Verschlechterung des Allgemeinzustands • Weitere Mobilitätseinbußen • Schmerzen
Gesundheitsförderung	• Motivation und Wünsche der Person • Verbesserung der Gesundheitssituation • Bestimmende Merkmale	• Möchte wenig bewegt werden • Hat Problemverständnis • Regelmäßige Positionswechsel

Die Informationssammlung und die davon abgeleiteten Selbstpflegedefizite sowie die vorhandenen Selbstpflegemöglichkeiten *(Ressourcen)* werden auch als **diagnostischer Prozess** bezeichnet. Insgesamt beinhaltet dieser Prozess …

- das Wahrnehmen und Beobachten des zu Pflegenden sowie
- seines sozialen und materiellen Umfelds,
- die Auswertung der gesammelten Informationen sowie
- das Erkennen und Beurteilen deren Bedeutung.

Die Diagnostik dient dazu, die aktuellen Probleme und die möglichen Folgen von Gesundheitsproblemen zu erkennen und pflegerische Maßnahmen einzuleiten. Dieser Prozess führt zu einer Pflegediagnose. Die Pflegediagnose ist eine **praktische Beurteilung von Gesundheitszuständen.** Sie stellt die Grundlage für die Auswahl von Pflegemaßnahmen *(Interventionen)* dar.

Das Erstellen von Pflegediagnosen wird in der Zukunft deutlich zunehmen, weil sich darüber Pflegeprobleme exakt benennen lassen, der Pflegeaufwand bemessen lässt und die Kosten für Pflegeleistungen erkennbar werden. Die Diagnosestellung ist die Aufgabe von Pflegefachpersonen. Jedoch fließen die Informationen aller beteiligten Personen ein. Da Pflegepersonen wie Pina über eine Vielzahl von Informationen verfügen, werden sie in den Pflegeprozess eingebunden.

Pina im Praxiseinsatz

WISSEN ANWENDEN

Die vordergründige Pflegediagnose bei Herrn P. lautet „Beeinträchtigung der körperlichen Mobilität", weil Herr P. für körperliche Bewegungen Assistenz benötigt. Die Pflegefachperson erstellt zudem eine Pflegediagnose zum Dekubitus der Kategorie I mit dem Risiko einer weiteren Verschlechterung. Da Herr P. nicht gerne bewegt wird, ordnet sie zunächst Mikropositionierungen an und im Sitzen ein Spezialkissen zur Freipositionierung. Pina wird über die Maßnahme informiert und zur Mikropositionierung angeleitet. Sie erfährt genau, worauf sie beim Positionswechsel achten soll und was es zu beobachten gilt. Die Pflegefachperson führt jeden Morgen eine Hautinspektion durch.

4.1.4 Biografiearbeit

DEFINITION

Die **Biografie** bringt den persönlichen Reifungsprozess eines Menschen zum Ausdruck, der durch verschiedene Einflüsse wie Familie, Lebensregion und Kulturkreis, Religion, Bildung, Beruf vieles mehr geprägt wird. Jeder Mensch ist ein individuelles Wesen und Kind seiner Zeit. Deshalb sind Kenntnisse über die persönliche Lebensgeschichte und über das Zeitgeschehen wichtige Verständnisquellen.
Unter **Biografiearbeit** wird die Beschäftigung mit der Lebensbeschreibung und Lebensgeschichte eines Menschen verstanden. Sie hebt die Individualität, die soziale Herkunft und die Menschenwürde einer Person hervor.

In einer pflegerischen Grundhaltung nach dem biografischen Ansatz werden die Lebenserfahrungen und die Lebensperspektiven der zu Pflegenden berücksichtigt. Voraussetzung sind einige Grundkenntnisse über die Lebensumstände der Person und das regionale kulturelle Umfeld. Biografiearbeit ist Erinnerungsarbeit. Das gelebte Leben wird in die Gegenwart geholt. Die Gegenwart wird durch die Lebensgeschichte geprägt und mitgestaltet. Für die soziale Betreuung und das Leben in einer stationären Einrichtung ergeben sich aus den biografischen Kenntnissen zahlreiche Möglichkeiten der Intervention. Wichtig ist die Biografiearbeit besonders auch bei Menschen mit Migrationshintergrund, damit ihnen entsprechende Speisen- und Kulturangebote gemacht werden können, was zur Integration und zur Verständigung beiträgt.

- **Personale Biografie:** Die personale Biografie meint das spezielle Leben und Erleben dieser Person. Auch ähnliche Lebenswelten und Gemeinsamkeiten zeigen sich oft in unterschiedlichem persönlichem Erleben. Was zählt, ist die Erinnerung und nicht die mögliche objektive Wahrheit. In fast allen Biografien finden sich auch „Geheimnisse", die gerne ausgespart werden und nicht angesprochen werden sollen. Es ist jedoch gut, darum zu wissen und diesbezüglich diskret vorzugehen. Das macht es für Pflegepersonen oft schwierig, jedoch muss hier die Haltung sein, sich selbst zurückzunehmen und der Person ihre Welt zu lassen.
- **Regionale Biografie:** Unter der regionalen Biografie werden die örtliche Lebenswelt und die Zeitumstände im Leben der Person verstanden. Sie sind wertvolle Anknüpfungspunkte, um in ein biografisches Erzählen zu kommen. Kenntnisse über Brauchtum, Sprache, Arbeitswelt, Sehenswürdigkeiten oder bekannte Personen der Region bieten einen guten Einstieg. Die regionale Biografie ist überdies etwas, das alle dieser Herkunft teilen. Sie wird auch als **öffentliche Biografie** bezeichnet.

MERKE

Biografiearbeit ...
- verbindet Vergangenheit, Gegenwart und Zukunft,
- steigert schon durch das Erzählen Wohlbefinden und Zufriedenheit,
- gibt der Vergangenheit einen Sinn,
- eröffnet Zugänge zu der Lebenswelt und legt Verbindendes offen,
- fördert die Kommunikation und verbindet Menschen,
- weckt und fördert Interessen für die Gegenwart und Zukunft.

WISSEN ANWENDEN
4.1.4 Biografiearbeit
DEFINITION
MERKE

WISSEN ANWENDEN

WISSEN ANWENDEN

Über die Ehefrau erfährt die Bezugspflegeperson, dass Herr P. immer ein sehr eigenwilliger Mensch war, der am liebsten alles selbst gemacht hat. Deshalb empfindet er seine jetzigen Selbstpflegedefizite und die Abhängigkeit von fremder Hilfe als sehr unangenehm. Auch die Versorgung durch die Ehefrau ist ihm unangenehm. Die Bezugspflegeperson erkennt durch diese Informationen, dass sie mit Herrn P. und seiner Ehefrau sehr sensibel in die Zukunftsplanung gehen muss. Die Wahrscheinlichkeit, dass zu Hause professionelle Unterstützung erforderlich wird, ist abzusehen. Das wichtigste Ziel der Planung liegt demnach in der Stärkung der Selbstpflegekompetenz von Herrn P. und in der Entlastung der Ehefrau.

4.2 Formen der Pflege

Pina in der Schule

4.2.1 Bereichspflege, Funktionspflege, Einzelpflege, Bezugspflege

4.2 Formen der Pflege

Pina informiert sich über die verschiedenen Formen der Pflege, die sie in ihrem Berufsleben antreffen kann.

4.2.1 Bereichspflege, Funktionspflege, Einzelpflege, Bezugspflege

Bereichspflege

DEFINITION

DEFINITION

Bei der **Bereichspflege** wird die Station oder der Wohnbereich in mehrere Bereiche gegliedert, für die jeweils eine Pflegeperson zuständig ist und alle Pflegehandlungen in ihrem Bereich durchführt. Die pflegerische Versorgung wird als Einheit gesehen, eine Zergliederung der Maßnahmen ist nicht erwünscht.

Die Pflegeperson ist für eine begrenzte Zahl von zu Pflegenden zuständig und für alle bei den zu Pflegenden anfallenden Tätigkeiten verantwortlich. Die Arbeit wird dadurch anspruchsvoller und abwechslungsreicher. Insgesamt steigen bei dieser Organisationsform das Verantwortungsbewusstsein und die Berufszufriedenheit der Pflegepersonen.

Die Bereichspflege orientiert sich an dem Bedürfnis der zu Pflegenden, möglichst eine feste Pflegeperson zu haben, mit der sie die Versorgung absprechen können und die auch Ansprechpartner für Angehörige ist. In der Langzeitversorgung werden jedoch auch rotierende Modelle genutzt, um eine mögliche personale Routine zu durchbrechen.

Funktionspflege

DEFINITION

DEFINITION

Bei der **Funktionspflege** wird die pflegerische Versorgung in einzelne Funktionen oder Tätigkeiten aufgegliedert. Diese werden von den Pflegepersonen entsprechend ihren Fähigkeiten oder Kenntnissen bei allen zu Pflegenden durchgeführt.

Der Funktionspflege liegt das Konzept der Arbeitsteilung aus der Industrie zugrunde. Für Fließbandabläufe wurde angenommen, dass durch immer gleiche Tätigkeiten eine Routine einsetzt, die Fehler reduzieren hilft und die Arbeitsgeschwindigkeit erhöht. Gleichzeitig wurde von einer Kostenersparnis ausgegangen: Wenn der Qualifikationsgrad für eine Tätigkeit entsprechend hoch oder niedrig sein kann, können viele Tätigkeiten an gering qualifizierte und kostengünstige Mitarbeiter übertragen werden. So kann z. B. die anspruchsvolle Wundversorgung durch eine Pflegefachperson und die Essensausgabe durch eine Küchenhilfe erledigt werden. Alle Informationen fließen bei der Stationsleitung zusammen, während die anderen Mitarbeitenden immer nur Teilinformationen haben.

Für die pflegerische Versorgung gilt die Funktionspflege inzwischen als überholt und nicht erwünscht, wenngleich sich im Arbeitsalltag vereinzelt immer noch Anteile finden.

Einzelpflege

DEFINITION

DEFINITION

Die **Einzelpflege** ist eine Form der pflegerischen Versorgung, bei der eine Pflegeperson nur für einen zu Pflegenden zuständig ist.

Die Einzelpflege ist die intensivste und teuerste Form der pflegerischen Versorgung. Sie gilt nicht als Regelversorgung und wird nur in Einzelfällen gewährleistet. Überwiegend handelt es sich um Intensivpflege im ambulanten Bereich. Oft wohnt die Pflegeperson dann während ihres Arbeitseinsatzes bei der zu pflegenden Person. Gelegentlich wird auch die stationäre Zimmerpflege als Einzelpflege bezeichnet, wenn sich die Pflegeperson während ihrer Arbeitszeit fast ständig im Zimmer der pflegebedürftigen Person aufhält. Eine Sonderform der Einzelpflege ist die **Sitzwache** oder **Eins-zu-eins-Betreuung,** wie sie bei schwerstkranken Personen oder auch bei psychiatrischen zu Pflegenden durchgeführt wird.

Bezugspflege

DEFINITION

Bei der **Bezugspflege** sind Pflegefachpersonen und Pflegeassistenten für bestimmte pflegebedürftige Menschen zuständig. Dadurch wird eine hohe Beziehungskontinuität hergestellt, die insbesondere in der Langzeitversorgung und bei schwerstkranken zu Pflegenden eine hohe Bedeutung hat.

Die Bezugspflege stellt derzeit in der Langzeitversorgung die ideale Form eines ganzheitlichen Pflegesystems dar, wenn die Zuordnung weitgehend erhalten bleibt und der Dienstplan darauf abgestimmt wird. Die Pflegefachperson steuert den Pflegeprozess und ein überschaubares Team aus Pflegeassistenten ist kontinuierlich verantwortlich für die Umsetzung der gesamten Versorgung sowie der Beziehungsgestaltung zu den zu Pflegenden und deren Bezugspersonen. In gemeinsamen Teamsitzungen werden einzelne zu Pflegende vorgestellt, sodass alle relevanten Informationen weitergegeben werden und notfalls andere Pflegende Anteile der Versorgung oder die Gesamtheit übernehmen können. In Fallbesprechungen können zudem Anregungen von Pflegenden anderer Bezugsteams eingeholt werden.

WISSEN ANWENDEN

Herr P. leidet unter seiner Unselbstständigkeit und Nutzlosigkeit, wie er es selbst ausdrückt. In der geriatrischen Abteilung des Krankenhauses wird nach dem Bezugspflegesystem gearbeitet. Dadurch hat Herr P. immer dieselben Pflegepersonen, was sich sehr günstig auf die Vertrauensbildung auswirkt. Er beginnt, sich mit seiner Situation auszusöhnen, und kann die Unterstützung immer besser annehmen. Schon nach wenigen Tagen öffnet er sich den Pflegepersonen gegenüber und äußert, dass er sich für seine Frau eine Entlastung wünscht.

Frau P. möchte sich über Möglichkeiten der ambulanten Pflege informieren. Sie weiß, dass es niemandem nutzt, wenn sie sich mit der Pflege ihres Mannes völlig verausgabt. Sie spricht davon, dass sie und ihr Mann miteinander eine gute Zeit hatten und sie deshalb auch die schwere Zeit mit ihm teilen möchte.

4.2.2 Aktivierende, rehabilitative und kompensatorische Pflege

Bisher war für Pina Pflege einfach Pflege. Nun weiß sie, dass es Unterschiede in der Zielsetzung gibt.

Pina in der Schule

DEFINITION

Unter **aktivierender Pflege** wird ein pflegerisches Vorgehen verstanden, das darauf ausgerichtet ist, die Selbstständigkeit und Selbstwirksamkeit der pflegebedürftigen Person zu erhalten oder, wo möglich, zu fördern. Aktivierende Pflege steht für Erhalten von Fähigkeiten im körperlichen, geistigen und seelischen Sinne.
Rehabilitative Pflege ist ein pflegerisches Vorgehen, das darauf abzielt, die Selbstständigkeit und Selbstwirksamkeit in körperlicher, geistiger und seelischer Verfassung zu erhöhen.
Kompensatorische Pflege meint ein pflegerisches Vorgehen, bei dem verlorene Fähigkeiten oder Störungen nicht speziell therapiert, sondern über Hilfsmittel oder anders ausgeglichen (kompensiert) werden. Kompensation ist im Prozess des Altwerdens ein normaler Vorgang, der häufig unbewusst einsetzt, um altersbedingte Beschwerden auszugleichen. Die kompensatorische Pflege sucht bewusst nach solchen Möglichkeiten.

WISSEN ANWENDEN

Frau M. ist leicht harninkontinent. Im Rahmen der **aktivierenden Pflege** war lange versucht worden, die Inkontinenz hinauszuzögern, indem ein regelmäßiges Toilettenangebot gemacht wurde. Eine Zeit lang machte Frau M. in einer Gruppe Beckenbodentraining, um der Inkontinenz **rehabilitativ** zu begegnen. Da sich kein erkennbarer Erfolg eingestellt hatte, entschied Frau M. zusammen mit der Pflegeperson, die Inkontinenz mithilfe von aufsaugenden Vorlagen zu **kompensieren.**

Aktivierende Pflege

Der Begriff aktivierende Pflege wurde in der Altenpflege geprägt und als Gegenstück zur verwahrenden Pflege gesehen. Die verwahrende Pflege führte den pflegebedürftigen Menschen in die passive Rolle des Hilfsbedürftigen, der über keine eigenen Fähigkeiten verfügte oder dem höchstens verbliebene Restfähigkeiten zugebilligt wurden. Das war keine böse Absicht, vielmehr entstand diese Form der Pflege aus dem ursprünglichen Gedanken der allumfassenden Sorge (Fürsorge). Dabei wurden dem zu Pflegenden nahezu alle Möglichkeiten der aktiven Teilhabe und Selbstwirksamkeit abgesprochen.

Von aktivierender Pflege wurde ab den 1970er-Jahren gesprochen. Damals begann die Altenpflege, sich von der Krankenpflege zu emanzipieren und ein eigenes Profil zu entwickeln. Mit der aktivierenden Pflege wird auch der Zeitpunkt moderner Altenpflege gesetzt. Aktivierende Pflege verfolgt das Ziel, die

- Selbstständigkeit,
- Selbstbestimmung und
- Selbstwirksamkeit

der Person zu erhalten bzw. zu fördern. Aktivierende Pflege berücksichtigt die Ressourcen, also die vorhandenen Fähigkeiten und Fertigkeiten, und versucht, diese zu erhalten oder ihren weiteren Abbau hinauszuzögern. Aktivierende Pflege wird auch als **Erhaltenstherapie** bezeichnet oder als „Pflege mit den Händen in der Tasche“. Dabei übernimmt die Pflegeperson nur dann die Pflegeaufgaben, wenn der zu Pflegende selbst dazu nicht in der Lage ist.

Rehabilitative Pflege

Rehabilitation wurde lange Zeit nur unter dem Aspekt gesehen, schwer oder chronisch kranke Menschen wieder in den Arbeitsprozess zu integrieren. Inzwischen werden rehabilitative Maßnahmen jedoch auch bei alten Menschen nach dem Erwerbsleben anerkannt, und der Gesetzgeber hat darüber hinaus den Weg frei gemacht, Rehabilitation trotz Pflegeabhängigkeit zu gewährleisten. Somit können auch Bewohner von stationären Einrichtungen Maßnahmen zur Rehabilitation, insbesondere ergo- und physiotherapeutische Angebote, beanspruchen.

Die rehabilitative Pflege setzt ähnlich an. Ziel ist es, die vorhandenen Fähigkeiten so weit wie möglich zu erweitern. Rehabilitative Pflege muss jedoch in ein Gesamtkonzept eingebettet werden. Dies umfasst den koordinierten Einsatz medizinischer und technischer Maßnahmen zur Funktionsverbesserung, um für die betroffene Person eine möglichst hohe Eigenaktivität zu erreichen und eine unabhängige Lebensgestaltung zu ermöglichen. Die Maßnahmen sehen eine Ausweitung vorhandener Fähigkeiten vor. Bei der Rehabilitation und rehabilitativen Pflege handelt es sich demnach um eine **Erweiterungstherapie.**

Kompensatorische Pflege

Kompensatorische Pflege wird häufig als vollständige Übernahme einer Verrichtung verstanden, die durch die pflegebedürftige Person nicht mehr geleistet werden kann. Sie hilft, ein Selbstpflegedefizit auszugleichen, die Versorgung zu erleichtern und den Selbstwert zu erhalten. Eine Kompensation kann vorübergehend oder dauerhaft angelegt sein. Sie kann auch durch ein Hilfsmittel oder den Einsatz von Technik geschehen.

Kompensatorische Pflege steht nicht im Gegensatz zu aktivierend-rehabilitativer Pflege, sondern ist ein gleichwertiges Mittel, um die Lebensqualität der betroffenen Person zu erhalten oder zu verbessern. Die oft gefühlte Hilflosigkeit bei vorliegendem Selbstpflegedefizit kann sich durch kompensatorische Maßnahmen verbessern und sogar in Dankbarkeit übergehen, jetzt gut weiterleben zu können.

WISSEN ANWENDEN

WISSEN ANWENDEN

Herr P. ist motiviert, schnell wieder auf die Beine zu kommen, wie er es ausdrückt. Bei der Körperpflege am Waschbecken übernimmt er einen Teil selbst. Er kann kurz stehen, fühlt sich aber wackelig auf den Beinen. Beim Transfer vom Bett in den Stuhl wird er mäßig unterstützt. Derzeit wird er noch in einem Rollstuhl geschoben, um Wege zurückzulegen. Jedoch ist das pflegerisch-therapeutische Team davon überzeugt, dass sich seine Mobilitätsstörung und Sturzneigung durch einen Rollator kompensieren lässt und er bald kürzere Strecken gehen kann.

Frau P. schiebt ihren Mann im Rollstuhl in die Cafeteria. Beide sind zuversichtlich, dass sie noch gute Jahre vor sich haben. In der nächsten Woche hat Frau P. einen Beratungstermin bei einem Pflegestützpunkt.

4.3 Pflegeorganisationssysteme

DEFINITION

Unter dem Begriff **Pflegeorganisationssystem** werden die inhaltlichen und arbeitsorganisatorischen Ausrichtungen der Pflegetätigkeit zusammengefasst.

4.3.1 Primary Nursing

DEFINITION

Unter **Primary Nursing** (primäre Pflege) wird eine pflegerische Versorgung verstanden, bei der jedem zu Pflegenden eine Pflegefachperson **(Primary Nurse)** fest zugeordnet ist, die von der Aufnahme bis zur Entlassung aus dem Krankenhaus für den zu Pflegenden verantwortlich ist. In einer Langzeitpflegeeinrichtung reicht die Verantwortung der Primary Nurse bis zum Tod des zu pflegenden Menschen. Sie sorgt für eine kontinuierliche individuelle Pflegedurchführung, koordiniert die Angebote verschiedener Akteure und handelt eigenverantwortlich im Sinne der zu Pflegenden.

Der pflegebedürftigen Person und ihren Bezugspersonen sind die Primary Nurse und ihre Pflegeassistenten bekannt. Diese Zuordnung ist für alle beteiligten Akteure erkennbar. Die Primary Nurse beteiligt sich in ihrem Zuständigkeitsbereich mit hoher Kontinuität auch an der Durchführung der Pflegemaßnahmen.
Gütekriterien des Primary Nursing nach Kämmer (2015):

- **Dezentrale Verantwortung:** Die Entscheidung über die pflegerische Versorgung wird von der Primary Nurse getroffen. Sie erstellt die Pflegeprozessplanung und verteilt die Aufgaben (Delegation) an Pflegeassistenten. Die Leitungspersonen stellen die erforderlichen Rahmenbedingungen und Mittel zur Verfügung. Der Zuwachs an Autonomie und der freiere Handlungsspielraum erhöht die Berufszufriedenheit der Pflegeperson und wirkt als „Antistressor".
- **Kontinuität:** In der pflegerischen Beziehung ist Kontinuität eine wesentliche Voraussetzung für eine lebensweltlich orientierte und gute Pflege. Die Pflegepersonen erkennen deutlich ihre eigene Dienstleistung, deren positive Entwicklung und möglichen Erfolge. Kontinuität führt auch zu einer wechselseitigen Anerkennung der einzelnen wie auch der gemeinsamen Leistung in der professionellen Beziehung. Die Zuverlässigkeit der kontinuierlichen Begegnung stärkt das Vertrauen und ermöglicht einen gesunden beruflichen Ausgleich zwischen Distanz und Nähe.
- **Steigerung der kommunikativen Kompetenz:** Die Primary Nurse führt die Fäden der Kommunikation zusammen, fördert den Informationsfluss und verhindert den Verlust von Informationen. Das betrifft sowohl die Kommunikation mit der pflegebedürftigen Person, den Angehörigen als auch mit den weiteren professionellen Akteuren.
- **Zuwachs an Verantwortung und Selbstbewusstsein:** Die Übernahme der Verantwortung für den gesamten Prozess und Versorgungszeitraum stärkt das eigene Selbstwertempfinden und hilft, die Verantwortung für die eigenen Entscheidungen zu übernehmen, während es bei anderen Pflegeorganisationsformen häufig zur Aufsplitterung der Verantwortlichkeiten kommt und Zuständigkeiten beschnitten werden.

4.3.2 Entlassungsmanagement

DEFINITION

Unter **Entlassungsmanagement** werden alle Tätigkeiten im Zusammenhang mit der Entlassung oder Verlegung eines zu Pflegenden aus dem Krankenhaus in eine weiterversorgende Einrichtung oder nach Hause verstanden. Ziel ist, den Pflege- und Versorgungsbedarf frühzeitig festzustellen sowie die weitere Versorgung zu planen und zu organisieren.

Ab der Aufnahme des zu Pflegenden und während seines gesamten Aufenthalts und Behandlungsverlaufs müssen wichtige Entscheidungen getroffen und erforderliche Maßnahmen ergriffen werden, um den Übergang in eine weiterversorgende Einrichtung oder in den ambulanten Sektor sicherzustellen. Probleme, die sich nach der Entlassung aus dem Krankenhaus ergeben, haben ihren Ursprung häufig schon während des stationären Aufenthalts, wenn keine systematische Ermittlung der nachstationären Anforderungen stattfindet. Versorgungsbrüche erhöhen das Risiko gesundheitlicher Komplikationen sowie sozialer Probleme, insbesondere im geriatrischen Bereich. Sie können die Genesung der zu Pflegenden sowie deren Lebenssituation stark negativ beeinflussen und zu dem oft auftretenden Drehtüreffekt mit häufiger Wiederaufnahme führen.

Ziele des Entlassungsmanagements

- Die kontinuierliche Versorgung sicherzustellen
- Die Kommunikation zwischen den beteiligten ambulanten oder stationären Versorgungsbereichen sicherzustellen oder zu verbessern
- Einen Ansprechpartner für die Zeit nach der Entlassung zu sichern
- Zu Pflegenden und dessen Angehörige zu entlasten
- Weitere ungeplante Wiederaufnahmen ins Krankenhaus zu vermeiden
- Ambulante Notfallbehandlung nach der Entlassung zu vermeiden
- Versorgungslücken nach Beendigung der Krankenhausbehandlung zu vermeiden
- Der zu Pflegende …
  - fühlt sich im Versorgungsprozess selbstbestimmt und kompetent,
  - erfährt sich in seinem Selbstmanagement ausreichend unterstützt,
  - wird bedarfsgerecht und zeitnah nachbehandelt und weiterversorgt.

Strukturiertes Vorgehen zur Entlassung laut Expertenstandard

- Bedarfserhebung am Aufnahmetag
- Prüfung des aktuellen Bedarfs
- Planung auf Grundlage der Informationssammlung gemeinsam mit dem zu Pflegenden, Angehörigen und beteiligten Berufsgruppen
- Informationen bereitstellen, Beratung, Anleitung und Schulung durchführen
- Hilfsmittel und Dienstleister organisieren, Abstimmung und Koordination aller Beteiligten
- 24 Stunden vor der geplanten Entlassung Unterlagen auf Vollständigkeit prüfen
- 24–48 Stunden nach der Entlassung telefonisch nachfragen, ob die Maßnahmen wie geplant umgesetzt werden

WISSEN ANWENDEN

WISSEN ANWENDEN

Die zuständige Pflegefachperson und Pina besprechen mit Herrn und Frau P. die derzeitigen Pflegeanforderungen, die sich nach der Entlassung ergeben können. Herr und Frau P. erhalten eine krankenhauseigene Informationsbroschüre über die Zeit nach dem Krankenhausaufenthalt und die zur Verfügung stehenden Unterstützungsmöglichkeiten. Der Stationsarzt hat zugesagt, einige Tage vor der Entlassung nötige Hilfsmittel zu verordnen. Frau P. wird dann mit einem Sanitätsfachgeschäft Kontakt aufnehmen, damit die Hilfsmittel bei der Entlassung vorrätig sind.
Die Pflegefachperson übergibt dem Ehepaar außerdem ein Heft zur Auswahl und zum richtigen Gebrauch von Rollatoren. Den passenden Rollator hat der Arzt allerdings schon jetzt verordnet, damit die Physiotherapeutin diesen noch im Krankenhaus einstellen und Herrn P. in dessen Nutzung einweisen kann. Zudem hat Herr P. so auch noch die Möglichkeit, den Umgang mit dem eigenen Rollator unter Anleitung zu üben, wobei Pina ihn unterstützt.
Herr und Frau P. sind sehr froh über die Beratung. Jetzt fühlen sie sich sicherer und kompetent, ihre Lebenssituation angenehm zu gestalten.

4.3.3 Case Management
Pina in der Schule

4.3.3 Case Management

Von Case Management hat Pina schon gehört. Aber was verbirgt sich dahinter?

DEFINITION

DEFINITION

Unter **Case Management** (Versorgungslenkung) wird im Gesundheits- und Sozialwesen eine Verfahrensweise beschrieben, bei der für einen Einzelfall die nötige Unterstützung, Behandlung, Förderung und Versorgung einer Person erhoben und gewährt wird.

Die Versorgung von kranken und pflegebedürftigen Menschen kann sehr umfangreich sein. Für diese Situationen wurde das Case Management aus der sozialen Arbeit übernommen. Häufig wird auch von **Fallmanagement** gesprochen. Die komplexen Anliegen einer Person werden nicht mehr in Einzelstränge aufgeteilt, sondern in ihrer Gesamtheit als „ein Fall“ behandelt und durch einen Case Manager geplant und begleitet. Dabei wird der Versorgungsprozess aus einer Hand über Sektorengrenzen und fachliche Zuständigkeiten hinweg organisiert.

Zu Pflegende werden inzwischen häufiger mit einem komplexen Versorgungsbedarf aus dem Krankenhaus entlassen und bedürfen deshalb in der Nachsorge angemessener Unterstützung. Durch das Case Management werden Versorgungsleistungen koordiniert und vernetzt, Prozesse und Abläufe im Krankenhaus und in der Nachbehandlung optimiert und die betroffenen Personen und ihre Bezugspersonen werden über alle Belange informiert, beraten und angeleitet. Damit kommt dem Case Manager eine verantwortungsvolle Funktion zu, die eine entsprechende Ausbildung erfordert.

Kernaufgaben des Case Managers

- **Anwalt** *(Advocat):* Der Case Manager sorgt für eine umfassende Information und Beratung des zu Pflegenden und ggf. seiner Bezugspersonen über das Pflege- und Therapieangebot. Dabei unterstützt der Case Manger alle beteiligten Personen in der Entscheidungsfindung.
- **Vermittler** *(Broker):* Der Case Manger tritt als unabhängiger Vermittler zwischen den Akteuren (zu Pflegenden, Angehörigen und Dienstleister) auf. Er berät und unterstützt den zu Pflegenden in der Entscheidungsfindung bezüglich des Dienstleistungsangebots.
- **Selektierer** *(Gate Keeper):* Der Case Manager überprüft, welche Dienstleistungen für den zu Pflegenden verfügbar sind. Er sorgt dafür, dass dieser schnell und zuverlässig Zugang zu den Leistungen bekommt.
- **Unterstützer** *(Supporter):* Der Case Manager ermittelt die Selbstversorgungsmöglichkeiten (Ressourcen und Defizite) und stimmt das Pflegeangebot entsprechend ab, um die Selbstständigkeit der Person zu fördern.

Regelkreis des Case Managements

Pina in der Schule

Pina lernt, dass das Case Management einem genauen Plan folgt, der oft als Regelkreis beschrieben wird und ähnlich dem Pflegeprozess in Phasen verläuft, (➤ Tab. 4.4). Jedoch müssen die Phasen flexibel gehandhabt werden, und in jeder Phase muss eine Zielüberprüfung stattfinden.

TAB. 4.4

Tab. 4.4 Regelkreis (Phasen) des Case Managements

Phase	Inhaltliche Bedeutung
Erstkontakt *(Intake)*	• Einschätzen der akuten Situation und der Notwendigkeit von Case Management • Erste Informationen über die Arbeitsweise der Einrichtung
Einschätzen *(Assessment)*	• Die gesundheitliche und soziale Situation umfangreich erfassen und beurteilen. Der Unterstützungsbedarf (Pflegebedarf) ergibt sich aus den Einschränkungen und Fähigkeiten der Person • Erwartungen (Ziele) des zu Pflegenden erheben und mögliche Maßnahmen erwägen
Planen *(Planning)*	Behandlungs- und Unterstützungsplan (Pflegeplanung) entsprechend erstellen. Ziele müssen in der jetzigen Situation und perspektivisch erreichbar sein (Realitätsüberprüfung)
Maßnahmen *(Intervention)*	Die geplanten Maßnahmen zur Zielerreichung durchführen
Verlaufskontrolle *(Monitoring)*	Überwachung der Maßnahmen und Einwicklung des Pflegebedarfs und -erfolgs. Bei Komplikationen und Abweichungen vom Plan zeitnah Veränderungen anpassen
Überprüfen *(Evaluation)*	Überprüfen, welche Ziele erreicht wurden, was zu Abweichungen von den gesteckten Zielen geführt hat, wie zufriedenstellend der Pflegeverlauf für alle Akteure war und ob sich neue (andere) Perspektiven ergeben
Neustart *(Reorganization)*	Der Regelkreis beginnt erneut mit dem Einschätzen der aktuellen Situation und weiterem Unterstützungsbedarf

4.4 Informationsmanagement

4.4 Informationsmanagement

DEFINITION

DEFINITION

Das **Informationsmanagement** umfasst alle Maßnahmen, die eingesetzt werden oder eingesetzt werden können, um relevante Informationen zu dem zu Pflegenden, seiner Krankengeschichte, den therapeutischen Interventionen, dem Verlauf während des Aufenthalts und der Überleitung in die Weiterversorgung oder der Entlassung nach Hause zu sammeln, zu verwerten und zu verwalten.

Das Informationsmanagement dient der Versorgungssicherheit für die pflegebedürftige Person und der rechtlichen Absicherung der Einrichtung im Fall einer juristischen Auseinandersetzung.

4.4.1 Pflegedokumentation
Pina im Praxiseinsatz

DEFINITION

MERKE

4.4.1 Pflegedokumentation

Auch Pina muss sich mit der Pflegedokumentation beschäftigen und informiert sich, was darunter verstanden wird.

DEFINITION

Unter der **Pflegedokumentation** werden alle Aufzeichnungen und das Sammeln von Daten verstanden, die zur Sicherung von Informationen dienen und den Pflegeprozess auch für Nichtfachleute nachvollziehbar machen. Es besteht eine schriftliche Dokumentationspflicht. Die Dokumentation kann analog oder digital erfolgen.

Ziele der Dokumentation

- Allen an der Pflege und Therapie beteiligten Personen Informationen zur Verfügung zu stellen
- Informationen übersichtlich zu ordnen
- Informationen nachlesen und nachprüfen zu können
- Daten für Erhebungen zu sammeln
- Erbrachte Leistungen abrechnen zu können
- Erbrachte Leistungen im juristischen Sinne nachweisen zu können
- Der Dokumentationspflicht nachzukommen

Anforderung an die Dokumentation

- **Echtheit** *(Authentizität):* Die Dokumentation ist eine Urkunde. Alle Eintragungen müssen wahrheitsgemäß erfolgen!
  - Keine Eintragung mit Bleistift vornehmen.
  - Keine Eintragung überkleben oder mit Korrekturstift übermalen.
  - Alle Maßnahmen erst nach der Durchführung und niemals im Voraus eintragen.
  - Immer persönlich dokumentieren: Wer ausgeführt hat, muss eintragen bzw. abzeichnen.
  - Ärztliche Anordnungen müssen vom anordnenden Arzt abgezeichnet werden.
- **Sicherheit:** Um im Notfall schnell und gezielt Information zu erhalten, müssen diese immer an derselben, bekannten Stelle stehen.
- **Eindeutigkeit:** Doppelte Eintragungen vermeiden.
- **Zeitliche Nähe:** Die Dokumentation erfolgt unmittelbar nach dem Ereignis (juristisch ausgedrückt „ohne schuldhaftes Verzögern“). Späte Eintragungen können zu Fehlern führen!
- **Datenschutz:** Die Dokumentation darf nur den Personen zugänglich sein, die unmittelbar den zu Pflegenden versorgen. Der zu Pflegende darf die Dokumentation zu seiner Person einsehen. Hierzu gibt es nur wenige Ausnahmen.

MERKE

Die Pflegeplanung und Dokumentation müssen sprachlich einwandfrei und unmissverständlich sein. Umgangssprachliche Einträge sind häufig irreführend. So war z. B. mit dem Eintrag „zu Pflegender kann nicht alleine aufstehen ...“ in Wirklichkeit gemeint, dass der zu Pflegende aufstehen kann und will, aber nicht allein aufstehen soll, weil er instabil und sturzgefährdet ist. Das ist jedoch für Außenstehende anhand dieses Eintrags nicht zu erkennen.

Inhalte der Pflegedokumentation

- Erstgespräch/Pflegeanamnese
- Körperliche, geistige, seelische Untersuchung/Pflegebefund
- Biografiearbeit/Soziale Situation
- Einschätzung der Pflegebedürftigkeit, u. a. mittels Assessments
- Erhebung des Pflegebedarfs
- Pflegeziele
- Geplante Maßnahmen
- Durchgeführte Maßnahmen
- Beobachten/Monitoring
- Wirkung der Maßnahmen prüfen/Evaluation
- Anpassung der Pflegemaßnahmen

Formularbeispiele

- Stammblatt/Patientendaten
- Anamnesebogen/Strukturierte Informationssammlung
- Assessmentinstrumente/Erhebungsbögen
- Kurvenblatt/Ärztliche Anordnungen (➢ Abb. 4.4)
- Pflegeplanungsblatt/Ziele/Handlungsanweisungen
- Durchführungskontrolle
- Zusätzliche Formulare (z. B. Positionierungsplan, Trinkprotokolle, Wunddokumentation)
- Pflegebericht/Überleitungsbogen (➢ Abb. 4.5)

4.4.2 Pflegevisite

4.4.2 Pflegevisite

DEFINITION

DEFINITION

Die **Pflegevisite** ist ein Instrument, das der regelmäßigen Informationssammlung zum aktuellen pflegerischen Zustand des zu Pflegenden dient. Grundlage sind immer die fachlich-objektive Sicht der Pflegefachperson und die subjektive Sicht der pflegebedürftigen Person.

Verständnis und Einsatzmöglichkeiten von Pflegevisiten

- Zum Austausch zwischen Pflegeperson und zu Pflegenden über Verlauf und Wirkung der pflegerischen Versorgung. Hier steht der zu Pflegende mit seinem Bedarf und Bedürfnissen im Mittelpunkt.
- Für ein kollegiales Gespräch über die Versorgung einer pflegebedürftigen Person und zur Reflexion ihrer Versorgung.
- Zur kollegialen Beratung durch Pflegende und als Instrument der Einarbeitung neuer Pflegender.
- Zur Überprüfung, ob oder inwieweit die für diese Person geplante Pflege umgesetzt wurde.

Pflegevisiten können als Dokumentationsvisiten ohne Beteiligung der zu Pflegenden oder als Visite in Anwesenheit der zu pflegenden Person, ihrer zugeordneten Pflegeperson und der visitierenden Pflegefachperson durchgeführt werden.

ACHTUNG

ACHTUNG

Pflegevisiten sind weder ein Instrument zur Mitarbeiterbewertung noch ein Kontrollinstrument, inwieweit Pflege- und Handlungsanweisungen befolgt werden.

4.4.3 Handlungsanweisungen

4.4.3 Handlungsanweisungen

DEFINITION

DEFINITION

Unter einer **Handlungsanweisung** wird ein Instrument verstanden, das vorgibt (anweist), in welcher Weise ein bestimmtes Thema behandelt oder eine pflegerische Verrichtung durchgeführt werden soll. Es handelt sich um eine Ausführungsvorschrift einer Einrichtung oder Institution, die innerhalb dieser Institution oder eines begrenzten Bereichs dieser gilt.

Pina im Praxiseinsatz

Pina geht mit ihrer Praxisanleitung den Hausstandard zur Mundpflege durch. Dabei erfährt sie auch, weshalb es diesen gibt und wie er erstellt wurde.

In den meisten Einrichtungen werden für bestimmte Pflegeverrichtungen Vorgaben dazu gemacht, wie diese durchgeführt werden soll. Andere Begriffe hierfür sind **Durchführungsverordnung, Richtlinie, Verfahrensanweisung** oder auch **Hausstandard.**

Handlungsanweisungen sollen das Pflegeverständnis fördern und eine Entscheidungshilfe darstellen. Sie sind aber nicht für jede Verrichtung sinnvoll. Handlungsanweisungen sind dann zu erstellen, wenn es Unstimmigkeiten bei der Ausführung einer Pflegehandlung zwischen den Pflegepersonen gibt oder wenn eine neue Pflegemaßnahme zu Verunsicherungen führt. Für immer wiederkehrendes, routiniertes Alltagshandeln ist keine Handlungsanweisung nötig.

Handlungsanweisungen müssen so verfasst werden, dass sie von allen Nutzenden verstanden werden. Die Nutzenden müssen die Sinnhaftigkeit erkennen und die Handlungsanweisung als hilfreich empfinden. Handlungsanweisungen, die von Dritten erstellt, über einen Verteiler verschickt und abgeheftet werden, sind nicht zielführend. Um die Anwendung zu sichern, ist es gut, wenn die Handlungsanweisung dem Bedürfnis der Pflegepersonen entgegenkommt und diese an der Planung und Erstellung beteiligt sind.

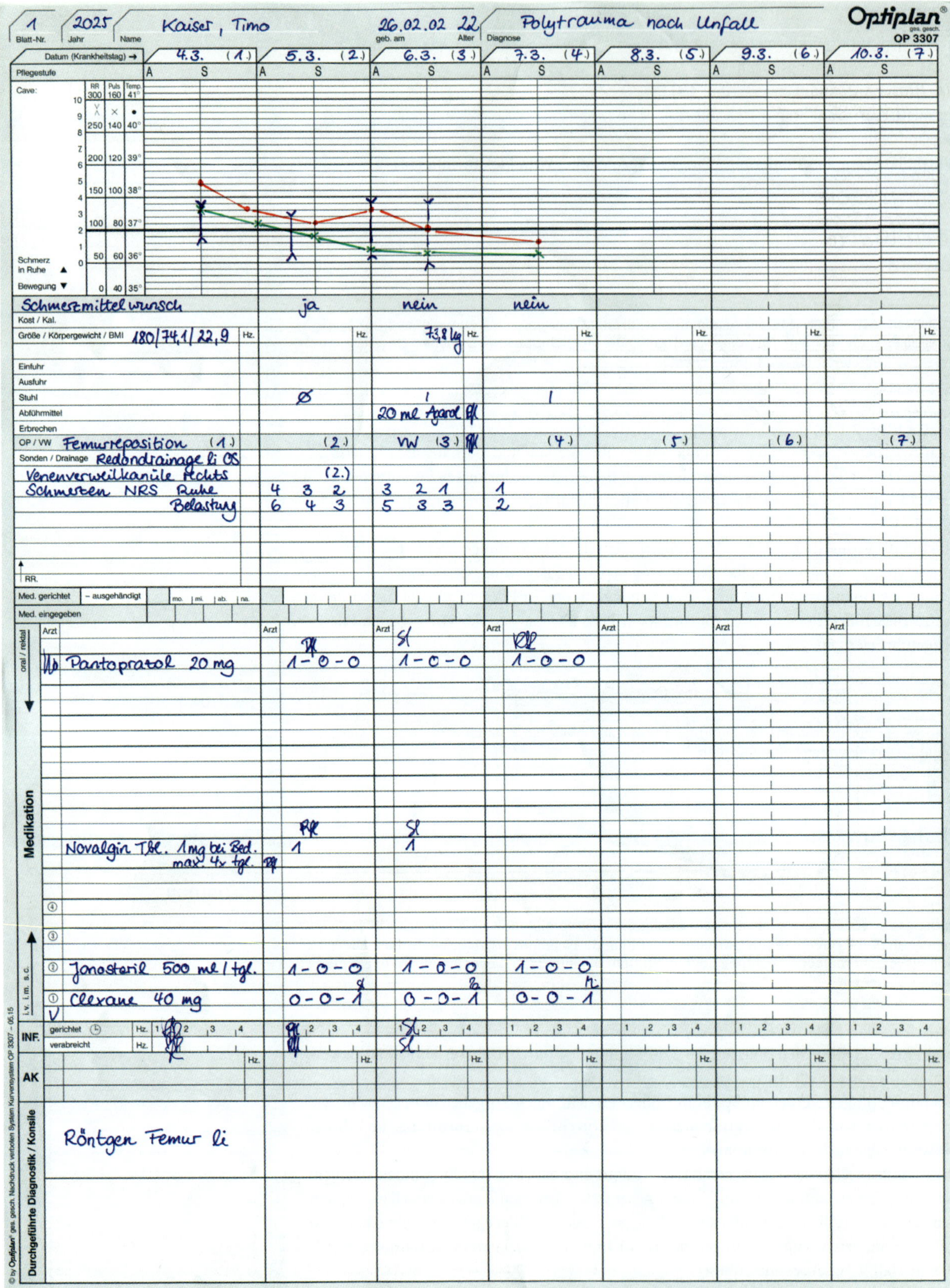
Blatt-Nr. 1 | Jahr 2025 | Name Kaiser, Timo | geb. am 26.02.02 | Alter 22 | Diagnose Polytrauma nach Unfall

Optiplan® ges. gesch. OP 3307

Datum (Krankheitstag) →	4.3. (1.)	5.3. (2.)	6.3. (3.)	7.3. (4.)	8.3. (5.)	9.3. (6.)	10.3. (7.)
Pflegestufe	A S	A S	A S	A S	A S	A S	A S
Schmerzmittelwunsch		ja	nein	nein			
Kost / Kal.							
Größe / Körpergewicht / BMI	180/74,1/22,9		73,8 kg				
Einfuhr							
Ausfuhr							
Stuhl		Ø	I	I			
Abführmittel			20 ml Agarol				
Erbrechen							
OP / VW	Femurreposition (1.)	(2.)	VW (3.)	(4.)	(5.)	(6.)	(7.)
Sonden / Drainage	Redondrainage li OS						
	Venenverweilkanüle rechts	(2.)					
Schmerzen NRS Ruhe		4 3 2	3 2 1	1			
Belastung		6 4 3	5 3 3	2			

Cave: · RR 300 250 200 150 100 50 0 · Puls 160 140 120 100 80 60 40 · Temp. 41° 40° 39° 38° 37° 36° 35° · Schmerz in Ruhe ▲ · Bewegung ▼

RR. · Med. gerichtet · – ausgehändigt · mo. mi. ab. na. · Med. eingegeben

Medikation	4.3.	5.3.	6.3.	7.3.
oral / rektal: Pantoprazol 20 mg		1 – 0 – 0	1 – 0 – 0	1 – 0 – 0
Novalgin Tbl. 1 mg bei Bed. max. 4x tgl.		1	1	
i.v. i.m. s.c. ② Jonosteril 500 ml / tgl.		1 – 0 – 0	1 – 0 – 0	1 – 0 – 0
① Clexane 40 mg		0 – 0 – 1	0 – 0 – 1	0 – 0 – 1

INF. gerichtet / verabreicht · AK

Durchgeführte Diagnostik / Konsile: Röntgen Femur li

© by Optiplan® ges. gesch. Nachdruck verboten System Kurvensystem OP 3307 – 05.15

Abb. 4.4 Auf dem Kurvenblatt werden übersichtlich u. a. Vitalwerte, Medikation und diagnostische Maßnahmen dokumentiert [V161]

ABB. 4.5

Projekt Qualitätssicherung

Bericht zur Pflegeüberleitung

Absender: Marienkrankenhaus — Empfänger: Pflegedienst „Daheim" — Modul ☐ ☐

Aufnahmetag 14.04.2025 — Aufenthaltsdauer/Dauer der Pflege 21 — Entlassungstag 05.05.2025

Name Müller — Geb.-Datum 13.07.1942
Vorname Linda — Geschlecht ☒ w ☐ m
Straße Ebertstr. 113 — Familienstand Witwe
Haus/Etage/Lift 2. Etage, kein Lift — Nationalität deutsch
PLZ/Ort 80339 München — Religion evangelisch
Tel. 089/12345678 — Schlüssel ✓

Lebenssituation des Patienten/Klienten
☒ lebt im eigenen Haushalt ☒ allein
☐ lebt im Haushalt anderer
☐ lebt in vollstationärer Pflegeeinrichtung
☐ Versorgung des Haushalts notwendig
☐ Ofenheizung
☐ Versorgung der Haustiere notwendig
☐ Mittagstisch ist bestellt bei ....
☐ Mittagstisch wurde abbestellt am ....

Körperpflege	selbständig	bedingt selbständig	teilweise unselbständig	unselbständig
Waschen	☐	☐	☒	☐
Hautpflege	☐	☐	☒	☐
Mund-/Zahnpflege	☐	☒	☐	☐
Kämmen	☒	☐	☐	☐
~~Rasieren~~	☐	☐	☐	☐
Darm-/Blasenentleerung	☐	☒	☐	☐

Zahnprothese ☐ oben ☐ unten
Hautzustand ☒ normal
☐ gerötet ☐ schuppig
☐ ausgetrocknet ☐ trocken
Lokalisation ....
letzte Fuß-/Nagelpflege am ....

Ressourcen Frau Müller kann sich allein waschen, muss zum Waschbecken begleitet werden
Besonderheiten ....
Körperpflege ausschließlich durch Frauen ☐ oder Männer ☐ gewünscht

Mobilität	selbständig	bedingt selbständig	teilweise unselbständig	unselbständig
Lagewechsel im Liegen	☒	☐	☐	☐
vom Liegen/zum Sitzen	☒	☐	☐	☐
vom Sitzen/zum Stehen	☐	☐	☒	☐
vom Stehen/zum Gehen	☐	☒	☐	☐
vom Sitzen/zum Liegen	☒	☐	☐	☐
Gehen	☐	☒	☐	☐
Treppen steigen	☐	☐	☒	☐
An- und Auskleiden	☐	☐	☒	☐

☐ Krankengymnastik
☒ Sturzgefahr
☐ Kontrakturen ☐ Kontr.prophylaxe
☐ Thromboseprophylaxe
☐ Dekubitusprophylaxe
☐ Pneumonieprophylaxe
Bemerkungen ....

Ressourcen Frau Müller benutzt einen Rollator.
Besonderheiten Sie ist engagiert und motiviert, ihre Selbständigkeit wiederzuerlangen

Wundversorgung

Art der Versorgung/Häufigkeit	Lokalisation/Beschreibung
~~Dekubitus~~ Wunde nach Sturz tgl. Verbandwechsel mit X-Salbe	linker Knöchel, innen
Zuletzt am 04.05.2025	
sonstige Wunden	
zuletzt am	

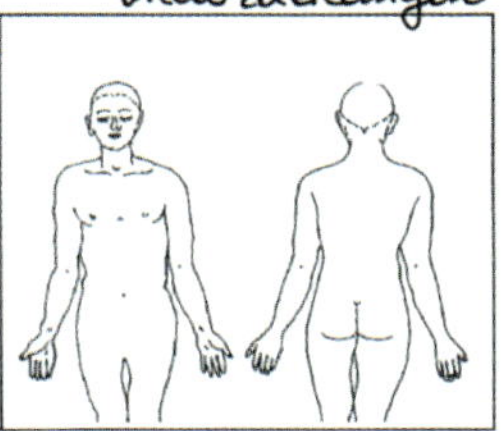

Weitere Mitteilungen
Frau Müller macht mehrmals tgl. Gehübungen.
Bitte mit ihrer Familie besprechen, wie die Rehabilitation ambulant organisiert werden soll.

☐ **Patiententestament liegt vor; andere Regelungen, Verfügungen sind getroffen:** ....

Ich bin damit einverstanden, dass die oben genannten Daten zur pflegerischen Weiterversorgung an die auf Seite 1 aufgeführte Einrichtung weitergegeben werden.

05.05.2025
Datum, Unterschrift des Patienten/Klienten/Pflegebedürftigen/Betreuers

05.05.2025 Peters
Datum, Unterschrift der Pflegefachkraft

© Institut für Pflege- und Gesundheitswissenschaft (ipg), Postfach 360352, 10973 Berlin, Mail: ipg@macdirect.de 3

Abb. 4.5 Ausschnitt aus einem Überleitungsbogen, der dazu beiträgt, die lückenlose pflegerische Versorgung nach der Entlassung sicherzustellen [M672]

Wird eine **Arbeitsgruppe** zur Entwicklung von Handlungsanweisungen gegründet, braucht diese Gruppe eine geübte Leitung oder Moderatorin. Das Ziel muss klar definiert sein und einem geplanten zeitlichen Ablauf folgen. Die Anweisung muss konkret formuliert sein. Es muss auch geklärt werden, wie die Arbeitsgruppe an die nötigen fachlichen Informationen kommen oder ob Experten zur Unterstützung eingeladen werden. Nach ihrer Fertigstellung muss die Handlungsanweisung den Mitarbeitenden vorgestellt und erläutert werden. Unklarheiten gehören beseitigt, und für die Umsetzung in den Pflegealltag muss Zeit eingeplant werden.

MERKE

MERKE

Handlungsanweisungen sind sinnvoll und hilfreich, wenn sie entsprechend den Bedarfen im Pflegebereich erstellt werden. Sie müssen als tatsächliche Unterstützung empfunden werden und den Pflegepersonen Handlungssicherheit gewähren. Deshalb müssen Anweisungen sehr konkret verfasst werden.

WIEDERHOLUNGSFRAGEN

1. Beschreiben Sie kurz, welche Pflegeprobleme Herr P. aufweist.
2. Nennen Sie die Ressourcen, deretwegen bereits zu Beginn der Behandlung eine Entlassung nach Hause angestrebt wird.
3. Erklären Sie mit wenigen Worten, welche Bedeutung Wahrnehmen und Beobachtung im Planungsprozess haben.
4. Erläutern Sie an zwei Beispielen die unterschiedlichen Formen der Pflege.
5. Erklären Sie am Beispiel von Herrn P. und seiner Lebenssituation, weshalb ein Case Management sinnvoll ist.
6. Erläutern Sie kurz, weshalb Handlungsanweisungen die Pflegearbeit erleichtern können und sicherer machen.

LITERATUR

Quellen

Bücher F. Lehrbuch Altenpflege. 2. Aufl. Hamburg: H&T; 2014.
Bundesministerium für Familie, Senioren, Frauen und Jugend. Ältere Menschen und Digitalisierung: Achter Altenbericht. Berlin: 2020.
Kämmer K. Pflegemanagement in Altenpflegeeinrichtungen. Hannover: Schlütersche; 2015.
Keller C, Menche N, Teigeler B (Hrsg.). Pflege Heute. 8. Aufl. München: Elsevier; 2023.
Kollak I et al. Instrumente des Care und Case Management Prozesses. Berlin: Springer; 2016.
von Reibnitz C (Hrsg.). Case Management: praktisch und effizient. 2. Aufl. Berlin: Springer; 2015.
Wendt W. Case Management im Sozial- und Gesundheitswesen. Eine Einführung. 6. Aufl. Freiburg: Lambertus; 2015.
Zentrum für Qualität in der Pflege (ZQP). Rollator. Tipps zum sicheren Umgang. ZQP-Ratgeber. 4. Aufl. Berlin: 2019.

Weiterführende Literatur

Huhn S (Hrsg.). Leitfaden Geriatrie Pflege. München: Elsevier; 2020.
Keller C (Hrsg.). Pflegen. Grundlagen und Interventionen. 3. Aufl. München: Elsevier; 2021.

KAPITEL

5 Kommunikation

Sophie Plauschinat

LERNZIELE

LERNZIELE: DAS KANN ICH BALD GUT

Am Ende dieser Lerneinheit werde ich ...

- die Wichtigkeit der Kommunikation im Pflegeberuf verstehen,
- Grundlagen zum Gelingen der Kommunikation kennen,
- für Kommunikationsstörungen und ihre Auswirkungen sensibilisiert sein,
- Beratung innerhalb des eigenen Kompetenzbereichs durchführen können,
- Konflikte identifizieren und analysieren können,
- die Möglichkeiten zur Konfliktlösung kennen,
- für die Kommunikation in besonderen Situationen sensibilisiert sein.

Pina in der Schule

Als im Unterricht das Thema Kommunikation ansteht, verdreht Pina die Augen. Über das **Reden reden** klingt ziemlich theoretisch. Außerdem hat sie das Sprechen als Kleinkind erlernt und weiß nicht, was es dazu noch zu sagen gibt. Im nächsten Moment fallen ihr jedoch einige Begebenheiten aus den praktischen Einsätzen ein, in denen sich das Personal und zu Pflegende missverstanden haben. Einmal kam es sogar dazu, dass sich Personen über den Stationsflur hinweg angeschrien haben und beinahe handgreiflich wurden. Das wirkte sehr bedrohlich und unprofessionell. Pina überlegt, ob das Kommunizieren vielleicht doch nicht so einfach ist, wie es auf den ersten Blick scheint (➢ Abb. 5.1).

ABB. 5.1

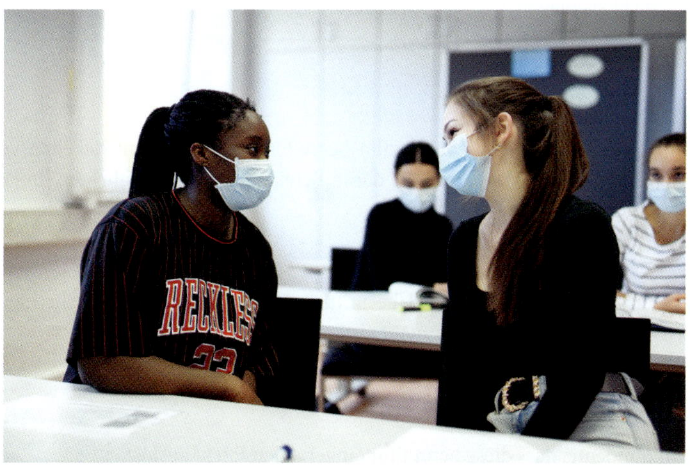

Abb. 5.1 Pina tauscht sich mit ihrer Sitznachbarin über schwierige Kommunikationssituationen aus [J803]

Es gibt in der Pflege **keine** Situation, in der nicht kommuniziert wird, wenn auch manchmal ohne Worte. Egal welche Tätigkeit gerade ausgeführt wird, die beteiligten Personen teilen sich ganz nebenbei und oft auch bewusst mit. Daher wird die Kommunikationsfähigkeit als **Schlüsselkompetenz** bezeichnet, was bedeutet, dass sie eine Kompetenz ist, die allgegenwärtig eingesetzt wird.

5.1 Kommunikationsgrundlagen

DEFINITION

KINDER

WISSEN ANWENDEN

5.1.1 Elemente der Kommunikation

Pina in der Schule

5.1 Kommunikationsgrundlagen

DEFINITION

Kommunikation leitet sich von dem lateinischem Wort *communicatio* ab und bedeutet Mitteilung. Das Wort bezeichnet also einen Informationsaustausch.

Für eine gelungene Kommunikation sind die Umgebungsfaktoren mitentscheidend, z. B. die Beziehung zwischen den Kommunikationspartnern. Somit ist die Haltung zum jeweiligen Gegenüber für den Gesprächsverlauf von zentraler Bedeutung. Gibt sich eine Person wertschätzend und interessiert an ihrem Gegenüber oder eher abgeneigt? Diese innere Grundhaltung zeigt sich in der Art und Weise, wie kommuniziert wird.

KINDER

Für Kinder wirken pflegerische Maßnahmen oft bedrohlich. Daher ist hier der erste Eindruck häufig auschlaggebend, um mit dem Beziehungsaufbau zu beginnen. Die ersten Minuten können entscheidend dafür sein, ob ein Kind Angst hat und sich abwendet oder ob es Vertrauen fasst und mitwirkt.
Pina erinnert sich an einen Krankenhausaufenthalt ihrer damals vierjährigen Schwester Johanna. Die Kleine hatte furchtbare Angst und klammerte sich immer an ihre Mutter. Eines Tages begann Emilia, eine Pflegefachperson, nur mit Blicken und lustigen Gesten, Kontakt zu Johanna aufzunehmen. Durch diese behutsame Annäherung gewann sie ihr Vertrauen, und von da an gestaltete sich Johannas Krankenhausaufenthalt für alle wesentlich entspannter.
Auch der Beziehungsaufbau zu den Bezugspersonen, meist den Eltern, ist wichtig. Sie wirken wie Antennen, die ihren Kindern signalisieren, wer vertrauenswürdig ist und wer nicht.

In Bezug auf zu Pflegende und ihren Zugehörigen gibt es viele Gesprächsanlässe:

- Pflegeanamnesegespräch
- Informations- oder Beratungsgespräch
- Krisengespräch
- Smalltalk

WISSEN ANWENDEN

Smalltalk eignet sich sehr gut, um die zu pflegende Person kennenzulernen. Um passende Themen zu finden, empfiehlt sich ein Blick auf die Umgebung. Im Krankenhaus ist häufig der Nachttisch die einzige private Zone, in der sich Gegenstände für Gesprächsanlässe entdecken lassen: Von wem sind die Blumen, wer sind die Personen auf dem Foto, ist das Buch empfehlenswert ...? So fällt es leichter, die zu pflegende Person als Menschen wahrzunehmen und nicht als Diagnose.

5.1.1 Elemente der Kommunikation

Kommunikation ist sehr umfangreich. Um diese Komplexität begreifen zu können, entwickelten verschiedene Wissenschaftler Modelle, die die Abläufe und die daran Beteiligten veranschaulichen. Im Folgenden werden diese vereinfacht dargestellt.

Basis der Kommunikation

Kommunikation zeichnet sich grundsätzlich durch die Übermittlung von Nachrichten zwischen zwei oder mehr Gesprächspartnern aus (➤ Abb. 5.2). Sie braucht also mindestens:

- einen Sender
- einen Empfänger
- eine Nachricht

Der Sender hat eine Absicht und möchte, dass diese beim Empfänger einen Effekt auslöst.

Pina möchte nach der Schule mit ihrem Banknachbarn Paul einen Kaffee trinken. Das wäre ihre Absicht. Sie wünscht sich, dass Paul diese Idee gut findet und mitkommt, was ein möglicher Effekt wäre (➤ Abb. 5.3).

Das Verstehen einer Nachricht ist immer nur eine **Deutung.** Dies liegt daran, dass Menschen ihre Gedanken nicht eins zu eins übertragen können. Der Empfänger einer Botschaft benötigt Signale vom Sender, die er deuten muss. Diese **Signale** sind z. B. Formulierungen, also wie ein Inhalt ausgedrückt wird.

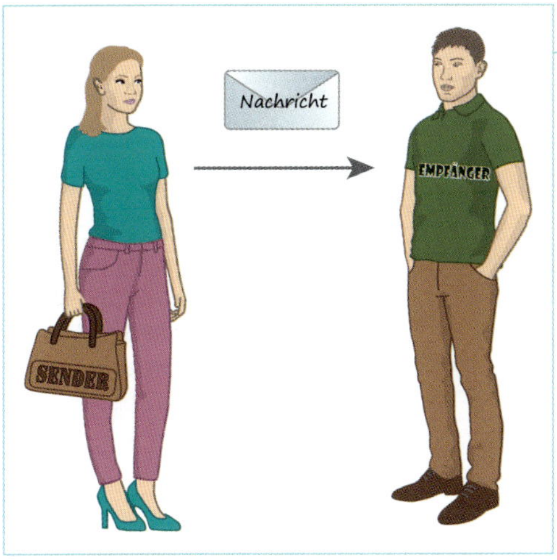

Abb. 5.2 Die grundlegenden Elemente der Kommunikation: Sender, Nachricht und Empfänger [L138]

ABB. 5.2

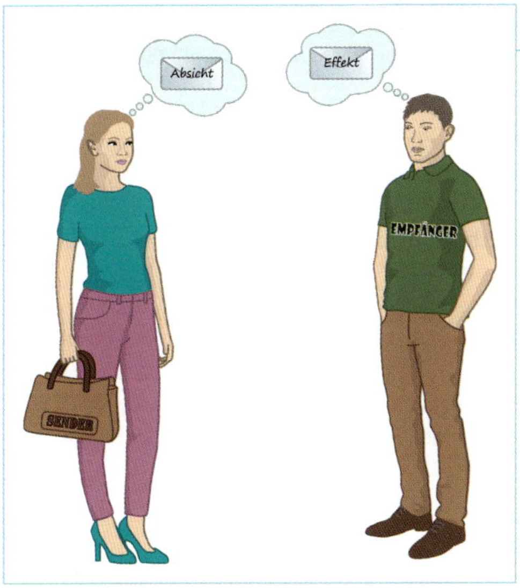

Abb. 5.3 Der Sender formuliert eine Absicht, die beim Empfänger einen Effekt auslöst. [L138]

ABB. 5.3

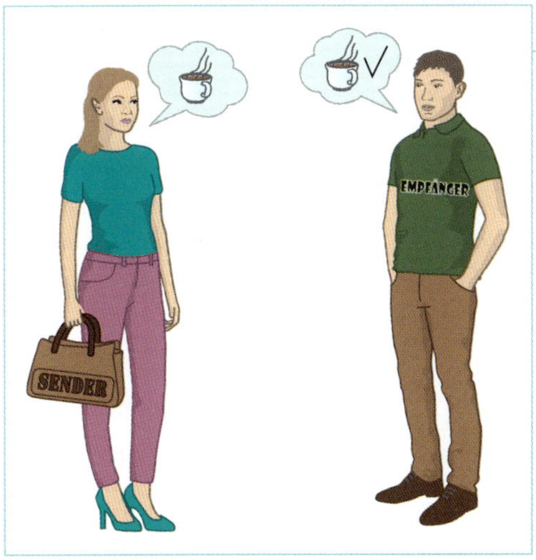

Abb. 5.4 Der Sender formuliert seine Gedanken aus, der Empfänger deutet diese [L138]

ABB. 5.4

Doch die Deutung des Gesagten stimmt nicht immer mit der Senderabsicht überein, sodass Missverständnisse entstehen (➤ Abb. 5.4).

Meist folgt nun ein Rollentausch und der Empfänger wird zum Sender, um etwas auf die Nachricht zu erwidern. Es entsteht ein **Kommunikationskreis,** der so lange aufrechterhalten wird, bis das Gespräch beendet ist. Dieser Kommunikationskreis erlaubt es jedem Beteiligten, die Richtung oder Atmosphäre des Gesprächs mitzugestalten (➤ Abb. 5.5).

ABB. 5.5

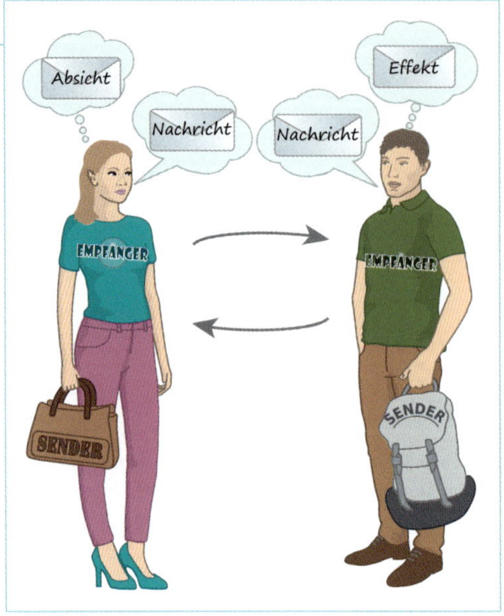

Abb. 5.5 Sender und Empfänger tauschen abwechselnd die Rollen, es entsteht ein Kommunikationskreis [L138]

Wird z. B. etwas Abschätziges gesagt, kann der Empfänger darauf ebenso abschätzig reagieren. In diesem Fall gibt der Sender die Entwicklung des Gesprächs vor und der Empfänger folgt ihm. Eine konstruktivere Reaktion wäre beispielsweise, dem Gegenüber zu verdeutlichen, was diese Bemerkung in einem selbst auslöst. So wird die Grundstimmung durch Ehrlichkeit beeinflusst, und es kann sich ein offenes Gespräch entwickeln.

Menschen sind also den ganzen Tag damit beschäftigt, wie Schriftsteller ihre Absichten auszuformulieren und wie Detektive die Signale von anderen zu deuten. Ausformulieren und Deuten sind oft nicht so leicht und werden individuell verschieden durchgeführt. Das liegt an den unterschiedlichen Erfahrungen, die Menschen in ihrem Leben gemacht haben. Manchmal werden auch die Nachrichten vom Sender nicht eindeutig formuliert oder vom Empfänger unerwartet gedeutet, und schon passt die Absicht nicht mehr zum Effekt (➤ Abb. 5.6).

ABB. 5.6

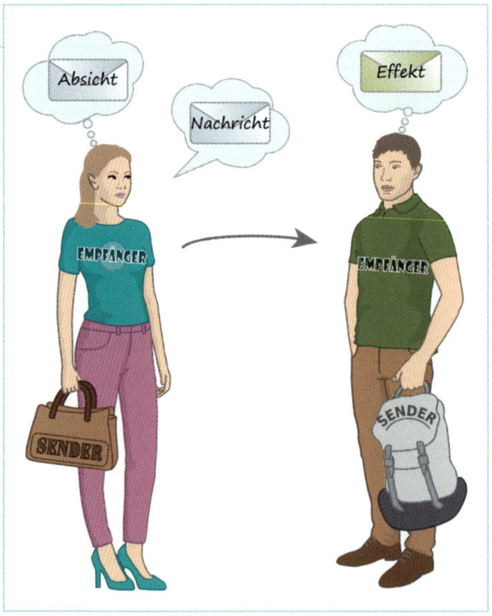

Abb. 5.6 Die Absicht passt nicht mehr zum Effekt, wenn der Sender die Nachricht nicht eindeutig formuliert oder der Empfänger die Nachricht nicht wie erwartet deutet [L138]

Die vier Ebenen einer Nachricht

Der Autor Friedemann Schulz von Thun entwickelte ein Modell, das beim Ausformulieren und Deuten der Nachrichten helfen soll. Es besagt, dass jede Nachricht vier Ebenen haben kann (➤ Abb. 5.7).

Diese Hilfe kann wie eine Checkliste genutzt werden, um die gesamte Situation zu berücksichtigen und so Missverständnissen vorzubeugen (➤ Tab. 5.1).

ABB. 5.7

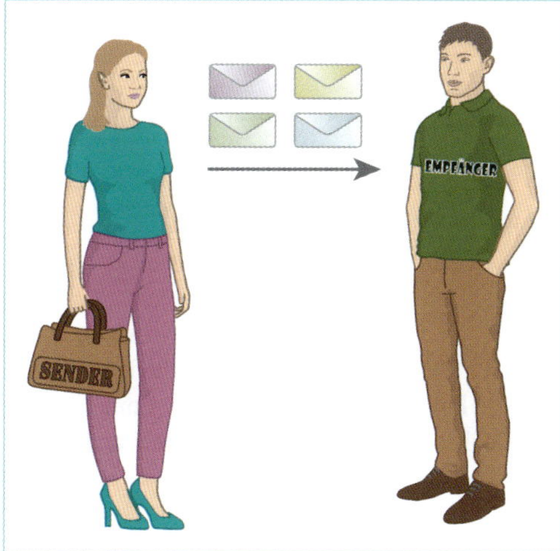

Abb. 5.7 Jede Nachricht hat vier Ebenen: Sachebene, Beziehungsebene, Selbstoffenbarungsebene und Appellebene [L138]

TAB. 5.1

Tab. 5.1 Checkliste: die vier Ebenen einer Nachricht

Bezeichnung der Ebene	Beschreibung der Seite	Pina sagt zu Paul: „Wollen wir heute nach der Schule noch einen Kaffee zusammen trinken?“
Sachebene	Konkrete Informationen	Wer? Pina und Paul Was? Kaffee trinken Wann? Nach der Schule
Beziehungsebene	Beziehung zwischen Sender und Empfänger	Pina und Paul sind Klassenkameraden
Selbstoffenbarungsebene	Die Gesprächspartner enthüllen etwas über sich	Pina möchte Zeit mit Paul verbringen
Appellebene	Der Sender möchte etwas beim Empfänger bewirken	Pina möchte, dass Paul mit ihr etwas unternimmt

Pina in der Schule

Jede Ebene schwingt mit, wenn Pina ihre Absicht und Motivation formuliert. Wenn Paul nun sensibel auf allen Ebenen die Nachricht entschlüsselt und ebenso empfindet, werden die beiden in nächster Zeit wohl öfter Kaffee trinken gehen. Wenn er die Nachricht jedoch z. B. nur auf der Sachebene hört, dann fällt ihm vielleicht ein, dass er wenig Zeit hat oder keinen Kaffee mag, und er wird absagen. Je nachdem wie Paul die Frage deutet, kann seine Antwort anders ausfallen.

MERKE

MERKE

Wie kommuniziert wird, hängt von der **Situation** und vom **Gesprächspartner** ab. So werden z. B. Appelle selten direkt formuliert, sondern oft verschleiert und als Bedürfnis auf der Selbstoffenbarungsebene formuliert. „Ich bin k. o.“ könnte bedeuten „Lass mich in Ruhe!“. Oft haben diese verschleierten Absichten dennoch den gewünschten Effekt, weil der Empfänger – zum Glück – auf allen Ebenen interpretiert und dem Sender seine Pause gönnt. Direkte Appelle werden eher von Eltern gegenüber ihren Kindern eingesetzt, z. B.: „Bitte zieh dich an!“ Hier lässt die Beziehung die direkte Formulierung zu, und zum einen sind Eltern für das Wohl ihres Kindes verantwortlich, zum anderen müssen Kinder das Deuten von Nachrichten erst lernen.

5.1.2 Kommunikationsarten

5.1.2 Kommunikationsarten

„Man kann nicht nicht kommunizieren“, lautet ein Leitspruch des Kommunikationswissenschaftlers Paul Watzlawick. Auch wenn eine Person nicht spricht, sagt sie etwas aus.

Pina in der Schule

„Stimmt“, denkt sich Pina. „Selbst wenn ich auf eine Frage nicht antworte, ist dies eine Reaktion für meinen Gesprächspartner, die er unterschiedlich deuten kann.“

Es gibt also verschiedene Arten zu kommunizieren:

1. **Verbal** ist die **wortgebundene Kommunikation.** Dabei ist es unwichtig, ob das Wort gesprochen oder geschrieben, gehört oder gelesen wird, also ob man z. B. miteinander spricht oder sich Textnachrichten schreibt.
2. **Paraverbal** ist die Art, **wie Worte verwendet** werden.
   - **Mündlich** wären das z. B. die Betonung eines Worts im Satz, das Sprechtempo, die Lautstärke, mit der gesprochen wird, sowie die Wortwahl.

- **Schriftlich** können z. B. einzelne Wörter hervorgehoben werden. Auch Satzzeichen sind ein Ersatz für Betonung, da ansonsten nicht kenntlich gemacht werden kann, ob es sich um eine Frage oder eine Aufforderung handelt.

Nonverbal ist die Art zu kommunizieren, **ohne Sprache zu verwenden.** Sie wird eingesetzt, um das Gesprochene zu unterstützen, z. B. mit:

- Mimik (Gesichtsausdruck)
- Gestik (Körperbewegung, vor allem von Händen und Kopf)
- Kleidung und Statussymbole (z. B. Markenkleidung)
- Blickkontakt
- Abstand zum Gegenüber

Pina in der Schule

Pina fällt ein, dass in der Pflege ihre Arbeitskleidung und ihr Dienstausweis zeigen, welche Funktion sie hat. Ebenfalls fällt ihr auf, dass sie in Kurznachrichten viele Emojis verwendet, die ihre Mimik ersetzen (➤ Abb. 5.8). Ohne den zwinkernden Smiley würden viele ihrer Witze vielleicht falsch verstanden werden.

ABB. 5.8

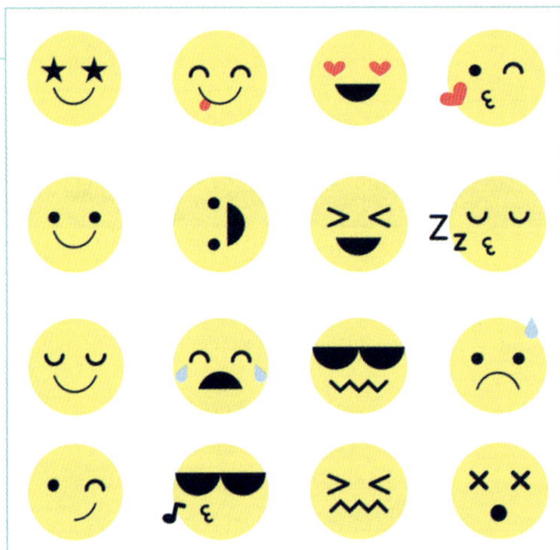

Abb. 5.8 In schriftlichen Nachrichten können Emojis die Mimik des Senders ersetzen [J787–108]

Während eines Gesprächs werden die para- und nonverbalen Anteile oft unbewusst eingesetzt, doch sie sind oft ausschlaggebend für die vollständige und korrekte Deutung einer Nachricht.

DEFINITION

Übereinstimmende Kommunikation: Alle Kommunikationsarten innerhalb einer Nachricht passen zueinander.
Nicht übereinstimmende Kommunikation: Die einzelnen Kommunikationsarten innerhalb einer Nachricht vermitteln unterschiedliche Bedeutungen, sodass es zu Doppelbotschaften kommt.

Am einfachsten ist eine Botschaft für den Empfänger zu deuten, wenn alle Arten der Kommunikation zueinanderpassen. Beispielsweise vermittelt jemand mit entspannter Körperhaltung und in einem ruhigen Ton glaubhaft, dass die letzte Nacht sehr ruhig war (➤ Abb. 5.9).

Schwierig wird es für den Empfänger, wenn der Sender auf unterschiedliche Art verschiedene Aussagen trifft (➤ Abb. 5.9). Zum Beispiel wenn sich jemand mit lauter Stimme und aggressiver Gestik beim Gegenüber entschuldigt.

Oft sind die **nonverbalen** und die **paraverbalen** Signale die ehrlicheren, weil sie unbewusst gesendet werden. Diese Unstimmigkeit fällt dem Gegenüber nicht immer oder nur bedingt auf. Ist der Empfänger der doppeldeutigen Nachricht jedoch dahingehend sensibilisiert, kann er darauf aufmerksam machen oder situationsbezogen auf die wahrscheinlichere Aussage reagieren. Das eigentliche Anliegen des Senders zu ignorieren würde dazu führen, dass dieser sich nicht wahrgenommen fühlt. Dies kann zu einer gestörten Beziehung zwischen den beiden Gesprächspartnern führen und mit Vertrauensverlust einhergehen.

ACHTUNG

Wenn zu Pflegende oder Pflegepersonen eine Doppelbotschaft senden, sind sie vielleicht zu unsicher, um das eigentliche Anliegen selbstbewusst mitzuteilen.

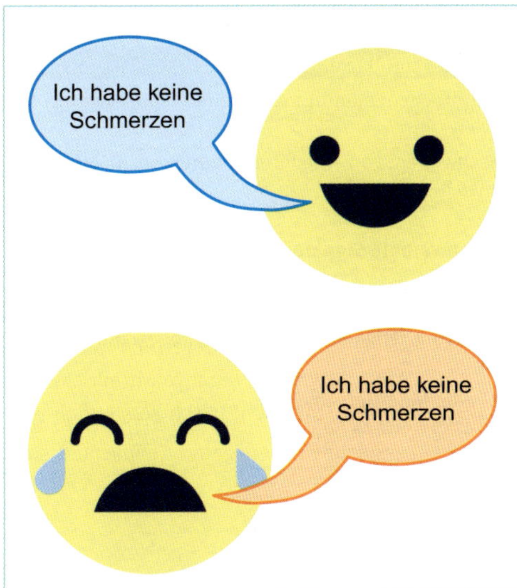

Abb. 5.9 Beispiel für eine übereinstimmende (oben) und eine nicht übereinstimmende Kommunikation (unten) [J787, L143]

ABB. 5.9

5.1.3 Einflussfaktoren auf die Kommunikation

Es gibt Einflussfaktoren, die einen Gesprächsverlauf mitgestalten – positiv oder negativ. Zu diesen gehören die Rahmenbedingungen und die personengebundenen Einflussfaktoren.

Rahmenbedingungen

Sich auf den Gesprächsverlauf **günstig auswirkende** Rahmenbedingungen sind:

- Zeit für den Gesprächspartner haben
- Eine ruhige Gesprächsatmosphäre gestalten
- Die Privatsphäre des Gegenübers achten

Pina im Praxiseinsatz

Pina überlegt, dass im Pflegealltag oft die Zeit nicht reicht, um für geeignete Rahmenbedingungen zu sorgen. Sie erinnert sich aber auch an Situationen, in denen sie gute und tiefer gehende Gespräche mit zu Pflegenden geführt hat. Dies war zu Zeiten, in denen weniger zu tun war, und Pina hatte dafür gesorgt, dass keine weiteren Personen im Raum anwesend waren. Dann stellte sie sich z. B. einen Stuhl ans Bett und nahm sich ca. eine Viertelstunde Zeit für dieses Gespräch. Obwohl die Rahmenbedingungen nicht ideal waren, bedankten sich die zu Pflegenden immer bei ihr, und sie hatte das Gefühl, helfen zu können.

Personengebundene Einflussfaktoren

Motivation und **Interesse** sind personengebundene Einflussfaktoren, die sich auf ein Gespräch auswirken. So kann z. B. ein großes Interesse am Gesprächspartner bestehen oder auch die Motivation fehlen, sich auf die komplexen Probleme der zu Pflegenden einzustellen. Bei Letzterem können Reflexionsfragen zur professionellen Gesprächsführung helfen:

- Wie ginge es mir in dieser Situation?
- Was würde ich mir wünschen?

Hilft das nicht mehr, könnte die emotionale Betreuung – nach Absprache im Team – an eine andere Pflegeperson abgegeben werden.

Auch eine nicht korrigierte **Schwerhörigkeit** (➤ 34.2.9) bei zu Pflegenden kann ein wichtiger Einflussfaktor sein. Pflegende können eine vorliegende Schwerhörigkeit erkennen, indem sie auf nonverbale Kommunikation achten oder Rückfragen stellen.

Weitere personengebundene Einflussfaktoren sind in ➤ Tab. 5.2 zusammengestellt.

MERKE

Es gibt Situationen, in denen die Kommunikation besonders sensibel angepasst werden muss. So werden beispielsweise in der Gesprächsführung bei Menschen im Sterbeprozess die Sterbephasen (➤ 19.6.1) mit berücksichtigt und bei Menschen mit demenziellen Erkrankungen besondere Techniken (➤ 27.2.2) angewendet.

5.1.3 Einflussfaktoren auf die Kommunikation

MERKE

TAB. 5.2

Tab. 5.2 Personengebundene Einflussfaktoren mit positiver oder negativer Auswirkung auf Kommunikation

Positive Einflussfaktoren	Negative Einflussfaktoren
Aussprechen lassen und **Raum geben,** um die Situation zu beschreiben	Unterbrechen, ständig von eigenen Erfahrungen erzählen
Den **Inhalt verstehen:** versichern, ob alles richtig verstanden wurde, z. B. Rückfragen stellen, nochmal zusammenfassen, auf Gesprächspartner fokussieren	Abschweifen, vorzeitig interpretieren, nicht Verstandenes hinnehmen
Auf alle Kommunikationsarten achten, **non- und paraverbale Signale** ansprechen	Nur auf **verbale Signale** reagieren
Gesprächsbereitschaft und Interesse signalisieren (Blickkontakt, Kommunikation auf Augenhöhe, offene Körperhaltung)	**Desinteresse** signalisieren (kein Blickkontakt, nebenbei andere Tätigkeiten ausführen, abgewandte Haltung)
Ich-Botschaften: • „Ich habe lange auf dich gewartet" Der Gesprächspartner erhält eine Einladung, sich in die eigene Lage zu versetzen • „Ich habe mir Sorgen gemacht" Das subjektive Empfinden wird leichter angenommen und nicht bewertet • „Ich empfinde das als unangemessen" Wirkt nicht generalisierend und dadurch weniger verletzend	**Du- oder Man-Botschaften:** • „Du kommst zu spät" Kritik am Gegenüber löst negative Gefühle aus, sie provoziert meist Abwehr • „Dir ist das völlig egal" Wirkt vorwurfsvoll • „Das macht man nicht" Generalisierend, das Gegenüber fühlt sich dadurch vermutlich angegriffen

5.2 Beratung im Berufsfeld der Pflegeassistenz

Pina im Praxiseinsatz

5.2 Beratung im Berufsfeld der Pflegeassistenz

„Warum ist Beratung wichtig?", überlegt Pina. Sie erfährt von ihrer Praxisanleitung, dass diese früher keine so große Rolle gespielt hat. Denn früher lagen zu Pflegende, beispielsweise nach einer Operation, mehrere Wochen im Krankenhaus. Heute sind die Operations- und Narkoseverfahren größtenteils so fortgeschritten, dass viele Operationen ambulant oder mit wenigen Tagen Aufenthaltsdauer im Krankenhaus durchgeführt werden können. Für die Betroffenen ist es häufig schöner, zu Hause in ihrer gewohnten Umgebung gesund zu werden. Doch dort fehlen Experten, die sie zu einer bestmöglichen Genesung leiten können. Deshalb müssen diese Experten ihr Wissen den zu Pflegenden mit nach Hause geben. Einen Teil des Expertenteams bilden die Pflegenden. Sie haben gelernt, Pflegeprobleme schon dann zu erkennen, wenn noch keine Schädigung aufgetreten ist, z. B. ein Obstipationsrisiko. Der zu Pflegende weiß oft nicht um dieses Risiko.

Die Basis für eine gelungene Beratung ist eine intakte Beziehung (➤ 3.2). Im Pflegealltag läuft die Beratung meist parallel zu anderen Pflegegeschehnissen (➤ Abb. 5.10). Meist besteht schon eine Vertrauensbasis, wenn zu Pflegende und Pflegende sich kennen. Es lohnt sich immer, Zeit in einen Beziehungsaufbau zu investieren.

ABB. 5.10

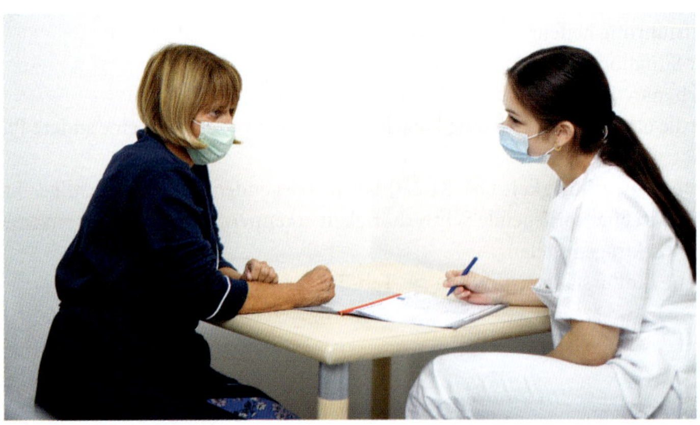

Abb. 5.10 Pina nimmt sich Zeit und berät eine Patientin zur Obstipationsprophylaxe [J803]

Die Beratung erfolgt häufig zu intimen Themen, z. B. zur Ausscheidung, die ungern mit unvertrauten Fremden besprochen werden. Hier sind die zu Pflegenden eventuell befangen und trauen sich nicht, die für sie relevanten Fragen zu stellen.

Bei einer Beratung sind folgende drei Grundsätze entscheidend:

1. Die Beratung erfolgt **adressatengerecht.** Das heißt, Sprache und Inhalt sind an den Gesprächspartner und sein Vorwissen angepasst. Die Beratung zu einem Thema kann also je nach Gesprächspartner in verschiedenen Varianten geschehen. Die Herausforderung liegt darin, sein Gegenüber kennenzulernen und sich in die Person hineinzuversetzen.
2. Die Beratung **macht entscheidungsfähig.** Das heißt, die zu beratende Person erkennt Zusammenhänge, z. B. weshalb die Flüssigkeitszufuhr eine wichtige Maßnahme der Obstipationsprophylaxe darstellt. Die zu beratende Person erfährt, um was es sich bei einer Obstipation handelt und wie sie dieser vorbeugen kann. Aber auch weiterführende Informationen werden vermittelt, z. B.: Wie wahrscheinlich ist es, eine Obstipation bei einer bestimmten Diagnose zu bekommen? Was sind die Komplikationen einer Obstipation? Am Ende einer gelungenen Beratung ist die Person selbst entscheidungsfähig.
3. Die bei der Beratung vermittelten Maßnahmen müssen **umsetzbar** sein. Viele zu beratende Personen sind durch ihre Erkrankung in einem stressbedingten Zustand und daher eventuell überfordert, sodass die Beratung und die in diesem Rahmen empfohlenen Maßnahmen ihren Fähigkeiten angepasst werden müssen. Im Fall der Obstipationsprophylaxe kann ihnen z. B. ein Trinkprotokoll mit der entsprechenden Erklärung, wie es zu führen ist, ausgehändigt werden.

MERKE

Für eine Beratung ist umfassendes, aktuelles und wissenschaftliches Fachwissen notwendig. Jede Berufsgruppe kann nur in ihrem Aufgabenfeld beraten, muss eigene Grenzen erkennen und ggf. weitere Berufsgruppen oder Fachbereiche miteinbeziehen.

MERKE

Ablauf

1. **Beziehungsgestaltung:** Um konstruktiv zusammenzuarbeiten, begegnen sich Pflegeperson und zu pflegende Person auf Augenhöhe. Letztere gestaltet die Beratung aktiv mit, was ein Vertrauensverhältnis voraussetzt. Die beratende Person kann dies mithilfe von Smalltalk und entgegengebrachtem Verständnis für die Situation herstellen. So hilft es einem Menschen mit einer Krebsdiagnose, wenn Interesse an seinem emotionalen Empfinden gezeigt wird, die Mutter eines Neugeborenen freut sich dagegen über wertschätzende Anerkennung ihres Kindes. Wichtig ist, den Menschen immer ganzheitlich wahrzunehmen.
2. **Beratungsanlass/-bedarf:** Zunächst wird der Beratungsanlass bzw. -bedarf geklärt. Die Pflegenden haben das Expertenwissen, um einen Beratungsbedarf zu erkennen. Doch andererseits sind die zu Pflegenden Experten, wenn es um sie selbst und ihre persönlichen Bedürfnisse geht. Vielleicht weiß die zu beratende Person schon alles über die empfohlene ballaststoffreiche Ernährung als Maßnahme zur Obstipationsprophylaxe und ist eher an Bewegungsübungen interessiert? Auch jemanden mit einer persönlichen Abneigung gegen Trockenobst dessen Verzehr als Obstipationsprophylaxe zu raten, ginge am Bedürfnis vorbei. Die beratende Person stellt daher offene und geschlossene Fragen, um die Bedürfnisse und individuellen Lebensumstände zu erfassen.
3. **Formulierung der Beratungsziele:** Gemeinsam mit den zu Pflegenden werden die Beratungsziele und -wünsche formuliert. Dies geschieht sowohl aus der pflegerischen als auch aus der individuellen Perspektive der Betroffenen. Die Ziele beider Seiten werden notiert.
4. **Mögliche Lösungen/Maßnahmen:** Mögliche Lösungen für ein Problem bzw. Maßnahmen, um Probleme zu verhindern, werden gemeinsam nach folgenden Kriterien erarbeitet:
   - Was ist individuell umsetzbar?
   - Wie sind die Gegebenheiten zu Hause?
   - Welche Gewohnheiten sprechen für oder gegen die vorgeschlagene Lösungsstrategie/Maßnahme?
   - Fühlt sich die zu pflegende Person mit den Vorschlägen wohl und schätzt sie deren Umsetzung als realistisch ein?

   Bei komplexeren Strategien können für die Umsetzung im Alltag konkrete Pläne erstellt werden.
5. **Zielabgleich und Begleitung:** Am Ende der Beratung gleichen Pflegende und zu Pflegende ab, ob die gemeinsam festgelegten Ziele erreicht worden sind. Zudem darf sich die zu pflegende Person am Ende der Beratung nicht alleingelassen fühlen. Der Übergang in die selbstständige Ausführung besprochener Handlungen und der Aufbau nötiger Gewohnheiten werden **begleitet.** Hierzu benötigt die zu pflegende Person Kontaktdaten und die Gewissheit, sich jederzeit melden zu können.
6. **Reflexion:** Nach Verabschiedung der zu pflegenden Person reflektiert die Pflegeperson ihr Vorgehen:
   - Habe ich mich intensiv auf die zu pflegende Person und ihre Individualität eingelassen?
   - Habe ich die Kommunikationsmethoden und die Prozessabfolge zielführend angewandt?
   - Habe ich aktuelles und wissenschaftliches Fachwissen vermittelt?

WISSEN ANWENDEN

WISSEN ANWENDEN

Auch die Pflegenden können sich untereinander beraten. Gibt es eine Person, die Erfahrung in einem Aufgabenbereich hat, in dem andere sich noch nicht so auskennen? Oder hat jemand bestimmte kritische Situationen schon öfter miterlebt und kann bei der Bewältigung unterstützen?

5.3 Konflikte

Pina im Praxiseinsatz

5.3 Konflikte

In der stationären Pflegeeinrichtung erlebt Pina einen Streit zwischen der Wohnbereichsleitung Sandra und der Pflegefachperson Martin (➤ Abb. 5.12). Es handelt sich um eine Dienstplan-Angelegenheit. Eine Kollegin ist krank geworden, und nun soll Martin am Samstag im Spätdienst einspringen. Jedoch hat er an diesem Samstagabend bereits etwas vor.

DEFINITION

DEFINITION

Ein **Konflikt** ist eine Situation, in der Positionen oder Motive aufeinanderprallen, die sich scheinbar gegenseitig ausschließen.

Es kommt sowohl im Arbeitsalltag als auch im Privatleben immer wieder zu Konflikten mit anderen Personen oder mit sich selbst. Diese Situationen werden oft als negativ bewertet, da sie für die Beteiligten eine enorme Herausforderung bedeuten. Gleichzeitig stellen sie eine Bedrohung für bisher gut funktionierende Beziehungen dar.

Konfliktanlässe im Pflegealltag sind z. B.:

- Rahmenbedingungen wie Zeitplanung
- Unterschiedliche Ansichtsweisen oder Bedürfnisse
- Umgangsweisen in konkreten Situationen

Aufgrund der unterschiedlichen Beteiligten, die verschiedene Charaktere und Biografien aufweisen, können sich viele Unvereinbarkeiten ergeben.

Pina im Praxiseinsatz

Pina überlegt, dass die Wohnbereichsleitung dafür verantwortlich ist, dass die zu Pflegenden versorgt werden. Martin, die einzige verfügbare Pflegefachperson, ist aber bereits verabredet. Diese Situation scheint zunächst ausweglos. Und Pina hatte während der Auseinandersetzung zwischen Sandra und Martin auch das Gefühl, dass sich hier bereits viel Wut angestaut hat.

5.3.1 Konfliktentwicklung

5.3.1 Konfliktentwicklung

Da beide Konfliktparteien Menschen sind, gesellen sich zum eigentlichen Konflikt auch noch Gefühle und subjektive Bewertungen der Situation. Je länger der Konflikt ungelöst bleibt, desto größer kann er werden. Im Lauf der Zeit verändert sich meist auch die Wahrnehmung, und es wird in dem Gegenüber nichts Gutes mehr erkannt.

Der Organisationswissenschaftler Friedrich Glasl entwickelte das **Stufenmodell der Konflikteskalation,** das die Dynamik eines ungelösten Konflikts darstellt. Demnach entwickeln sich Konflikte über neun Stufen (➤ Abb. 5.11).

- Von einer noch lösbaren Situation zwischen zwei Parteien bis zu einer Vernichtung mitunter beider Parteien.
- Es werden immer härtere Mittel eingesetzt, wie Drohungen und Erpressungen.
- Der Konflikt erstreckt sich zwischendurch auf die Personen im Umfeld; es wird versucht, Anhänger zu gewinnen.

ACHTUNG

ACHTUNG

Ein Konflikt ist wie eine Lawine: Er beginnt mit einer konkreten Begebenheit, aber im Lauf der Zeit kommen immer mehr negative Wahrnehmungen und Gefühle hinzu (➤ Abb. 5.12). Der Konflikt wird immer größer, bis die eigentliche Ursache, der Kern, gar nicht mehr gesehen wird.

5.3.2 Konfliktlösungen

5.3.2 Konfliktlösungen

Es gibt viele Arten von Konflikten und Umgangsmöglichkeiten damit und somit auch kein Patentrezept. Konflikte werden häufig als negativ bewertet, denn eine vollständige Lösung fordert den Beteiligten viel Kraft und Mut ab. Sie bieten jedoch immer auch die Möglichkeit, sich zu entwickeln, indem neue Strate-

Zur Orientierung

ABB. 5.11

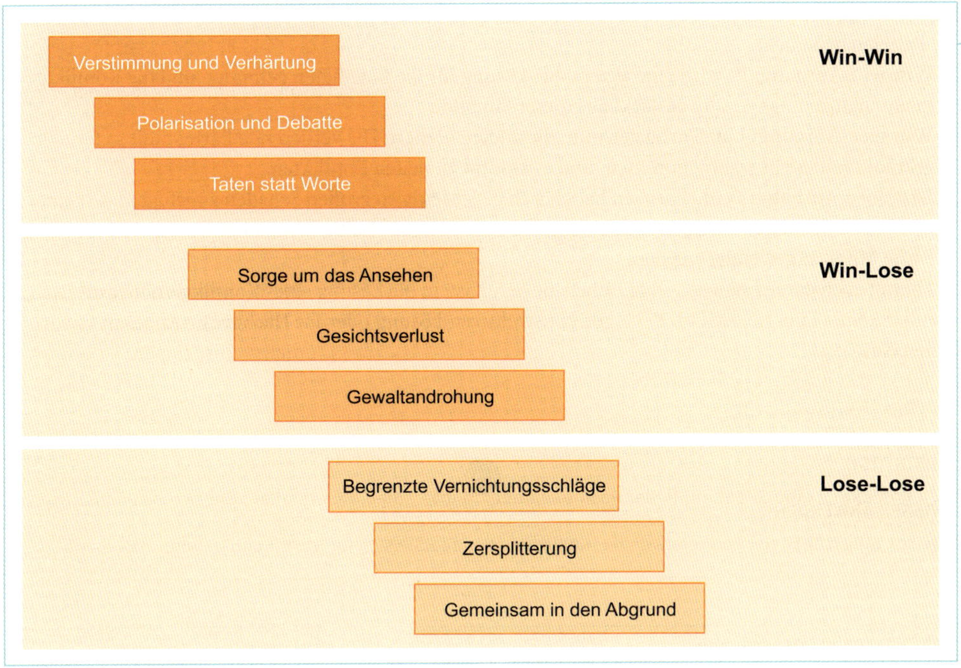

Abb. 5.11 Die Eskalationsstufen nach Glasl (2004) [L143]

ABB. 5.12

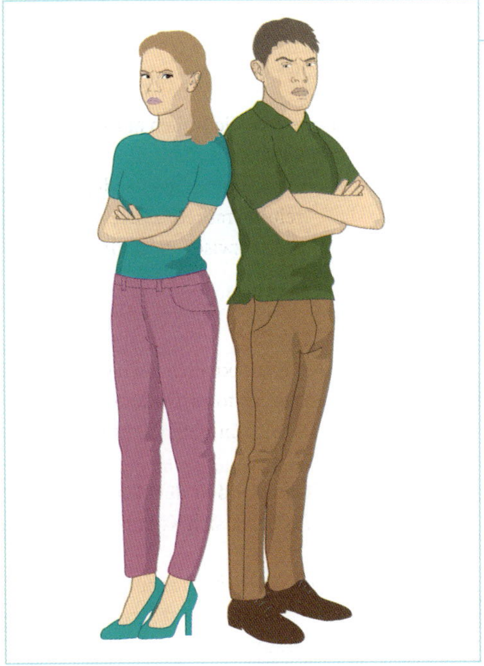

Abb. 5.12 Häufig verändert sich bei einem Konflikt die eigene Wahrnehmung, und die Konfliktpartner sehen in ihrem Gegenüber nur noch das Negative. Diese Haltung spiegelt sich in der Kommunikation, auch in der nonverbalen, wider [L138]

gien ausprobiert oder andere Perspektiven eingenommen werden. Gemeinsam gelöste Konflikte können auch die Beziehung stärken.

Der Umgang mit Konflikten ist von Mensch zu Mensch unterschiedlich. Entscheidend sind dabei:

- Eigene Erfahrungen, wie Konflikte in der Familie oder im Freundeskreis erlebt wurden
- Das Verhalten des Gegenübers und der Umgang damit

WISSEN ANWENDEN

WISSEN ANWENDEN

Erinnern Sie sich an Konfliktsituationen? Wie sind Sie mit der Situation und mit Ihrem Gegenüber umgegangen? Welche Auswirkungen hatte Ihr Verhalten?

Das Stufenmodell nach Glasl definiert drei Konfliktphasen, die den Ausgang einer Konfliktsituation für die Parteien benennen:

1. **Win-win-Ausgang:** Es wird eine akzeptable Lösung für die Beteiligten gefunden und die Konfliktgemeinschaft geht langfristig gestärkt aus dieser Situation.
2. **Win-lose-Ausgang:** Eine Partei gewinnt, die andere verliert. Die verlierende Partei fühlt sich meist gekränkt und nicht wahrgenommen, und es kommt zu neuen Konflikten.
3. **Lose-lose-Ausgang:** Beide Parteien haben sich gegenseitig so großen Schaden zugefügt, dass keiner mehr gewinnen kann. Beispielsweise wenn das Ansehen nachhaltig beschädigt wurde, weil unmoralische Mittel angewendet wurden.

Es kommt auch darauf an, wie viel der Einzelne bereit ist, in die Lösung eines Konflikts zu investieren. Ein Konflikt kostet Energie, egal ob bei einer konstruktiven Lösung oder im Nachgang bei einem unvorteilhaften Ausgang.

Konfliktlösungsmodell

➢ Tab. 5.3

WISSEN ANWENDEN

WISSEN ANWENDEN

Welche Möglichkeit der kooperativen Konfliktlösung können Sie sich für Martin und Sandra vorstellen?

TAB. 5.3

Tab. 5.3 Konfliktlösungsmodell

Schritt	Beschreibung
1 Konflikteinsicht	Die Parteien sind sich einig, dass sie einen Konflikt haben und diesen lösen möchten. Dies ist die Voraussetzung für die weiteren Schritte
2 Beschreibung des Konflikts	Jede Partei schildert ihre Perspektive. Je länger ein Konflikt besteht, umso mehr Gefühle und Bewertungen kommen dazu. Dies kann schnell zu Verallgemeinerungen und persönlichen Angriffen führen. Daher ist es ratsam, einen neutralen Gesprächsleiter einzubeziehen
3 Konflikt versachlichen	Die Gefühle werden herausgefiltert, und der eigentliche Konflikt kommt zum Vorschein. Beide Parteien einigen sich auf eine Formulierung
4 Lösungen aushandeln	Alle Lösungen, egal wie unwahrscheinlich sie erscheinen, werden gesammelt, visuell, z. B. auf einem Whiteboard, dargestellt und dann bewertet. Am Ende wird die Lösung gewählt, mit der alle Parteien einverstanden sind (Kompromiss) (➢ Abb. 5.13)
5 Umsetzung	Es wird eine Probezeit vereinbart, in der die Lösung verbindlich von allen umgesetzt wird, sowie Maßnahmen, falls sich jemand nicht an die Vereinbarungen hält. Nach Ende der Probezeit werden die mit der Lösung gemachten Erfahrungen ausgewertet

MITDENKEN

MITDENKEN

Kommunikation spiegelt die innere Haltung wider, die gegenüber dem Gesprächspartner herrscht. Ist diese wertschätzend und achtsam, wirkt sich das auf die Beziehung aus und trägt erheblich zu einer hohen Arbeitsqualität und guten Versorgung von zu Pflegenden bei.

WIEDERHOLUNGSFRAGEN

1. Erläutern Sie, warum Kommunikation in der Pflege eine Schlüsselkompetenz ist.
2. Beschreiben Sie die vier Seiten einer Nachricht nach Schulz von Thun.
3. Stellen Sie positive und negative Einflussfaktoren auf die Kommunikation gegenüber.
4. Nennen Sie die Grundsätze, die Sie bei einer Beratung beachten müssen.
5. Erläutern Sie, warum ein Konflikt so schnell wie möglich geklärt werden sollte.
6. Beschreiben Sie das Vorgehen bei einer Konfliktlösung.

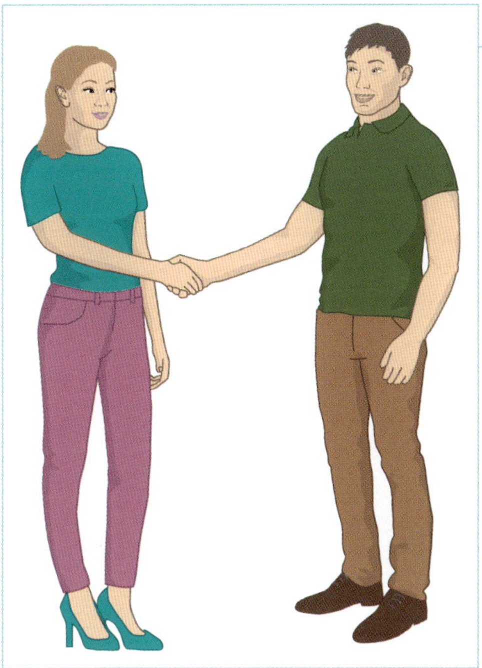

Abb. 5.13 In dem Begriff Konfliktpartner steckt vor allem das Wort „Partner". Ein gemeinsames und erfolgreiches Bemühen um die Lösung kann die Beziehung stärken [L138]

ABB. 5.13

LITERATUR

Quellen

Keller C, Menche N, Teigeler B (Hrsg.). Pflege Heute. 8. Aufl. München: Elsevier; 2023.
Schaeffer D, Schmidt-Kaehler S. Lehrbuch Patientenberatung. 2. Aufl. Bern: Huber; 2012.
Schulz von Thun F. Miteinander reden: 1. Reinbek bei Hamburg: Rowohlt; 2019.

Weiterführende Literatur

Schulz von Thun. Miteinander reden: 1–4. Reinbek bei Hamburg: Rowohlt; 2019.

KAPITEL

6 Hygiene

Kathrin Altmann

LERNZIELE

LERNZIELE: DAS KANN ICH BALD GUT

Am Ende dieser Lerneinheit werde ich ...

- Infektionserreger, Infektionsquellen und Übertragungswege kennen,
- Symptome einer Infektion mit Bakterien kennen,
- Nebenwirkungen bei einer Antibiotikatherapie erkennen,
- den korrekten Umgang mit Sterilgut kennen und in der Arbeitspraxis anwenden können,
- den Unterschied zwischen Reinigung, Desinfektion und Sterilisation kennen,
- wissen, wann ich eine hygienische Händedesinfektion durchführen muss,
- die sechs Schritte der hygienischen Händedesinfektion kennen und anwenden können,
- Einmalhandschuhe korrekt ausziehen können,
- sterile Handschuhe korrekt anziehen können,
- mein persönliches Erscheinungsbild, meine Dienstkleidung und meine Arbeitsschuhe reflektieren,
- Schutzbekleidung kennen und korrekt an- und ablegen können,
- mit Lebensmittel und Säuglingsmilchnahrung korrekt umgehen können.

Pina im Praxiseinsatz

Das Wort **Hygiene** stammt aus dem Griechischen und bedeutet Gesundheit.

Pina weiß, dass Hygiene in ihrer pflegerischen Arbeit sehr wichtig ist und zur Gesunderhaltung beiträgt. Hygienemaßnahmen gehören zu den wichtigsten Infektionspräventionsmaßnahmen. Richtiges hygienisches Handeln schützt Pina davor, sich während der Arbeit mit Krankheiten anzustecken. Die angehende Pflegeassistentin verhindert durch richtiges hygienisches Handeln auch die Übertragung von Krankheitserregern von einem zu Pflegenden auf den anderen (➤ Abb. 6.1).

ABB. 6.1

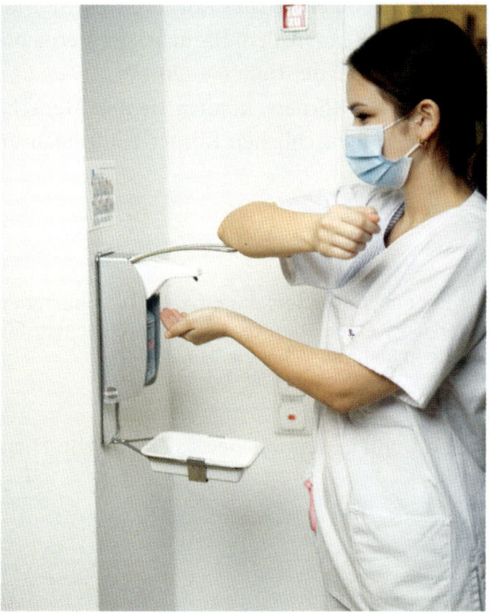

Abb. 6.1 Pina führt eine hygienische Händedesinfektion durch. Sie beugt so der Übertragung von Krankheitserregern vor [J803]

Zur Orientierung

6.1 Biochemische Grundlagen

Pina in der Schule

6.1.1 Infektionserreger

ABB. 6.2

WISSEN ANWENDEN

6.1 Biochemische Grundlagen

Pina lernt Infektionserreger kennen. Diese sind:

- Bakterien
- Viren
- Pilze
- Parasiten

6.1.1 Infektionserreger

Bakterien

Bakterien sind sehr kleine, einzellige Lebewesen, die sich durch Zellteilung vermehren. Sie können unter dem Mikroskop sichtbar gemacht werden und sehen nicht alle gleich aus, sondern unterscheiden sich in ihrer Form. Es gibt Bakterien in Form von **Kokken** (Kugeln), **Stäbchen** und **Schrauben** (➤ Abb. 6.2).

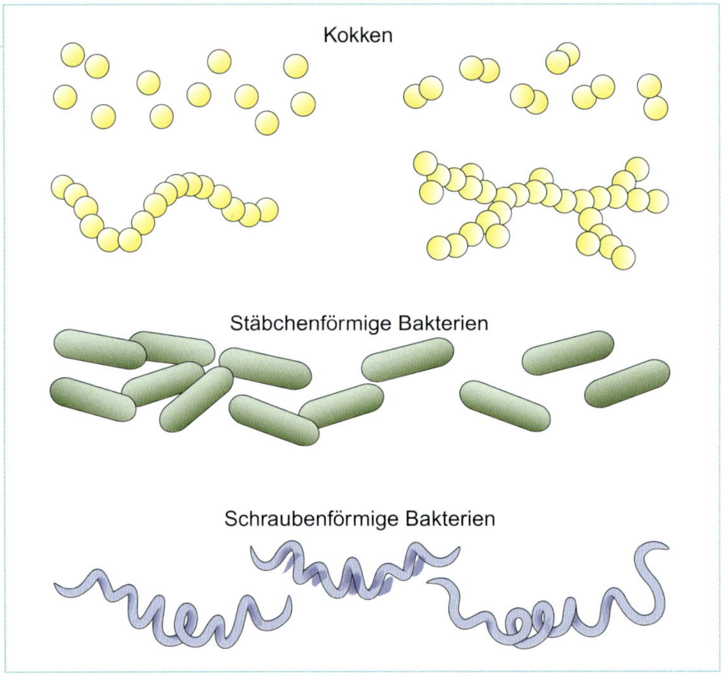

Abb. 6.2 Bakterienformen [L264]

Ein gesunder Mensch hat viele Bakterien auf seiner Haut und in Bereichen des Körpers wie dem Darm oder dem Magen. Diese Bakterien sind gesundheitsfördernd. Sie helfen z. B. dem Darm bei der Verdauung oder verhindern die Ansiedelung von krank machenden Bakterien auf der Haut (➤ 20.1).

Kommen diese Bakterien in andere Bereiche des menschlichen Körpers, können sie den Menschen krank machen. Auch Bakterien aus der Umwelt können in den menschlichen Körper eindringen und Krankheiten verursachen.

WISSEN ANWENDEN

Bei der Inkontinenzversorgung und bei der Körperpflege achtet Pina besonders darauf, dass Darmbakterien nicht in den Harnröhren- und Vaginaleingang gelangen und dort einen Harnwegsinfekt verursachen. Sie wäscht deswegen bei der Intimpflege der Frau von der Scheide in Richtung Anus (➤ 11.1.2).

Im Labor wird festgestellt, ob Bakterien im Körper sind und wenn ja, um welche es sich handelt. Hierzu werden Proben ins Labor geschickt, z. B. von:

- Stuhl und Urin
- Blut
- Abstrich von Wunden
- Sputum (Auswurf von schleimigem, abgehustetem Sekret)

MERKE

Viele Symptome können auf eine Infektion mit Bakterien hinweisen. Diese sind u. a.:
- Fieber, Schüttelfrost
- Müdigkeit
- Schweißausbruch
- Magen-Darm-Beschwerden wie Durchfall und Erbrechen

In den mit Bakterien besetzten Geweben und Organen zeigen sich ebenfalls Symptome, z. B. bei:
- Pneumonie (Lungenentzündung): Husten, Atemnot
- Zystitis (Blasenentzündung): Brennen beim Wasserlassen
- Tonsillitis (Mandelentzündung): Halsschmerzen, Schluckbeschwerden, weißer Belag auf den Tonsillen (Mandeln)
- Wundinfektion: Rötung, Schwellung, Erwärmung, Schmerz, Funktionsstörung

MERKE

Eine bakterielle Infektion wird mit einem **Antibiotikum** (Plural: Antibiotika) behandelt. Dieses wird ärztlich angeordnet. Das Antibiotikum tötet Bakterien ab und hindert sie an der Vermehrung. Es kann dem Körper auf verschiedene Arten zugeführt werden:
- Infusionslösung
- Tablette, Dragee, Kapsel, Saft
- Salbe
- Tropfen
- Inhalation
- Vaginalzäpfchen

MERKE

Bei der Gabe von Antibiotika kann es zu Nebenwirkungen kommen. Viele dieser Nebenwirkungen treten auf, weil das Antibiotikum nicht nur die schädlichen Bakterien, sondern auch die gesundheitsfördernden Bakterien im menschlichen Körper abtötet. Die am häufigsten auftretenden Nebenwirkungen und Komplikationen sind:
- Durchfall
- Übelkeit, Unwohlsein
- Hautausschlag, Juckreiz
- Pilzinfektion, z. B. auf den Schleimhäuten in Mund und Rachen oder im Genitalbereich

Menschen können auch allergisch auf Antibiotika reagieren.

Allergische Reaktion

Bei einer Allergie reagiert das Immunsystem des menschlichen Körpers fälschlicherweise auf körperfremde Substanzen, die eigentlich ungefährlich und harmlos sind. Körperfremde Substanzen sind z. B. Tierhaare, Hausstaub, Pollen oder Nahrungsmittel. Sie werden als **Allergene** bezeichnet.

Beim ersten Kontakt der Allergene mit dem menschlichen Körper kommt es noch nicht zu einer allergischen Reaktion. Aber das Immunsystem merkt sich die Allergene, speichert diese als „gefährlich" ab und bildet **Antikörper.** Treten die Allergene ein zweites Mal in den menschlichen Körper ein, werden die Antikörper aktiviert und lösen eine allergische Reaktion aus. **Allergische Reaktionen** sind sehr unterschiedlich ausgeprägt. Es kommt darauf an, auf welches Allergen und wie stark der Körper überempfindlich reagiert.
- **Kontaktallergien** gegenüber Duftstoffen wie Parfüms führen zu Hautreaktionen wie Juckreiz, Rötung oder Bildung von Quaddeln.
- Eine **Nahrungsmittelallergie** gegenüber beispielsweise Nüssen kann zu geschwollenen Schleimhäuten im Mund- und Rachenraum oder zu Magen-Darm-Beschwerden führen.
- Bei einer **Tierhaarallergie** kann es zu Schnupfen, Niesen und Tränenfluss kommen.

Sehr stark ausgeprägte Allergien können zu Atemnot und somit zu **Lebensgefahr** führen.

MERKE

WISSEN ANWENDEN

Beobachtet Pina Nebenwirkungen bei der Gabe eines Antibiotikums, informiert sie sofort die zuständige Pflegefachperson und stoppt die Gabe des Medikaments.

WISSEN ANWENDEN

MERKE

Die Wirkung der Antibabypille kann durch die Einnahme von Antibiotika beeinträchtigt werden. Das bedeutet, dass Frauen im gebärfähigen Alter, die die Antibabypille zur Schwangerschaftsverhütung und gleichzeitig Antibiotika einnehmen, bei Geschlechtsverkehr trotzdem schwanger werden können.

MERKE

Viren

Viren (Singular: Virus) sind unter dem Elektronenmikroskop sichtbar. Weil sie keinen eigenen Stoffwechsel haben, können sie sich nicht selbst teilen und vermehren, sondern benötigen dazu eine **Wirtszelle.** Dies ist eine lebende Zelle, die von einem Virus befallen wird. In ihr kann sich das Virus vermehren. Wie bei Bakterien kann in Laborproben festgestellt werden, ob und welche Viren sich im menschlichen Körper befinden.

Eine virale Infektion wird entweder **symptomatisch** oder mit einem **Virostatikum** (Plural: Virostatika) behandelt. Bei der symptomatischen Behandlung werden nur die Symptome, die durch das Virus hervorgerufen werden, medikamentös behandelt. Ein Virostatikum ist ein Medikament, das die Vermehrung des Virus hemmt, beispielsweise Aciclovir.

Viruserkrankungen sind u. a.:

- Influenza („echte" Grippe)
- Herpes
- Hepatitis (Leberentzündung)
- HIV/AIDS

WISSEN ANWENDEN

WISSEN ANWENDEN

Werden Antibiotika oder Virostatika intravenös verabreicht, kann es zu einer Venenreizung oder **Venenentzündung** *(Phlebitis)* kommen. Dabei kann die Einstichstelle der Venenverweilkanüle entzündet sein.
Klagt eine zu pflegende Person über Schmerzen an der Einstichstelle der Venenverweilkanüle oder ist die Einstichstelle entzündet, gibt Pina sofort der zuständigen Pflegefachperson Bescheid. Eine Entzündung an der Einstichstelle erkennt sie an Rötung, Schwellung und Überwärmung.

MERKE

MERKE

Bei der Gabe von Virostatika kann es zu Nebenwirkungen kommen wie:

- Kopfschmerzen
- Schwächegefühl und Abgeschlagenheit
- Unruhe und Schlafstörungen
- Fieber

Pilze

Pilze als Krankheitserreger werden in drei Gruppen unterteilt:

- Hautpilze: z. B. Fußpilz, Nagelpilz
- Hefepilze: z. B. Soor
- Schimmelpilze: z. B. Erkrankungen in der Lunge

Eine Erkrankung durch einen Pilz wird **Mykose** genannt. Ein Medikament, das eine Pilzinfektion bekämpft, wird als **Antimykotikum** bezeichnet. Ein Antimykotikum wird lokal auf die betroffene Stelle aufgetragen, z. B. als Salbe mit dem Wirkstoff Miconazol (Infectosoor®) oder Clotrimazol (Canesten®). Bei schweren Pilzerkrankungen kann ein Antimykotikum per os (über den Mund) oder intravenös verabreicht werden.

Im Labor kann festgestellt werden, um welchen Pilz es sich handelt.

WISSEN ANWENDEN

WISSEN ANWENDEN

Pina achtet darauf, den Pilz nicht weiter zu verbreiten:

- Bei der Körperpflege wäscht sie die vom Pilz befallenen Hautstellen zuletzt.
- Ist dies nicht möglich, wechselt sie das Waschwasser und die Waschschüssel, nachdem sie die mit Pilz befallene Hautstelle gewaschen hat. Sie verwendet danach einen frischen Waschlappen und ein frisches Handtuch.
- Im Optimalfall verwendet sie Einmalwaschlappen.
- Bei der Mundpflege benutzt sie Einmalzahnbürsten.
- Auf Zahnprothesen kann ein Antimykotikum aufgetragen werden. Sie können in farbloses Schleimhautdesinfektionsmittel eingelegt werden, oder es werden Reinigungstabletten mit antimykotischer Wirkung aufgetragen.
- Bei Säuglingen kann das Antimykotikum auf den Schnuller aufgetragen werden (➤ 11.2.2).

WISSEN ANWENDEN

Pina kennt sich mit einem **Mundsoor** (Hefepilzinfektion im Mund) gut aus. Bei der Körperpflege inspiziert sie die Mundschleimhaut und die Zunge des zu Pflegenden, um einen aufgetretenen Mundsoor zu erkennen. Sie achtet auf folgende Symptome:
- Weißliche oder gelbliche Beläge auf Zunge und/oder Mundschleimhaut. Der Belag lässt sich nicht entfernen.
- Schmerzen, Schwellung, Rötung
- Beschwerden beim Schlucken
- Blutungen der betroffenen Bereiche
- Unangenehmes Mundgefühl wie Brennen

Pina gibt der Pflegefachperson sofort Bescheid, wenn ihr ein Mundsoor bei einem zu pflegenden Menschen auffällt. Nach Arztanordnung trägt sie ein lokales Antimykotikum auf die betroffenen Stellen auf. Dabei geht sie folgendermaßen vor:
- Pina versucht, den Soor abzutragen.
- Erst danach trägt sie das Antimykotikum auf die betroffenen Stellen auf. Dazu verwendet sie einen Watteträger.
- Sie trägt das Antimykotikum erst nach der Nahrungs- und Flüssigkeitszufuhr auf, damit es an der betroffenen Stelle einwirken kann.

Die Betroffenen verweigern aufgrund der Schmerzen oft das Essen und Trinken. Daher wird ihnen weiche oder flüssige, wenig gewürzte Nahrung angeboten. Bei Getränken muss auf wenig Säure geachtet werden. Geeignet sind Wasser oder milde Tees wie Kamillentee (➤ 11.4).

Parasiten

Parasiten sind tierische Lebewesen, die auf oder im Menschen leben und diesen krank machen oder Krankheiten übertragen. Diese Krankheiten werden **Parasitosen** genannt.

Parasiten werden unterteilt in:
- Würmer: z. B. Fuchsbandwurm
- Gliederfüßler: z. B. Zecke, Kopflaus
- Einzeller: z. B. Malariaerreger

Die Diagnosestellung erfolgt durch Sichtung der Parasiten, z. B. von einer Zecke oder Läusen. Nicht sichtbare Parasiten können im Labor nach Einsenden von Proben bestimmt werden.

Die Symptome einer Parasitose sind oft sehr allgemein und können auch auf viele andere Infekte hindeuten:
- Übelkeit
- Bauchschmerzen
- Fieber
- Husten
- Juckreiz
- Atemnot

Je nach Art der Parasiten und Ort des Befalls sind die Beschwerden und Auswirkungen unterschiedlich.

Die Ursachen einer Parasitose sind vielfältig:
- Verzehr von ungewaschenem Obst
- Verzehr von nicht ausreichend durchgegarten Fisch- und Fleischgerichten
- Stiche von Insekten und Stechmücken
- Kontakt mit Fäkalien
- Kontakt zu Haustieren und Menschen, die mit Parasiten befallen sind

Die Larven oder Eier der Parasiten können in den menschlichen Körper eindringen. Wenn sie in den Blutkreislauf gelangen, können sie verschiedene Organe erreichen und sich sogar im Herz oder im Gehirn festsetzen.

6.1.2 Infektionsquellen und Übertragungswege

Ein Krankheitserreger kann für einen Menschen gefährlich werden, wenn er in den Körper des Menschen eindringt. Die ➤ Abb. 6.3 verdeutlicht diese **Infektionskette.**

Infektionsquelle: Es gibt endogene und exogene Infektionsquellen (➤ Tab. 6.1).

Die **Übertragung von Krankheitserregern** kann auf mehrere Arten stattfinden (➤ Tab. 6.2).

Kontaktinfektionen können auch über folgende Wege erfolgen:
- **Parenterale** (den Verdauungstrakt umgehende, direkt ins Blut gelangende) **Übertragung:** Übertragung durch z. B. Nadelstiche, Bluttransfusionen und durch die Plazenta (Mutterkuchen) auf das ungeborene Kind.
- **Sexuelle Übertragung:** Übertragung während des ungeschützten Geschlechtsverkehrs ohne Kondom, z. B. HIV, Herpes genitalis, Hepatitis B.

WISSEN ANWENDEN

6.1.2 Infektionsquellen und Übertragungswege

ABB. 6.3

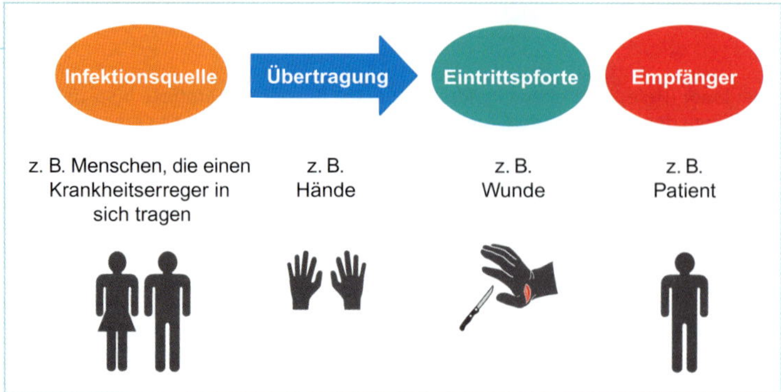

Abb. 6.3 Infektionskette: So geraten Krankheitserreger in den Körper [L143]

TAB. 6.1

Tab. 6.1 Endogene und exogene Infektionsquellen

Endogene Infektionsquellen	Exogene Infektionsquellen
Endogen: Ein Krankheitserreger stammt aus dem eigenen Körper, z. B. aus der Darmflora	**Exogen:** Ein Krankheitserreger dringt von außen in den menschlichen Körper ein
Beispiel: *Escherichia-coli*-Bakterien, die aus dem Darm in den Harnröhren- und Vaginaleingang gelangen	**Beispiel:** Eine infizierte Person scheidet durch z. B. Stuhl, Urin und Erbrochenes Krankheitserreger aus. Durch falsches hygienisches Handeln können diese in den Körper einer Pflegeperson oder einer zu pflegenden Person eindringen

TAB. 6.2

Tab. 6.2 Übertragung von Krankheitserregern

	Kontaktinfektion		Aerogene (über den Luftweg übertragene) Infektion
	Direkte Übertragung	Indirekte Übertragung	
Übertragungsweg	Durch direkten Kontakt der infizierten mit der noch nicht infizierten Person	Infektion einer nicht infizierten Person aus ihrer Umwelt	Durch Einatmen von Krankheitserregern
Beispiel	Die Pflegeperson führt keine hygienische Händedesinfektion durch, nachdem sie aus dem Zimmer eines zu Pflegenden mit einem Krankheitserreger geht. Die Krankheitserreger gelangen in ihren Körper. Sie hat sich direkt beim zu Pflegenden angesteckt	Die Waschschüssel wurde nicht desinfiziert, nachdem sie für die Körperpflege bei einem zu Pflegenden mit einem Krankheitserreger benutzt wurde. Als die Waschschüssel für die Körperpflege bei einem anderen zu Pflegenden benutzt wird, kommt dieser in Kontakt mit dem Krankheitserreger und steckt sich an. Die Waschschüssel dient als Transportmittel für diesen Krankheitserreger	Ein zu Pflegender scheidet durch Niesen, Husten und Sprechen Tröpfchen aus, in denen Krankheitserreger sind. Die Pflegeperson atmet diese ein und steckt sich an

- **Infektion durch Vektoren** (lat. Träger): Übertragung durch Stiche, Bisse und Berührungen von z. B. Stechmücken und Zecken. Malaria und FSME werden auf diese Weise übertragen. Fliegen können Krankheitserreger in sich tragen und diese über Körperkontakt weitergeben.
- **Lebensmittelinfektion:** Übertragung von Krankheitserregern, die mit der Nahrung aufgenommen werden, z. B. Salmonellen, Parasiten, Noroviren (➤ 21.2), Rotaviren.
- **Infektionen durch Wasser:** Übertragung von Krankheitserregern über verunreinigtes Wasser durch Trinken, Baden oder Waschen von Nahrungsmitteln, die danach verzehrt werden, z. B. Salmonellen, *Escherichia coli.*

MERKE

MERKE

Im Krankenhaus erworbene Infektionen werden als **nosokomiale Infektionen** bezeichnet (griech. *nosos* = Krankheit; *komein* = pflegen).
Bei einer ärztlichen Behandlung entstandene Infektionen nennt man **iatrogene Infektionen** (griech. *iatros* = Arzt; *gennan* = erzeugen).

Folgende nosokomiale Infektionen treten sehr häufig in Pflegeeinrichtungen auf:
- Harnwegsinfekt
- Pneumonie
- Infektionen durch Gefäßkatheter
- Infektionen von Wunden

Das Infektionsrisiko wird verringert, indem die Pflegenden stets hygienisch korrekt handeln.

6.2 Hygiene im Tätigkeitsfeld

6.2.1 Grundlagen der Reinigung, Desinfektion, Sterilisation

6.2 Hygiene im Tätigkeitsfeld
6.2.1 Grundlagen der Reinigung, Desinfektion, Sterilisation

DEFINITION

Reinigung bezeichnet die Entfernung von sichtbarem und nicht sichtbarem Schmutz und Staub. Krankheitserreger werden bei der Reinigung reduziert, jedoch nicht inaktiviert und abgetötet.
Bei der **Desinfektion** werden Krankheitserreger auf Flächen, Gegenständen, Haut, Schleimhaut und Wunden so weit reduziert, dass keine Infektion bzw. Erregerübertragung mehr stattfinden kann.

DEFINITION

WISSEN ANWENDEN

Pina schüttelt weder Kissen noch Decken aus, damit weder Staub noch Krankheitserreger aufgewirbelt und durch die Luft transportiert werden.

WISSEN ANWENDEN

Es gibt verschiedene Desinfektionsverfahren:
- **Physikalische Verfahren:** Die Desinfektion erfolgt thermisch (z. B. kochendes Wasser, Wasserdampf) oder durch Filtration und Strahlung (z. B. ultraviolettes Licht). Auf diese Weise können nur Gegenstände desinfiziert werden, die hitzeresistent sind, z. B. Steckbecken, Urinflasche, Säuglingsflaschen, Flaschensauger.
- **Chemische Verfahren:** Die Desinfektion erfolgt mit chemischen Substanzen. Chemische Verfahren kommen dann zum Einsatz, wenn die zu desinfizierenden Gegenstände nicht hitzeresistent sind. Eine solche Desinfektion findet beispielsweise statt bei:
  - Händedesinfektion, z. B. mit Sterilium®, Sensiva®
  - Hautdesinfektion, z. B. mit Cutasept®
  - Schleimhaut- und Wunddesinfektion, z. B. mit Octenisept®
  - Flächendesinfektion, z. B. mit Bacillol®, Incidin®
  - Instrumentendesinfektion, z. B. mit Bode Bomix®
  - Wasserentkeimung

WISSEN ANWENDEN

Desinfektionsmittel und -verfahren haben unterschiedlich lange Einwirkzeiten. Die Pflegenden berücksichtigen diese Einwirkzeit, da sonst die desinfizierende Wirkung nicht oder nur eingeschränkt eintritt. Diese Informationen können den Herstellerangaben auf den Desinfektionsmittelverpackungen entnommen werden.

WISSEN ANWENDEN

MERKE

- Ein Desinfektionsmittel gegen Bakterien heißt **Bakterizid.**
- Ein Desinfektionsmittel gegen Viren heißt **Viruzid.**
- Ein Desinfektionsmittel gegen Pilze heißt **Fungizid.**

Pflegende achten genau darauf, das gegen die jeweiligen Krankheitserreger wirksame Desinfektionsmittel zu verwenden und dass die vorgeschriebene Einwirkzeit eingehalten wird. Hygienepläne geben Auskunft darüber, wann welches Desinfektionsmittel verwendet wird.

MERKE

WISSEN ANWENDEN

Bei der Durchführung der Flächendesinfektion von kontaminierten Oberflächen und Geräten werden zum Schutz der eigenen Haut Handschuhe angezogen. Eine Hautdesinfektion wird vor der Durchführung einer s. c. Injektion (> 16.1) durchgeführt.

WISSEN ANWENDEN

Zur Orientierung

DEFINITION

DEFINITION

Bei der **Sterilisation** (Entkeimung) werden alle Krankheitserreger und Mikroorganismen abgetötet, sodass vollkommende Keimfreiheit entsteht.

Die Sterilisation erfolgt in eigens dafür eingerichteten Abteilungen oder Räumlichkeiten. Es wird zwischen **physikalischen** und **chemisch-physikalischen Verfahren** unterschieden. Chemisch-physikalische Verfahren kommen zum Einsatz, wenn die Materialien thermolabil (empfindlich gegenüber hohen Temperaturen) sind, z. B. Endoskope oder elektronische Instrumente.

Vor der Sterilisation wird das Sterilgut verpackt, um Keimfreiheit zu gewährleisten. Hierfür gibt es zwei Möglichkeiten:

- In Einwegverpackungen, z. B. Klarsichtpackungen
- In Mehrwegverpackungen, z. B. Sterilisierbehältern

MERKE

MERKE

Bei der Lagerung von Sterilgut muss die Verpackung intakt bleiben. Durch Sonneneinstrahlung, Feuchtigkeit und mechanische Beanspruchung kann die Verpackung beschädigt werden, der Inhalt ist dann nicht mehr steril. Daher muss auf Folgendes geachtet werden:

- Lagerung in geschlossenen Schubladen und Schränken.
- Die Schubläden nicht überfüllen, sodass beim Öffnen und Schließen durch Schleifen an den Schubläden die Verpackung nicht beschädigt wird.
- Keine Lagerung unter dem Waschbecken, damit die Verpackung nicht nass wird.
- Keine Lagerung an Orten mit direkter Sonneneinstrahlung, z. B. in der Nähe von Fenstern.
- Sterilgut mit beschädigter Verpackung nicht mehr verwenden. Einmalartikel verwerfen, wiederverwendbares Material erneut sterilisieren lassen.
- Keinen zu großen Vorrat an Sterilgut auf Station anlegen.
- Das Sterilgut mit dem kürzesten Sterilisationsablaufdatum zuerst verwenden.

WISSEN ANWENDEN

WISSEN ANWENDEN

Bevor Pina steriles Material aus dem Schrank oder der Schublade entnimmt, führt sie eine hygienische Händedesinfektion durch. Sie stellt sicher, dass die Verpackung intakt und nicht beschädigt oder aufgerissen ist. Sie kontrolliert das Sterilisationsablaufdatum auf der Verpackung. Assistiert sie der Pflegefachperson und reicht steriles Material an, beachtet sie Folgendes:

- Die sterile Verpackung wird erst direkt vor dem Gebrauch geöffnet.
- Die sterile Verpackung wird an der Peel-Öffnung auseinandergezogen.
- Der Inhalt der sterilen Verpackung wird nicht berührt.
- Die Pflegenden sprechen, husten und niesen nicht.
- Die Pflegenden setzen einen Mund-Nasen-Schutz auf, falls sie während der Tätigkeit sprechen möchten.
- Fenster und Türen werden geschlossen, damit durch Zugluft kein Staub aufgewirbelt wird.
- Die Pflegeperson informiert die zu pflegende Person und bittet sie, während der Tätigkeit nicht zu sprechen.

Pina im Praxiseinsatz

Beim Umgang mit sterilen Materialien, z. B. beim Legen eines Blasendauerkatheters, müssen sterile Handschuhe getragen werden. Assistiert Pina der Pflegefachperson, kann es sein, dass Pina auch **sterile Handschuhe** tragen muss. Sie lernt, wie sterile Handschuhe korrekt angezogen werden (➤ Abb. 6.4).

Die sterilen Handschuhe sind mit „links" und „rechts" gekennzeichnet. So weiß Pina, mit welcher Hand sie in welchen Handschuh schlüpfen muss.

WISSEN ANWENDEN

WISSEN ANWENDEN

Wenn Pina die Außenflächen der Handschuhe versehentlich unsteril gemacht hat, zieht sie diese aus, desinfiziert sich die Hände und zieht ein frisches Paar sterile Handschuhe an.

Sterile Handschuhe werden wie unsterile Handschuhe ausgezogen (➤ Abb. 6.10).

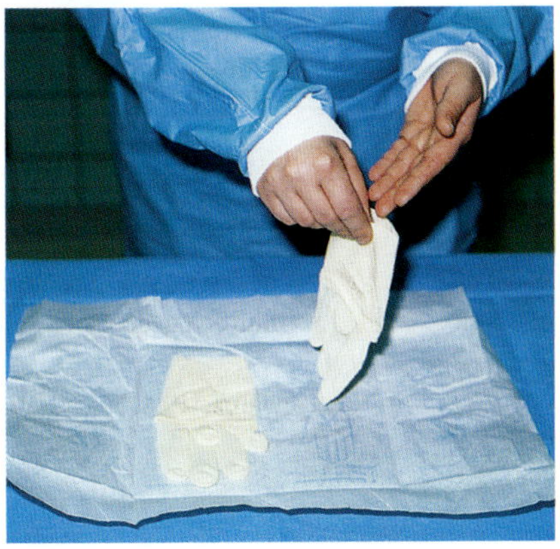

Den Handschuh am umgestülpten, später unsterilen Bereich fassen.

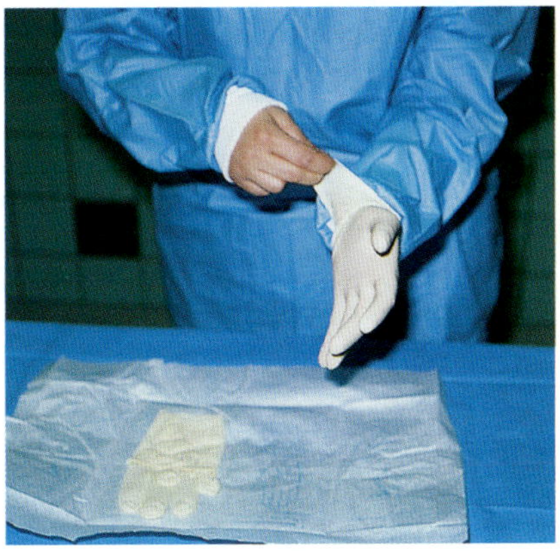

Mit der Hand hineinschlüpfen und den immer noch umgestülpten Handschuh hochziehen.

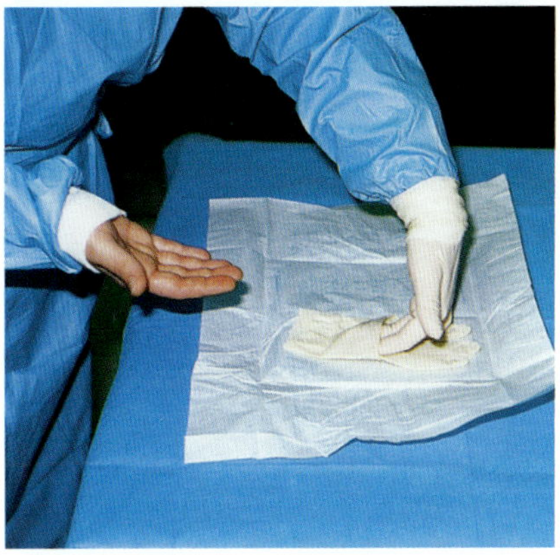

Mit der behandschuhten (sterilen) Hand die Umstülpung des zweiten Handschuhs fassen (später steriler Bereich)

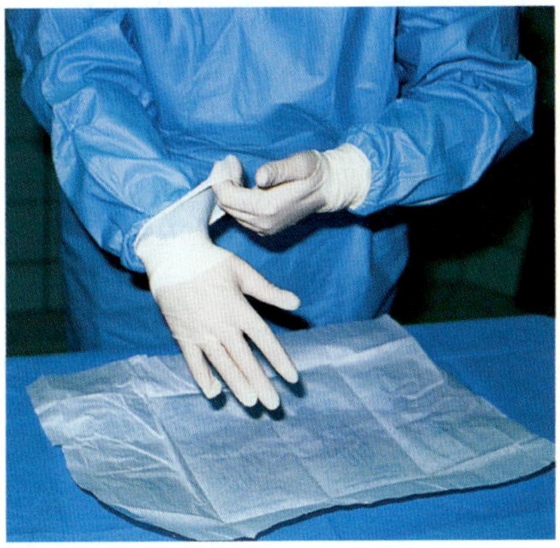

Links: Mit der zweiten Hand in den Handschuh fahren. Erste Hand in der Umstülpung lassen und Handschuh hochziehen.

Rechts: Zuletzt mit der zweiten Hand unter die Umschlagfalte des zuerst angezogenen Handschuhs fassen (steriler Bereich) und Handschuh vollständig hochziehen.

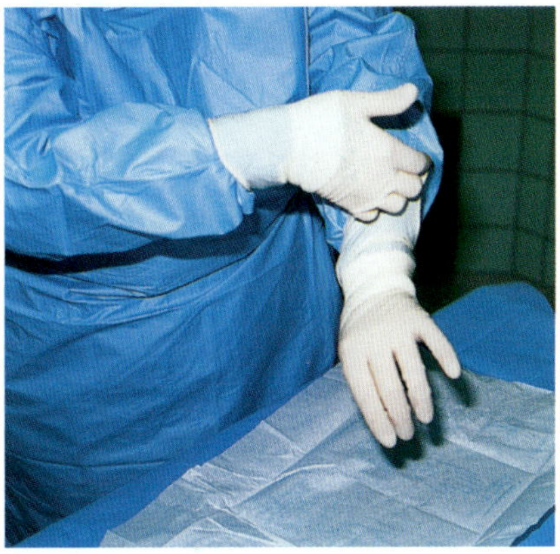

Abb. 6.4 Anziehen von sterilen Handschuhen [M161]

6.2.2 Händehygiene

Die Hände eines jeden Menschen sind mit Krankheitserregern besetzt und der Hauptüberträger von Krankheiten. Daher müssen Krankheitserreger auf den Händen so gut wie möglich reduziert werden. Dies wird durch Waschen und Desinfizieren der Hände erreicht. Hierbei sind der Schutz und die Pflege der Hände besonders wichtig.

6.2.2 Händehygiene

Händewaschen

Pina im Praxiseinsatz

Pina wäscht sich mit Flüssigseife aus Seifenspendern die Hände. Sie verwendet keine Stückseife. Nach dem Händewaschen trocknet sie sich die Hände gründlich ab.

MERKE

In folgenden Situationen waschen sich Pflegepersonen die Hände:
- Bevor sie ihren Dienst beginnen
- Nachdem sie ihren Dienst beendet haben
- Nachdem sie die Toilette benutzt haben
- Wenn die Hände sichtlich verschmutzt sind
- Bevor sie Essen austeilen, zubereiten, anreichen

MERKE

Hygienische Händedesinfektion

Pina im Praxiseinsatz

Pina reibt ihre Hände mit speziellem flüssigem Desinfektionsmittel ein, um Krankheitserreger abzutöten bzw. zu reduzieren. Eine hygienische Händedesinfektion ist effektiver als das Händewaschen, denn durch eine hygienische Händedesinfektion werden mehr Krankheitserreger abgetötet als durch das Händewaschen.

Die Hände werden nur dann desinfiziert, wenn einer der in ➢ Abb. 6.5 genannten Indikatoren gegeben ist. Zu häufiges und unnötiges Händedesinfizieren schadet der Haut und ist Verschwendung von Material. Die hygienische Händedesinfektion muss in sechs Schritten erfolgen. Das genaue Vorgehen zeigt ➢ Abb. 6.6.

ABB. 6.5

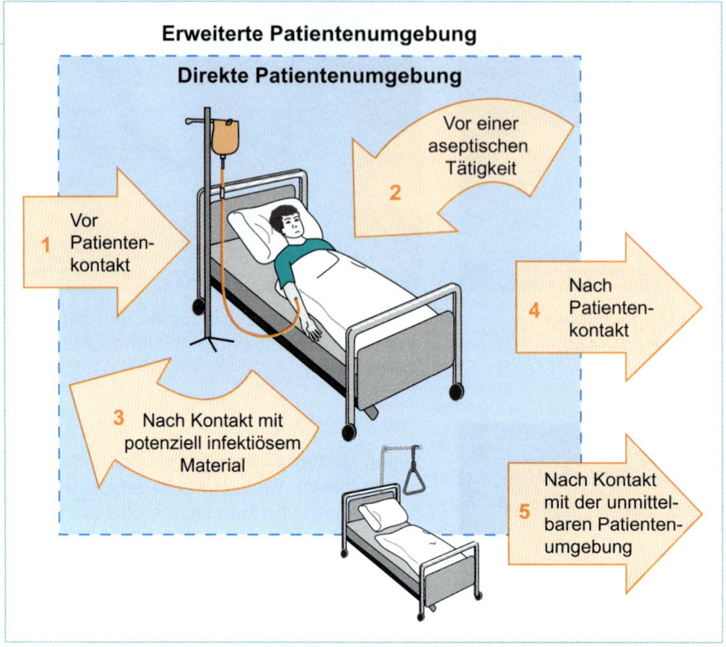

Abb. 6.5 Situationen, in denen eine hygienische Händedesinfektion durchgeführt werden muss [L143]

ABB. 6.6

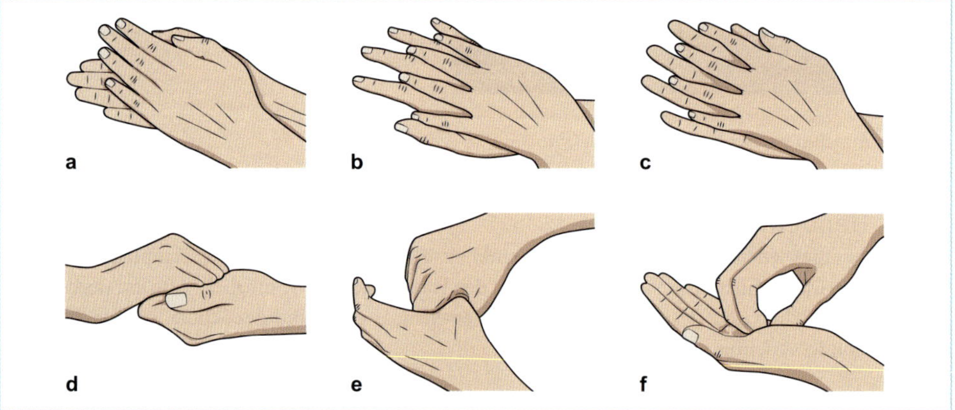

Abb. 6.6 Durchführung der hygienischen Händedesinfektion [L264]

a Handinnenfläche mit 3–5 ml Desinfektionslösung benetzen, Hände dazu aneinanderreiben

b Mit der linken Hand die rechte Handaußenseite und die Zwischenräume der Finger benetzen. Den Vorgang mit der rechten Hand wiederholen

c Mit der linken Hand die Zwischenräume der Finger von innen benetzen. Den Vorgang mit der rechten Hand wiederholen

d Mit dem Hakengriff die Hände abwechselnd ineinanderkrallen

e Den linken Daumen mit der rechten Hand vollständig umschließen und mit einer kreisenden Bewegung vollständig benetzen. Den Vorgang mit der anderen Hand wiederholen

f Fingerkuppen der rechten Hand mit einer kreisenden Bewegung in der Handfläche der linken Hand reiben. Dabei auch leichten Druck auf die Fingernägel ausüben, sodass diese in Kontakt mit dem Desinfektionsmittel kommen. Den Vorgang mit der linken Hand wiederholen

MERKE

MERKE

Die Durchführung der Händedesinfektion dauert 30 Sekunden. Nach 30 Sekunden ist das Desinfektionsmittel eingezogen und die Hände sind trocken. Diese Einwirkzeit muss genau eingehalten werden. Erst nach 30 Sekunden hat das Händedesinfektionsmittel wirksam die Krankheitserreger abgetötet. Wenn die Hände vor Ablauf der 30 Sekunden trocken sind, wird erneut Desinfektionsmittel aufgetragen.
Während der Händedesinfektion dürfen die Hände nicht geschüttelt werden, weil das Händedesinfektionsmittel sonst nur punktuell einwirkt und keine Desinfektion der ganzen Hand erfolgt.

Pina im Praxiseinsatz

Gewisse Flächen auf der Hand werden beim Desinfizieren häufig vergessen (➤ Abb. 6.7). Pina achtet besonders darauf, diese Hautflächen mit Händedesinfektionsmittel zu benetzen.

ABB. 6.7

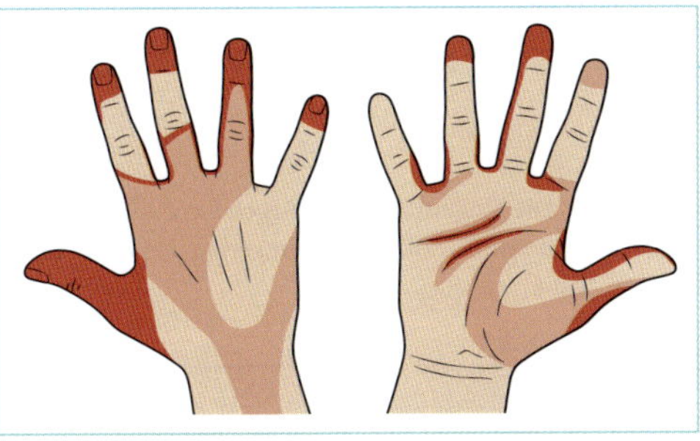

Abb. 6.7 Rot und hellrot gekennzeichnet sind die häufig bei der Händedesinfektion vergessenen Flächen [L264]

Pina lernt, wie die korrekte Entnahme von Seife und Desinfektionsmittel aus Wandspendern funktioniert (➤ Abb. 6.8). Dabei achtet sie besonders darauf, den Entnahmehebel mit dem Ellenbogen zu betätigen. Sie drückt den Hebel nicht mit der Hand, da sie sonst die Erreger von ihrer Hand auf den Entnahmehebel übertragen würde.

ABB. 6.8

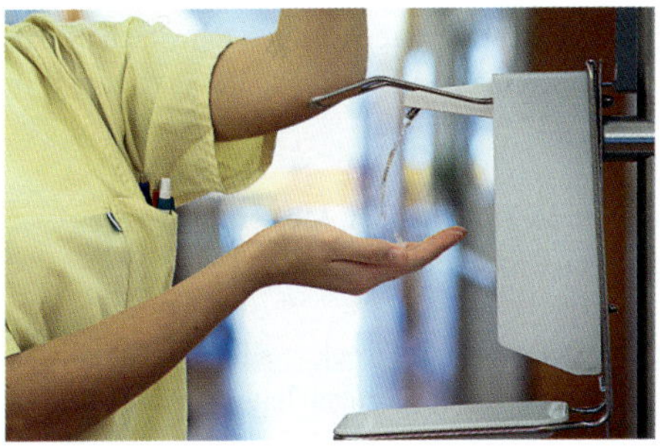

Abb. 6.8 Korrekte Entnahme von Flüssigkeiten aus Wandspendern. Der Hebel wird mit dem Ellenbogen betätigt [K115]

Stehen Desinfektionsmittelspender nicht zur Verfügung, wird das Desinfektionsmittel aus Desinfektionsflaschen entnommen. Für den Bereich der ambulanten Pflege gibt es kleine Desinfektionsmittelflaschen, die in der Kitteltasche mitgeführt werden. Diese Flaschen werden regelmäßig mit einem Flächendesinfektionsmittel desinfiziert.

Hand- und Nagelpflege

Die Haut an den Händen und die Fingernägel werden durch die Händedesinfektion stark beansprucht. Bei Hautschädigungen wie Rissen oder offenen Stellen können Krankheitserreger in die Haut eindringen. Dies stellt eine Gefahr für das Pflegepersonal dar. Außerdem kann das Desinfektionsmittel an Hautstellen mit Rissen und Schädigungen nur schwer vordringen. Die dortigen Krankheitserreger werden nicht abgetötet. Eine gute Hautpflege ist daher für die Pflegepersonen sehr wichtig, dazu gehört auch die Anwendung von Handcreme.

MERKE

Bei der Anwendung von Handcreme beachten Pflegende Folgendes:

- Vor dem Eincremen Hände und Fingernägel reinigen und sorgfältig abtrocknen
- Hände und Fingernägel regelmäßig eincremen, z. B. vor Antreten der Pause, bei Dienstende und in der Freizeit

ACHTUNG

Die Fingernägel müssen kurz geschnitten sein und dürfen nicht über die Fingerkuppen hinausragen (➤ Abb. 6.9). Pflegende dürfen im Dienst keinen Nagellack tragen und keine künstlichen Fingernägel haben. Ebenso dürfen Pflegepersonen keinen Armschmuck wie Ringe, Armbänder und Armbanduhren tragen. Dies ist wichtig, da sich darunter Krankheitserreger ansiedeln können und Verschmutzungen nicht sofort erkannt werden.

ABB. 6.9

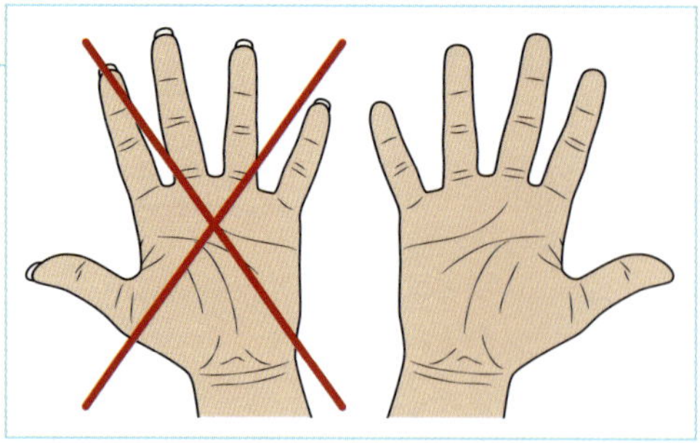

Abb. 6.9 Die Fingernägel von Pflegenden müssen kurz geschnitten sein. Sie dürfen die Fingerkuppen nicht überragen [L264]

MERKE

MERKE

Befinden sich sichtliche Verunreinigungen auf den Händen, können sie zunächst mit einem mit Desinfektionsmittel getränkten Tuch abgewischt werden. Danach werden die Hände gewaschen und eine hygienische Händedesinfektion durchgeführt.

Nach dem Händewaschen werden die Hände erst dann desinfiziert, wenn die Haut an den Händen trocken ist. Sind die Hände noch nass, vermischt sich die Flüssigkeit mit dem Desinfektionsmittel. Es tritt ein Verdünnungseffekt auf, und die Krankheitserreger werden nicht ausreichend abgetötet.

Das Tragen von Einmalhandschuhen belastet die Haut, denn unter den Handschuhen schwitzen die Hände oft und es bildet sich eine feuchte Schicht auf der Haut. Einmalhandschuhe sind daher gezielt und überlegt einzusetzen:

- Bei der Intimpflege
- Beim Umgang mit Körperflüssigkeiten wie Blut, Urin, Stuhl, Erbrochenem, Muttermilch
- Bei der pflegerischen Versorgung einer Person mit einer ansteckenden Erkrankung
- Beim Durchführen einer Flächendesinfektion

Vor dem Anziehen der Handschuhe achtet Pina darauf, dass ihre Hände trocken sind. Sie führt immer eine hygienische Händedesinfektion durch, wenn sie die Handschuhe ausgezogen hat (➤ Abb. 6.10), und verwirft die Handschuhe sofort nach dem Ausziehen.

ABB. 6.10

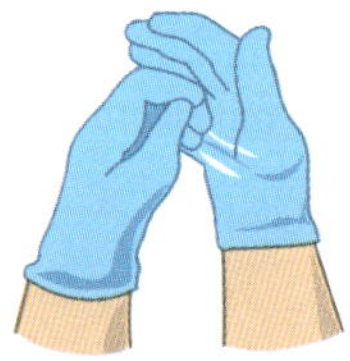

a Einen Handschuh an der Handinnenfläche greifen, abziehen und festhalten.

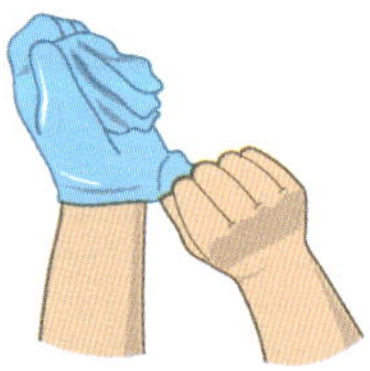

b Mit der unbehandschuhten Hand unter den Stulpen des Handschuhs fassen und ihn abziehen. Dieses Vorgehen verhindert, dass die Hände mit den kontaminierten Außenseiten der Handschuhe in Kontakt kommen.

Abb. 6.10 Das korrekte Ausziehen von Einmalhandschuhen [L138]

ACHTUNG

ACHTUNG

Bei Kontamination müssen die Handschuhe gleich gewechselt werden. Sie werden nicht desinfiziert. Wenn die Pflegenden von einer zur nächsten Person gehen, wechseln sie ebenfalls die Handschuhe.

Die KRINKO (Kommission für Krankenhaushygiene und Infektionsprävention) empfehlt bei (intensiver) Nutzung der Einmalhandschuhe nach 15 Minuten und generell nach dem Waschen einer zu pflegenden Person einen Handschuhwechsel. Der Wechsel ist deswegen notwendig, weil das Perforationsrisiko an den Fingerspitzen steigt und Löcher im Handschuh entstehen können.

6.2.3 Persönliche Hygiene und Berufskleidung

Persönliche Hygiene

Durch das Einhalten von persönlichen Hygieneregeln trägt Pina dazu bei, dass Krankheitserreger nicht übertragen werden. Sie bekommt von der Stationsleitung an ihrem ersten Arbeitstag eine genaue Erklärung dazu:

- Lange Haare müssen zusammengebunden oder hochgesteckt werden. Dies ist wichtig, weil die Haare bei Pflegetätigkeiten ins Gesicht oder in die Arbeitsfläche hineinfallen und mit Krankheitserregern kontaminiert werden. Die Pflegenden achten außerdem darauf, sich während ihres Dienstes nicht in die Haare zu fassen.
- Pflegepersonen dürfen keine herabhängenden, großen Ohrringe und Ketten tragen, und auch Armbänder, Armbanduhren und Fingerringe sind verboten. An diesen Schmuckstücken können Krankheitserreger haften bleiben, und das Risiko, dass sich die Pflegeperson selbst oder einen zu Pflegenden während der Arbeit verletzt, ist hoch.
- Sichtbare Piercings müssen reizlos abgeheilt sein.
- Ärmel und Hosenbeine der Berufskleidung dürfen nicht hochgekrempelt werden.
- Die Pflegeperson erscheint mit einem gepflegten Äußeren zum Dienst und vermeidet Gerüche wie Körperschweiß, kalten Rauch oder Mundgeruch.

Berufskleidung

Pflegepersonen bekommen in der Regel von ihrem Arbeitgeber Berufskleidung zur Verfügung gestellt. Wenn Pflegefachpersonen und Pflegeassistenten Berufskleidung tragen, werden sie von den zu Pflegenden und ihren Angehörigen als Mitarbeiter bzw. Pflegepersonal erkannt. Die Pflegenden achten zudem darauf, ihr Namensschild oder ihren Dienstausweis gut leserlich an der Berufskleidung anzubringen.

Verschiedene Abteilungen tragen Berufskleidung in unterschiedlichen Farben. In bestimmten Abteilungen wie dem OP gibt es **Bereichskleidung.** Diese darf nur in den jeweiligen Abteilungen getragen werden.

WISSEN ANWENDEN

- Pina zieht täglich, spätestens jedoch nach zwei Tagen, frische Berufskleidung an.
- Bei Verschmutzung wechselt sie ihre Berufskleidung sofort während ihres Dienstes.
- Sie trägt keine private Kleidung wie Jacken oder Westen über der Berufskleidung.
- Sie trägt unter der Berufskleidung keine langärmeligen Oberteile, da sich an den Ärmeln Krankheitserreger festsetzen können.
- Sie verlässt mit der Berufskleidung das Arbeitsgelände nicht und trägt diese nicht privat oder auf dem Arbeitsweg. In der ambulanten Pflege gibt es dazu individuelle Regelungen.

Die Arbeitskleidung wird vom Arbeitgeber in der Regel hygienisch aufbereitet und gewaschen.

Religiöse Kopfbedeckungen, die während des Dienstes getragen werden, müssen täglich gewechselt werden. Werden die Kopfbedeckungen nicht vom Arbeitgeber gereinigt, müssen sie privat bei mindestens 40 °C gewaschen werden.

In bestimmten pflegerischen Bereichen wie der Psychiatrie werden geringere Hygieneanforderungen gestellt. Dort darf das Pflegepersonal private Kleidung tragen. Im Dienst getragene Kleidung darf nach Dienstende jedoch nicht im privaten Bereich weitergetragen werden, ohne dass sie gewaschen worden ist.

Zur Berufskleidung gehören geeignete **Arbeitsschuhe.** Diese müssen in der Regel vom Pflegepersonal selbst gekauft werden. Die Arbeitsschuhe schützen während der Arbeit vor Ausrutschen und Stolpern, vor Verletzungen durch Herunterfallen eines Gegenstands auf den Fuß und vor Übertragung von Krankheitserregern. Beim Kauf ihrer Arbeitsschuhe achtet Pina auf folgende Kriterien:

- Die Arbeitsschuhe sind vorne und hinten geschlossen. Sandalen oder Flipflops sind nicht geeignet.
- Die Oberfläche ist leicht zu reinigen und wasserabweisend. Stoffturnschuhe sind nicht geeignet.
- Die Arbeitsschuhe verursachen beim Gehen keinen Lärm.
- Die Arbeitsschuhe sind bequem.
- Die Arbeitsschuhe haben eine rutschfeste Sohle.
- Die Arbeitsschuhe sind atmungsaktiv und können nach Dienstende gelüftet werden.

WISSEN ANWENDEN

Pina reinigt ihre Arbeitsschuhe einmal pro Woche durch eine Wischdesinfektion. Bei sichtbarer Verschmutzung säubert sie die Arbeitsschuhe sofort.

6.2.3 Persönliche Hygiene und Berufskleidung

Pina im Praxiseinsatz

WISSEN ANWENDEN

Pina im Praxiseinsatz

WISSEN ANWENDEN

Zur Orientierung

ACHTUNG

6.2.4 Schutzkleidung
Pina im Praxiseinsatz

WISSEN ANWENDEN

ABB. 6.11

ACHTUNG

Die Berufskleidung darf so wenig wie möglich mit Krankheitserregern kontaminiert werden. Pflegepersonen setzen sich nicht auf das Bett eines zu Pflegenden. Beim Tragen von Gegenständen wie Wäschesäcken verhindern sie, dass diese in Kontakt mit ihrer Berufskleidung kommen.

6.2.4 Schutzkleidung

Pina legt zusätzlich zu ihrer Berufskleidung **Schutzkleidung** (➤ Abb. 6.11) an, um sich vor Verunreinigungen oder Infektion durch Krankheitserreger zu schützen. Je nach Krankheitserreger und der durchzuführenden Pflegetätigkeit muss sie die komplette Schutzkleidung anziehen oder nur Teile davon. Sie erfährt von den Pflegefachpersonen und den Hygieneplänen der Pflegeeinrichtung, welche Schutzkleidung notwendig ist (➤ Tab. 6.3).

Das korrekte An- und Ausziehen der Schutzkleidung zeigen ➤ Abb. 6.11 und ➤ Abb. 6.12.

WISSEN ANWENDEN

Trägt Pina einen Schutzkittel und Handschuhe, achtet sie darauf, dass der Handschuh über das Handgelenk und über den Bund des Schutzkittels gezogen wird (➤ Abb. 6.11 d).
Pina trägt die Schutzbekleidung nur beim Umgang mit den zu Pflegenden und nicht in Pausenräumen oder anderen Bereichen der Station wie z. B. dem Stützpunkt.

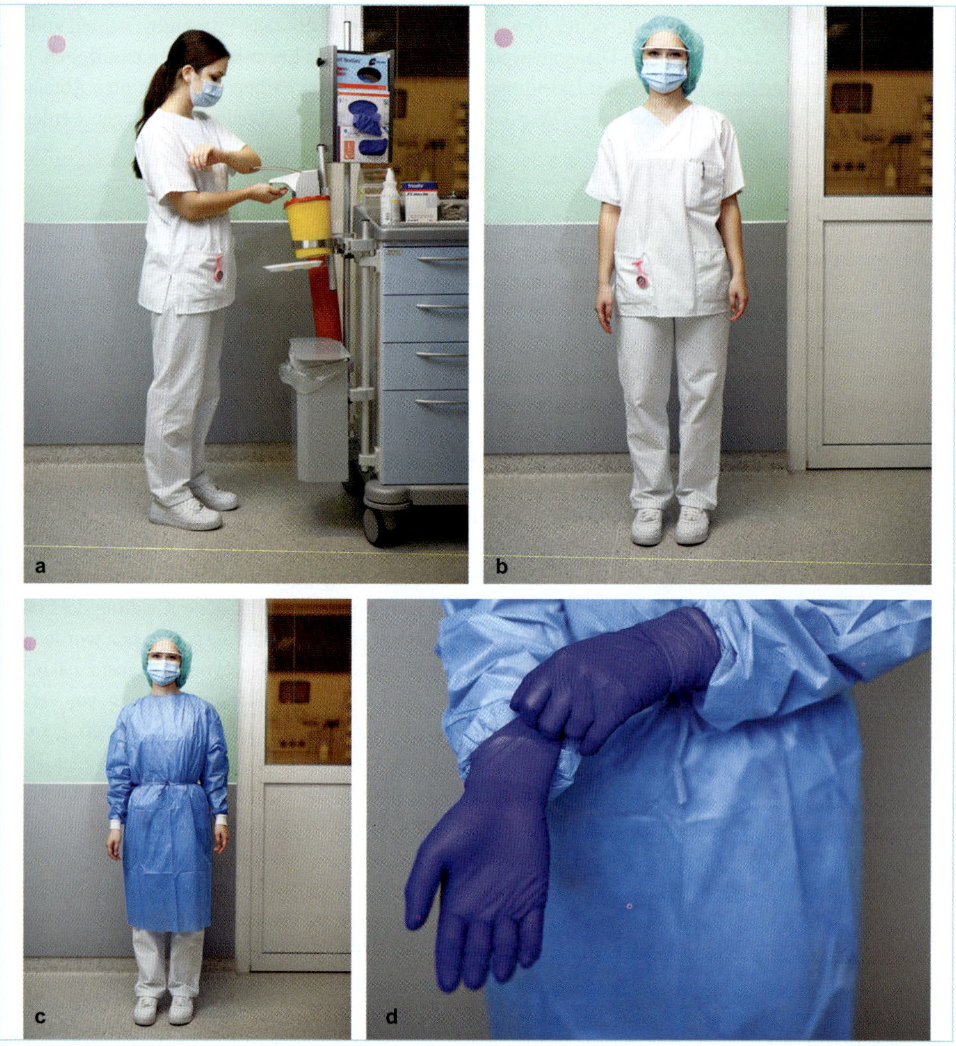

Abb. 6.11 Korrektes Anziehen von Schutzkleidung [J803]
a Hygienische Händedesinfektion
b Anlegen von Mund-Nasen-Schutz (oder FFP-2-Maske), Schutzbrille, Kopfhaube
c Anlegen des Schutzkittels
d Anziehen der Einmalhandschuhe

TAB. 6.3

Tab. 6.3 Schutzkleidung [Zeichnungen: L264]

Schutzkleidung	Wann wird diese verwendet?	Tipps
Einmalhandschuhe 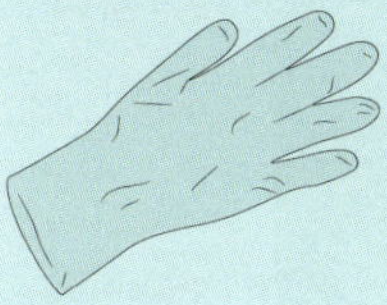	• Kontakt mit Körperflüssigkeiten wie z. B. Blut, Urin, Stuhl, Muttermilch, Sputum • Kontakt mit erregerhaltigem Material • Intimpflege • Umgang mit Flächendesinfektionsmittel	Händehygiene (➤ 6.2.2)
Schutzbrille 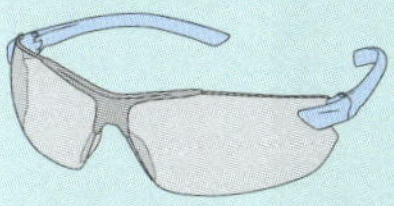	Gefahr des Verspritzens von erregerhaltigem Material	Die Brille muss korrekt sitzen und darf nicht verrutschen
Schutzkittel 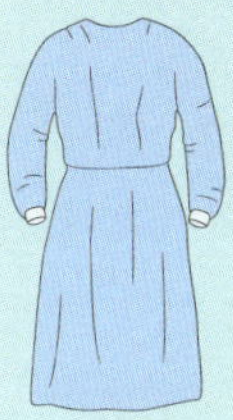	Kontakt mit erregerhaltigem Material	• Es gibt Einmalschutzkittel aus Plastik und Schutzkittel aus Stoff • Einmalschutzkittel werden sofort nach dem Gebrauch verworfen (➤ Abb. 6.12) • Stoffkittel werden von derselben Person während des kompletten Dienstes getragen. Nach Verlassen des Patientenzimmers werden sie mit der Innenseite nach außen aufgehängt. Am Ende der Schicht werden sie in den dafür vorgesehenen Wäscheabwurf geworfen. Bei Verschmutzung oder Durchnässung werden sie sofort gewechselt • Für jede zu pflegende Person wird ein eigener Schutzkittel verwendet
Einmalschürze 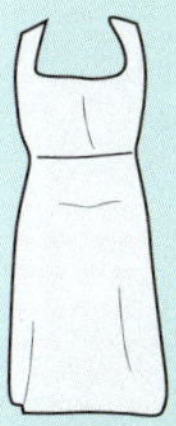	• Schutz vor Nässe • Meist beim Duschen von zu Pflegenden	• Einmalschürzen sind aus Plastik. Sie werden ggf. über den Schutzkittel angezogen • Eine Einmalschürze kann einen Schutzkittel nicht ersetzen
Kopfhaube 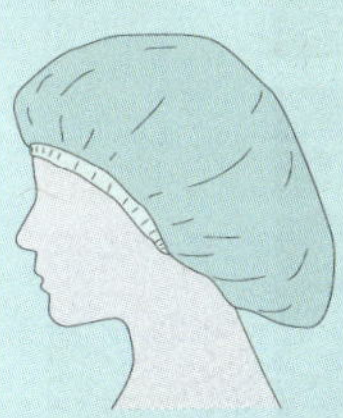	• Gefahr des Verspritzens von erregerhaltigem Material • Invasive Eingriffe wie großer Wundverband	Die Kopfhaube muss das Kopfhaar komplett bedecken
Mund-Nasen-Schutz/FFP2-Maske 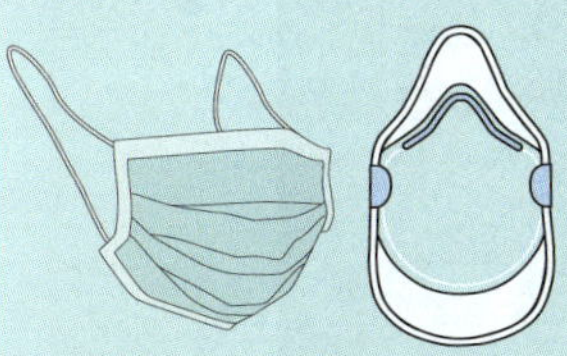	• Schutz vor Übertragung von Krankheitserregern über die Luft • Invasive Eingriffe wie Reinigung großer Wunden	• Der Mund-Nasen-Schutz oder die FFP2-Maske muss dicht an der Gesichtshaut anliegen. Der Nasenbügel kann individuell an den Nasenrücken angepasst werden • Der Mund-Nasen-Schutz oder die FFP2-Maske wird nicht unter das Kinn oder in den Nacken gezogen
Flüssigkeitsdichte Fußbekleidung 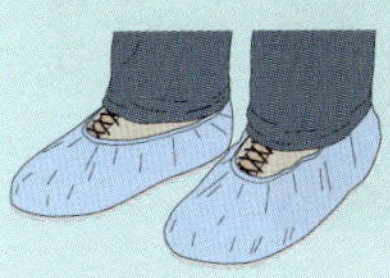	• Schutz vor Nässe • Meistens beim Duschen von zu Pflegenden	Beim Tragen dieser Einmalüberzieher besteht erhöhte Rutschgefahr

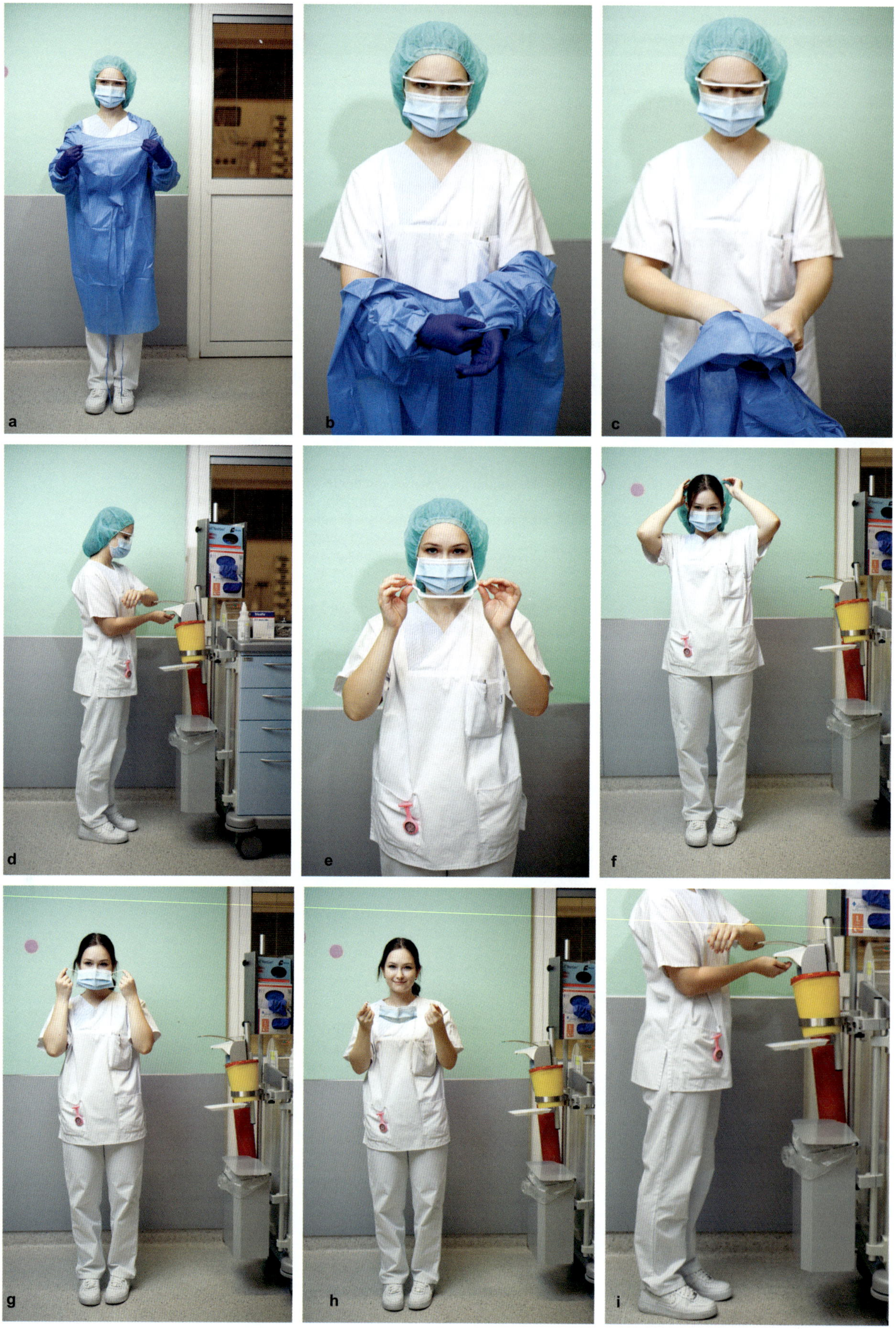
a
b
c
d
e
f
g
h
i

Zur Orientierung
6.2.5 Isolierung
ABB. 6.13
6.2.6 Umgang mit Lebensmitteln
Pina im Praxiseinsatz

6.2.5 Isolierung

Bei einer Isolierung handelt es sich um eine präventive Maßnahme, um die Ausbreitung von Infektionen zu verhindern. Hierbei gibt es verschiedene Möglichkeiten (➤ Abb. 6.13):

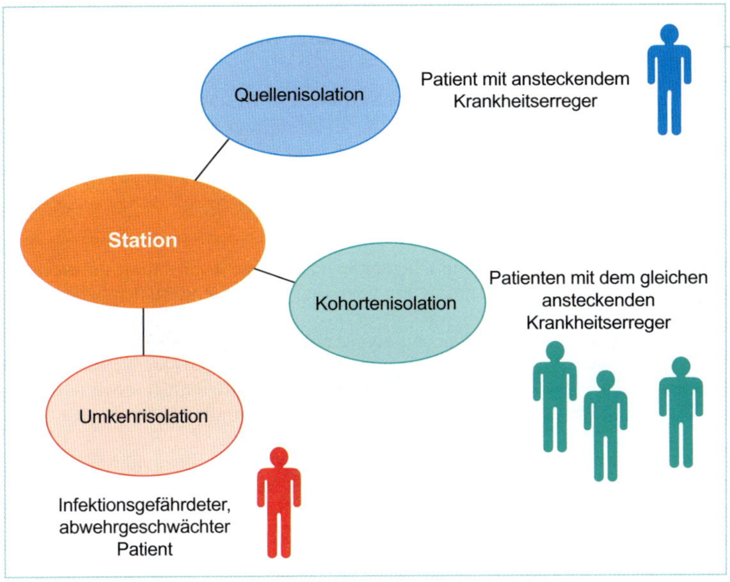

Abb. 6.13 Möglichkeiten der Isolierung [L143]

- Bei der **Quellenisolierung** wird eine Person mit einer ansteckenden Krankheit isoliert.
- Bei einer **Kohortenisolierung** werden mehrere Personen, die die gleiche ansteckende Krankheit haben, gemeinsam isoliert. Dies kann in einem Patientenzimmer oder in einem Bereich der Station erfolgen.
- Bei einer **Umkehrisolierung** wird eine infektionsgefährdete, abwehrgeschwächter Person räumlich von anderen zu Pflegenden getrennt, damit sie sich nicht ansteckt.

Jede Einrichtung verfügt über hausinterne Hygienepläne, in denen die Regelungen zur Isolierung festgelegt sind. Diese Regelungen basieren auf dem Infektionsschutzgesetz und der Infektionsprävention des Robert Koch-Instituts (RKI).

Je nach Größe und Art der Einrichtung gibt es Hygieneabteilungen, in denen speziell ausgebildete Hygienefachkräfte arbeiten und die Einrichtung in Bezug auf Hygiene beraten. In den einzelnen Abteilungen gibt es Hygienefachkräfte, die eine Hygieneschulung oder -ausbildung absolviert haben.

6.2.6 Umgang mit Lebensmitteln

Pina beachtet beim Umgang mit Lebensmitteln Folgendes:

- Besucher und zu Pflegende haben keinen Zutritt zur Stationsküche.
- Lebensmittel, die an einen zu Pflegenden ausgegeben wurden, werden nicht mehr zurückgenommen.
- Lebensmittel, die beim zu Pflegenden verbleiben, werden regelmäßig auf Verfall überprüft.
- Bevor verpackte Lebensmittel ausgegeben werden, wird deren Mindesthaltbarkeit geprüft.
- Geöffnete Verpackungen werden mit einem Verfallsdatum versehen.
- Vor und nach der Zubereitung von Speisen wird eine hygienische Händedesinfektion durchgeführt. Vor der Zubereitung werden zudem die Hände gewaschen.

Abb. 6.12 Korrektes Ausziehen von Schutzkleidung [J803]
a Verschlüsse am Schutzkittel lösen
b Schutzkittel herunterziehen, ohne dabei die kontaminierte Außenseite mit der Dienstkleidung in Berührung zu bringen
c Die Innenseite des Schutzkittels nach außen stülpen, vom Körper fernhalten und mit den Einmalhandschuhen ausziehen. Den Schutzkittel zu einem Bündel formen. Die kontaminierte Seite ist dabei im Inneren des Bündels. Den zusammengeknüllten Schutzkittel und die Einmalhandschuhe in den Müll werfen
d Hygienische Händedesinfektion
e Schutzbrille abnehmen und verwerfen
f Kopfhaube abnehmen und verwerfen
g + h Mund-Nasen-Schutz abnehmen
i Hygienische Händedesinfektion

- Zubereitetes Essen darf maximal zwei Stunden bei Raumtemperatur stehen. Danach wird das Essen verworfen und nicht mehr ausgegeben.
- Lebensmittel werden vor direkter Sonneneinstrahlung geschützt.
- Die Kühlkette muss bei kühlpflichtigen Lebensmitteln eingehalten werden. Diese Lebensmittel werden im Kühlschrank aufbewahrt.
- Die Kühlschranktemperatur wird täglich überprüft und in einem dafür vorgesehenen Formular dokumentiert.
- An Buffets dürfen sich zu Pflegende mit einer ansteckenden Krankheit nicht selbst bedienen.
- Tee wird mit kochendem Wasser zubereitet.

KINDER

KINDER

Die Immunabwehr von Frühgeborenen, Neugeborenen und Säuglingen ist noch nicht vollständig entwickelt. Deswegen gelten beim Umgang mit **Säuglingsmilchnahrung** und beim Umgang mit **Muttermilch** besondere Hygieneregeln:

- Patienteneigene Flaschen und Sauger werden mindestens bis zum 4. Lebensmonat des Säuglings mit Wasserdampf im Vaporisator sterilisiert.
- Sauger werden in Krankenhäusern als Einmalprodukte verwendet und nach dem Gebrauch verworfen.
- In Kinderkliniken gibt es eine Milchküche, in der Milchnahrung hygienisch einwandfrei zubereitet werden kann. Auch die Reinigung der gebrauchten Flaschen erfolgt dort.
- Säuglingsmilchnahrung, die aus Milchpulver hergestellt wurde, darf nicht wieder aufgewärmt werden.
- Säuglingsmilchnahrung ist nach Aufwärmen zwei Stunden haltbar. Danach muss sie verworfen werden.

Der hygienisch korrekte Umgang mit Muttermilch ist in ➤ 33.2.5 nachzulesen.

6.3 Multiresistente Erreger

6.3 Multiresistente Erreger

DEFINITION

DEFINITION

Bei **multiresistenten Erregern (MRE)** handelt es sich um Krankheitserreger, die **resistent** (unempfindlich) **gegenüber verschiedenen Antibiotika** sind. Diese Krankheitserreger können daher nur schwer oder gar nicht bekämpft werden.

Multiresistente Erreger treten vor allem dort auf, wo häufig Antibiotika eingesetzt werden, was in Krankenhäusern der Fall ist. Der häufigste multiresistente Erreger im Pflegealltag ist der **methicillinresistente Staphylococcus aureus (MRSA).** Hierbei handelt es sich um Bakterien der Art *Staphylococcus aureus.* Sie sind gegenüber dem Antibiotikum Methicillin sowie vielen anderen Antibiotika resistent. MRSA sehen unter dem Mikroskop aus wie goldgelbe *(aureus),* kugelförmige *(coccus)* Weintrauben *(staphylo).*

Die Haut und die Schleimhäute vieler gesunder Menschen sind mit MRSA besetzt. Vor allem im Nasenvorhof, im Rachen, in den Achseln und in den Leisten siedeln sich MRSA an. Doch erst wenn diese Erreger über Wunden oder über die Schleimhaut in den menschlichen Körper eindringen, kann es zu einer Infektion kommen.

Besonders gefährdet für eine MRSA-Infektion sind folgende Menschen:

- Zu Pflegende in Krankenhäusern und Langzeitpflegeeinrichtungen
- Dialysepflichtige Personen
- Chronisch Kranke, z. B. Menschen mit Diabetes mellitus
- Menschen mit einem geschwächten Immunsystem
- Menschen mit Zu- und Ableitungen wie Kathetern, Beatmungsschläuchen
- Menschen mit Hautverletzungen und Wunden
- Zu Pflegende nach einer OP
- Menschen, die über längere Zeit Antibiotika eingenommen oder die Antibiotikatherapie abgebrochen haben
- Menschen, die direkten Kontakt zu einer Person mit einer MRSA-Besiedlung hatten
- Menschen, die indirekten Kontakt zu MRSA-Erregern über gemeinsam genutzte Gegenstände hatten

Die Symptome einer MRSA-Infektion sind sehr unterschiedlich, je nachdem, wo der Krankheitserreger im menschlichen Körper hingelangt und welche Infektion er auslöst. Dies können z. B. lokale Infektionen der Haut sein. Dann bilden sich Abszesse oder nach einem operativen Eingriff infiziert sich die Wunde. Auch eine Pneumonie (Lungenentzündung) kann durch MRSA entstehen. Außerdem kann es zu Entzündungen des Mittelohrs, der Nasennebenhöhlen, der Hirnhaut oder der Brustdrüse kommen.

Eine MRSA-Infektion wird anhand eines Abstrichs nachgewiesen. Pflegefachpersonen entnehmen nach ärztlicher Anordnung an folgenden Stellen einen Abstrich:

- Nasen-Rachen-Raum
- Wunden
- Perianalregion (Region der Genitalorgane, des Afters und des Damms)

MERKE

Pina weiß, dass im Umgang mit MRSA besondere Hygienemaßnahmen notwendig sind:

- Die betroffene Person wird isoliert (Einzelzimmer, ggf. Kohortenisolation).
- Pina informiert bei der Übergabe ihre Kollegen, dass die zu pflegende Person einen multiresistenten Erreger hat.
- Pina trägt bei der Versorgung der zu pflegenden Person Schutzbekleidung: langärmeliger Schutzkittel, Einmalhandschuhe, Mund-Nasen-Schutz. Die Schutzkleidung wird im Patientenzimmer oder in der Schleuse an- und ausgezogen.
- Pina trägt eine Einmalschürze bei Nassarbeiten wie beim Duschen der zu pflegende Person.
- Pina verwendet immer dieselben Pflegeutensilien wie Fieberthermometer und Blutdruckmanschette. Diese lässt sie im Patientenzimmer oder in der Schleuse. So vermeidet sie eine Verbreitung des multiresistenten Erregers zu anderen zu Pflegenden.
- Pflegerische Maßnahmen werden im Patientenzimmer gebündelt: Pina überlegt sich genau, welche Pflegemaßnahmen bei der zu pflegenden Person durchzuführen sind, und nimmt alle dafür benötigten Materialien mit ins Patientenzimmer. So vermeidet sie, dass sie das Zimmer verlassen und ihre Schutzkleidung mehrmals hintereinander an- und ausziehen muss.
- Erst nachdem Pina alle infektfreien zu Pflegenden versorgt hat, geht sie zu der Person mit einem multiresistenten Erreger.
- Die Umgebung der zu pflegenden Person sowie alle Gebrauchsgegenstände werden einmal täglich mit einem Flächendesinfektionsmittel desinfiziert.
- Untersuchungen, Therapien und Diagnosestellungen finden, wenn möglich, im Patientenzimmer statt.
- Besucher werden über Hygienemaßnahmen informiert.
- Pina stellt das Essenstablett aus dem Patientenzimmer direkt in den Speisenwagen, kurz bevor er abgeholt wird.

Weitere Hygienemaßnahmen sind im Detail bei der zuständigen Pflegefachperson zu erfragen.

MERKE

Mit MRSA besetzte Haut und Schleimhaut kann von MRSA befreit werden. Bei dieser Maßnahme wird von einer **Sanierung** gesprochen.

- MRSA in der Nase werden mit einer Salbe (Prontoderm®) behandelt.
- Mit MRSA besetzte Haut wird mit antiseptisch wirkenden Seifen und Lösungen gewaschen.
- MRSA in der Mundschleimhaut werden durch Gurgeln mit antiseptischer Spüllösung (Octenidol®) entfernt.

Während einer Sanierung müssen zusätzliche spezielle Hygieneregeln eingehalten werden:

- Täglich werden Bettwäsche, Kleidung, Handtuch und Waschlappen gewechselt.
- Bei der Körperpflege benutzen Pflegende keine Pflegeutensilien, die mehrfach gebraucht werden, z. B. Deoroller, Handseife.
- Die Haare der zu pflegenden Person werden nicht gefönt.

WIEDERHOLUNGSFRAGEN

1. Zählen Sie Infektionserreger auf.
2. Erklären Sie den Unterschied zwischen endogenen und exogenen Infektionsquellen.
3. Nennen Sie drei Übertragungswege, über die Krankheitserreger weitergegeben werden können.
4. Erklären Sie die Begriffe Reinigung, Desinfektion und Sterilisation in eigenen Worten.
5. Erläutern Sie, worauf Sie bei der Lagerung und Verwendung von Sterilgut achten.
6. Führen Sie auf, wann Sie sich während der Dienstzeit die Hände waschen.
7. Erklären Sie, worauf Sie bei Ihrer persönlichen Hand- und Nagelpflege achten.
8. Formulieren Sie die sechs Schritte der hygienischen Händedesinfektion in eigenen Worten.
9. Listen Sie auf, wann Sie eine hygienische Händedesinfektion durchführen müssen.
10. Listen Sie auf, worauf Sie bei der persönlichen Hygiene und der Berufskleidung achten.
11. Erklären Sie die Begriffe Quellenisolation, Kohortenisolation und Umkehrisolation.
12. Erläutern Sie, worauf Sie beim Umgang mit Lebensmitteln achten.
13. Listen Sie besondere Pflegemaßnahmen auf, die Sie bei einer Infektion mit MRSA durchführen.

LITERATUR

Quellen

Arbeitsgemeinschaft der wissenschaftlichen medizinischen Fachgesellschaften AWMF. Empfehlungen zur Hygiene in Klinik und Praxis. Hygienische Anforderungen an Hausreinigung und Flächendesinfektion. 2015. Aus: https://register.awmf.org/assets/guidelines/029-030l_S1_Hygiene_Hausreinigung_Flaechendesinfektion_2015-09-abgelaufen.pdf (letzter Zugriff: 15.12.2024).

Deutsche Gesellschaft für Krankenhaushygiene (DGKH). Hygieneanforderungen beim Umgang mit Lebensmitteln in Krankenhäusern, Pflege- und Rehabilitationseinrichtungen und neuen Wohnformen. 2018. Aus: www.krankenhaushygiene.de/pdfdata/hm/2018_1_2_Lebensmittelpapier.pdf (letzter Zugriff: 15.12.2024).

Deutsche Gesellschaft für Krankenhaushygiene (DGKH). 2024. Aus: www.krankenhaushygiene.de (letzter Zugriff: 15.12.2024).

Hoehl M, Kullick K (Hrsg.). Gesundheits- und Kinderkrankenpflege. 5. Aufl. Stuttgart: Thieme; 2019.

Keller C (Hrsg.). Pflegen. Grundlagen und Interventionen. 3. Aufl. München: Elsevier; 2021.

Keller C, Menche N, Teigeler B (Hrsg.). Pflege Heute. 8. Aufl. München: Elsevier; 2023.

Menche N (Hrsg.). Biologie Anatomie Physiologie. 10. Aufl. München: Elsevier; 2023.

Robert Koch-Institut. Händehygiene in Einrichtungen des Gesundheitswesens. Empfehlung der Kommission für Krankenhaushygiene und Infektionsprävention (KRINKO) beim Robert Koch-Institut (RKI). 2016. Aus: www.rki.de/DE/Content/Infekt/Krankenhaushygiene/Kommission/Downloads/Haendehyg_Rili.pdf?__blob=publicationFile (letzter Zugriff: 15.12.2024).

Sonsmann FK, Wilke A. Mit Einmalhandschuhen richtig umgehen. Heilberufe. 2022; 74(3): 22–25.

Weiterführende Literatur

Bundesministerium der Justiz für Verbraucherschutz. Gesetz zur Verhütung und Bekämpfung von Infektionskrankheiten beim Menschen. Infektionsschutzgesetz (IfSG).

Robert Koch-Institut (RKI): www.rki.de

KAPITEL

7 Recht

Erik Jaek

LERNZIELE

LERNZIELE: DAS KANN ICH BALD GUT

Am Ende dieser Lerneinheit werde ich ...

- wissen, welche Gesetze das Zusammenleben regeln,
- Gesetze, die mich und die zu Pflegenden schützen, kennen und anwenden,
- verstehen, wie die soziale Sicherung in Deutschland funktioniert,
- wissen, was Haftung bedeutet und wie ich mich in konkreten Situationen verhalte,
- wissen, wie ein ordentliches Testament verfasst sein muss, und die Grundlagen und Voraussetzungen des Erbens und Vererbens kennen,
- Gesetze, die für mich als Arbeitnehmer gelten, beachten,
- wissen, wann die Schweigepflicht gilt und was sie bedeutet,
- die Voraussetzungen der Delegation kennen und anwenden können,
- den Sinn und die Bedeutung einer Aufklärung verstehen,
- verstehen, was eine Körperverletzung bedeutet und wie ich mich im beruflichen Alltag verhalten muss,
- wissen, welche Maßnahmen eine Freiheitsberaubung darstellen,
- verstehen, was Sterbehilfe bedeutet und die verschiedenen Formen unterscheiden können,
- die Grundlagen der rechtlichen Betreuung kennen und beachten können,
- verstehen, was im Infektionsschutzgesetz geregelt wird, und
- wissen, was ich bei meiner Arbeit zu beachten habe,
- das Arzneimittelgesetz kennen und die darin enthalten Regelungen anwenden können,
- das Betäubungsmittelgesetz in meiner täglichen Arbeit beachten und anwenden können,
- wissen, welche Substanzen unter das Betäubungsmittelgesetz fallen.

ABB. 7.1

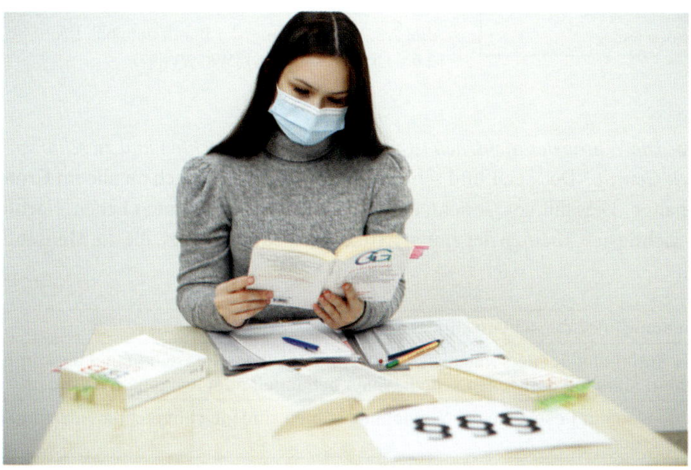

Abb. 7.1 Welche Gesetze regeln das Zusammenleben in Deutschland? Welche Gesetze sind insbesondere im Pflegealltag relevant? Pina verschafft sich einen Überblick [J803]

Zur Orientierung

Pina im Praxiseinsatz

7.1 Gesetze und Regelungen in Deutschland

7.1.1 Grundrechte und Bürgerrechte
Pina in der Schule

Pina beachtet den ganzen Tag eine Vielzahl von Gesetzen, ohne es zu wissen. Denn das Zusammenleben ist vor allem durch Gesetze geregelt (➤ Abb. 7.1). Diese muss Pina jedoch nicht auswendig lernen, da sie oft den allgemeinen Wertvorstellungen entsprechen.

7.1 Gesetze und Regelungen in Deutschland

Das Recht ist in Deutschland durch eine Vielzahl von Gesetzbüchern geregelt. Das kann schnell verwirren. Daher werden in diesem Kapitel die wichtigsten Gesetzbücher kurz vorgestellt.

7.1.1 Grundrechte und Bürgerrechte

Grund- und Bürgerrechte sollen den in Deutschland lebenden Menschen **Freiheit** und **Gleichheit** garantieren. Dazu zählt z. B., dass Pina aufgrund ihres Geschlechts nicht diskriminiert werden darf. Diskriminierend wäre z. B., wenn sie weniger als ihre männlichen Kollegen verdienen würde, nur weil sie eine Frau ist. Für die gleiche Arbeit muss auch der gleiche Lohn gezahlt werden, egal welches Geschlecht jemand hat. Allerdings gelten nicht alle Grundrechte für alle Menschen gleichermaßen, Bürgerrechte haben nur deutsche Staatsbürger.

Das Grundgesetz

Das Grundgesetz (GG) ist die Verfassung der Bundesrepublik Deutschland (➤ Abb. 7.2). Die Verfassung ist die Grundordnung, nach der die Menschen in Deutschland zusammenleben. Das Grundgesetz wurde im Jahr 1949 beschlossen und ist seitdem das Regelwerk für das Leben in Deutschland. Es steht über allen anderen Gesetzen. Die ersten 19 Artikel behandeln die Grund- und Menschenrechte. Einzelne Rechte wie das Wahlrecht (Art. 38) gelten nur für deutsche Staatsbürger, Rechte wie die Menschenwürde und Religionsfreiheit dagegen für alle in Deutschland lebenden Menschen.

ABB. 7.2

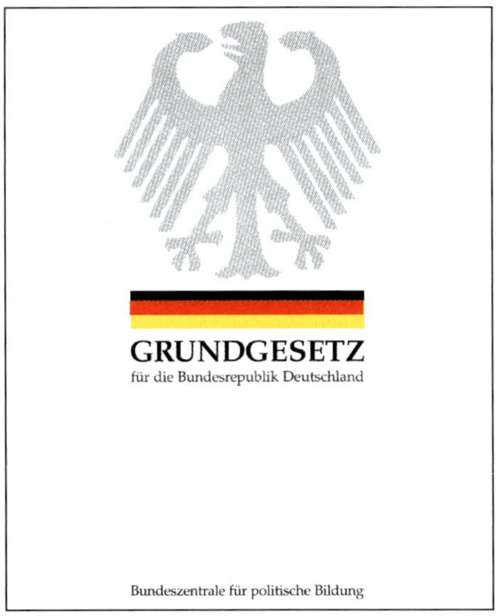

Abb. 7.2 Die Verfassung der Bundesrepublik Deutschland ist das Grundgesetz (GG) [W859/V897]

Im ersten Artikel heißt es: *„Die Würde des Menschen ist unantastbar. Sie zu achten und zu schützen ist Verpflichtung aller staatlichen Gewalt."* Der Staat und seine Bürgerinnen müssen sich an alle im Grundgesetz formulierten Artikel halten. Dies gilt vor Gericht, bei der Arbeit und im privaten Leben. Nachfolgend ein Überblick über die wichtigsten Themen der ersten Artikel des Grundgesetzes, die die **Menschen- und Bürgerrechte** betreffen:

Art. 1	Schutz der Menschenwürde/Menschenrechte
Art. 2	Recht auf die freie Entfaltung der Persönlichkeit und Recht auf Leben, die Freiheit und die körperliche Unversehrtheit; niemand darf gegen seinen Willen behandelt oder festgehalten werden
Art. 3	Alle Menschen sind vor dem Gesetz gleich, Männer und Frauen sind gleichberechtigt, niemand darf diskriminiert werden
Art. 4	Die Freiheit des Glaubens und seiner Ausübung gilt für alle Menschen

Art. 5	Alle Menschen haben das Recht, ihre Meinung frei zu äußern, solange sie dabei die Ehre anderer nicht verletzen
Art. 6	Schutz der Ehe und der Familie
Art. 7	Das gesamte Schulwesen steht unter der Aufsicht des Staats
Art. 8	Versammlungsfreiheit (Demonstrationsrecht)
Art. 9	Das Recht, Vereine und Gesellschaften zu bilden
Art 10	Das Recht auf Brief-, Post- und Fernmeldegeheimnis
Art. 11	Das Recht, sich frei zu bewegen
Art. 12	Das Recht, Beruf, Arbeitsplatz und Ausbildungsstätte frei zu wählen
Art. 13	Das Recht auf die Unverletzlichkeit der eigenen Wohnung
Art. 14	Das Recht auf Eigentum und Erbe
Art. 15	Das Recht auf Entschädigung bei Enteignung durch den Staat
Art. 16	Die deutsche Staatsangehörigkeit darf nicht entzogen werden
Art. 16a	Das Recht auf Asyl
Art. 17	Das Recht, eine Petition zu starten und durchzuführen

MERKE

Durch die Formulierung der Menschen- und Bürgerrechte entsteht ein Anspruch auf diese. Das bedeutet, jeder Mensch, dem diese Rechte nicht gewährt werden, kann diese vor Gericht einklagen.

MERKE

WISSEN ANWENDEN

Patienten können bei einer sehr lebensbedrohlichen Diagnose die Behandlung ablehnen. Selbst wenn sich die Lebenserwartung dadurch drastisch verkürzt, kann niemand zu einer Behandlung gezwungen werden. Das Grundgesetz schützt mit Art. 2 die Menschen in ihrer körperlichen Unversehrtheit. Die Patienten werden bei der Ablehnung einer Behandlung gegen ärztlichen Rat aus dem Krankenhaus entlassen.

WISSEN ANWENDEN

Bürgerliches Gesetzbuch

Ein weiteres Gesetzbuch, welches das **Zusammenleben** in Deutschland **regelt,** ist das Bürgerliche Gesetzbuch (BGB) (➤ Abb. 7.3).

ABB. 7.3

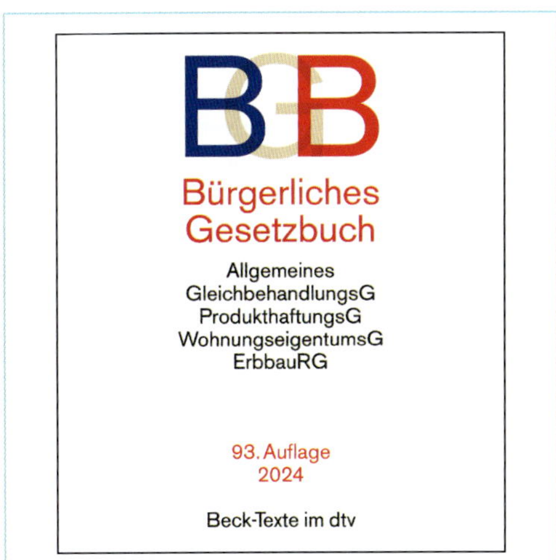

Abb. 7.3 Verbindliche Regeln für den Umgang zweier gleichgestellter Parteien gibt das Bürgerliche Gesetzbuch (BGB) vor [G904]

Das BGB regelt das deutsche Privatrecht. Damit ist das Recht zwischen zwei **gleichgestellten** Parteien, in dem Fall Bürgern, gemeint. Der Inhalt des BGB behandelt vor allem Verträge wie Mietverträge oder Behandlungsverträge im Krankenhaus. Außerdem regelt das BGB Fragen zu Eigentum und Besitz, zum Familienrecht (z. B. Ehe und Betreuungsrecht) und zum Erbrecht.

MERKE

MERKE

Werden sich zwei Personen bei einer Streitigkeit nicht einig, können sie diese in einem Gerichtsverfahren klären. Solange keine Straftat vorliegt, sondern es sich z. B. um einen Streit über einen abgeschlossenen Autokauf handelt, sitzen im Gerichtssaal nur der Richter und die beiden Personen mit ihren Anwältinnen. Der Richter hat dann zu entscheiden, wer von beiden recht hat, und spricht das Urteil. Die Grundlage dafür ist das BGB.

Strafgesetzbuch

Straftaten werden im Strafgesetzbuch (StGB) geregelt. Straftaten sind alle Handlungen, die für das gesellschaftliche Zusammenleben als schädlich angesehen werden, z. B. Diebstahl, Körperverletzung und Mord. Alle diese Taten werden im Strafgesetzbuch benannt und die Höhe der damit verbundenen Strafe beschrieben. Auch der Versuch, eine Straftat zu begehen, ist verboten und wird bestraft. Eine Straftat kann nur verfolgt und bestraft werden, wenn sie im Gesetz beschrieben wird. Ohne Gesetz also keine Strafe.

MERKE

MERKE

Sollte es zu einer Straftat kommen, wird der Staat aktiv. Für ein friedliches Zusammenleben müssen Regeln **(Gesetze)** beachtet werden. Kommt es zu einer Verletzung dieser Gesetze, wird der Anwalt des Staats **(Staatsanwalt)** aktiv. Auch Straftaten werden immer vor einem Gericht verhandelt. Im Gerichtssaal sitzen dann der Richter, der das Urteil fällt, der Staatsanwalt, der anklagt, weil ein Gesetz gebrochen wurde, und die angeklagte Person mit ihrem Anwalt. Der Richter hat dann zu entscheiden, ob ein Gesetz gebrochen wurde und wie hoch die Strafe ausfällt.

7.1.2 Soziale Sicherung in Deutschland
Pina im Praxiseinsatz

7.1.2 Soziale Sicherung in Deutschland

Pina fragt sich beim Blick auf ihren Lohnzettel, warum von ihrem Brutto-Arbeitslohn so viele verschiedene Beträge abgezogen werden. Unter anderem sieht sie mehrere Versicherungen. Doch sie kann sich nicht daran erinnern, diese abgeschlossen zu haben.

Die soziale Sicherung in Deutschland bedeutet, dem einzelnen Bürger in finanziellen Notlagen, die er aus eigener Kraft nicht bewältigen kann, zur Seite zu stehen. Dies wird **Fürsorgeprinzip** genannt. Die Ursachen für eine Notlage können sehr unterschiedlich sein:

- Krankheit
- Unfall
- Pflegebedürftigkeit
- Arbeitslosigkeit
- Hohes Alter

Hier kommt das **Vorsorgeprinzip** zum Tragen: Alle Bürger sind gegen eine solche Notlage versichert und erhalten im Notfall Leistungen aus diesen Versicherungen. Auf diese Weise wird die soziale Sicherheit für alle Bürger gewährt.

In Deutschland gibt es fünf **Sozialversicherungen,** die für alle **verpflichtend** sind. So wie für einen sicheren Griff alle Finger einer Hand benötigt werden, sind in Deutschland fünf Versicherungen nötig, um allen Bürgern ein Leben in sozialer Sicherheit zu ermöglichen (➤ Abb. 7.4).

ABB. 7.4

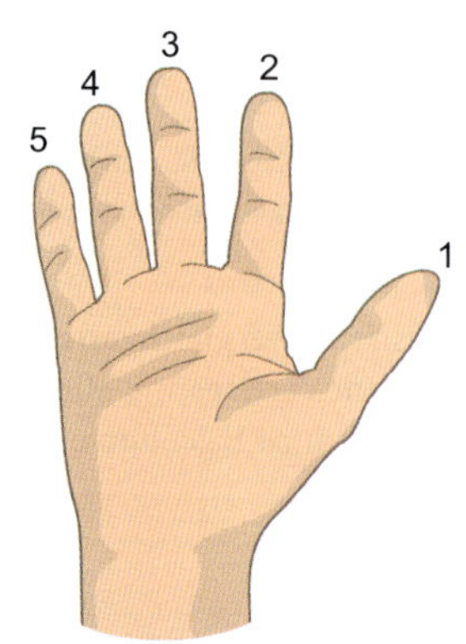

Abb. 7.4 Die Hand als Merkhilfe: So wie man fünf Finger braucht, um fest zugreifen zu können, sind fünf Sozialversicherungen nötig, um die Bürger abzusichern:
1 = gesetzliche Krankenversicherung
2 = gesetzliche Rentenversicherung
3 = gesetzliche Unfallversicherung
4 = Arbeitslosenversicherung
5 = Pflegeversicherung
[L138]

Gesetzliche Sozialversicherungen

- Die **gesetzliche Krankenversicherung (SGB V)** trägt die Kosten, die bei der Erhaltung, Wiederherstellung und Verbesserung des Gesundheitszustands entstehen. Hiermit sind z. B. Operationskosten, Arztbesuche und Arzneimittelkosten gemeint. Träger der Krankenversicherung sind die Krankenkassen. Sie finanzieren sich aus den Beiträgen der versicherten Personen und den Beiträgen der Arbeitgeber. Dabei spielt es für die Behandlung keine Rolle, wie viel die Person schon eingezahlt hat.
  Wer über ein sehr hohes Einkommen verfügt oder selbstständig ist, kann sich auch bei einer privaten Krankenversicherung versichern. Diese finanziert sich zu 100 % aus den Beiträgen der Versicherten.
- Die **gesetzliche Rentenversicherung (SGB VI)** sichert u. a. die Zahlung der Altersrente, Erwerbsunfähigkeitsrente, aber auch der Hinterbliebenenrente und Behandlungen der beruflichen Rehabilitation ab. Träger ist die gesetzliche Rentenversicherung. Sie finanziert sich aus Beiträgen der Versicherten und der Arbeitgeber. Anders als bei der Krankenversicherung erhalten die Versicherten Leistungen nur in Abhängigkeit von bereits gezahlten Beiträgen. Haben sie also nur wenig in die Rentenversicherung eingezahlt, bekommen sie auch nur eine geringe Rente (➤ Abb. 7.5).

ABB. 7.5

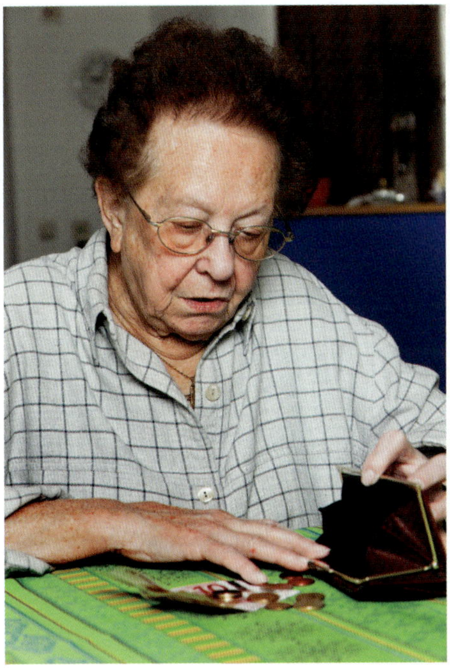

Abb. 7.5 Wie viel Rente ein Mensch im Alter erhält, hängt von den im Lauf seines Berufslebens geleisteten Beiträgen ab. Wenn Frauen wegen familiärer Verpflichtungen ihre Berufstätigkeit unterbrochen oder eingeschränkt haben, fällt ihre Altersrente entsprechend knapp aus [J787-028]

- Die **gesetzliche Unfallversicherung (SGB VII)** hat zum Ziel, Arbeitsunfälle und Berufskrankheiten zu verhüten und die Arbeitnehmer zu schützen. Durch verschiedene Maßnahmen soll Folgendes garantiert werden:
  - die Sicherheit am Arbeitsplatz
  - die finanzielle Absicherung auf dem Weg von und zur Arbeit (Wegeunfälle)
  - die Wiederherstellung der Gesundheit nach einem Arbeitsunfall

  Träger der gesetzlichen Unfallversicherung sind die **Berufsgenossenschaften.** Für professionelle Pflegende ist es die Berufsgenossenschaft für Gesundheitsdienst und Wohlfahrtspflege. Berufsgenossenschaften finanzieren sich durch Beiträge des Arbeitgebers. Versichert sind alle Arbeitnehmer oder Menschen, die eine gleichwertige Tätigkeit ausführen, z. B. Schul- und Kitakinder, Ersthelfer bei einem Unfall und Menschen, die Blut spenden.
- Die **Arbeitslosenversicherung (SGB III)** ist eine Pflichtversicherung für alle angestellten Personen, auch in der Ausbildung. Ziel der Arbeitslosenversicherung ist es, einem Menschen nach dem Verlust des Arbeitsplatzes ein Einkommen zu garantieren. Der Betroffene erhält außerdem Hilfestellungen, um so schnell wie möglich wieder einen Arbeitsplatz zu bekommen. Dazu gibt es eine Vielzahl an Maßnahmen. Beispiele dafür sind:
  - Arbeitslosengeld 1 und Bürgergeld
  - Umschulungs- und Fortbildungsmaßnahmen

  Arbeitslosengeld 1 bekommen Versicherte jedoch nur, wenn sie innerhalb von zwei Jahren mindestens zwölf Monate in die Arbeitslosenversicherung eingezahlt haben. Ist dies nicht der Fall, muss die

betroffenen Person **Bürgergeld** beantragen. Dies sichert ihr Auskommen, bis sie wieder einen Arbeitsplatz gefunden hat, und ist nicht zeitlich begrenzt.
Die Arbeitslosenversicherung finanziert jedoch noch mehr Leistungen. Es gibt eine Vielzahl an Hilfestellungen für Arbeitgeber: Wenn diese z. B. Arbeitnehmer wegen mangelnder Aufträge kündigen müssten, kann sie einen Zuschuss zum Lohn geben. Die Arbeitgeber werden dadurch entlastet.

- **Grundsicherung (SGB XII)** erhalten Menschen bei Erwerbsminderung oder im Alter, wenn die Rente zu gering ist und nicht für den Lebensunterhalt ausreicht. **Erwerbsminderung** bedeutet, dass jemand keine Rente bekommt und dauerhaft weniger als drei Stunden am Tag arbeiten kann. In diesem Fall wird eine finanzielle Hilfe zur Sicherung des Lebensunterhalts (z. B. für Unterkunft und Heizkosten) gezahlt. Wie viel Grundsicherung jemand erhält, wird individuell berechnet.
- **Die Pflegeversicherung (SGB XI)** hilft allen Bürgern, die pflegebedürftig geworden sind. Da eine Pflegebedürftigkeit häufig mit Mehrkosten verbunden ist, bekommen die Betroffenen Unterstützung in Form eines finanziellen Zuschusses. Die Leistungen der Pflegeversicherung sind z. B. die Übernahme eines Teils der Kosten (Teilkostenerstattung) der Pflege zu Hause oder in Pflegeeinrichtungen. Die Höhe der Leistungen hängt vom Pflegegrad ab. Dieser wird nach der Selbstständigkeit in sechs Lebensbereichen bestimmt (➤ 9.1.2).

WISSEN ANWENDEN

WISSEN ANWENDEN

Von Pinas Lohn werden also nicht irgendwelche Versicherungen abgezogen, sondern es handelt sich um die gesetzlichen Pflichtversicherungen. Pina sichert sich mit ihrem Beitrag einen eigenen Anspruch auf Leistungen wie Arbeitslosengeld und Altersrente. Als Teil einer Solidargemeinschaft profitiert sie davon, dass die möglichen Kosten der sozialen Sicherung durch alle geteilt werden, sollte sie diese einmal benötigen. Sie muss also nicht extra etwas von ihrem Lohn zur Seite legen, um eine eventuelle Arztrechnung bezahlen zu können. Und sie trägt dazu bei, dass pflegebedürftige Menschen versorgt werden können, so wie sie es im Alter auch möchte.

Sozialgesetzbücher

Pina im Praxiseinsatz

Pina weiß jetzt, dass Straftaten und deren Sanktionierung u. a. im Strafgesetzbuch (StGB) benannt werden. Verträge, so hat sie gelernt, werden im Bürgerlichen Gesetzbuch (BGB) geregelt. Aber wo sind die Regelungen zu den sozialen Pflichtversicherungen zu finden? Sie fragt sich, wo sie nachschauen kann, wenn sie eine Frage zu ihrer Krankenversicherung und deren Aufgaben hat.

Die Sozialgesetzbücher (SGB) wurden entworfen, um allen Bürgern – auch ohne juristisches Wissen – den Zugang zu den Grundlagen der sozialen Sicherung zu ermöglichen (➤ Abb. 7.6). Hierfür wurden die Gesetze geordnet und auf zwölf Bücher aufgeteilt, die mit römischen Ziffern nummeriert wurden.

ABB. 7.6

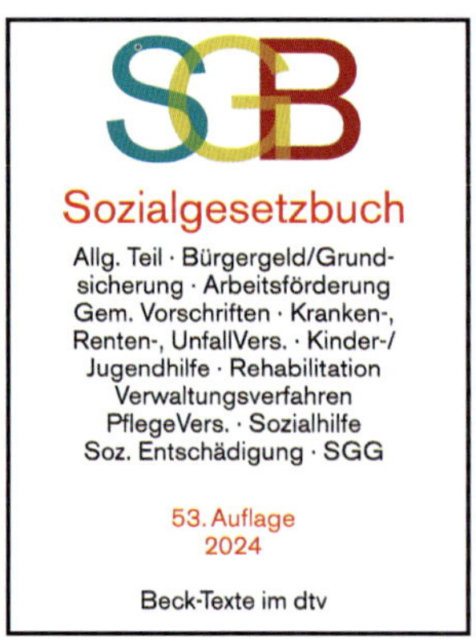

Abb. 7.6 Die Grundlagen der sozialen Sicherung sind in den Sozialgesetzbüchern (SGB) aufgeführt, von denen es insgesamt zwölf gibt [G905]

Folgende Inhalte finden sich in den einzelnen Büchern:

SGB I	Allgemeiner Teil, Aufgaben des SGB und soziale Rechte
SGB II	Grundsicherung für Arbeitsuchende
SGB III	Arbeitsförderung
SGB IV	Gemeinsame Vorschriften für die Sozialversicherung
SGB V	Gesetzliche Krankenversicherung
SGB VI	Gesetzliche Rentenversicherung

SGB VII	Gesetzliche Unfallversicherung
SGB VIII	Kinder- und Jugendhilfe
SGB IX	Rehabilitation und Teilhabe von Menschen mit Behinderungen
SGB X	Sozialverwaltungsverfahren und Sozialdatenschutz
SBG XI	Soziale Pflegeversicherung
SGB XII	Sozialhilfe

MITDENKEN

Pina kann also im SGB V nachschauen, sollte sie eine Frage zu ihrer Krankenversicherung haben, z. B. was die Höhe des Krankengelds oder allgemeine Leistungen der Versicherung angeht.

MITDENKEN

7.1.3 Haftungsrecht

7.1.3 Haftungsrecht
Pina im Praxiseinsatz

Als Pina auf dem Weg zur Bushaltestelle ist, um zum Dienst zu fahren, knallt es laut und sie sieht einen Auffahrunfall am Ende der Straße (➤ Abb. 7.7). Schon von Weitem hört sie, wie sich beide am Unfall Beteiligten streiten. Eine Autofahrerin ist anscheinend unaufmerksam gewesen und auf ein Auto, das an einer roten Ampel wartete, aufgefahren. Sie hört, wie der Fahrer laut ruft: „Dafür wirst du haften!“ Pina ist sich unsicher, was er damit meint. Muss die Fahrerin des Autos, das aufgefahren ist, die Reparaturkosten tragen oder springt die Versicherung ein oder teilen sich beide die Kosten?

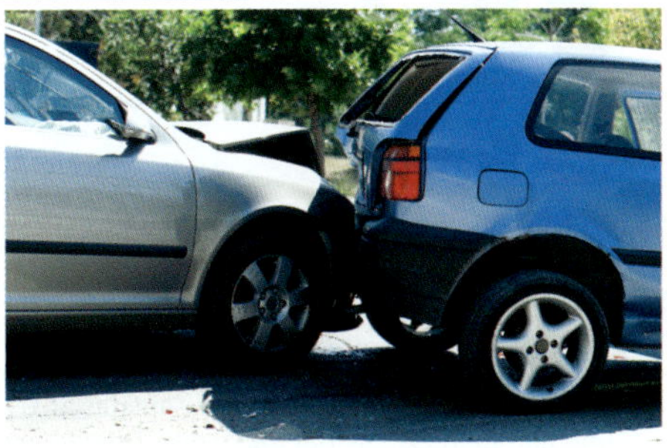

Abb. 7.7 Das Haftungsrecht regelt z. B., wer für einen Unfallschaden aufkommen muss [J787-084]

ABB. 7.7

Das Haftungsrecht regelt den Umgang mit einem Schaden, der durch das Fehlverhalten einer Person entstanden ist. Es formuliert die Voraussetzungen, die erfüllt sein müssen, damit ein Schaden ersetzt werden muss.

MERKE

Die **Grundlage** einer Haftung ist immer ein **Schaden.** Kommt es zu einem Unfall, bei dem es keinen Schaden gibt, muss auch niemand einen Schaden ersetzen, also dafür haften.
Die **Voraussetzung** einer Haftung ist immer ein **Verschulden.** Wenn es zu einem Unfall kommt, aber niemand die Schuld tragen kann (z. B. weil der Schuldige ein Kind ist und daher noch nicht schuldfähig ist oder psychisch krank ist), dann muss auch niemand haften. Häufig greifen dann Versicherungen oder andere gesetzliche Regelungen.

MERKE

Prinzipiell gibt es nur zwei **Gründe,** weshalb **gehaftet** werden muss:

- Es wird **vertraglich** gehaftet, z. B. wenn jemand eine Vertragsklausel bricht.
- Es muss wegen einer begangenen **Straftat** gehaftet werden, z. B. bei einer Sachbeschädigung.

ACHTUNG

Bei der Haftung gibt es die Besonderheit der **Haftung von Erfüllungsgehilfen.** Ein Erfüllungsgehilfe ist eine Person, die anstelle des Vertragspartners eine Tätigkeit ausübt. In diesem Fall haftet nicht die Person, die den Schaden verursacht hat, sondern die Person, in dessen Auftrag gehandelt wurde.
Ein Beispiel für die Haftung von Erfüllungsgehilfen ist, wenn Pina bei der Arbeit einen Schaden verursacht. Dann wäre ihr Arbeitgeber in der Haftung, denn sie hat stellvertretend für ihn gehandelt, ihm also geholfen, den Behandlungsvertrag mit einer zu pflegenden Person zu erfüllen. Die Angelegenheit wird so behandelt werden, als hätte der Arbeitgeber selbst gearbeitet (§ 278 BGB).

ACHTUNG

Zur Orientierung

ABB. 7.8

WISSEN ANWENDEN

7.1.4 Erbrecht
Pina im Praxiseinsatz

MERKE

Sollte ein Schaden entstanden sein, muss dieser ersetzt werden. Das wird **Schadensersatz** genannt. Der Schadensersatz soll der Person, der der Schaden entstanden ist, gerecht dafür entschädigen. Dies ist in der Praxis jedoch schwierig, da ein Schadensersatz durch das Gericht häufig in Geld bemessen wird (➤ Abb. 7.8). Ein körperlicher Schaden, z. B. Schmerzen, kann jedoch schwer in Geld umgerechnet werden.

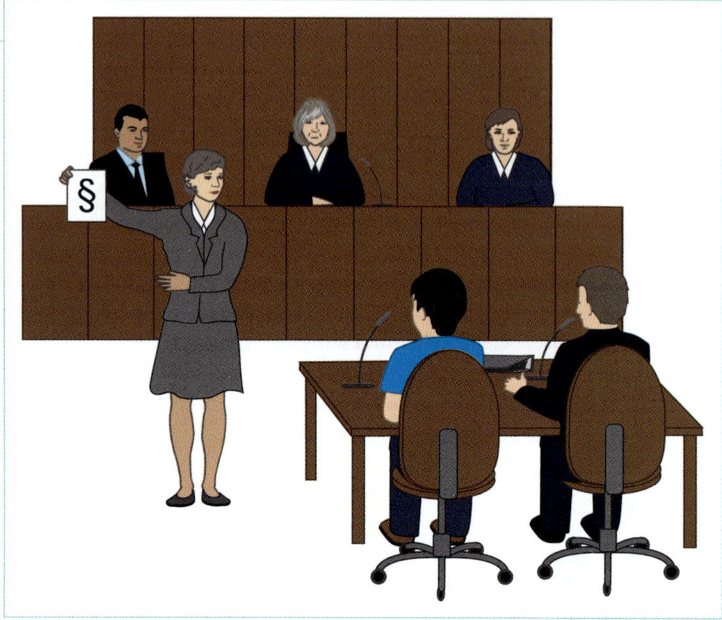

Abb. 7.8 Ob und wie viel Schadensersatz gezahlt werden muss, wird häufig in einem Gerichtsverfahren festgelegt [L138]

WISSEN ANWENDEN

Bei dem von Pina beobachteten Autounfall ist ganz klar, dass die unaufmerksame Fahrerin, die auf das an der roten Ampel wartende Fahrzeug aufgefahren ist, Schuld hat und haften muss. Sie hat durch eine Unaufmerksamkeit im Straßenverkehr das Auto einer anderen Person beschädigt und muss nun dafür aufkommen.

7.1.4 Erbrecht

An diesem Abend ist die Bewohnerin, die Pina gerade betreut, sehr aufgeregt. Sie wühlt schon seit geraumer Zeit in ihren Unterlagen. Als Pina fragt, was sie denn suche, bekommt sie nur eine knappe Antwort: „Mein Testament. Ich will nicht, dass die Falschen alles bekommen." Pina ist irritiert. Welche „Falschen" könnten denn etwas bekommen, und wer erbt eigentlich überhaupt etwas?

Wer vererben will, muss volljährig und geschäftsfähig sein, d. h. in Vollbesitz der geistigen Kräfte. Die Verteilung des Erbes wird in einem **Testament** geregelt und kann vom Erblasser (der Person, die etwas vererbt) frei bestimmt werden (➤ Abb. 7.9). Sollte es kein Testament geben, bestimmt die gesetzliche Erbfolge, wer wie viel erbt.

MERKE

Anforderungen an ein Testament sind:
- Es muss vom Erblasser **eigenhändig** geschrieben und unterschrieben sein (§ 2247 BGB).
- Die Unterschrift muss den Familien- und den Vornamen des Erblassers enthalten.
- Zeit und Ort müssen angegeben werden.
- Sollte es unmöglich sein, ein Testament selbstständig zu schreiben, kann ein Notar dies übernehmen. In diesem Fall handelt es sich um ein **öffentliches Testament.**

Etwas erben kann in Deutschland jede Person, entweder als **natürliche Person** oder in Form der **juristischen Person,** z. B. als Verein. Tiere können in Deutschland nicht erben.

ABB. 7.9

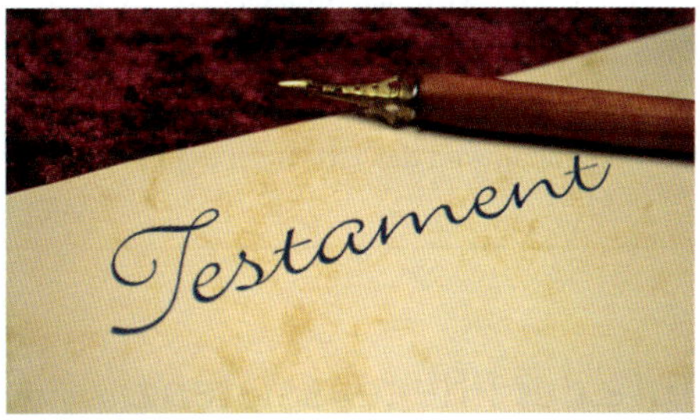

Abb. 7.9 Ein Testament muss bestimmten Anforderungen gerecht werden, u. a. muss es per Hand geschrieben werden [J787-085]

Vererbt wird immer das gesamte Vermögen; auch Schulden gehören dazu. Ein Erbe muss jedoch nicht angetreten werden. Sollte es keine Erben geben, z. B. weil keine Angehörigen auffindbar sind, dann erbt der Staat. Schulden kann der Staat jedoch nicht erben.

MERKE

MERKE

Die gesetzliche Erbfolge (➤ Abb. 7.10):
- Diese Erbfolge gilt, wenn es kein Testament gibt.
- Nur direkte Verwandte sind Erben (z. B. Blutsverwandte, Nachkommen, adoptierte Kinder).
- Zuerst erben immer die direkten Nachkommen (leibliche und adoptierte Kinder) und die Ehepartner (= Erben erster Ordnung).
- Adoptierte Kinder sind eigenen Kindern gleichgestellt.
- Es gibt einen Pflichtteil, den jeder Erbe bekommt.

ABB. 7.10

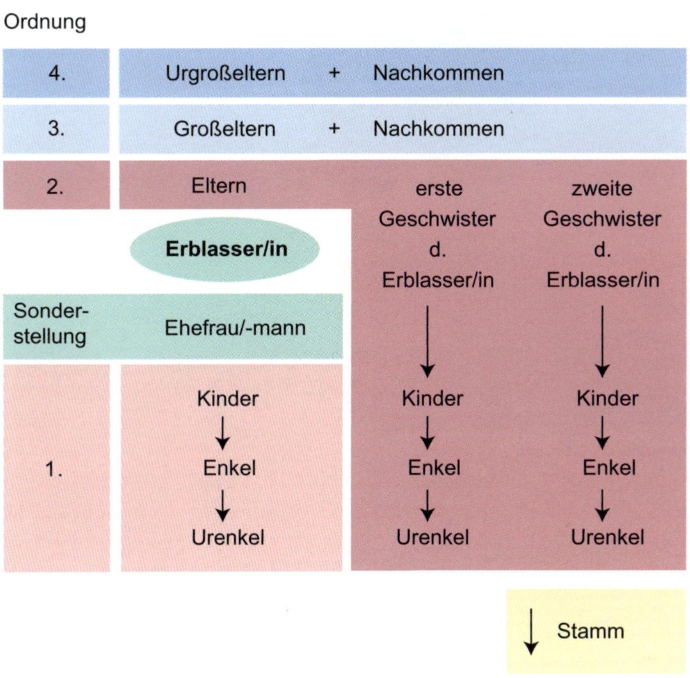

Abb. 7.10 Schematische Darstellung der gesetzlichen Erbfolge [A400]

Sollte eine Person noch kein Testament formuliert haben, sich aber in einer lebensbedrohlichen gesundheitlichen Notlage befinden und nicht mehr in der Lage sein, ein Testament zu schreiben, dann kann ein **Nottestament** angefertigt werden.

Hier gilt die **Dreier-Regel. Drei Zeugen,** die nicht im Testament bedacht werden dürfen oder mit den Erblassenden verwandt sein dürfen, lassen sich das Testament diktieren und schreiben es auf. Die Zeugen müssen zudem die Sprache des Erblassers sprechen, lesen und schreiben können und müssen volljährig sein. Alle Zeugen unterschreiben das Testament, nachdem sie es dem Erblasser noch einmal vorgelesen haben. Dieses Nottestament gilt **drei Monate.**

WISSEN ANWENDEN

WISSEN ANWENDEN

Die Bewohnerin, für die Pina zuständig ist, sucht ihr Testament deshalb, weil sie selbst bestimmen möchte, wer ihr Erbe bekommt. Stirbt sie und ihr Testament ist nicht auffindbar, wird das Erbe nach der gesetzlichen Erbfolge aufgeteilt. Doch das scheint die Bewohnerin nicht zu wollen.

7.2 Rechtliche Grundlagen für Berufe der Gesundheits- und Krankenpflegehilfe/Pflegeassistenz
Pina in der Schule

7.2 Rechtliche Grundlagen für Berufe der Pflegeassistenz

Pina möchte einen Überblick über ihre Ausbildung bekommen und wissen, wo ihr Abschluss überall anerkannt ist. Als sie das passende Gesetz sucht, findet sie mehrere unterschiedliche Gesetze und ist verunsichert. Nach welchem Gesetz läuft denn nun ihre Ausbildung ab?

Die Ausbildung zum/zur Pflegeassistent/-in wird in jedem **Bundesland** durch ein **eigenes Gesetz** geregelt (➤ Abb. 7.11). Aus diesem Grund gibt es momentan bundesweit 27 verschiedene ein- bis zweijährige Pflegehilfs- und Pflegeassistenzausbildungen mit acht verschiedenen Berufsbezeichnungen. Nicht alle Bundesländer bilden in diesem Beruf aus, aber in allen Bundesländern ist der Abschluss anerkannt.

Pina in der Schule

Pina wohnt in Potsdam und muss deshalb in das brandenburgische **Krankenpflegehilfegesetz (BbgKPHG)** und die **Ausbildungs- und Prüfungsverordnung für den Beruf der Gesundheits- und Krankenpflegehelferin im Land Brandenburg (KrPflHilfeAPrV)** schauen.

ABB. 7.11

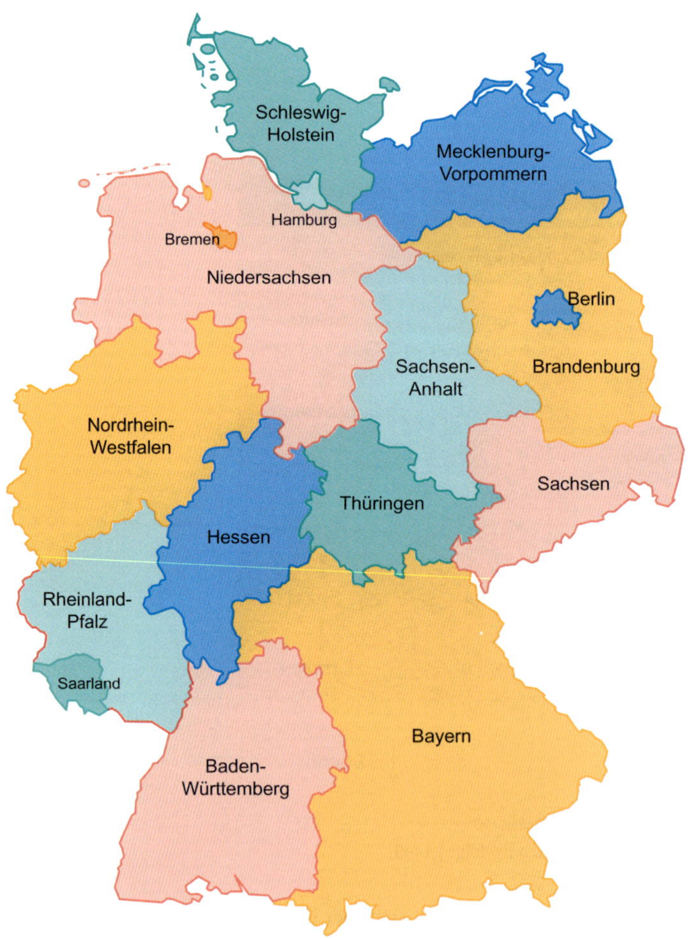

Abb. 7.11 Nicht in allen der 16 deutschen Bundesländer wird in der Pflegeassistenz ausgebildet, zudem ist die Ausbildung in den jeweiligen Bundesländern unterschiedlich geregelt [L143]

ACHTUNG

In Deutschland wird es eine bundeseinheitliche Pflegefachassistenzausbildung geben. Somit wird künftig in allen Bundesländern die Pflegefachassistenzausbildung einheitlich geregelt sein.
Zum Zeitpunkt der Entstehung dieses Lehrbuchs liegt ein Gesetzesentwurf vor, der jedoch noch nicht verabschiedet ist.

7.2.1 Ausbildungsgesetze

Jedes Bundesland hat sein eigenes Gesetz für die Pflegeassistenz- oder Helferausbildung. Darin sind die Voraussetzungen formuliert, die erfüllt sein müssen, um die Ausbildung beginnen und den Beruf später ausüben (z. B. gesundheitliche Eignung, Abschluss etc.) zu können. Doch es gibt Mindestanforderungen an die Ausbildung, die für alle Bundesländer maßgeblich sind:

- Die Ausbildung umfasst den **theoretischen** und **praktischen** Unterricht mit jeweils mindestens 700 Stunden und die **praktische Ausbildung** mit mindestens 850 Stunden.
- Die Ausbildungszeit beträgt mindestens ein Jahr.
- Die Ausbildung endet mit einer **staatlichen Prüfung.**

Weitere Regelungen im jeweiligen Gesetz betreffen z. B. die Pflichten der Auszubildenden und des Ausbildungsbetriebs, Fehlzeiten, den Ausbildungsvertrag und die Vergütung.

7.2.2 Ausbildungs- und Prüfungs(ver)ordnungen

Die jeweilige Ausbildungs- und Prüfungs(ver)ordnung **eines Bundeslands** beinhaltet alle **Regelungen zur Ausbildung und Prüfung.** Folgende Aussagen finden sich u. a. in den Verordnungen:

- Die staatliche Prüfung umfasst jeweils einen mündlichen und einen praktischen Teil.
- Die Zulassung zur Prüfung wird erteilt, wenn die Geburtsurkunde und die Bescheinigung über die Teilnahme an den Ausbildungsveranstaltungen vorliegen.
- Die Zulassung sowie die Prüfungstermine sollen dem Prüfling spätestens zwei Wochen vor Prüfungsbeginn schriftlich mitgeteilt werden.

Mit dem geplanten, aber noch nicht verabschiedeten Pflegefachassistenzgesetz werden sich die o. g. Regularien ändern.

7.3 Arbeitsrecht für Auszubildende und Arbeitnehmer

Pina macht heute pünktlich Feierabend, weil sie zum Abendessen mit einer Freundin verabredet ist. Es wird bestimmt spät, doch das stört Pina nicht, denn sie hat morgen einen Tag Urlaub. Sie freut sich schon darauf, einfach mal das Telefon auszumachen und für niemanden erreichbar zu sein. Kurz überlegt sie, ob sie das wirklich machen kann, sodass sie auch für ihren Arbeitgeber nicht erreichbar ist. Ob es eine gesetzliche Regelung dafür gibt?

In dieser Situation sind vor allem das Bundesurlaubsgesetz, das Entgeltfortzahlungsgesetz und das Kündigungsschutzgesetz relevant.

7.3.1 Bundesurlaubsgesetz

Das Bundesurlaubsgesetz gilt für alle **Arbeitnehmer** in Deutschland, also auch für Pina. Sie haben einen gesetzlichen Anspruch auf bezahlten Jahresurlaub. Die wichtigsten Regelungen lauten:

- Die Mindesturlaubsdauer beträgt 24 Tage bzw. vier Wochen pro Jahr (bei einer Sechs-Tage-Woche).
- Nach sechs Monaten bei einem neuen Arbeitgeber haben Arbeitnehmer Anspruch auf Urlaub.
- Während des Urlaubs erhalten sie weiter ihren Lohn sowie ein Urlaubsgeld, sofern es in ihrem Arbeitsvertrag vereinbart ist.
- Arbeitnehmer dürfen nicht aus einem bereits gewährten Urlaub geholt werden. Dieser darf auch nicht gestrichen werden.
- Der Großteil des Urlaubs muss am Stück, also zusammenhängend, gewährt werden.
- Arbeitnehmer müssen den Urlaub beantragen, sie dürfen nicht selbstständig Urlaub nehmen.
- Urlaubstage können nicht in Geld umgewandelt werden.
- Arbeitnehmer dürfen nicht auf Urlaubstage verzichten.

7.3.2 Entgeltfortzahlungsgesetz

Das Entgeltfortzahlungsgesetz sichert Pina ihren Lohn, auch wenn sie z. B. aufgrund einer Krankheit nicht arbeiten kann. Die Regelung im Arbeitsvertrag lautet: Lohn nur gegen Arbeitsleistung. Das bedeutet, wer nicht arbeitet, bekommt auch kein Geld. Da aber jeder auch einmal krank werden kann, braucht es das

ACHTUNG

7.2.1 Ausbildungsgesetze

7.2.2 Ausbildungs- und Prüfungs(ver)ordnungen

7.3 Arbeitsrecht für Auszubildende und Arbeitnehmer

Pina im Praxiseinsatz

7.3.1 Bundesurlaubsgesetz

Pina im Praxiseinsatz

7.3.2 Entgeltfortzahlungsgesetz

Pina im Praxiseinsatz

Entgeltfortzahlungsgesetz. Wer krankheitsbedingt nicht arbeiten kann, bekommt im Rahmen der Entgeltfortzahlung während der Krankheitsphase den Lohn, den er bekommen hätte, wäre er arbeiten gewesen.

Der Lohn wird aber auch noch aus anderen Gründen weitergezahlt:

- **Im Krankheitsfall:**
  - Voraussetzung ist, dass das Arbeitsverhältnis mindestens vier Wochen ununterbrochen besteht.
  - Der Arbeitnehmer erhält den vollen Lohn inklusive eventueller Zuschläge (Schichtzulagen).
- **Bei Krankheit des Kindes:**
  - Das Kind muss unter zwölf Jahre alt sein.
  - Der Arbeitgeber kann in diesem Fall die Lohnfortzahlung ausschließen. Dann übernimmt die Krankenkasse die Lohnzahlung (prozentual).
- **Sonderurlaub**
  - In bestimmten Lebenssituationen wird dieser gewährt, z. B. beim Tod eines Verwandten ersten Grades (ein Tag), bei der eigenen Hochzeit (ein Tag), beim Ausüben eines öffentlichen Ehrenamts (z. B. Schöffe bei Gericht) oder bei Ladung als Zeuge vor Gericht usw.
  - Im Arbeits- oder Tarifvertrag kann es abweichende Regelungen geben.

7.3.3 Kündigungsschutzgesetz

Das Kündigungsschutzgesetz schützt Arbeitnehmende wie Pina vor einer Kündigung. Damit dies greift, muss sie länger als sechs Monate in dem Betrieb angestellt sein und darf sich nicht mehr in der Probezeit befinden. Ihr kann nur aus drei Gründen gekündigt werden:

- **Personenbedingt:** Wenn Pina ihre Tätigkeit nicht mehr ausführen kann.
- **Verhaltensbedingt:** Wenn Pina durch grobes Fehlverhalten ihre Arbeitspflicht verletzt hat. In diesen Fällen werden häufig zuerst Abmahnungen erteilt.
- **Betriebsbedingt:** Sollte Pinas Arbeitsplatz einmal wegfallen und sie nicht woanders in der Einrichtung eingesetzt werden können.

Die Arbeitgeber hat die Kündigungsgründe Pina gegenüber zu erläutern. Sie kann dagegen vor Gericht klagen.

MERKE

Eine **fristlose (sofortige) Kündigung** ist nur aus ganz bestimmten Gründen möglich. Wichtig ist hierbei, dass das Vertrauensverhältnis zwischen Arbeitgeber und der Arbeitnehmer erheblich gestört sein muss. Beispiele hierfür sind Straftaten wie Diebstahl oder Körperverletzung im Betrieb.

WISSEN ANWENDEN

Pina ist als Arbeitnehmerin durch viele Gesetze geschützt. Sie kann also beruhigt einen langen Abend mit der Freundin verbringen, da sie nicht einfach aus dem Urlaub zur Arbeit gerufen werden kann (Bundesurlaubsgesetz). Sollte sie einmal krank werden, muss sie keine Angst haben, kein Geld zu bekommen. Sie erhält weiterhin ihren Lohn (Entgeltfortzahlungsgesetz). Ihr Arbeitsplatz wird durch das Kündigungsschutzgesetz geschützt. Pina kann nur begründet gekündigt werden.

7.4 Recht im konkreten pflegerischen Handeln

Pina hat in ihrer täglichen Arbeit eine Vielzahl von Gesetzen zu beachten. Diese muss sie kennen, da sie speziell die pflegerische Arbeit und damit verbundenen Tätigkeiten betreffen.

7.4.1 Schweigepflicht

Das Stationstelefon klingelt an manchen Tagen ständig. Pinas Aufgabe ist es dann, Anrufe entgegenzunehmen und zu beantworten. Neben anderen Stationsmitarbeitenden und Ärzten rufen oft auch Freunde und Angehörige von zu Pflegenden an, um sich nach dem Zustand und dem Befinden ihrer Angehörigen zu erkundigen. Pina fragt sich, was sie den Anrufenden überhaupt über die zu Pflegenden sagen darf.

Am Nachmittag trifft sich Pina mit ihren Freunden. Auch Bekannte und deren Freunde sind dabei. Sie will sich unbedingt über die Begegnung mit ihrem neuen Nachbarn Lars unterhalten, aber nicht mit allen, sondern nur mit zwei Freundinnen, die sie gut kennt und denen sie vertraut. Auf keinen Fall möchte sie, dass ihr kleiner Bruder Sven davon erfährt und es dann den Eltern weitererzählt. Pina ist damit die „Geheimnisherrin", die selbst entscheidet, wer etwas über sie wissen darf und wer nicht.

Im Krankenhaus und Pflegeeinrichtungen ist das genauso. Die zu Pflegenden entscheiden, wer etwas über sie wissen darf. Dabei spielt es keine Rolle, in welchem Verhältnis die zu Pflegenden zu den anderen Personen stehen, also ob sie mit ihnen befreundet, verwandt etc. sind. Die zu Pflegenden entscheiden als „Geheimnisherren" über die Weitergabe von sie betreffende Informationen immer selbst. Stimmt eine zu pflegende Person zu, dürfen Informationen an Dritte (alle Personen, die nicht an der Therapie beteiligt sind) weitergegeben werden (z. B. an die Familie, Freunde, Kollegen, externe Ärzte). Die zu pflegende Person kann diese Einwilligung jederzeit widerrufen.

Eine Ausnahme stellt das **Notvertretungsrecht** von Ehe- und Lebenspartnern dar. Sollte eine zu pflegende Person aufgrund von Bewusstlosigkeit oder Krankheit gesundheitliche Entscheidungen nicht mehr treffen können, wird sie durch den Ehe- oder Lebenspartner vertreten. Dann sind die Mitglieder des ärztlichen und des pflegerischen Teams von der Schweigepflicht gegenüber dem Ehe- oder Lebenspartner der betroffenen Person entbunden. Dies gilt jedoch nur, wenn die betroffene Person nicht ansprechbar oder bei klarem Verstand ist und nur für die ersten sechs Monate.

DEFINITION

Der Begriff **Schweigepflicht** (➤ Abb. 7.12) wird meist als Synonym für den strafrechtlichen Tatbestand der „Verletzung von Privatgeheimnissen" verwendet.

DEFINITION

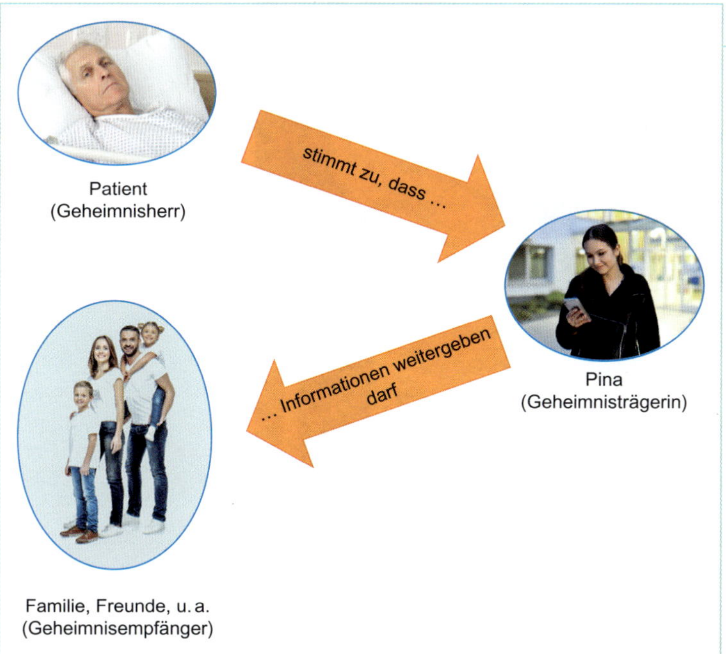

ABB. 7.12

Abb. 7.12 Nur der Patient (Geheimnisherr) kann Pina als Geheimnisträgerin von der Schweigepflicht entbinden [J787, J803]

ACHTUNG

Wer als Mitglied einer bestimmten Berufsgruppe **unbefugt** ein fremdes Geheimnis offenbart (weitergibt), wird mit einer Freiheits- oder Geldstrafe bestraft (§ 203, Abs. 1 StGB).

ACHTUNG

Die Schweigepflicht beachten müssen Menschen, die einer bestimmten **Berufsgruppe** angehören (z. B. medizinisches Personal, Anwälte, Psychologen, Pflegepersonal, Therapeuten, Sozialarbeiter etc.), die eine Information (Geheimnis) in ihrem Arbeitsumfeld (z. B. Krankenhaus, Praxis, Langzeitpflegeeinrichtung) **während der Ausübung ihrer Tätigkeit** (Arbeit) erlangt haben.

Diese Regelung gilt, bis auf wenige Ausnahmen, nicht für das Privatleben. Erzählt Pinas Freundin ein ihr anvertrautes Geheimnis aus dem Privatleben einfach weiter (z. B. die Begegnung mit dem neuen Nachbar Lars), verletzt sie nicht die Schweigepflicht, da Pina und sie in keinem Arbeitsverhältnis zueinander stehen.

Pina im Praxiseinsatz

MERKE

MERKE

Daten, die unter die Schweigepflicht fallen, sind:
- Name der zu pflegenden Person
- Krankheit (Diagnose, Daten, Verlauf) der zu pflegenden Person
- Informationen, die das Privatleben der zu pflegenden Person betreffen
- Daten, die die zu pflegende Person als schutzwürdig empfindet

Pina im Praxiseinsatz

Pina darf innerhalb des Krankenhauses den Mitarbeitenden, die mit den zu Pflegenden arbeiten, immer Auskunft erteilen (➤ Abb. 7.13). Das ist auch ohne die Zustimmung der Pflegenden möglich. Dies ist wichtig, da eine medizinische Therapie sonst nur schwer durchführbar wäre. Für diese Mitarbeitenden gilt die Schweigepflicht gegenüber Dritten genauso wie für Pina.

ABB. 7.13

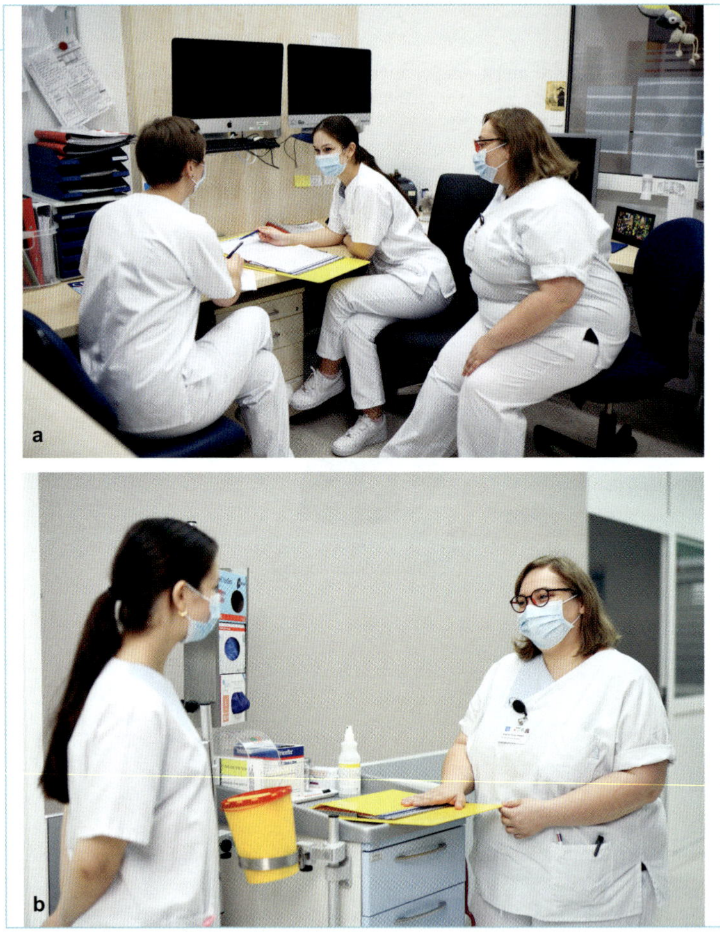

Abb. 7.13 Die Schweigepflicht gilt weder **(a)** innerhalb des therapeutischen Teams noch **(b)** unter den Pflegenden, die sich um dieselben zu pflegenden Personen kümmern [J803]

WISSEN ANWENDEN

WISSEN ANWENDEN

Wie verhält sich Pina, wenn sie ein Telefongespräch entgegennimmt (➤ Abb. 7.14)?
- Pina darf gegenüber Dritten nur Auskunft erteilen, wenn die betroffenen zu Pflegenden zuvor eingewilligt haben, dass Informationen am Telefon weitergegeben werden dürfen. Dies sollte unbedingt schriftlich dokumentiert werden.
- Gegenüber dem ärztlichen, pflegerischen und therapeutischen Personal, das an der Therapie beteiligt ist, darf sie Auskunft geben.
- Pina darf das Telefon an die zu Pflegenden weitergeben. So können diese selbst entscheiden, was sie mitteilen möchten.
- Bis zum 15. Lebensjahr gilt die Schweigepflicht gegenüber den Eltern (Erziehungsberechtigten) nicht.

Zur Orientierung

ABB. 7.18

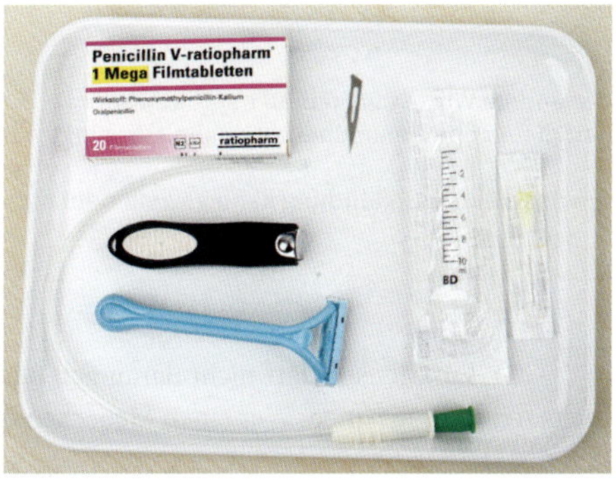

Abb. 7.18 Medikamente sowie therapeutische und pflegerische Hilfsmittel, deren Verabreichung bzw. Einsatz eine Körperverletzung darstellt, sofern die zu Pflegenden nicht zugestimmt haben [J803]

Das Beeinträchtigen des körperlichen Wohlbefindens zählt ebenfalls als Körperverletzung. Beispiele hierfür sind:

- Haare schneiden
- Nägel schneiden
- Zu pflegende Personen gegen ihren Willen waschen

Pina im Praxiseinsatz

Pina weiß jetzt, dass das Rasieren eine Körperverletzung darstellt. Ob diese jedoch strafbar ist, hängt davon ab, ob der zu Pflegende rasiert werden möchte oder nicht. Pina kann also einfach den zu Pflegenden fragen, ob er rasiert werden möchte. Lehnt er die Rasur ab, darf sie ihn nicht rasieren.

MERKE

MERKE

Der Patient bestimmt immer allein über seinen Körper. Bei größeren Eingriffen wie Operationen empfiehlt es sich, die Zustimmung des Patienten schriftlich festzuhalten und sich diese unterschreiben zu lassen (➤ 7.4.3).

Wer eine Körperverletzung mit Einwilligung der verletzten Person vornimmt, handelt nur dann rechtswidrig, wenn die Tat trotz der Einwilligung gegen die guten Sitten verstößt (Einwilligung, § 228 StGB). Der zu Pflegende kann aber auch durch **konkludentes Handeln** einwilligen. Konkludentes Handeln meint, dass der zu Pflegende aktiv eine Maßnahme unterstützt, indem er z. B. der Pflegeperson den Arm zur Blutdruckmessung hinstreckt.

7.4.5 Freiheitsberaubung

7.4.5 Freiheitsberaubung
Pina im Praxiseinsatz

Pina reicht an diesem Morgen einer zu Pflegenden das Frühstück an. Da diese häufig sehr unruhig ist, wurde sie von den Pflegefachpersonen in einen Pflegestuhl gesetzt (➤ Abb. 7.19). Ein fest angebrachtes Tablett hindert die zu Pflegende daran, aufzustehen und fortzulaufen. Pina fällt auf, dass die zu Pflegende nicht allein auf die Toilette gehen kann und auch in ihrer Bewegungsfähigkeit deutlich eingeschränkt ist. Das akzeptiert diese aber nicht und versucht immer wieder aufzustehen. Für Pinas beruhigende Worte hat sie kein Gehör.

ABB. 7.19

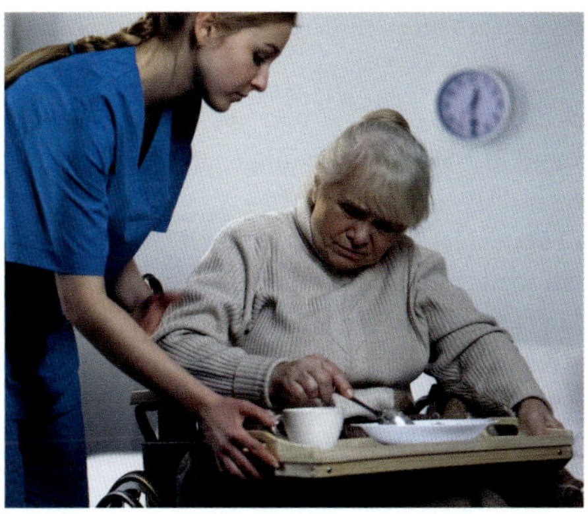

Abb. 7.19 Zur Freiheitsberaubung kann es auch unbeabsichtigt kommen, z. B. mittels eines Pflegestuhls mit fest angebrachtem Tablett [J787-095]

DEFINITION

DEFINITION

Freiheitsberaubung: Wenn ein Mensch eingesperrt oder auf andere Weise der Freiheit beraubt wird.
Eigengefährdung: Die Person gefährdet durch ihr Verhalten die eigene Gesundheit (krankheitsbedingt z. B. bei psychischen Erkrankungen).
Fremdgefährdung: Das Verhalten der Person gefährdet eine andere. Die Gefährdung kann gewollt oder nicht gewollt sein.

Die Freiheit des Menschen ist unverletzlich (Art. 2, Abs. 2 GG). Ein Mensch darf nicht daran gehindert werden, sich frei zu bewegen und den Ort seines Aufenthalts frei zu bestimmen. Wer einen Menschen der Freiheit beraubt, wird bestraft (Freiheitsberaubung, § 239, Abs. 1 StGB).
Beispiele für Freiheitsberaubungen sind:

- Einsperren in einem Raum oder Gebäude
- Mechanisches Fixieren mit Gurten, Bettgittern, Pflegestühlen, durch Festhalten etc.
- Fixieren mit Medikamenten (z. B. Beruhigungsmitteln, Schlafmitteln etc.)
- Wegnahme von Hilfsmitteln oder Kleidung

Eine Freiheitsberaubung in Form einer Fixierung darf durchgeführt werden, wenn sie auf der Grundlage einer ärztlichen Anordnung bei **Eigen- oder Fremdgefährdung** geschieht.

7.4.6 Sterbehilfe
Pina im Praxiseinsatz

7.4.6 Sterbehilfe

Als Pina das Zimmer, in dem Frau Möller liegt, betritt, trifft sie diese weinend an (➤ Abb. 7.20). Frau Möller hat soeben eine sehr schlimme Diagnose erhalten. Als sie Pina sieht, sagt sie unter Tränen: „Ach Pina, das macht doch alles keinen Sinn mehr! Geben Sie mir doch bitte etwas, das mein Leben beendet!" Pina ist bestürzt. Wie kommt Frau Möller darauf, dass sie so etwas tun würde? Vor allem ist das doch verboten! Sie überlegt, wie diese Straftat heißt.

ABB. 7.20

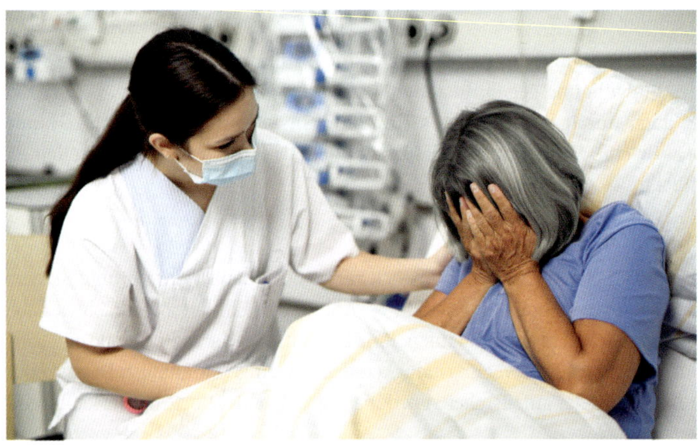

Abb. 7.20 Auch das gehört zum Pflegeberuf: der Umgang mit verzweifelten Personen, die nicht mehr weiterleben wollen [J803]

In Deutschland wird der Begriff Sterbehilfe (§§ 216 und 217 StGB) häufig ungenau verwendet. Man unterscheidet vier verschiedene Formen der Sterbehilfe:

- **Die aktive Sterbehilfe** meint das **aktive und direkte Töten** eines Menschen durch z. B. das Spritzen einer tödlichen Dosis eines Medikaments. Diese Straftat wird „Töten auf Verlangen" genannt, wenn die Betroffenen darum bitten. Die aktive Sterbehilfe wird in Deutschland mit einer Freiheitsstrafe bestraft.
- **Passive Sterbehilfe** liegt vor, wenn dem Wunsch des Betroffenen zu sterben entsprochen wird, indem alle **lebensverlängernden Maßnahmen unterlassen** werden. Beispiele dafür sind das Abschalten eines Beatmungsgeräts, der Verzicht auf eine Dialysebehandlung oder das Einstellen einer Ernährung über eine Sonde. Diese Form der Sterbehilfe stellt keine Straftat dar.
- **Indirekte Sterbehilfe** liegt vor, wenn z. B. die Nebenwirkung eines stark schmerzlindernden Medikaments den Tod des Betroffenen beschleunigt. Diese Form der Sterbehilfe ist nicht strafbar, denn sie ermöglicht es, dass Menschen in Würde und vor allem schmerzfrei sterben. Dazu haben sie das Recht, das ihnen Ärzte nicht verwehren dürfen.

- **Hilfe zur Selbsttötung** bedeutet, dass eine Selbsttötung z. B. durch das Bereitstellen eines Gifts unterstützt wird. Der Betroffene muss das Gift jedoch selbst zu sich nehmen. Wenn dadurch nicht der Tod eintritt, sondern der Betroffene in einen lebensbedrohlichen Zustand gerät, muss sofort Hilfe verständigt werden. Bei dieser Form der Sterbehilfe muss im Einzelfall geprüft, ob sie straffrei oder eine Straftat ist. Hierbei sind viele Faktoren zu berücksichtigen.

MERKE

Die aktive Sterbehilfe ist in Deutschland verboten und stellt eine Straftat (StGB) dar. Menschen dürfen niemals durch Gabe einer Substanz getötet werden.
Nur medizinisches Fachpersonal ist berechtigt, den Wunsch nach einer passiven oder indirekten Sterbehilfe zu erfüllen.

MERKE

MITDENKEN

Pina kann den Wunsch der zu Pflegenden nicht erfüllen. Würde sie dies tun, wäre es eine aktive Sterbehilfe und sie würde dafür höchstwahrscheinlich zu einer Haftstrafe verurteilt werden. Es ist wichtig, dass sie Frau Möllers Wunsch unbedingt an die Pflegefachperson weitergibt, die diesen dokumentiert.

MITDENKEN

7.4.7 Rechtliche Betreuung

7.4.7 Rechtliche Betreuung
Pina im Praxiseinsatz

Pina soll am Nachmittag eine zu Pflegende zum Röntgen bringen (➤ Abb. 7.21). Auf dem Flur der Röntgenabteilung wird sie von einem Arzt gefragt, ob die zu Pflegende die Aufklärung schon unterschrieben habe. Als Pina nachsieht, bemerkt sie, dass eine andere Person für zu Pflegende unterschrieben hat. Sie denkt zuerst an eine Verwechslung, sieht dann aber, dass unter der Unterschrift „Betreuer*in" steht. Was bedeutet das, und warum hat die zu Pflegende nicht selbst unterschrieben?

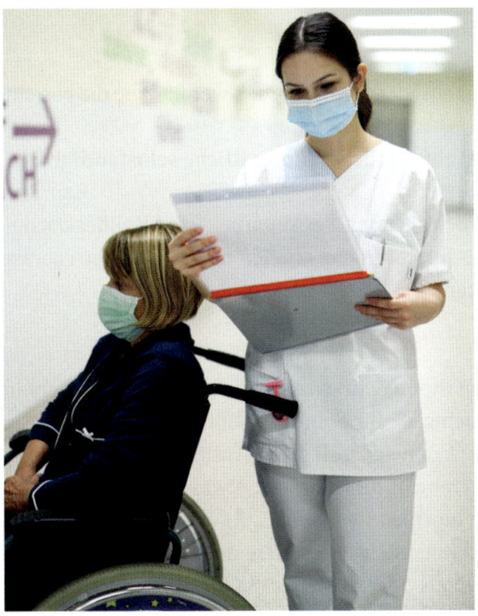

Abb. 7.21 Kontrolle der Unterlagen vor der Untersuchung: Hat im Betreuungsfall statt der zu Pflegenden die betreuende Person dem Eingriff zugestimmt? [J803]

ABB. 7.21

DEFINITION

Wer aufgrund einer psychischen, körperlichen, geistigen oder seelischen Krankheit unfähig ist, die eigenen Angelegenheiten vorübergehend oder auf Dauer zu regeln, kann eine Unterstützung in Form einer **(rechtlichen) Betreuung** erhalten (§§ 1896–1901 BGB). Ein Betreuer darf nur für die Aufgabenkreise bestellt werden, in denen die Betreuung erforderlich ist. Er ist dann die rechtliche Vertretung der betreuten Person und entscheidet an ihrer Stelle.

DEFINITION

Die zu Pflegende, die Pina zum Röntgen gebracht hat, braucht also Betreuung aufgrund einer Erkrankung. Der Lebensbereich, den die zu Pflegende nicht mehr selbst regeln kann, heißt „Gesundheitssorge". Das

Pina im Praxiseinsatz

meint, sie kann Entscheidungen, die ihre Gesundheit betreffen, nicht mehr selbst fällen. Eine Betreuungsperson entscheidet in ihrem Interesse dann für die zu Pflegende. Sollte diese irgendwann keine Hilfe mehr benötigen, endet die Betreuung.

MERKE

MERKE

Eine Betreuung kann nur einen oder mehrere Lebensbereiche betreffen. Ein Betreuer darf also nicht pauschal alles für betreute Person entscheiden, sondern nur Angelegenheiten, die die entsprechenden Bereiche fallen.

Lebensbereiche, die durch eine Betreuung geregelt werden können:

- Gesundheitssorge (Entscheidungen über medizinische Behandlungen)
- Aufenthalt und Wohnungsangelegenheiten (Mietverträge etc.)
- Behördenvertretung (Vertretung gegenüber Versicherungen)
- Vermögenssorge (Tätigen von Geschäften und Zahlungen)
- Post und Fernmeldeverkehr (Öffnen von Briefen)
- Vertretung vor Gericht (z. B. bei Verfahren)

Pina im Praxiseinsatz

Die zu Pflegende, um die sich Pina kümmert, hat eine fortgeschrittene Demenz, die es ihr nicht mehr ermöglicht, selbst Entscheidungen für ihre Gesundheitssorge zu treffen. Dies fiel bei ihrem letzten Krankenhausaufenthalt den behandelnden Ärzten auf. Sie benachrichtigten das Betreuungsgericht, da sie die Einwilligung (➤ 7.4.4) zu einer Computertomografie (CT) mit Kontrastmittel benötigten. Da die zu Pflegende keine Angehörigen und Freunde hatte, die als ehrenamtliche Betreuer infrage gekommen wären, stellte das Betreuungsgericht eine hauptberufliche Betreuerin.

Eine Richterin kam ins Krankenhaus und befragte die zu Pflegende, ob sie eine Betreuung wolle und ob sie dieser zustimme. Die Richterin vergewisserte sich auch, ob eine Betreuung überhaupt nötig war. Sollte die zu Pflegende einmal nicht mit ihrer Betreuerin zufrieden sein, kann sie jederzeit eine andere Person verlangen. Eine Betreuerin hat immer im Sinne der betreuten Person und zu ihrem Wohl zu entscheiden. Eine Betreuung ist also eine Hilfe für die Betroffenen und keine Wegnahme einer Entscheidungsfähigkeit. Betroffene können auch eine vertraute Person als Betreuer vorschlagen.

Man unterscheidet **zwei Arten** von Betreuern:

- **Ehrenamtliche Betreuer** können z. B. Freunde, Angehörige, Nachbarn usw. werden, die die betreute Person auch selbst bestimmen kann.
- Wenn kein ehrenamtlicher Betreuer zur Verfügung steht, werden **hauptamtliche selbständige Betreuer** oder **Betreuungsvereine** verpflichtet.

Angehörige von Berufsgruppen, die direkt mit der zu betreuenden Person arbeiten, z. B. Pflegefachpersonen, Pflegeassistenten, Ärzte, Mitarbeitende in Pflegeeinrichtungen, können nicht deren Betreuer werden. Hier könnte es zu einem Interessenkonflikt kommen.

7.4.8 Wohn- und Betreuungsgesetze
Pina im Praxiseinsatz

7.4.8 Wohn- und Betreuungsgesetze

Pina bekommt mit, wie sich eine zu Pflegende heftig mit ihrem Sohn streitet. Sie ist sehr aufgebracht und wiederholt immer wieder: „Ich gehe nicht ins Heim, niemals!“ Ihr Sohn versucht, sie zu beruhigen, und erklärt ihr, dass es gar kein Heim sei, sondern betreutes Wohnen. Doch seine Mutter antwortet nur: „Egal wie du es nennst, es ist und bleibt ein Heim. Da gehe ich nicht hin!“ Pina ist etwas ratlos, denn auch sie kennt nicht den Unterschied zwischen den beiden Wohnformen (➤ Abb. 7.22).

Grundsätzlich wird versucht, den Begriff „Heim“ nicht mehr zu verwenden, denn er ist negativ besetzt. Es wird stattdessen von Pflegeeinrichtungen, Seniorenhaus oder Wohnen mit Pflege gesprochen. Jedes Bundesland hat dazu sein eigenes Gesetz. In Brandenburg z. B. ist es das „Gesetz über das Wohnen mit Pflege und Betreuung des Landes Brandenburg“ (BbgPBWoG). Das jeweilige Gesetz soll die Interessen von Menschen mit Pflegebedürftigkeit oder Behinderung schützen, ihnen ein selbstbestimmtes und würdevolles Leben ermöglichen und allgemeine Anforderungen und Verpflichtungen vorgeben (z. B. bauliche Voraussetzungen, Personal und dessen Qualifikation, Versorgung und Mitspracherecht der Bewohner). Alle Wohnformen haben gemeinsam, dass Menschen, die ihren Alltag nicht mehr allein bewältigen können, gemeinschaftlich wohnen und betreut bzw. gepflegt werden.

Merkmale einer Pflegeeinrichtung:

- Personen mit Pflegebedürftigkeit oder Behinderung werden dauerhaft aufgenommen.
- Die Einrichtung wird entgeltlich (gegen Gebühr) und dauerhaft betrieben.
- Pflegefachpersonal ist rund um die Uhr anwesend.
- Die Einrichtung bietet neben Unterkunft auch Verpflegung, Betreuung und Pflege am selben Ort durch eigene Mitarbeitende an (inklusive).

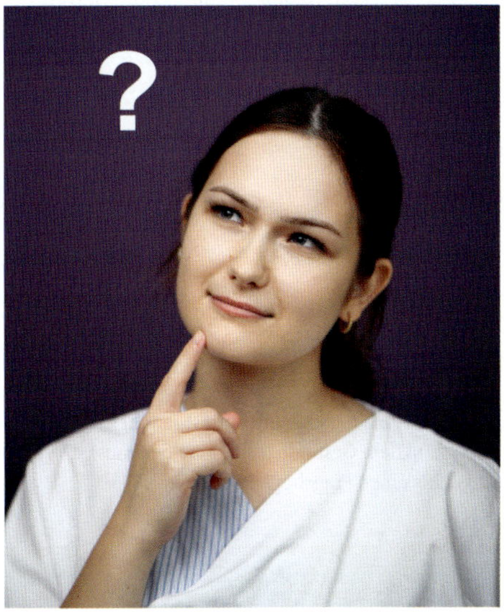

Abb. 7.22 Pina überlegt: Was ist der Unterschied zwischen einem Heim und dem betreuten Wohnen? [J803]

ABB. 7.22

- Pflege und Betreuung werden durch die Bewohner nicht eigenständig veranlasst.
- Die Bewohner wählen einen Bewohnerrat (auch Bewohnerbeirat, Heimbeirat), der ihre Interessen vertritt und an Entscheidungen in der Pflegeeinrichtung (z. B. Umbaumaßnahmen, Versorgung, Gebührenänderungen usw.) beteiligt ist.

Merkmale des betreuten Wohnens:

- Personen mit Pflegebedürftigkeit oder Behinderung wohnen in einer Wohn- oder Wohnungsgemeinschaft zusammen.
- Sie zahlen eine Grundmiete. Weitere Leistungen (Einkaufshilfe, Reinigungsleistungen, Betreuung, kulturelle Angebote) können bei Bedarf in Anspruch genommen werden und kosten extra.
- Pflegefach- oder Betreuungspersonal ist nicht ständig anwesend.
- Es gibt Grundregeln für das Zusammenleben, die für alle Bewohner gelten.
- Sollten Bewohner pflegebedürftig werden, müssen sie selbst einen Pflegedienst beauftragen, der dann regelmäßig zu ihnen kommt.

Merkmale einer Senioren-Wohngemeinschaft:

- Die älteren Menschen teilen sich eine altersgerecht ausgestattete Wohnung und nutzen Küche und Gemeinschaftsräume zu gleichen Teilen.
- Alle benötigten Leistungen organisieren sie oder ihre Angehörigen selbst.
- Die Mitbewohner können selbst gestalten, wie sie zusammenwohnen wollen, und bestimmen die Hausordnung selbst.

MITDENKEN

Pina kann der zu Pflegenden nun erklären, dass sie nicht in ein Heim zieht, sondern in eine altersgerecht ausgestattete Wohnung. Sie hat weiterhin alle Freiheiten und kann ihre Versorgung in Art und Umfang selbst bestimmen. Und sie wird mit Menschen in ihrem Alter zusammenwohnen, was deutliche Vorteile haben kann: gemeinsame Interessen und ein Lebensrhythmus, aber auch die Chance, Gleichaltrige ungezwungen kennenzulernen.

MITDENKEN

7.4.9 Infektionsschutzgesetz

7.4.9 Infektionsschutzgesetz
Pina im Praxiseinsatz

Als Pina aufwacht, geht es ihr gar nicht gut. Ihr ist übel, sie fühlt sich kraftlos und hat wässrigen Durchfall. Als sie bei ihrer Hausärztin vorstellig wird, meint diese, sie habe sich eine ansteckende Magen-Darm-Infektion zugezogen und müsse nun eine Woche zu Hause bleiben (> Abb. 7.23). Die Ärztin sagt auch, sie melde dies dem Gesundheitsamt und müsse mit ihr jetzt einen Fragebogen ausfüllen. Pina ist beunruhigt und fragt sich, warum dieser ganze Aufwand betrieben wird. Ist die Ärztin nur sehr vorsichtig, oder gibt es eine Regelung, die sie einhalten muss?

Ziel des **Infektionsschutzgesetzes (IfSG)** ist die **Verhinderung** und die **Bekämpfung** der Ausbreitung **ansteckender (übertragbarer) Krankheiten.** Vor allem soll der Übertragung von Infektionskrankheiten vorgebeugt werden, Infektionswellen sollen frühzeitig erkannt und die Weiterverbreitung soll verhindert werden. Um zu wissen, woher und wie schnell sich Infektionen ausbreiten, gibt es eine **Meldepflicht.**

ABB. 7.23

DEFINITION

MERKE

WISSEN ANWENDEN

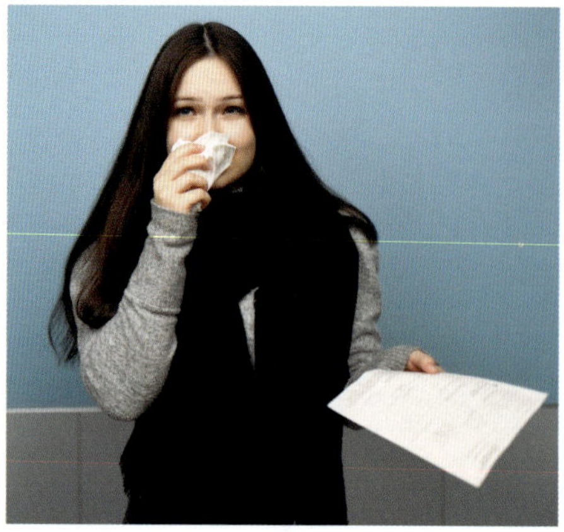

Abb. 7.23 Pina hat eine Infektionskrankheit, die ihre Hausärztin dem Gesundheitsamt melden muss. Dazu muss Pina einen Fragebogen ausfüllen [J803]

DEFINITION

Die **Meldepflicht** bestimmt, welche Infektionskrankheiten bei Verdacht, Erkrankung oder Tod dem Gesundheitsamt gemeldet werden müssen.

Weiterhin legt das IfSG fest, welche Angaben von den Meldepflichtigen (Ärzten, Leitenden von Einrichtungen etc.) gemacht werden müssen und welche Informationen an das Gesundheitsamt übermittelt werden. Das Gesetz formuliert außerdem Vorgaben zur Krankenhaushygiene, z. B. in baulichen, personellen, Ausstattungs-, Dokumentations- und Qualifikationsfragen. Diese Vorgaben werden durch das Robert Koch-Institut (RKI) erstellt.

Bei folgenden Krankheiten (auszugsweise) besteht eine **Meldepflicht:**

- Salmonellose, Typhus, Pocken, Masern, Tuberkulose, Hepatitis A, B, C, D, E, Covid-19
- Infektionen mit Influenza-, Corona- oder Rotaviren, Ebolaviren, Gelbfieber, HIV (hier verschlüsselt und anonymisiert)

Folgende **Angaben** sind Teil der Meldepflicht (je nach Erkrankung muss die Meldung unterschiedlich ausführlich sein):

- Name, Vorname der betroffenen Person, Geschlecht, Geburtsdatum, Anschrift der Hauptwohnung und, falls abweichend, Anschrift des derzeitigen Aufenthaltsorts, Tätigkeit in Einrichtungen oder Gewerben, Betreuung in einer Gemeinschaftseinrichtung, Diagnose bzw. Verdachtsdiagnose, Tag der Erkrankung oder Tag der Diagnose, ggf. Tag des Todes, wahrscheinliche Infektionsquelle, Land

MERKE

Eine Infektionskrankheit, die meldepflichtig ist, muss **innerhalb von 24 Stunden** durch den behandelnden Arzt oder die Einrichtungsleitung an das Gesundheitsamt gemeldet werden. Die Verletzung der Schweigepflicht (➤ 7.4.1), ist in diesem Fall gesetzlich vorgeschrieben.

Das Infektionsschutzgesetz regelt auch, welche **hygienischen Standards** bei der Beschaffenheit von Wasser für den menschlichen Gebrauch gelten. Auch Angestellte in der Gastronomie oder Menschen, die mit Lebensmitteln arbeiten, müssen laut dem Infektionsschutzgesetz geschult werden (Gesundheitszeugnis). Alle Beschäftigten von Gemeinschaftseinrichtungen wie z. B. Kindertagestätten, Schulen und Pflegeeinrichtungen müssen das Infektionsschutzgesetz beachten und die Vorgaben erfüllen.

WISSEN ANWENDEN

Die Hausärztin vermutet bei Pina eine ansteckende Infektionskrankheit, die der Meldepflicht unterliegt. Sie gibt Pinas Daten deshalb innerhalb von 24 Stunden an das Gesundheitsamt weiter. Zusammen mit Pina füllt sie einen Fragebogen aus, der ebenfalls an das Gesundheitsamt geschickt wird. So kann der Infektionsweg erkannt und es können, wenn nötig, geeignete Maßnahmen zur Bekämpfung der Ausbreitung eingeleitet werden.

7.4.10 Arzneimittelgesetz

Pina hat nun auch Erkältungssymptome. Im Drogeriemarkt kauft sie deshalb eine Großpackung Taschentücher und eine Pflegecreme für die Nase und Halspastillen. Ihr fallen die vielen Tablettenpackungen (➤ Abb. 7.24) im Regal auf, was sie irritiert. Bisher dachte sie, dass Medikamente nur in der Apotheke verkauft werden dürfen.

7.4.10 Arzneimittelgesetz
Pina im Praxiseinsatz

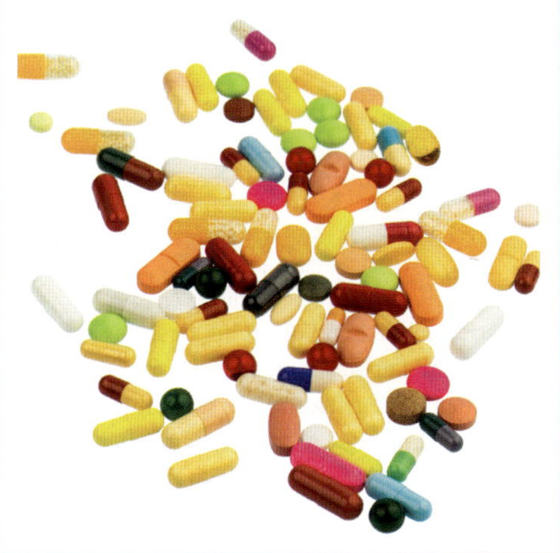

Abb. 7.24 Medikament ist nicht gleich Medikament. Das Arzneimittelgesetz regelt u. a., welche Medikamente ärztlich verschrieben werden müssen, welche nur in Apotheken und welche z. B. auch in Drogerien verkauft werden dürfen [J787-028]

ABB. 7.24

Das **Arzneimittelgesetz** umfasst Vorschriften über die Qualität, Zulassung und Prüfung von Arzneimitteln. Es stellt zudem sicher, dass den Verbrauchern ausreichende Informationen zu jedem Arzneimittel zur Verfügung stehen. Arzneimittel enthalten deshalb immer einen Beipackzettel. Darauf steht alles Wissenswerte zu dem jeweiligen Medikament. Verbraucher sollen davor geschützt werden, die falschen Medikamente zu nehmen. Aus diesem Grund dürfen die meisten Arzneimittel auch nur in Apotheken verkauft werden. So ist sichergestellt, dass nur Arzneimittel verkauft werden, die nach dem Gesetz hergestellt und zugelassen sind. Arzneimittel dürfen nämlich nicht von jedem hergestellt werden. Dazu ist eine Erlaubnis notwendig, und es müssen strenge Auflagen eingehalten werden. Bevor die Arzneimittel verkauft werden dürfen, wird ihre Wirkung überprüft und die Nebenwirkungen untersucht. Besteht das Arzneimittel diese Tests, darf es in Deutschland verkauft werden und wird dann „zugelassen“ genannt.

DEFINITION

Arzneimittel *sind Stoffe oder Zubereitungen [...], die zur Anwendung im oder* **am** *menschlichen oder tierischen* **Körper** *bestimmt sind und als Mittel mit* **Eigenschaften** *zur* **Heilung oder Linderung oder zur Verhütung** *menschlicher oder tierischer Krankheiten [...] durch eine pharmakologische (Wirkung von Medikamenten), immunologische (Reaktion des Immunsystems) oder metabolische (Stoffwechsel) Wirkung wiederherzustellen [...]*

§ 2 Abs. 1 AMG

DEFINITION

Arzneimittel lassen sich in folgende Kategorien einteilen:

- **Nicht verschreibungspflichtige Arzneimittel:** Diese können frei in der Apotheke abgegeben/gekauft werden.
- **Verschreibungspflichtige Arzneimittel:** Sie dürfen nur mit einem **ärztlichen Rezept** in der Apotheke abgegeben/gekauft werden.
- **Apothekenpflichtige Arzneimittel:** Sie dürfen nur mit einer Beratung in einer Apotheke abgegeben/verkauft werden.
- **Frei verkäufliche Arzneimittel:** Diese haben einen anderen Zweck als die Beseitigung oder Linderung von Krankheiten, Leiden, Körperschäden oder krankhafter Beschwerden. Darunter fallen z. B. Heilerde, Bademoore, bestimmte Pflanzenpresssäfte oder Desinfektionsmittel.

WISSEN ANWENDEN

Manche Arzneimittel dürfen tatsächlich außerhalb der Apotheken verkauft werden. Das ist jedoch die Ausnahme. Bei diesen handelt es sich nicht um akut wirkende Medikamente. Die meisten Arzneimittel dürfen nur in der Apotheke verkauft werden. Dazu zählen alle Arzneimittel, für deren Anwendung eine fachliche Beratung nötig ist, z. B. Kopfschmerztabletten, Hustensäfte usw.

WISSEN ANWENDEN

DEFINITION

DEFINITION

MERKE

WISSEN ANWENDEN

7.4.11 Betäubungsmittelgesetz

Pina versorgt heute Frau Becker, die über starke Schmerzen im Oberschenkel klagt. Sie ist zu Hause gestürzt und hat sich eine starke Prellung zugezogen. Pina liest in den Patientenunterlagen, dass Frau Becker bei Bedarf Piritramid s. c. bekommen kann. Doch dieses Medikament sagt Pina nichts, obwohl sie schon öfter bei der Apothekenbestellung geholfen hat und fast alle Medikamente, die es auf der Station gibt, kennt.

DEFINITION

Betäubungsmittel (BtM) *im Sinne des Betäubungsmittelgesetzes (BtMG) sind [...] Stoffe sowie Stoffgruppen und Zubereitungen [...] die nach wissenschaftlicher Erkenntnis wegen der Wirkungsweise vor allem im Hinblick auf das Hervorrufen einer Abhängigkeit [...] und die [...] Gefährdung der Gesundheit einzuordnen sind.*

§ 1, BtMG

Das **Betäubungsmittelgesetz** regelt den Verkehr und die strafrechtlichen Folgen bei Gesetzesverstößen mit Betäubungsmitteln. Betäubungsmittel sind Medikamente mit suchterzeugenden Wirkstoffen. Da es immer wieder neue Mittel gibt, muss es ständig erweitert werden. Es regelt auch, wie mit Substanzen umzugehen ist, die zwar eine Sucht erzeugen, aber in der Medizin dringend benötigt werden, um z. B. starke Schmerzen zu lindern.

Folgende **Formen** von Betäubungsmitteln gibt es:

- **Verschreibungsfähige BtM:** Diese dürfen ärztlich verschrieben werden (z. B. Opiate, Morphine).
- **Verkehrs-, aber nicht verschreibungsfähige BtM:** Diese dürfen in Apotheken verarbeitet, aber nicht verschrieben werden (z. B. Cocablätter zur Herstellung einer Salbe).
- **Nicht verkehrsfähige BtM:** Diese sind generell verboten (z. B. Kokain, Ecstasy).

DEFINITION

Verkehrsfähiges Medikament: ein Medikament, das legal erworben werden kann.

MERKE

- Betäubungsmittel dürfen nur von **Ärzten** (Human-, Zahn- oder Tierärzten) **verschrieben, angeordnet** und **bestellt** werden.
- Jeder Zu- und Abgang muss genau dokumentiert werden (Datum, Patientenname, Medikament, Menge, Mitarbeitende).
- Betäubungsmittel müssen getrennt von übrigen Arzneimitteln aufbewahrt werden.
- Sie müssen vor unbefugter Entnahme geschützt sein.
- Das Vernichten/Verwerfen muss in Gegenwart von **zwei Zeugen** erfolgen und **protokolliert** werden.
- Die Wiedergewinnung eines verworfenen Betäubungsmittels muss unmöglich sein, und die Vernichtung darf der Umwelt nicht schaden.

WISSEN ANWENDEN

Das Medikament für Frau Becker kennt Pina noch nicht, da es sich um ein Betäubungsmittel handelt. Dieses muss immer sicher verschlossen aufbewahrt werden. Erst kurz vor der Gabe darf es aus dem verschlossenen Betäubungsmittelschrank – meist handelt es sich dabei um einen Safe – genommen werden. Bei Betäubungsmitteln muss eine Vielzahl von Regelungen beachtet werden. So dürfen z. B. nur Ärzte die Gabe von Betäubungsmitteln anordnen und die Verabreichung an eine Pflegefachperson delegieren (➤ Abb. 7.25).

ABB. 7.25

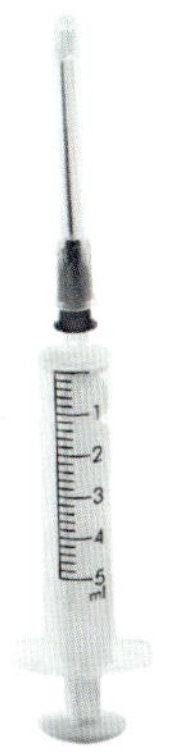

Abb. 7.25 Betäubungsmittel können auf unterschiedliche Weise verabreicht werden, z. B. als Injektion. Diese Spritze muss noch beschriftet werden, damit ihr Inhalt eindeutig zu erkennen ist [J787-022]

WIEDERHOLUNGSFRAGEN

1. Benennen Sie die Gesetzbücher, die das Zusammenleben in Deutschland regeln.
2. Zählen Sie die fünf gesetzlichen Pflichtversicherungen in Deutschland auf.
3. Erläutern Sie die Grundlage und die Voraussetzung einer Haftung.
4. Stellen Sie die beiden Gründe dar, aus welchen eine Haftung resultieren kann.
5. Nennen Sie die Anforderungen an ein Testament.
6. Nennen Sie die Gesetze, die die Ausbildung, Berufsausübung und Prüfung der Gesundheits- und Krankenpflegehilfe bzw. Pflegefachassistenz regeln.
7. Benennen Sie, welchen Urlaubsanspruch jeder Arbeitnehmer in Deutschland zusteht.
8. Erläutern Sie die Regelung der Lohnfortzahlung im Krankheitsfall.
9. Nennen Sie den Zeitraum der Arbeitstätigkeit, nachdem Arbeitnehmer in Deutschland unter dem Schutz des Kündigungsschutzgesetzes stehen.
10. Erläutern Sie die Voraussetzungen, unter denen Informationen über zu Pflegende an Angehörige weitergegeben werden dürfen.
11. Stellen Sie die Verantwortung von Pflegefachassistenten dar, wenn diese eine delegierte Tätigkeit ausführen.
12. Erläutern Sie, wann Pflegefachassistenten eine delegierte Aufgabe ablehnen können und müssen.
13. Beschreiben Sie, was es bedeutet, ärztlich aufgeklärt zu sein.
14. Erläutern Sie die Voraussetzungen, in welchem Fall Pflegefachassistenten eine Tätigkeit bei einem zu Pflegenden trotzdem ausführen dürfen, obwohl diese eine Körperverletzung darstellt.
15. Beschreiben Sie die Bedeutung der Freiheitsberaubung und unter welchen Voraussetzungen diese erfolgen darf.
16. Benennen Sie die Voraussetzungen einer rechtlichen Betreuung.
17. Beschreiben Sie die Meldepflicht im Infektionsschutzgesetz.
18. Formulieren Sie die wichtigsten Regelungen beim Umgang mit Betäubungsmitteln.

LITERATUR

Quellen

Ärztekammer Berlin. Berufsordnung der Ärztekammer Berlin vom 26. November 2014 (ABl. S. 2341), die zuletzt durch die Zweite Änderung vom 14. April 2021 geändert worden ist (ABl. 2022, S. 2156). Aus: www.aekb.de/fileadmin/migration/pdf/Berufsordnung.pdf (letzter Zugriff: 15.12.2024).

Ärztekammer Berlin. Merkblatt Die ärztliche Aufklärungspflicht. 2017. Aus: www.aekb.de/recht/berufsrecht-berufsordnung/aerztliche-aufklaerungspflicht (letzter Zugriff: 15.12.2024).

Bundesagentur für Arbeit. Gesetze und Verordnungen. Auswahl an Gesetzestexten, die für die Aufgaben der Bundesagentur für Arbeit wichtig sind. Sozialgesetzbuch. 2024. Aus: www.arbeitsagentur.de/veroeffentlichungen/gesetze (letzter Zugriff: 15.12.2024).

Bundesinstitut für Arzneimittel und Medizinprodukte. Betäubungsmittel. 2024. Aus: www.bfarm.de/DE/Bundesopiumstelle/Betaeubungsmittel/_node.html (letzter Zugriff: 15.12.2024).

Bundesministerium der Justiz. Betreuungsrecht. Mit ausführlichen Informationen zur Vorsorgevollmacht. Berlin: Referat Öffentlichkeitsarbeit. 2023. Aus: www.bmj.de/SharedDocs/Publikationen/DE/Broschueren/Betreuungsrecht.pdf?__blob=publicationFile (letzter Zugriff: 15.12.2024).

Bundesministerium der Justiz. Erben und Vererben. Informationen und Erläuterungen zum Erbrecht. 2024. Aus: www.bmj.de/SharedDocs/Publikationen/DE/Broschueren/Erben_Vererben.pdf?__blob=publicationFile&v=14 (letzter Zugriff: 15.12.2024).

Bundesministerium für Arbeit und Soziales (BMAS). Jo B. Das Joblexikon. 2016. Aus: www.bmas.de/SharedDocs/Downloads/DE/Publikationen/a103-job-das-joblexikon.pdf?__blob=publicationFile&v=2 (letzter Zugriff: 15.12.2024).

Bundesministerium für Familie, Senioren, Frauen und Jugend (BMFSFJ). Bundeskabinett beschließt neue Pflegefachassistenzausbildung. 2024. Aus: www.bmfsfj.de/bmfsfj/aktuelles/alle-meldungen/bundeskabinett-beschliesst-neue-pflegefachassistenzausbildung--244072 (letzter Zugriff: 21.12.2024).

Bundesministerium für Gesundheit. Online-Ratgeber Arznei-, Heil- und Hilfsmittel, digitale Gesundheitsanwendung. 2024. Aus: www.bundesgesundheitsministerium.de/themen/krankenversicherung/online-ratgeber-krankenversicherung/arznei-heil-und-hilfsmittel.html (letzter Zugriff: 15.12.2024).

Bundesministerium für Gesundheit. Pflegegrade. 2025. Aus: https://gesund.bund.de/pflegegrade-im-ueberblick#pflegegrad-1 (letzter Zugriff: 6.2.2025).

Haffner H. Arztrecht/Arztethik. 2008. Aus: www.klinikum.uni-heidelberg.de/fileadmin/inst_rechts_verkehrsmed/pdfs/heicumed-skript-arztrecht.pdf (letzter Zugriff: 15.12.2024).

Hell W, Konopka T. Alles Wissenswerte über Staat, Bürger und Recht. 9. Aufl. Stuttgart: Thieme; 2024.

Krull B. Delegation ärztlicher Leistungen an nichtärztliches Personal: Möglichkeiten und Grenzen. Deutsches Ärzteblatt 2015; 112(3): 2 ff.

Mürbe M. Recht. In: Keller C, Menche N, Teigeler B (Hrsg.). Pflege Heute. 8. Aufl. München: Elsevier; 2023: 1420–1433.

Oschmiansky F, Winkler S. Arbeitslosenversicherung. 2020. Aus: www.bpb.de/themen/arbeit/arbeitsmarktpolitik/315305/arbeitslosenversicherung (letzter Zugriff: 15.12.2024).

Schmal J. Prüfungswissen Pflegefachfrau, Pflegefachmann. Für die Generalistische Pflegeausbildung. München: Elsevier; 2023.

Siefarth T. Aufbauwissen Pflege. Recht. 2. Aufl. München: Elsevier; 2023.

Weiterführende Literatur

Mürbe M, Stadler A. Beruf-, Gesetzes- und Staatsbürgerkunde. 13. Aufl. München: Elsevier/Urban & Fischer; 2019.

Ausbildungs- und Prüfungsverordnung für Pflegeberufe (PflAPrV). Aus: www.gesetze-im-internet.de/pflaprv/

Bundesministeriums der Justiz. Broschüren und Infomaterial. Aus: www.bmjv.de/SiteGlobals/Forms/Suche/Publikationensuche_Formular.html?nn=6425014

KAPITEL

8 Qualitätsmanagement und Qualitätssicherung in der Pflegeassistenz

Siegfried Huhn

LERNZIELE

LERNZIELE: DAS KANN ICH BALD GUT

Am Ende dieser Lerneinheit werde ich ...

- die Notwendigkeit von Qualitätsangeboten verstehen,
- Grundzüge eines Qualitätsmanagements kennen,
- die Möglichkeiten der Qualitätssicherung zuordnen können,
- über Elemente eines Sicherungssystems Bescheid wissen,
- die theoretischen Kenntnisse in den Arbeitsalltag einflechten können,
- wissen, welche Anforderungen an die Pflegeassistenz gestellt werden.

Pina im Praxiseinsatz

Pina hört in Gesprächen mit Kolleginnen häufig, dass die Pflegenden in ihrer Arbeit zur Qualität verpflichtet sind (➤ Abb. 8.1). Zudem fallen oft Begriffe wie Qualitätsmanagement und Qualitätssicherung. Pina entwickelt eine Vorstellung, was damit gemeint sein könnte, kann es aber noch nicht so ganz ihrem Arbeitsalltag zuordnen. Deshalb ist sie froh, jetzt einige Hintergrundinformationen zu bekommen.

ABB. 8.1

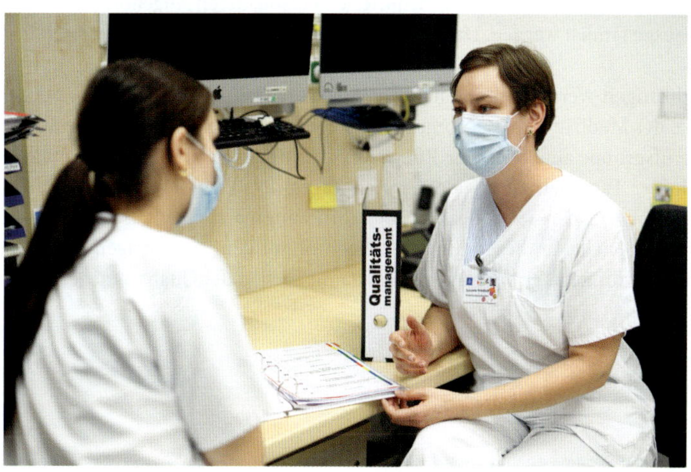

Abb. 8.1 Pina erfährt von der Stationsleitung, auf welche Weise sie als Pflegeassistentin zur Sicherung der Pflegequalität beiträgt [J803]

Die vielen Begriffe klingen zunächst verwirrend. Sie werden häufig auch nicht exakt voneinander abgetrennt, was die Verwirrung erhöht. Oder die Begriffe kommen aus anderen Fachbereichen, etwa der Industrie, und klingen deshalb in der Arbeit mit Menschen kalt und fremd. Hinzu kommt, dass es in den Einrichtungen für Gesundheit und in der Arbeit mit pflegebedürftigen Menschen um eine **Dienstleistung**

(Humandienstleistung) geht, deren Ergebnis oft schwerer zu beurteilen ist, als wenn in einem Herstellungsverfahren eine Ware produziert wird.

DEFINITION

DEFINITION

Mit dem Begriff der **Qualität** wird die Güte eines Produkts oder einer Dienstleistung beschrieben. Bei der Pflege handelt es sich um eine Dienstleistung am Menschen, weshalb auch von einer **Humandienstleistung** gesprochen wird. Als **Pflegequalität** wird das Ausmaß definiert, inwieweit verschiedene Merkmale der Versorgung den Bedürfnissen und den Bedarfen der pflegebedürftigen Person entgegenkommen.

Für das Pflegehandeln sind jedoch die Begriffe selbst nicht so sehr von Bedeutung. Vielmehr geht es darum, zu wissen, welche Aufgaben den einzelnen Mitarbeitenden zukommen und welche Verantwortung damit verbunden ist, um für die zu Pflegenden ein positives Ergebnis zu erzielen.
Wichtig ist zu erkennen, dass …

- sich Qualität nicht automatisch einstellt,
- gut gemeint nicht wirklich gut gemacht bedeutet,
- es ohne Fachwissen keine ausreichenden Ergebnisse geben kann,
- Qualität gemessen werden kann und muss,
- angemessenes Pflegehandeln ohne Qualitätsziele nicht überprüfbar ist.

Unter **Bedürfnissen** werden die individuellen Wünsche der pflegebedürftigen Person verstanden. Mit **Bedarfe** werden die eher objektiven, notwendigen Maßnahmen bezeichnet. Das eine bezeichnet, was die Person sich wünscht, um zufrieden zu sein, und das andere, was sie aus pflegerischer Sicht braucht, um gut zu leben. Häufig stehen die beiden Aspekte im Wettbewerb miteinander. Die Kunst, die letztendlich die Qualität bestimmt, besteht dann darin, einen Kompromiss zu finden. **Pflegequalität** bedeutet demnach auch, Pflege- und Therapieziele zwischen der pflegebedürftigen Person und den Pflegepersonen auszuhandeln und entsprechend umzusetzen. Zeitgemäße Pflege respektiert die Selbstbestimmung der Person. Dieser Vorgang des Aushandelns wird mit dem Fachbegriff **Adhärenz** bezeichnet.

DEFINITION

DEFINITION

Adhärenz: Grundlage einer erfolgreichen pflegerischen Versorgung ist, einen Kompromiss herzustellen zwischen den Bedürfnissen und Möglichkeiten des Menschen und den medizinisch-pflegerisch erforderlichen Maßnahmen, um ein Therapie- und Pflegeziel zu erreichen.
Compliance: Hierunter wird verstanden, in welchem Umfang der pflegebedürftige Mensch den therapeutisch-pflegerischen Vorgaben oder Geboten folgt, ohne dass zuvor ein Kompromiss ausgehandelt worden ist.
Selbstwirksamkeit: Zeitgemäße Pflege unterstützt das natürliche Bestreben des Menschen nach Selbstbestimmung und Selbstwirksamkeit. Deshalb wird Adhärenz angestrebt.

Therapie- und Pflegeziele sollen möglichst mit der pflegebedürftigen Person, deren Angehörigen und dem beruflich handelnden Team ausgehandelt werden. Dann werden Möglichkeiten für die Umsetzung dieser Ziele erarbeitet.

In **medizinischen Einrichtungen** werden schon lange Qualitätsvorgaben beschrieben. Die pflegerische Versorgung wird als Teil der Medizin in diese Vorgaben eingebunden, zumal die Pflegeberufe nicht als allein verantwortliche Berufsgruppe auftreten. Für **Pflegeeinrichtungen** wie ambulante Dienste, Seniorenwohneinrichtungen, in der Tagesbetreuung oder Einrichtungen der Behindertenhilfe wurde mit Einführung der Pflegeversicherung in den 1990er-Jahren die Forderung nach Qualitätsstandards und Qualitätssicherungssystemen aufgestellt. In diesen Einrichtungen kommt den Angehörigen der Pflegeberufe oft eine alleinige Verantwortung in der Versorgung und damit auch in der Qualitätssicherung zu.

8.1 Grundlagen

8.1 Grundlagen

DEFINITION

DEFINITION

Unter **Qualitätsmanagement** werden in Einrichtungen der Gesundheitsversorgung alle Maßnahmen verstanden, die geeignet sind, die **Qualität** (Güte) der vorgegebenen Dienstleistung sicherzustellen oder zu verbessern. Hierzu zählen sowohl das direkte Handeln an der pflegebedürftigen Person als auch die Zusammenarbeit innerhalb der Organisation. Letztendlich dienen alle Maßnahmen der Arbeits- und Ergebnisqualität. Für Einrichtungen der Gesundheitsversorgung gelten gesetzliche Vorgaben zum Qualitätsmanagement (SGB V und SGB XI) und direkt ausgehandelte Ausführungsvereinbarungen zwischen den Vertragspartnern (Leistungserbringer, Kostenträger, Leistungsnehmer).

DEFINITION

Das **Qualitätsmanagement-Handbuch** (kurz: Qualitätshandbuch) dient der schriftlichen Fixierung von Zielen, Maßnahmen und Vorgehensweisen zur Qualitätssicherung einer Einrichtung. Es orientiert sich inhaltlich und im Aufbau überwiegend an dem jeweiligen Qualitätsmanagementsystem der Einrichtung.

Im Qualitätsmanagement-Handbuch wird schriftlich festgehalten, welches Qualitätsmanagementsystem eine Einrichtung einsetzt. Zudem werden die Qualitätsziele beschrieben und die Strategien aufgezeigt, die verfolgt werden, um das jeweilige Qualitätsziel zu erreichen. Häufig finden sich auch die Hierarchieebenen im Einrichtungsmanagement und die Zuordnung von Verantwortungsbereichen im Qualitätsprozess. In der Regel werden innerbetriebliche und außerbetriebliche Aktivitäten dargestellt. Im Qualitätshandbuch werden auch die sogenannten mitgeltenden Dokumente wie **Verfahrensanweisungen** oder **Sicherheits- und Hygienebestimmungen** aufgelistet. Ursprünglich wurden Qualitätshandbücher erstellt, um an einer zentralen Stelle alle Qualitätsmaßnahmen zu bündeln und so jedem Mitarbeiter zugänglich zu machen. Es soll jedoch so gestaltet werden, dass auch Nicht-Betriebsangehörige alle Informationen erhalten, um das System und die Strategie zu verstehen. Inzwischen dienen Qualitätshandbücher auch als Teil der Außendarstellung einer Einrichtung, als Beleg bei externen Qualitätsprüfungen oder zur Zertifizierung.

Qualitätssichernde Instrumente

DEFINITION

Unter **qualitätssichernden Instrumenten** werden in Einrichtungen der Gesundheitsversorgung alle Maßnahmen verstanden, die geeignet sind, die vorgegebenen Qualitätsziele zu erreichen, zu erhalten und eine weitere Verbesserung zu bewirken.

- **Qualitätszirkel (QZ)** sind aus dem japanischen Kaizen entstanden. Kaizen bedeutet Qualität durch ständige Verbesserung. In diesem Zusammenhang entstand die Idee, dass die Mitarbeitenden selbst vorhandene Probleme in ihren Arbeitsbereichen erkennen und an deren Lösung arbeiten. In Qualitätszirkeln werden also solche Themen behandelt, die aus den Bereichen selbst benannt werden und für die von ausgewählten Mitarbeitenden der jeweiligen Bereiche eine Lösung erarbeitet wird. Die Lösungen werden dann den anderen Bereichen und der Leitung präsentiert und umgesetzt.

WISSEN ANWENDEN

Pina erinnert sich, dass in dem ambulanten Pflegedienst, in dem ihr letzter Praxiseinsatz erfolgte, bei den 18 Mitarbeitenden schon seit langer Zeit Unmut über die Einsatzpläne herrschte. Schließlich wurde ein Qualitätszirkel aus fünf Mitarbeitenden eingerichtet, die erst mal die Probleme in vier Punkten konkretisierten und dann an möglichen Lösungen arbeiteten. Diese wurden der Pflegedienstleitung, der Geschäftsführung und dem Innendienst präsentiert und von diesen in einer Probephase von drei Monaten realisiert. Dabei stellte sich heraus, dass die Änderungen den gewünschten Effekt hatten: Der Dienst ließ sich reibungsloser gestalten und die Mitarbeiterzufriedenheit stieg. Daher wurden die Einsatzpläne dauerhaft entsprechend umgestellt.

Neben dem Gedanken, dass die Betroffenen am ehesten eine Lösung finden können, geht es auch darum, Mitarbeitende an Veränderungs- und Entscheidungsprozessen zu beteiligen.

- Eine **Arbeitsgruppe Qualität (AG Qualität)** wird eingerichtet, um Themen zu bearbeiten, die von der Einrichtungsleitung oder sonstigen Stellen vorgegeben werden. Für eine bestimmte Fragestellung werden Antworten gesucht.

WISSEN ANWENDEN

Auf Pinas Station gibt es Unstimmigkeiten darüber, wie eine bestimmte Positionierung zur Dekubitusprophylaxe durchgeführt wird. Die AG Qualität bekommt den Auftrag, herauszufinden, wie die fachlich korrekte Durchführung der Poitionierung aussehen soll. Das Ergebnis wird dann allen Mitarbeitenden vorgestellt und entsprechend in die Verfahrensanweisung übernommen werden. Zum besseren Verständnis wird zudem eine Schulung zu Positionierungstechniken durchgeführt.

DEFINITION
DEFINITION
WISSEN ANWENDEN
WISSEN ANWENDEN

- **Expertenmeinung/Diskussion:** Zu manchen Fragestellungen oder Unklarheiten kann es sinnvoll sein, eine Expertin zum Thema einzuladen und mit dieser Person entsprechende Fragen zu klären. In einer offenen Frage- oder Gesprächsrunde werden dann die Themen erläutert. Im Anschluss muss eine Zusammenfassung erfolgen und das weitere Vorgehen geklärt werden, damit die Ergebnisse nicht verloren gehen.
- **Handlungs- oder Verfahrensanweisungen** beschreiben, wie bei bestimmten pflegerischen Aufgaben vorgegangen werden soll (➤ 4.4.3). Andere Bezeichnungen dafür sind Arbeitsanweisung oder Instruktion. In den Einrichtungen wird auch oft von **(Haus-)Standards** gesprochen. Es handelt sich um schriftlich formulierte Anweisungen, die auf eine einheitliche Durchführung von Maßnahmen zur Verringerung der Fehlerquote, Sicherung der Versorgungsqualität und des Arbeitsstils abzielen. Sie beschreiben konkrete Arbeitsschritte und teilweise auch den Einsatz geeigneter Hilfsmittel. Idealerweise wird zudem vorgegeben, wer eine bestimmte Tätigkeit ausführen soll oder darf. Verfahrensanweisungen werden nicht für alle „Alltagstätigkeiten" benötigt. Auch für Pflegetätigkeiten mit hoher flexibler Ausrichtung sind sie ungeeignet. Wichtig sind Verfahrensanweisungen bei neu auftretenden Pflegetätigkeiten und bei Tätigkeiten, bei denen es mehrere Durchführungsmöglichkeiten gibt. Es wird die Durchführungsmöglichkeit aufgezeigt, die für die Einrichtung am praktikabelsten ist. Dann geben Verfahrensanweisungen den Pflegepersonen Handlungssicherheit. Um eine qualitätssichernde Maßnahme darzustellen, müssen sie auf fachlich hohem Niveau erstellt werden.
- **Fortbildung und Wissensvermittlung:** Hierunter wird jede betriebliche Bildungsarbeit verstanden, die darauf abzielt, Pflegepersonen so zu qualifizieren, dass sie sich ihren Aufgaben im Beruf gewachsen fühlen und handlungsfähig sind. Systematische Fortbildung setzt Veränderungsprozesse in Gang und ermöglicht eine Anpassung oder Neuorientierung im Pflegehandeln. Durch Wissensvermittlung geben Kollegen ihr bereits vorhandenes oder neu erworbenes Wissen innerhalb der Bereiche weiter. So kann es gelingen, das Pflegeangebot nach den neuesten pflegefachlichen und wissenschaftlichen Erkenntnissen zu gestalten und die Sorgfaltspflicht zu gewährleisten. Fortbildungen und Wissensvermittlung orientieren sich an den betrieblichen Notwendigkeiten und müssen innerbetrieblich koordiniert werden.
- **Literaturauswahl:** Neben Fortbildung und Wissensvermittlung ist es erforderlich, dass Pflegepersonen Fachzeitschriften oder Lehr- und Fachbücher als Wissensquelle nutzen. Sowohl das Zeitschriften- als auch das Buchsortiment im deutschsprachigen Raum halten für alle Fachbereiche der Pflege entsprechende Angebote bereit.

WIEDERHOLUNGSFRAGEN

1. Definieren Sie, was unter dem Begriff „Qualität" verstanden wird.
2. Beschreiben Sie, weshalb ein Qualitätsmanagement in der Pflege sinnvoll ist.
3. Erläutern Sie, was unter qualitätssichernden Maßnahmen zu verstehen ist.
4. Erklären Sie, was unter einer „Pflege-Prozess-Planung" verstanden wird.
5. Nennen Sie drei qualitätssichernde Maßnahmen.
6. Benennen Sie die wesentlichen Merkmale eines Pflegeleitbilds.

LITERATUR

Quellen

Kämmer K (Hrsg.). Pflegemanagement im Altenheim. 6. Aufl. Hannover: Schlütersche; 2015.

Keller C, Menche N, Teigeler B (Hrsg.). Pflege Heute. Lehrbuch für Pflegeberufe. 8. Aufl. München: Elsevier; 2023.

Tempel N, Kolip P. Qualitätsinstrumente in Prävention und Gesundheitsförderung. Ein Leitfaden für Praktiker in Nordrhein-Westfalen. Düsseldorf: Landesinstitut für Gesundheit und Arbeit des Landes Nordrhein-Westfalen; 2011.

Weiterführende Literatur

Huhn S (Hrsg.) Leitfaden Geriatrie Pflege. München: Elsevier 2020.

Keller C (Hrsg.). Pflegen. Grundlagen und Interventionen. 3. Aufl. München: Elsevier; 2021.

III Basiskompetenzen pflegerischen Handelns in allen Altersstufen

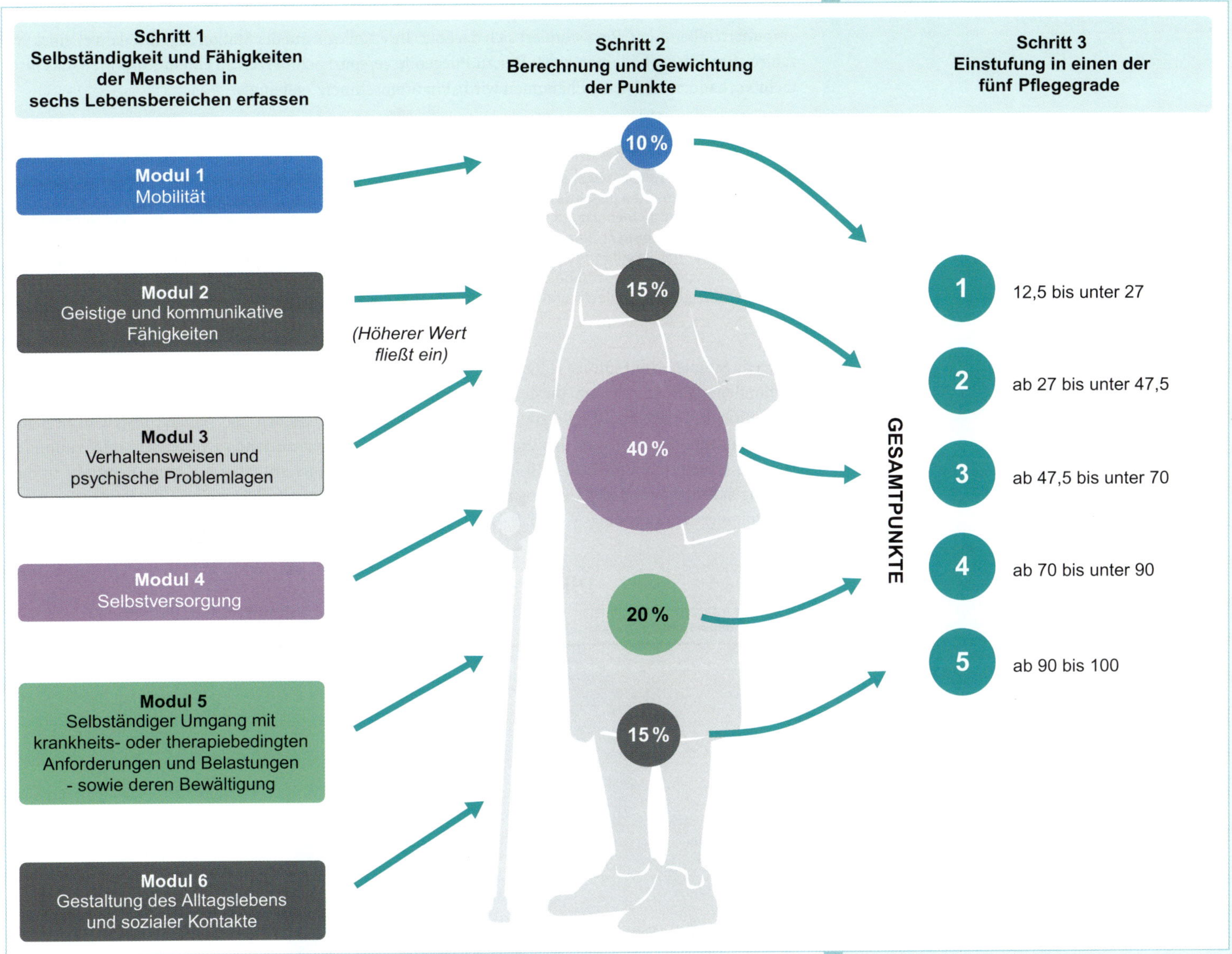

Abb. 9.3 Berechnung der fünf Pflegegrade [L143]

Pflegebedürftige Menschen, die zu Hause leben, werden in den meisten Fällen von ihren Angehörigen versorgt. Doch da diese nicht uneingeschränkt für die Pflege zur Verfügung stehen, sondern krankheits- oder urlaubsbedingt ausfallen können, erbringen die Pflegekassen folgende Leistungen, um den Ausfall zu kompensieren:

- **Verhinderungspflege:** Ist die private Pflegeperson im Urlaub oder durch Krankheit verhindert, die Pflege durchzuführen, übernimmt die Pflegeversicherung die nachgewiesenen Kosten einer notwendigen Ersatzpflege für längstens acht Wochen je Kalenderjahr, wenn die zu pflegende Person mindestens in Pflegegrad 2 eingestuft ist. Ein Anspruch auf Verhinderungspflege besteht jedoch erst, nachdem die pflegenden Angehörigen den zu pflegenden Menschen mindestens sechs Monate in ihrer häuslichen Umgebung gepflegt haben.
- **Kurzzeitpflege:** Eine vorübergehende vollstationäre Pflege kann in Anspruch genommen werden, um z. B. die Zeit eines Krankenhausaufenthalts bis zur Überführung in die Häuslichkeit zu überbrücken. Sie ist auf acht Wochen pro Jahr beschränkt.

Seit Juli 2025 gilt ein jährlicher Höchstbetrag von 3.539 €, der nach Belieben für beide Leistungen eingesetzt werden kann.

9.1.3 Pflegephänomene

Pina hat den Begriff Phänomen schon mal gehört, aber sie kann sich nicht vorstellen, was der Begriff mit Pflege zu tun haben soll. Sie arbeitet momentan auf einer chirurgischen Station. Einem zu pflegenden

9.1.3 Pflegephänomene
Pina im Praxiseinsatz

Menschen wurde das linke Bein amputiert. Nun gibt er an, dass er Schmerzen am Unterschenkel des amputierten Beins hat. Pina wundert sich darüber. Ihre Kollegin auf der Station sagt ihr, dass es eines von zahlreichen Pflegephänomenen ist: Der zu Pflegende verspürt Schmerzen an einem Körperteil, das nicht mehr vorhanden ist. Dieses Phänomen wird „Phantomschmerz" genannt.

DEFINITION

DEFINITION

Ein **Phänomen** ist etwas, was sich beobachten und wahrnehmen lässt. Mit dem Begriff **Pflegephänomene** werden Gegebenheiten beschrieben, die im Pflegealltag in bestimmten Situationen wiederholt auftreten und die der zu pflegende Mensch auf seinen Gesundheitszustand bezogen wahrnimmt. Ein Pflegephänomen bezieht sich auf ein beobachtbares Ereignis oder eine Situation, die im Rahmen der Pflege auftritt und die Gesundheit oder das Wohlbefinden einer Person beeinflusst. Beispiele für Pflegephänomene sind Schmerzen, Schlafstörungen, Angstzustände. Diese Phänomene sind wichtig, da sie es den Pflegenden ermöglichen, auf Wahrnehmungen zu reagieren und entsprechende Handlungen abzuleiten.

Pflegephänomene sind immer abhängig von der Veränderung des Gesundheitszustands und den damit verbundenen Besonderheiten, die auftreten können. Dies erfordert das Eingreifen durch pflegerische Interventionen. Dabei sind die Ressourcen des zu pflegenden Menschen und seiner Umwelt zu beachten und zu nutzen. Das Ziel ist es, den unphysiologischen Gesundheitszustand zu verbessern oder zumindest nicht zu verschlimmern. Dazu sind konkrete Pflegehandlungen verbunden mit einer Beratung zu dem jeweiligen Problem, z. B. der Umgang mit der Erkrankung oder den Problemen bzw. die Prävention neuer Erkrankungen, notwendig (> Abb. 9.4).

ABB. 9.4

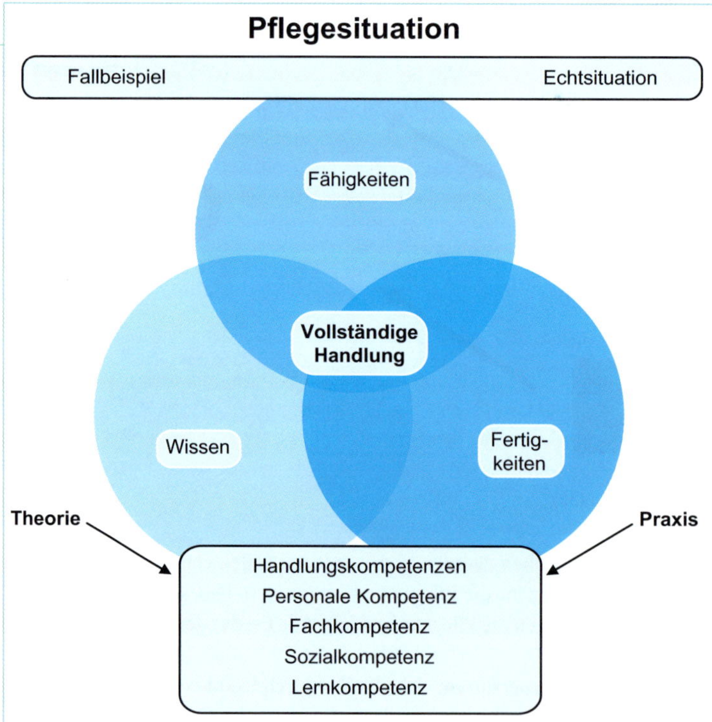

Abb. 9.4 Ein Pflegephänomen löst eine Pflegehandlung aus, die im besten Fall zu einer Verbesserung des Gesundheitszustands führt [M992]

Pflegephänomene beschreiben Pflegediagnosen (> 4.1.3), also Einschränkungen oder Probleme, die ein zu pflegender Mensch hat und bei denen er Unterstützung benötigt. Ein Pflegephänomen sind z. B. Veränderungen des Bewusstseins und die dadurch auftretenden Probleme. Diese können z. B. durch Vergiftungen, Drogenmissbrauch, zu niedrigen Blutzucker *(Hypoglykämie)* oder gewaltsame Einwirkung auf den Kopf hervorgerufen werden. Die Einschränkungen können sich auf die Wachheit, das klare Denken und die bewusste Wahrnehmung beziehen.

Pina im Praxiseinsatz

Besonders bei demenziell veränderten Menschen kann es Einschränkungen bei den kognitiven Leistungen (Denkleistungen) geben, bis zum kompletten Ausfall, je nach Fortschreiten der Erkrankung. Sie können zu **Zeit, Raum, Person und Umwelt desorientiert** sein. Dies bedeutet z. B., dass sie nicht wissen, wo sie sind, wie sie heißen, welche Jahreszeit oder welcher Tag ist. Im fortgeschrittenen Stadium ist es wahrscheinlich, dass sie ihre Verwandten nicht mehr erkennen oder anderen vorwerfen, sie bestohlen zu haben. Pina fiel es anfangs schwer, mit demenziell veränderten zu pflegenden Menschen umzugehen. Doch dank der Begleitung durch die Pflegefachpersonen und die Anwendung verschiedener Modelle fällt Pina dies nun leichter. Es gibt aber immer wieder Situationen, in denen sie ratlos ist.

Aber auch **emotionelle Erschöpfungszustände** können bewirken, dass Menschen physisch oder mental eingeschränkt sind und die verschiedenen Anforderungen des Lebens nicht bewältigen können. Wird ihnen nicht von außen geholfen, besteht die Gefahr einer Aktivitätsintoleranz und Deprivation. Bei der **Aktivitätsintoleranz** reicht die physische oder psychische Stärke nicht aus, um die erforderlichen oder erwünschten Lebensaktivitäten verkraften oder ausführen zu können. Eine **Deprivation** (➤ 12.11.1) tritt auf, wenn Menschen körperliche und emotionale Zuwendung oder Sinnesreize vorenthalten werden. Dieses Phänomen kann bei immobilen zu pflegenden Menschen, die ihr Zimmer nicht selbstständig verlassen können oder wollen, oder auch bei zu pflegenden Menschen, die lange Zeit im Krankenhaus verbringen müssen *(Hospitalismus)*, beobachtet werden.

Pina im Praxiseinsatz

Pina hat im Krankenhaus einen zu pflegenden Menschen erlebt, der schon seit einigen Jahren auf diese Station kommt und dann oft mehrere Wochen dort verbringen muss. Sie weiß, dass es bei ihm besonders wichtig ist, längere Gespräche zu führen, zu lachen oder den Sozialdienst mit einzubeziehen, um einer Deprivation vorzubeugen (➤ 12.12.2).

Ein weiteres Beispiel für ein Pflegephänomen ist das **Suchtverhalten.** Süchte können in verschiedenen Bereichen auftreten, z. B. Nikotinsucht, Alkoholsucht, Drogensucht, Spielsucht. Ein typisches Verhalten von Menschen mit einem Suchtproblem ist, dass sie ihre Sucht verharmlosen oder leugnen und alle Hinweise darauf verdrängen. Das hat nicht nur Folgen für den Süchtigen selbst, sondern auch für seine Umgebung, die Familie und Arbeitswelt (➤ 28.4).

Ebenso können Beeinträchtigungen des Sehens, Hörens oder des Geschmacks Pflegephänomene sein. Dabei spricht man von **sensorischen Störungen.** Die Folge sensorischer Störungen kann z. B. Misstrauen gegenüber den Pflegefachpersonen sein. Hier ist es besonders wichtig, sensibel und vorsichtig mit den Betroffenen umzugehen und sich auf die Beeinträchtigung einzustellen. Zu den sensorischen Störungen gehört auch das **Schmerzerleben.** Das Schmerzerleben und die Verarbeitung des Schmerzes sind geprägt durch die Erziehung, Kultur und die Erfahrungen. Schmerz ist etwas Individuelles. Jeder empfindet Schmerz und seine Intensität anders. Darum muss jeder zu pflegende Mensch in seiner spezifischen Situation ernst genommen und individuell betreut werden (➤ 18.5).

Pina im Praxiseinsatz

Ein ziemlich einschneidendes Erlebnis war für Pina ein zu pflegender Mensch, der sehr laut jammernd mitteilte, dass er Schmerzen habe. Das hatte sie bisher so noch nicht erlebt. Sie hatte bis dahin viele zu pflegende Menschen erlebt, die die Schmerzen still hingenommen oder vereinzelt sogar als Strafe Gottes akzeptiert haben.

Pflegephänomene können auch im Bereich jeder organischen Erkrankung auftreten: z. B. bei Beeinträchtigungen des Herz-Kreislauf-Systems oder der Atemtätigkeit. Besonders bei diesen Phänomenen ist eine intensive Unterstützung des zu pflegenden Menschen nötig, da mit Einschränkungen der Herz- und Atemtätigkeit oft Todesangst, Panik und Schmerzen verbunden sind.

MERKE

MERKE

Pflegephänomene können vielgestaltig sein. Die Ursachen können physischer, psychischer, seelischer oder sozialer Natur sein. Die Pflegehandlungen müssen der Ursache und den Bedürfnissen des zu pflegenden Menschen individuell angepasst werden.

9.2 Fachbegriffe zur Beschreibung des Menschen

9.2 Fachbegriffe zur Beschreibung des Menschen

Um den Menschen in einer **einheitlichen Sprache** beschreiben und sicherstellen zu können, dass jeder das Gleiche meint, bedienen sich alle Mitglieder des therapeutischen Teams (Pflegende, Ärzte, Physio-, Ergo- und Logopäden) des gleichen **Fachvokabulars.**

Allgemeine Bezeichnungen, die die verschiedenen Anteile, Zustände und Bezüge des Menschen und seines Körpers betreffen, sind u. a.:

- **Physiologisch:** Die Lebensvorgänge im Körper sind „normal", „gesund".
- **Psychisch:** Vorgänge, die die Seele *(Psyche)* betreffen.
- **Physisch:** Vorgänge, die den Körper betreffen.
- **Kognitiv:** die geistige Aktivität des Menschen betreffend.
- **Sozial:** das Zusammenleben der Menschen in einem Staat/einer Gesellschaft betreffend.

Einen Überblick über Lage- und Richtungsbezeichnungen gibt ➤ Abb. 9.5. ➤ Abb. 9.6 zeigt die Bezeichnungen der Körperebenen und ➤ Abb. 9.7 die der Bewegungsrichtungen.

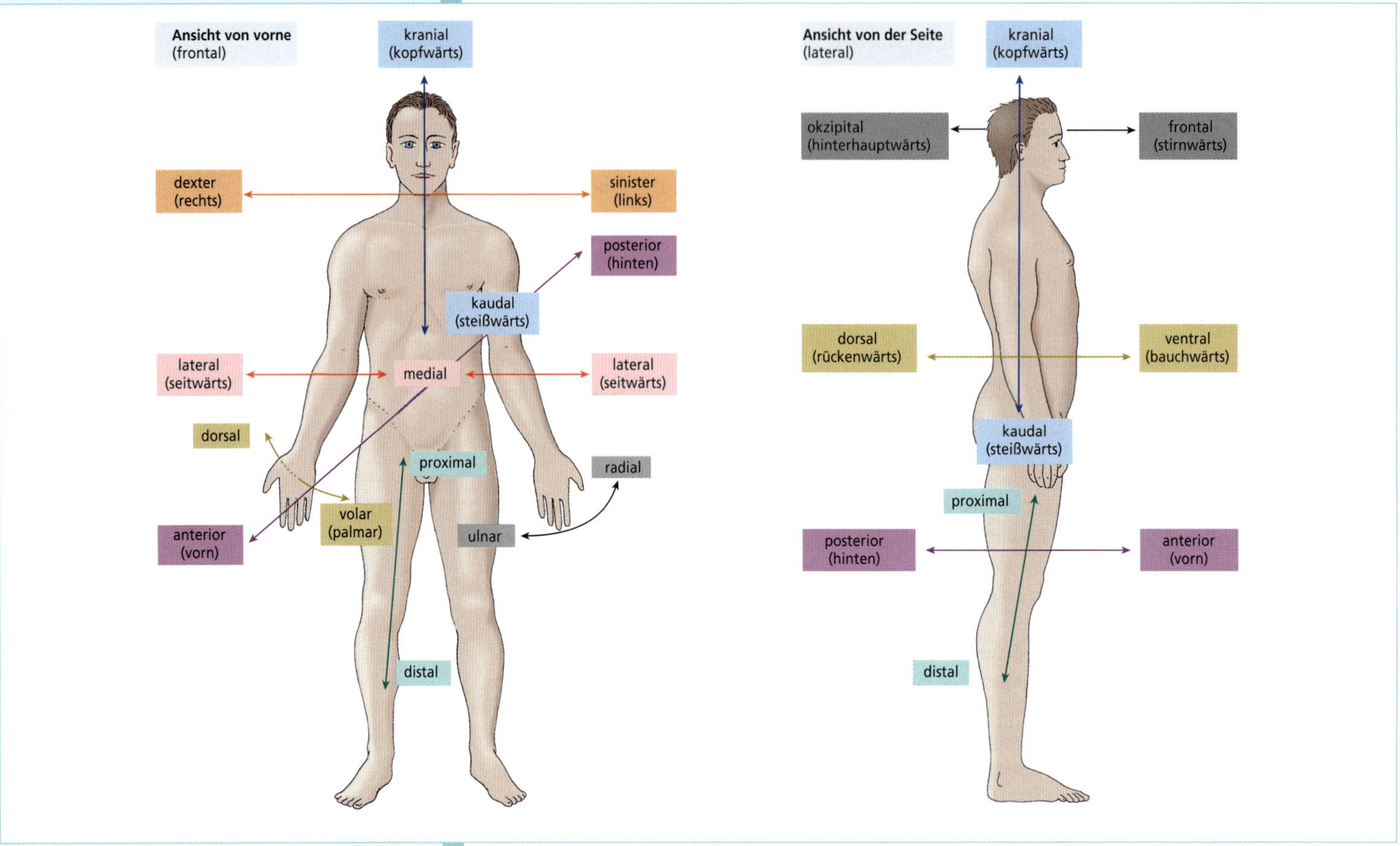

Abb. 9.5 Lage- und Richtungsbezeichnungen [L190]

ABB. 9.6

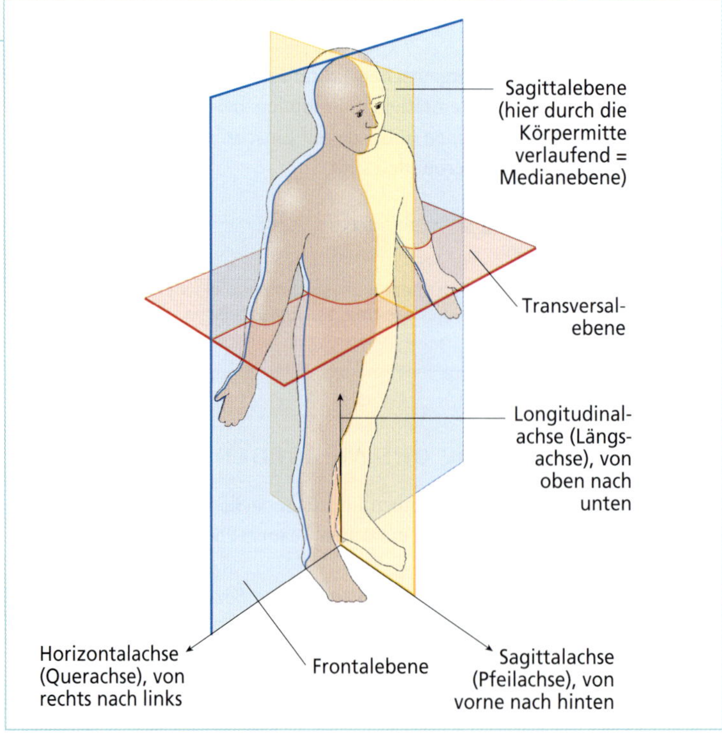

Abb. 9.6 Ebenen des Körpers [L190]

ABB. 9.7

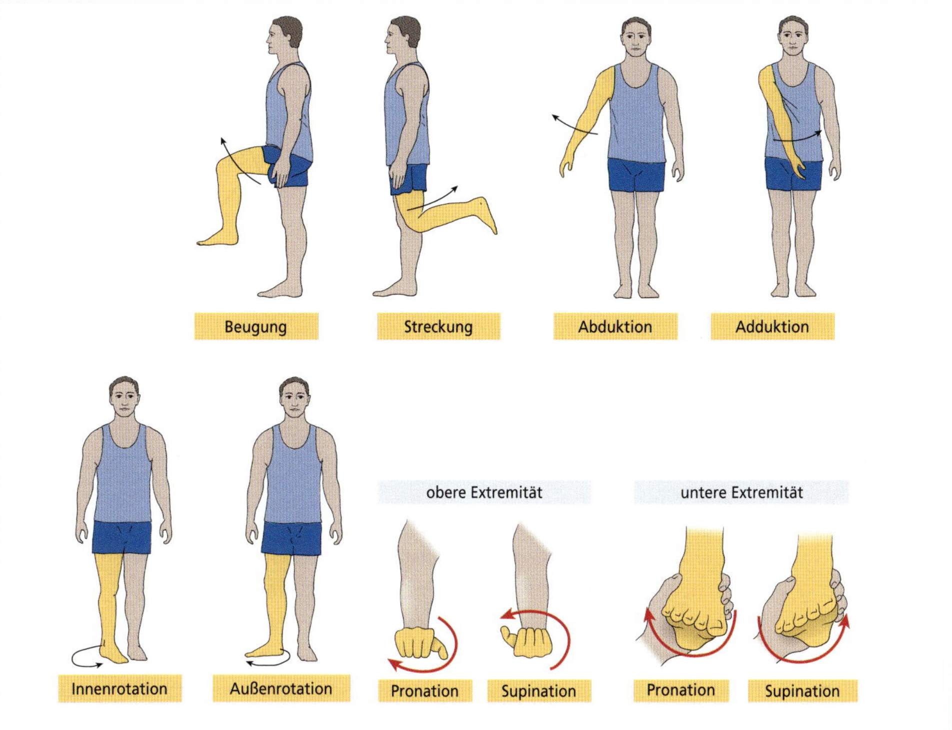

Abb. 9.7 Bewegungsrichtungen von Körperteilen [L190

9.3 Fachbegriffe zur Krankheitslehre

DEFINITION

Die **allgemeine Krankheitslehre** beschreibt, klassifiziert und systematisiert Erkrankungen. Die Einteilung erfolgt u. a. nach Organen, Organsystemen oder klinischen Fachbereichen.

Pina im Praxiseinsatz

Pina hat schon verschiedene Erkrankungen kennengelernt, die es speziell nur auf der Station gab, auf der sie gerade eingesetzt war. Nun hat sie von einer Auszubildenden gehört, dass es auch die allgemeine Krankheitslehre gibt. Damit Pina im Unterricht an der Pflegeschule und bei der Visite oder Übergabe alle Begriffe richtig versteht, muss sie Basiskenntnisse der allgemeinen Krankheitslehre haben.

Krankheiten sind Störungen von Stoffwechselfunktionen, die zu körperlichen, geistigen oder seelischen Veränderungen führen. Die Krankheitslehre beschreibt die Krankheitsentstehung, Symptome, Diagnostik, Therapie, Komplikationen und Prognose.

9.3.1 Allgemeine Begriffe

Allgemeingültige Begriffe in der Krankheitslehre dienen zur Vereinheitlichung der Bestimmung von Zuständen (➤ Tab. 9.3).

TAB. 9.3

Tab. 9.3 Allgemeine Begriffe – Grundlagen [J787-086, J787]

Alter	• Neugeborenes: 1.–28. Lebenstag • Säugling: 29. Lebenstag bis vollendeter 12. Lebensmonat • Kleinkind: 2. bis vollendetes 3. Lebensjahr • Kind: 4. bis vollendetes 12. Lebensjahr • Jugendlicher: 13. bis vollendetes 18. Lebensjahr • Erwachsener: ab 19. Lebensjahr	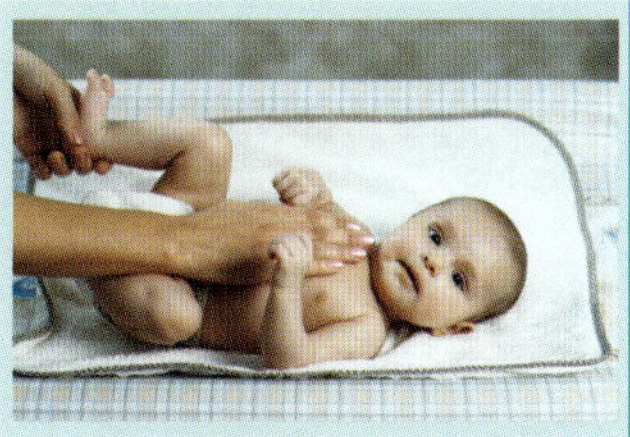
Geburtenrate	Anzahl der Geburten bezogen auf Frauen einer bestimmten Altersstufe	

TAB. 9.3

Tab. 9.3 Allgemeine Begriffe – Grundlagen [J787-086, J787] *(Forts.)*

Gesundheit (WHO-Definition)	Zustand völligen körperlichen, seelischen und sozialen Wohlbefindens und nicht nur das Freisein von Krankheit und Gebrechen
Krankheit	Regelwidriger körperlicher, psychischer oder seelischer Zustand, der eine ärztliche Heilbehandlung erfordert oder die Arbeitsunfähigkeit zur Folge hat
Inzidenz	Anzahl der Neuerkrankungen einer bestimmten Erkrankung im definierten Zeitintervall
Prävalenz	Anzahl der Erkrankten einer bestimmten Erkrankung an einem bestimmten Stichtag
Morbidität	Häufigkeit einer bestimmten Erkrankung
Symptom	Anzeichen, Vorbote, Warnzeichen, Merkmal einer Erkrankung
Syndrom	Krankheitsbild, das sich aus dem Zusammentreffen verschiedener Symptome ergibt
Tod	Irreversibler Stillstand von Atmung und Kreislauf mit Auftreten **sicherer Todeszeichen.** Dazu gehören: • Totenflecke *(Livores)* • Totenstarre *(Rigor mortis)* • Autolyse und Fäulnis
Sterberate	Zahl der Todesfälle pro Jahr in einer definierten Population (Bevölkerung)
Mortalität	Todesrate in einem bestimmten Zeitraum bezogen auf die Bevölkerung
Letalität	Anzahl der Todesfälle im Zeitintervall bezogen auf Erkrankte
Hirntod	Nicht wiederherstellbarer *(irreversibler)* Verlust sämtlicher Hirnfunktionen
Säuglingssterblichkeit	Zahl der im ersten Jahr nach Geburt verstorbenen Lebendgeborenen pro 1.000 Lebendgeborenen
Prävention	**Primäre Prävention:** Förderung der Gesundheit; Krankheitsursache vermeiden und ausschalten **Sekundäre Prävention:** Früherkennung; Erkennen von Krankheitsvorstadien und Frühsymptomen
Rehabilitation	Maßnahmen, die die Wiedereingliederung in Gesellschaft und Berufsleben nach einer Erkrankung oder bei Behinderung zum Ziel haben
Behinderung	Regelwidriger körperlicher, geistiger oder seelischer Zustand, der nicht nur vorübergehend zu einer Funktionsbeeinträchtigung führt und wenigstens das Ausmaß von 10 % besitzt

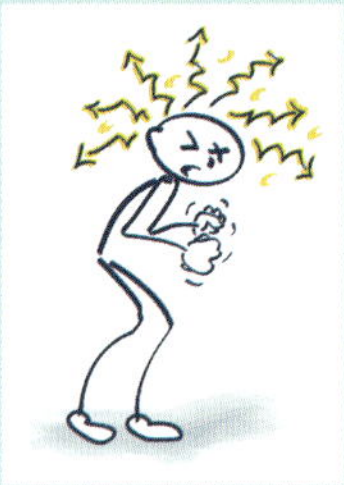

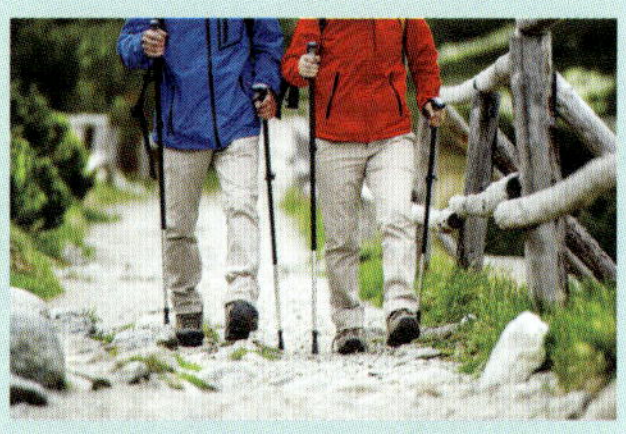

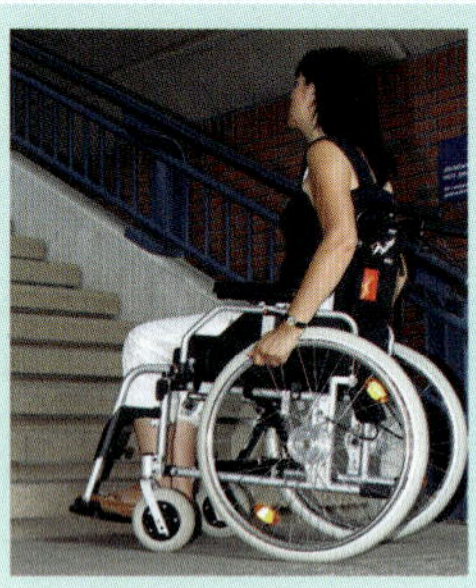

9.3.2 Allgemeine Begriffe der Pathologie

9.3.2 Allgemeine Begriffe der Pathologie

Vorgänge im Körper, die **nicht physiologisch** ablaufen, werden als **pathologische** (krankhafte) Vorgänge bezeichnet (➤ Tab. 9.4).

TAB. 9.4

Tab. 9.4 Allgemeine Begriffe der Pathologie [L138, L190]

Degeneration	Zugrundegehen eines lebenden Zellverbands (Gewebe)
Regeneration	Erholung eines zuvor geschädigten Zellverbands
Atrophie	Schrumpfen (Zurückbildung) eines Zellverbands
Hypertrophie	Übermäßiges Wachstum eines Zellverbands
Hypotrophie	Vermindertes Wachstum eines Zellverbands

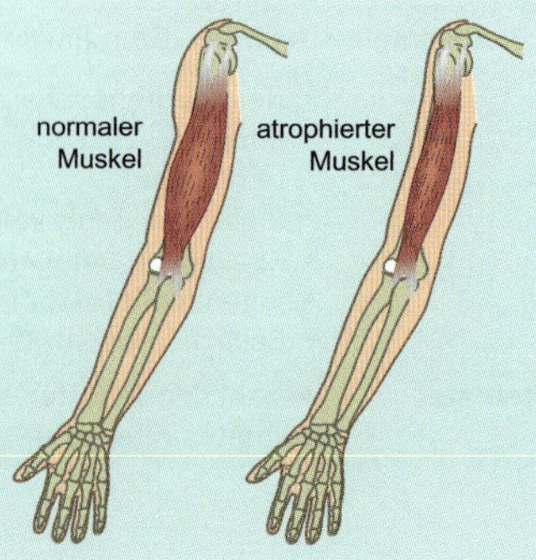

TAB. 9.4

Tab. 9.4 Allgemeine Begriffe der Pathologie [L138, L190] *(Forts.)*

Ischämie	Minderdurchblutung
Nekrose	Tod eines Zellverbands
Thrombus	Blutgerinnsel
Embolie	Gefäßpfropf, der die Blutbahn verlegt
Infarkt	Schlagartige Minderversorgung mit Blut und somit mit Sauerstoff, die zum Gewebetod führt
Trauma	Verletzung, Wunde

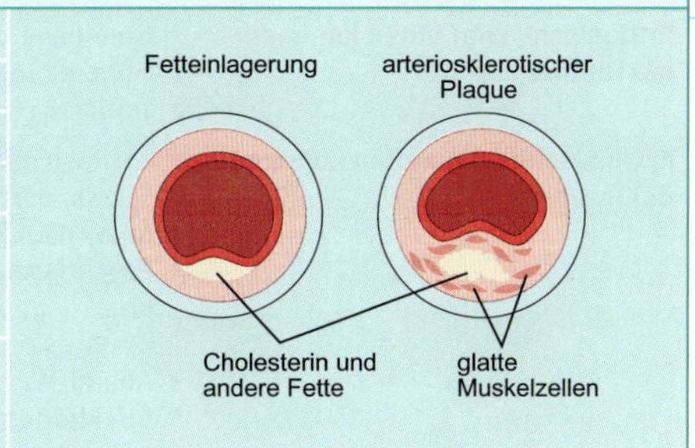

9.3.3 Spezielle Begriffe der Pathologie

9.3.3 Spezielle Begriffe der Pathologie

Um Ursachen oder Krankheitsorte genauer beschreiben zu können, werden verschiedene Begriffe genutzt (➤ Tab. 9.5).

TAB. 9.5

Tab. 9.5 Spezielle Begriffe der Pathologie [J787-096, G895]

Blutung	Hervorgerufen durch Verletzungen, Gerinnungsstörung/Blutplättchenstörung, Mangel an Blutplättchen *(Thrombozyten)* **Arten:** • Petechien (punktförmige Einblutungen) • Hautblutungen • Gelenkblutungen • Organblutungen	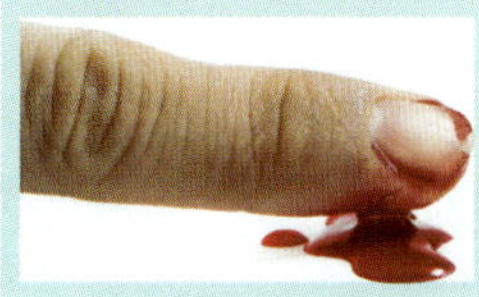
Blutung bei erhöhter Gefäßpermeabilität (Durchlässigkeit)	• Entzündung der Gefäße *(Vaskulitis)* • Sepsis (Blutvergiftung) • Gefäßmissbildungen • Tumoren	
Infektion	• Haftenbleiben/Besiedlung und/oder Eindringen von pathogenen (krankheitserregenden) Mikroorganismen: Bakterien, Viren, Pilzen • Die Infektion geht im Allgemeinen mit einer Entzündung einher • **Entzündung:** Reaktion des Körpers auf eine Infektion am Ort der Infektion mit den fünf Entzündungszeichen: 1. Rubor (Rötung) 2. Dolor (Schmerz) 3. Calor (Wärme) 4. Tumor (Schwellung) 5. Functio laesa (Funktionseinschränkung)	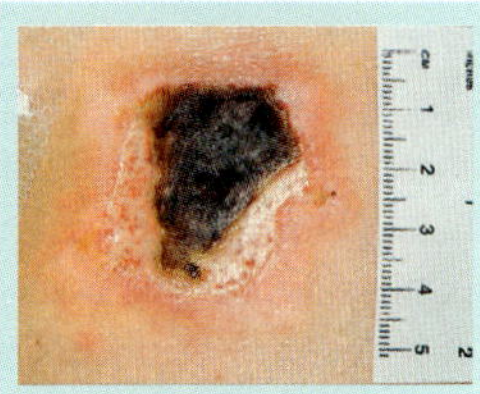
Immundefekt	Angeborene oder erworbene Defizite im Immunsystem (z. B. bei HIV/AIDS, Leukämie)	
Allergie	Verschiedene Typen (➤ 6.1.1)	
Schock	• **Hypovolämischer Schock:** durch Volumenmangel (zu wenig Flüssigkeit/Blutvolumen in den Blutgefäßen) • **Kardiogener Schock:** durch ein Linksherzversagen (linke Herzhälfte kann ihre Funktion nicht mehr oder nicht ausreichend ausführen) • **Anaphylaktischer Schock:** durch überschießende allergische Reaktion • **Septischer Schock:** durch systemische Infektion (schädliche Mikroerreger besiedeln den gesamten Körper über die Blutbahn; kann bei Nichtbehandlung zum Tod führen)	
Tumor	Schwellung, Geschwulst oder Wucherung, die gut- oder bösartig sein kann	

9.3.4 Krankheitsursachen

9.3.4 Krankheitsursachen

Die Ursachen von Erkrankungen können vielfältig sein. Sie können vom zu pflegenden Menschen selbst ausgehen oder von außen, z. B. den Umweltbedingungen, bestimmt werden (➤ Tab. 9.6).

Zur Orientierung

TAB. 9.6

9.3.5 Labordiagnostik

TAB. 9.7

MERKE

9.3.6 Bildgebende Verfahren

Tab. 9.6 Krankheitsursachen [J787/L143]

Intrinsische (von innen kommende) Faktoren	• Genetisch bedingt (vererbt) • Höheres Lebensalter • Tumor
Extrinsische (von außen kommende) Faktoren	• Toxine (Gifte) • Stress, der sich auch körperlich auswirken kann • Psychosozial (psychische Erkrankung, die sich negativ auf soziale Kontakte auswirkt) • Allergien • Infektionen

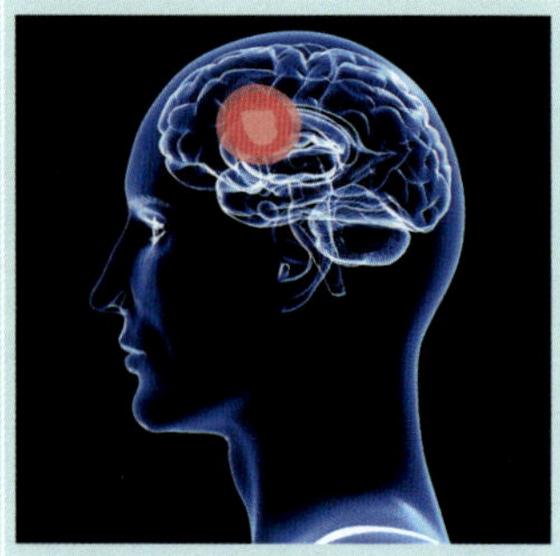

9.3.5 Labordiagnostik

Oft kann erst durch die Bestimmung von Werten verschiedener Körperflüssigkeiten erkannt werden, ob ein Mensch gesund oder krank ist (➤ Tab. 9.7). Die Labordiagnostik bedient sich dabei verschiedener Verfahren.

9.3.7 Therapiemöglichkeiten

Tab. 9.7 Labordiagnostik [J787-087, K115]

Körperflüssigkeit	Beispiele
Blut	• Blutbild • Blutkultur • CRP (C-reaktives Protein) • BKS (Blutkörpersenkungsgeschwindigkeit) • Gerinnung • Blutchemie (z. B. Elektrolyte, Nierenwerte, Leber, Galle/Pankreaswege, Harnsäure, Laktat, HbA_{1c}) • Hormone, Drogen, Medikamentenspiegel
Urin	• Farbe (➤ 29.4) • Beimengungen (z. B. Eiweiß, Zucker, Aceton) • Elektrolyte (z. B. Kalium, Natrium, Kalzium, Magnesium) • Mikroglobulin (Eiweißbausteine) • Kultur: Anzüchten von Bakterien auf Kulturmedium • Nachweis von Hormonen, Drogen etc.
Liquor (Gehirnwasser)	• Zellen (weiße Blutkörperchen *[Leukozyten]*, rote Blutkörperchen *[Erythrozyten]*) • Zucker • Milchsäure *(Laktat)* • Kultur • Einfärbung zur Bestimmung des Bakteriums *(Gramfärbung)* • Antikörpernachweis
Stuhl	• Bakterien • Blut • Parasiten
Auswurf, Sekret der tiefen Atemwege (Sputum)	• Menge • Farbe • Geruch • Konsistenz

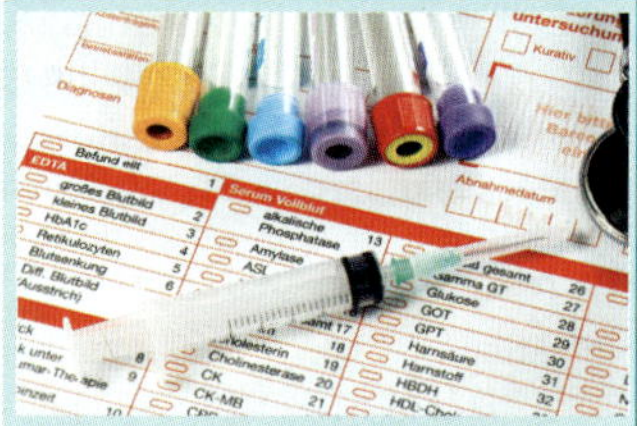

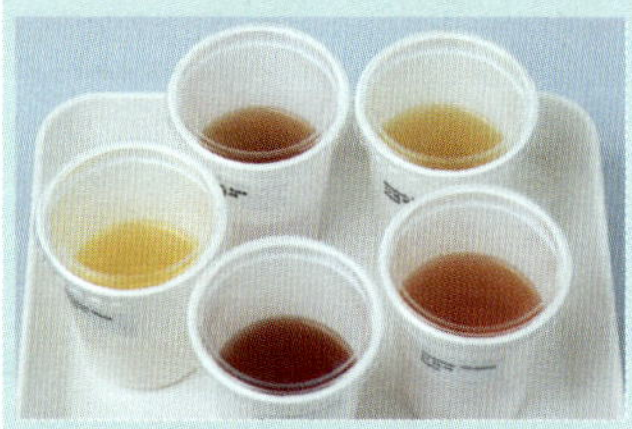

MERKE

Erst die Labordiagnostik gibt oft endgültig Aufschluss über die physiologischen und pathologischen Vorgänge im Körper. Ausscheidungen wie Urin können aber von den Pflegenden beobachtet und beurteilt werden. Hier können veränderte Farbe, Geruch, Menge usw. auf mögliche Erkrankungen hinweisen, die eine Laboruntersuchung nach sich ziehen.

9.3.6 Bildgebende Verfahren

So vielfältig wie die Labordiagnostik sind auch die Möglichkeiten, das Innere des Körpers zu betrachten, zu untersuchen und dabei Gewebeproben *(Biopsie)* zu entnehmen oder Ströme, z. B. Gehirnströme, nach außen abzuleiten (➤ Tab. 9.8).

Tab. 9.8 Bildgebende Verfahren [J787]

- Ultraschall
- Röntgen
- Magnetresonanztomografie (MRT)
- Computertomografie (CT)
- Szintigrafie
- Elektroenzephalogramm (EEG)
- Elektrokardiogramm (EKG)

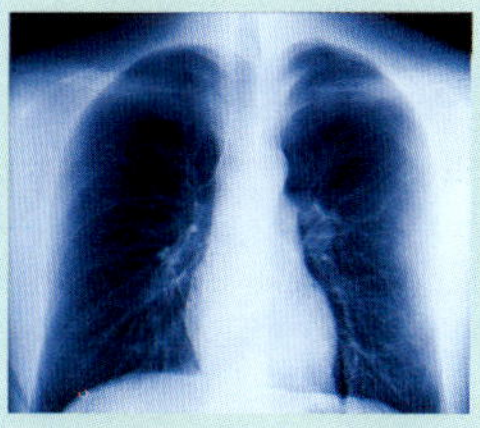

TAB. 9.8

MERKE

Nicht alle bildgebenden Verfahren sind gleichermaßen geeignet, um Organe, Knochenstrukturen oder pathologische Veränderungen festzustellen. Darum bedient sich die Medizin verschiedener Verfahren, die je nach notwendiger Diagnosestellung eingesetzt werden.

MERKE

9.3.7 Therapiemöglichkeiten

Verschiedene Erkrankungen bedingen auch verschiedene Therapien (➤ Tab. 9.9). Oft bewirkt nur das Zusammenspiel mehrerer Therapieansätze eine positive Wirkung auf die Verbesserung der Erkrankung oder des Zustands.

Tab. 9.9 Beispielhafte Therapiemöglichkeiten [J787]

- Veränderung der Lebensgewohnheiten
- Gesprächstherapie
- Physiotherapie (früher: Krankengymnastik; Förderung der Bewegungsfähigkeit)
- Ergotherapie (Förderung der Handlungsfähigkeit)
- Medikamentöse Therapie
- Chirurgische Therapie
- Strahlentherapie

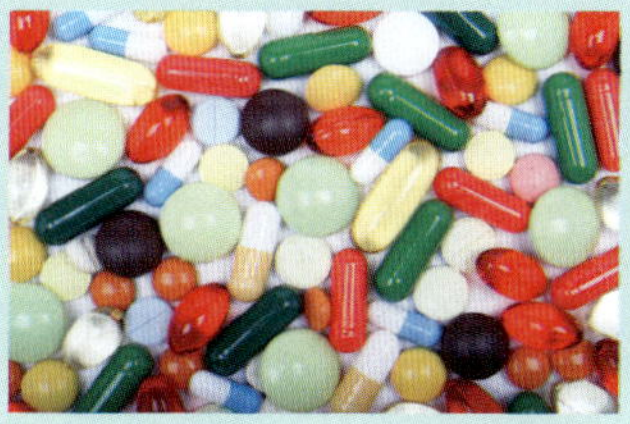

TAB. 9.9

WIEDERHOLUNGSFRAGEN

1. Nennen Sie Beispiele für stabile und instabile Pflegesituationen.
2. Beschreiben Sie Pflegebedürftigkeit und Pflegebedarf.
3. Erklären Sie die sechs Module des Begutachtungsinstruments, das zur Einstufung in den jeweiligen Pflegegrad genutzt wird.
4. Erklären Sie anhand von Beispielen den Begriff „Pflegephänomen".
5. Nennen Sie allgemeine Therapiemöglichkeiten.
6. Nennen Sie einfache und spezielle Begriffe der Pathologie.
7. Erklären Sie die Begriffe „intrinsische" und „extrinsische Krankheitsursachen".
8. Definieren Sie die Begriffe „Verhinderungspflege" und „Kurzzeitpflege".

LITERATUR

Quellen

Altenpflege konkret. Gesundheits- und Krankheitslehre. 6. Aufl. München: Elsevier; 2020.
Bundesministerium für Gesundheit. Weitere Leistungen und Angebote zur Unterstützung im Alltag. 2025. Aus: www.bundesgesundheitsministerium.de/pflege-zu-hause/weitere-leistungen-und-angebote-zur-unterstuetzung-im-alltag (letzter Zugriff: 6.2.2025).
Deutsche Gesellschaft für Pflegewissenschaft. Sektion Pflegephänomene. Aus: https://dg-pflegewissenschaft.de/sektionen/klinische-pflege/pflegephaenomene/ (letzter Zugriff: 6.2.2025).
Heuwinkel-Otter A, Nümann-Dulke A, Matscheko N. Pflegediagnosen für die Kitteltasche. Berlin: Springer; 2011.

Weiterführende Literatur

Keller C, Menche N, Teigeler B (Hrsg.). Pflege Heute. 8. Aufl. München: Elsevier; 2023.
Menche N (Hrsg.). Biologie, Anatomie, Physiologie. 9. Aufl. München: Elsevier; 2023.

KAPITEL

10 Entwicklung des Menschen

Christoph Keller

LERNZIELE

LERNZIELE: DAS KANN ICH BALD GUT

Am Ende dieser Lerneinheit werde ich ...

- soziale und biografische Informationen des zu pflegenden Menschen und seines familiären Umfelds erheben können,
- bei der Gestaltung von Alltagsaktivitäten die Bedürfnisse, Erwartungen sowie die Lebens- und Entwicklungsphase der zu pflegenden Menschen berücksichtigen.

Pina in der Schule

Pina ist nach ihrem Praxiseinsatz wieder in der Pflegeschule. Im heutigen Unterricht lernt sie etwas über die Entwicklung des Menschen in den einzelnen Lebensabschnitten (➤ Abb. 10.1, ➤ Abb. 10.2).

ABB. 10.1

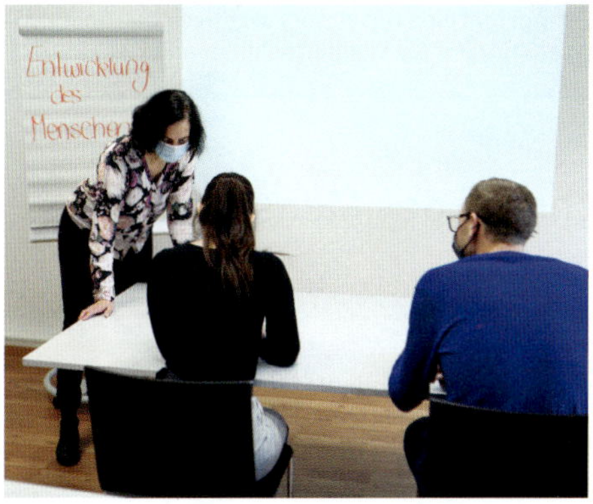

Abb. 10.1 In der aktuellen Unterrichtseinheit steht die Entwicklung des Menschen im Mittelpunkt [J803/L138]

ABB. 10.2

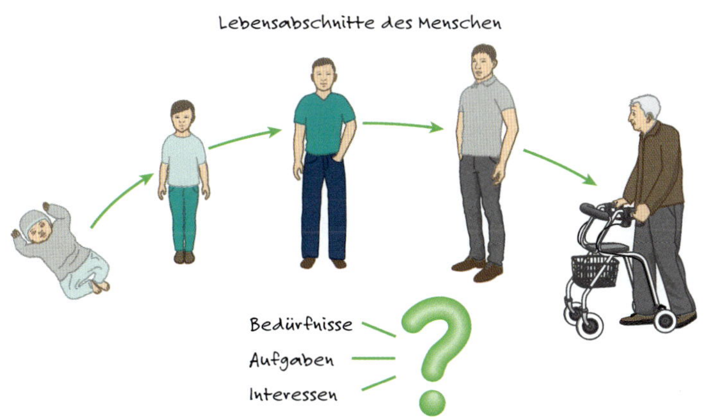

Abb. 10.2 Die einzelnen Lebensabschnitte sind mit unterschiedlichen Bedürfnissen, Aufgaben und Interessen verbunden [L138]

Zur Orientierung

Pina in der Schule

ABB. 10.3

MERKE

10.1 Entwicklung und Lebensabschnitte des Menschen

DEFINITION

Pina in der Schule

MERKE

Pina lernt, dass Pflegeassistentinnen und -assistenten bei der Pflege von Menschen in den verschiedenen Lebensabschnitten vielseitige und umfangreiche Aufgaben haben. Dazu bedarf es eines vielseitigen Wissens zu …

- der jeweiligen Lebensphase und Lebenssituationen der Menschen,
- den Entwicklungsaufgaben, kritischen Lebensereignissen und möglichen Bewältigungsstrategien der Menschen,
- den biografischen Einflüssen und dem aktuellen Kontext des jeweiligen Menschen (➢ Abb. 10.3).

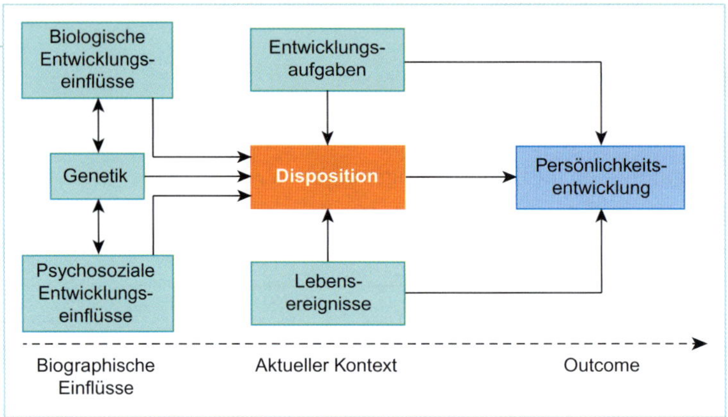

Abb. 10.3 Einflussfaktoren auf die Entwicklung des Menschen [L143]

MERKE

In der Pflegefachassistenz ist es wichtig, das **individuelle Alter** sowie den **Entwicklungsstand** zu berücksichtigen. Gleiche kritische Ereignisse können bei Menschen unterschiedlichen Alters verschiedene Auswirkungen haben. Beispielsweise ist bei der Ganzkörperpflege im Kindesalter auf eine kindgerechte Erklärung beim Vorgehen zu achten, während in der Pubertät das Schamgefühl eine besonders wichtige Rolle spielt. Mit zunehmendem Alter rücken Wahrnehmungseinschränkungen (Hörgeräte, Sichthilfen) in den Fokus.

10.1 Entwicklung und Lebensabschnitte des Menschen

DEFINITION

Entwicklung ist eine zielgerichtete Reihe von zusammenhängenden Veränderungen des Erlebens und Verhaltens im Laufe des Lebens.

Pina erfährt, dass die Entwicklung des Menschen unter verschiedenen Gesichtspunkten beschrieben und klassifiziert werden kann. Hierzu zählen z. B.:

- Die Einteilung nach dem kalendarischen Alter (Altersangaben)
- Die Einteilung in altersbezogene Lebensabschnitte (Kind, Jugendliche Erwachsene, alte Menschen, ➢ Abb. 10.4)
- Die Einteilung der Entwicklung anhand von körperlichen, psychologischen und sozialen Merkmalen (➢ 10.1.1, ➢ 10.1.2)

Grundsätzlich entwickeln sich Menschen weitestgehend biografisch gleich. Manchmal gibt es jedoch Unterschiede, z. B. bei der Entwicklungsgeschwindigkeit. Daraus ergibt sich die Frage, welche **Faktoren** die Entwicklung beeinflussen (➢ Abb. 10.3). Für die Pflegeassistenz ist die Antwort auf diese Frage relevant, da es zum Tätigkeitsfeld der Pflege gehört, die Bedürfnisse der Menschen in den unterschiedlichen Entwicklungsphasen zu berücksichtigen (➢ Abb. 10.5).

MERKE

Entwicklungsprozesse treten in einer bestimmten Reihenfolge auf und werden als nicht umkehrbar angesehen. Die Entwicklungsprozesse lassen sich bestimmten Altersspannen zuordnen.

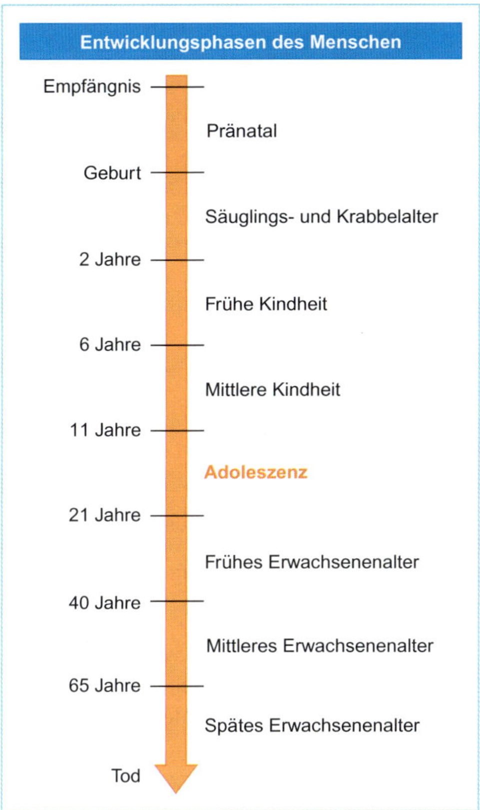
Entwicklungsphasen des Menschen
Empfängnis
Pränatal
Geburt
Säuglings- und Krabbelalter
2 Jahre
Frühe Kindheit
6 Jahre
Mittlere Kindheit
11 Jahre
Adoleszenz
21 Jahre
Frühes Erwachsenenalter
40 Jahre
Mittleres Erwachsenenalter
65 Jahre
Spätes Erwachsenenalter
Tod

Abb. 10.4 Die einzelnen Entwicklungsphasen des Menschen [L143]

ABB. 10.4

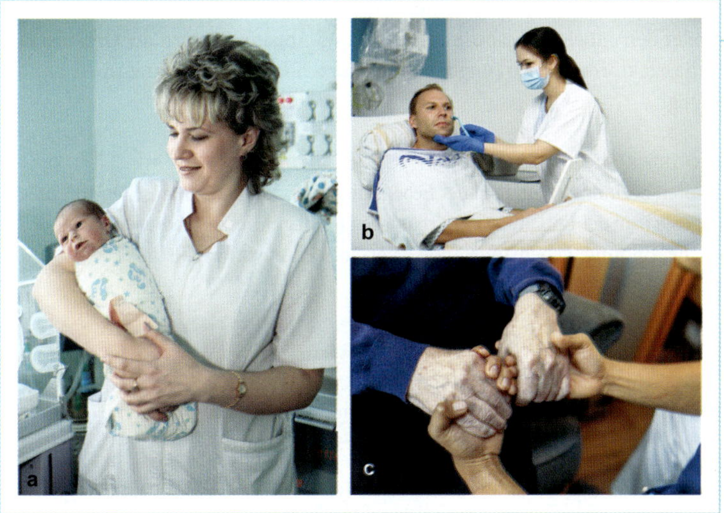

Abb. 10.5 Die Pflegebedürfnisse eines Menschen hängen von den unterschiedlichen Lebensabschnitten ab: Ein **(a)** Säugling benötigt eine andere Pflege als ein **(b)** junger Erwachsener oder ein **(c)** alter Mensch [J787-088, J803, J787-033]

ABB. 10.5

10.1.1 Entwicklung des Menschen unter soziologischen und biologischen Gesichtspunkten

Wie Pina lernt, gilt es als eine wissenschaftlich begründete Erkenntnis (z. B. aus Zwillingsstudien), dass verschiedene Faktoren die Entwicklung des Menschen wechselseitig beeinflussen. Dies sind **genetische** und **biologische** Einflussfaktoren, **Umweltfaktoren** sowie individuelle **psychosoziale** Einflussfaktoren (➤ Abb. 10.6).

Biologisch-genetische Faktoren

Menschen haben mit ihrer Geburt ein genetisch-biologisches Entwicklungspotenzial, das durch ihre Sozialisation/Umwelt weiter geprägt und biografisch verändert wird.

10.1.1 Entwicklung des Menschen unter soziologischen und biologischen Gesichtspunkten

Pina in der Schule

ABB. 10.6

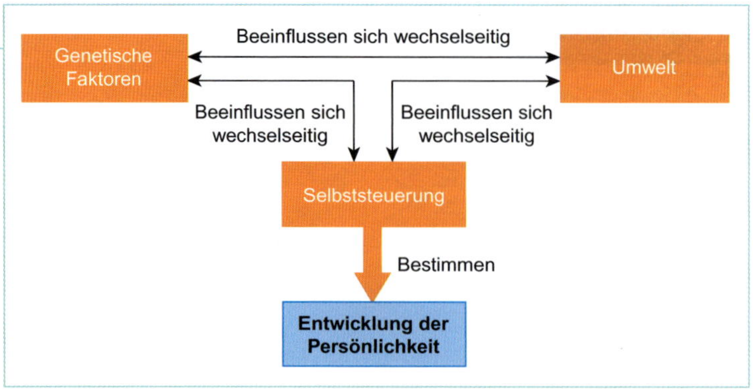

Abb. 10.6 Wechselwirkungen der verschiedenen Einflussfaktoren auf die Entwicklung [L143]

DEFINITION

DEFINITION

Gene sind bestimmte individuelle Vererbungseinheiten, die die Chromosomen bilden und an die nächste Generation weitergeben.
Als **Anlage** wird die genetische Ausstattung eines Lebewesens bezeichnet, die bei der Befruchtung festgelegt wird.

Die genetische Grundausstattung findet durch das Zusammentreffen einer Samenzelle mit einer Eizelle statt. Die Verknüpfung der beiden Zellkerne bedingt die genetische Ausstattung des Menschen (Chromosomen, Gene, Vererbung, genetische Ausstattung).
Dies zeigt sich z. B. in der …

- Entwicklung von Länge und Gewicht des Körpers von Neugeborenen,
- motorischen Entwicklung,
- anatomisch-physiologischen Entwicklung der Organe und Organsysteme,
- hormonellen Regulation oder den entwicklungsbedingten Auf- und Abbauprozessen des Organismus.

Auch haben biologische Einflussfaktoren Auswirkungen auf die sprachliche Entwicklung sowie auf die emotional-geistige Entwicklung.

Umwelt- und Sozialisationsfaktoren

Umwelt und Sozialisationsfaktoren beeinflussen im Lauf des Lebens die Entwicklung des Menschen von außen. Sie sind als Bedingungen maßgeblich an der Entfaltung der Erbanlagen beteiligt. Hierzu gehören z. B.:

- Kulturelle Einflüsse (Sprache, Bildung, Lebensumstände, Wertvorstellungen, Wohlstand)
- Soziale Einflüsse (z. B. Erziehung, Normen, Beziehungsbildung)

DEFINITION

DEFINITION

Umweltfaktoren sind alle direkten und indirekten Einflüsse, denen ein Lebewesen von der Befruchtung der Eizelle (Empfängnis) bis zu seinem Tod ausgesetzt ist.
Sozialisation ist ein Prozess, in dessen Verlauf ein Mensch in die Gesellschaft hineinwächst, ihre Normen verinnerlicht sowie Beziehungen zu anderen Individuen aufbaut und pflegt. **Sozialisationsfaktoren** sind Einflüsse, die zur sozialen Entwicklung einer Person beitragen (Familie, Freunde, Schule, Medien etc.). Sie prägen Verhalten, Einstellungen und Werte eines Individuums.

Auch die **Selbststeuerung** – also die Willenskraft des Menschen, seine eigene Entwicklung zu beeinflussen – hat Auswirkungen auf seine weitere Entwicklung (z. B. Disziplin, Zielsetzungen, Erforschen, Erfahrungen etc.).

DEFINITION

DEFINITION

Als **Selbststeuerung** werden alle Kräfte bezeichnet, mit denen das Individuum als aktives Wesen „von sich aus“ Entwicklungsprozesse in seiner Entwicklung herbeiführt.

Die Selbststeuerung kann die **Interaktion** von genetischer Anlage und Umweltfaktoren aktiv beeinflussen und dadurch hemmend oder fördernd in der Entwicklung wirken.

MERKE

Anlage, Umwelt und Selbststeuerung sind voneinander abhängig und gleichwertig an der Entwicklung des Menschen beteiligt.

- Umwelteinflüsse sind von der genetischen Ausstattung und der Selbststeuerung abhängig.
- Umwelteinflüsse und die Selbststeuerung beeinflussen die genetische Ausstattung.
- Die genetische Ausstattung und die Umwelteinflüsse haben Auswirkungen auf die Selbststeuerung.
- Gleiche Anlagen und gleiche Umwelteinflüsse wirken aufgrund der Selbststeuerung in unterschiedlicher Weise.
- Gleiche genetische Ausstattungen (Zwillinge) und gleiche Einflüsse der Selbststeuerung werden durch die Umweltbedingungen beeinflusst und können unterschiedliche Entwicklungstendenzen zeigen.
- Gleiche Umwelteinflüsse und eine gleiche Selbststeuerung können bei einer unterschiedlichen Anlage unterschiedliche Entwicklungen herbeiführen (➤ Abb. 10.6).

MERKE

Weitere Einflussfaktoren auf die Entwicklung des Menschen

Auch die **Reifung** hat einen wesentlichen Einfluss auf die Entwicklung des Menschen. Dabei handelt es sich um einen genetisch gesteuerten Einflussfaktor, der nach inneren Gesetzmäßigkeiten verläuft und trotzdem von Umweltfaktoren beeinflusst wird.

Lernen ist der Erwerb bzw. die Änderung von bestehenden Erlebnis- und Verhaltensweisen (➤ 2.3). Durch Lernprozesse in der Auseinandersetzung mit Reifeprozessen wird ebenfalls maßgeblich die Entwicklung beeinflusst.

MERKE

Reifung und **Lernen** beeinflussen sich gegenseitig bei der menschlichen Entwicklung und sind voneinander abhängig. Wenn nicht gelernt wird, kann keine Reifung erfolgen und Reifungsvorgänge stagnieren (➤ Abb. 10.7).

MERKE

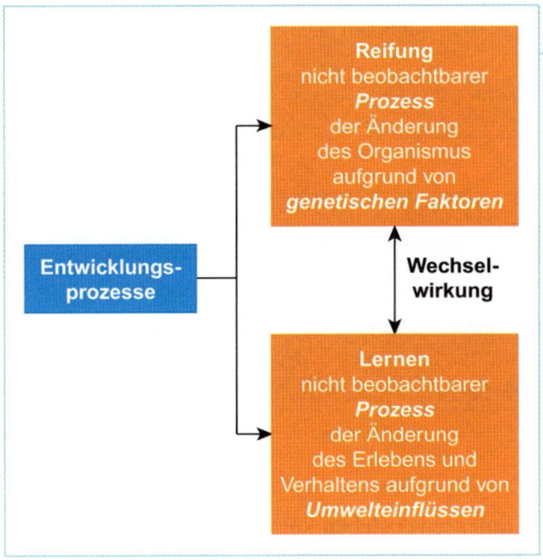

Abb. 10.7 Wechselwirkung von Reifung und Lernprozessen als Einflussfaktor auf die Entwicklung des Menschen [L143]

ABB. 10.7

10.1.2 Entwicklungsaufgaben des Menschen

Pina hat gelernt, dass die Entwicklung des Menschen von biologischen und psychosozialen Faktoren (Umweltfaktoren) beeinflusst wird. Doch wie geht die Entwicklung im Einzelnen vor sich, und was gehört alles dazu? Um das zu erfahren, muss sich Pina mit den Entwicklungsaufgaben auseinandersetzen.

10.1.2 Entwicklungsaufgaben des Menschen
Pina in der Schule

DEFINITION

Entwicklungsaufgaben sind Anforderungen, die in einem bestimmten Lebensabschnitt eines Menschen auftreten und in diesem Abschnitt bewältigt werden müssen.

DEFINITION

Zur Orientierung

TAB. 10.1

TAB. 10.2

TAB. 10.3

TAB. 10.4

MERKE

Frühkindliche Sensorik, Motorik und emotionale Entwicklung

Mit der erfolgreichen Geburt besitzt der Säugling sensorische Fähigkeiten, die auf das Überleben in der Umwelt abgestimmt sind. Im weiteren Verlauf des Lebens entwickeln sich die Sinne bei jedem Menschen in unterschiedlichem Tempo (➤ Tab. 10.1, ➤ Tab. 10.2, ➤ Tab. 10.3, ➤ Tab. 10.4).

Tab. 10.1 Entwicklung der Sensorik

Sinn	Entwicklungsphase
Hörsinn	In der Gebärmutter kann der Fötus den Frequenzbereich menschlicher Stimmen erkennen. Nach der Geburt reagiert das Neugeborene auf die Stimme der Mutter
Sehsinn	Neugeborene können in einer Entfernung von 20 bis 25 cm scharf sehen und haben eine Präferenz für Gesichter. Nach einem Monat kann der Säugling Bewegungsmuster wahrnehmen. Mit ca. sechs Monaten entwickelt das Kind die Sehschärfe von Erwachsenen
Berührung	Schon innerhalb der Gebärmutter reagiert der Fötus auf Berührungen und kann auf Schmerzreize reagieren
Geruchs- und Geschmackssinn	Bei Neugeborenen sind Geruchs- und Geschmackssinn besonders gut ausgebildet. Auch die verschiedenen Geschmacksrichtungen kann das Neugeborene auseinanderhalten

Tab. 10.2 Entwicklung der Motorik

Entwicklungsphase	Erläuterung der Motorik
1. Monat	Behält leicht greifbare Objekte in der Hand
8. Monat	Sitzen und Stehen mit Unterstützung
Ab dem 15. Monat	Selbstständiges Gehen

Tab. 10.3 Emotionale Entwicklung

Entwicklungsphase	Erläuterung
Ca. 6–8 Wochen	Soziales Lächeln als Reaktion auf Stimmen und Gesichter
6–8 Monate	Fremdeln/Fremdenangst als Angstreaktion auf einen als fremd wahrgenommen Menschen
1½–3 Jahre	Bildung des Selbstkonzepts, Entwicklung von selbstbezogenen Gefühlen wie Stolz und Scham

Tab. 10.4 Sprachliche Entwicklung

Entwicklungsphase	Erläuterung
4–5 Monate	Lallstadium: Produktion von silbenähnlichen Lauten („Dadada", „Lalala")
12 Monate	Ein-Wort-Stadium: Produktion von einzelnen Worten zur Benennung von Objekten („Ball", „Mama")
25 Monate	Telegrammstadium: kurze, einfache Sätze aus Inhaltswörtern

Entwicklung in der Adoleszenz

In der Übergangszeit vom Kind zum Erwachsenen **(Adoleszenz)** stehen körperliche (biologische) Entwicklungsprozesse im Vordergrund (➤ Kap. 32). Begleitet wird der Entwicklungsprozess durch die Entwicklung der psychosozialen Identität und Rolle.

MERKE

Zu den Entwicklungsaufgaben der Jugend gehören u. a. (➤ Abb. 10.8):
- Annahme und Akzeptanz der körperlichen Veränderungen und der sexuellen Identität
- Entwicklung der eigenen Identität und der eigenen Persönlichkeit (z. B. Selbstreflexion und Verantwortungsübernahme)
- Ablösung von der eigenen Familie und Bestrebung zur Unabhängigkeit sowie Bedeutung der eigenen Peer Group (Gleichaltriger)

ABB. 10.8

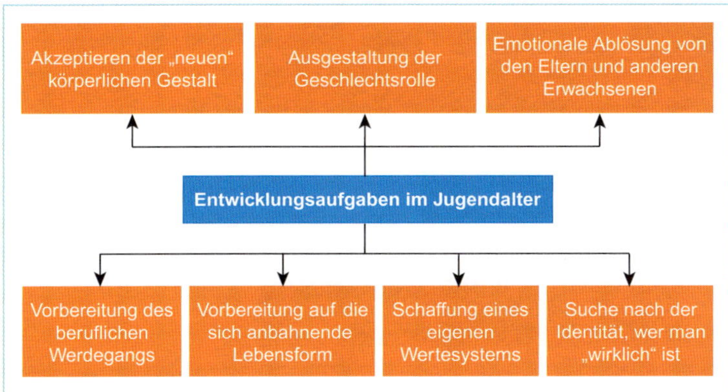

Abb. 10.8 Entwicklungsaufgaben im Jugendalter [L143]

JUGENDLICHE

JUGENDLICHE

Krankheitsbildung und Krisen im Jugendalter können u. a. sein:

- Essstörungen wie Anorexia nervosa (Magersucht) und Bulimie (Essstörung, die durch wiederkehrende „Essanfälle" geprägt ist)
- Gesundheitsgefährdendes Verhalten im Jugendalter (z. B. Alkohol- und Drogenkonsum)

Entwicklung im Erwachsenenalter

Pina in der Schule

Pina lernt, dass im Erwachsenenalter **psychosoziale** Entwicklungsaufgaben▪]▪ im Vordergrund stehen. Aber auch der Beginn der körperlichen Abbauprozesse im Alter stellt Erwachsene vor Herausforderungen.

ERWACHSENE

ERWACHSENE

Zu den Entwicklungsaufgaben im Erwachsenenalter gehören u. a. (➤ Abb. 10.9):

- Unabhängigkeit von der Kernfamilie
- Einstieg in das Berufsleben und Annahme der Berufsrolle
- Annahme der Elternrolle bzw. Familiengründung und der Umgang mit einer Doppelbelastung (Familie und Arbeit)

ABB. 10.9

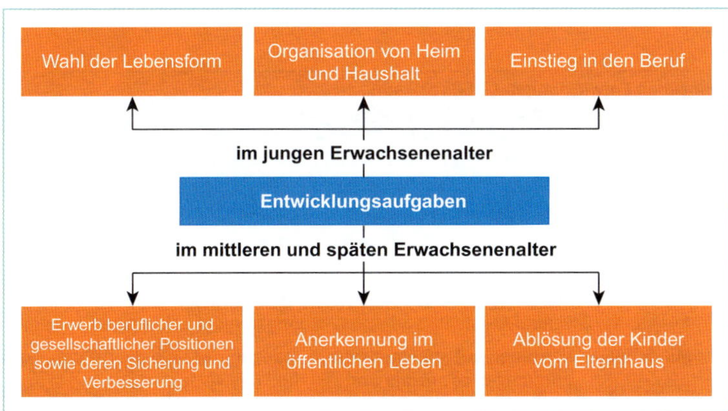

Abb. 10.9 Entwicklungsaufgaben im Erwachsenenalter [L143]

Entwicklung im hohen Alter

Die Fachrichtung der **Gerontopsychologie** (Psychologie des Alterns) hat viele Theorien zum Prozess des Alterns entwickelt. Der Blickpunkt der Forschung konzentriert sich dabei auf die Bedingungen für ein erfolgreiches Altern.

Pina in der Schule

Pina erfährt, dass die Forschung heute davon ausgeht, dass auch im Alter Entwicklungschancen und -möglichkeiten bestehen. Dabei nimmt die persönliche Bewertung des Alterns einen enormen Stellenwert ein (➤ Abb. 10.10).

ABB. 10.10

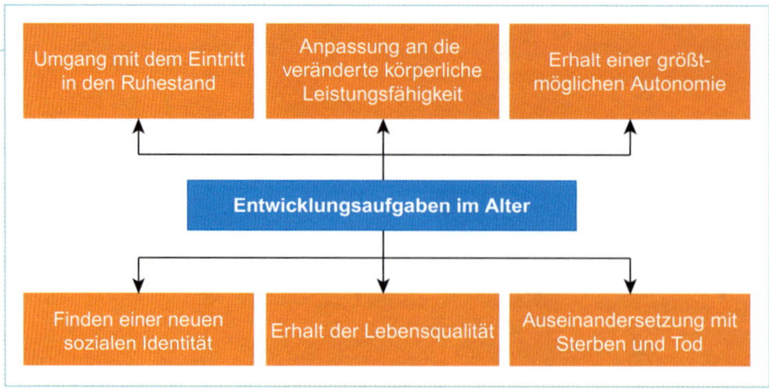

Abb. 10.10 Entwicklungsaufgaben im Alter [L143]

ÄLTERE MENSCHEN

ÄLTERE MENSCHEN

Risikofaktoren für ein nicht erfolgreiches Altern können neben körperlichen und psychischen Erkrankungen sein:
- Soziale Isolierung (Einsamkeit)
- Altersarmut
- Fehlende soziale Netzwerke (Freundschaften, Familie)

10.2 Soziale Entwicklungstheorien und Entwicklungsaufgaben
Pina in der Schule

10.2 Soziale Entwicklungstheorien und Entwicklungsaufgaben

Wie Pina bereits gelernt hat, gibt es verschiedene Ansätze, um die Entwicklungsphasen des Menschen zu charakterisieren.

10.2.1 Entwicklungsphasenmodell nach Erik Erikson

10.2.1 Entwicklungsphasenmodell nach Erik Erikson

Ein Modell zur Entwicklung des Menschen ist das **Entwicklungsphasenmodell nach Erik Erikson.** Die Grundannahme des Modells ist es, dass sich Menschen durch Reifungsprozesse und ihre Erfahrung in der Auseinandersetzung mit der Umwelt stufenweise entwickeln. Die Veränderung erfolgt dabei durch die Bewältigung von Anforderungen innerhalb der jeweiligen Entwicklungsphase. Wird die Herausforderung nicht bewältigt, kann dies zu negativen Auswirkungen führen (➤ Tab. 10.5).

Das Modell von Erikson wird heutzutage teilweise kritisiert. Trotzdem hat es weiterhin seine Berechtigung für das Verständnis zur Entwicklung des Menschen.

TAB. 10.5

Tab. 10.5 Modell der psychosozialen Entwicklung nach Erik Erikson

Alter (Jahre)	Stufe	Angemessene Lösung	Unangemessene Lösung
0–1	Ur-Vertrauen vs. Ur-Misstrauen	Stabiles Sicherheitsbewusstsein	Unsicherheit, Angst, emotionale Verwahrlosung
1–3	Autonomie vs. Selbstzweifel	Selbstwahrnehmung als Handelnder, als Verursacher von Geschehnissen	Zweifel an der eigenen Fähigkeit, mit Ereignissen angemessen umzugehen
3–5	Initiative vs. Schuld	Vertrauen auf eigene Initiative und Kreativität	Gefühl fehlenden Selbstwerts, Angst, nicht liebenswert zu sein
6–11	Kompetenz vs. Minderwertigkeit	Vertrauen auf angemessene grundlegende soziale und intellektuelle Fähigkeiten	Mangelndes Selbstvertrauen, Gefühl des Versagens
12–18	Identität vs. Rollendiffusion	Festes Vertrauen in die eigene Person	Unsicheres Selbstbewusstsein
19–40	Intimität vs. Isolierung	Fähigkeit zur Nähe und zur Bindung an jemand anderen	Gefühl der Einsamkeit, Leugnung des Bedürfnisses nach Nähe
40–65	Generativität (Sorge um das Wohlergehen der nachfolgenden Generationen) vs. Stagnation	Interesse an Familie, Gesellschaft und an eine Zukunftsgestaltung	Selbstbezogene Interessen, fehlende Zukunftsorientierung
Ab 65	Ich-Integrität vs. Verzweiflung	Grundlegende Zufriedenheit mit dem Leben	Gefühl der Enttäuschung, Angst vor dem Tod

10.2.2 Kritische Lebensereignisse in der Entwicklung des Menschen

In der lebenslangen Entwicklung der Menschen geschieht es immer wieder, dass Menschen Anpassungsleistungen an veränderte Situationen leisten müssen. Besonders **kritische Lebensereignisse** stellen dabei eine Herausforderung dar.

DEFINITION

Kritische Lebensereignisse sind Erlebnisse, deren Folgen den Betroffenen (zunächst) überfordern. Sie erfassen erfreuliche und unerfreuliche Situationen gleichermaßen.

Die Auswirkungen von kritischen Lebensereignissen sind je nach Schweregrad und Bewältigungsmechanismus unterschiedlich und können dadurch auch unterschiedliche Konsequenzen für den Betroffenen haben. Folgende Merkmale stellen hohe Anforderungen an die persönliche Anpassungsleistung:

- Geringe Kontrollierbarkeit (z. B. Unfall)
- Große Unerwünschtheit (z. B. nicht gewollte Schwangerschaft)
- Geringe Vorhersagbarkeit (z. B. Tod einer nahestehenden Person)
- Früher biografischer Einschnitt (z. B. Verlust eines Elternteils)
- Hohe persönliche Relevanz (z. B. erlebte Gewalt)

ACHTUNG

In der Pflege sind die folgenden Ereignisse bei Betroffenen ebenfalls als kritisches Lebensereignis zu werten:

- Chronische Erkrankungen
- Übertritt in stationäre Einrichtungen
- Sterbephase
- Durch ein Krankheitserlebnis oder einen Unfall hervorgerufene Behinderung

MITDENKEN

- Kritische Lebensereignisse können gesundheitsgefährdend sein. Es ist wichtig, Menschen in Lebenskrisen zu begleiten sowie beratend-pflegerisch tätig zu sein.
- Kritische Lebensereignisse können durch Copingstrategien bewältigt werden (➤ 2.2.4). Auch hier können Pflegende unterstützend wirken.

WIEDERHOLUNGSFRAGEN

1. Erläutern Sie das Zusammenwirken von Anlage, Umwelt und Selbststeuerung für die Entwicklung des Menschen.
2. Nennen Sie drei Entwicklungsaufgaben im Jugendalter.
3. Nennen Sie zwei Entwicklungsaufgaben im Erwachsenenalter.
4. Diskutieren Sie kritisch das psychosoziale Entwicklungsmodell nach Erik Erikson und erläutern Sie die einzelnen Phasen.

10.2.2 Kritische Lebensereignisse in der Entwicklung des Menschen

DEFINITION

ACHTUNG

MITDENKEN

LITERATUR UND KONTAKTADRESSEN

Quellen

Bundesministerium für Gesundheit. Ausbildungs- und Prüfungsverordnung für die Pflegeberufe (Pflegeberufe-Ausbildungs- und -Prüfungsverordnung – PflAPrV). 2018. Aus: www.bgbl.de/xaver/bgbl/start.xav?startbk=Bundesanzeiger_BGBl&jumpTo=bgbl118s1572.pdf#__bgbl__%2F%2F*%5B%40attr_id%3D%27bgbl118s1572.pdf%27%5D__1580539215332 (letzter Zugriff: 20.1.2025).

Hobmair H et al. (Hrsg.). Psychologie. 5. Aufl. Köln: Bildungsverlag EINS; 2013.

Keller C (Hrsg.). Pflegen. Grundlagen und Interventionen. 3. Aufl. München: Elsevier; 2021.

Kessler H. Kurzlehrbuch Medizinische Psychologie und Soziologie. 4. Aufl. Stuttgart: Thieme; 2021.

Schleicher S. Blickpunkt Sozialpflege. 3. Aufl. Köln: Bildungsverlag EINS; 2013.

Thun-Hohenstein L. Soziale Einflüsse auf die Entwicklung von Kindern. Imago Hominis. 2005; 12(4): 291–294. Aus: www.imabe.org/index.php?id=501&print=1&no_cache_1 (letzter Zugriff: 20.1.2025).

Weiterführende Literatur

Berk LE. Entwicklungspsychologie: Von der Kindheit bis ins hohe Alter. 10. Aufl. München: Pearson Studium; 2024.

Pantel J et al. Praxishandbuch Altersmedizin: Geriatrie – Gerontopsychiatrie – Gerontologie. 2. Aufl. Stuttgart: Kohlhammer; 2021.

Stier B, Weissenrieder N, Schwab KO. Jugendmedizin. 2. Aufl. Heidelberg: Springer; 2018.

Kontaktadressen

Deutsche Gesellschaft für Geriatrie: www.dggeriatrie.de

Deutsche Gesellschaft für Kinder und Jugendmedizin e. V.: www.dgkj.de

Deutsche Gesellschaft für Sozialpädiatrie und Jugendmedizin e. V.: www.dgspj.de

KAPITEL

11 Unterstützung bei der Selbstversorgung

Susanne Lunk

LERNZIELE: DAS KANN ICH BALD GUT

Am Ende dieser Lerneinheit werde ich ...
- wissen, wie Körperpflege im Bett und am Waschbecken stattfindet,
- eine belebende und beruhigende Ganzkörperwaschung durchführen können,
- wissen, wie Mundpflege durchgeführt wird,
- eine Nass- sowie eine Trockenrasur vornehmen können,
- die Besonderheiten bei der Pflege von Säuglingen und Kleinkinder kennen,
- eine Augen,- Nasen- und Ohrenpflege durchführen können,
- Augentropfen, Augensalbe und Ohrentropfen verabreichen können,
- eine Haarwäsche im Bett durchführen können.

11.1 Körperpflege bei Erwachsenen

Pina überlegt, wie sie sich ohne das tägliche Duschen am Morgen fühlen würde – unwohl und müde. Jedoch würde es ihr auch komisch vorkommen, wenn ihr jemand dabei helfen müsste.

Körperpflege ist ein täglich stattfindendes Ritual. Benötigen die Pflegbedürftigen Hilfe, ist ihnen das oft unangenehm und peinlich (➢ 2.2.1). Pflegende greifen in die Intimsphäre von zu pflegenden Menschen ein. Ein hohes Maß an Sensibilität und Empathie ist hier gefragt, damit der zu Pflegende sich angenommen und verstanden fühlt. Die **Ziele** der Körperpflege sind:

- Reinigung der Haut
- Wohlbefinden der zu pflegenden Person erhalten und fördern
- Krankheiten durch körperliche Hygiene vorbeugen
- Die zu pflegende Person durch Art und Umfang der Hilfestellung zu aktivieren und dabei weder zu über- noch zu unterfordern
- Intakten Hautzustand erhalten

Individualität spielt bei der Körperpflege eine große Rolle. Daher berücksichtigt Pina Wünsche, Gewohnheiten und den Grad der Mobilität. Folgende Fragen kann Pina zu pflegenden Menschen stellen, um deren Bedürfnisse, Vorlieben und Rituale bei der Körperpflege zu erfahren. Sind zu Pflegende nicht in der Lage, darüber Auskunft zu geben, kann Pina auch in der Pflegedokumentation nachlesen oder die Pflegefachperson oder Angehörige befragen:

- **Allgemein:**
  - Zu welcher Tageszeit wäscht sich der zu Pflegende zu Hause?
  - Benutzt er Deo, Parfüm, eigene Seife, Bodylotion, Rasierwasser, Gesichtscreme …?
  - Duscht oder badet er lieber? Wie häufig und wann?

Zur Orientierung

LERNZIELE

11.1 Körperpflege bei Erwachsenen

Pina im Praxiseinsatz

Pina im Praxiseinsatz

  - Welche Temperatur des Waschwassers bevorzugt er?
  - Wäscht er täglich seine Haare?
- **Kleidung:**
  - Hat er eigene Kleidung hier, die er anziehen möchte?
  - Ist das OP-Hemd pflegerisch notwendig?
- **Selbstständigkeit/Ressourcen:**
  - In welchen Bereichen ist der zu Pflegende selbstständig?
  - Müssen einzelne Pflegehandlungen wie das Waschen des Rückens übernommen werden?
  - Können Ressourcen genutzt werden? Gibt es Möglichkeiten der Aktivierung?
  - Welche Ziele sind mit dem zu Pflegenden angestrebt, damit er seine Selbstständigkeit wiedererlangt oder sich sein Zustand verbessert?
- **Hautzustand:**
  - Hat der zu Pflegende gesunde, intakte Haut?
  - Müssen bestimmte Hautpflegeprodukte verwendet werden?
  - Leidet der zu Pflegende unter lokalen Hauterkrankungen, z. B. Pilzinfektion, Wunden, Intertrigo, Dekubitus?
  - Besteht eine generalisierte Hauterkrankung, z. B. Neurodermitis, Schuppenflechte?
  - Liegen Hautbelastungen durch Inkontinenz, Durchfall, Fieber, Schwitzen etc. vor?
  - Hat der zu Pflegende Durchblutungsstörungen der Haut?
- **Prothesen, Seh- und Hörhilfen:**
  - Besitzt der zu Pflegende eine Ober-, Unterkieferprothese, Gebissteilprothese? Wenn ja, wie soll sie gepflegt werden?
  - Besitzt der zu Pflegende ein Hörgerät oder eine Augenprothese? Benötigt er Hilfe beim Einsetzen und Herausnehmen?
  - Besitzt der zu Pflegende eine Brille oder Kontaktlinsen? Benötigt er Hilfe bei der Nutzung?
- **Mund und Lippen:**
  - Ist die Mundschleimhaut intakt?
  - Sind die Lippen geschmeidig, riss- und rhagadenfrei?
  - Liegen Erkrankungen der Mundschleimhaut oder der Zähne vor?
  - Besteht ein Soor- und Parotitisrisiko?

WISSEN ANWENDEN

WISSEN ANWENDEN

Während der Körperpflege verbringen Pflegepersonen viel Zeit mit den zu Pflegenden. Das ist eine gute Gelegenheit, um mit ihnen ins Gespräch zu kommen – egal ob Smalltalk oder Krisengespräch. Dafür brauchen sie bereits zu Beginn der Körperpflege ihre Hörhilfen und Zahnprothesen. Zudem ist es für sie in der Regel angenehmer, wenn sie bereits vor der Unterhaltung die Mundpflege durchgeführt haben. Möchten zu Pflegende jedoch ihre gewohnte Abfolge bei der Körperpflege beibehalten, ist dies zu akzeptieren.

ACHTUNG

ACHTUNG

Bei der Körperpflege ist auf die Intimsphäre der zu Pflegenden zu achten: Findet sie im Badezimmer statt, wird die Tür geschlossen. Vor der Körperpflege im Bett werden Besucher aus dem Zimmer gebeten und in Mehrbettzimmern ein Sichtschutz aufgestellt.

Pina im Praxiseinsatz

Pina lässt zu Pflegenden bei der Körperpflege alle Pflegehandlungen, die sie selbst durchführen können, selbstständig ausführen. Sie weiß, dass zu Pflegende häufig nur ein wenig Hilfestellung benötigen, um die Pflegehandlung selbst durchführen zu können. Pina hat es gestern bei einem älteren Herrn selbst erlebt: Sie gab ihm den nassen Waschlappen in die Hand, und er konnte sich allein das Gesicht waschen. Und er hat sich so darüber gefreut!

KINDER

KINDER

Ähnliches hat Pina auch auf der Kinderstation erlebt: Kinder können in die Körperpflege aktiv mit einbezogen werden. Je nach Alter und Erkrankung können sie sich selbst waschen und benötigen nur etwas Unterstützung. In der Kinderklinik wird ein Elternteil des Kindes oft stationär mit aufgenommen. Eltern möchten die Körperpflege ihres Kindes selbst durchführen oder ihr Kind dabei unterstützen. Pina findet das sehr gut. Sie hat nämlich gemerkt, dass manche Kinder ein bisschen Angst vor ihr haben, weil sie eine fremde Person ist. Pina stellt den Eltern daher alle Waschutensilien bereit und hilft ihnen bei Bedarf bei der Körperpflege ihres Kindes. Jugendliche möchten sich dagegen bei der Körperpflege nicht mehr von den Eltern helfen lassen. Sie schämen sich, was oft auf die Pubertät zurückzuführen ist.

11.1.1 Vorbereitung des zu Pflegenden und der Umgebung

Bevor Pina mit der Körperpflege beginnt, führt sie folgende Maßnahmen durch:

- Sie fragt den zu Pflegenden nach Wünschen bei der Körperpflege, z. B. welche Kleidung er anziehen oder welche Pflegemittel er verwenden möchte (➢ Abb. 11.1), oder entnimmt diese Informationen der Pflegedokumentation.
- Pina kontrolliert die Vitalzeichen (➢ Kap. 15) des zu Pflegenden, um eine Kreislaufinstabilität auszuschließen.
- Sie schließt die Fenster und stellt bei kalter Außentemperatur die Heizung höher.
- Pina wahrt die Intimsphäre des zu Pflegenden.
- Sie fragt den zu Pflegenden, ob er vor der Körperpflege Blase oder Darm entleeren möchte.
- Sie bereitet alle benötigten Pflegeutensilien und -materialien sowie frische Kleidung und Bettwäsche vor.
- Sie führt eine Desinfektion aller Flächen durch, auf die sie während der Körperpflege Materialien ablegt. Dies ist bei der Körperpflege im Bett z. B. das Nachtkästchen. Wird der zu Pflegende am Waschbecken versorgt, erfolgt die Desinfektion des Waschbeckens und der Sitzgelegenheit. Die frische Kleidung wird an den dafür vorgesehenen Haken gehängt. Keinesfalls wird der geschlossene Toilettendeckel als Ablagefläche genutzt.
- Sie informiert den zu Pflegenden darüber, dass sie ihn bei der Körperpflege unterstützen möchte, und teilt ihm den genauen Ablauf mit.

11.1.1 Vorbereitung des zu Pflegenden und der Umgebung
Pina im Praxiseinsatz

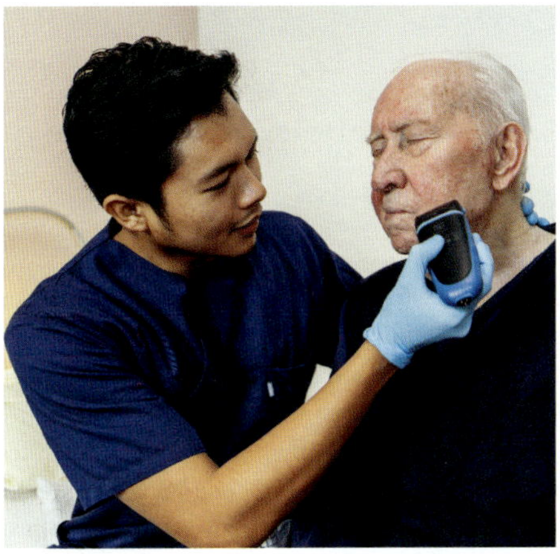

Abb. 11.1 Die Körperpflege bietet auch Gelegenheit, mit dem zu Pflegenden ins Gespräch zu kommen [K157]

ABB. 11.1

11.1.2 Körperpflege im Bett

11.1.2 Körperpflege im Bett

Damit der zu Pflegende eigene Ressourcen bei der Körperpflege einbringen und die Handlungen der Pflegepersonen beobachten kann, wird er, wenn möglich, im Bett mit erhöhtem Oberkörper auf dem Rücken positioniert. Auch das Sitzen am Bettrand ermöglicht es dem zu Pflegenden, bei der Körperpflege aktiv mitzuwirken. Alle Positionierungshilfen werden entfernt, um sie vor Nässe zu schützen und dem zu Pflegenden mehr Bewegungsfreiheit zu geben.

Materialien für die Körperpflege im Bett

DEFINITION

Waschung: Übernahme der Körperpflege bei zu Pflegenden, die das Bett nicht verlassen können oder auf einem Hocker oder in einem Rollstuhl am Waschbecken gewaschen werden. Das Waschen von Säuglingen und Kleinkindern erfolgt oft auf dem Wickeltisch mit einer Wärmelampe als Wärmequelle.

DEFINITION

Nach Möglichkeit werden die persönlichen Pflegeutensilien des zu Pflegenden benutzt. Benötigte Materialien (➢ Abb. 11.2):

- Waschschüssel (ggf. zwei)
- (Einmal-)Waschlappen und Handtücher (Anzahl gemäß hausinternen Standards und Wünschen des zu Pflegenden)
- Einmalhandschuhe

ABB. 11.2

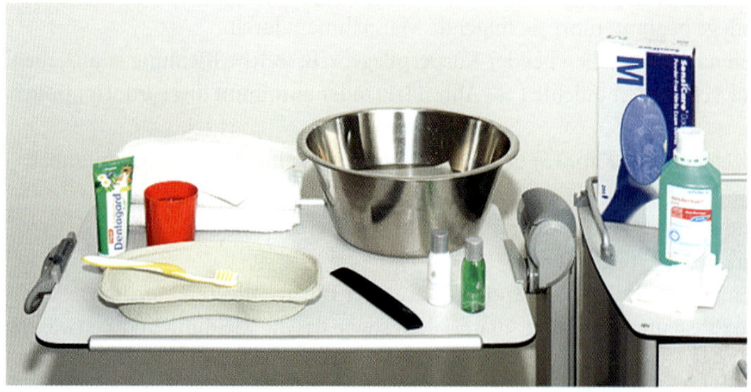

Abb. 11.2 Materialien für die Körperpflege im Bett [K115]

- Waschlotion, Seife
- Körperlotion
- Gesichtscreme
- Ggf. Materialien zum Rasieren
- Kamm/Bürste und ggf. Spiegel
- Watteträger für die Nabelreinigung
- Flächendesinfektionsmittel
- Händedesinfektionsmittel
- Abwurf
- Frische Kleidung
- Ggf. frische Inkontinenzeinlagen
- Ggf. frische Bettwäsche
- Materialien für die Zahn- und Mundpflege

Pina im Praxiseinsatz

Als Pina das erste Mal einen zu pflegenden Menschen wusch, musste sie mehrmals das Zimmer während der Körperpflege verlassen, weil sie nicht alle Utensilien vorbereitet hatte. Dadurch wurde immer wieder das Gespräch mit dem zu Pflegenden unterbrochen und dessen Privatsphäre gestört. Deshalb überprüft Pina nun immer die vorbereiteten Materialien vor Beginn der Körperpflege auf Vollständigkeit.

Da jeder Mensch individuelle Wünsche und Bedürfnisse bei der Körperpflege hat, gibt es keinen festgelegten Ablauf. Nachfolgend ist die Durchführung der Ganzkörperwaschung in einer logischen Reihenfolge dargestellt. Von dieser Reihenfolge kann abgewichen werden, wenn es der zu Pflegende wünscht oder die Pflegepersonen es für notwendig halten. Wichtig dabei ist, jederzeit hygienisch korrekt zu arbeiten.

Die Pflegenden beobachten bei der Körperpflege die Hautbeschaffenheit des zu pflegenden Menschen am gesamten Körper. Sie geben Informationen zu Rötungen, Schwellungen, Druckgeschwüren (Dekubitus), trockener Haut etc. (➤ 12.1) an die zuständige Pflegefachperson weiter und dokumentieren die Auffälligkeiten.

Bei der Intimpflege und beim Waschen der Füße sind immer Handschuhe zu tragen. Bei allen anderen Körperpflegemaßnahmen ist dies möglich, aber nicht verpflichtend. Zudem ist auf eine rückenschonende Arbeitsweise zu achten. Die Pflegeperson stellt die Höhe des Betts so ein, dass sie sich nicht bücken muss.

MERKE

MERKE

Alle Pflegehandlungen können auch von der zu pflegenden Person selbst ausgeführt werden, wenn sie dazu in der Lage ist.

Waschen des Gesichts

- Die Pflegeperson lässt den zu Pflegenden zunächst einen Finger in die Waschschüssel eintauchen, damit er die Temperatur des Waschwassers testen kann.
- Ist der zu Pflegende stark bewusstseinseingeschränkt, berührt die Pflegeperson mit dem nassen Waschlappen zunächst dessen Hand. Erst danach beginnt sie, dessen Gesicht zu waschen. So vermeidet sie, dass der zu Pflegende erschrickt, wenn plötzlich ein nasser Waschlappen sein Gesicht berührt.
- Zum Waschen des Gesichts wird klares Wasser ohne Waschlotion verwendet, es sei denn, der zu Pflegende wünscht den Zusatz einer Waschlotion. In jedem Fall hat die Gesichtswäsche sehr vorsichtig zu

erfolgen, damit kein Wasser ins Auge gelangt. Eine zugesetzte Waschlotion kann im Auge Brennen und Jucken hervorrufen.
- Die Pflegeperson beginnt, mit dem frischen und noch sauberen Waschwasser die Augen zu waschen. Da diese sehr empfindlich sind, achtet die Pflegeperson darauf, dass kein Schmutz hineingerät. Die Wischrichtung bei der Augenpflege folgt der Richtung des Tränenflusses: von außen nach innen, also zur Nase hin.
- Danach wäscht sie Stirn, Wangen, Nase und Mundpartie und trocknet das Gesicht unmittelbar danach behutsam ab.
- Als Nächstes wäscht die Pflegeperson die Ohrmuscheln und die Haut hinter den Ohren und trocknet diese Stellen gleich danach ab.
- Wenn der zu Pflegende dies möchte, wird das Gesicht eingecremt. Das Eincremen kann auch erst nach der Mundpflege erfolgen.
- Nun setzt die Pflegeperson dem zu Pflegenden ggf. sein(e) Hörgerät(e) ein und/oder bietet ihm seine Brille an.

Waschen des Oberkörpers, des Rückens und der Arme

- Auf Wunsch des zu Pflegenden wird dem Waschwasser Waschlotion hinzugefügt.
- Die Pflegeperson zieht dem zu Pflegenden Oberteil und ggf. Unterhemd aus. Damit der zu Pflegende nicht friert, deckt ihn die Pflegeperson mit einem Handtuch zu.
- Die Pflegende wäscht Hals, Arme, Hände und Achselhöhlen. Sie beginnt mit dem Arm, der am weitesten von ihr entfernt ist, und legt darunter ein Handtuch, um das Bettlaken vor Nässe zu schützen. Unmittelbar nach dem Waschen trocknet sie die Extremität ab und achtet darauf, die Haut in den Achselhöhlen besonders sorgfältig abzutrocknen, damit kein feuchtes Milieu und somit keine Intertrigo entsteht (➤ 12.3.1).
- Nun werden Brustkorb, Flanken und Bauch gewaschen und gründlich abgetrocknet. Die Pflegeperson inspiziert den Bauchnabel und reinigt ihn bei Verschmutzungen mit dem bereitliegenden Watteträger.
- Kann sich der zu Pflegende aufsetzen oder zur Seite drehen, wäscht die Pflegeperson dessen Rücken und trocknet diesen unmittelbar danach ab. Sie achtet hierbei besonders auf Anzeichen für Druckstellen (➤ 12.1.1). Befindet sich der zu Pflegende in einem stabilen Allgemeinzustand, kann die Pflegeperson eine Pneumonieprophylaxe (➤ 12.4.2) durchführen, indem sie den zu Pflegenden bittet, tief ein- und auszuatmen.
- Kann sich der zu Pflegende nicht aufsetzen oder problemlos drehen, wird sein Rücken erst dann gewaschen, wenn er für die Intimpflege zur Seite gedreht wird.
- Wenn der zu Pflegende möchte, cremt die Pflegeperson Oberkörper und Rücken mit einer Pflegelotion ein.
- Anschließend kleidet sie den Oberkörper an.

Waschen der Beine

- Die Pflegeperson zieht dem zu Pflegenden Hose und Socken aus.
- Zum Waschen der Zehen trägt sie Einmalhandschuhe.
- Genau wie bei den Armen beginnt die Pflegeperson, Zehen, Zehenzwischenräume und den Fuß zu waschen, der am weitesten von ihr entfernt ist. Sie legt ein Handtuch unter den Fuß, der gerade gewaschen wird. Sie trocknet das Bein, das sie gerade gewaschen hat, ab, bevor sie mit dem Waschen des anderen Beins beginnt.
- Wenn der zu Pflegende dies möchte, cremt sie seine Beine mit einer Pflegelotion ein.
- Leidet der zu Pflegende unter Fuß- und/oder Nagelpilz, wäscht die Pflegeperson zunächst nur die Beine. Die Füße reinigt sie zum Schluss der Körperpflege mit frischem Wasser, frischem Waschlappen und frischem Handtuch. Waschlappen und Handtuch werden danach verworfen, die Waschschüssel mit einem fungiziden (gegen Hautpilz wirksamen) Desinfektionsmittel desinfiziert.

Intimpflege

- Die Pflegeperson zieht dem zu Pflegenden die Unterhose bzw. Slip oder ggf. die Inkontinenzhose aus. Zum Waschen des Intimbereichs zieht sie Einmalhandschuhe an.
- Die Pflegeperson wechselt Waschwasser, Waschlappen und Handtuch, wenn der zu Pflegende dies möchte, das Wasser kalt oder stark verschmutzt ist. Ob ein Waschwasserwechsel vor der Intimpflege notwendig ist, ist in vielen Pflegeeinrichtungen auch dem hausinternen Pflegestandard zu entnehmen.

Bei der Frau

- Beine aufstellen und spreizen lassen
- Große Schamlippen sanft spreizen

- Kleine Schamlippen, Harnröhrenöffnung und Vaginaleingang waschen
- Große Schamlippen waschen

ACHTUNG

ACHTUNG

Den Intimbereich stets von der Symphyse (Schambein) zum Anus, also von vorne nach hinten und von innen nach außen waschen, um eine Keimverschleppung zu verhindern.

- Nach jeder Wischbewegung Waschlappen wenden bzw. Waschhandschuh umstülpen, damit immer mit sauberen Stellen gewaschen wird
- Bei starker Verschmutzung Waschlappen wechseln
- Gründlich abtrocknen (tupfen), um eine Pilzbesiedlung zu vermeiden (➤ Abb. 11.3a)

ABB. 11.3

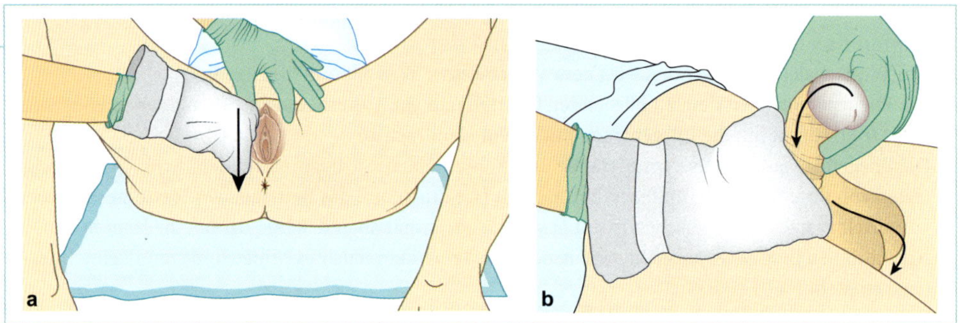

Abb. 11.3 **(a)** Intimpflege bei der Frau, **(b)** Intimpflege beim Mann [L234]

Beim Mann

- Vorhaut ganz zurückziehen
- Harnröhreneingang und Eichel waschen, trocknen
- Vorhaut wieder zurückschieben
- Penisschaft zum Körper hin, Hodensack in Richtung Gesäß waschen und gründlich abtrocknen (➤ Abb. 11.3b)

MERKE

MERKE

Durch Fehler bei der Intimpflege kann eine Harnwegsinfektion *(Zystitis)* entstehen, indem Bakterien aus dem Analbereich in den Bereich der Harnröhre gelangen und aufsteigen (➤ 29.2.2). Frauen und Mädchen erkranken häufiger an einer Zystitis, weil die weibliche Harnröhre kürzer als die männliche ist. Daher ist bei der Intimpflege sorgfältig auf die korrekte Wischrichtung mit Waschlappen und Handtuch zu achten. Auch der regelmäßige Wechsel von Inkontinenzprodukten und das gründliche Abtrocknen bei der Intimpflege reduzieren die Gefahr einer Harnwegsinfektion (➤ 12.10.2).

Abschluss der Ganzkörperwäsche im Bett

- Die Pflegeperson wechselt die Handschuhe, bevor sie der zu pflegenden Person Unterhose/Slip oder eine Inkontinenzhose anzieht.
- Ggf. wechselt sie die Bettwäsche.
- Die Pflegeperson deckt den zu Pflegenden wieder zu und stellt die Höhe des Betts zurück auf die niedrigste Stufe. Dann räumt sie alle Pflegematerialien auf und desinfiziert die benutzten Flächen. Sie bietet dem zu Pflegenden etwas zu trinken an oder stellt das Frühstück bereit. Die Rufvorrichtung platziert sie in Reichweite des zu Pflegenden.
- Auf Wunsch des zu Pflegenden öffnet die Pflegeperson das Fenster, nachdem sie sich vergewissert hat, dass der zu Pflegende gut zugedeckt ist. Nach einigen Minuten schließt sie das Fenster wieder und reguliert ggf. die Raumtemperatur.
- Die Pflegende gibt ggf. der zuständigen Pflegefachperson über ihre Tätigkeiten Rückmeldung und trägt die durchgeführten Maßnahmen und Beobachtungen in die Pflegedokumentation ein.

WISSEN ANWENDEN

Eine Teilkörperwaschung beschränkt sich auf einzelne Körperbereiche: z. B. Gesichtspflege, Mundpflege oder Intimpflege. Die anderen Schritte der Ganzkörperpflege werden ausgelassen. Es steht entweder von vornherein fest oder wird im Verlauf nach Kräftezustand des zu Pflegenden entschieden, ob die Pflegeperson die Körperpflege nur teilweise durchführt, weil der zu Pflegende den Rest selbst übernehmen kann.

11.1.3 Gesichtsrasur

Pina im Praxiseinsatz

Pina weiß, dass die Gesichtsrasur bzw. die Bartpflege (Waschen und Kämmen des Barts) bei Männern zur Körperpflege dazugehört. Je nach Wunsch des zu Pflegenden wird eine Nass- oder eine Trockenrasur durchgeführt.

Pina hat schon öfter bei älteren Männern die Trockenrasur übernommen oder sie dabei unterstützt (> Abb. 11.4). In letzterem Fall hat sie den Arm des zu Pflegenden geführt, sodass er sich rasieren konnte. Eine Nassrasur traut sich Pina noch nicht zu, da diese Geschick und Übung erfordert. Diese hat Pina noch nicht, aber sie weiß, wie eine Nassrasur funktioniert.

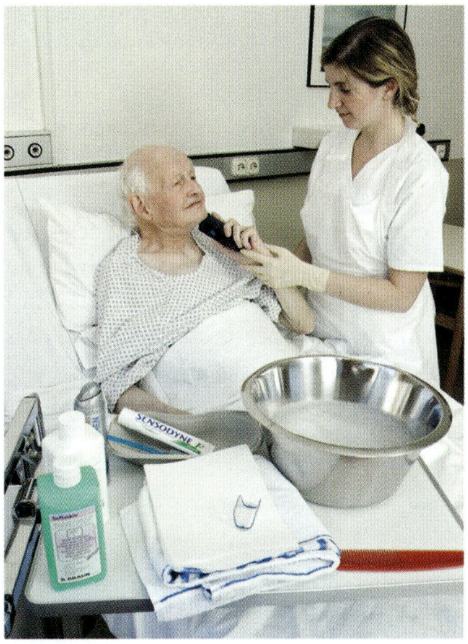

Abb. 11.4 Die Pflegeperson führt bei der Rasur den Arm des zu Pflegenden, um ihn zu unterstützen und in den Vorgang einzubeziehen [K115]

Nassrasur

- Die Pflegeperson bereitet die benötigten Utensilien vor: (Einweg-)Rasierer, Rasierschaum (oder Rasierseife und Rasierpinsel), Schüssel mit lauwarmem Wasser, Waschlappen und Handtuch, evtl. Rasierwasser oder Hautcreme.
- Die Pflegeperson verteilt Rasierschaum auf der zu rasierenden Gesichtspartie.
- Dann spannt sie mit einer Hand die Haut, während sie mit der anderen Hand den Rasierer mit kurzen Bewegungen in der oder gegen die Haarwuchsrichtung führt. In welche Richtung rasiert wird, entscheidet der zu Pflegende.
- Zwischendurch reinigt die Pflegeperson die Klinge mit lauwarmem Wasser.
- Zum Schluss säubert die Pflegeperson mit einem Waschlappen das Gesicht des zu Pflegenden, trocknet es ab und trägt auf Wunsch des zu Pflegenden Rasierwasser oder Hautcreme auf.

ACHTUNG

Nehmen zu pflegende Menschen Medikamente, die die Blutgerinnung hemmen (z. B. Marcumar), darf keine Nassrasur erfolgen! In diesem Fall ist die Blutungsgefahr bei einem versehentlichen Schnitt zu groß.

Trockenrasur

Pina im Praxiseinsatz

Pina findet, dass eine Trockenrasur viel einfacher in der Durchführung ist. Diese traut sie sich zu. Aus hygienischen Gründen verwendet sie – wenn möglich – den patienteneigenen Rasierapparat.

- Die Rasur erfolgt vor dem Waschen des Gesichts. Die Barthaare müssen trocken sein, sonst verklebt das Scherblatt des Rasierers.
- Nach der Rasur entleert Pina den Rasierkopf über dem Waschbecken und säubert ihn.
- Wird ein stationsinterner Rasierer verwendet, legt Pina nach der Rasur alle abnehmbaren Teile des Rasierers in Desinfektionslösung ein. Die übrigen Teile werden wischdesinfiziert.

Pina führt die Rasur – wenn möglich – vor einem Spiegel durch, damit der zu Pflegende zuschauen oder die Rasur selbstständig durchführen kann.

11.1.4 Körperpflege am Waschbecken

11.1.4 Körperpflege am Waschbecken

Soll eine Ganzkörperpflege am Waschbecken erfolgen, muss der zu Pflegende sicher stehen können, damit auch der Intimbereich gewaschen werden kann. Ist ihm das nicht möglich, muss die Intimpflege im Bett erfolgen. Die restliche Körperpflege kann am Waschbecken vorgenommen werden. Die Körperpflege am Waschbecken wird der Körperpflege im Bett vorgezogen, da dem zu Pflegenden damit eher das Gefühl der gewohnten Körperpflege vermittelt wird.

MERKE

MERKE

Die Körperpflege am Waschbecken ist nur dann möglich, wenn der zu Pflegende diese physisch umsetzen kann und die ärztlichen Diagnosen eine Mobilisation erlauben.

Auch der Ablauf der Körperpflege am Waschbecken wird nach den Wünschen der zu pflegenden Person gestaltet. Zu beachten ist dabei, dass die zu pflegende Person mobilisiert wird und somit Sturzgefahr besteht. Daher führt die Pflegeperson eine Sturzprophylaxe (➤ 12.6.2) durch.

Pina im Praxiseinsatz

Während der zu Pflegende im Badezimmer die Körperpflege selbstständig oder teilweise selbstständig durchführt, ist Pina in dessen Nähe, falls er Hilfestellung benötigt. Im Bad allein gelassen werden nur zu Pflegende, die in einem stabilen Allgemeinzustand sind. In der Zwischenzeit macht Pina das Bett bzw. bezieht es frisch und lüftet den Raum. Verlässt sie Bad und Patientenzimmer, achtet sie darauf, dass der zu Pflegende im Bad die Rufvorrichtung erreichen kann. So kann er im Bedarfsfall klingeln und um Unterstützung bitten. Pina fragt zuvor immer eine Pflegefachperson, ob sie den zu pflegenden Menschen allein bei der Körperpflege am Waschbecken lassen kann.

WISSEN ANWENDEN

WISSEN ANWENDEN

Pina hat einer zu pflegenden Person beim Duschen geholfen. Dazu hat sie die gleichen Materialien wie für die Körperpflege am Waschbecken oder im Bett vorbereitet. Folgendes jedoch ist beim Duschen zu beachten:
- Pina legt auf den Hocker, Stuhl oder die Sitzfläche in der Dusche ein Handtuch. Je nach Allgemeinzustand der zu pflegenden Person sitzt diese während dem Duschen die ganze Zeit und steht nur für die Intimpflege auf, oder duscht ganz oder teilweise im Stehen. Wichtig ist, dass sie sich jederzeit hinsetzen kann, wenn sich ihr Allgemeinzustand verschlechtert oder ihr z. B. schwindelig wird. Haltegriffe an den Wänden der Dusche geben der zu pflegenden Person zudem die Möglichkeit, sich festzuhalten.
- Pina achtet darauf, dass Duschwanne und Fußboden mit einer rutschfesten Duschmatte bzw. Bodenbelag ausgestattet sind, damit der zu pflegende Mensch auf dem nassen Boden nicht ausrutscht.
- Pina zieht einen wasserdichten Schutzkittel und Schuhüberzieher aus Plastik an, damit ihre Dienstkleidung nicht nass wird.
- Pina testet mit ihrem Unterarm die Wärme der Wassertemperatur, bevor sie das Duschwasser über die Hand des zu pflegenden Menschen laufen lässt. Dieser hat so die Gelegenheit zu äußern, ob er das Wasser wärmer oder kälter haben möchte.

11.2 Körperpflege bei Säuglingen und Kleinkindern
Pina im Praxiseinsatz

11.2 Körperpflege bei Säuglingen und Kleinkindern

Pina bezieht bei der Körperpflege von Säuglingen und Kleinkindern die Eltern mit ein. Sie leitet beispielsweise die Mutter beim Waschen an. Kann diese das Kind nicht selbst waschen, steht sie daneben und wirkt beruhigend auf das Kind ein, während Pina den Säugling wäscht.

Die Körperpflege bei Säuglingen und Kleinkindern erfolgt ohne Zusätze oder mit milden, säuglingsgerechten Waschlotionen. Ohrmuscheln, Nabel und ggf. Nasenlöcher des Kindes werden mit Watteträgern vorsichtig gereinigt.

Pina hat während ihres Praxiseinsatzes in der Kinderklinik gelernt, dass dem Waschwasser anstelle einer Waschlotion Muttermilch zugefügt werden kann. Diese pflegt auf natürliche Weise die Haut des Kindes. Da darüber jedoch auch Krankheiten übertragen werden können, trägt Pina während der kompletten Körperpflege Handschuhe.

Da Säuglinge schnell auskühlen, müssen sie nach dem Waschen unverzüglich angekleidet werden. Die Körperpflege muss bei ausreichender Umgebungswärme, z. B. unter dem Wärmestrahler durchgeführt werden. Frühgeborene, die ihre Körpertemperatur noch nicht selbstständig halten können, werden im Inkubator (Brutkasten) oder Wärmebett gewaschen.

ACHTUNG

Kinder dürfen niemals unbeaufsichtigt auf dem Wickeltisch liegen. Es besteht die Gefahr, dass sich das Kind dreht und von der Wickelfläche fällt. Schwere Verletzungen wie ein Schädelbruch können die Folge sein.

ACHTUNG

Kleinkinder führen ihrem Alter und ihren Fähigkeiten entsprechend die Körperpflege selbst durch und werden nur bei den Tätigkeiten unterstützt, die sie nicht selbst durchführen können.

11.3 Basal stimulierende Waschungen

11.3 Basal stimulierende Waschungen

Basal stimulierende Ganzkörperwaschungen können belebend oder beruhigend sein. Bei der **belebenden Ganzkörperwaschung** wird mit Waschlappen und Handtuch gegen die Haarwuchsrichtung gewaschen bzw. abgetrocknet (➤ Abb. 11.5 a). Dies wird als anregend und belebend empfunden, weil jede Haarwurzel von Nerven umgeben ist, die die Berührung registrieren und Empfindungen weiterleiten. Bei einer **beruhigenden Waschung** wird dagegen mit dem Haarstrich gewaschen und abgetrocknet (➤ Abb. 11.5 b), sodass die Nerven an den Haarwurzeln nicht gereizt werden. Dies wirkt beruhigend.

ABB. 11.5

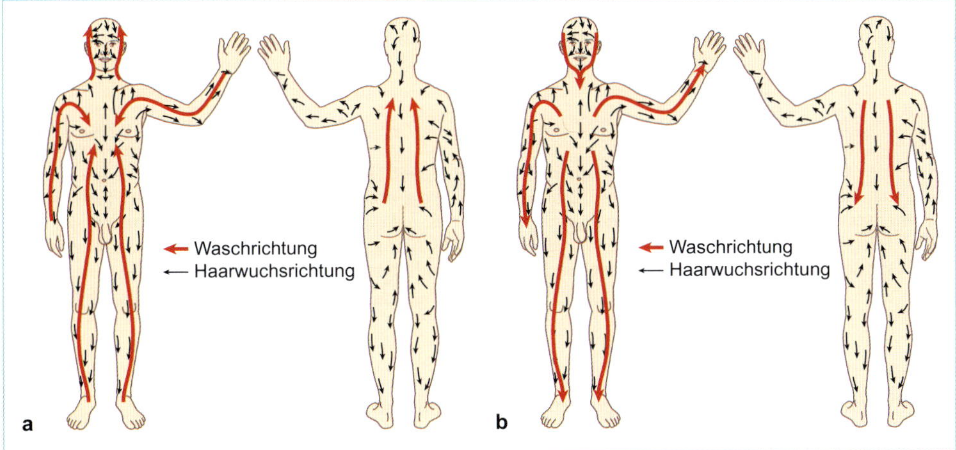

Abb. 11.5 Waschrichtung bei der
a belebenden und
b beruhigenden Ganzkörperwaschung [L234]

WISSEN ANWENDEN

Pina entscheidet nach Absprache mit der zuständigen Pflegefachperson oder dem zuständigen Arzt und dem zu Pflegenden, ob belebend oder beruhigend gewaschen wird. Sie erinnert sich: Frau E. ist am Morgen immer so müde. Sie freut sich über eine belebende Waschung. Frau S. war gestern wegen der anstehenden Operation sehr aufgeregt. Die beruhigende Ganzkörperwaschung hat ihr gutgetan.

WISSEN ANWENDEN

11.4 Mundpflege

11.4 Mundpflege

DEFINITION

Mundpflege ist Bestandteil der täglichen Körperpflege und umfasst alle Maßnahmen, die der Erhaltung und Wiederherstellung der physiologischen Mundflora sowie der Prophylaxe von Erkrankungen des gesamten Mund- und Rachenraums dienen.

DEFINITION

Es wird zwischen allgemeiner und spezieller Mundpflege unterschieden:

- **Allgemeine Mundpflege:** Unterstützung bei den täglichen Maßnahmen der Mundhygiene, die der zu Pflegende sonst selbst ausführen würde: z. B. Zähne putzen, Zahnprothese reinigen und Mund ausspülen; evtl. mit Munddusche.
- **Spezielle Mundpflege:** Aufwendigere Mundpflege für zu Pflegende, bei denen die allgemeine Mundpflege nicht ausreicht, um Erkrankungen vorzubeugen oder zu behandeln. Dies umfasst in der Regel die Soor- und Parotitisprophylaxe (➤ 12.7.2) sowie bei Erkrankungen der Mundhöhle weitere Pflegemaßnahmen. Ziel der Maßnahme ist es, Borken und Beläge aus der Mundhöhle, besonders in den Umschlagfalten (Raum von der Lippe bis zum Zahnfleisch), zu entfernen und die Mundschleimhaut zu reinigen, anzufeuchten und zu stimulieren.

Materialien zur (speziellen) Mundpflege

- Zahnbürste/Zungenbürste
- Zahncreme
- Lippenpflegestift/-salbe
- Tupfer (Schlingentupfer), Watteträger

KINDER

KINDER

Bei Säuglingen und Kleinkindern werden wegen des kleineren Mundraums kleinere Watteträger verwendet.

- Pinzette/Péan-Klemme
- Tee (Kamille, Salbei), Tinktur oder Mundspüllösung
- Ggf. Mundpflegemittel zur speziellen Mundpflege (➤ Tab. 11.1)

MERKE

MERKE

Die spezielle Mundpflege lässt sich mit **allen Flüssigkeiten/Getränken** durchführen, die die betroffene Person mag. Allerdings dürfen säurehaltige Flüssigkeiten nicht dauerhaft für die Mundpflege genutzt werden. Bei **Menschen in der Palliativversorgung** (➤ 18.1) kann z. B. aufgrund einer entzündeten Mundschleimhaut durch Bestrahlung die Durchführung der Mundpflege eingeschränkt sein. Da die Sinne sterbender Menschen oft besonders geschärft sind, ist besonders auf Vorlieben und Abneigungen zu achten.

- Abwurf (Nierenschale)
- Ggf. zweite Nierenschale zum Ausspucken, wenn die Mundpflege im Bett stattfindet
- Becher
- Handschuhe
- Zellstoff
- Handtuch
- Holzspatel
- Taschenlampe
- Abwurfbeutel

Die genannten Materialien können (teilweise) auch in einem Mundpflegeset (➤ Abb. 11.6) enthalten sein, dessen Verpackung gleichzeitig als Abwurf dienen kann. Die Mundpflegemittel sollten, wenn möglich, patienteneigen sein, um den individuellen (Geschmacks-)Vorlieben zu entsprechen. Bei desorientierten zu Pflegenden wird die Mundpflege mit Produkten durchgeführt, die auch geschluckt werden können.

Die Mundpflege wird mindestens morgens und abends sowie bei Bedarf durchgeführt, ggf. auch bis zu 2-stündlich. Bei zu Pflegenden mit Schluckstörungen, die besonders aspirationsgefährdet sind (➤ 12.8.1), muss nach jedem Essen eine Mundinspektion und -pflege durchgeführt werden.

Pina im Praxiseinsatz

Pina hat festgestellt, dass viele zu Pflegende die Mundpflege vor der Körperpflege wünschen. So haben sie während der Körperpflege einen frischen Atem und können mit ggf. eingesetzter Zahnprothese besser mit der Pflegeperson kommunizieren.

Bei der Mundpflege eines zu Pflegenden mit Schluckstörungen hat Pina sich schon einmal geekelt, da dieser noch Essensreste im Mund hatte. Aber ihr ist bewusst geworden, wie wichtig gerade bei diesen zu Pflegenden die Mundpflege ist, um Folgeerkrankungen wie einen Mundsoor (Mundpilz) zu vermeiden.

Tab. 11.1 Beispiele für Mundpflegemittel (**Achtung:** Nicht jeder mag alle Geschmacksrichtungen und Konsistenzen der verschiedenen Pflegemittel!)

Mittel	Indikation	Wirkung	Anwendung	Hinweise
Olivenöl	Borken auf der Zunge	Aufweichen und Ablösen von Borken	Auf die Zunge streichen	Keine Anwendung bei aspirationsgefährdeten Personen → Risiko einer Fettpneumonie
Kamille Wirkstoffe: ätherische Öle, Chamazulen, Kumarine, Muzine	• Mundpflege • Erkrankungen der Mundhöhle	• Antiphlogistisch • Mild bakterizid • Fungizid	• Lösung • Tee	• Heilende Wirkung • Austrocknende Wirkung
Künstlicher Speichel z. B. Glandosane®	Mundtrockenheit	Anfeuchtung des Mundraums	In den Mund sprühen	• Ersetzt nicht die Mundpflege • Kann Mundtrockenheit verstärken (möglicherweise zusätzliche Verringerung der physiologischen Speichelproduktion)
Mittel zur Desinfektion z. B. Hexoral®, Doreperol®, Wirkstoff: Chlorhexidin	Erkrankungen der Mundhöhle	Desinfektion des Mund- und Rachenraums	Unverdünnt zum Aussprühen oder Auswischen	Von einer Daueranwendung ist aufgrund folgender Wirkungen abzuraten: • Scharfer, für die meisten Menschen unangenehmer Geschmack • Enthält Alkohol → nicht im Delir und bei alkoholkranken Menschen anwenden • Austrocknende Wirkung • Zerstörung der Mundflora • Geschmacksbeeinträchtigungen • Resistenzbildungen
Myrrhe Wirkstoffzusammensetzung nur zum Teil bekannt	• Mundpflege • Erkrankungen der Mundhöhle	• Granulationsförderung • Desinfektion (ätherisches Öl)	• Tee • Tinktur	Tinktur bei Pinselung unverdünnt, zur Mundspülung 50- bis 100-fach verdünnt anwenden
Pagavit® Wirkstoffe: Glyzerin, Zitronensäure, Limonenextrakt	Erfrischung	Erfrischung	Päckchen mit 3 gebrauchsfertig getränkten Wattetupfern	• Von Daueranwendung wird aufgrund der säurehaltigen Bestandteile abgeraten • Zur speziellen Mundpflege kaum effektiv • Austrocknende Wirkung auf die Mundschleimhaut • Greift den Zahnschmelz an
Dexpanthenol z. B. Bepanthen®-Salbe, -Lösung	• Behandlung von Borken • Lippenpflege • Schleimhautverletzungen	• Aufweichen von Borken • Geschmeidighalten der Lippen • Heilende Wirkung	• Auftragen auf Borken und Lippen • Bei Schleimhautverletzungen aufpinseln, aufsprühen, spülen	• Kein Mittel zur dauerhaften Mundpflege • Unangenehmer Geschmack
Salbei Wirkstoffe: ätherisches Öl, Cineol, Gerb- und Bitterstoffe	Mundpflege bei Gefahr von Mundschleimhauterkrankungen	• Lokal antiphlogistisch • Bakteriostatisch • Adstringierend • Schutz der Schleimhaut gegen bakterielle, chemische und mechanische Einflüsse	• Tee • Tinktur	• Bitterer Geschmack • Tinktur bei Pinselung unverdünnt, zur Mundspülung 20-fach verdünnt anwenden
Wasserstoffsuperoxid	Erkrankungen der Mundhöhle	• Desinfektions- und Bleichmittel • Ablösung von Belägen und Speiseresten • Granulationsförderung, aber gleichzeitig Zerstörung frischen Granulationsgewebes	• 1% ige Lösung • Jeden bzw. jeden 2. Tag	Reizung der Zunge und Mundschleimhaut, deshalb Mundraum nach der Anwendung mit Wasser spülen
Backpulver		Neutralisierung der Mundhöhle nach Erbrechen	Mischung aus 1 Teelöffel Backpulver auf ein Glas Wasser	Besonders während der Schwangerschaft zu empfehlen

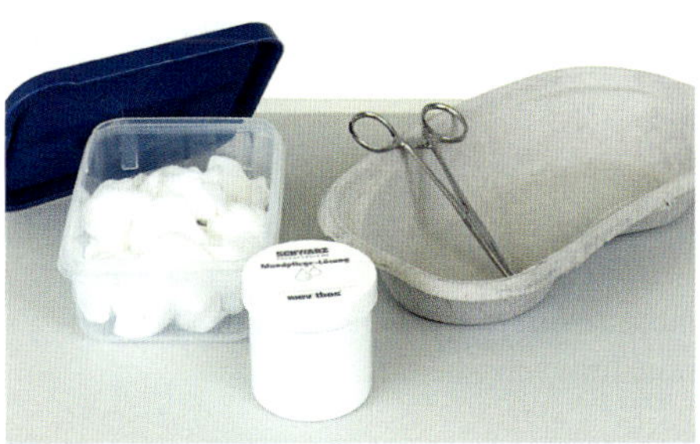

ABB. 11.6

Abb. 11.6 Materialien zur Mundpflege [K115]

Zur Orientierung

Pina im Praxiseinsatz

Durchführung der (speziellen) Mundpflege

Pina weiß, dass der Ablauf der Mundpflege nicht bei jedem Menschen gleich ist. Der Ablauf variiert je nach Vorlieben und Gesundheits- bzw. Krankheitszustand. Eine mögliche Abfolge ist:

- Ggf. Einmalhandschuhe anziehen
- Zu Pflegenden über Vorgehensweise informieren und zur möglichen Mithilfe auffordern
- Zu Pflegenden in die aufrechte Position bringen (im Bett, am Waschbecken)
- Kleidung mit einem Handtuch schützen
- Mundhöhle mit Taschenlampe und Spatel inspizieren und auf Schleimhautläsionen und krankhafte Veränderungen wie Mundsoor untersuchen
- Bei einem bewusstseinsklaren zu Pflegenden vor der Mundpflege Zähne putzen (lassen)
- Um Verletzungen der Mundschleimhaut und der Zähne zu vermeiden, den Tupfer so in die Péan-Klemme einspannen, dass er die Greifbacken und die Spitze der Klemme umfasst (➤ Abb. 11.7). Alternativ Tupfer um einen Finger wickeln und dabei Einmalhandschuhe tragen (**Achtung:** Nicht bei bewusstseinseingeschränkten zu Pflegenden, da Bissgefahr!)
- Tupfer in die Mundpflegelösung tauchen und am Becherrand so fest ausdrücken, dass keine Flüssigkeit in den Rachen des zu Pflegenden tropfen kann (Aspirationsprophylaxe)
- Zu Pflegenden auffordern, den Mund zu öffnen: Falls er verbale Aufforderungen nicht versteht, das Mundöffnen vormachen
- Mundhöhle sorgfältig auswischen (Zähne, Wangeninnenfläche, Wangentaschen, harter Gaumen und Zunge, auch unter der Zunge)
- Immer von hinten nach vorne wischen, um eine Keimverschleppung zu vermeiden
- Weichen Gaumen (wenn überhaupt) zuletzt auswischen, da Brechreizgefahr besteht
- Bei jedem Wischvorgang frischen Tupfer verwenden
- Haftende Zungenbeläge mit einer Zitronenscheibe abreiben, wenn die zu pflegende Person damit einverstanden ist
- Falls keine Aspirationsgefahr besteht, Mund ausspülen (lassen)
- Salbe/Fettstift auf Lippen auftragen
- Maßnahme und Beobachtungen dokumentieren
- Materialien täglich erneuern, bei ansteckenden Munderkrankungen nach jeder Mundpflege wechseln und entsorgen oder der Desinfektion zuführen

ABB. 11.7

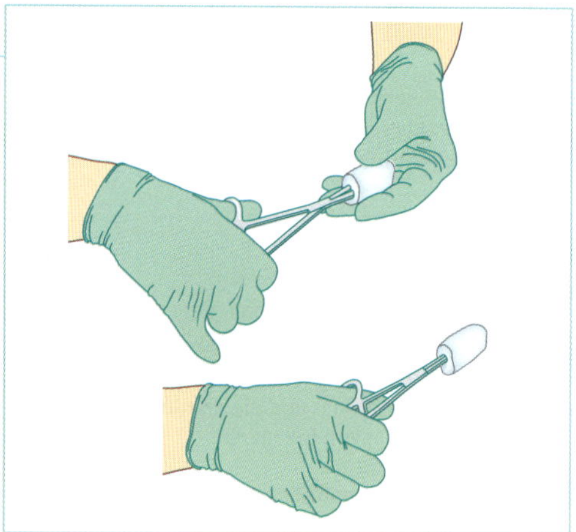

Abb. 11.7 Der Tupfer wird so in die Klemme gespannt, dass Greifbacken und Spitze der Klemme bedeckt sind [L234]

Pina im Praxiseinsatz

Pina weiß, dass der Mund ein sehr intimer, empfindlicher Bereich ist. Weigert sich ein zu Pflegender, die Mundpflege durchführen zu lassen, wird er nicht dazu gezwungen. Kinder oder demenziell Erkrankte lassen die Mundpflege oft nur von ihnen vertrauten Menschen durchführen. Pina bezieht deswegen die Angehörigen bei der Mundpflege mit ein.

Auswischen der Mundhöhle mit den Fingern

Der Finger passt sich der Mundhöhle besser an als Klemme und Tupfer, sodass keine Verletzungsgefahr beim zu Pflegenden besteht, falls dieser nicht kooperativ ist. Vorher ist der zu Pflegende nach seinem Einverständnis zu fragen. Allerdings kann es bei dieser Methode zu Bissverletzungen kommen. Sie darf daher nur bei zu Pflegenden angewendet werden, die diese Maßnahme verstehen.

MERKE

Pina weiß, dass das Deutsche Netzwerk für Qualitätsentwicklung in der Pflege (DNQP) den Expertenstandard „Förderung der Mundgesundheit in der Pflege" veröffentlicht hat. In diesem sind z. B. die Grundlagen guter Mundpflege und Maßnahmen zur Prävention von Zahnfleischentzündung *(Gingivitis)*, Zahnfleischerkrankungen und Mundtrockenheit festgehalten. Pina liest dort nach, wenn sie Rückfragen zur Mundpflege hat oder sich tiefer gehendes Wissen einholen möchte.

MERKE
11.5 Augen-, Nasen- und Ohrenpflege
11.5.1 Augenpflege
ABB. 11.8

11.5 Augen-, Nasen- und Ohrenpflege

11.5.1 Augenpflege

Augenlider und Tränenflüssigkeit schützen das Auge, befeuchten es und reinigen es. Eine spezielle Augenpflege ist bei gesunden Augen deswegen nicht notwendig. Die Augen werden generell in Tränenflussrichtung (➤ Abb. 11.8) von außen nach innen gewaschen.

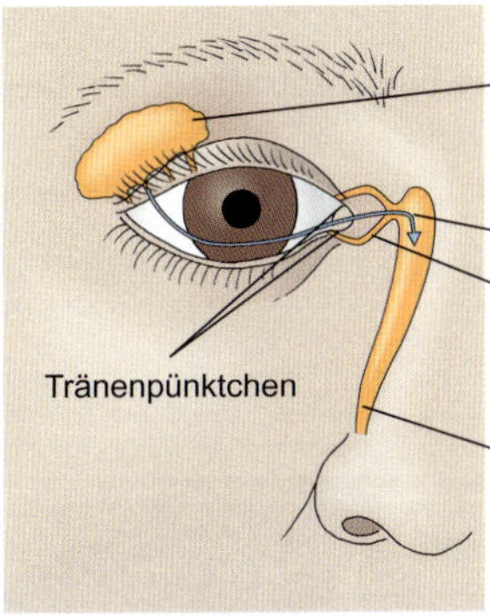

Abb. 11.8 Verlauf des Tränennasenkanals [L190]

Manchmal ist eine spezielle Augenpflege notwendig:

- Bei zu erwartender Austrocknung der Hornhaut, z. B. bei einer Lähmung der Lidmuskulatur nach einem Schlaganfall (➤ 27.2.3)
- Bei Verklebungen und Verkrustungen an Lidern und Wimpern, z. B. aufgrund einer Entzündung

Materialien

- Händedesinfektionsmittel
- Einmalhandschuhe
- Kleine, sterile Mullkompressen
- Ggf. steriler Einmalhandschuh
- Sterile Reinigungslösung, z. B. NaCl 0,9 %
- Abwurf

Durchführung

- Zu Pflegenden über die Maßnahmen informieren und mit erhöhtem Oberkörper positionieren oder in eine sitzende Position bringen
- Kopf nach hinten neigen (lassen)
- Säuglinge und Kleinkinder liegend positionieren und Kopf leicht mit der Hand fixieren
- Hygienische Händedesinfektion durchführen
- Handschuhe anziehen
- Sterile Kompressen oder Tupfer öffnen und mit Reinigungslösung tränken
- Ggf. sterilen Einmalhandschuh anziehen oder Non-Touch-Technik nutzen
- Augenlider, Lidspalt, Wimpern, Augeninnenwinkel und die Umgebung vom äußeren zum inneren Augenwinkel auswischen; für jede Wischbewegung eine frische Kompresse benutzen, um einer Keimverschleppung vorzubeugen
- Auge trocken tupfen
- Handschuhe ausziehen
- Händedesinfektion

Nachsorge

- Gebrauchte Materialien direkt in den Abwurf entsorgen
- Zu Pflegenden in die gewünschte Position bringen
- Maßnahme und Veränderungen dokumentieren

Pina im Praxiseinsatz

Augentropfen/-salbe verabreichen

Pina hat heute zugesehen, wie eine Pflegefachperson zu Pflegenden Augentropfen und Augensalbe verabreicht hat. Sie hat sich genau gemerkt, wie diese Pflegemaßnahme durchgeführt wird:

- Den zu pflegenden Menschen informieren, dass Augentropfen bzw. eine Augensalbe verabreicht wird.
- Hygienische Händedesinfektion durchführen.
- Den zu pflegenden Menschen im Bett liegend oder auf einem Stuhl sitzend den Kopf nach hinten neigen lassen.
- Den zu pflegenden Menschen bitten, nach oben zu blicken. Die Augentropfen fallen so nicht direkt auf die empfindliche Hornhaut.
- Mit einem Tupfer das Unterlid nahe am Wimpernrand vorsichtig nach unten ziehen und sich dabei mit der Hand, mit der das Medikament verabreicht wird, leicht auf der Stirn des zu Pflegenden abstützen (➤ Abb. 11.9).
- Einen Tropfen bzw. einen 0,5 cm langen Salbenstrang in die Mitte des Bindehautsacks geben. Tropfen oder Salbe niemals direkt auf die Hornhaut aufbringen.
- Den zu pflegenden Menschen bitten, das Auge langsam zu schließen. Es darf nicht zugekniffen werden.
- Überschüssige Lösung durch Abtupfen mit einem Tupfer entfernen.
- Hygienische Händedesinfektion durchführen.

ABB. 11.9

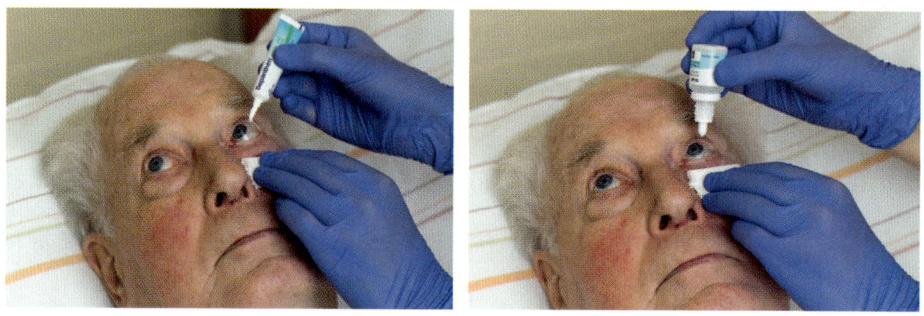

Abb. 11.9 Verabreichen von Augentropfen und Augensalbe [K115]

WISSEN ANWENDEN

WISSEN ANWENDEN

Muss Pina gemeinsam mit einer Pflegefachperson einem zu Pflegenden im selben Auge Augentropfen und Augensalbe verabreichen, appliziert sie zuerst die Augentropfen, danach die Augensalbe. Würde sie zuerst die Salbe verabreichen, könnten die Tropfen nicht resorbiert werden.

11.5.2 Nasenpflege

11.5.2 Nasenpflege

Eine spezielle Pflege der Nase ist nur in besonderen Fällen nötig:

- Bei zähem Nasensekret und Borken an oder in der Nase
- Bei Bewusstlosen
- Bei Verletzungen der Nase
- Bei zu Pflegende mit Sonden, z. B. zur Ernährung

Materialien

- Händedesinfektionsmittel
- Watteträger oder Wattestäbchen
- Zellstofftupfer
- Ggf. pflegende Salbe
- Einmalhandschuhe

- NaCl 0,9 %
- Abwurf

Durchführung

- Zu Pflegenden über die Maßnahmen informieren und mit leicht erhöhtem Oberkörper oder sitzend positionieren
- Händedesinfektion
- Handschuhe anziehen
- Borken durch Anfeuchten mit NaCl 0,9 % aufweichen und jedes Nasenloch mit einem eigenen Watteträger reinigen
- Watteträger leicht drehend einführen und an der Nasenwand entlang aus der Nase herausziehen
- Anschließend ggf. Salbe auf einen Watteträger auftragen und auf der Nasenschleimhaut verteilen
- Handschuhe ausziehen
- Händedesinfektion

Nachsorge

- Gebrauchte Materialien direkt in den Abwurf entsorgen
- Zu Pflegenden in gewünschte Position bringen
- Maßnahme und Veränderungen dokumentieren

11.5.3 Ohrenpflege

11.5.3 Ohrenpflege

Die Ohrmuscheln werden bei der Körperpflege gewaschen. Sie benötigen in der Regel keine besondere Pflege. Ablagerungen an der Ohrmuschel und am äußeren Gehörgang werden mit Wasser entfernt. Ins Ohr darf weder Wasser noch Seife gelangen. Wasser, das nicht abfließen kann, führt zum Aufquellen des Ohrenschmalzes. Die Folge davon können ein reduziertes Hörvermögen und Infektionen mit Bakterien oder Pilzen sein.

Eine spezielle Ohrenpflege ist in folgenden Situationen notwendig:

- Verhärtungen und schmerzhafte Entzündungen
- Bei Schmerzen und Juckreiz im Gehörgang
- Nach Arztanordnung

Pina im Praxiseinsatz

Pina entfernt Ohrenschmalz *(Cerumen)* an der Ohrmuschel und am Eingang des Gehörgangs vorsichtig mit einem Tuch oder einem Watteträger. Sie achtet darauf, dass sie den Watteträger nicht tief in den Gehörgang einführt. Damit sie bei der äußeren Reinigung des Ohres nicht versehentlich abrutscht und in den Gehörgang eindringt, stützt sie den gestreckten Mittelfinger am Kopf des zu pflegenden Menschen ab (➤ Abb. 11.10).

ABB. 11.10

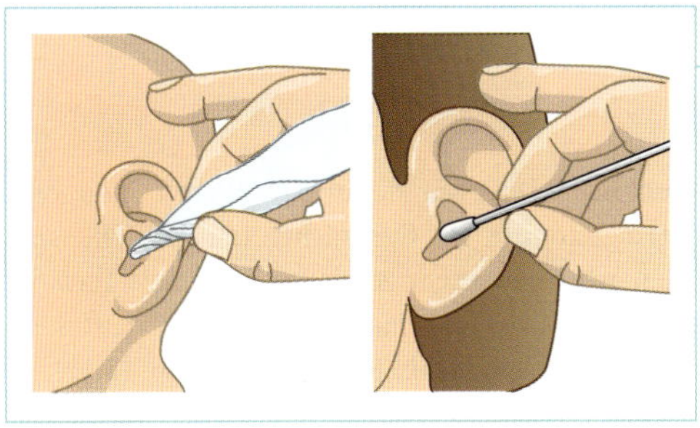

Abb. 11.10 Die Ohrenpflege beim Säugling erfolgt mit einem passend gedrehtem Zellstoffstück (links), beim Erwachsenen mit einem Watteträger. Die Pflegeperson stützt dabei ihren Mittelfinger am Kopf der zu pflegenden Person ab [L138]

Pina verwendet für jedes Ohr und dessen Reinigung einen neuen Watteträger.

ACHTUNG

> **ACHTUNG**
> Fließen Blut, Eiter, klare Flüssigkeit aus dem Ohr, das Ohr mit sterilen Kompressen abdecken und sofort eine Pflegefachperson informieren.

Pina weiß, wie sie gemeinsam mit einer Pflegefachperson ärztlich angeordnete Ohrentropfen korrekt verabreicht:

- Werden die Ohrentropfen im Kühlschrank gelagert, nimmt Pina diese vor der Applikation aus dem Kühlschrank und wartet, bis sie auf Zimmertemperatur angenommen haben.
- Pina bittet die zu pflegende Person, sich auf die Seite zu legen, sodass sie auf dem gesunden Ohr liegt.

- Alternativ kann die zu pflegende Person den Kopf zur Seite neigen, damit Pina gemeinsam mit der Pflegefachperson die angeordnete Tropfenzahl in das betroffene Ohr träufeln lassen kann.
- Während der Verabreichung zieht Pina die Ohrmuschel sanft nach hinten oben. Auf diese Weise wird der Gehörgang gestreckt und die Ohrentropfen erreichen leichter ihren Wirkungsort.
- Pina beachtet die Packungsbeilage der Ohrentropfen: In der Regel muss der zu pflegende Mensch 15 Minuten auf der Seite liegen bleiben, damit die Ohrentropfen ihren Wirkungsort erreichen können.

MERKE

MERKE

Pina verzichtet nach der Verabreichung der Ohrentropfen, Watte in den Gehörgang zu stecken. Sie weiß, dass die Watte die Ohrentropfen aufsaugen würde und so verhindert, dass das Medikament wirkt.

SÄUGLINGE

SÄUGLINGE

Säuglinge werden für die Mund-, Nasen oder Ohrenpflege in eine Stoffwindel gewickelt (gepuckt). So kann die Pflegemaßnahme durchgeführt werden, ohne dass der Säugling sie mit seinen Händen abwehren kann (➤ Abb. 11.11).

ABB. 11.11

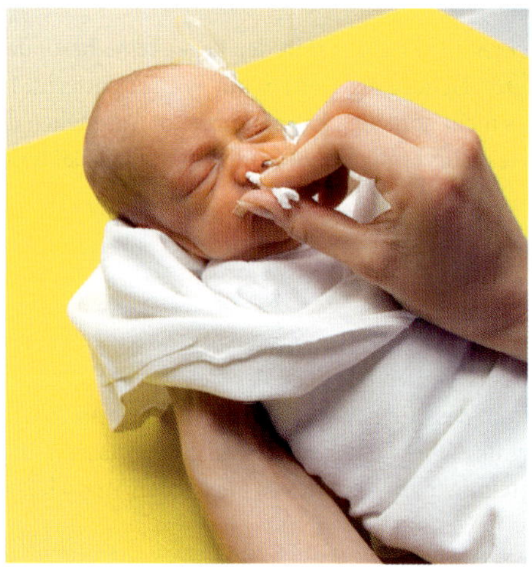

Abb. 11.11 Nasenpflege bei einem Säugling: Die Pflegeperson löst dazu mit einem Zellstofftupfer den Niesreflex aus [K115]

11.6 Haarwäsche im Bett

Pina im Praxiseinsatz

11.6 Haarwäsche im Bett

Pina hatte einen langen Einsatz in der stationären Altenpflege. Dort war sie für eine ältere Bewohnerin zuständig, die nicht mehr aus dem Bett mobilisiert werden konnte. Bei Gesprächen mit ihr stellte sich heraus, dass sie sehr viel Wert auf ihr Äußeres legte. Sie machte einen sehr gepflegten Eindruck, auch die Haare schienen immer frisch gewaschen zu sein. Pina fragte sich, wie die Haarwäsche im Bett stattfinden kann. Bald erfuhr sie, dass es spezielle Waschbecken für die Haarwäsche im Bett gibt (➤ Abb. 11.12).

Die Haare von bettlägerigen zu Pflegenden müssen genauso regelmäßig gewaschen werden wie die von mobilen. Saubere, gesunde und gepflegte Haare sind für die meisten zu Pflegenden wichtig und vermitteln ein ansprechendes Bild nach außen. Außerdem stellt die Haarwäsche eine gute Möglichkeit dar, um die Kopfhaut des zu Pflegenden zu inspizieren.

Wenn es nicht möglich ist, die Haarwäsche unter der Dusche oder vor dem Waschbecken vorzunehmen, muss dies im Bett erfolgen. Auch bei zu Pflegenden, die erst kurze Zeit im z. B. Krankenhaus sind, kann eine Haarwäsche im Bett, z. B. wegen Schweiß, Erbrochenem etc., notwendig werden. Am effektivsten und sinnvollsten ist es, wenn die Haarwäsche von zwei Pflegepersonen durchgeführt wird.

Vorbereitung

Materialien

- Kamm oder Bürste
- Spezialwanne/Waschbecken fürs Bett mit verbreitertem Auflagerand
- Ein großes Gefäß mit angenehm temperiertem Wasser

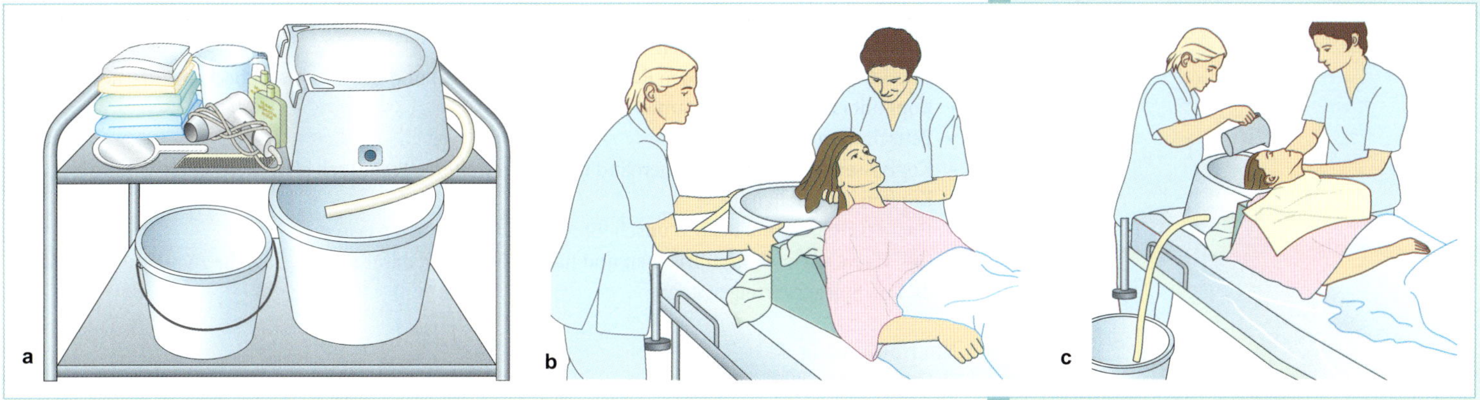

Abb. 11.12 Haarwäsche im Bett mit einem speziellen Haarwaschbecken:
a Materialien
b Platzieren des Haarwaschbeckens
c Ausspülen der Haare [L234]

- Ein Spülgefäß
- Ein Auffanggefäß mit Abflussschlauch (Haarwaschbecken fürs Bett)
- Pflegeschürze
- Zwei Handtücher
- Shampoo, auf Wunsch der zu Pflegenden ggf. weitere Haarpflegemittel
- Wasserfester Bettschutz
- Waschlappen/Kleines Handtuch als Augenschutz
- Handspiegel
- Föhn
- Ggf. ein Paar Einmalhandschuhe

Zu pflegender Mensch

- Zu pflegende Person über die anstehende Haarwäsche informieren und fragen, ob er die Haarwäsche möchte
- Fenster schließen, Raumtemperatur anpassen
- Persönliche Wünsche, z. B. Shampoo, Pflegemittel, erfragen
- Hygienische Händedesinfektion, ggf. Handschuhe anziehen
- Ohrschmuck, Brille, Hörgeräte etc. bei der zu pflegenden Person entfernen und sie zuvor darüber informieren
- Bei Erkrankungen der Ohren Ohrenschutz (wasserdichte Pfropfen) verwenden und vor der Haarwäsche Rücksprache mit dem Arzt halten
- Zu pflegende Person in Rückenlage bringen
- Kopfteil des Betts flach stellen, ggf. Kopfbrett entfernen; darauf achten, dass das Bett von beiden Seiten zugänglich ist
- Bettschutz unterlegen
- Nackenaussparung des Waschbeckens mit kleinem Handtuch auspolstern
- Höhenunterschied zwischen Bett und Waschbecken ausgleichen
- Oberkörper der zu pflegenden Person kurz aufrichten
- Haarwaschbecken so im Bett platzieren, dass die zu pflegende Person bequem ihren Nacken auf die Aussparung legen kann
- Zu pflegende Person fragen, ob sie bequem liegt, und sie ggf. mit Positionierungsmaterialien unterstützen, z. B. Kniekehlen mit Halbrolle stützen

Durchführung

- Wassertemperatur von zu pflegender Person fühlen lassen
- Haare mit dem Wassergefäß von vorn nach hinten Richtung Haaransatz mit gut temperiertem Wasser anfeuchten
- Augen mit einem Waschlappen/kleinem Handtuch schützen
- Auf die feuchten Haare Shampoo auftragen und einmassieren
- Auf Wunsch Kopfhaut massieren
- Haare von vorn nach hinten ausspülen

- Bei stark fettenden oder verschmutzten Haaren Reinigung wiederholen
- Shampoo gründlich ausspülen
- Oberkörper der zu pflegenden Person anheben (lassen) und das Haarwaschbecken entfernen
- Kopf mit einem Handtuch umwickeln
- Bettschutz entfernen
- Kopfkissen wieder ins Bett legen und mit einem weiteren Handtuch abdecken
- Kopfteil hochstellen
- Haare frottieren und nach Wunsch föhnen oder lufttrocknen lassen
- Ggf. Haare nach Wunsch frisieren und nach Möglichkeit dafür sorgen, dass die zu pflegende Person dies im Spiegel verfolgen kann

Nachbereitung

- Haarwaschbecken reinigen und desinfizieren
- Handtuch vom Kopfkissen entfernen und zu pflegende Person bequem positionieren
- Hilfsmittel (Brille, Hörgeräte) wieder auf- bzw. einsetzen
- Ruhe gönnen! Die Pflegemaßnahme kann für die zu pflegende Person anstrengend sein
- Rufvorrichtung in Reichweite platzieren
- Getränk anbieten
- Zimmer aufräumen
- Maßnahme dokumentieren

MITDENKEN

MITDENKEN

Kann keine Haarwäsche im Bett durchgeführt werden, gibt es die Möglichkeit, **Haarwaschhauben** (Shampoo Caps) zu nutzen. Diese Hauben sind außen mit Folie beschichtet und besitzen innen ein Vlies, das mit einer Pflegelotion getränkt ist. Diese Haube wird auf das trockene Haar gesetzt und die Lotion mit der das Vlies getränkt ist, wird von außen in das Haar einmassiert. Nach zwei bis drei Minuten wird die Haube entfernt und die Haare werden frisiert, ohne dass die Lotion ausgespült werden muss. Auch eine Behandlung mit **Trockenshampoo,** das nach einer kurzen Einwirkungszeit ausgebürstet wird, kann eine nasse Haarwäsche ersetzen. Beide Methoden sind jedoch nur anzuwenden, wenn es keine Möglichkeit gibt, die Haare wie oben beschrieben zu waschen.

WIEDERHOLUNGSFRAGEN

1. Beschreiben Sie anhand von Beispielen, wann eine Körperpflege im Bett stattfinden muss.
2. Nennen Sie die besondere Gefahr, die besteht, wenn die Körperpflege am Waschbecken stattfindet.
3. Beschreiben Sie den Unterschied zwischen allgemeiner und spezieller Mundpflege.
4. Erklären Sie, welcher Gefahr besteht, wenn Säuglinge auf dem Wickeltisch versorgt werden.
5. Skizzieren Sie, wie Sie einem zu pflegenden Menschen Augentropfen verabreichen.
6. Zählen Sie die Materialien auf, die Sie für die Körperpflege im Bett vorbereiten müssen.
7. Erklären Sie, wie Sie bei der Intimpflege bei der Frau und beim Mann vorgehen. Gehen Sie besonders auf die Wischrichtung ein.
8. Nennen Sie drei Aspekte, die bei der Ohrenpflege wichtig sind.

LITERATUR

Deutsches Netzwerk für Qualität in der Pflege (DNQP). Expertenstandard „Dekubitusprophylaxe in der Pflege". 2. Aktualisierung. Osnabrück: 2017.

Deutsches Netzwerk für Qualitätsentwicklung in der Pflege (DNQP). Expertenstandard nach § 113a SGB XI „Erhaltung und Förderung der Mobilität in der Pflege". Osnabrück: 2020. Aus: www.gs-qsa-pflege.de/wp-content/uploads/2023/05/Expertenstandard-„Erhaltung-und-Foerderung-der-Mobilitaet-in-der-Pflege-Aktualisierung-2020.pdf (letzter Zugriff: 6.2.2025).

Deutsches Netzwerk für Qualität in der Pflege (DNQP). Expertenstandard „Förderung der Mundgesundheit". 2023. Aus: www.dnqp.de/fileadmin/HSOS/Homepages/DNQP/Dateien/Expertenstandards/Mundgesundheit/Mund_AV_Auszug.pdf (letzter Zugriff 24.12.2024).

Deutsches Netzwerk für Qualität in der Pflege (DNQP). Expertenstandard „Förderung und Erhaltung der Hautintegrität in der Pflege. Entwicklung – Konsentierung – Implementierung. Osnabrück: 2024.

Fillbrandt A. Anleitung für therapeutische Mundpflege. Diagnostik und Therapie bei Dysphagie. 2025. Aus: https://dysphagie-therapie.info/dysphagie-therapie/mundpflege/durchfuehrung-therapeutischer-mundpflege/ (letzter Zugriff: 6.2.2025).

Keller C, Menche N, Teigeler B (Hrsg.). Pflege Heute. 8. Aufl. München: Elsevier; 2023.

Lunk S. Pflegewissen Prophylaxen. 4. Aufl. München: Elsevier; 2023.

Regnet N. Pflegetechniken. Von Absaugen bis ZVK. 4. Aufl. München: Elsevier; 2022.

KAPITEL

12 Prophylaxen

Susanne Lunk

LERNZIELE: DAS KANN ICH BALD GUT

Am Ende dieser Lerneinheit werde ich ...

- wissen, was Prophylaxen sind,
- wissen, welche Prophylaxen bei welchen Gefährdungen durchgeführt werden müssen,
- die Dekubitusprophylaxe sicher durchführen können,
- anhand des Fingerdrucktests feststellen können, ob es sich bei einer vorliegenden, Hautrötung um einen Dekubitus der Kategorie I handelt,
- die Kontrakturenprophylaxe durchführen können,
- die Thromboseprophylaxe durchführen können,
- wissen, wie die Spitzfußprophylaxe durchzuführen ist,
- eine Intertrigoprophylaxe durchführen können,
- wissen, worauf ich bei der Körperpflege achten muss, wenn eine Intertrigo vorhanden ist,
- Maßnahmen zur Pneumonieprophylaxe kennen und anwenden können,
- Maßnahmen kennen, die einen Sturz verhindern,
- eine Soor-, Stomatits- und Parotitisprophylaxe durchführen können,
- Maßnahmen zur Obstipationsprophylaxe kennen und anwenden können,
- eine Zystitisprophylaxe durchführen können,
- Maßnahmen zur Verhinderung einer Aspiration durchführen können,
- Maßnahmen zur Deprivationsprophylaxe kennen und anwenden können,
- die Dehydratations- und Malnutritionsprophylaxe durchführen können,
- wissen, wie die Harn- und Stuhlinkontinenzprophylaxe durchzuführen ist.

LERNZIELE

Prophylaxen gehören zum Kern pflegerischer Aufgaben. Als angehende Pflegeassistentin kann Pina bei der pflegerischen Versorgung Prophylaxen eigenständig durchführen. Sie weiß, dass sie damit Krankheiten verhindern oder abwehren kann.

DEFINITION

Prophylaxe (griech. *prophylaktikos* = Vorbeugung): Verhütung und Vorbeugung von Krankheiten, Komplikationen oder zusätzlichen Erkrankungen, Erhalt von Gesundem.

Unterschieden werden Primär-, Sekundär- und Tertiärprophylaxe, die jeweils unterschiedliche Zielsetzungen haben:

- **Primärprophylaxe:** alle Maßnahmen, die ergriffen werden, um das Auftreten einer Erkrankung zu verhindern. Ein Beispiel ist die Pneumonieprophylaxe, um eine Lungenentzündung *(Pneumonie)* zu verhindern.
- **Sekundärprophylaxe:** Maßnahmen, die der Früherkennung einer Krankheit dienen. Auf diese Weise kann die erkannte Krankheit frühzeitig behandelt werden. Ein Beispiel hierfür ist die Krebsvorsorge oder das Neugeborenen-Screening.
- **Tertiärprophylaxe:** vorbeugende Maßnahmen, die eine Verschlechterung einer bestehenden chronischen Erkrankung verhindern sollen. Bei einem Diabetes mellitus Typ 2 gehört beispielsweise die Ernährungsberatung zu einer Tertiärprävention.

Pina fällt auf, dass an zu Pflegenden viele pflegerische Tätigkeiten durchgeführt werden, bei denen sie nicht unmittelbar einen Erfolg oder Nutzen sieht. Die Pflegenden erklären ihr, dass diese Prophylaxen wichtig sind, um Folgeschäden zu vermeiden. Pina lernt, wofür welche Prophylaxen gut sind, welchen Nutzen sie haben und wann sie angewandt werden. Ihr fällt auf, dass viele Prophylaxen mit in die Körperpflege integriert werden und keinen großen zusätzlichen Zeitaufwand verursachen. Außerdem sieht sie, dass bei manchen Prophylaxen weitere Mitglieder des therapeutischen Teams mitwirken. Pina erkennt, dass einige Menschen mehr gefährdet sind als andere und dass es bestimmte Risikofaktoren gibt, die zur Gefährdung beitragen. Mit geschultem Auge kann Pina anhand der Risikofaktoren die Gefährdung erkennen.

12.1 Dekubitusprophylaxe

DEFINITION

Dekubitus *(Dekubitalgeschwür, Druckgeschwür):* lokal begrenzte Schädigung der Haut und/oder des darunter liegenden Gewebes. Ein Dekubitus tritt in der Regel über knöchernen Vorsprüngen auf. Er entsteht infolge von Druck oder von Druck in Kombination mit Scherkräften.
Dekubitusprophylaxe: alle pflegerischen Maßnahmen, die die Entstehung eines Dekubitus verhindern.

MERKE

Den Expertenstandard „Dekubitusprophylaxe in der Pflege" entwickelte das Deutsche Netzwerk für Qualitätsentwicklung in der Pflege (DNQP). Die Inhalte basieren auf wissenschaftlichen Studien. Jede Pflegeeinrichtung ist verpflichtet, diesen Expertenstandard umzusetzen.

12.1.1 Entstehung eines Dekubitus

Pina hat im Praxiseinsatz auf einer chirurgischen Station einen Dekubitus der Kategorie IV mit tiefen Hautdefekten am Steißbein gesehen. Die Wunde war sehr tief: Pina konnte sogar den Knochen und die Muskeln erkennen. Sie überlegt: Sicher hatte der zu Pflegende starke Schmerzen. Was ich wohl als Pflegeassistentin machen kann, damit sich bei zu Pflegenden kein Druckgeschwür bildet? Pina holt sich bei ihrer Praxisanleitung Tipps und liest in ihren Schulunterlagen nach.

Ein **Dekubitus** entsteht aufgrund einer **Minderdurchblutung** der Haut. Sobald der Druck, den das Körpergewicht auf die Haut ausübt, den Blutdruck in den kleinen Hautgefäßen *(Kapillaren)* übersteigt, werden diese komprimiert: Die Sauerstoffversorgung des Gewebes ist gestört. Verschiedene Untersuchungen legen nahe, dass ein Dekubitus bereits nach 30 Minuten Druckeinwirkung entstehen kann.

Klinisches Erscheinungsbild

Für die Beurteilung von Dekubitalgeschwüren beschreibt die international eingeführte Dekubitus-Klassifikation der EPUAP/NPUAP (European Pressure Ulcer Advisory Panel/National Pressure Ulcer Advisory Panel) das Aussehen der Gewebeschädigung (➤ Tab. 12.1).

TAB. 12.1

Tab. 12.1 Dekubitus-Klassifikation der EPUAP/NPUAP [W1012-002]

Kategorie	Beschreibung
Kategorie I: nicht wegdrückbare Rötung	• Nicht wegdrückbare umschriebene Rötung bei intakter Haut, gewöhnlich über einem knöchernen Vorsprung • Bei dunkel pigmentierter Haut ist das Abblassen möglicherweise nicht sichtbar, eventuell aber Farbunterschiede gegenüber der umgebenden Haut • Bereich kann schmerzempfindlich, verhärtet, weich, wärmer oder kälter sein als das umgebende Gewebe
Kategorie II: Teilverlust der Haut	• Teilzerstörung der Haut (bis zur Dermis), die als flaches, offenes Ulkus (Geschwür) mit einem roten bis rosafarbenen Wundbett ohne Beläge in Erscheinung tritt • Kann sich auch als intakte oder offene/rupturierte, serumgefüllte Blase darstellen; manifestiert sich als glänzendes oder trockenes, flaches Ulkus ohne nekrotisches Gewebe oder Bluterguss • Diese Kategorie sollte nicht benutzt werden, um Blasen, verband- oder pflasterbedingte Hautschädigungen, feuchtigkeitsbedingte Läsionen, Mazerationen oder Abschürfungen zu beschreiben
Kategorie III: Verlust der Haut	• Zerstörung aller Hautschichten • Subkutanes Fett kann sichtbar sein, jedoch keine Knochen, Muskeln oder Sehnen • Belag kann vorhanden sein, der jedoch nicht die Tiefe der Gewebeschädigung verschleiert; eventuell Tunnel oder Unterminierungen • Tiefe variiert je nach anatomischer Lokalisation. Nasenrücken, Ohr, Hinterkopf und Sprunggelenk haben kein subkutanes Gewebe, daher können Kategorie-III-Wunden dort auch sehr oberflächlich bleiben. Im Gegensatz dazu sind an besonders adipösen Körperstellen extrem tiefe Kategorie-III-Wunden möglich • Knochen und Sehnen sind nicht sichtbar oder tastbar
Kategorie IV: vollständiger Haut- oder Gewebeverlust	• Totaler Gewebeverlust mit freiliegenden Knochen, Sehnen oder Muskeln • Belag oder Schorf möglich, Tunnel oder Unterminierungen häufig • Tiefe hängt von der anatomischen Lokalisation ab. Der Nasenrücken, das Ohr, der Hinterkopf und der Knochenvorsprung am Fußknöchel haben kein subkutanes Gewebe, daher können Wunden dort auch sehr oberflächlich sein • Kategorie-IV-Wunden können sich in Muskeln oder in unterstützende Strukturen ausbreiten (Faszien, Sehnen, Gelenkkapseln) und können dabei leicht eine Osteomyelitis oder Ostitis verursachen • Knochen und Sehnen sind sichtbar und tastbar

➤ Abb. 12.1 veranschaulicht die vier Kategorien der Dekubitus-Klassifikation.
Beurteilung von Dekubitalgeschwüre, die **keiner Kategorie** zuzuordnen sind:

- Tiefe unbekannt:
  - Vollständiger Gewebeverlust
  - Basis von Belägen (gelb, hellbraun, grau, grün oder braun) und/oder mit Verschorfungen bedeckt
  - Nach Débridement (Entfernung von geschädigtem, infiziertem, abgestorbenem Gewebe) erneute Einschätzung notwendig
- Vermutete tiefe Gewebeschädigung, Tiefe unbekannt:
  - Bereich, der livide (fahl)/rotbraun verfärbt ist; bei intakter Haut oder blutgefüllter Blase
  - Grund: Schädigung des darunterliegenden Gewebes durch Druck und/oder Scherkräfte

Prädilektionsstellen (bevorzugte Stellen)

Dekubitusgefahr besteht vor allem an Körperstellen, an denen sich zwischen Haut und darunter liegenden Knochen keine bzw. wenig Muskulatur und Unterhautfettgewebe befinden (➤ Abb. 12.2).

Die **dekubitusgefährdeten Körperpartien** *(Prädilektionsstellen)* hängen von der Positionierung des zu pflegenden Menschen ab, weil durch das Körpergewicht bei verschiedenen Positionen jeweils andere Hautareale belastet werden:

- In **Rückenlage:** Kreuzbein, Fersen, Schultern, Hinterkopf, Wirbelsäule und Ellenbogen
- In **Seitenlage:** Ohrmuschel, Trochanter major (großer Rollhügel), Knie, Ellenbogen, Fußknöchel
- In **Sitzposition:** Fersen, Fußballen, Hinterkopf, Sitzbeinhöcker, Wirbelsäule, distale Seiten der Oberschenkel
- In **Bauchlage:** Stirn, Ellenbogen, Beckenknochen, Brustbein, Rippen, Kniescheiben, Zehen

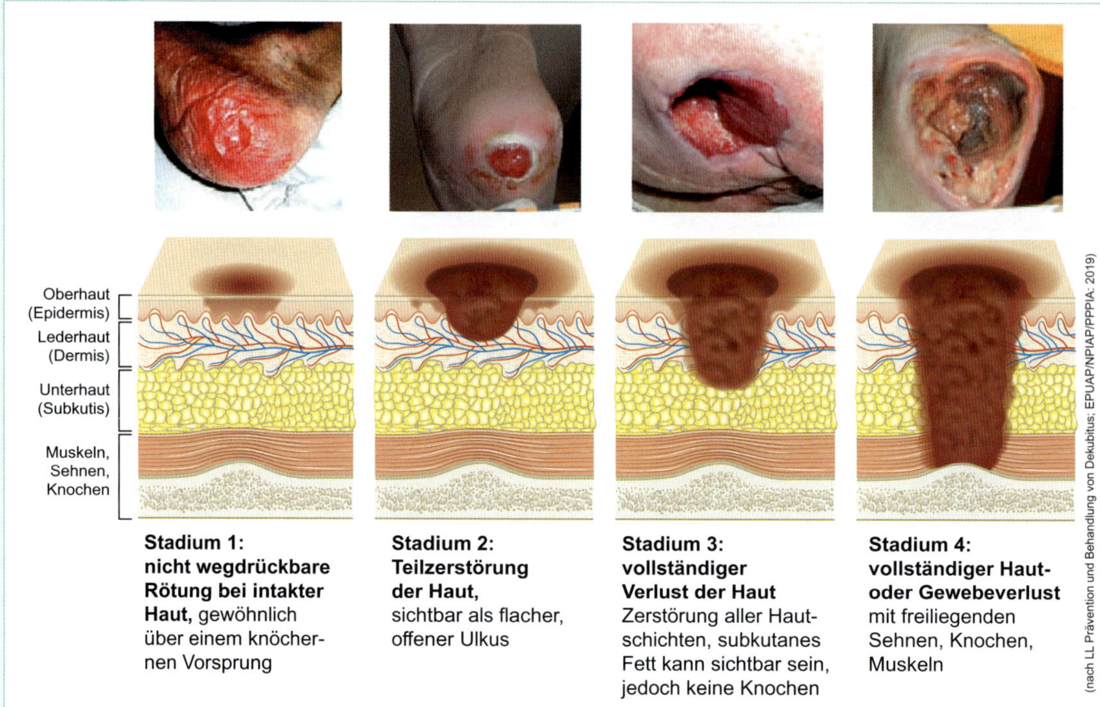

Abb. 12.1 Die vier Kategorien, in denen Dekubitalgeschwüre nach EPUAP/NPUAP eingeteilt werden [Grafik: L126, Fotos: M291]

ABB. 12.2

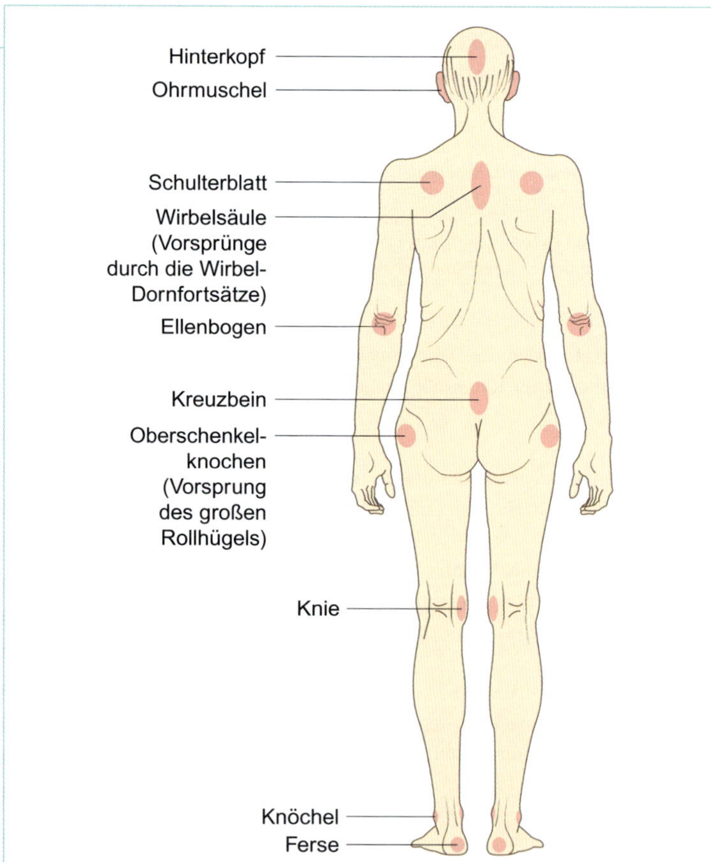

Abb. 12.2 Körperareale mit besonders hohem Risiko einer Dekubitusentwicklung [L234]

WISSEN ANWENDEN

Positioniert Pina einen zu pflegenden Menschen, achtet sie darauf, die dekubitusgefährdeten Stellen – wenn möglich – frei zu positionieren. Das bedeutet, dass diese Stellen nicht auf einem Kissen oder der Matratze aufliegen.
Die Fersen kann Pina z. B. frei positionieren, indem sie ein kleines Kissen o. Ä. unter das Fußgelenk legt.

WISSEN ANWENDEN

Pina im Praxiseinsatz

Auch medizinische Maßnahmen und Hilfsmittel können Dekubitalgeschwüre verursachen: An den Kontaktstellen zwischen Amputationsstümpfen und Prothesen, unter Gipsverbänden und in der Nähe von Sonden, Tuben und Kanülen können Druckschäden auftreten. Zahnersatz wie Zahnprothesen kann Druck auf den Mundschleimhäuten verursachen und diese schädigen. Dann sind die Betroffenen beim Essen und Sprechen beeinträchtigt. Pina beobachtet deswegen bei der Körperpflege diese Körperbereiche genau, um Hautveränderungen sofort zu erkennen.

Risikofaktoren

Zur Entstehung eines Dekubitus tragen zahlreiche Faktoren bei. Inkontinenz und die damit häufig verbundene Feuchtigkeit bzw. die Einwirkung aggressiver Substanzen auf die Haut können neben vielen anderen Bedingungen die Entstehung von Dekubitalgeschwüren begünstigen.

WISSEN ANWENDEN

Pina wechselt regelmäßig die Inkontinenzvorlagen, damit die Haut im Intimbereich nicht zu lange Urin- und Stuhlausscheidungen ausgesetzt ist. Sie beobachtet bei der Intimpflege und beim Wechsel der Inkontinenzmaterialen die Haut im Intimbereich und am Steißbein auf Hautveränderungen, z. B. Rötung.

WISSEN ANWENDEN

Von entscheidender Bedeutung sind drei Parameter, aus denen sich unmittelbar pflegerische Maßnahmen ableiten lassen:

- **Druck:** Auflagedruck (Kraft pro Fläche) als komprimierende Kräfte oder Scherkräfte
- **Druckdauer** (Zeit) und **Druckstärke** (Intensität)
- **Gewebetoleranz gegenüber Druck und Sauerstoff** (Druckempfindlichkeit)

Erst wenn Druck in nicht tolerierbarer Höhe über eine nicht tolerierbare Zeit auf ein Hautareal wirkt, entsteht ein Dekubitus (➤ Abb. 12.3). Wie viel Druck ausreicht und wie stark die Haut davon geschädigt

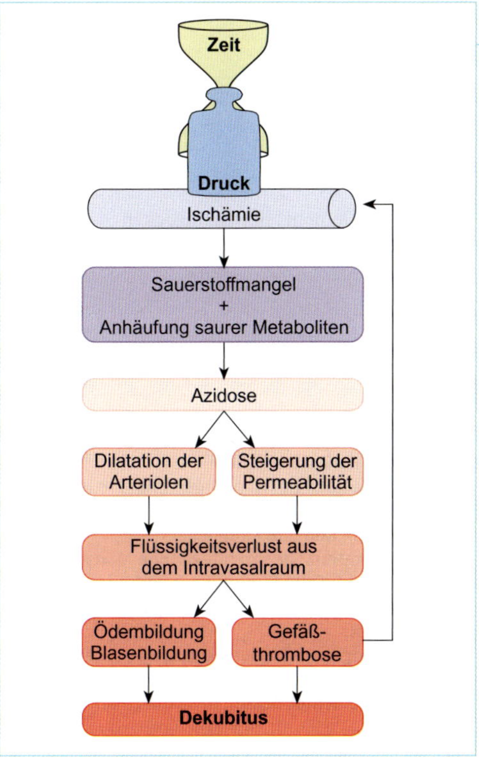

Abb. 12.3 Druck führt in mehreren Schritten zur Zerstörung des Gewebes [V492]

ABB. 12.3

wird, hängt von der individuellen Gewebetoleranz für Druck und Sauerstoff und von bestehenden Grunderkrankungen ab.

Bei allen zu Pflegenden muss täglich und bei Veränderungen ein umfassendes Risikomanagement durchgeführt werden. Die genannten Parameter bzw. Risikofaktoren sind ihrerseits durch vielfältige Bedingungen begünstigt, die nachfolgend beschrieben werden.

- **Eingeschränkte Aktivität:** Eingeschränkt aktiv sind Menschen, wenn sie Druck und Schmerzen nicht oder nur eingeschränkt wahrnehmen und sich unzureichend bewegen, z. B. bei Schlaganfall *(Apoplex),* Diabetes mellitus (durch Polyneuropathie) und Multipler Sklerose.
- **Eingeschränkte Mobilität:** Menschen mit eingeschränkter Mobilität können ihre Körperposition nicht selbstständig verändern, z. B. bei Immobilität, Bettlägerigkeit, Ruhigstellung durch Medikamente.
- **Externe Risikofaktoren:** Darunter werden alle Bedingungen zusammengefasst, die bei Menschen mit eingeschränkter Aktivität und Mobilität zusätzlich das Dekubitusrisiko steigern können. Darunter sind auch jene Risikofaktoren zu verstehen, die im körperlichen Zustand der betroffenen Person begründet sind.
- **Umgebungsfaktoren:**
  - Falten, Krümel, Pflegehilfsmittel: z. B. Katheter, Sonden, Schienen, Gipsverbände
  - Scherkräfte, die entstehen, wenn sich Hautschichten unter dem Einfluss quer wirkender Kräfte deformieren: z. B. durch Verrutschen im Bett

MERKE

MERKE

Bei der Positionierung im Bett den zu Pflegenden nicht im Bett hochziehen, sondern kinästhetische Bewegungsmöglichkeiten nutzen (➤ 13.3).

- **Gewebeeigenschaften:** fehlende Muskeln und Fettpolster über Knochen, z. B. bei Kachexie (ausgeprägtem Gewichtsverlust)
- **Durchblutungsstörungen,** etwa bei folgenden Erkrankungen:
  - Arteriosklerose
  - Herz-Kreislauf-Erkrankungen, z. B. Herzinsuffizienz mit Ödemen
  - Chronisch-venöser Insuffizienz
  - Anämie
  - Diabetes mellitus (durch Schädigung kleinster Gefäße)
- **Hautschädigung,** etwa durch:
  - Schwitzen, z. B. bei Fieber
  - Feuchtigkeit bei Inkontinenz
  - Altersveränderungen der Haut, z. B. Verdünnung, Elastizitätsverlust, Falten, Austrocknung, Abnahme der Wahrnehmung
  - Chronische Hauterkrankungen
- **Abwehrschwäche** und **reduzierter Allgemeinzustand**
- **Unfähigkeit** von zu Pflegenden, **Schmerz zu äußern:** z. B. bei Demenz, Bewusstlosigkeit
- **Ernährungszustand:**
  - Niedrige Albuminwerte (Eiweiß)
  - Vitamin-C-Mangel
  - Kachexie (ausgeprägter Gewichtsverlust)

WISSEN ANWENDEN

WISSEN ANWENDEN

Pina kann bei vielen ihrer täglichen Aufgaben eine Dekubitusprophylaxe durchführen:
- Nimmt ein zu Pflegender seine Mahlzeiten im Bett ein, achtet Pina nach der Nahrungsaufnahme darauf, dass keine Krümel im Bett verstreut sind.
- Pina achtet darauf, dass der zu pflegende Mensch nicht auf Schläuchen und Kabeln liegt.
- Wechselt Pina das Bettlaken, die Kleidung oder das Inkontinenzmaterial des zu pflegenden Menschen, achtet sie darauf, dass sich keine Falten bilden. Das Liegen auf einer Falte fördert die Dekubitusbildung.
- Pina bittet Angehörige, Kleidung ohne Knöpfe und Reißverschlüsse zu kaufen. Pina weiß, dass das Liegen auf Knöpfen oder Reißverschlüssen eine Dekubitusgefahr darstellt.
- Pina achtet darauf, dass der zu pflegende Mensch nicht auf Fremdgegenständen liegt, z. B. der Fernbedienung, dem Handy, einem Kugelschreiber.
- Pina bietet der zu pflegenden Person regelmäßig zu trinken an. Sie achtet darauf, dass die zu pflegende Person genügend und ausgewogen isst.

Assessments

WISSEN ANWENDEN

Pina hat bei der Aufnahme eines zu Pflegenden beobachtet, wie eine Pflegefachperson ein Dokument in der Pflegedokumentation ausfüllte, das eine Aussage über die Dekubitusgefährdung einer Person gibt. Dieses Dokument ist ein **Assessmentinstrument.** Es gibt unterschiedliche Assessmentinstrumente zur Dekubituseinschätzung. Pina kennt die **Bradenskala,** die **Nortonskala** und die **Waterlowskala.** Sie nimmt sich vor, eine der Skalen gemeinsam mit ihrer Praxisanleitung genauer anzusehen und sich diese erklären zu lassen.

WISSEN ANWENDEN

Ein **Dekubitus-Assessment** sollte mindestens folgende Kriterien berücksichtigen:

- Historie von Druckgeschehnissen vor der Aufnahme
- Betrachtung des Hinterhauptbereichs
- Möglichkeiten der Aktivität und Mobilität
- Geburtsgewicht oder BMI
- Hautzustand oder Reifegrad der Haut
- Luftfeuchtigkeit/Raumtemperatur
- Ernährungs- und Flüssigkeitszustand
- Sauerstoffversorgung/Durchblutung der Haut
- Medikamentöse Versorgung
- Fremdkörper (Sonden, Ab- und Zuleitungen etc.)
- Dauer des Aufenthalts im Krankenhaus

Folgen

Dekubitalgeschwüre sind mit einer erheblichen Beeinträchtigung des zu pflegenden Menschen verbunden. Sie können durch Infektionen eine lebensbedrohliche **Blutvergiftung** *(Sepsis)* hervorrufen. Ein Dekubitus kann starke **Schmerzen** verursachen und die Mobilität zusätzlich stark beeinträchtigen. Die Therapie eines Dekubitus ist ein langwieriger Prozess inklusive aufwendigen Verbandwechsels und Wundversorgung. Nicht selten ist eine chirurgische Sanierung der Wunde erforderlich.

12.1.2 Prophylaktische Maßnahmen

12.1.2 Prophylaktische Maßnahmen

Unerlässlich für den Erfolg prophylaktischer Maßnahmen sind die **Aufklärung** und **Einbeziehung** des zu pflegenden Menschen und seiner Bezugspersonen. Wenn die kognitiven und körperlichen Ressourcen der betroffenen Person eine Beteiligung an den prophylaktischen Maßnahmen möglich machen, erhöht sich der Effekt der pflegerischen Bemühungen deutlich.

Der **Druckentlastung** und -**reduzierung** gefährdeter Körperstellen kommt oberste Priorität zu. Diese erfolgen durch:

- Bewegungsförderung
- Positionswechsel (➤ 13.1)
- Positionierungshilfsmittel

Pina im Praxiseinsatz

Pina hat gesehen, dass dekubitusgefährdete zu Pflegende auf speziellen Schaumstoff- oder luftgefüllten Matratzen liegen. Die Oberfläche der Matratze passt sich dem Körper des zu pflegenden Menschen an. Der Auflagedruck auf den einzelnen Körperpartien ist geringer.

Kann der zu Pflegende seine Position nicht eigenständig verändern, kommen spezielle **Wechseldruckmatratzen** zum Einsatz. Diese bestehen aus mehreren Luftkammern, die sich automatisch abwechselnd elektronisch gesteuert mit Luft füllen. In gleichmäßigen Intervallen werden die einzelnen Körperregionen druckentlastet.

Unterstützende Maßnahmen wie Hautpflege und Ernährung beeinflussen die Gewebetoleranz. Der Expertenstandard „Dekubitusprophylaxe in der Pflege" (DNQP 2020) empfiehlt die Verwendung feuchtigkeitsspendender Pflegeprodukte.

Hautpflege und Ernährung

Hautpflege und **Ernährung** dienen dem Erhalt und der Förderung der Gewebetoleranz. Sie führen jedoch nicht zur Druckentlastung. Es ist **nicht** notwendig, die Haut täglich komplett zu reinigen. Häufiger Kontakt mit waschaktiven Substanzen verringert die Widerstandsfähigkeit der Haut, weil diese Feuchtigkeit entziehen und den Säureschutzmantel zerstören.

Pflegepersonen gewährleisten, dass die Haut nicht unnötig lange Nässe, z. B. durch Urin, Stuhl oder Schweiß, ausgesetzt ist. Durch anhaltende Feuchtigkeit kommt es zur Mazeration *(Aufweichen).* Betroffene Hautareale werden wund. Es bildet sich eine **Intertrigo** (➤ 12.3.1), die eine weitere Schädigung der

Haut durch Infektionen – insbesondere durch Pilzerkrankungen *(Mykosen,* ➤ 6.1.1*)* – nach sich ziehen kann. Bei der Körperpflege achten die Pflegenden deshalb darauf, die Haut und insbesondere Areale, an denen Hautfalten entstehen (z. B. Achseln, Nacken, Analfalte), sorgfältig durch Abtupfen zu trocknen. Zu starkes Reiben kann Hautirritationen und Schäden hervorrufen.

SÄUGLINGE

SÄUGLINGE

Die Haut von Säuglingen ist besonders empfindlich. Daher sind bewegungseingeschränkte Säuglinge über die Maßen gefährdet, einen Dekubitus zu erleiden. Das Wickeln erfolgt individuell und muss der Situation angepasst sein: ca. 5–8 × täglich oder je nach Hautzustand öfter. Oft führen Säuglinge nach dem Füttern direkt ab, sodass ein Wickeln nach der Mahlzeit günstiger ist. Die Wahl des Wickelmaterials richtet sich nach dem Hautzustand und muss altersangepasst sein. Bei zu großen Windeln ist kein Nässeschutz garantiert, zu kleine Windeln können durch Druck und Einschneiden die Entstehung eines Dekubitus begünstigen. Bei jedem Positionswechsel und jeder pflegerischen Intervention muss die Haut auf Rötungen und Druckstellen kontrolliert werden.

Bei der Ernährung achten Pflegepersonen darauf, dass der zu pflegende Mensch ausreichend Flüssigkeit zu sich nimmt und sich ausgewogen ernährt.

Hautbeobachtung

Die **regelmäßige Beobachtung der Haut** der betroffenen Person ist Voraussetzung für die Planung und Evaluation der Pflegemaßnahmen. Bei dekubitusgefährdeten Menschen kontrollieren Pflegende die Haut während jeder Schicht, z. B. bei der Körperpflege oder bei den Bewegungsübungen. Zur Bestimmung individueller Positionierungs- und Bewegungsintervalle ist die Haut nach jedem Intervall zu begutachten, um die Eignung der vorangegangenen Maßnahme beurteilen zu können. Folgende Kriterien sind hilfreich:

- **Hautfarbe,** z. B. rötlich, bläulich oder blass
- **Hautzustand,** z. B. Bläschen, Läsionen, trocken oder feucht
- **Hautveränderungen,** z. B. rötliche Stelle oder Blase, die zuvor noch nicht sichtbar war

Um festzustellen, ob es sich bei einer Hautrötung um einen Dekubitus handelt, eignet sich der **Fingertest** (➤ Abb. 12.4). Dabei wird mit dem Finger auf die gerötete Hautstelle gedrückt: Verfärbt sich diese weiß, liegt kein Dekubitus vor, bleibt sie dagegen rot, handelt es sich um einen Dekubitus der Kategorie I.

ABB. 12.4

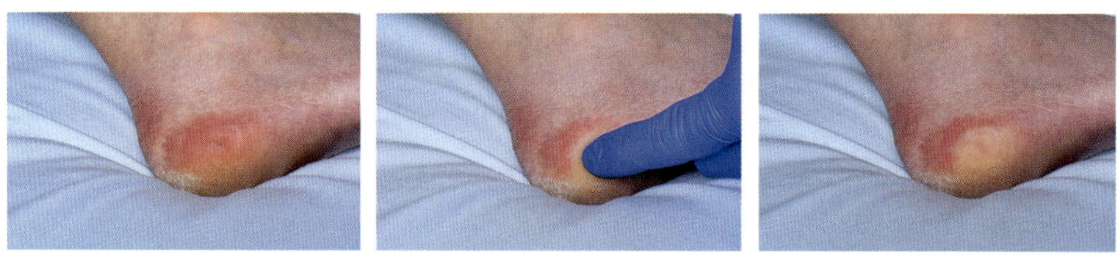

Abb. 12.4 Fingertest: **a** Hautrötung an der Ferse. **b** Finger drückt auf die gerötete Haut. **c** Haut verfärbt sich weiß → es liegt **kein** Dekubitus der Kategorie I vor [K115]

WISSEN ANWENDEN

WISSEN ANWENDEN

Pina weiß, dass die folgenden Maßnahmen zur Dekubitusprophylaxe veraltet sind und nicht mehr angewendet werden dürfen:

- Auftragen von Salben und Cremes, z. B. Vaseline oder Zinkpaste. Diese verstopfen die Hautporen.
- Auftragen von Franzbranntwein: Alkoholhaltige Flüssigkeiten trocknen die Haut aus.
- Auftragen von Hautdesinfektionsmitteln und Antiseptika: Die natürliche Hautflora, zu denen physiologische Hautkeime gehören, wird zerstört.
- Verwendung von plastikhaltigen Vorlagen und Inkontinenzmaterialien: Sie sind nicht atmungsaktiv und hindern die Haut daran, den Feuchtigkeitsgehalt selbst zu regulieren.

12.2 Kontrakturenprophylaxe

DEFINITION

Kontraktur (lat. *contrahere* = zusammenziehen): dauerhafte Verkürzung von Muskeln, Sehnen und Bändern mit der Folge einer irreversiblen Bewegungseinschränkung und Versteifung von Gelenken.
Kontrakturenprophylaxe: alle pflegerischen Maßnahmen, die die Entstehung einer Kontraktur verhindern.

12.2.1 Entstehung einer Kontraktur

Kontrakturen entstehen durch **Bewegungsmangel.** Dadurch bilden sich die Weichteile um die Gelenke zurück. Die zunehmende Verkürzung von Muskeln, Sehnen und Bändern sowie der Umbau der beteiligten Strukturen zu Bindegewebe führen zu einer Verstärkung der Bewegungseinschränkung. Kontrakturen entstehen als Folge von Erkrankungen oder Einschränkungen, z. B.:

- **Immobilität:** Jede Kontraktion eines Muskels führt automatisch zur Dehnung seines Gegenspielers. Bei fehlender Bewegung werden Muskeln und Sehnen nicht mehr gedehnt und verkürzen sich.
- **Lähmungen:** Erkrankungen des Nervensystems führen häufig zu Kontrakturen (neurogene Kontrakturen), z. B. bei folgenden Erkrankungen:
  - Spastische Lähmungen
  - Gehirn- oder Rückenmarksverletzungen (Querschnittslähmung)
  - Zerebrale (auf das Gehirn bezogen) Durchblutungsstörungen
  - Multiple Sklerose (➤ 27.2.4)
- **Schonhaltung:** Unter dem Einfluss chronischer Schmerzen versuchen zu pflegende Menschen häufig, eine Position zu finden, in der sie am wenigsten Schmerzen verspüren.
- **Psychische Erkrankungen:** Schwere Depressionen, Katatonie, Autismus, aber auch unerwünschte Wirkungen von Psychopharmaka können zu Bewegungseinschränkungen führen und erhöhen damit das Risiko einer Kontraktur.
- **Kontrakturen als Folge großflächiger Narben:** Bei großflächigen Verbrennungen oder Verätzungen in Gelenknähe kommt es zu einer Defektheilung mit Narbenbildung (sekundäre Wundheilung). Die Narben schrumpfen, und es entsteht ein Gewebezug, der die Bewegungen behindert; die Folge sind Narbenkontrakturen.
- **Kontrakturen durch Pflege- und Behandlungsfehler:** Werden bewusstlose, gelähmte oder immobile Menschen nicht ausreichend mobilisiert, z. B. regelmäßig passiv durchbewegt, können sich Kontrakturen bilden.
- **Kontrakturen durch therapeutische Ruhigstellung:** Gipsverbände, Schienen etc.

Pina im Praxiseinsatz

Pina hatte sich vor einigen Jahren den Arm gebrochen. Sie war dadurch in ihrer Bewegung eingeschränkt. Als sie das Gelenk wieder bewegen sollte, hatte sie starke Schmerzen. Pina kann sich deshalb gut vorstellen, wie sich zu Pflegende mit einer Kontraktur fühlen.

Eine Kontraktur ist eine **bleibende Bewegungseinschränkung** der Gelenke, die bis zur völligen Versteifung reichen kann. Nach der Art der Fehlstellung der Gelenke kann man Beuge-, Streck-, Abduktions- und Adduktionskontrakturen unterscheiden. Eine besondere, häufige Form ist der **Spitzfuß** (➤ Abb. 12.5): Er entsteht durch eine Kontraktur des oberen Sprunggelenks in Streckstellung.

ABB. 12.5

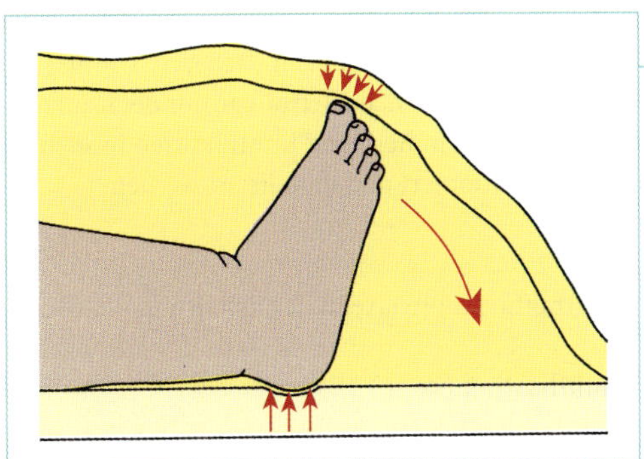

Abb. 12.5 Entstehung eines Spitzfußes durch den Druck der Bettdecke [L157]

Dieser Zustand darf nicht mit **vorübergehenden Funktionseinschränkungen** von Gelenken verwechselt werden, die z. B. nach einer Gipsbehandlung auftreten. Kontrakturen sind nicht zu beheben. Andere Bewegungseinschränkungen lassen sich durch konsequentes und mitunter schmerzhaftes Training beeinflussen.

Klinisches Erscheinungsbild

Kontrakturen führen zu einer Zwangshaltung, die die betroffene Person nicht aufheben kann. Das Gelenk lässt sich auch passiv nicht oder nur in sehr geringem Umfang – und dann unter großen Schmerzen – bewegen.

Kontrakturen können sich an allen Gelenken bilden. Besonders oft sind die großen Gelenke betroffen, z. B. Sprung-, Knie- oder Ellenbogengelenk. Wichtig ist, die Bewegungsabläufe der betroffenen Person genau zu beobachten, um eine beginnende Bewegungseinschränkung rechtzeitig zu erkennen. Insbesondere die Gelenkstellung sowie der Funktions- und Bewegungsumfang eines Gelenks sowie Schmerzäußerungen der pflegebedürftigen Person sind zu beachten.

Risikofaktoren

Bewegungsmangel, der in eine Kontraktur mündet, kann durch zahlreiche körperliche oder geistige Faktoren verursacht sein. Gefährdete Personen lassen sich anhand der in ➤ Tab. 12.2 aufgeführten Ursachen und Risikofaktoren bestimmen. Hohes Alter und reduzierter Allgemeinzustand steigern das Kontrakturrisiko zusätzlich. Auch die **Weichpositionierung** und **Wechseldrucksysteme** im Rahmen der Dekubitusprophylaxe erhöhen das Risiko einer Kontraktur, sofern nicht gleichzeitig Maßnahmen zur Bewegungsförderung ergriffen werden.

TAB. 12.2

Tab. 12.2 Risikofaktoren für die Ausbildung einer Kontraktur

Bereiche	Beispiele
Gelenke	• Gelenkentzündung • Gelenkverschleiß • Gelenkverletzung
Nervensystem	• Apoplex • Morbus Parkinson • Multiple Sklerose • Lähmung • Bewusstlosigkeit • Wachkoma • Demenzielle Erkrankung
Weichteile	• Atrophie • Verletzung
Psychische Verfassung	• Depression • Antriebsminderung • Katatonie
Ruhigstellung	• Gips • Extension • Schiene
Bettlägerigkeit	• Akute Erkrankung • Fieber
Sonstige	• Schonhaltung • Sedierung • Schmerzmedikation

Folgen

Kontrakturen reduzieren die Lebensqualität durch die damit verbundene Einschränkung der Beweglichkeit der betroffenen Person Sie ziehen im Extremfall dauerhafte Pflegebedürftigkeit nach sich: Die Streckkontraktur des Fußgelenks (Spitzfuß) erschwert die Mobilisation deutlich, da Betroffene nur noch auf den Zehenspitzen gehen und den Fuß beim Gehen nicht abrollen können. Bestehen Kontrakturen in mehreren Gelenken, können zu Pflegende nur noch eingeschränkt positioniert und mobilisiert werden.

12.2.2 Prophylaktische Maßnahmen
Pina im Praxiseinsatz

12.2.2 Prophylaktische Maßnahmen

Pina erfährt von ihrer Praxisanleitung, dass die beste Kontrakturprophylaxe in der **Erhaltung** der **Mobilität** und **Beweglichkeit** besteht:

- Wichtigste Maßnahme: **Aktivität, Bewegung** und **Mobilisation** (➤ 13.2).
- Durchführen von Bewegungsübungen:
  - Aktivierende Bewegungsübungen: Sie fördern die Eigenaktivität der Gelenke. Pina motiviert z. B. den zu pflegenden Menschen, sich die Haare selbst zu kämmen.
  - Aktiv-assistive Bewegungsübungen: Pina unterstützt bei der Bewegung, indem sie z. B. den Arm zum Kopfhaar führt. Der zu pflegende Mensch kann sich die Haare kämmen.
  - Passive Bewegungsübungen: Pina bewegt das gefährdete Gelenk langsam unter sehr leichtem Zug.

- Beibehaltung der normalen Tag- und Nachtkleidung: Beim An- und Auskleiden nutzt Pina den Bewegungsspielraum der Gelenke. Sie fordert z. B. zu pflegende Menschen auf, die Arme und Beine aktiv auszustrecken, statt die Kleidungsstücke über die gebeugten Gliedmaßen zu streifen.
- Vermeidung von ständigem Liegen im Bett, z. B. durch ausreichende und bequeme Sitzgelegenheiten innerhalb und außerhalb des Zimmers, Beschäftigungsangebote vor allem außerhalb des Zimmers, Mahlzeiten außerhalb des Betts oder des Zimmers, ausreichendes Angebot von Bewegungshilfen.
- Förderung der Eigenständigkeit der betroffenen Person, z. B. durch Gemeinschaftsküchen, Einrichtung von Treffpunkten.

WISSEN ANWENDEN

Pina kennt Maßnahmen zur **Spitzfußprophylaxe:**

- Bei zu Pflegenden, die im Bett liegen, legt Pina ans Fußende des Betts ein Kissen, einen Schaumstoffquader o. Ä.: Der zu Pflegende legt die Fußsohlen dagegen, sodass die Füße im 90°-Winkel stehen. So kippen die Füße nicht nach vorne, und die Bildung eines Spitzfußes wird verhindert.
- Beim Zudecken achtet Pina darauf, dass die Bettdecke nicht direkt auf den Füßen der zu pflegenden Person aufliegt, sondern über dem Brett am Fußende des Betts hängt. So drückt das Gewicht der Bettdecke nicht auf die Füße. Pina achtet dabei darauf, dass die Fersen weich oder hohl positioniert werden.
- Die Mobilisation des zu Pflegenden in einen (Roll-)Stuhl trägt dazu bei, dass die Beine im 90°-Winkel auf einem festen Untergrund stehen.

WISSEN ANWENDEN

MERKE

Bei Bewegungsübungen ist auf das **Schmerzempfinden** des zu pflegenden Menschen zu achten. Über die Schmerzgrenze des zu Pflegenden darf niemals hinausgegangen werden.

MERKE

12.3 Intertrigoprophylaxe

12.3 Intertrigoprophylaxe

DEFINITION

Intertrigo (Wundreiben, Hautwolf): ein in Körperfalten auftretendes Ekzem.
Intertrigoprophylaxe: alle pflegerischen Maßnahmen, die die Entstehung einer Intertrigo verhindern.

DEFINITION

12.3.1 Entstehung einer Intertrigo

12.3.1 Entstehung einer Intertrigo

Stellen, an denen eine Intertrigo bevorzugt auftritt *(Prädilektionsstellen,* ➤ Abb. 12.6*)*:

- Hinter den Ohren
- In der Achsel
- Unter der (weiblichen) Brust (➤ Abb. 12.7)
- Zwischen Fingern und Zehen
- In der Leiste
- In der Analfalte
- An den Innenseiten der Oberschenkel

Pina hat selbst sehr empfindliche Haut und weiß, wie es sich anfühlt, wenn die Haut sehr trocken und an manchen Stellen wund ist.

Pina im Praxiseinsatz

Meist führt eine Kombination aus der Minderung der Widerstandsfähigkeit der Haut aufgrund permanenter Feuchtigkeit (z. B. bei Inkontinenz) und mechanischer Beanspruchung (z. B. durch Reibung) unter dem Einfluss einer gleichzeitigen übermäßigen Besiedelung der Areale mit dem Pilz *Candida albicans* zu einer oberflächlichen Verletzung der Haut. Verminderte Hygiene, bei der z. B. Betroffene die Haut in den Falten nicht gründlich waschen und trocknen, kann die Entstehung einer Intertrigo begünstigen.

Klinisches Erscheinungsbild

Betroffene klagen über Brennen oder Jucken im Bereich des betroffenen Hautareals. Die oberflächlichen Wunden können wässriges Sekret absondern. Die Haut ist gerötet und oft schmierig-weißlich belegt. Wässrig gefüllte Pusteln können ebenfalls auftreten. Die Intertrigo zeigt sich häufig scharf begrenzt und beschränkt sich dann auf die Hautstellen, die durch permanenten Kontakt mit gegenüberliegender Haut über längere Zeit nicht trocknen.

ABB. 12.6

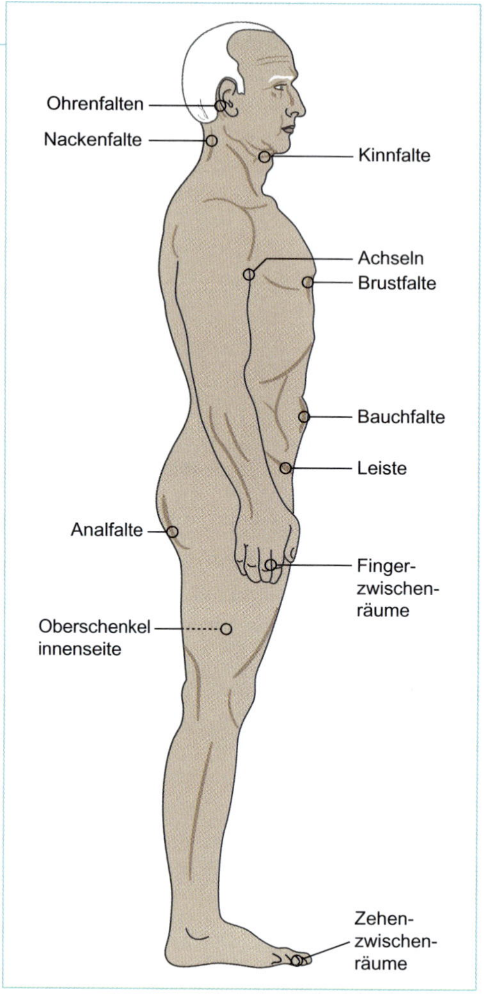

Abb. 12.6 Intertrigogefährdete Körperareale [L231]

ABB. 12.7

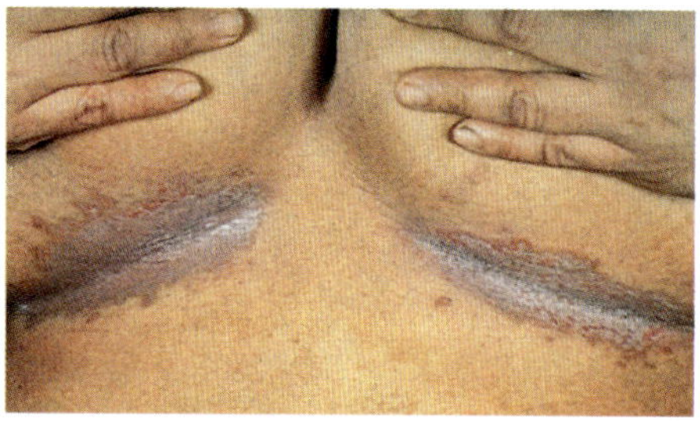

Abb. 12.7 Intertrigo in den Hautfalten unter den Brüsten [R512]

Risikofaktoren

- Starkes Schwitzen, z. B. durch Adipositas, Fieber, zu warme Kleidung, Kleidung aus Plastik
- Feuchte Hautareale
- Urin- und Stuhlinkontinenz
- Immobilität (besonders in Verbindung mit Spastiken oder Kontrakturen)
- Hautschädigungen durch falsche Hautpflege, z. B. zu heißes Baden, ungeeignete Seifen
- Erhöhte Infektanfälligkeit, z. B. bei Diabetes mellitus
- Immunschwäche
- Bei Pilzerkrankungen *(Mykosen)* zusätzlich:
  - Schwangerschaft
  - Einnahme der „Pille" (orales Antikonzeptivum)
  - Antibiotika

Folgen

Aus einer Intertrigo kann sich aufgrund der gestörten oder verletzten Schutzbarriere der Haut an der entsprechenden Körperstelle ein Dekubitus (➢ 12.1) entwickeln. Auch weitergehende Hautinfektionen, besonders Mykosen, sind möglich. Daher informieren die Pflegenden den behandelnden Arzt rechtzeitig über den Befund.

12.3.2 Prophylaktische Maßnahmen

Folgende Maßnahmen beachtet Pina:

- Hygienische Arbeitsweise:
  - Pina trägt Einmalhandschuhe, wenn sie Hautareale versorgt, die von einer Intertrigo betroffen sind. Pina weiß, dass die Schutzfunktion der Haut gestört ist und Mikroorganismen deswegen schneller eindringen können. Zum anderen besteht die Gefahr, Mikroorganismen von den entzündeten Hautarealen auf andere zu Pflegende zu übertragen.
  - Nachdem Pina die von einer Intertrigo betroffenen Hautareale pflegerisch versorgt hat, zieht sie die Einmalhandschuhe aus und führt eine hygienische Händedesinfektion durch.
- Vermeidung von Verunreinigungen und feuchten Kammern sowie die Stabilisierung des Hautzustands in der gefährdeten Körperregion:
  - **Inkontinenzprophylaxe** (➢ 12.14, ➢ 12.15) und **Toilettentraining:** bei Harn- bzw. Stuhlinkontinenz Hautkontakt mit den Ausscheidungen durch Verwendung entsprechender **Inkontinenzmaterialien** zeitlich möglichst stark limitieren, z. B. durch Kondomurinale, externe Urinableitungen für Frauen
  - Bei Bedarf individuelle und bedarfsgerechte Auswahl der **Inkontinenzversorgung** mit aufsaugenden und absorbierenden Hilfsmitteln
    - Offene Inkontinenzsysteme aus (geformter) Vorlagen und Netzhose minimieren die Gefahr eines Hitzestaus.
    - Geschlossene Inkontinenzsysteme (Inkontinenzslips) möglichst nur bei ausgeprägter Stuhlinkontinenz und ggf. nachts verwenden.

MERKE

- Pina reinigt die von einer Intertrigo betroffenen Hautareale vorsichtig: Sie führt behutsam tupfende Bewegungen mit dem Waschlappen aus. Genau so vorsichtig trocknet sie die Hautstellen ab. Sie vermeidet eine Hautirritation durch starke, feste Rubbel- und Wischbewegungen.
- Pina achtet ganz genau darauf, dass die abgewaschenen Stellen komplett trocken getupft sind. So liegt Haut auf Haut nicht im feuchten Milieu.
- Nach dem Abtrocknen legt Pina trockene Mullkompressen zwischen die betroffenen Hautpartien. Diese saugen Schweiß und Flüssigkeiten auf. Hautschutzpräparate verwendet Pina nur nach Rücksprache mit einer Pflegefachperson und mit dem ärztlichen Dienst.

12.4 Pneumonieprophylaxe

DEFINITION

Pneumonie ➢ 25.2.3
Pneumonieprophylaxe: alle pflegerischen Maßnahmen, die die Atmung unterstützen und somit eine Minderbelüftung der Lunge und/oder eine Lungenentzündung verhindern.

12.4.1 Entstehung einer Pneumonie

➢ 25.2.3

12.4.2 Prophylaktische Maßnahmen

Die Pneumonieprophylaxe ist eine Aufgabe aller Mitglieder des therapeutischen Teams, die den zu pflegenden Menschen betreuen. Alle Maßnahmen verfolgen die **LISA-Ziele** (➢ Abb. 12.8):

- **L**ungenbelüftung verbessern
- **I**nfektion vermeiden
- **S**ekret verflüssigen, lösen und entleeren
- **A**spiration vermeiden

12.3.2 Prophylaktische Maßnahmen
Pina im Praxiseinsatz
MERKE
12.4 Pneumonieprophylaxe
DEFINITION
12.4.1 Entstehung einer Pneumonie
12.4.2 Prophylaktische Maßnahmen

Zur Orientierung

ABB. 12.8

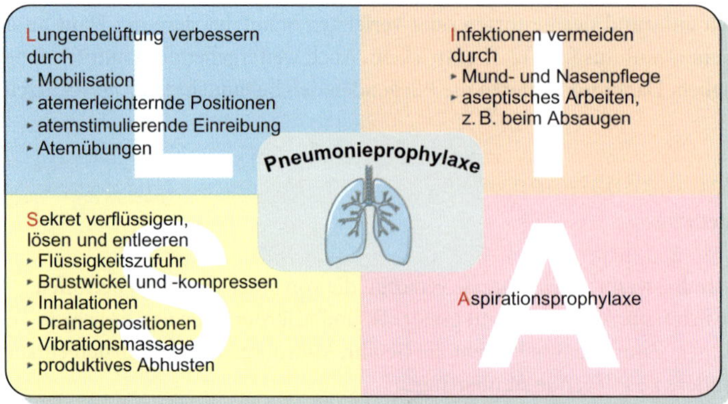

Abb. 12.8 LISA-Ziele und -Maßnahmen im Überblick [L138]

Eine unspezifische Möglichkeit und die beste Maßnahme der Pneumonieprophylaxe ist die körperliche **Mobilisation.** Jede Form der Bewegung verstärkt und vertieft die Atmung und hilft, alle Lungenabschnitte zu belüften. Körperliche Aktivität fördert die Sekretlösung und den Transport des Bronchialschleims.

Pina im Praxiseinsatz

> Abb. 12.9 zeigt aktive Bewegungsübungen. Pina leitet die zu Pflegenden zu diesen Bewegungsübungen an und/oder hilft ihnen dabei. Pina kennt außerdem atemerleichternde Körperpositionen. Diese führt sie mit zu Pflegenden durch, die schwer Luft bekommen (> Abb. 12.10).

ABB. 12.9

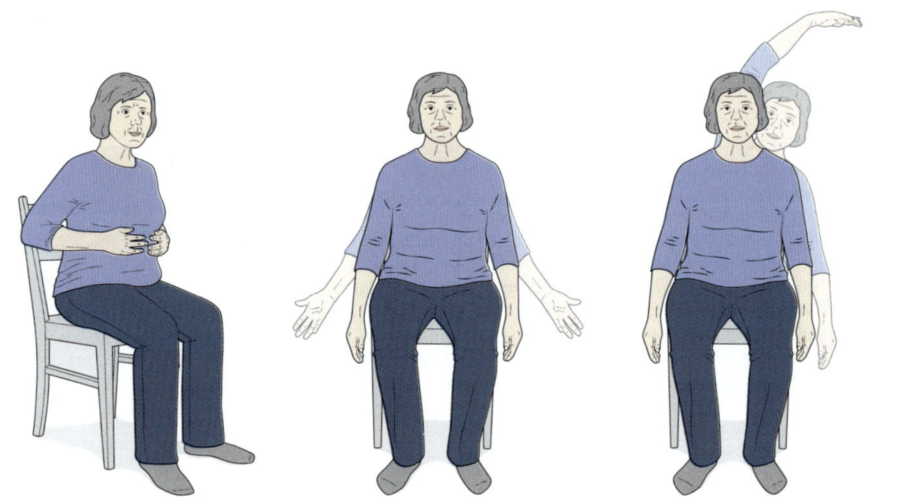

Abb. 12.9 Beispiele für aktive Bewegungsübungen zur Förderung der Atmung und zur Pneumonieprophylaxe. Die Übungen können im Bett liegend, auf einem Stuhl sitzend oder im Stehen ausgeführt werden sowie passiv durch die Pflegeperson [L264]

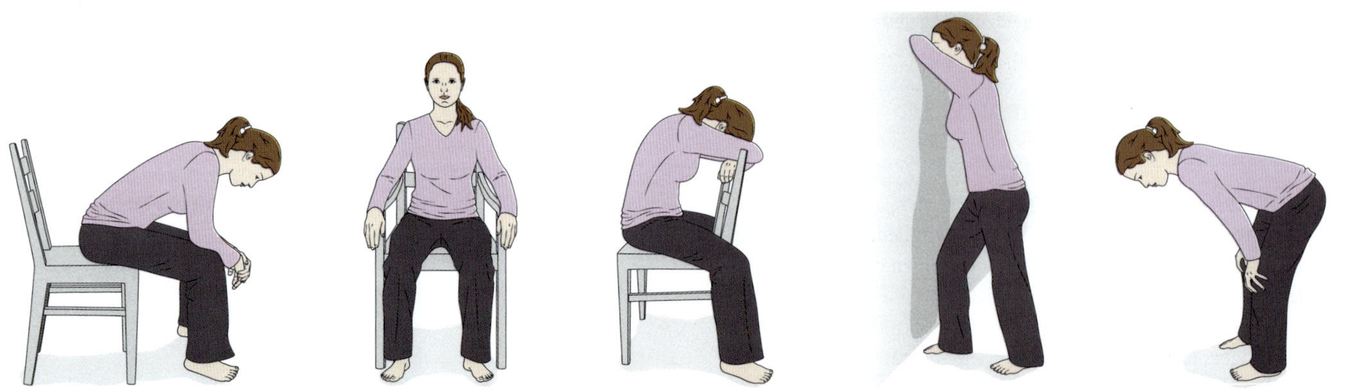

Abb. 12.10 Atemerleichternde Körperpositionen: Kutschersitz, Paschasitz, Stuhlstütze, Wandstellung, Torwartstellung (von links nach rechts) [L264]

Atemübungen

Während mobile Menschen fortlaufend für eine gute **Belüftung der Lunge** sorgen, ist diese bei **bettlägerigen oder immobilen zu Pflegenden** eingeschränkt. Das bedeutet, dass vor allem in die tiefen Strukturen der Lunge, in die Lungenbläschen *(Alveolen)* nicht genügend Luft gelangt. **Atemübungen** (auch Atemgymnastik genannt) helfen, alle Lungenabschnitte zu belüften und eine **richtige Atemtechnik,** z. B. Bauch- und Flankenatmung, anzuwenden. Diese Atemtechnik wird über die eigentliche Übungszeit hinaus angewendet. Durch regelmäßiges Training über einen längeren Zeitraum werden die natürlichen Selbstreinigungsmechanismen der Atemwege aktiviert.

Auch bei **chronischen Atemwegserkrankungen** können Atemübungen die Erkrankungen positiv beeinflussen. Mitarbeitende aus dem Physiotherapeutenteam leiten zu pflegende Menschen häufig zu solchen speziellen Atemübungen an. Pflegepersonen unterstützen sie bei der Durchführung dieser Übungen.

Kontaktatmung

Eine mögliche Übung ist die **Kontaktatmung:** Dazu legt die Pflegeperson ihre Hände mit sanftem Druck auf den Brustkorb, die Flanken oder den Bauch des zu Pflegenden. Sie bittet ihn, tief ein- und auszuatmen und dabei gegen ihre Hände zu atmen (> Abb. 12.11).

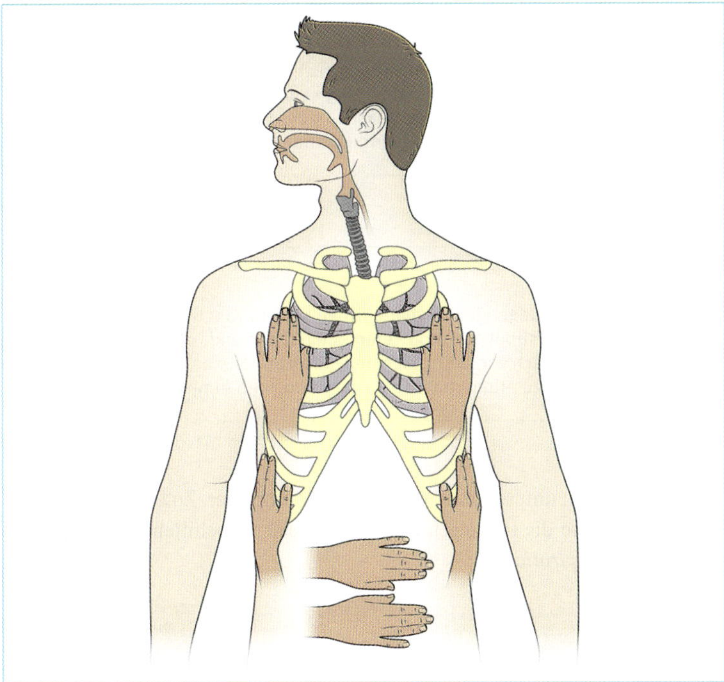

Abb. 12.11 Kontaktatmung: Durch die verschieden hohe Positionierung der Hände wird der zu Pflegende angehalten, die Bauch- oder Brustatmung zu intensivieren [L264]

ABB. 12.11

WISSEN ANWENDEN

Pina hat gelernt, die Atemfrequenz eines zu Pflegenden zu zählen. Die Atemfrequenz gibt Informationen darüber, wie oft der zu Pflegende pro Minute ein- und ausatmet. Eine Ein- und eine Ausatmung bilden einen Atemzug. Pina weiß, dass sie die Atemzüge eine Minute lang durchzählen muss, weil die Atmung unregelmäßig sein kann und Atempausen gemacht werden. Ein gesunder erwachsener Mensch atmet in Ruhe ca. 12–18 ×/Minute. Je jünger der Mensch ist, umso höher ist seine physiologische Atemfrequenz; ein Säugling atmet ca. 35–40 ×/Minute.

Es ist wichtig, eine zu schnelle und hektische Atmung zu erkennen, wie sie z. B. bei Lungenerkrankungen oder akuter Atemnot vorkommt. Eine zu schnelle Atmung wird als **Tachypnoe** bezeichnet und kann gefährlich sein.

WISSEN ANWENDEN

Tiefe bewusste Ein- und Ausatmung

Die **tiefe bewusste Ein- und Ausatmung** hilft, die Belüftung aller Alveolen zu sichern. Bettlägerige Pflegebedürftige werden dazu z. B. mit folgendem Satz aufgefordert: „Bitte setzen Sie sich so aufrecht wie möglich hin und atmen Sie langsam ganz tief ein und dann wieder aus. Machen Sie dies mehrere Male hintereinander und auch mehrmals am Tag.“ Förderlich ist zudem, wenn in den Patienten- und Bewohnerzimmern durch z. B. regelmäßiges Lüften für eine gute Frischluftzufuhr gesorgt wird.

Zur Orientierung

WISSEN ANWENDEN

KINDER UND MENSCHEN MIT DEMENZ

WISSEN ANWENDEN

ABB. 12.12

Pina im Praxiseinsatz

WISSEN ANWENDEN

Pina hat für sich eine Routine entwickelt: Immer wenn der zu pflegende Mensch mit ihrer Hilfe die Körperpflege beendet hat, deckt sie ihn sorgfältig zu und lüftet das Zimmer gut durch.

Atmen gegen Widerstand

Auch das **Ausatmen gegen einen Widerstand** führt zu einer vertieften Atmung: Der Übende atmet intensiv ein, um über genügend Kraft für die Ausatmung zu verfügen. Pflegepersonen bitten die zu pflegende Person, z. B.

- einen Luftballon aufzublasen (kontraindiziert bei Hypertonie),
- Wattebällchen wegzupusten,
- mit einem Strohhalm in einem Wasserglas Blasen (auch Seifenblasen) zu erzeugen.

Um eine Hyperventilation (unphysiologische, beschleunigte Atmung, die zu einer Verschiebung des Kohlendioxid- und Sauerstoffgehalts im Blut führen kann) zu vermeiden, legt die zu pflegende Person zwischen den Übungseinheiten Pausen ein.

KINDER UND MENSCHEN MIT DEMENZ

Übungen, bei denen gegen einen Widerstand ausgeatmet wird, eignen sich besonders gut für (Klein-)Kinder und Menschen mit Demenz, die zu einem kontinuierlichen Atemtraining kaum in der Lage sind. Mit solchen und ähnlichen Techniken, z. B. Tierstimmen nachahmen, singen, lachen oder Heißes kalt pusten, lässt sich die Atmung spielerisch und abwechslungsreich den ganzen Tag hindurch trainieren.

WISSEN ANWENDEN

Pina konnte bei ihrem letzten Praxiseinsatz bettlägerige Pflegebedürftige sowohl zum tiefen Ein- und Ausatmen als auch zu atemerleichternden Bewegungsübungen motivieren. Sie hat gemerkt, dass den zu Pflegenden diese Übungen guttun. Deshalb nimmt sie sich vor, beim nächsten Einsatz pneumoniegefährdete Pflegebedürftige immer wieder an ihre Atemübungen zu erinnern und sie zum bewussten Atmen aufzufordern.

Atemtrainer

Es gibt zudem Geräte, die bei Atemübungen unterstützen, sogenannte Atemtrainer. Zu Pflegende trainieren damit das lange, tiefe Einatmen, um so die tief liegenden Lungenareale zu belüften. ➤ Abb. 12.12 zeigt SMI-Trainer *(Sustained Maximal Inspiration).*

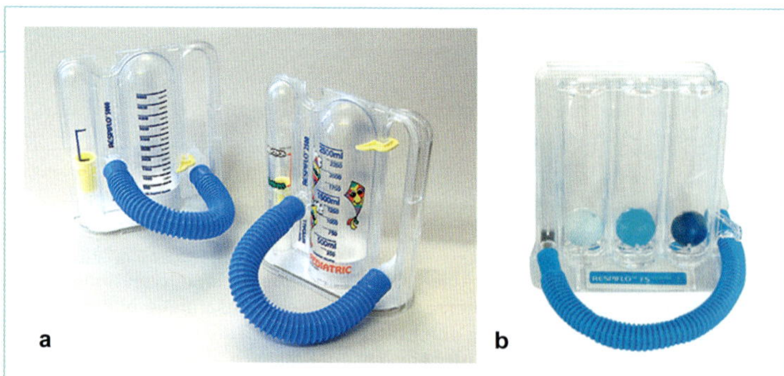

Abb. 12.12 Beispiele für SMI-Trainer:
a volumenorientierter SMI-Trainer
b floworientierter SMI-Trainer [V474]

Atemerleichternde Positionierungen

Das Pneumonierisiko bettlägeriger, immobiler Menschen lässt sich auch durch gezielte Positionierungen verringern, die zur Dekubitusprophylaxe (➤ 12.1) regelmäßig durchgeführt werden müssen. Je nachdem wie der zu pflegende Mensch positioniert wird, werden unterschiedliche Lungenabschnitte belüftet und verstärkt durchblutet. Die Pflegenden führen dazu einen Positionierungsplan (➤ 13.1). Pina führt gemeinsam mit Pflegenden verschiedene Positionierungen zur Pneumonieprophylaxe durch (➤ Tab. 12.3).

Tab. 12.3 Atemerleichternde Positionierungen zur Unterstützung der Belüftung verschiedener Lungenabschnitte [Grafiken: L138]

Positionierungstyp	Wirkung	Beschreibung
Oberkörperhochpositionierung 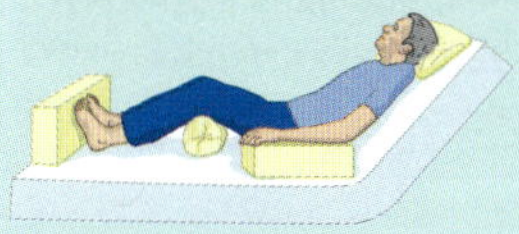	Erleichtert Atmung, deshalb zur Anwendung bei Dyspnoe geeignet	• Oberkörper erhöht positionieren • Arme zur Unterstützung der Atemhilfsmuskulatur unterlagern; reduziert gleichzeitig den Druck auf die Sitzbeinhöcker • Einsatz einer Rolle unter den Oberschenkeln zur Entspannung der Bauchmuskulatur **Achtung:** • Dekubitusgefahr durch Scherkräfte, wenn Person nach unten rutscht (vor allem am Kreuzbein) • Rutschbremse und Druckreduktion an den Fersen beachten • Position regelmäßig wechseln, da sie eine verminderte Belüftung der unteren Lungenabschnitte forciert
Seitenpositionierung 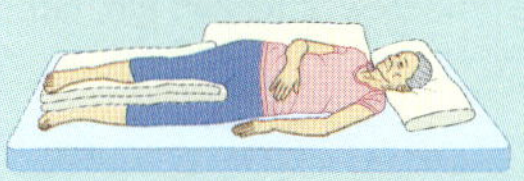 a 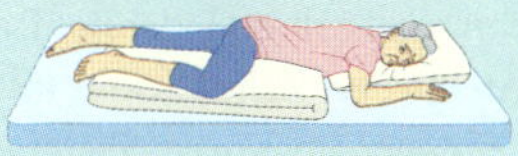 b	• Verhindert Sekretansammlung • Gute Belüftung des oben liegenden Lungensegments • Erleichtert Abhusten von Sekret	• Bei 90°-Positionierung evtl. oben liegendes Bein anwinkeln lassen – oft genügt es, die Person in die 30°-Seitenlage zu bringen • Unten liegenden Arm ausstrecken • Evtl. Positionierungshilfsmittel verwenden • Position zweistündlich wechseln, damit alle Lungensegmente belüftet werden **Achtung:** • Hohe Druckbelastung in 90°-Lage auf Hüfte, Brustkorb und Knöchel, deshalb bei Dekubitusgefährdung nach 30 Min. Positionswechsel • Effektivität lässt sich steigern, wenn der obere Arm ebenfalls nach vorne und oben positioniert wird, sodass sich der Brustkorb zusätzlich dehnt
Halbmondpositionierung in Rückenlage 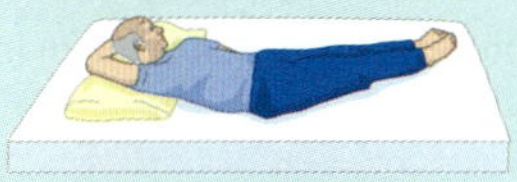	Gute Belüftung der Lunge auf der gedehnten Seite durch Vergrößerung der Atemfläche	• Rückenlage: Eine Hand der Person über den Kopf legen, die andere Hand und die gestreckten und geschlossenen Beine bewegen sich aufeinander zu • Position so lange beibehalten, wie es die Person toleriert, etwa 5–10 Min.
Drehdehnpositionierung 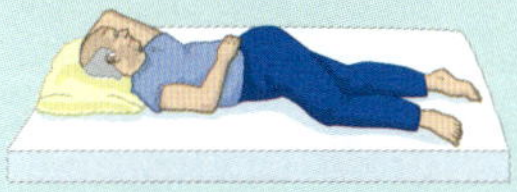	• Erleichtert die Atmung • Vergrößert die Atemfläche	• Person in Seitenlage positionieren • Oben liegenden Arm unter den Kopf legen • Oberkörper so weit wie möglich auf den Rücken drehen, Beine bleiben in Seitenlage **Achtung:** • Wird von älteren Menschen häufig nicht gut toleriert, nur 5–10 Min. lang anwenden • Nicht anwenden, wenn die Person Schmerzen hat, z. B. bei Wirbelsäulenerkrankungen, Arthrose, Osteoporose
A-Positionierung 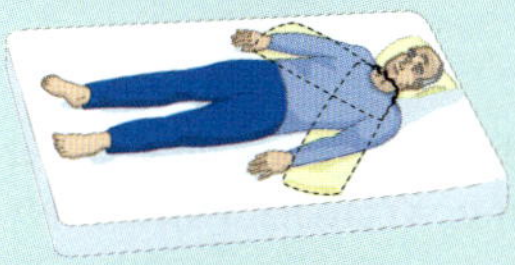	Belüftet obere Lungenabschnitte (Lungenspitzen)	• Zwei leichte Kissen zu Schiffchen formen* • Zeigen die Öffnungen der Schiffchen nach außen, sind Mikrobewegungen möglich • Schiffchen A-förmig unter den Rücken legen, sodass ihre Spitzen etwa in Höhe des Nackens enden • Wirbelsäule liegt frei, Arme auf zusätzlichen Kissen positionieren • Kann auch mit einer gerollten Decke oder „Schlange" durchgeführt werden • Zusätzliches Kissen unter den Kopf legen • Kissen unter Oberschenkel, Knie liegen in ca. 15°-Beugung • Druckreduktion an den Fersen beachten • 2–3 × tägl. ca. 30 Min.
V-Positionierung 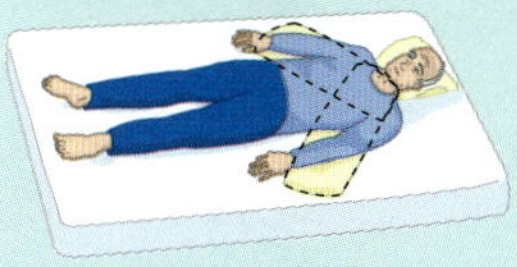	Belüftet die Flanken	• Zwei leichte Kissen zu Schiffchen formen* • Schiffchen V-förmig unter den Rücken legen, sodass ihre Spitzen etwa in Höhe des Kreuzbeins enden • Teile der Wirbelsäule und Schulterblätter liegen frei • Zusätzliches Kissen unter den Kopf legen • 2–3 × tägl. ca. 15–30 Min. • Kissen unter Oberschenkel, Knie liegen in ca. 15°-Beugung • Druckreduktion an den Fersen beachten **Achtung:** Wegen hoher Druckbelastung im Kreuzbeinbereich nicht bei Dekubitusgefahr anwenden!
T-Positionierung 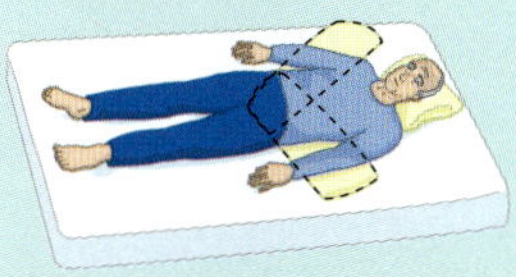	• Dehnt den Brustkorb und vergrößert die Atemfläche • Stützt Wirbelsäule und Schultern	• Zwei leichte Kissen zu Schiffchen formen* • Person in Rückenlage bringen • Schiffchen T-förmig unter den Rücken legen, sodass die Wirbelsäule und die Schultern unterstützt sind. Rippen liegen zur besseren Belüftung der Lunge frei • Zusätzliches Kissen unter den Kopf legen • Kissen unter Oberschenkel, Knie befinden sich in ca. 15°-Beugung • Druckreduktion an den Fersen beachten
I-Positionierung 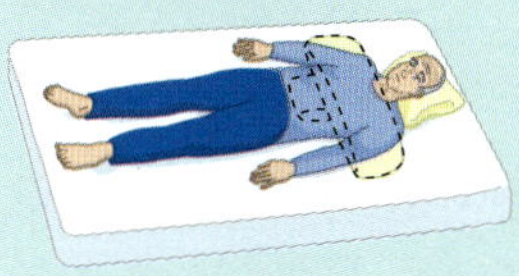	• Dehnt den Brustkorb und vergrößert die Atemfläche • Stützt die Wirbelsäule	• Ein Kissen zum Schiffchen formen* • Person in Rückenlage bringen • Schiffchen so unter den Rücken legen, dass die Wirbelsäule unterstützt ist • Sonst wie oben • Eignet sich besonders für kleine, schmale Menschen

* Kissen zu Schiffchen formen: eine Seite des Kissens bis zur Hälfte in den anderen Teil des Kissens stülpen.

MERKE

MITDENKEN

ACHTUNG

ABB. 12.13

MERKE

Die beschriebenen atemerleichternden Positionierungen unterstützen die Belüftung und Entlastung der Lunge. Die zu pflegende Person wechselt mehrmals täglich zwischen den Positionen, die nie mit Schmerzen verbunden sein dürfen. Zu Pflegende tolerieren Dehnpositionierungen meist nicht lange. Es genügt, sie etwa fünf bis zehn Minuten beizubehalten.

MITDENKEN

Pina achtet darauf, dass die zu pflegende Person im Pflegebett nicht zu weit unten liegt: Der Bettknick befindet sich bei hoch gestelltem Kopfteil im Bereich des Oberkörpers. Dies schränkt die Beweglichkeit ein, und Atembewegungen des Thorax werden behindert.

Flüssigkeitszufuhr erhöhen

Ein **Flüssigkeitsdefizit** entzieht den Schleimhäuten Feuchtigkeit. Der Schleim wird zäh und klebrig. Das geschieht auch an den nicht sichtbaren Schleimhäuten und Sekreten der Atemwege. Zähes Sekret lässt sich schwer aus den Atemwegen entfernen. Während seiner langen Verweildauer im Körper bietet es Keimen einen idealen Nährboden zur Vermehrung. Zur Pneumonieprophylaxe ist es deshalb wichtig, dass der zu pflegende Mensch täglich **mindestens 1,5–2 l Flüssigkeit** zu sich nimmt. Pflegepersonen berücksichtigen die bisherigen Trinkgewohnheiten und -mengen. Bei erhöhten Verlusten, z. B. durch Fieber, Diarrhö, Erbrechen, können auch deutlich größere Flüssigkeitsmengen nötig sein, um den Schleim in den Atemwegen zu verflüssigen, damit er leichter abzuhusten ist.

ACHTUNG

Hat der zu Pflegende eine Trinkmengenbeschränkung, hält Pina diese ein. Sie erkundigt sich bei der zuständigen Pflegefachperson, wie viel der zu Pflegende täglich maximal trinken darf.

Die sekretlösende Wirkung lässt sich durch Verabreichung schleimlösender Tees, z. B. Huflattich, Spitzwegerich, Fenchel, Thymian, verstärken.

Anleitung zum produktiven Husten

Produktiver Husten fördert das **Abhusten** von Atemwegssekret. Eventuell führen Pflegende vorab sekretverflüssigende und -lösende Maßnahmen wie eine Feuchtinhalation mit Kochsalz (NaCl 0,9 %, ➤ Abb. 12.13) durch.

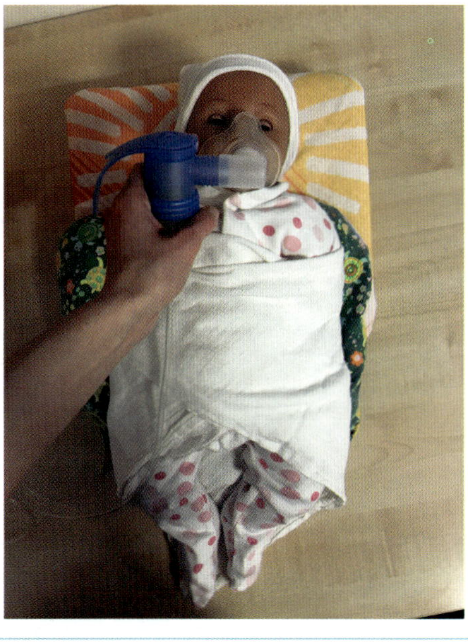

Abb. 12.13 Durchführung einer Feuchtinhalation bei einem Säugling [P865]

Durchführung

- Zellstoff und ggf. Nierenschale bereitstellen.
- Sich selbst und Dritte vor Kontakt mit abgehustetem Sekret schützen.
- Zu pflegende Person bitten …
  - sich aufrecht hinzusetzen, durch die Nase einzuatmen und nur wenig Luft auszuatmen,
  - anschließend Knie und Gesäß zusammenzudrücken und mit kurzen kräftigen Hustenstößen zu husten,
  - hochgehustetes Sekret auszuspucken und nicht zu schlucken
  - erneut zu husten, wenn sich die Atmung normalisiert hat.
- Bei schwachen Personen Husten durch leichten Druck auf den Bauchraum verstärken.
- Vorgang so lange wiederholen, bis genügend Sekret abgehustet wurde.
- Im Anschluss reinigende Mundpflege durchführen.

Atemstimulierende Einreibung

Eine atemstimulierende Einreibung (ASE), die wie in ➤ Abb. 12.14 gezeigt mindestens 15 Minuten lang durchgeführt wird, beruhigt den zu pflegenden Menschen: Seine Atemfrequenz verlangsamt sich und die Muskelspannung lässt nach.

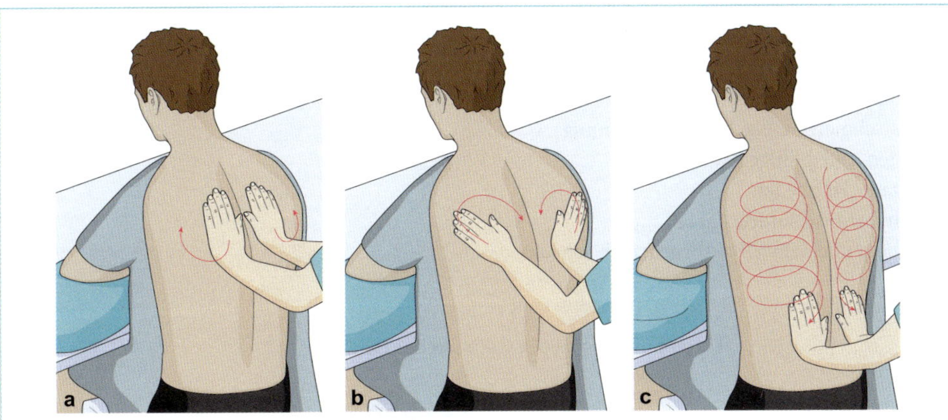

ABB. 12.14

Abb. 12.14 Durchführung der atemstimulierenden Einreibung (ASE):
a Die Hände streichen während der Ausatmung mit einem deutlichen Druck an der Wirbelsäule entlang nach unten
b Die Hände fahren während der Einatmung mit einem geringeren Druck in einem kreisförmigen Bogen nach außen und zur Wirbelsäule zurück
c Die Kreise werden immer ein Stück weiter steißwärts ausgeführt, bis die Hände oberhalb des Beckens angekommen sind. Dann beginnen die kreisenden Bewegungen wieder oben seitlich der Wirbelsäule [L264]

12.5 Thromboseprophylaxe

12.5 Thromboseprophylaxe

DEFINITION

Thrombose: Bildung eines Blutgerinnsels *(Thrombus)* in einem Blutgefäß durch lokale Gerinnung. Je nach Lokalisation des Thrombus wird zwischen **arterieller** und **venöser** Thrombose unterschieden.
Thromboseprophylaxe: alle pflegerischen Maßnahmen, die die Entstehung einer Thrombose verhindern.

DEFINITION

12.5.1 Entstehung einer Thrombose

12.5.1 Entstehung einer Thrombose

Thrombosen entstehen durch drei Faktoren, die unter dem Namen **Virchow-Trias** (s. unten) zusammengefasst werden:

- Verlangsamte Blutströmung, z. B. durch Immobilität
- Gefäßwandschäden, z. B. durch Operationen
- Erhöhte Gerinnungsneigung des Bluts, z. B. durch Flüssigkeitsmangel

Besonders häufig sind die **tiefen Bein- oder Beckenvenen** (tiefe Venenthrombose, *Phlebothrombose*) betroffen. Bestimmte Risikofaktoren in Kombination mit Bewegungsmangel führen dazu, dass das Blut in einer Passage des (meist bereits geschädigten) Gefäßes gerinnt und dabei einen Thrombus bildet. Auch Menschen ohne Vorerkrankungen können von einer Thrombose betroffen sein. Eine Phlebothrombose ist besonders gefährlich, da sie zu einer **Lungenembolie** führen kann (s. unten).

Pina in der Schule

Frauen, die hormonelle Kontrazeptiva („Pille") einnehmen, sind besonders gefährdet, eine Thrombose zu erleiden.

Als Pina vor drei Jahren operiert wurde, wurden ihr Subkutanspritzen (➤ 16.1) zur Thromboseprophylaxe verabreicht, damit es nicht zu einer Gerinnselbildung kommt. Damals hatte sie nicht verstanden, warum sie gespritzt wurde. Nun weiß sie, wie wichtig diese Thrombosespritzen waren und welche Folgen eine Gerinnselbildung haben kann.

Klinisches Erscheinungsbild

Die gefährliche **Phlebothrombose** verläuft im Gegensatz zur oberflächlichen Venenthrombose oft ohne eindeutige Anzeichen. Folgende Symptome können auftreten:

- Einseitiges Schwere- und Spannungsgefühl
- Überwärmung und Schwellung der betroffenen Extremität
- Schmerzen, vor allem in der Wade, die sich verstärken, wenn die betroffene Person den Fuß Richtung Fußrücken zieht, oder bei Druck auf die Wade
- Bläulich-rote Hautfarbe der betroffenen Extremität
- Tachykardie
- Evtl. leichtes Fieber

Komplikation

Die größte Gefahr einer Phlebothrombose ist die lebensbedrohliche **Lungenembolie** (➤ Abb. 12.15), die mit folgenden Zeichen einhergeht:

- Plötzlich einsetzende Atemnot, schnelle, flache Atmung
- Brustschmerzen, v. a. bei der Einatmung
- Husten, evtl. blutiger Auswurf
- Gestaute Halsvenen
- Tachykardie, Blutdruckabfall
- Zyanose und Schweißausbruch, evtl. Schock

ABB. 12.15

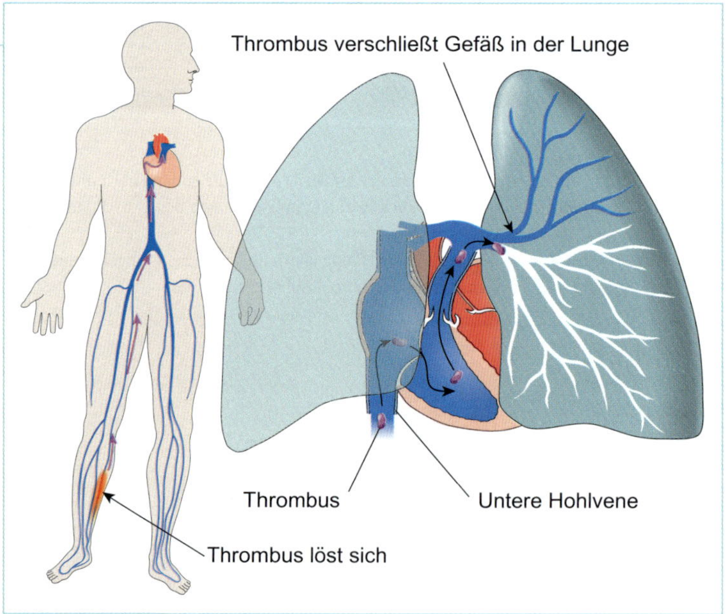

Abb. 12.15 Entstehung einer Lungenembolie: Löst sich der Thrombus bei einer Thrombose in der Wade (links), kann er auf dem Blutweg in die Lunge gelangen und dort zum Verschluss eines Blutgefäßes *(Embolie)* führen (rechts) [L190]

Sofortmaßnahmen

Bei Verdacht auf eine tiefe Beinvenenthrombose **verständigen** Pflegepersonen sofort das **ärztliche Personal** und lassen die betroffene Person **absolute Bettruhe** einhalten.

Risikofaktoren

Vor allem drei Risikofaktoren begünstigen das Entstehen einer Thrombose. Sie werden unter dem Begriff **Virchow-Trias** zusammengefasst:

- **Verlangsamte Blutströmung:** Je langsamer das Blut fließt, desto leichter lagern Thrombozyten an der Venenwand an und setzen die Thrombusbildung in Gang. Als häufigste Ursachen gelten **Bewe-**

gungsmangel und **venöse Insuffizienz.** Beide beeinträchtigen die Wirksamkeit der Muskel-Venen-Pumpe und vermindern dadurch den venösen Rückfluss. Die Blutströmung ist z. B. in folgenden Fällen verlangsamt:
  - Immobilität, Lähmung
  - Gipsverband oder Schienung
  - Operationen (durch fehlenden Muskeltonus und Verletzung der Venenwand)
  - Schmerzbedingte Schonhaltung
  - Schwangerschaft (Druck des Uterus auf die Vena cava inferior)
  - Herzinsuffizienz, Schock
  - Chronisch-venöse Insuffizienz
  - Adipositas
- **Gefäßwandschaden:** Die Schädigung der Intima (Gefäßinnenwand) löst eine Thrombozytenaggregation aus (Zusammenballen der Blutplättchen). Die Ursachen sind:
  - **Traumatisch** durch Verletzung, Quetschung oder Operation
  - **Degenerativ** durch altersbedingte Veränderung der Beinvenen, Krampfaderleiden *(Varikosis)*
  - **Entzündlich** durch Venenentzündung *(Phlebitis)*
- **Erhöhte Gerinnungsneigung:** verändert das normale Gleichgewicht zwischen Blutgerinnung und Gerinnselauflösung im Blut. Eine erhöhte Gerinnung kann in folgenden Situationen auftreten:
  - Hochgradiger Flüssigkeitsmangel oder Flüssigkeitsverlust, z. B. durch anhaltendes Erbrechen und Diarrhö, großflächige Verbrennungen, Diuretikaeinnahme
  - Pathologische Zellvermehrung, z. B. Polyglobulie (erhöhte Zahl der roten Blutkörperchen) und Polyzythämie (erhöhte Zahl der Blutkörperchen)
  - Vermehrung der Blutgerinnungsfaktoren nach großen Operationen, Verletzungen mit erheblicher Gewebezerstörung, Verbrennungen und im Wochenbett
  - Medikamenteneinnahme, z. B. hormonelle Kontrazeptiva, Kortison

Ohne ausreichende Prophylaxe kann nach Operationen eine tiefe Bein- oder Beckenvenenthrombose entstehen. Folgende Personengruppen sind besonders gefährdet:
- Personen > 65 Jahre
- Personen mit Adipositas (BMI > 30)
- Schwangere und Wöchnerinnen
- Personen mit malignen (bösartigen) Erkrankungen
- Personen mit zurückliegenden Thrombosen oder Embolien
- Personen, die an einer Sepsis bzw. schweren Infektionskrankheiten leiden
- Raucher
- Personen mit Diabetes mellitus

Assessment

Pina im Praxiseinsatz

Pina hat bei der Aufnahme eines zu Pflegenden beobachtet, wie eine Pflegefachperson ein Dokument in der Pflegedokumentation ausfüllte, das eine Aussage über die Thrombosegefährdung eines zu Pflegenden macht. Dieses Dokument ist ein Assessmentinstrument. Die Pflegenden benutzen die sogenannte **Frowein-Skala.** Pina nimmt sich vor, sich diese Skala gemeinsam mit ihrer Praxisanleitung näher anzusehen und sie sich erklären zu lassen.

Folgen

Häufige Spätkomplikation einer tiefen Beinvenenthrombose ist das **postthrombotische Syndrom.** Die Zerstörung der Venenklappen *(chronisch-venöse Insuffizienz)* behindert den Abfluss des Bluts. Es zeigen sich Krampfadern, Unterschenkelödeme, bräunliche Hautverfärbungen und eventuell ein chronisches Unterschenkelgeschwür *(Ulcus cruris).*

Löst sich ein Thrombus aus den tiefer gelegenen Venen von Knie, Oberschenkel oder Becken, gelangt er mit dem Blutstrom in die Lunge und kann dort eine lebensbedrohliche **Lungenembolie** (➤ Abb. 12.15) verursachen. Eine weitere schwere Komplikation ist die Besiedlung des Thrombus mit Bakterien und die Ausbreitung dieser Entzündung auf dem Blutweg *(Sepsis).*

12.5.2 Prophylaktische Maßnahmen

12.5.2 Prophylaktische Maßnahmen

Pflegerisches Ziel ist es, den venösen Rückfluss zu verbessern. Angewandt werden dafür Maßnahmen der **physikalischen Thromboseprophylaxe:**
- Aktivierung der Muskel-Venen-Pumpe durch (Früh-)Mobilisation und Bewegungsübungen
- Venenkompression durch medizinische Thromboseprophylaxestrümpfe, Kompressionsstrümpfe und -verbände, intermittierende pneumatische Kompression

Die **medikamentöse Thromboseprophylaxe** nimmt dagegen Einfluss auf die Blutgerinnung, z. B. durch Heparinisierung mittels subkutaner Injektionen (➤ 16.1).

Aktivierung der Muskelpumpe – (Früh-)Mobilisation

Pina im Praxiseinsatz

Pina lernt, dass die beste Thromboseprophylaxe gleichzeitig die natürlichste ist: **Gehen.** Beim Gehen spannt der Mensch die Beinmuskeln an und aktiviert die Muskelpumpe. Pflegende erhalten und fördern die Mobilität der Betroffenen. Aus diesem Grund sind zu pflegende Menschen nach einer OP so früh und so oft wie möglich zu mobilisieren. Aufgabe der Pflegenden ist, die Betroffenen über den Sinn der frühen Mobilisation zu informieren sowie sie beim Aufstehen anzuleiten und zu unterstützen. Um die Muskel-Venen-Pumpe und damit den venösen Rückfluss zu aktivieren, muss die betroffene Person umhergehen oder zumindest auf der Stelle treten.

Sind zu Pflegende bettlägerig, muss ihre Muskelpumpe durch Übungen aktiviert werden. Bereits einfache **Bewegungsübungen** im Bett sind wirkungsvoll. Im Liegen ausgeführte Bewegungen haben den Vorteil, dass das Blut nicht wie bei Übungen im Sitzen oder Stehen entgegen der Schwerkraft fließen muss. Folgende Maßnahmen sind auch im Bett durchführbar:

- Bettradfahren: in Rückenlage Beine heben und die kreisenden Bewegungen des Radfahrens nachmachen. **Achtung:** Nicht bei Schwangeren und zu Pflegenden nach einer Bauch-OP!
- Fußkreisen: Sprunggelenke kreisen lassen; auch bei liegendem Bein möglich
- Beine heben
- Oberschenkelmuskulatur anspannen: Kniescheibe hochziehen
- Fußsohlen gegen das Bettende oder die Hand der Pflegeperson drücken und gleichzeitig Wadenmuskeln anspannen
- Zehenspitzen Richtung Nasenspitze ziehen (bei liegendem Bein)

Medizinische Thromboseprophylaxestrümpfe

Auch medizinische Thromboseprophylaxestrümpfe (MTPS) unterstützen den Rückfluss des Bluts zum Herzen und verhindern so die Bildung einer Thrombose. Voraussetzung ist allerdings, dass sie passgenau sitzen.

Pina im Praxiseinsatz

Pina hat gelernt, wie sie die Beine des zu Pflegenden vermisst, um die richtige Größe der MTPS zu ermitteln:

- Pina weiß, dass der zu pflegende Mensch vor dem Abmessen mindestens 15–20 Minuten im Bett liegen muss, um falsche Messwerte durch evtl. Schwellungen im Bein zu verhindern.
- Mit einem Maßband misst Pina die Länge des Beins von der Ferse bis zum Gesäß. Sie misst außerdem den Umfang von Wade und Oberschenkel. Anhand der Tabelle, die der MTPS-Hersteller zur Verfügung stellt, ermittelt sie, welche Strumpfgröße der zu Pflegende benötigt (➤ Abb. 12.16 oben).

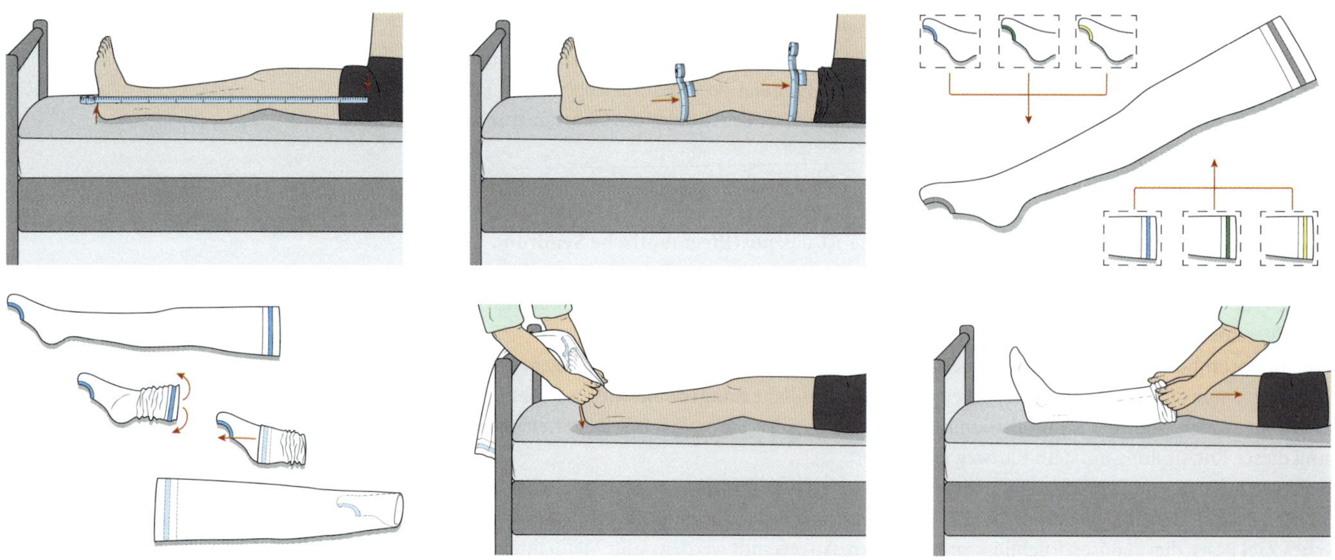

Abb. 12.16 Anpassen (oben) und Anziehen (unten) von medizinischen Thromboseprophylaxestrümpfen (MTPS) [L264]

Beim Anziehen der medizinischen Thromboseprophylaxestrümpfe, wie in ➤ Abb. 12.16 unten dargestellt, achtet Pina auf Faltenfreiheit. Die Strümpfe haben an den Zehen ein kleines Loch, damit regelmäßig Farbe und Durchblutung der Zehen kontrolliert werden können. Sitzen die Strümpfe zu fest, kann die Durchblutung gestört sein und die Zehen färben sich blau *(livide)*. Pina kann zum Anziehen der medizinischen Thromboseprophylaxestrümpfe auch eine Anziehhilfe verwenden (➤ Abb. 12.17).

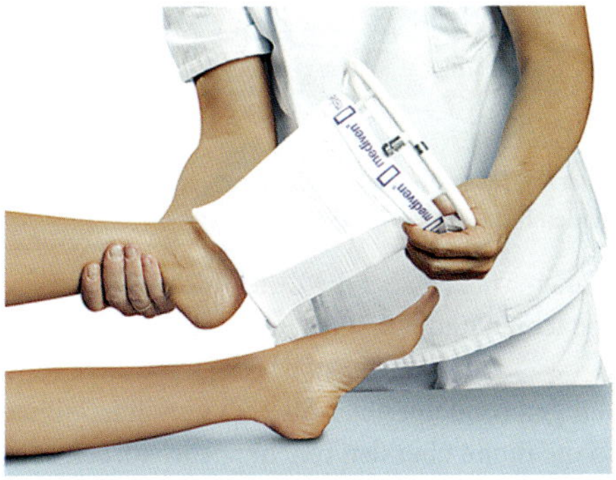

Abb. 12.17 Anziehen von medizinischen Thromboseprophylaxestrümpfen (MTPS) mit Anziehhilfe: Strumpf auf rechts drehen, dann bis zum Fußteil in die Anziehhilfe einspannen. Strumpf mit Anziehhilfe über den Fuß bis etwa zur Wade schieben. Anziehhilfe entfernen, Strumpf ganz hochziehen, glatt streifen [V481]

ABB. 12.17

MERKE

Pina kontrolliert, ob die Thromboseprophylaxestrümpfe faltenfrei angelegt sind. Sind Falten vorhanden, kann ein Dekubitus (➤ 12.1.1) entstehen.

MERKE

Kompressionsverband

Pina im Praxiseinsatz

Pina sieht zu, wie eine Pflegefachperson einem zu Pflegenden mit mehreren Kompressionsbinden die Beine wickelt, statt ihm medizinische Thromboseprophylaxestrümpfe anzuziehen. Pina weiß, dass aus folgenden Gründen ein **Kompressionsverband zur Thromboseprophylaxe** verwendet wird:

- Die Beine des zu pflegenden Menschen sind für medizinische Thromboseprophylaxestrümpfe zu dünn oder zu dick, z. B. bei Ödemen.
- Der zu pflegenden Person wurden medizinische Thromboseprophylaxestrümpfe speziell angepasst, diese wurden aber noch nicht geliefert.

Der Kompressionsverband wird so gewickelt, dass der Druck des Verbands nach oben hin kontinuierlich abnimmt. Das korrekte Anbringen eines Kompressionsverbands erfordert viel Übung und Erfahrung: Sitzt ein Kompressionsverband falsch und verursacht er z. B. einen zu hohen Druck, steigt das Thromboserisiko und die Blutzirkulation ist beeinträchtigt.

Es gibt **drei Bindenarten:** Kurzzugbinden, Mittelzugbinden, Langzugbinden. Sie üben einen unterschiedlichen Druck aus.

- **Kurzzugbinden:** Der Verband kann im Liegen belassen werden. Es handelt sich um Binden mit einer geringen Dehnbarkeit.
- **Mittelzugbinden:** haben eine mittlere Dehnbarkeit.
- **Langzugbinden:** werden nur für einen kurzen Zeitraum verordnet und im Liegen abgenommen. Die Gefahr von Durchblutungsstörungen ist hoch.

Welche Binde verwendet wird, ist der ärztlichen Anordnung zu entnehmen. Häufig werden Kurz- und Langzugbinden kombiniert verwendet.

Fertigbindensysteme (z. B. Pütter®Pro 2) bestehen aus verschiedenen Lagen, z. B. mit Polsterung. Sie sind einfacher anzulegen und können bis zu einer Woche getragen werden. Rutschsicherheit und ein höherer Tragekomfort sind weitere Vorteile.

Pina im Praxiseinsatz

Es gibt verschiedene Arten von Wickeltechniken. Pina hat gelernt, wie ein **Kompressionsverband nach Fischer** (➤ Abb. 12.18) angelegt wird:

- Pina informiert die zu pflegende Person vor dem Anbringen des Kompressionsverbands: „Ich werde einen Kompressionsverband an Ihren Beinen anbringen. Bitte legen Sie sich jetzt ins Bett, damit sich die Venen entstauen können. In 30 Minuten komme ich dann zum Wickeln der Beine zu Ihnen."
- Pina winkelt den Fuß der zu pflegenden Person im 90°-Winkel zum Unterschenkel hin an.
- Pina umwickelt mögliche druckgefährdete Stellen mit Polsterwatte oder Schaumstoffbinden. Eine solche Stelle ist z. B. der Knöchel. Pina inspiziert die Haut am Bein sorgfältig auf Druckzeichen: z. B. Rötung (➤ 12.1.1).

ABB. 12.18

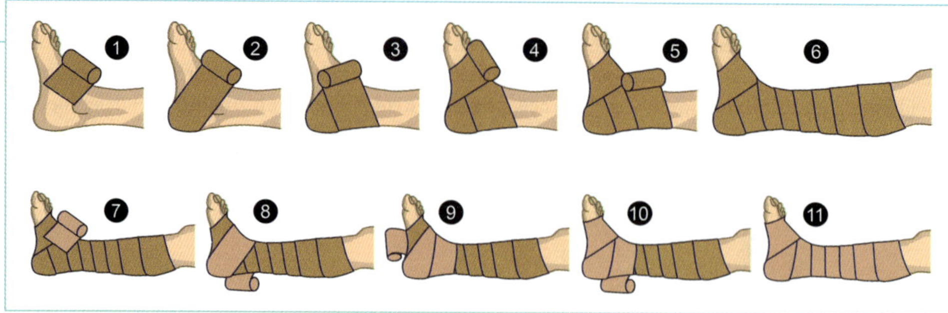

Abb. 12.18 Die Verbandtechnik nach Fischer zur Kompressionstherapie. Die unterschiedlichen Farben der Binden in dieser Abbildung dienen lediglich der besseren Darstellung der beiden Bindenlagen [L138]

- Pina beginnt mit dem Wickeln an den Zehenrundgelenken, wickelt aber die Zehen nicht ein. Auf diese Weise kann die zu pflegende Person ihre Zehen beobachten und erkennen, ob sie ausreichend durchblutet sind.
- Nach zwei bis drei zirkulären (kreisförmigen) Wickelungen rund um den Mittelfuß umschließt Pina mit der nächsten Bindentour die Ferse. Sie führt dann die Binde über den Innenknöchel zurück zum Fußrücken.
- Pina fixiert mit zwei weiteren achtförmigen Touren die Ränder der ersten Fersentour.
- Im weiteren Verlauf rollt Pina die Binde dem Beinverlauf entlang ab. Sie achtet darauf, nicht an der Binde zu ziehen. Das ist wichtig, damit keine Falten entstehen und ein gleichmäßiger Druck über die gesamte Bindenbreite erzielt wird.
- Nachdem Pina das Bein komplett gewickelt hat, nimmt sie eine zweite Binde. Diese bringt sie zur Verstärkung der Kompression über die erste gewickelte Lage an. Pina beginnt mit dem Wickeln am Knöchel.
- Pina verwendet zum Fixieren des Bindenendes Pflasterstreifen. Klammern werden nicht benutzt, denn diese können die zu pflegende Person verletzen.
- Pina fragt abschließend die zu pflegende Person: „Sitzt der Verband gut? Haben Sie an einer Stelle Schmerzen?" Und informiert sie: „Ich komme mindestens einmal pro Schicht zu Ihnen, um den korrekten Sitz zu überprüfen. Ich kontrolliere dann auch Ihre Zehen, um zu sehen, ob sie ausreichend durchblutet sind. Das erkenne ich daran, dass sie rosig aussehen und warm sind. Bitte melden Sie sich, wenn Sie Schmerzen im Bein haben oder die Binden nicht mehr gut sitzen."

ACHTUNG

ACHTUNG

Eine Kompressionstherapie mittels medizinischer Thromboseprophylaxestrümpfe oder Kompressionsverband darf **nicht** durchgeführt werden bei:
- Arterieller Verschlusskrankheit
- Polyneuropathie
- Allergischer Reaktion auf das Material

MERKE

MERKE

Bei zu pflegenden Menschen, die einen Kompressionsverband oder medizinische Thromboseprophylaxestrümpfe tragen, ist eine sorgfältige Hautpflege an den Beinen vorzunehmen.

Atemübungen

Tiefes Atmen (➤ 12.4.2) erzeugt einen Unterdruck im Brustkorb (*Thorax*), also auch in der großen Hohlvene. Dadurch entwickelt sich in diesem Gefäß ein Sog, der sich bis in die tiefen Beinvenen fortsetzt und die Fließgeschwindigkeit erhöht.

Pflegepersonen fordern zu pflegende mindestens 4 × täglich auf, hintereinander 4–5 × tief durchzuatmen. Diese Prophylaxe erfordert keine weiteren Hilfsmittel und lässt sich sehr gut in andere pflegerische Handlungen integrieren. Nach einer kurzen Anleitung können die zu Pflegenden die Atemübungen selbstständig durchführen.

ACHTUNG

Atemübungen unterstützen die Thromboseprophylaxe. Als alleinige Maßnahme genügen sie jedoch nicht.

Veränderung der Lebensweise

Durch **Veränderung der Lebensweise** lässt sich das Thromboserisiko langfristig senken. Pflegepersonen können durch Überzeugungsarbeit und Beratung unterstützend tätig sein. Mögliche Themen sind:

- Eine ausreichende **Flüssigkeitszufuhr** (1,5–2 l/Tag) stellt sicher, dass das physiologische Verhältnis zwischen Flüssigkeit und festen Blutbestandteilen erhalten bleibt. Die Viskosität (Zähflüssigkeit) des Bluts bleibt durch ausreichende Flüssigkeitsversorgung des Körpers niedrig (eventuelle Flüssigkeitseinschränkung beachten).
- Die **Ernährung** sollte fett- und cholesterinarm sein, damit sich keine Plaques (Ablagerungen an den Gefäßwänden) bilden kann.
- Eine langsame **Gewichtsreduktion** ist bei stark übergewichtigen Menschen angezeigt, denn Übergewicht erhöht den Druck im Bauchraum.
- Der **Alkoholkonsum** ist zu **reduzieren,** da Alkohol die Gefäße weit stellt, sodass der venöse Rückstrom stark beeinträchtigt ist.
- **Bewegung** wirkt sich auch auf das Thromboserisiko günstig aus. Betroffene werden auf entsprechende Angebote hingewiesen, z. B. von Sportvereinen, Volkshochschule, Krankenkasse. Grundsätzlich gilt: **Liegen** und **Laufen** sind günstiger als Sitzen und Stehen.

MERKE

Venenklappeninsuffizienz und Krampfadern lassen sich durch folgende Maßnahmen günstig beeinflussen, wenn keine Kontraindikationen vorliegen:

- Wechselduschen oder Wassertreten (Kneipp-Gymnastik)
- Tragen von flachen Schuhen
- Füße im Liegen Richtung Schienbein bewegen
- Beine nicht übereinanderschlagen
- Keine einschnürenden Socken tragen (lockeres Bündchen, Socken ohne Gummi)

12.6 Sturzprophylaxe

DEFINITION

Sturz: Ereignis, in dessen Folge eine Person unbeabsichtigt auf dem Boden oder auf einer tieferen Ebene zu liegen kommt.
Sturzprophylaxe: alle pflegerischen Maßnahmen, die einen Sturz der zu Pflegenden verhindern.

12.6.1 Eintreten eines Sturzereignisses

Pina hat eine zu Pflegende erlebt, die bei der Intimwäsche am Waschbecken fast gestürzt wäre. Sie trug kein festes Schuhwerk, sondern Pantoffeln. Deshalb achtet Pina nun besonders darauf, dass zu Pflegende Schuhe tragen, in denen sie festen Halt haben. Viele Pflegeeinrichtungen bieten den zu Pflegenden auch Antirutschsocken an.

Stürze entstehen zumeist aufgrund einer **eingeschränkten Fähigkeit zur koordinierten Bewegung.** Dieser Beeinträchtigung können zahlreiche Faktoren zugrunde liegen (➤ Tab. 12.4). An einem Sturzereignis sind meistens mehrere Risikofaktoren beteiligt, weil mehrere Einschränkungen zusammenwirken.

Sofortmaßnahmen nach einem Sturz

Pflegepersonen holen eine Pflegefachperson dazu, wenn ein zu Pflegender gestürzt ist. Die Pflegenden bringen den gestürzten Menschen in eine Körperposition, die er als angenehm empfindet oder die seinem Zustand angemessen ist (bei Bewusstlosigkeit z. B. stabile Seitenlage, ➤ 24.14).

Eine ältere Pflegebedürftige war in Pinas Anwesenheit gestürzt. Pina holte sofort über die Rufvorrichtung Hilfe. Sie blieb bei der Gestürzten, um sie zu beruhigen. Da die Betroffene meinte, dass sie keine Schmerzen habe, und sie keine Verletzungen davongetragen hatte, konnte gemeinsam mit der Pflegefach-

TAB. 12.4

Tab. 12.4 Die häufigsten Sturzursachen

Unterteilung	Beispiele
Intrinsische Risikofaktoren (von der betroffenen Person selbst ausgehend)	• **Funktionsbeeinträchtigungen:** – Probleme mit der Körperbalance/dem Gleichgewicht – Gangveränderungen/Eingeschränkte Beweglichkeit – Reduzierte Kraft- oder Bewegungsflexibilität • **Erkrankungen, die mit veränderter Mobilität, Motorik und Sensibilität einhergehen,** z. B.: – Multiple Sklerose – Andere chronische Erkrankungen/Stark reduzierter klinischer Allgemeinzustand • **Sehbeeinträchtigungen,** z. B.: – Reduzierte Kontrastwahrnehmung – Reduzierte Sehschärfe – Unangepasste Brillen • **Beeinträchtigung der Kognition und Stimmung,** z. B.: – Demenz – Depression – Delir • **Erkrankungen, die zu kurzzeitiger Bewusstlosigkeit führen,** z. B.: – Hypoglykämie – Herzrhythmusstörungen – TIA (transitorische ischämische Attacke, Durchblutungsstörung des Gehirns) • **Ausscheidungsverhalten,** z. B.: – Dranginkontinenz, Nykturie – Probleme beim Toilettengang • **Angst vor Stürzen, Sturzvorgeschichte**

Extrinsische Risikofaktoren (von der Umwelt, von außen ausgehend)	• **Falsche Verwendung von Hilfsmitteln** (Gehstock, nicht auf die Körpergröße eingestellter Rollator, fehlende Kenntnis im Umgang mit Hilfsmitteln)
	• **Unpassendes Schuhwerk** (Schlappen, offene Schuhe, falsche Schuhgröße)
	• **Unpassende, z. B. zu weite Kleidung**
	• **Medikamente,** z. B.:
	– Psychopharmaka
	– Sedativa/Hypnotika
	– Antiarrhythmika
	• **Gefahren in der Umgebung**
	– Innerhalb von Räumen und Gebäuden, z. B.:
	  – Schlechte Beleuchtung
	  – Steile Treppen
	  – Mangelnde Haltemöglichkeiten
	  – Glatte Böden
	  – Stolpergefahren (z. B. Teppichkanten, herumliegende Gegenstände, Haustiere)
	– Außerhalb von Räumen und Gebäuden, z. B.:
	  – Unebene Gehwege und Straßen
	  – Mangelnde Sicherheitsausstattung (z. B. Haltemöglichkeiten, Beleuchtung)
	  – Wetterverhältnisse (z. B. Glatteis, Schnee)

person ein schmerzfreier Transfer zurück ins Bett erfolgen. Pina sorgte dann dafür, dass die Pflegebedürftige Ruhe hatte und sich erholen konnte. Gemeinsam mit der Pflegefachperson besprach Pina anschließend, warum es zu dem Sturzereignis gekommen war.

Risikofaktoren

KINDER UND ÄLTERE MENSCHEN

KINDER UND ÄLTERE MENSCHEN

Das Sturzrisiko variiert in den verschiedenen Altersgruppen und kommt am häufigsten in der frühen Kindheit und im fortgeschrittenen Alter vor.

Säuglinge und Kinder sind in folgenden Situationen besonders sturz- und verletzungsgefährdet:

- Falsches Handling von Säuglingen, z. B. beim Aufheben, Baden, Wickeln (Sturz vom Wickeltisch) sowie durch ungesicherte Kindersitze
- Nutzen von Sport- und Spielgeräten
- Vorhandensein von Gefahrenquellen für Kleinkinder, z. B. ungeeignete Bettvorrichtung, Gelegenheit, auf Möbel etc. zu klettern, nicht gesicherte Fenster, unpassendes Schuhwerk/rutschende Socken, Lauflernhilfen

In der Gruppe der **älteren Menschen** ist die Zahl der Sturzereignisse bei Menschen mit Demenz besonders hoch. Sturzbedingte Frakturen sind die häufigste Ursache für Krankenhausaufenthalte von Bewohnern stationärer Pflegeeinrichtungen.

Eine **erhöhte Sturz- und Verletzungsgefährdung** kann vorliegen, wenn beispielsweise zu Pflegende …
- Unsicherheiten bei Bewegungen und den Wunsch nach Unterstützung äußern,
- selbstständige Bewegungen meiden,
- Schmerzen bei Bewegungsabläufen angeben,
- schwach und müde wirken,
- in ihrer Gelenkbeweglichkeit eingeschränkt sind,
- die Reihenfolge von Bewegungsabläufen nicht verstehen.

Assessments

Das Deutsche Netzwerk für Qualitätsentwicklung in der Pflege (DNQP) gibt im Expertenstandard „Sturzprophylaxe in der Pflege" (➢ 12.6.2) keine Empfehlung dazu, welches Assessment zur Risikoeinschätzung für einen Sturz verwendet werden soll. Pina nutzt gemeinsam mit den Pflegefachpersonen das Assessment, das am jeweiligen Praxiseinsatzort verwendet wird.

Pina im Praxiseinsatz

Folgen

Stürze können besonders bei älteren Menschen erhebliche Einschränkungen und Folgekrankheiten verursachen. Meist ist die Behandlung der Sturzfolgen langwierig und umfasst z. B. chirurgische Eingriffe sowie Physiotherapie. Die damit verbundene eingeschränkte Mobilität kann zu Dekubitalgeschwüren (➢ 12.1.1), Kontrakturen (➢ 12.2.1), Deprivation und Pneumonien (➢ 25.2.3) führen.

12.6.2 Prophylaktische Maßnahmen

12.6.2 Prophylaktische Maßnahmen

Die Sturzprophylaxe hat zwei wesentliche Ziele:
- Stürzen vorbeugen
- Sturzfolgen minimieren

Trotz aller sturzprophylaktischen Maßnahmen kann nicht jeder Sturz verhindert werden. Das Freiheits- und Selbstbestimmungsrecht eines Menschen ist höher zu werten als die Fürsorge der Pflegenden, einen zu pflegenden Menschen vor Stürzen zu bewahren. Das bedeutet z. B., dass keine Bettgitter angebracht werden dürfen, wenn die Gefahr besteht, dass ein zu Pflegender aus dem Bett fallen könnte. Nur bei schriftlicher Einwilligung des zu Pflegenden oder seiner Betreuungsperson dürfen Bettgitter angebracht werden (➢ 7.4.5).

Beratung, Schulung, Information

Jeder sturzgefährdete Mensch und seine Angehörigen benötigen Informationen über die individuellen Risikofaktoren sowie negativ beeinflussende Faktoren aus der Umgebung. Pflegende können z. B. für **Beratungsgespräche** Merkblätter und Checklisten nutzen. Zudem wenden sie ihr Wissen zu Sturzrisikofaktoren an und berücksichtigen in der Beratung die Ressourcensituation des zu pflegenden Menschen. Die Pflegenden motivieren den zu pflegenden Menschen zu mobilitätsförderndem und sturzvermeidendem Handeln. Dazu ist ein vertrauensvoller professioneller Beziehungsaufbau nötig. Das Gespräch wird positiv bestärkend und keinesfalls belehrend geführt, und die beratende Pflegeperson achtet darauf, dass die eingesetzten Materialien leicht verständlich und zielgruppengerecht sind. Oft ergeben sich im Pflegealltag aus der jeweiligen Situation Beratungsanlässe.

Barrierefreie Wohnraumgestaltung

Viele Menschen stürzen oder verletzen sich in ihrem häuslichen Umfeld. Aus diesem Grund analysieren die Pflegenden Risikofaktoren vorrangig dort und unterbreiten **nach Rücksprache** mit den zu pflegenden Menschen und den Angehörigen Vorschläge, wie sich ein barrierefreier Wohnraum gestalten lässt:
- Stolperfallen beseitigen, z. B. Teppiche und Matten
- Rutschfeste Bodenbeläge auslegen
- Stufen und Schwellen überbrücken
- Lose Kabel so fixieren, dass sie nicht zur Stolperfalle werden
- Rutschfeste Matten in Badewanne/Dusche legen
- Ausreichend Lichtquellen, auch am Bett, installieren und Lichtschalter an gut erreichbaren Stellen oder Bewegungsmelder anbringen, z. B. in einer Höhe, die auch für eine Hand an der Gehhilfe erreichbar ist
- Blendendes Licht verhindern, z. B. durch Anbringen von Rollos
- Raum für freie Gehflächen schaffen, z. B. behindernde Möbelstücke entfernen
- Bei beweglichen Möbelteilen z. B. Rollen entfernen oder arretieren, weil sie im Bedarfsfall keinen Halt bieten

- Haltemöglichkeiten schaffen, z. B. Handläufe auf Fluren, in Toiletten und Bädern; feststehende Möbel in anderen Wohnräumen
- Toilettensitze erhöhen und mit Armlehnen versehen
- Hochschränke niedrig hängen, umräumen oder dafür sorgen, dass alle Schrankinhalte gut erreichbar sind. Unzweckmäßige Hilfsmittel vermeiden
- Haushaltsgeräte, z. B. Handfeger und Kehrblech, mit einem langen Stiel versehen, damit sich die betroffene Person nicht bücken muss

Hausnotrufsystem

Durch die Einrichtung eines **Hausnotrufsystems** in der Wohnung erhalten gefährdete, allein lebende Menschen Unterstützung bei einer Notlage in ihrer Wohnung. Für die Installation des Systems, das aus einem Basisgerät am Telefon und einem Funkgerät am Körper der betroffenen Person besteht, ist lediglich ein Telefon in der Wohnung erforderlich. Hilfsorganisationen, z. B. DRK, ASB, AWO, Johanniter, Malteser, bieten solche Notrufsysteme an.

WISSEN ANWENDEN

WISSEN ANWENDEN

Pina setzt folgende Maßnahmen zur Sturzprophylaxe in ihrer täglichen Arbeit um:
- Trägt ein zu pflegender Mensch eine Brille oder ein Hörgerät, setzt Pina ihm vor der Mobilisation die Brille auf bzw. das Hörgerät ein.
- Pina achtet darauf, dass sich die Rufvorrichtung in greifbarer Nähe des zu Pflegenden befindet.
- Pina beseitigt Stolperfallen wie Läufer, lose Teppichkanten oder auf dem Boden liegende Gegenstände.
- Pina schaltet bei der Mobilisation ggf. das Licht an, damit es hell genug ist.
- Pina zieht der zu pflegenden Person vor der Mobilisation festes, rutschfestes Schuhwerk oder Antirutschsocken an.
- Zimmerwechsel oder Veränderungen im Zimmer nimmt Pina am Morgen vor, damit sich die zu pflegende Person bis zum Abend an die veränderte Umgebung gewöhnen kann.
- Bei der Verwendung von Hilfsmitteln wie Rollatoren und Rollstühlen zieht Pina bei der Mobilisation die Bremse fest.
- Pina schult zusammen mit einer Pflegefachperson zu Pflegende und deren Angehörige im Umgang mit Hilfsmitteln.
- Pina räumt alle Hindernisse im Zimmer aus dem Weg.
- Wenn Pina das Bett für Pflegetätigkeiten auf Arbeitshöhe gebracht hat, stellt sie es nach der pflegerischen Tätigkeit auf die niedrigste Stufe.

Sturzfolgenmindernde Hilfsmittel

In einigen Pflegeeinrichtungen gibt es bodentiefe Betten, sogenannte **Niedrig(flur)betten.** Fällt ein zu Pflegender aus einem solchen Bett, ist die Verletzungsgefahr aufgrund der niedrigen Fallhöhe gering.

Zusätzlich können **Auffangmatten** vor das Bett gelegt werden. Kommt es zu einem Sturz aus dem Bett, fällt die zu pflegende Person weich.

Hüftprotektoren sind in die Unterhose integriert (➤ Abb. 12.20) und mildern bei einem Sturz den Aufprall ab. Die Wahrscheinlichkeit einer Oberschenkelhalsfraktur ist dadurch geringer.

MERKE

MERKE

Wird eine Person in Krankenhaus aufgenommen oder erfolgt ein Einzug in eine Senioreneinrichtung, erhöht sich allein durch den Ortswechsel die Sturzgefahr: Die zu pflegende Person ist mit der neuen, fremden Umgebung nicht vertraut, und ein Sturzereignis ist wahrscheinlich.

12.7 Soor-, Parotitis- und Stomatitisprophylaxe

DEFINITION

12.7 Soor-, Parotitis- und Stomatitisprophylaxe

DEFINITION

Mundgesundheit: Teil der allgemeinen Gesundheit, die die physiologische, entzündungs- und beschwerdefreie Funktionalität der Organe des Mundraums und der angrenzenden Strukturen beinhaltet.
Soorprophylaxe: pflegerische Maßnahmen, die dazu beitragen, dass eine Pilzinfektion in der Mund- und Rachenschleimhaut verhindert wird.
Parotitisprophylaxe: pflegerische Maßnahmen, die eine Entzündung der Ohrspeicheldrüse *(Parotis)* verhindern.
Stomatitisprophylaxe: pflegerische Maßnahmen zur Verhinderung einer Entzündung der Mundschleimhaut.

ABB. 12.19

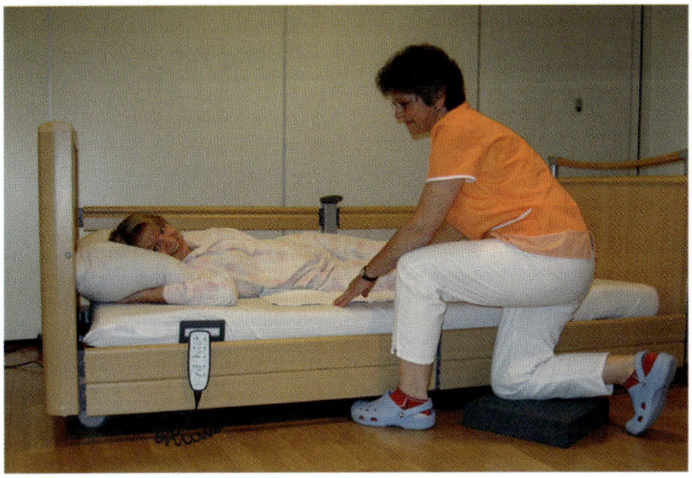

Abb. 12.19 Ein bodentiefes Bett verringert das Verletzungsrisiko beim Herausfallen [O166]

ABB. 12.20

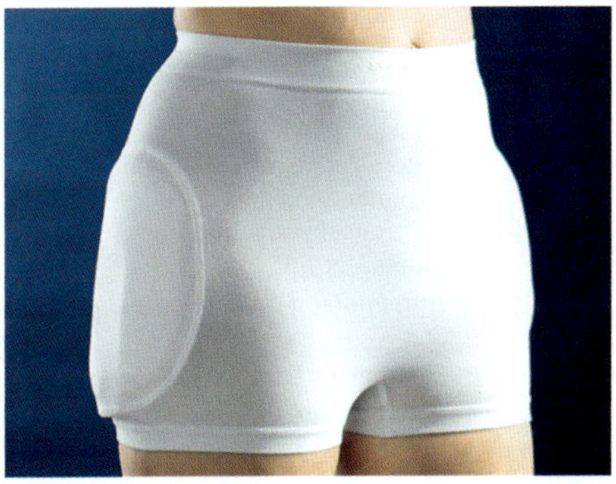

Abb. 12.20 Unterhose mit Hüftprotektoren [V095]

12.7.1 Entstehung von Mundkrankheiten

Neben Soor, Parotitis und Stomatits sind zahlreiche weitere Erkrankungen der Mundhöhle bekannt, deren Entstehung sich durch prophylaktische Maßnahmen beeinflussen lässt (➤ Tab. 12.5). Die Soorprophylaxe ist Teil des Expertenstandards „Förderung der Mundgesundheit in der Pflege"

Pina im Praxiseinsatz

Pina hatte selbst schon eine Entzündung im Mundbereich, die sie als sehr schmerzhaft in Erinnerung hat, vor allem beim Essen und Trinken. In der Langzeitpflege erlebte sie eine Bewohnerin mit einer Ohrspeicheldrüsenentzündung *(Parotitis)*. Aufgrund der Schmerzen wollte die Bewohnerin weder essen noch trinken.

Klinisches Erscheinungsbild

Viele Krankheiten der Mundhöhle sind auf **bakterielle Infektionen** zurückzuführen. Zur natürlichen Mundflora gehören mehrere hundert Bakterienarten, von denen zahlreiche Spezies bei einer Schwäche des Immunsystems krankheitsauslösend wirken können. Besonders im **Säuglingsalter,** bei **älteren** und **immungeschwächten** Personen treten pilzbedingte Infektionen (Mundsoor) auf.

Auch Flüssigkeitsmangel kann zur Förderung dieser Erkrankungen beitragen, weil z. B. ein exsikkosebedingter Mangel an Speichel die Reinigung der Mundschleimhaut beeinträchtigt und oft eine Parotitis (Ohrspeicheldrüsenentzündung) nach sich zieht.

Risikofaktoren

In der Mundhöhle herrscht ein Gleichgewicht zwischen Bakterien und Pilzen *(Mundflora)*, die sich gegenseitig in ihrem Wachstum hemmen und die Vermehrung anderer Keime (z. B. pathogener Spezies) verhindern. Zusätzlich sorgen die fortwährende Spülung mit Speichel und die Bewegungen der Zunge für die Reinigung. Folgende Faktoren bzw. Erkrankungen stören dieses Gleichgewicht und begünstigen das Auftreten von Mundschleimhautveränderungen:

- Geschwächtes Immunsystem
- Folgen einer Mangelversorgung mit lebenswichtigen Stoffen, z. B. Vitaminmangel
- Verminderte Kau- und Schlucktätigkeit, z. B. bei Bewusstlosigkeit und Schluckstörungen

Zur Orientierung

TAB. 12.5

Tab. 12.5 Überblick über Erkrankungen der Mundhöhle, deren Entstehung durch pflegerische Maßnahmen beeinflussbar ist

Veränderungen	Zeichen	Ursachen und Folgen
Aphthen (Mundausschlag)	• Schmerzhafte, rundliche Erosionen der Schleimhaut an Wangeninnenseiten, Gaumen, Zahnfleisch und Zunge • In der Mitte oft weißlich, umgeben von gerötetem wallartigem Rand	• Entstehung unklar, häufig als Begleiterscheinung anderer Infektionen • Verschwinden meist von selbst, sind jedoch schmerzhaft
Herpes labialis (Lippenherpes)	• Zunächst kleine schmerzhafte Erhebung an der Mundschleimhaut oder an den Lippen, die in Bläschen übergehen, diese platzen auf und es bilden sich Borken • Evtl. Jucken und Brennen	• Persistierende Virusinfektion durch Herpes simplex • Tritt oft bei Immunschwäche, z. B. HIV (➤ 26.2.1), atopischem Ekzem, aber auch bei psychischen Belastungen auf • Bläschen verschwinden meist von selbst, Rezidive jederzeit möglich
Gingivitis (Zahnfleischentzündung)	• Gerötete und geschwollene Schleimhaut mit Erosionen • Mundgeruch • Evtl. Fieber	• Durch Bakterien, Viren oder Pilze bei Störungen der Mundflora oder Schwächung des Immunsystems und bei Infektionskrankheiten • Verursacht Schmerzen, vor allem beim Kauen und Schlucken • Kann auf die Zunge *(Glossitis)* und die Mundschleimhaut *(Stomatitis)* übergehen und Zahnverlust nach sich ziehen
Glossitis (Zungenentzündung)	• Gingivitis • Schmutzig grauer Belag	• Unterschieden werden: – Weiße Zunge durch z. B. Candida albicans, Nikotin, Bakterien – Rote Zunge nach Bestrahlungen, Allergien, Anämien • Kann zusammen mit Gingivitis und Stomatitis auftreten
Parodontitis (bakterielle Entzündung des Zahnhalteapparats)	• Zunächst wie bei Gingivitis • Rückgang des Zahnfleischs • Lockerung der Zähne	• Trifft Kinder, Jugendliche, Erwachsene gleichermaßen • Zahnfleisch blutet bei geringster Berührung • Durch z. B. ungenügende Zahnhygiene, Rauchen, Diabetes mellitus, unbehandelte Karies • Im Endstadium droht Zahnverlust
Mundsoor (Pilzbefall mit Candida albicans)	Grauweißer, fleckiger, haftender Belag, der sich streifenförmig abziehen lässt	• Durch Störungen der Mundflora, bei Antibiotikagabe oder Schwächung des Immunsystems • Bei Nichtbehandlung und Immunschwäche Ausbreitung in die Speiseröhre und Lunge, Befall innerer Organe und Sepsis möglich
Parotitis (Ohrspeicheldrüsenentzündung)	• Schwellung, Rötung und Druckempfindlichkeit vor und unter dem Ohr • Spannungsschmerz beim Kauen • Eventuell Kieferklemme • Abstehende Ohrläppchen	• Meist durch aufsteigende Streptokokken bei reduziertem Speichelfluss und Störungen der Mundflora • Durch starke Schmerzen beim Kauen häufig geringere Nahrungsaufnahme; dadurch geringerer Speichelfluss und Verstärkung der Symptome bis zum Abszess
Rhagaden	Schmerzhafte Einrisse an Mund- oder Nasenwinkel sowie auf der Zunge	Durch trockene Haut bzw. Schleimhäute, evtl. Vitamin- und Mineralstoffmangel
Stomatitis (Entzündung der Mundschleimhaut)	• Gingivitis • Schmutzig-graue Beläge und Schleimhautdefekte möglich	Kann zusammen mit Gingivitis und Glossitis auftreten

- Verminderte Speichelproduktion
- Nahrungs- und Flüssigkeitskarenz
- Dehydratation, Unterernährung, Malnutrition
- Virus-, Bakterien- oder Pilzbefall
- Sauerstofftherapie, Mundatmung mit der Folge, dass die Mundschleimhaut austrocknet
- Medikamenteneinnahme, z. B. Antibiotika, Zytostatika, Neuroleptika
- Unzureichende oder übertriebene Mundhygiene
- Nicht sanierte Zähne oder nicht passende Zahnprothese
- Erkrankungen der Mundhöhle, Bestrahlungen, operative Eingriffe
- Orale Magensonde, transoraler Tubus zur Beatmung
- Hilfebedarf bei der Zahnpflege
- Angeborene Fehlbildungen, z. B. Spaltbildung des Gaumens oder der Lippen

Folgen

Mundkrankheiten können Folgen haben, die nicht auf die Mundhöhle beschränkt bleiben. Zu ihnen gehören:

- Sekundärerkrankungen, z. B. Herzbeutelentzündung *(Endokarditis)*, Gelenkrheumatismus durch Bakterienverschleppung
- Chronische Entzündungen
- Schmerzen
- Eiteransammlungen (Abszesse)
- Infektionen am Kopf, z. B. der Augen oder Nasennebenhöhlen

12.7.2 Prophylaktische Maßnahmen

12.7.2 Prophylaktische Maßnahmen

Prophylaktische Maßnahmen haben das Ziel, Mundschleimhaut, Zähne, Lippen und Speicheldrüsen intakt zu halten bzw. Veränderungen gezielt zu behandeln und somit zum allgemeinen Wohlbefinden beizutragen.

Allgemeine Mund- und Zahnpflege

Neben der täglichen Mundpflege mit Zahnbürste, Zungenbürste und ggf. Zahnseide oder Interdentalbürste ist es für den zu pflegenden Menschen wichtig, **viel zu trinken,** den **Speichelfluss anzuregen** und **Mundpflege** zuzulassen (➤ 11.4). Ebenso muss die Zahnprothese herausgenommen und von Essensresten befreit werden. Zudem ist die 1–2 × jährliche Prophylaxe mit Kontrolle beim Zahnarzt unerlässlich.

SÄUGLINGE UND KLEINKINDER

Die Zahnpflege bei Säuglingen und Kindern beginnt mit dem Durchbruch des ersten Zahns und wird mit einem weichen Tuch oder einer weichen Zahnbürste durchgeführt. Bei Kleinkindern wird eine Kinderzahncreme verwendet, deren Inhaltsstoffe unbedenklich sind, falls die Zahncreme versehentlich geschluckt wird.

SÄUGLINGE UND KLEINKINDER

ACHTUNG

Der Einsatz **antiseptischer Spüllösungen** zerstört die natürliche Mundflora. Das dadurch entstehende Ungleichgewicht der Keime begünstigt Infektionen. Grundsätzlich gilt: Antiseptika im Mund nur bei manifesten Infektionen anwenden!

ACHTUNG

WISSEN ANWENDEN

In der Mundhöhle herrscht eigentlich ein Gleichgewicht zwischen Bakterien und Hefepilzen. Diese hemmen sich gegenseitig in ihrem Wachstum, sodass weder Bakterien noch Hefepilze die Überhand haben. Müssen zu pflegende Menschen ein Antibiotikum einnehmen, kommt dieses Gleichgewicht ins Wanken. Dieses Ungleichgewicht begünstigt eine Stomatitis oder eine Soorinfektion.
Pina führt deswegen bei der Körperpflege eine genaue Inspektion der Mundhöhle mit einer Taschenlampe durch. Fällt ihr ein Soorbefall (➤ 6.1.1) auf, informiert sie eine Pflegefachperson. Bei zu Pflegenden, die ein Antibiotikum einnehmen, ist sie besonders achtsam in ihren Beobachtungen.

WISSEN ANWENDEN

Anregung der Speichelsekretion

Um die physiologische Beschaffenheit der Mundhöhle zu erhalten, können Pflegende die Speichelsekretion durch folgende Maßnahmen anregen – vorausgesetzt, es liegt keine Grunderkrankung vor, bei der diese Anwendungen kontraindiziert sind:

- Betroffene Person zum Kauen motivieren, z. B. auf Kaugummi, Brotrinde, trockenem Brot oder Dörrobst
- Massage der Speicheldrüsen
  - Ohrspeicheldrüsen mit leichtem Fingerdruck zum Kieferwinkel und dann zur Wange hin ausstreichen
  - Kieferspeicheldrüsen durch Ausstreichen des Mundbodens in Richtung Kinn stimulieren
- Einige Tropfen Zitronensaft auf die Zunge der pflegebedürftigen Person träufeln (**Achtung:** Aspirationsgefahr durch vermehrten Speichelproduktion oder Zitronensaft!)
- Pflegebedürftige Person an einer aufgeschnittenen Zitrone, Orange, Grapefruit oder dem entsprechenden Öl riechen lassen
- Zerstoßene Eiswürfel mit Zitrone bzw. Zitroneneis lutschen lassen
- Zum Nachmachen von Kaubewegungen anleiten, z. B. bei Nahrungskarenz oder Schluckstörungen, betroffene Person zum Reden anregen
- Ausreichende Flüssigkeitszufuhr sicherstellen

Spezielle Mundpflege

➢ 11.4

12.8 Aspirationsprophylaxe

12.8 Aspirationsprophylaxe

DEFINITION

DEFINITION

Aspiration (lat. *aspirare* = ansaugen): Eindringen von festen oder flüssigen Fremdkörpern in den Atemtrakt unterhalb der Stimmritze (Glottisebene). Häufige Ursache für eine Lungenentzündung *(Aspirationspneumonie)*.
Aspirationsprophylaxe: alle pflegerischen Maßnahmen, die dazu beitragen, dass das Eindringen von Flüssigkeit, Nahrung oder anderen Fremdkörpern in die Luftröhre *(Trachea)* verhindert wird.

12.8.1 Entstehung einer Aspiration

12.8.1 Entstehung einer Aspiration

Eine **Aspiration** (➢ Abb. 12.21) kann aufgrund einer **Schluckstörung** (➢ 21.3.3) entstehen. Ist der Schluckakt beeinträchtigt, etwa wegen eines Schlaganfalls (➢ 27.2.3), ist es dem zu pflegenden Menschen nicht möglich, Speisen, Flüssigkeiten, Speichel oder Medikamente physiologisch in den Verdauungstrakt zu leiten.

Ursachen einer Aspiration können auch **Bewusstseinsstörungen** durch Vergiftungen mit Arzneimitteln, Alkohol oder anderen Drogen sein. Krampfanfälle oder komatöse Zustände, z. B. aufgrund eines entgleisten Blutzuckerspiegels, eines Schädel-Hirn-Traumas oder einer Herzerkrankung, erhöhen das Risiko einer Aspiration deutlich.

Auch zu Pflegende, die **erbrechen** müssen, laufen Gefahr zu aspirieren. Die Gefahr ist dann besonders hoch, wenn sie nicht über die notwendigen Schutzreflexe verfügen oder sich nicht angemessen bewegen können: Erbrechen in Rückenlage führt zu einer Aspiration!

Pina im Praxiseinsatz

Wie jeder Mensch hat sich auch Pina schon öfter verschluckt und weiß, wie unangenehm das ist. Als gesunder Mensch ist sie aber in der Lage, zu husten und so den Fremdkörper wieder nach außen zu transportieren. Doch sie hat schon erlebt, dass es Menschen gibt, die z. B. Schluckstörungen haben und Getränke und Nahrung nicht physiologisch schlucken können, ohne sich zu verschlucken. Dann besteht die Gefahr, dass feste Nahrung und Flüssigkeit in die Lunge gelangen *(Aspiration)*. Das kann zu einer Entzündung der Lunge führen *(Aspirationspneumonie,* ➢ *25.2.5)*.

Klinisches Erscheinungsbild

Das Erscheinungsbild einer Aspiration variiert je nach Zustand und Grunderkrankung des zu pflegenden Menschen sowie nach Größe, Menge und Art des aspirierten Materials. Die Symptome reichen von Räuspern und Husten über ein pfeifendes Atemgeräusch bei der Einatmung bis zur Blaufärbung der z. B. Lippen, Atemnot, Panik und massivem Erstickungsgefühl. Im Extremfall führt eine Aspiration zu einer Apnoe (keine Atmung), und der zu pflegende Mensch stirbt bedingt durch Sauerstoffmangel innerhalb von Minuten, sofern er keine sachgerechte Hilfe erhält.

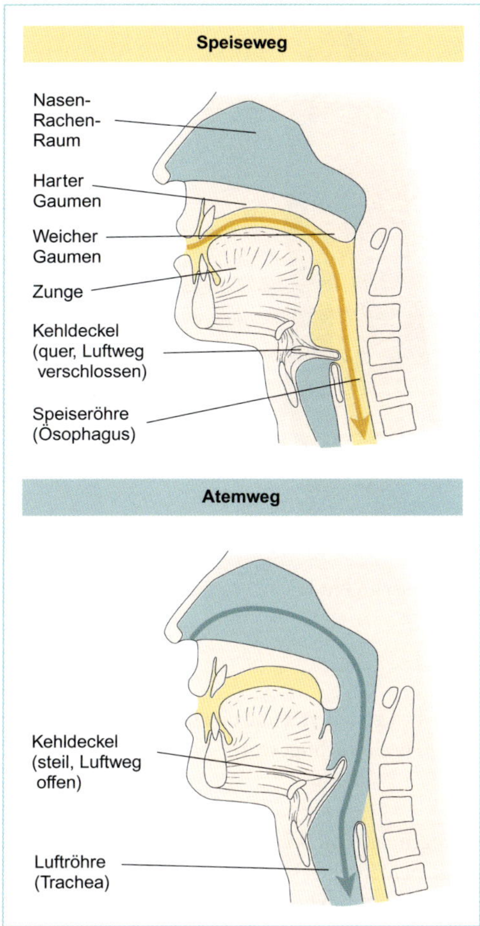

Abb. 12.21 Die Kreuzung von Atem- und Speisewegen ermöglicht Aspirationen [L190]

ABB. 12.21

Pina im Praxiseinsatz

Pina denkt an eine Aspiration, wenn sie folgende Symptome beobachtet:

- Plötzliche, quälende Hustenattacken
- Belegte Stimme
- Gurgelnde Atemgeräusche
- Pfeifende Atemgeräusche bei der Einatmung
- Blaufärbung der Fingernägel, Lippen, Haut *(Zyanose)*
- Atemnot mit Erstickungsgefühl

Sofortmaßnahmen nach einer Aspiration

- Eine Pflegefachperson hinzuholen.
- Betroffene Person anleiten, ruhig zu atmen.
- Betroffene Person auffordern, mit vorgebeugtem Oberkörper kräftig zu husten, ggf. Oberkörper über eine Sessellehne o. Ä. positionieren (➢ Abb. 12.22 a).
- Mobile Personen aufsetzen und Arme zur Entlastung des Oberkörpers ggf. seitlich aufstützen lassen.
- Mundraum inspizieren und größere **Fremdkörper entfernen.** Dazu einen oder zwei Finger einer behandschuhten Hand verwenden.
- Nicht sichtbare Fremdkörper können durch eine Pflegefachperson mit einem relativ großlumigen Absaugkatheter (z. B. 14 Ch/grün bis 16 Ch/orange) entfernt werden.
- Letzte Möglichkeit und nur von geschulten Pflegenden anzuwenden: **Heimlich-Handgriff** (➢ Abb. 12.22 b).
- Auch bei geringgradiger Aspiration das ärztliche Personal informieren.

Bei akut lebensbedrohlicher Aspiration

- in stationären Einrichtungen hausinternen Alarm auslösen, sonst **Notruf** (Tel. 112) absetzen.
- Bei Atemstillstand unverzüglich mit **Reanimation** beginnen. Im Vordergrund steht die Herzdruckmassage (➢ 18.2.2), da über verlegte Atemwege keine ausreichende Atemspende möglich ist.

ABB. 12.22

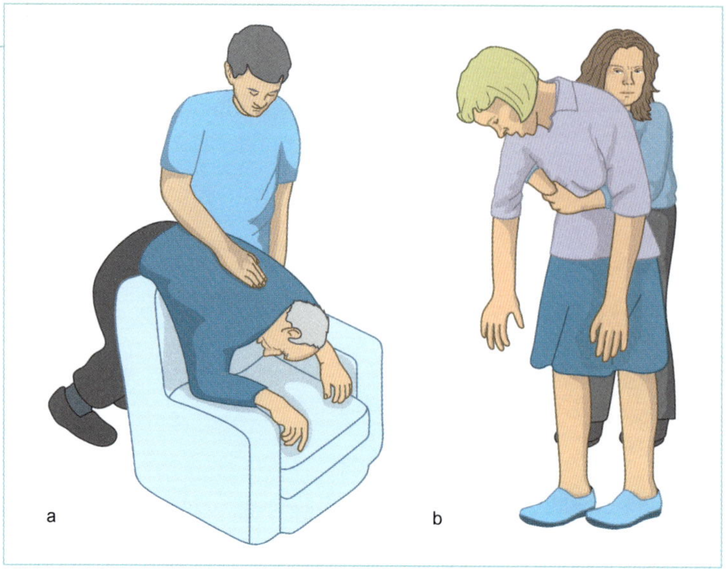

Abb. 12.22 **a** Unterstützung des Abhustens bei Aspiration bei einer mobilen Person
b Heimlich-Handgriff [L138]

Risikofaktoren

Der Schluckvorgang besteht aus einer Kombination willkürlich gesteuerter und unwillkürlich ablaufender Aktionen und kann durch eine Schluckstörung *(Dysphagie)* beeinträchtigt sein.

Folgen

Wird der aspirierte Fremdkörper nicht aus den Atemwegen entfernt, kommt es zu einer **Aspirationspneumonie** (➤ 25.2.5) Die Atemaktivität des zu pflegenden Menschen nimmt ab, und der Fremdkörper löst eine Entzündung aus, die sich zu einem lebensbedrohlichen Krankheitsbild ausweiten kann, bei alten und kranken Menschen oft mit tödlichem Ausgang.

- Eine **Verlegung der Atemwege** durch Fremdkörper blockiert die Belüftung der nachgeschalteten Lungenareale. Bei bewegungseingeschränkten (z. B. bettlägerigen) zu pflegenden Menschen sind die Zeichen einer solchen Obstruktion nicht zwingend sofort erkennbar. Eine komplette Verlegung der Atemwege durch Fremdkörper führt zum **Erstickungstod** durch Sauerstoffmangel.
- Der Hustenreflex ist krankheitsbedingt oft eingeschränkt.
- Besonders gefährlich ist die **Aspiration von Erbrochenem.** Im Magen mischt sich die Nahrung mit Verdauungsenzymen und Salzsäure. Gerät dieser aggressive Brei in den Atemtrakt, greift er die Schleimhaut, ggf. bis in die Alveolen, massiv an.

12.8.2 Prophylaktische Maßnahmen

12.8.2 Prophylaktische Maßnahmen

Bei Aspirationsgefahr klären die Pflegenden, wenn möglich, den zu pflegenden Menschen über das Risiko auf. Sie motivieren ihn, sich aktiv an der Vorbeugung des Oberkörpers zu beteiligen.

Die professionelle Behandlung von **Schluckstörungen** ist Aufgabe der Logopädie. Pflegepersonen unterstützen die logopädische Therapie mit basal stimulierenden Übungen. Die entsprechenden Kenntnisse erwerben sie in Fortbildungen zu dem Pflegekonzept der Basalen Stimulation®.

Die allgemeinen Maßnahmen der Aspirationsprophylaxe umfassen Strategien, die den betroffenen Menschen möglichst gute Bedingungen schaffen, Nahrung aufzunehmen, eine Verlegung der Atemwege zu verhindern und den Schluckakt sicher zu bewältigen.

MERKE

MERKE

Pina nimmt sich immer – nicht nur bei aspirationsgefährdeten Menschen – genügend Zeit, um Getränke und Speisen zu verabreichen. Hektik bringt zu pflegende Menschen unter Druck und erhöht das Risiko einer Aspiration.

Sitzende Position und Oberkörperhochpositionierung

Pina im Praxiseinsatz

Pina achtet darauf, dass zu pflegende Menschen, denen sie bei den Mahlzeiten assistiert, eine bequeme und möglichst **aufrechte Haltung** einnehmen (mit um 60–90° erhöht positioniertem Oberkörper). Die Nahrungs- und Flüssigkeitsaufnahme erfolgt am günstigsten mit gerader Kopfhaltung. Der Kopf sollte nicht Richtung Nacken überstreckt werden. Idealerweise wird das Essen nicht im Bett, sondern am Tisch sitzend eingenommen.

Nach dem Essen behalten aspirationsgefährdete Menschen noch mindestens 20–30 Minuten die aufrechte Haltung bei. So lässt sich die Gefahr des Zurücklaufens der Nahrung aus dem Magen in die Speiseröhre verringern.

SÄUGLINGE

Leiden Säuglinge unter Schluckstörungen oder Erkrankungen, die ein Verschlucken begünstigen, werden sie während der Nahrungsgabe mit erhöhtem Oberkörper im Arm gehalten.

SÄUGLINGE

Eine **moderate Oberkörperhochpositionierung** verringert das Aspirationsrisiko in der postoperativen Phase bis zum Abklingen der Sedativa bei zu pflegenden Menschen, die über eine Sonde ernährt werden oder die bewusstlos sind, und bei Menschen mit Schluckstörungen.

Ruhige Atmosphäre

Pflegepersonen bleiben grundsätzlich während der gesamten Mahlzeit bei zu pflegenden Menschen, denen sie Speisen anreichen. Durch fortwährendes Verlassen des Zimmers oder die Beschäftigung mit anderen zu pflegenden Personen entsteht eine Unruhe, die zu Konzentrationsverlust beim schluckbeeinträchtigten Menschen führen kann. Die Pflegenden gewährleisten ein störungsfreies Ambiente, indem sie z. B. das Fernsehgerät ausschalten, Gespräche während des Essens vermeiden und den zu pflegenden Menschen motivieren, sich vollständig auf das Essen zu konzentrieren.

Zum stressfreien Essen gehört auch, dem zu pflegenden Menschen stets nur mundgerechte Portionen anzureichen. Bei erheblicher Schluckstörung dürfen diese nicht größer sein als ca. ein Drittel eines Esslöffels. Individuell angemessene Pausen zwischen den einzelnen Schluckvorgängen tragen ebenfalls zur Aspirationsprophylaxe bei.

Angepasste Nahrungsaufnahme

Schluckstörungen machen es Betroffenen schwer, Speisen unterschiedlicher Konsistenz, also einer Mischung aus flüssigen und festen Bestandteilen, zu bewältigen. Zur Aspirationsprophylaxe erhalten Personen mit reduziertem Schluckvermögen passierte Kost bzw. Brei. Krümelige oder körnige Speisen sind zu vermeiden. Die Kostform (➤ 14.1.1) ist dem Zustand der betroffenen Person anzupassen. Getränke können mit Verdickungsmitteln auf Basis von Maisstärke, z. B. Nutilis® oder Multi-Thick®, verfestigt werden, sodass die betroffene Person sie löffeln kann.

Hilfsmittel bereitstellen

Pina im Praxiseinsatz

In der Nähe von schluckbeeinträchtigten Menschen steht idealerweise stets ein Absauggerät mit einer ausreichenden Anzahl an Absaugkathetern in angemessener Größe bereit. Es dient dazu, **vor** dem Essen Sekret und **nach** dem Essen eventuell Speisereste aus dem Mund zu saugen. Pina saugt nicht alleine ab. Sie holt immer eine Pflegefachperson dazu.

Mundpflege

Eine ausführliche und sorgfältige Mundpflege (➤ 11.4) nach dem Essen sowie in den Intervallen zwischen den Mahlzeiten verringert die Aspirationsgefahr deutlich.

Je nach den Fähigkeiten der betroffenen Person assistieren die Pflegenden beim Zähneputzen (mit wenig Wasser und Zahnpasta) oder wischen die Mundhöhle mit feuchten Tupfern von hinten nach vorn aus. Das Gurgeln mit Spüllösung ist nicht empfehlenswert, da bei diesem Vorgang Flüssigkeit in den hinteren Teil der Mundhöhle gelangt und von dort in die Atemwege laufen kann.

Umgebungsgestaltung

Insbesondere bei Menschen mit Demenz sowie bei Kindern achten die Pflegenden darauf, kleinteilige Gegenstände außerhalb ihrer Reichweite zu lagern. Versehentlich verschluckte Kleinteile können zur Erstickung führen.

12.9 Obstipationsprophylaxe

DEFINITION

Obstipation (lat. *ob* = gegen; *stipare* = zusammendrängen; Stuhlverstopfung): verzögerte oder mangelhafte Darmentleerung höchstens alle drei bis vier Tage mit harter Stuhlkonsistenz durch vermehrten Entzug von Wasser im Dickdarm. Oft verbunden mit Schmerzen bei der Defäkation und dem Gefühl unvollständiger Entleerung des Darms.
Obstipationsprophylaxe: alle pflegerischen Maßnahmen, die dazu dienen, eine Obstipation zu verhindern.

12.9.1 Entstehung einer Obstipation

Eine Obstipation ist ein multifaktorielles (durch mehrere Faktoren hervorgerufenes) Geschehen, das in verschiedene Formen unterteilt wird:

- **Akute Obstipation:** insbesondere bei Verengung des Kolons (z. B. durch Polypen oder Karzinome) oder durch Unterdrückung des Stuhldrangs bei Schmerzen in der Analregion (z. B. bei Fissuren, Hämorrhoiden)
- **Chronische (habituelle) Obstipation:** vor allem bei organischen oder funktionalen Störungen der Darmmotorik (z. B. bei Querschnittslähmung oder Rektozele), ballaststoffarmer Ernährung, Flüssigkeitsmangel, Hektik beim Essen, wenig Zeit für Toilettengänge und Bewegungsarmut
- **Vorübergehende (passagere) Obstipation:** als Begleiterscheinung vieler Erkrankungen (z. B. Hypothyreose, Nierenkolik, neurologischen Erkrankungen), nach exo- oder endogenen Intoxikationen (z. B. Bleivergiftung), medikamentös bedingt (z. B. Opiate, Kodein, Schlafmittel)

MERKE

Eine Obstipation ist oft auch ein Symptom verschiedener Erkrankungen (z. B. Darmerkrankungen, Depressionen) oder Begleiterscheinung bei einer Veränderung der Lebensgewohnheiten (z. B. Umzug in eine stationäre Einrichtung).

Klinisches Erscheinungsbild

Wesentliche Zeichen einer Obstipation sind:

- Verhärtung des Stuhls, erkennbar z. B. an bröckeliger Stuhlform.
- Blähungen, Bauchschmerzen (meist tagsüber), Übelkeit, Völle- und Druckgefühl im Bauch und im Rektum.
- Spärliche Darmgeräusche.
- Starkes Pressen beim Stuhlgang nötig, die harten Kotballen verursachen Schmerzen.
- Stuhlinkontinenz (Überlaufinkontinenz): Kleinere Mengen dünneren Stuhls oder schleimiger Absonderungen entleeren sich an Kotballen vorbei, die im Enddarm lagern.
- Ggf. Appetitlosigkeit, Kopfschmerzen, Mattigkeit, Unwohlsein, depressive Stimmungslage, Sodbrennen, Schlaflosigkeit, Zungenbelag, übler Mundgeruch.

SÄUGLINGE UND KINDER

Bei **Säuglingen** ist eine echte Obstipation selten. Bei **Klein- und Schulkindern** kommt eine nicht organisch bedingte Obstipation häufiger vor. Die Auslöser sind einseitige, ballaststoffarme Ernährung, Bewegungsmangel und geringe Flüssigkeitszufuhr. Psychische Ursachen wie z. B. Angst vor der Schule können ebenso dazu beitragen.

Sofortmaßnahmen

Wann immer der Verdacht auf eine Obstipation oder Obstipationsgefährdung besteht, ist die Stuhlentleerungsfrequenz zu überwachen und zu dokumentieren, um das Ausmaß festzustellen und die Folgen einer Obstipation auf ein Minimum zu reduzieren. Dazu ist eine enge Zusammenarbeit mit dem ärztlichen Team notwendig.

ACHTUNG

Akute Lebensgefahr besteht bei einem **Ileus** (Darmverschluss). Zeichen dafür sind:
- Sehr schmerzhafte, kolikartige Bauchkrämpfe.
- Stuhl und Winde gehen nicht ab.
- Anfangs weicher, später bretthart gespannter, druckschmerzhafter Bauch.
- Beim paralytischen (durch Lähmung bedingten) Ileus fehlen die Darmgeräusche.

Bei Verdacht auf einen Ileus benachrichtigen Pflegende sofort den Arzt. Die Betroffenen dürfen nichts mehr essen oder trinken. Erfolgt ein operativer Eingriff nicht rechtzeitig, kann es zu Koterbrechen *(Miserere)* kommen.

ACHTUNG

Risikofaktoren

Neben den oben genannten Ursachen spielen im pflegerischen Alltag weitere Faktoren eine Rolle:
- Nahrungskarenz.
- Verminderte Flüssigkeitszufuhr oder verstärkte Flüssigkeitsausscheidung, weil eine negative Flüssigkeitsbilanz zur Stuhlverhärtung führt.
- Mangelnde Bewegung, häufiges oder ständiges Sitzen oder Liegen wirken sich negativ auf die Darmbewegungen aus.
- Veränderung der Umgebung (ungewohnte Toilette) und der Kost.
- Zeitmangel der Pflegepersonen kann auf pflegebedürftige Menschen, die bei der Stuhlentleerung Unterstützung benötigen, obstipierend wirken.
- Scham, besonders wenn das Steckbecken oder der Toilettenstuhl verwendet werden muss.
- Missbrauch von Abführmitteln, weil die Laxanzien eine Hypokaliämie (Kaliummangel) auslösen können, die zu einem Spannungsverlust der Darmwand führt.
- Schwache Bauchmuskulatur, die bei der physiologischen Bauchpresse das Austreten des Stuhls nicht ausreichend unterstützt.
- Veränderungen der psychischen Verfassung, z. B. bei Depressionen, Psychosen, Demenz, Stress, Unruhe, Sorgen.
- Schmerzen, z. B. nach operativen Eingriffen.

ÄLTERE MENSCHEN

Im Alter kommt es zu **physiologischen Veränderungen** des Verdauungstrakts: Der Entleerungsreflex nimmt ab, was auf eine Muskelschwäche und eine verminderte Rektumsensibilität zurückzuführen ist. So kann es sein, dass Betroffene die Füllung des Enddarms nicht wahrnehmen und der Entleerungsreiz sich nicht einstellt. Viele ältere Menschen benötigen ein höheres Stuhlvolumen im Darm, um den Reiz wahrzunehmen.

ÄLTERE MENSCHEN

Gefährdete Pflegebedürftige können anhand der oben genannten Ursachen und Risikofaktoren oft schon im pflegerischen Aufnahmegespräch erkannt werden. Häufig melden sich zu Pflegende mit (vermuteten) Problemen bei der Defäkation bei den Pflegepersonen. Ist das nicht der Fall, beobachten Pflegepersonen die Stuhlganggewohnheiten sorgfältig und dokumentieren ihre Befunde.

Folgen

Eine chronische Obstipation beeinträchtigt das Wohlbefinden eines Betroffenen erheblich und kann schwerwiegende gesundheitliche Folgen haben:
- Harter Stuhl verursacht **Fissuren** (kleine Einrisse) in der Analregion, die die Obstipation verstärken, weil sie Schmerzen bei der Defäkation auslösen, die der Betroffene dann zu unterdrücken versucht.
- Starkes Pressen kann **Hämorrhoiden** ausbilden.
- Die lange Kontaktzeit zwischen Darmschleimhaut und giftigen Nahrungsbestandteilen bei Obstipation kann möglicherweise **Dickdarmkrebs** begünstigen.
- Harte Kotballen können die Darmwand schädigen, bis hin zur **Darmperforation** (Durchbruch der Darmwand).
- Chronische Obstipation begünstigt die Entstehung von **Divertikeln** (Ausstülpungen der Darmwand). Schwerwiegend können die Folgen sein, wenn sich Divertikel entzünden *(Divertikulitis)*.
- Erhöhter Druck im Darm kann einen **Harnverhalt** provozieren.

12.9.2 Prophylaktische Maßnahmen

12.9.2 Prophylaktische Maßnahmen
Pina in der Schule

Pina erfährt im Unterricht, dass es viele einfach umzusetzende prophylaktische Maßnahmen gibt, die verhindern, dass zu Pflegende eine Obstipation bekommen. Doch ohne die Mitarbeit der betroffenen Person und ggf. ihrer Angehörigen ist eine Obstipationsprophylaxe nicht durchführbar. Pflegepersonen klären deshalb intensiv über die Notwendigkeit prophylaktischer Maßnahmen auf und beziehen die Betroffenen in die Planung ein.

ACHTUNG

ACHTUNG

Oft hegen Menschen falsche Vorstellungen, was den Gebrauch von **Abführmitteln** *(Laxanzien)* angeht. Menge und Häufigkeit der Ausscheidungen hängen auch von der Nahrungsmenge und -beschaffenheit ab. Beim normalen Stuhlgang entleert sich nur ein kleiner Dickdarmabschnitt. Die nächste natürliche Stuhlentleerung erfolgt erst, wenn dieser Abschnitt wieder gefüllt ist. Ein Abführmittel leert jedoch den gesamten Dickdarm oder sogar Teile des Dünndarms. Daher vergeht bis zum nächsten natürlichen Stuhlreflex mehr Zeit als gewohnt. Versuchen Betroffene, diese Zeit durch weitere Laxanzieneinnahme zu verkürzen, überfordern sie die Leistungsfähigkeit ihres Darms. Zusätzlich entziehen sie dem Körper Wasser und Kalium. Der Kaliummangel wiederum bewirkt eine Verlangsamung der Darmperistaltik und kann zu lebensbedrohlichen Herzrhythmusstörungen führen.

Allgemeine Maßnahmen

Gestaltung der Umgebung

Um eine Obstipation zu verhindern oder zu beheben, ist es wichtig, die Lebensgewohnheiten der betroffenen Person zu berücksichtigen und ihre Privat- und Intimsphäre zu wahren:

- **Intimsphäre:** Andere Personen bitten, das Zimmer während der Stuhlausscheidung zu verlassen. Wenn das nicht möglich ist, einen Sichtschutz aufstellen. Zu Pflegende, die in der Lage sind, einen Toilettenstuhl zu benutzen, zum Stuhlgang möglichst ins Bad fahren.
- **Stress und Zeitdruck** vermeiden.
- **Gewohnheiten** berücksichtigen. Auch wenn manche Rituale merkwürdig anmuten, können sie für den Einzelnen so wichtig sein, dass er ohne sie nicht ausscheiden kann, z. B.:
  - Zufuhr von Speisen und Getränken, die ganz individuell die Verdauung fördern, z. B. ein Glas lauwarmes Leitungswasser, Zuckerwasser oder eine Tasse Kaffee auf nüchternen Magen
  - Einhaltung eines festen Tagesablaufs und fester Zeitpunkte für den Stuhlgang, z. B. nach dem Frühstück, nach dem Mittagessen, vor dem Schlafengehen
  - Lesen der Tageszeitung oder eines Buchs, Hören von Musik auf der Toilette
  - Benutzung eines bestimmten Toilettenpapiers
  - Verweildauer auf der Toilette

Ernährung

Häufig entsteht eine Obstipation: durch die **Umstellung der Ernährung** nach Einweisung in die Klinik oder Umzug in eine Pflegeeinrichtung. Die Nahrungsumstellung sollte deshalb so schonend wie möglich und in enger Zusammenarbeit mit dem Pflegebedürftigen und der Küche erfolgen.

Bei der Obstipationsprophylaxe spielt eine **ballaststoffreiche Ernährung** eine entscheidende Rolle. Wichtige Ballaststoffe sind:

- **Zellulose:** kommt vor allem in Obst und Gemüse vor. Zellulose bindet sehr viel Wasser, erhöht das Stuhlvolumen und verkürzt die Darmpassage des Speisebreis.
- **Hemizellulose:** kommt vor allem in Getreide vor und wirkt ähnlich wie die Zellulose.
- **Pektin:** ist vor allem in Beeren-, Stein- und Kernobst enthalten. Es quillt und bildet im Darm Gelee, durch das sich die Gleitfähigkeit des Stuhls verbessert und das Stuhlvolumen erhöht.

Anzustreben ist eine Ernährung mit viel pektin- und faserreichem Obst, Gemüse und Vollkornprodukten. Diese kann bei Bedarf durch zellulosereiche Zwischenmahlzeiten wie Müsli, Joghurt oder Kefir mit Leinsamen, Weizenkleie oder Flohsamen und durch Trockenobst ergänzt werden.

ACHTUNG

ACHTUNG

Zu beachten ist, dass zu faserreichem Obst und Gemüse, Samen und Trockenobst **viel Flüssigkeit** verabreicht werden muss, da sonst der gegenteilige Effekt eintreten kann und eine Obstipation oder sogar die Entstehung eines Ileus gefördert wird.

Bei Kaustörungen, fehlenden Zähnen, schlecht sitzenden Zahnprothesen oder Erkrankungen der Mundhöhle kann die Umstellung auf eine ballaststoffreiche Ernährung schwerfallen. Pflegepersonen unterbreiten daher den Betroffenen verschiedene Angebote, aus denen sie auswählen können. Wenn zu Pflegende ballaststoffreiche Lebensmittel wegen Zahn- und Kauproblemen ablehnen, ist es möglich, die Verdauung auch mit Gemüsesäften, Sauerkrautsaft, frisch gepressten Obstsäften, Buttermilch oder Kefir anzuregen oder Vollkornbrei zu reichen.

Der **Flüssigkeitszufuhr** kommt eine überragende Bedeutung in der Obstipationsprophylaxe zu. Bei Obstipationsneigung sollten Betroffene täglich mindestens 2 l Flüssigkeit zuführen, sofern keine Kontraindikationen durch eine Flüssigkeitsbeschränkung, z. B. aufgrund einer Herz- oder Niereninsuffizienz bestehen.

Spezielle Maßnahmen

Jede Art körperlicher Bewegung fördert die **Peristaltik** (Darmmotorik). Ein mobiler Darm befördert den Speisebrei schneller und sorgt dafür, dass dem Stuhl nicht zu viel Wasser entzogen wird. Es ist also wichtig, die **Mobilität** des Pflegebedürftigen zu erhalten bzw. zu erhöhen. Geeignete Bewegungsformen sind z. B. Gehen und Treppensteigen oder Spaziergänge im Freien.

Spezielle Übungen können die Bauchmuskulatur trainieren und damit die beim Abführen erforderliche **Bauchpresse** kräftigen.

- **Einfache Bewegungsübungen:**
  - **Bauchschnellen:** Beim Einatmen Bauch einziehen, dann den Bauch ruckartig nach vorn schnellen lassen und dabei ausatmen. Diese Übung kann beliebig oft durchgeführt werden oder 10 × vor der geplanten Darmentleerung.
  - **Bauchpresse:** Bauch kräftig einziehen, bis zehn zählen und dann langsam entspannen. Diese Übung kann 3 × tägl. mit jeweils fünf Wiederholungen durchgeführt werden.
  - **Knieheben im Sitzen oder Liegen:** Einen Oberschenkel mit gebeugtem Unterschenkel so hoch wie möglich anziehen, kurz halten und langsam zurückbewegen; rechts und links jeweils 10 × wiederholen.
- Weitere **physikalische Maßnahmen** zur Anregung der Peristaltik:
  - **Heißes Duschen:** Brausekopf ca. 10 cm von der Bauchdecke entfernt halten und kleine Kreise über den Bauch ziehen, am rechten Unterbauch beginnen und dem Verlauf des Dickdarms folgen. Diese Prozedur kann mehrfach wiederholt werden. Vorher muss die Wassertemperatur mit der zu pflegenden Person abgestimmt werden.
  - **Rhythmische Bauchmassage:** Die zu pflegende Person nimmt eine entspannte Sitzhaltung ein und legt ihre Hände so auf den Bauch, dass sich die Finger im Bereich des Nabels mit etwa 10 cm Abstand gegenüber liegen. Nun drückt sie die Bauchdecke mit den Fingern leicht ein und lässt wieder los und wiederholt dies mehrmals in einem ihr angenehmen Rhythmus.
  - **Kolonmassage nach Vogler:** Pflegende führen diese Dickdarmmassage wie in ➤ Abb. 12.23 gezeigt durch.

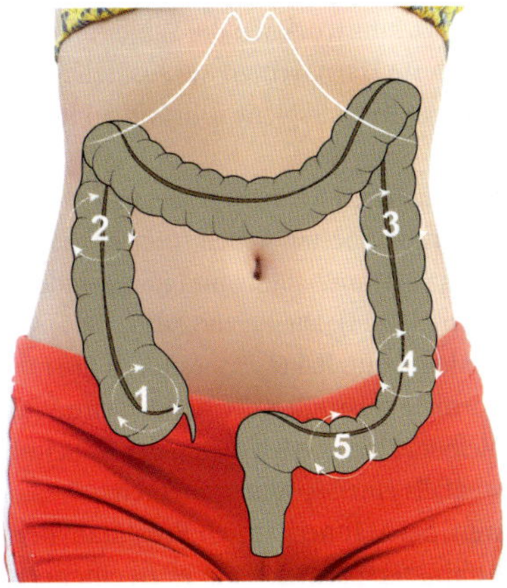

ABB. 12.23

Abb. 12.23 Kolonmassage nach Vogler. Die fünf Bereiche werden jeweils kreisförmig zwei bis vier Minuten mit der flachen Hand massiert. Während der Ausatmung wird der Druck verstärkt, während der Einatmung vermindert [J787, L264]

ACHTUNG

ACHTUNG

Bei der Durchführung von einfachen Bewegungsübungen und weiteren physikalischen Maßnahmen achtet Pina auf mögliche Kontraindikationen. Nach einem operativen Eingriff am Bauch darf z. B. kein Bauchschnellen, keine Bauchpresse und kein Knieheben durchgeführt werden.

12.10 Zystitisprophylaxe

DEFINITION

12.10.1 Entstehung einer Zystitis

Pina im Praxiseinsatz

ACHTUNG

SÄUGLINGE UND KLEINKINDER

12.10 Zystitisprophylaxe

> **DEFINITION**
>
> **Harnwegsinfektion** (Harnwegsinfekt, HWI): meist bakteriell, selten viral oder parasitär verursachte Entzündung der ableitenden Harnwege.
> **Urethritis:** akute Harnröhrenentzündung. Meist durch aufsteigende Keime verursacht.
> **Zystitis:** Harnblasenentzündung. Entzündung der Blasenschleimhaut, in schweren Fällen auch der gesamten Blasenwand.
> **Zystitisprophylaxe:** pflegerische Maßnahmen, die die Entstehung einer Zystitis verhindern.
> Die Zystitisprophylaxe ist Teil des Expertenstandards „Kontinenzförderung in der Pflege".

12.10.1 Entstehung einer Zystitis

Infekte der ableitenden Harnwege zählen zu den häufigsten Infektionen bei Frauen und Kindern. Auch unter den nosokomialen Infektionen liegen sie an erster Stelle.

Pina hat festgestellt, dass besonders ältere zu Pflegende zu wenig trinken. Sie hat schon viele zu Pflegende darüber aufgeklärt, dass eine zu geringe Trinkmenge Blasenentzündungen hervorrufen kann. Pina erinnert sich an die Worte ihrer Praxisanleitung: „Achte immer darauf, dass zu Pflegende genügend trinken. Das ist eine sehr wichtige Obstipations- und Zystitisprophylaxe."

Klinisches Erscheinungsbild

Die klinischen Zeichen einer Zystitis (➤ 29.2.2) können sich innerhalb weniger Stunden entwickeln.

> **ACHTUNG**
>
> Besteht der Verdacht auf einen Harnwegsinfekt, muss sofort der zuständige Arzt informiert werden.

Risikofaktoren

Meist geraten **Darmbakterien** über die Harnröhre in die Harnblase (aufsteigende Infektion). Wegen der Nähe von Darm und Harnröhrenöffnung und der kurzen Harnröhre sind Mädchen und Frauen wesentlich häufiger betroffen als Jungen und Männer. Seltener ist eine Zystitis durch Viren, Pilze oder Parasiten oder durch chemische oder physikalische Noxen, z. B. Zytostatika, Strahlentherapie, bedingt. Begünstigt wird eine Zystitis durch folgende Faktoren:

- **Verminderte Urinausscheidung:** Bei zu geringer Flüssigkeitsausscheidung spült der reduzierte Urinfluss Keime nicht effektiv aus der Harnröhre. Der Urin verbleibt länger in der Blase, wodurch sich dort die Infektionsgefahr erhöht. Bei zu geringer Flüssigkeitszufuhr trocknen die Schleimhäute aus und können ihre Funktion nicht erfüllen. Der sehr konzentrierte Harn irritiert sie zusätzlich.
- **Mangelnde Intimhygiene:** Mangelnde oder falsch ausgeführte Intimhygiene führt oft zu Infektionen mit Darmbakterien (➤ 11.1.2).
- **Katheterisierung:** Der Blasenschließmuskel schützt vor aufsteigenden Keimen. Blasenkatheter durchbrechen diese Barriere. Ablagerungen von Harnstein bildenden Urinbestandteilen *(Inkrustationen)* am Katheter ergeben einen idealen Nährboden für Bakterien. Falsche Handhabung und mangelnde Hygiene machen es Bakterien leichter, in die Blase zu wandern (➤ Abb. 12.24). Die Reizung durch transurethrale Katheter verstärkt die Absonderungen der Harnröhrenschleimhaut. Bakterien wandern über diese Schleimschicht innerhalb weniger Tage in die Blase. Das normale Ausspülen der Keime beim Wasserlassen findet nicht statt, sodass sie in den Harnwegen verbleiben. Über Verletzungen der Schleimhäute können sie direkt in die Blutbahn gelangen und schlimmstenfalls eine Sepsis hervorrufen.
- **Harnabflussstörungen:** Durch Blasensteine oder Tumoren, bei Männern durch Prostatahypertrophie (➤ 30.2.5) und bei Kindern durch Fehlbildungen oder Sphinkterspasmen kann es zu einer erhöhten Restharnmenge kommen. Restharn stellt einen idealen Nährboden für Keime dar.

> **SÄUGLINGE UND KLEINKINDER**
>
> - **Mangelnde Hygiene:** Beim Windelwechsel bei Säuglingen und Kleinkindern führt eine falsche Wischrichtung beim Reinigen zu einer Verschleppung von Darmbakterien in die Genitalregion (➤ 11.1.2).
> - **Pflegetücher:** Öl bietet einen idealen Nährboden für Soor (➤ 6.1.1). Duftstoffe können die Haut angreifen und so die natürliche Schutzbarriere zerstören.
> - **Zu seltener Windelwechsel:** Stuhl in der Windel kann in Richtung Genitalregion verschmiert werden, in die Harnröhre aufsteigen und so Infektionen hervorrufen.

ABB. 12.24

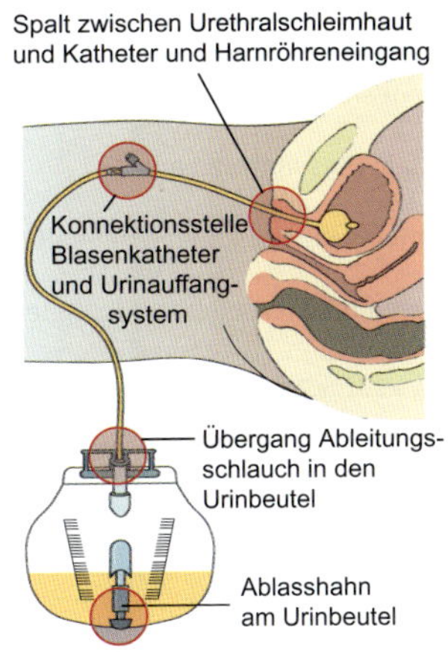

Abb. 12.24 Bevorzugte Eintrittsstellen von Keimen an Systemen transurethraler Blasenkatheter [L190]

- Weitere auslösende Faktoren sind **Kälte, Nässe und Stress.** Frauen sind durch Menstruationsblut und Geschlechtsverkehr gefährdet. Vorsorge bieten eine sorgfältige Intimhygiene während der Menstruation und Wasserlassen nach dem Koitus.

Folgen

Die unkomplizierte Zystitis heilt nach Antibiotikagabe meistens folgenlos aus. Bei Menschen in stationären Einrichtungen kommt es jedoch immer häufiger zu nosokomialen Infektionen der Harnwege und der Nieren durch multiresistente Keime.

12.10.2 Prophylaktische Maßnahmen

12.10.2 Prophylaktische Maßnahmen

Vermehrte Harnausscheidung hindert Keime daran, in die Harnwege aufzusteigen. Die tägliche Urinmenge sollte mindestens 1,5 l betragen. Erhöhte Flüssigkeitszufuhr sowie harntreibende Getränke und Nahrungsmittel, z. B. Blasen- und Nierentee, Brennnesseltee, Bier, Spargel, Birnen, können die Urinmenge erhöhen.

Pina weiß, dass eine hygienisch korrekte Intimhygiene die Vermehrung bzw. Verschleppung von Keimen verhindert. Sie unterstützt die Abwehrfunktion von Haut und Schleimhäuten. Wichtig ist …

- den Intimbereich nach jedem Stuhl- oder Harnabgang zu waschen,
- den Genitalbereich von der Symphyse zum Anus zu reinigen (➢ 11.1.2),
- Sekrete und Verkrustungen an Kathetern immer von der Harnröhre weg nach außen zu entfernen,
- keine hautreizenden Pflegemittel zu verwenden,
- auf Öltücher oder chemisch bearbeitete Tücher zu verzichten (vor allem bei Säuglingen und Kleinkindern),
- lange Bäder zu vermeiden, da sie die Haut aufweichen *(Mazeration)* und dadurch das Eindringen von Bakterien begünstigen,
- beschmutzte Wäsche oder Inkontinenzmaterial **sofort** zu wechseln,
- Gespräche über die richtige Intimhygiene mit der betroffenen Person bzw. ihren Angehörigen zu führen und weitere Risikofaktoren zu nennen.

Im Vordergrund der speziellen Maßnahmen zur Vermeidung einer Zystitis steht die Pflege harnableitender Systeme. **Transurethrale Katheter** sind aufgrund der erhöhten Infektionsgefahr so wenig wie möglich einzusetzen. Inkontinenz ist z. B. keine Indikation für eine Katheteranlage. Die raue Katheteroberfläche ergibt eine ideale Haftgrundlage für Bakterien. Deswegen sind ab einer Liegedauer von sieben Tagen Silikonkatheter oder Katheter mit einer speziellen Beschichtung, z. B. Hydrogel, zwingend. Die Pflegenden überprüfen fortlaufend in Absprache mit dem ärztlichen Team, ob die Indikation für einen Blasenverweilkatheter weiterhin besteht, und halten so die Liegedauer möglichst kurz.

WISSEN ANWENDEN

WISSEN ANWENDEN

Beim Umgang mit liegenden transurethralen Blasendauerkathetern geht Pina folgendermaßen vor:

- Pina führt 2 × täglich eine Intimhygiene durch. Besonders achtet sie auf die Wischrichtung mit dem (Einmal-)Waschlappen: von der Harnröhre weg.
- Bei Anzeichen einer Infektion oder Verunreinigung mit Stuhl führt Pina die Reinigung mit einem Schleimhautdesinfektionsmittel durch.

- Haben sich Borken oder Krusten im Bereich der Harnröhrenöffnung gebildet, entfernt Pina diese vorsichtig und schonend. Hierfür verwendet sie z. B. feuchte Kompressen.
- Vor jeder Katheterhandhabung führt Pina eine hygienische Händedesinfektion durch und trägt Einmalhandschuhe.
- Pina entleert Urinbeutel regelmäßig und hängt sie niemals über dem Blasenniveau auf.
- Pina klemmt Harnableitungssysteme nicht ab.
- Pina entnimmt gemeinsam mit einer Pflegefachperson Urin für Untersuchungen nur an der dafür vorgesehenen Stelle nach vorheriger Desinfektion.
- Wenn möglich, verhindert Pina Manipulationen durch den zu pflegenden Menschen am Katheter, z. B. bei Unruhe oder Verwirrtheit.

12.11 Deprivationsprophylaxe

12.11 Deprivationsprophylaxe

DEFINITION

DEFINITION

Deprivation (lat. *deprivare* = berauben): Entzug eines bedürfnisbefriedigenden Umfelds. Es kommt zu einer Reizverarmung, und wesentliche Bedürfnisse werden nicht befriedigt.
Hospitalismus: beschreibt den Zustand, der durch Mangel an Reizen sowie durch psychische und physische Vernachlässigung entstehen kann.
Die Begriffe **Deprivationssyndrom** und **Hospitalismus** lassen sich synonym verwenden.
Habituation: Abnahme motorischer und sensorischer Reaktionen und verändertes Körpergefühl auf einen gleichbleibenden Reiz. Die krankheitsbedingte Beeinträchtigung unterschiedlicher Sinnesreize wird als **degenerative Habituation** bezeichnet.
Deprivationsprophylaxe: alle pflegerischen Maßnahmen, die dem Zustand einer Reizverarmung entgegenwirken.

Deprivation bezeichnet einen Zustand, in dem ein **chronischer Mangel an Reizen** besteht. Ein Mensch ist depriviert, wenn die objektiven und subjektiven Lebensumstände schlecht sind. Zu den **objektiven Lebensumständen** zählen z. B. der sozioökonomische Status und der Gesundheitszustand. Unter **subjektivem Lebensumstand** werden zwischenmenschliche Beziehungen und die Freizeitgestaltung verstanden. Damit sind die Betroffenen auf sich selbst als Reizgeber angewiesen. Sie entwickeln häufig krankhafte Bewegungsmuster, z. B. Nesteln oder Halluzinationen als Ausdruck psychischer Vermeidungsstrategien.

Deprivation, Habituation und Hospitalismus hängen eng zusammen und bedingen einander. Das kann zu einem zusammenhängenden Störungsbild führen. So verursacht die Verminderung sozialer Kontakte eine Reduktion der Sinneseindrücke, z. B. weil die betroffene Person ihre Wohnung nicht mehr verlässt. Daraus folgt u. a. eine Verringerung der geistigen Anregung, weil sich die Person mit niemandem verbal und geistig austauschen kann.

12.11.1 Entstehung einer Deprivation

12.11.1 Entstehung einer Deprivation

Säuglinge und Kleinkinder werden durch Krankenhausaufenthalte, z. B. durch den Umgang mit fremden Personen (Personal, Mitpatienten) oder durch angstbehaftete Situationen (Injektionen, Untersuchungen) belastet. Dies kann z. B. zu aggressivem, apathischem und depressivem Verhalten führen. Dieses Verhalten wird durch die Abwesenheit von Bezugspersonen wie den Eltern stark begünstigt. Den extremen Rückzug nennt man **psychischen Hospitalismus.** Dieses Verhalten wird besonders dann beobachtet, wenn Bezugspersonen und Eltern das Kind im Krankenhaus nicht besuchen. Heutzutage haben die Eltern in der Regel die Möglichkeit, Tag und Nacht bei ihrem kranken Kind im Krankenhaus zu sein. Dadurch vermindert sich das Auftreten des Hospitalismus in Kinderkliniken.

Pina im Praxiseinsatz

Pina hatte einen Einsatz in der ambulanten Pflege. Dort kümmerte sie sich um einen älteren Mann, der keine Angehörigen hatte, und auch Freunde und Nachbarn kamen nicht zu Besuch. Zudem war der Mann so immobil, dass er nicht allein rausgehen konnte. Und der Pflegedienst konnte nur eine begrenzte Zeit bei ihm sein. Der Mann führte ständig Selbstgespräche und schien die Pflegenden zeitweise nicht wahrzunehmen. Es schien, als ob er in seiner eigenen Welt lebte und alles um sich herum ausblendete.

Klinisches Erscheinungsbild

Die Zeichen des Deprivationssyndroms variieren sehr stark. Es kann zu einer Einschränkung der Reizverarbeitung kommen. Dies zeigt sich **körperlich** durch folgende Symptome:

- Veränderter Geruchs- und Geschmackssinn
- Vermindertes Hörvermögen oder Ohrgeräusche (z. B. Tinnitus)

- Abnahme der Sehschärfe, des Adaptionsvermögens oder zunehmende Nachtblindheit
- Koordinations- und Gleichgewichtsstörungen
- Inkontinenz ohne organische Ursachen

Psychische Merkmale können sein:

- Emotionale Verflachung
- Desinteresse an der Umgebung, an anderen Personen und an der eigenen Person (z. B. an der Körperpflege)
- Rückzug, kein Verlassen des Zimmers, keine Teilnahme an Gesprächen, Schweigen, reduzierte Bewegung
- Stereotype Bewegungen (z. B. Nesteln an der Bettdecke) oder Lautäußerungen (z. B. Summen, Klagen, ständiges Wiederholen von Sätzen oder Gebeten)
- Erhöhte Krankheitsanfälligkeit, vor allem für Infekte
- Regressives Verhalten: Versuch, Aufmerksamkeit zu erzwingen durch (unbewusstes) Verhalten wie ein Kleinkind, z. B. Essen eingeben lassen trotz der Fähigkeit, selbstständig zu essen
- Selbstverletzungstendenzen
- Nahrungsverweigerung
- Resignation
- Angst

Risikofaktoren

Körperliche, geistige und soziale Faktoren spielen bei der Entwicklung eines Deprivationssyndroms zusammen. Es kann zu pflegende Menschen in stationären Einrichtungen, in der häuslichen Pflege und Säuglinge, Kleinkinder sowie Jugendliche während eines Krankenhausaufenthalts betreffen. Risikofaktoren sind:

- **Sensorische Deprivation:**
  - Sehbehinderung oder Hörschädigung.
  - Sensibilitätsstörungen infolge von Erkrankungen, z. B. Multiple Sklerose, Schlaganfall, nach Operationen.
  - Reizüberflutung, z. B. bei dauernder Fernsehberieselung.
- **Soziale Deprivation:**
  - Angehörige und Freunde, die gestorben, weggezogen, zerstritten sind oder nicht zu Besuch kommen.
  - Verlust der Arbeitskollegen durch Rente oder Arbeitslosigkeit.
  - Fehlende Besuche bei Freunden wegen körperlicher Beschwerden.
  - Fehlende, nicht erreichbare oder zu teure Veranstaltungsangebote für alte Menschen.
- **Kognitive Deprivation:**
  - Mangelnde Beschäftigung, z. B. durch längeren Klinikaufenthalt, fehlende persönliche Konzepte für den Ruhestand oder nach Verlust des Partners.
  - Verminderte Nutzung von Medien oder kulturellen Veranstaltungen.
  - Verweigerung von Hilfsmitteln zum Lesen, Sehen oder Hören, weil die Geräte zu kompliziert, zu teuer oder zu unbequem sind.
  - Aktivitätsmindernde Pflege, bei der Pflegende die Lösung von Problemen zu schnell übernehmen. Die Bereitschaft, sich mit Problemlösungen auseinanderzusetzen, sinkt. Nach einiger Zeit schwinden Selbstbewusstsein sowie die Kompetenz, den Alltag zu bewältigen.
  - Aufgabe von Hobbys, z. B. aus körperlichen oder finanziellen Gründen.

Die Einweisung in eine Klinik oder der Umzug in eine Pflegeeinrichtung erhöhen das Risiko einer **Hospitalisierung** beträchtlich.

Folgen

Mangelnde menschliche Zuwendung und der (auch zeitlich begrenzte) Verlust des gewohnten räumlichen und sozialen Umfelds können Retardierung, Depression und Hospitalismus zur Folge haben. Bei einigen Menschen sind schon nach wenigen Tagen in deprivierender Umgebung erhebliche Störungen zu beobachten. Eine Deprivation kann in akute Verwirrtheit münden.

12.11.2 Prophylaktische Maßnahmen

12.11.2 Prophylaktische Maßnahmen

Da sich die Folgesymptome bei Menschen aller Altersklassen beobachten lassen, ist die Prophylaxe der Deprivation eine wichtige pflegerische Aufgabe. Alle Maßnahmen zur Verhütung von Deprivation müssen **sinnvoll** sein. Sinnstiftende Aufgaben, die zu pflegende Menschen z. B. von früher kennen, wirken befriedigend, selbst wenn die Tätigkeit als solche eher simpel scheint. Eine solche Tätigkeit ist beispielsweise das Falten frisch gewaschener Wäsche oder Gartenarbeit. Pflegepersonen sind aufgerufen, für betroffene Menschen Aufgaben zu finden, die den individuellen Fähigkeiten, Neigungen und dem Lebenszusammenhang entsprechen. Darin drückt sich die Wertschätzung gegenüber der betroffenen Person aus.

Einsatz persönlicher Hilfsmittel

Pflegepersonen achten darauf, dass zu pflegende Menschen über die benötigten Hilfsmittel, z. B. Brille, Hörgerät, Gehhilfe, verfügen, die ihren Aktionsradius im erforderlichen Umfang erweitern. Gegebenenfalls beschaffen sie diese Hilfsmittel, überprüfen die Tauglichkeit und Funktion.

Pina im Praxiseinsatz

Bevor Pina einen zu pflegenden Menschen versorgt, liest sie in der Pflegedokumentation nach, welche Hilfsmittel die betreffende Person benötigt, und führt ggf. folgende Maßnahmen durch:

- Sie reinigt Brillen und Hörgeräte.
- Sie überprüft, ob die Batterien des Hörgeräts ausreichend geladen sind, und tauscht diese bei Bedarf aus.
- Sie pumpt die Reifen von Rollstühlen auf.
- Sie motiviert die zu Pflegenden, ihre Hilfsmittel zu nutzen.
- Sie vergewissert sich, ob das vorhandene Hilfsmittel die vorliegende Störung angemessen kompensiert.

Sensorische Stimulation

Jeder Mensch hat einen bevorzugten Sinneskanal, den er besonders stark nutzt. Lässt dessen Leistungsfähigkeit nach, bereitet dies dem Betroffenen große Probleme: Die anderen, weniger trainierten Sinne können den Ausfall nicht ohne Weiteres kompensieren. Aufgabe der Pflegepersonen ist es, die weniger trainierten **Sinne zu fördern.** Dabei ist es wichtig, die Sinneseindrücke nicht nur allgemein zu verstärken, z. B. durch Düfte, Möblierung, farbliche Gestaltung der Wände, Bodenbeläge, Poster, Musik, sondern auch zu prüfen, ob die betroffene Person diese Reize wahrnehmen kann und sie als **positiv** erlebt. Es gilt, diese Angebote auf die Ressourcen und Vorlieben auszurichten. Gezielte Fragen können Aufschluss geben, welche sensorischen Fähigkeiten vorhanden sind, z. B.:

- **Sehen/Hören** Sie den Vogel/das Instrument/das Auto/die Kinder?
- **Riechen** Sie das Mittagessen/die Blumen/das Waschmittel?

Treffen Pflegende mit solchen Fragen die Interessen des zu pflegenden Menschen, können sie leicht daran anknüpfen und den Menschen mit einem Gespräch auch kognitiv stimulieren.

Das **Fühlen** können Pflegepersonen z. B. durch Massagen mit unterschiedlichen Materialien (Bürsten, kalte und warme Waschlappen, Frotteetücher, Hände, Massageroller) trainieren, wenn der zu pflegende Mensch dies wünscht. Ist genügend Bewegungsfähigkeit vorhanden, kann der zu pflegende Mensch z. B. barfuß über verschiedene Bodenbeläge (Holz, Fliesen, Teppich, Sand, Gras, im Wasser) laufen, wenn Grunderkrankungen, z. B. Diabetes mellitus, nicht dagegensprechen.

Bei eingeschränkter Mobilität erfahren zu pflegende Menschen taktile Erlebnisse, indem sie z. B. mit den Händen verschiedene Materialien erspüren. Dazu eignen sich Stoffbeutel, in die Alltagsgegenstände, z. B. Wäscheklammern, Löffel, Münzen, eingenäht sind. Die zu pflegenden Menschen sollen durch Tasten herausfinden, um welche Gegenstände es sich handelt.

Auch durch die **Gestaltung der Umgebung** lassen sich zu pflegende Menschen sensorisch anregen und zur Bewegung animieren. Beispiele sind helle einladende Flure, z. B. mit wechselnden Bildern, Schmuck, Möbeln, in denen sich Sitzecken befinden. Auch Außenanlagen stationärer Einrichtungen können anregend wirken, wenn sie z. B. über Kräuter-, Gemüse-, Obst-, Schnittblumengarten, Tiergehege, Teich oder Grillstation verfügen.

KINDER

KINDER

Besonders für Kinder ist es bei einem längeren Krankenhausaufenthalt wichtig, dass sie ihr Zimmer mitgestalten können und persönliche Dinge vor Ort haben. Diese vertraute Umgebung kann die Selbstheilungskräfte aktivieren. Die Einbeziehung der Eltern in die Pflege der Kinder wirkt angstlösend und belastungsreduzierend. Gut kommt bei den meisten Kindern auch ein professionell ausgebildeter Klinikclown an, denn Humor ist ein wichtiger Faktor in der Pflege.

Soziale Stimulation

Für die geistige und emotionale Entwicklung des Menschen sind der **Kontakt** zu und der **Austausch** mit anderen Menschen von entscheidender Bedeutung. In dem Maß, wie die Kontakte abnehmen, nimmt das Deprivationsrisiko zu. Da Beziehungen zu anderen Menschen häufig über Jahre entstanden sind und von den Eigenschaften der Beteiligten leben, lassen sie sich nicht ersetzen. Soziale Stimulation erfordert daher viel Fingerspitzengefühl und eine intensive Auseinandersetzung mit der Biografie der betroffenen Person. Die Pflegepersonen sind bestrebt, den Kontakt des zu pflegenden Menschen zu seiner Familie oder seinen Freunden zu beleben, zu begleiten und zu vertiefen, sofern er das wünscht.

Innerhalb einer Einrichtung lassen sich Strukturen **beziehungsfreundlich** gestalten, z. B. durch folgende Maßnahmen:

- Einführung eines Bezugspflegesystems
- „Bitte nicht stören"-Schilder zum Schutz der Privatsphäre
- (Sichtgeschützte) gemütliche Ecken und Lauben mit Sofas und Bänken
- Partnerschaften mit Kindergärten, anderen Alteneinrichtungen oder Tierheimen
- Einbindung von ehrenamtlich Helfenden, die gezielt Kontakt zu den Bewohnern aufnehmen
- Einkaufs- oder Kaffeefahrten
- Unternehmungen mit Besuchern
- Einrichtung von Gruppen- und Hobbyräumen
- Geschlechtergemischte Wohngruppen oder -bereiche
- Förderung gegenseitiger Besuche ohne Reglementierung

Kognitive Stimulation

Die Fähigkeit zum Denken kennzeichnet den Menschen. Ein **geistig stimulierendes Umfeld** ist deshalb ein wichtiger Teil der Deprivationsprophylaxe. Als Maßnahmen der kognitiven Stimulation kommen in Betracht:

- Kulturelle Veranstaltungen in der Einrichtung, Öffnung der Räume für Konzerte, Lesungen, Veranstaltungen der Volkshochschule
- Bibliothek mit Hörbüchern und Gesellschaftsspielen
- Auslage von Zeitungen und Zeitschriften
- Spielnachmittage
- Teilnahme an Veranstaltungen und Kontakt zur Kirche/Glaubensgemeinschaft
- Kind- und altersgerechtes Spielzeug und Bücher
- Besuche von Klinikclowns
- Märchen- und Bastelstunden
- Spielzimmer/Hobbyräume

Auch die Sinne von **bewusstseinsgetrübten zu pflegenden Menschen** sind zu stimulieren, z. B. durch folgende Maßnahmen:

- Besuche von Angehörigen fördern
- Musik gezielt einsetzen (Lieblingsstück, -instrument, -gruppe)
- Gespräche führen oder vorlesen
- Gerüche z. B. von Lebensmitteln, eigener Bettwäsche, Parfüm/Rasierwasser des Partners anbieten
- Beleuchtung, die der Tageszeit entspricht
- Massagen und Körperkontakt, wenn der zu pflegende Mensch und der Hautzustand es zulassen
- Passive Bewegungsübungen
- Gezielte Bewegungsförderung
- Snoezelen (sensorisch stimulierende Entspannung in einem speziell gestalteten Raum)
- Raumgestaltung, z. B. Mobile, Fotos, Bilder, Poster

12.12 Dehydratationsprophylaxe

12.12 Dehydratationsprophylaxe

DEFINITION

Dehydratation *(Flüssigkeitsmangel)*, **Exsikkose** *(Austrocknung)*: unphysiologischer Verlust von Wasser im Körper durch ein verringertes Flüssigkeitsangebot, welches z. B. durch übermäßiges Schwitzen oder reduzierte Flüssigkeitsaufnahme entstehen kann.
Dehydratationsprophylaxe: alle pflegerischen Maßnahmen, die einem Flüssigkeitsmangel im Körper entgegenwirken.

DEFINITION

12.12.1 Entstehung einer Dehydratation

12.12.1 Entstehung einer Dehydratation

Eine Dehydratation kann durch eine zu geringe Aufnahme von Flüssigkeit sowie durch eine erhöhte Ausscheidung bedingt sein. Insbesondere bei **älteren Menschen** liegt oft eine Kombination dieser beiden Wirkmechanismen vor. Sie trinken zu wenig, weil z. B. ihr Durstgefühl altersbedingt eingeschränkt ist. Die Verabreichung harnfördernder *(Diuretika)* oder abführender Wirkstoffe *(Laxanzien)* kann zur Ausscheidung unverhältnismäßig großer Wassermengen führen.

Zur Orientierung

Pina im Praxiseinsatz

Während ihres Einsatzes in der stationären Langzeitpflege hat Pina mitbekommen, dass viele zu Pflegende zu wenig trinken. Dafür gab es verschiedene Ursachen. Ihre Aufgabe war es, täglich sicherzustellen, dass die vorgeschriebene Menge an Flüssigkeit erreicht wurde. Das war gar nicht so einfach, da einige zu Pflegende kein Durstgefühl hatten und auch nicht trinken wollten.

Der Körper gibt beständig Wasser über die Nieren, den Magen-Darm-Trakt, die Lunge und die Haut ab. Ohne einen angemessenen Ersatz dieses Flüssigkeitsverlusts entwickelt sich eine **Dehydratation.**

SÄUGLINGE, KLEINKINDER UND ÄLTERE MENSCHEN

SÄUGLINGE, KLEINKINDER UND ÄLTERE MENSCHEN

Dehydratation ist ein zentrales Problem in der Altenpflege. Doch auch Säuglinge und Kleinkinder dehydrieren, wenn sie nicht in der Lage sind, ausreichend Flüssigkeit zu sich zu nehmen. Leiden Säuglinge und Kleinkinder an einem Magen-Darm-Infekt, sind sie besonders gefährdet: Sie verlieren Flüssigkeit, weil sie sich übergeben müssen und/oder Durchfall haben. Gleichzeitig nehmen sie wegen Übelkeit und Unwohlsein keine Flüssigkeit zu sich.

Klinisches Erscheinungsbild

Die Zeichen einer Dehydratation sind vielfältig.

- **Durst** ist ein Zeichen von Flüssigkeitsmangel. Menschen in höherem Lebensalter haben jedoch häufig ein vermindertes Durstgefühl, sodass die Abwesenheit von Durst nicht als Beweis einer ausreichenden Flüssigkeitszufuhr dienen kann.
- **Konzentrierter, übel riechender Urin:** Starke Gelb- bis Braunfärbung sowie eine auffällige Mengenabnahme können auf mangelnde Flüssigkeitszufuhr hinweisen (➤ 14.2.2).
- **Verminderter Hautturgor** (Spannungszustand der Haut, ➤ Abb. 12.25): Die Elastizität des Gewebes wird wesentlich von seinem Wassergehalt bestimmt. Die Pflegenden prüfen den Hautturgor, indem sie die Haut an der Stirn oder über dem Brustbein des zu pflegenden Menschen mit zwei Fingern zusammenschieben. Wenn sich die Hautfalte beim Loslassen nicht sofort glättet, ist dies ein Hinweis auf eine Dehydratation. Zusätzlich überprüfen die Pflegenden auch die anderen Dehydratationszeichen, um eine Dehydratation zu bestätigen. Bei **Säuglingen** ist die stehende Hautfalte ein sicheres Zeichen für eine Dehydratation.

ABB. 12.25

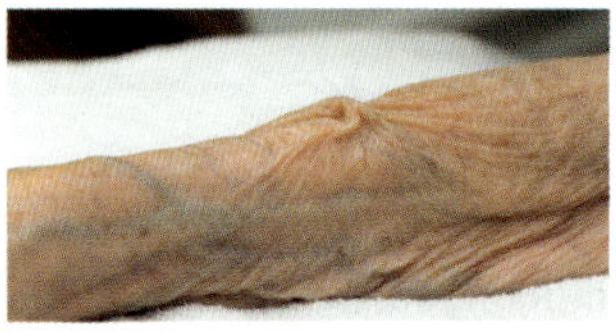

Abb. 12.25 Ein deutliches Zeichen für eine Exsikkose ist der verminderte Spannungszustand *(Turgor)* der Haut [K115]

- **Trockene Achselhöhlen:** In den Achselhöhlen liegt Haut auf Haut. Deshalb sind sie normalerweise immer leicht feucht.
- **Trockene Mundschleimhaut, borkige Beläge, fehlender Speichel:** Die Speicheldrüsen produzieren nicht nur während der Nahrungsaufnahme, sondern beim gesunden Menschen fortwährend (in schwankender Menge) ein Sekret, das auch die Aufgabe hat, die Schleimhaut des Mundes feucht zu halten.
- **Trockene und rissige Zunge:** Der Speichel befeuchtet die Zunge. Relativer Flüssigkeitsmangel des Körpers lässt den Speichel zäh werden, sodass er auf der Zunge und an den Wänden der Mundhöhle eintrocknet und zusammen mit abgeschilferten Zellen grau-weißliche feste Beläge bildet. Die Zunge ist dann oft rissig, die Lippen sind spröde.
- **Sprachstörungen:** Mangel an Speichel führt auch zu Schwierigkeiten bei der Artikulation.
- **Schluckstörungen** sind ebenfalls durch Mangel an Speichel verursacht.
- **Bewusstseinsstörungen:** Insbesondere die Elektrolytverschiebungen, die durch den Wassermangel entstehen können, beeinträchtigen die Funktion des zentralen Nervensystems.
- **Gewichtsverlust:** Eine Beurteilung des Gewichts ist jedoch nur möglich, wenn der zu pflegende Mensch regelmäßig gewogen wird. Eine Verringerung des Körpergewichts kann zudem zahlreiche Gründe haben.
- **Obstipation** *(Stuhlverstopfung)* ist bei vielen alten Menschen Ausdruck eines (latenten) Flüssigkeitsmangels.
- **Tachykardie** und **Hypotonie** können auf einen Volumenmangel hindeuten.

- **Abweichende Laborwerte:** Ärztlich kann ein Verdacht auf Dehydratation durch Laborkontrollen gesichert werden. Eine Elektrolytverschiebung zeigt sich z. B. durch erhöhte *(hypertone Dehydratation)* oder erniedrigte *(hypotone Dehydratation)* Natriumwerte.
- **Weitere Symptome:**
  - Schwindel
  - Kopfschmerzen
  - Neigung zu Harnwegsinfekten
  - Fieber
  - Müdigkeit und Konzentrationsschwäche
  - Verwirrtheit
  - Besonders bei Kindern: Augenringe
  - Bei Säuglingen und Kleinkindern: eingesunkene Fontanelle (> 33.2.7)

Maßnahmen bei akuter Dehydratation

Um abzuwägen, ob eine Infusionstherapie notwendig ist oder die betroffene Person den Flüssigkeitsmangel durch eine Steigerung der Trinkmenge bewältigen kann, schätzt die Pflegeperson die Ressourcen des zu pflegenden Menschen ein. Sie informiert das Ärzteteam sofort, wenn

- Verwirrtheit plötzlich auftritt oder zunimmt,
- sich Muskelschwäche oder Muskelkrämpfe zeigen,
- das Bewusstsein eintrübt oder die betroffene Person somnolent wird,
- Schwindel oder Gleichgewichtsstörungen auftreten oder
- eine erhebliche Pulsbeschleunigung *(Tachykardie)* neu auftritt.

Lässt es die Grunderkrankung zu, so kann oral Flüssigkeit zugeführt werden. Nimmt der zu pflegende Menschen regelmäßig zu wenig Flüssigkeit zu sich, erstellen die Pflegenden einen Trinkplan.

Risikofaktoren

Eine **zu geringe Flüssigkeitsaufnahme** entsteht durch:

- **Vermindertes Durstempfinden:** Die Mechanismen, die vor allem bei alten und verwirrten Menschen dazu führen, dass sie auf einen Flüssigkeitsmangel nicht ausreichend mit Durst reagieren, sind im Detail unbekannt. Ältere Menschen müssen immer wieder zum Trinken motiviert werden.
- **Immobilität:** Die zu pflegende Person hat keinen Zugang zu Getränken.
- **Schluckstörungen:** Zu pflegende Menschen mit Schluckstörungen haben oft besonders große Probleme, Flüssigkeiten im Mund zu organisieren. Manchmal lehnen sie es ab zu trinken aus Angst, sich zu verschlucken.
- **Bewusstseinsstörungen:** Zu pflegende Menschen mit kognitiven Einschränkungen vergessen häufig zu trinken. Sie sind oft nicht in der Lage, ihr durchaus bestehendes Durstgefühl in eine sinnvolle Aktion überzuleiten, z. B. ein Getränk zum Mund zu führen.
- **Schmerzen:** Zahlreiche Krankheiten verursachen Schmerzen, die die betroffene Person vom Trinken abhalten, z. B. Erkrankungen des Mundraums (Schmerzen beim Schlucken) oder Erkrankungen der Gelenke (Schmerzen bei der Bewegung).
- **Psychische Störungen:** Wahnvorstellungen, z. B. Vergiftungsängste, können zu einer Verweigerung des Trinkens führen.
- **Ärztlich verordnete Einschränkung der Trinkmenge:** Erkrankungen der Niere (Niereninsuffizienz), des Herzens (Herzinsuffizienz) oder der Lunge machen es ggf. erforderlich, die Trinkmenge zu reduzieren. Diese Maßnahme darf allerdings nicht zu einer Dehydratation führen.

Mögliche Ursachen für einen **erhöhten Flüssigkeitsverlust:**

- **Starkes Schwitzen** tritt besonders häufig bei Infektionen mit hohem Fieber auf. Auch körperliche Anstrengung, psychische Belastungen und sommerliche Hitze können die Schweißproduktion erhöhen.
- **Massives Erbrechen** führt zum Verlust von Verdauungssekreten. Damit gehen dem Körper nicht nur Wasser, sondern auch Elektrolyte verloren. Diese Verluste sind im Extremfall nicht durch bloßes Trinken auszugleichen, sondern erfordern eine Infusionsbehandlung.
- **Diarrhöen** sind überwiegend durch Infektionen des Magen-Darm-Trakts ausgelöst. Sie können innerhalb kurzer Zeit zum Verlust von mehreren Litern Wasser führen. Massive Durchfallerkrankungen erfordern ebenfalls eine Infusionstherapie.
- **Diabetes mellitus:** Die Nieren können auf einen Anstieg des Zuckeranteils im Urin mit vermehrter Ausscheidung *(Polyurie)* reagieren.
- Einnahme von **Diuretika** oder **Abführmitteln:** Diuretika unterstützen die Nieren bei der Ausscheidung. Diese häufig verordneten Arzneimittel verstärken das Risiko einer Dehydratation. Dasselbe gilt

für Abführmittel, da auch mit dem Kot Flüssigkeit ausgeschieden wird. Menschen, die zu wenig trinken, aber ihre Ausscheidung durch Arzneimittel forcieren, sind besonders dehydratationsgefährdet.
- **Drainagen, Sonden** und **künstliche Ableitungen** können zu erheblichen Flüssigkeitsverlusten führen und bedürfen einer sorgfältigen pflegerischen Beobachtung.
- **Blutungen** und großflächige oder extrem nässende **Wunden** (z. B. Verbrennungen) können innerhalb kurzer Zeit lebensbedrohliche Flüssigkeitsverluste auslösen.

Folgen

Chronischer Flüssigkeitsmangel kann zu dauerhaften Schmerzen und Beschwerden führen, z. B. Obstipation, Verwirrtheit und Kopfschmerzen. Durch Flüssigkeitsmangel entstehende Haut- und Schleimhautschäden beeinträchtigen die Barrierefunktion der Körperhülle und führen zu einer erhöhten Infektionsgefahr, z. B. an den Harnwegen und im oberen Magen-Darm-Trakt. Der Wassermangel reduziert das Blutvolumen. Das Blut wird zähflüssiger: Der Hämatokritwert steigt, und die Fließeigenschaften des Bluts verschlechtern sich. Dadurch erhöht sich das Risiko von Thrombose, Herzinfarkt und Apoplex. Auch ein hypovolämischer Schock (➤ 9.3.3) kann entstehen.

12.12.2 Prophylaktische Maßnahmen
Pina im Praxiseinsatz

12.12.2 Prophylaktische Maßnahmen

Da die Unterstützung des Trinkens ein zentrales Handlungsfeld professioneller Pflege ist, erheben die Pflegenden diesbezügliche Informationen in der Pflegeanamnese. Pina kann zu pflegenden Personen folgende Fragen stellen:
- Wie viel Flüssigkeit trinken Sie am Tag?
- Haben Sie eher kein, nur ein geringes oder ein großes bzw. häufiges Durstgefühl?
- Welche Getränke bevorzugen Sie?
- Wie ist der Zustand Ihres Gebisses und der Mundhöhle? Haben Sie dort Schmerzen?
- Bestehen Schluckstörungen, Schmerzen, Sodbrennen, Übelkeit, Völlegefühl, Erbrechen?
- Können Sie selbstständig trinken und erreichen Sie Ihre Getränke ohne Hilfe?
- Benötigen Sie Trinkhilfen, z. B. einen Strohhalm oder farbige Becher, die man besser sehen kann?
- Benötigen Sie Unterstützung beim Trinken?

Bei älteren zu pflegenden Menschen können fehlender Durst und die Unlust am Trinken auch als natürlicher Prozess zu werten sein. Deshalb wägen die Pflegenden ihre pflegerischen Interventionen gewissenhaft ab. Ein Trinkprotokoll (➤ Tab. 12.6) gibt einen Überblick über die tägliche Trinkmenge und die Art der Getränke.

TAB. 12.6

Tab. 12.6 Beispiel für ein Trinkprotokoll

Name:		**Datum:**	
Uhrzeit	Art der Flüssigkeit	Menge	Bemerkungen (z. B. Reaktion)
...			
Einfuhr insgesamt:			

12.13 Malnutritionsprophylaxe

12.13 Malnutritionsprophylaxe

DEFINITION

DEFINITION

Malnutrition (lat. *malus* = schlecht; *nutrire* = nähren; Mangelernährung): negative Bilanz zwischen Aufnahme und Bedarf an Nährstoffen; entsteht durch Defizit an Nährstoffen.
Untergewicht *(Dystrophie):* Body-Mass-Index unter 18,5 kg/m².
Kachexie: Auszehrung, hochgradige Abmagerung; sehr ausgeprägter Gewichtsverlust und Kräfteverfall; Body-Mass-Index < 15 kg/m².
Übergewicht *(Adipositas):* Body-Mass-Index bei Erwachsenen 25–29,9 kg/m², bei Kindern und Jugendlichen in der 90.–97. alters- und geschlechtsspezifischen Perzentile.
Adipositas *(Fettleibigkeit, Fettsucht):* Body-Mass-Index bei Erwachsenen ≥ 30 kg/m², bei Kindern und Jugendlichen über der 97. alters- und geschlechtsspezifischen Perzentile.
Malnutritionsprophylaxe: alle pflegerischen Maßnahmen, die einer Mangelernährung vorbeugen.

Auch übergewichtige Menschen können mangelernährt im Sinne von fehlernährt sein.

12.13.1 Entstehung einer Malnutrition

Die Ursachen für die Entstehung einer Malnutrition können vielfältig sein. Das Wissen um diese Ursachen ist wichtig, um das Essverhalten positiv zu beeinflussen.

Pina im Praxiseinsatz

Pina war auf einer Station für Jugendliche mit Ernährungsstörungen eingesetzt. Dort wurden Jugendliche behandelt, die über- oder untergewichtig waren. Sie hatten Probleme, sich so zu ernähren, dass das Gewicht im Normbereich ist. Pina hat dort gelernt, dass die Ursache oft psychisch ist.

Klinisches Erscheinungsbild

Die Diagnose von Über- und Untergewicht wird mittels Body-Mass-Index (BMI, ➤ Abb. 12.27) gestellt.

Symptome

Übergewicht kann augenscheinlich schnell festgestellt werden. Die Diagnose von Untergewicht ist schwieriger, da z. B. durch Kleidung der Zustand verdeckt werden kann. Hier ist eine besonders intensive medizinische und pflegerische Anamnese notwendig.

Symptome einer Mangelernährung mit **Untergewicht** sind:

- Schlaffe Hautfalten an Armen, Abdomen, Gesäß
- Markant hervorstehende Knochen, z. B. im Gesicht, an der Wirbelsäule, am Becken und an den Rippen
- Eingefallene Augen
- Schuppige und trockene Haut
- Blasse Hautfarbe
- Risse oder wunde Stellen im Mund und in den Mundwinkeln
- Müdigkeit, Mattigkeit, verminderte Leistungsfähigkeit, Apathie
- Reduzierte Fettpolster

Beobachtungskriterien zur Einschätzung der Ernährungssituation

Pina im Praxiseinsatz

Pina hat bei ihrem Praxiseinsatz gelernt, wie der Ernährungsstatus eingeschätzt und daraus eine Ernährungsstörung abgeleitet wird. Sie nutzt dazu folgende Parameter:

- Körpergröße:
  - Säuglinge werden in einer Messmulde (➤ Abb. 12.26) gemessen.
  - Liegende zu pflegende Menschen können mit einem Maßband gemessen werden.
- Körpergewicht und Gewichtsverlauf bestimmen.
- BMI berechnen (➤ Abb. 12.27)
- Erscheinungsbild und klinische Symptome.
- Ernährungsverhalten.
- Auffallend zu eng oder weit gewordene Kleidung.
- Um den körperlichen Entwicklungsverlauf eines Kindes zu bestimmen, wird eine **Perzentilkurve** (➤ Abb. 12.28) genutzt.

ABB. 12.26

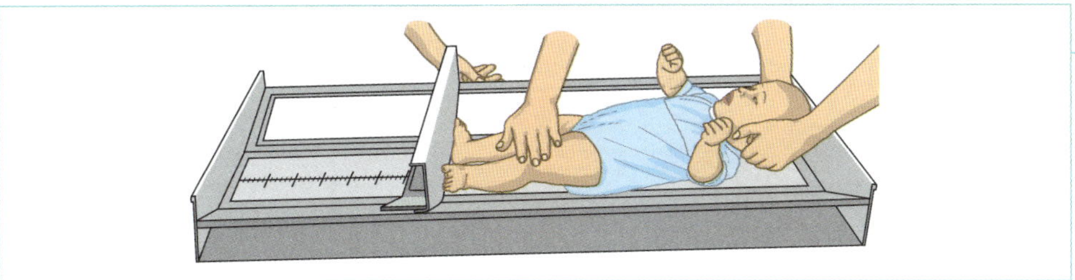

Abb. 12.26 Messmulde zum Messen eines Säuglings [L138]

Ob ein ausgewogenes Verhältnis aller lebensnotwendigen Nährstoffe vorhanden ist oder eine Mangelernährung vorliegt, kann nur über Laborparameter bestimmt werden.

ABB. 12.27

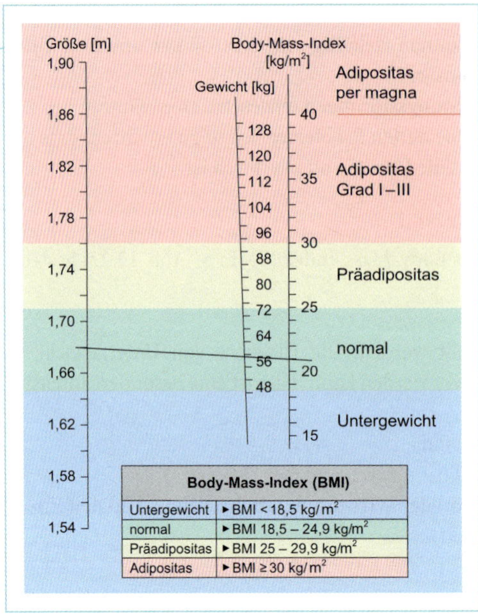

Abb. 12.27 Body-Mass-Index (BMI) [A400]

ABB. 12.28

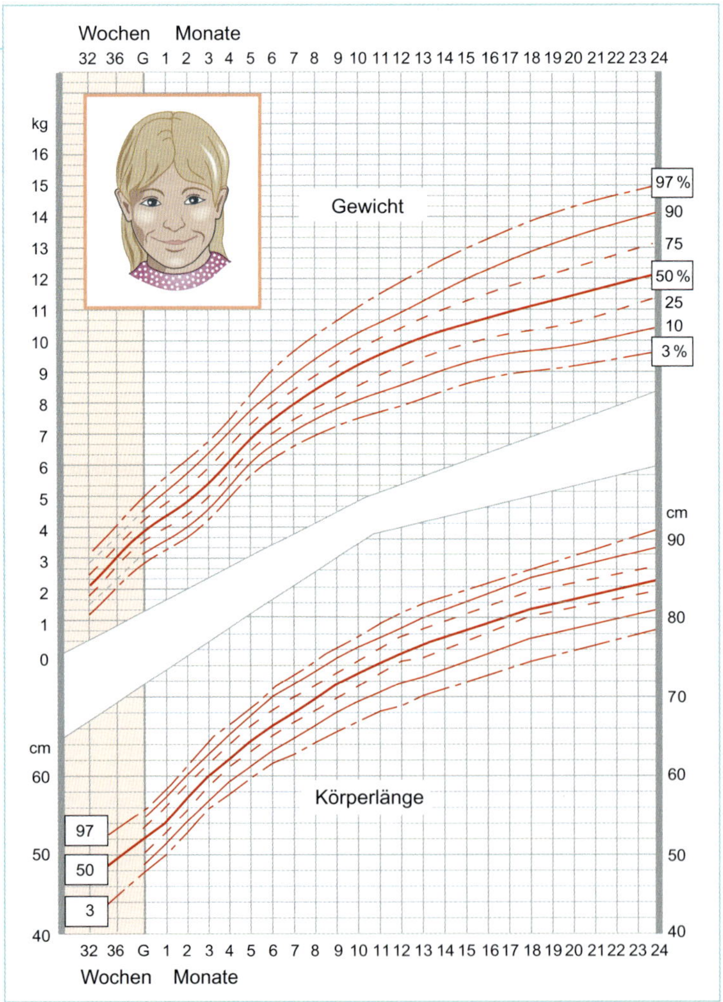

Abb. 12.28 Perzentilkurve [L138]

Folgen

Übergewicht und **Adipositas** können Unbeweglichkeit mit der Folge weiterer Gewichtszunahme und Erkrankungen wie Diabetes mellitus oder Intertrigo mit Mykose begünstigen. Die Folge von **Untergewicht** kann eine Kachexie sein. Diese beeinträchtigt den zu pflegenden Menschen durch Schwäche in den täglichen Aktivitäten des Lebens. **Mangelernährung** kann den Gesundheits- und Krankheitsverlauf negativ beeinflussen. Mögliche Folgen der Mangelernährung sind z. B.:

- Allgemeine Folgen: herabgesetzter Allgemeinzustand, körperliche Schwäche, Müdigkeit, erhöhtes Sturzrisiko
- Folgen für das Immunsystem: häufige Infekte
- Folgen für die Haut: rissige Haut, erhöhte Dekubitusgefahr
- Folgen für das Gehirn: neurologische Störungen, Verwirrtheit
- Morbidität: verlangsamte Wundheilung und Rekonvaleszenz

12.13.2 Prophylaktische Maßnahmen

12.13.2 Prophylaktische Maßnahmen

Um die Ernährungssituation zu verbessern, müssen verschiedene Aspekte berücksichtigt werden. Der zu pflegende Mensch hat **Bedürfnisse,** welche die Auswahl der Speisen und Getränke beeinflussen. Eventuell liegen **Beeinträchtigungen** vor, die die Nahrungs- und Flüssigkeitsaufnahme erschweren. Wichtig sind ein angenehmes **Umfeld** bei den Mahlzeiten, genügend Zeit zum Essen und die Berücksichtigung der **Medikamenteneinnahme,** die ggf. in Wechselwirkung mit der Nahrungsaufnahme steht.

Die Bedürfnisse des zu pflegenden Menschen lassen sich am besten durch die Erstellung einer **Essbiografie** erfragen. Dazu gehört die Abfrage von Vorlieben und Abneigungen, gewohnten Essenszeiten und Ritualen, z. B. Tischgebet, im Zusammenhang mit Mahlzeiten. Zudem ist zu klären, inwieweit die zu pflegende Person über Informationen zu einer gesunden, ausgewogenen Ernährung und dem individuellen Nährstoffbedarf verfügt.

Sich positiv auf das Essverhalten auswirkende Bedingungen

- Essen in Gemeinschaft
- Feste Uhrzeiten, zu denen die Mahlzeiten eingenommen werden
- Mehrere kleine Portionen anbieten
- Verschiedene Wahlmöglichkeiten, ggf. Selbstbedienung
- Helle, ansprechende Umgebung bei der Nahrungsaufnahme
- Ruhige Umgebung
- Bei Bedarf Hilfestellung bei der Lebensmittelbeschaffung oder Unterstützung beim Einkauf, insbesondere in der ambulanten Pflege
- Bei Bedarf Zubereitung der Nahrung in der ambulanten Pflege
- Appetitliches Anrichten der Speisen
- Bei eingeschränktem Geruchs- und Geschmackssinn: kräftig gewürzte Speisen, sofern keine Kontraindikationen bestehen
- Information, Anleitung und Beratung zu einer gesunden, ausgewogenen Ernährung

Essprotokoll

Die Menge und Art der Lebensmittel, die ein zu pflegender Mensch zu sich nimmt, wird in einem **Essprotokoll** dokumentiert. Dieses enthält z. B. die Diätform mit begrenzter Kalorienzahl bei adipösen Menschen oder eine Mindestkalorienzahl bei untergewichtigen und kachektischen Menschen.

Beratung und Unterstützung

Die Beratung zu den Folgen einer Malnutrition ist essenziell und muss ggf. mehrfach durchgeführt werden. Oft kommt es durch **Selbstpflegedefizite** zu Ernährungsstörungen. Die zu pflegenden Menschen werden von den Pflegenden unterstützt bei …

- der Zubereitung und beim Anreichen der Nahrung,
- dem Anpassen der Nahrungsmittel an die individuelle Situation, z. B. Erkrankung, Zustand des Mundraums und der Zähne.

Bei Bedarf beziehen die Pflegenden die Angehörigen ein.

12.14 Harninkontinenzprophylaxe

DEFINITION

12.14.1 Entstehung einer Harninkontinenz

Pina im Praxiseinsatz

12.14 Harninkontinenzprophylaxe

DEFINITION

Harnkontinenz: Blase kann willkürlich entleert und der Urin bis zur Entleerung gehalten werden.
Harninkontinenz: unwillkürlicher Abgang von Urin.
Harninkontinenzprophylaxe: alle pflegerischen Maßnahmen, die dazu beitragen, unkontrolliertes Wasserlassen zu vermeiden.

12.14.1 Entstehung einer Harninkontinenz

Eine Harninkontinenz entsteht, wenn physiologische Faktoren, die bei der Kontrolle der Harnausscheidung eine Rolle spielen, beeinträchtigt sind. Voraussetzungen für Harnkontinenz sind:

- Intakter Blasenschließmuskel
- Funktionsfähiger Harnblasenmuskel
- Durchgängige Harnröhre ohne Verengungen *(Stenosen)*
- Reibungslose Weiterleitung von Nervenimpulsen von der Blase zum Gehirn und zurück

Pina hat im Praxisalltag schon oft erlebt, dass es zu Pflegende nicht rechtzeitig zur Toilette schaffen. Es ar ihnen sehr unangenehm, wenn die Unterhose oder das Bett plötzlich nass waren. Andere zu Pflegende hingegen merkten nicht, dass sie Urin gelassen hatten. Sie wurden von den Pflegepersonen darauf hingewiesen. Um Folgen für die Haut wie die Entstehung einer Intertrigo (➤ 12.3.1) zu vermeiden, musste schnell gehandelt werden: Die nasse Inkontinenzeinlage oder Unterhose wurde gewechselt und die Haut gepflegt. Im Bedarfsfall wurde auch das Bettlaken gewechselt.

Klinisches Erscheinungsbild

Inkontinenz im Erwachsenenalter

- **Belastungsinkontinenz** *(Stressinkontinenz):* kommt besonders bei Frauen mit Beckenbodeninsuffizienz nach Geburten, im Alter, bei Adipositas oder bei Bindegewebsschwäche vor. Macht sich durch unwillkürlichen Harnabgang beim Niesen, Husten und Heben von schweren Gegenständen bemerkbar.
- **Dranginkontinenz** *(Urgeinkontinenz):* kommt häufig bei Männern, oft kombiniert mit einer Belastungsinkontinenz *(Mischinkontinenz),* vor. Dabei kann eine Störung der Speicherfunktion der Blase nachgewiesen werden. Neurologische Störungen und körperliche Belastungen, z. B. beim Heben von schweren Lasten, und Husten sind die Ursachen.
- **Reflexinkontinenz:** Rückenmarksläsion oberhalb des S2-Segments (Sakralbereich) kann zu einer Spastik der Harnblase mit Überreaktion des Blasenmuskels führen.
- **Überlaufinkontinenz:** betrifft Männer, meist im höheren Alter, aufgrund von Prostatahyperplasie (➤ 30.2.5) oder Tumoren. Sie zeigt sich durch Harndrang, Startschwierigkeiten beim Wasserlassen, Abgang von kleinen Urinmengen und dem Gefühl, ständig Restharn in der Blase zu haben.

Inkontinenz im Kindesalter

- **Primäre Inkontinenz:** Das Kind war noch nie in der Lage, Stuhl und Urin zu kontrollieren.
- **Sekundäre Inkontinenz:** Das Kind war sechs Monate oder länger in der Lage, Ausscheidungen zu kontrollieren, und verliert diese Fähigkeit wieder.

Risikofaktoren

Risikofaktoren für die Entstehung einer Harninkontinenz können sein:

- Eingeschränkte Mobilität und Nutzung von Gehhilfen
- Schlecht erreichbare Toilette
- Einnahme von Medikamenten, z. B. Diuretika, Psychopharmaka
- Erkrankungen, z. B. Prostatahyperplasie
- Geschwächtes Bindegewebe mit Folge von Vorfall (Prolaps) der Blase und der Gebärmutter (Uterus), z. B. nach Geburten oder Operationen
- Adipositas
- Obstipation
- Bereits in der Kindheit aufgetretene Enuresis *(spontanes Einnässen)*
- Sportarten, die den Beckenboden belasten
- Zwang bei der „Sauberkeitserziehung“ von Kleinkindern

Folgen

Die Folgen einer Harninkontinenz können vielfältig sein. Sie hängen von kulturellen, religiösen und persönlichen Faktoren ab und können vom individuellen Gesundheitsverhalten, Haltungen oder Einstellungen beeinflusst werden. Oft kreisen die Gedanken der Betroffenen kontinuierlich um die Inkontinenz, weil diese das Alltagsgeschehen bestimmt. So ist z. B. jeder Ausflug und jedes Verlassen des Hauses akribisch zu planen, was vorhandene Toiletten oder die Mitnahme von ausreichend Inkontinenzhilfsmitteln betrifft. Dies ist für die betroffene Person und ihre Angehörigen psychisch sehr belastend und bedeutet einen großen Einschnitt in die soziale Bewegungs- und Entfaltungsfreiheit.

Des Weiteren kann eine Inkontinenz Dermatitiden, Intertrigo und Mykosen nach sich ziehen, die schmerzhaft sein und eine medikamentöse Behandlung notwendig machen können. Das eigene Scham- und Ekelgefühl spielt ebenso eine große Rolle und kann zu einer Deprivation (➢ 12.11.1) führen. Die Betroffenen befürchten, dass ihr Gegenüber Urin riecht. Ihnen ist es außerdem unangenehm, dass andere Menschen ihre verwendeten Inkontinenzhilfsmittel bemerken könnten.

12.14.2 Prophylaktische Maßnahmen

12.14.2 Prophylaktische Maßnahmen

Wichtigste Voraussetzung, um kontinenzfördernde Maßnahmen einzuleiten, sind die Akzeptanz der Inkontinenz durch die betroffene Person und ihr Wunsch, den Zustand zu ändern. Folgende Maßnahmen sind geeignet, um die Auswirkungen einer Inkontinenz zu mindern oder der Inkontinenz selbst vorzubeugen:

- Umgebungsanpassung, z. B. schnell erreichbare Toilette
- Angepasste Kleidung: nicht zu eng, nicht zu weit, bequem, leicht zu öffnen
- Erhaltung der Mobilität
- Richtiger Umgang mit Hilfsmitteln
- Evtl. der Grunderkrankung angepasste Flüssigkeitszufuhr
- Selbst-/Fremdkatheterisierung, um ungewollten Harnverlust zu vermeiden
- Nutzung von Hilfsmitteln (z. B. mobile Toiletten, Kondomurinal)
- Regelmäßig angebotene Toilettengänge nach festgelegtem Plan
- Blasentraining (z. B. durch regelmäßige Toilettengänge)
- Gewichtsreduktion

12.15 Stuhlinkontinenzprophylaxe

12.15 Stuhlinkontinenzprophylaxe

DEFINITION

DEFINITION

Stuhlkontinenz: Fähigkeit, den Darm zu kontrollieren und willkürlich zu entleeren. Die Fähigkeit den Stuhl bis zum Zeitpunkt der Entleerung zu halten.
Stuhlinkontinenz: Unfähigkeit, den Stuhl zurückzuhalten, bis eine Möglichkeit der Darmentleerung gegeben ist.
Stuhlinkontinenzprophylaxe: alle pflegerischen Maßnahmen, die dazu beitragen, unkontrollierten Stuhlabgang zu vermeiden.

12.15.1 Entstehung einer Stuhlinkontinenz

12.15.1 Entstehung einer Stuhlinkontinenz

Normalerweise wird der After durch den Schließmuskel nach außen verschlossen, um den unwillkürlichen Abgang von Stuhl zu verhindern. Die Ursachen einer Stuhlinkontinenz können vielfältig sein (➢ Abb. 12.29) und bedürfen unterschiedlicher Behandlungsstrategien.

Pina im Praxiseinsatz

Pina hat schon erlebt, dass Menschen es nicht merken, wenn sie Stuhlgang lassen müssen. Es gibt zu Pflegende, die sich nach dem Stuhlgang melden, und andere, die sich nicht melden können. Pina stellt sich vor, wie es ihr ergehen würde, wenn sie Stuhlgang in der Hose hätte: Es wäre ihr sehr unangenehm. Deswegen kontrolliert sie regelmäßig bei inkontinenzgefährdeten zu Pflegenden, ob Stuhl in der Inkontinenzvorlage ist, und wechselt diese bei Bedarf sofort.

MERKE

MERKE

Eine Stuhlinkontinenz wird von den Betroffenen häufig als belastender erlebt als eine Harninkontinenz. Besonders der Geruch ist unangenehm. Das Schamerleben ist groß und oft versuchen die Betroffenen, die Situation zu negieren. Hier ist besondere Sensibilität im Umgang mit dem betroffenen Menschen gefordert.

ABB. 12.29

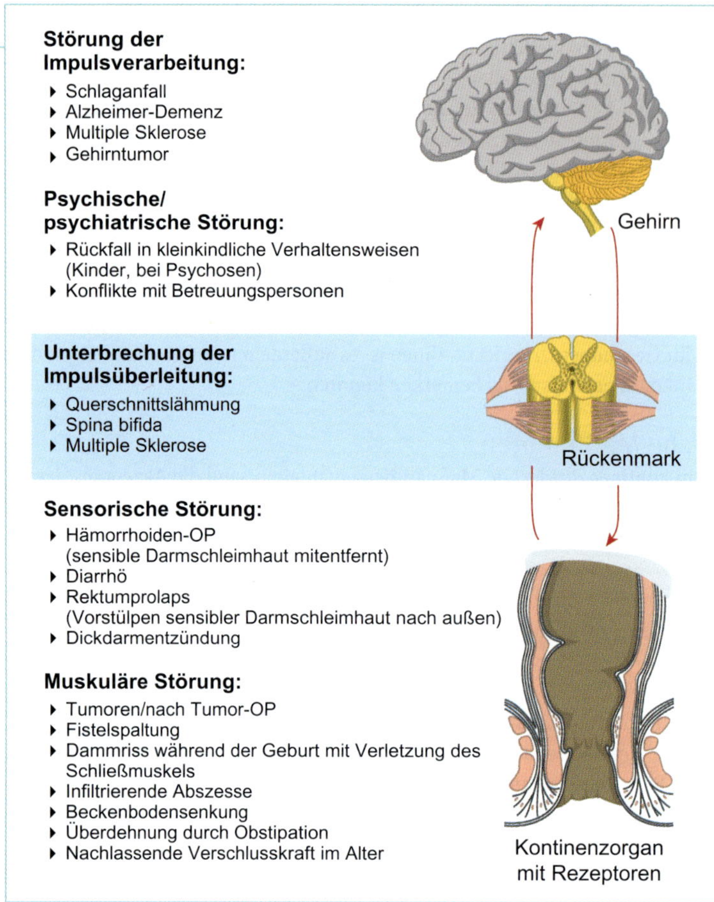

Abb. 12.29 Ursachen der Stuhlinkontinenz [L138]

Klinisches Erscheinungsbild

Die Stuhlinkontinenz ist eine **Defäkationsstörung** und tritt relativ häufig auf. Frauen sind häufiger betroffen als Männer. Die Stuhlinkontinenz kann in Grade eingeteilt werden:

- **Grad 1:** zeitweise geringe Verschmutzung der Unterwäsche oder unkontrollierter Gasabgang
- **Grad 2:** häufige Verschmutzung der Unterwäsche oder unkontrollierter Gasabgang und Ausscheidung flüssigen Stuhls
- **Grad 3:** nicht mehr kontrollierbarer Abgang von Stuhl und Gasen

Nach der ungewollten Ausscheidung von Stuhl ist dieser sofort zu entfernen und eine umfassende Hautpflege durchzuführen, um Folgeprobleme zu vermeiden.

Risikofaktoren

Die Risikofaktoren für die Entstehung einer Stuhlinkontinenz können primärer oder sekundärer Natur sein. Wenn die Stuhlinkontinenz durch eine **direkte Nervenschädigung** bedingt ist, wird sie als **neurogene** oder **primäre Stuhlinkontinenz** bezeichnet. Folgende neurologischen Erkrankungen können mit einer primären Stuhlinkontinenz einhergehen:

- Apoplex
- Extremer Bandscheibenvorfall mit Druck des austretenden Kerns auf die Nerven
- Querschnittslähmung
- Gehirntumoren
- Morbus Parkinson
- Multiple Sklerose
- Demenzielle Erkrankung
- Über Jahre andauernder Diabetes mellitus
- Operationen im Beckenraum mit Schädigung der Nerven
- Bei **Neugeborenen/Säuglingen:** angeborene Wirbelsäulenfehlbildungen, z. B. Spina bifida

Die **sekundäre Inkontinenz** entsteht durch eine **vorangegangene Erkrankung:**

- Schädigung des Schließmuskels am After, z. B. durch Dammriss, OP, Analprolaps

- Eingeschränkte Funktion des Beckenbodens, z. B. durch Adipositas, Geburten, altersbedingt
- Chronisch-entzündliche Darmerkrankungen, z. B. Morbus Crohn oder Colitis ulcerosa
- Chronische Obstipation
- Psychische und seelische Erkrankungen
- Bei **Säuglingen/Kleinkindern:** Kurzdarmsyndrom, das durch die Resektion großer Darmanteile (> 100 cm) entstehen kann

Folgen

Mögliche Folgen von Stuhlinkontinenz sind:

- Intertrigo (➤ 12.3.1) in der Analfalte und im Intimbereich
- Entstehung eines Dekubitus (➤ 12.1.1)
- Harnwegsinfektionen (➤ 12.10.1) durch Keimverschleppung
- Psychische Belastung, Ekel und Schamgefühl

12.15.2 Prophylaktische Maßnahmen

12.15.2 Prophylaktische Maßnahmen

Beim **Darmtraining** setzt sich der zu pflegende Mensch täglich zu einem festgelegten Zeitpunkt auf die Toilette – auch wenn er keinen Stuhldrang verspürt. Auf diese Weise wird der Darm trainiert, sich zu einem regelmäßigen Zeitpunkt zu entleeren.

Das **Schließmuskeltraining** wiederum dient dazu, den Schließmuskel sowie den Beckenboden zu trainieren. Dazu dienen z. B. willkürliches Zusammenkneifen der Schließmuskulatur oder eine Reizstromtherapie, die bei Hämorrhoiden jedoch kontraindiziert ist.

Weitere mögliche Maßnahmen sind:

- Mobilisation zur Förderung des selbstständigen Toilettengangs bzw. Nutzung des Toilettenstuhls
- Gute Erreichbarkeit von Toilette bzw. Toilettenstuhl, um eine schnellstmögliche Stuhlentleerung ohne Druck und Stress zu ermöglichen
- Ballaststoffreiche Kost mit ausreichender Flüssigkeitszufuhr (sofern nicht kontraindiziert), Nahrungsmittel zur Stuhleindickung
- Training von Sphinkter und Beckenboden, Anleitung im Rahmen von Physiotherapie
- Peristaltikhemmer nach ärztlicher Anordnung, z. B. Loperamid

WIEDERHOLUNGSFRAGEN

1. Erklären Sie mit eigenen Worten, warum Prophylaxen bei zu Pflegenden durchgeführt werden.
2. Beschreiben Sie das Aussehen einer Dekubituswunde der Kategorie I, II, III, IV.
3. Nennen Sie Risikofaktoren für die Entstehung eines Dekubitus.
4. Zählen Sie drei Pflegemaßnahmen zur Dekubitusprophylaxe auf.
5. Erklären Sie den Fingerdrucktest bei einer vorliegenden Hautrötung.
6. Nennen Sie Maßnahmen zur Spitzfußprophylaxe.
7. Zählen Sie Maßnahmen zur Kontrakturenprophylaxe auf.
8. Erklären Sie, worauf Sie bei der Körperpflege achten, wenn eine Intertrigo vorhanden ist.
9. Nennen Sie Stellen am menschlichen Körper, an denen sich bevorzugt eine Intertrigo bildet.
10. Beschreiben Sie die Durchführung der VATI-Positionierungen zur Pneumonieprophylaxe.
11. Nennen Sie Faktoren, die die Entstehung einer Pneumonie begünstigen.
12. Beschreiben Sie die Durchführung der ASE.
13. Erklären Sie die Virchow-Trias.
14. Nennen Sie pflegerische Maßnahmen zur Thromboseprophylaxe.
15. Erklären Sie, warum eine Frühmobilisation und Bewegung bei der Thromboseprophylaxe wichtig sind.
16. Nennen Sie Maßnahmen zur Sturzprävention.
17. Zählen Sie vier Maßnahmen zur Soor-, Stomatitis- und Parotitisprophylaxe auf.
18. Nennen Sie Nahrungsmittel, die Sie zur Obstipationsprophylaxe empfehlen.
19. Zählen Sie pflegerische Maßnahmen zur Obstipations- und Dehydratationsprophylaxe auf.
20. Erklären Sie, warum die Oberkörperhochpositionierung während des Essens zur Aspirationsprophylaxe dient.
21. Definieren Sie den Begriff Aspiration.
22. Benennen Sie notwendige pflegerische Maßnahmen bei der Pflege eines transurethralen Blasendauerkatheters.

23. Zählen Sie drei Pflegemaßnahmen zur Zystitisprophylaxe auf.
24. Nennen Sie Kriterien, anhand derer Sie eine Malnutrition erkennen können.
25. Erklären Sie den Begriff Deprivation.
26. Nennen Sie Maßnahmen zur Deprivationsprophylaxe.
27. Benennen Sie Zeichen, die auf eine Dehydratation hindeuten.
28. Zählen Sie je drei pflegerische Maßnahmen für eine Harn- und Stuhlinkontinenzprophylaxe auf.

LITERATUR

Quellen

Deutsches Netzwerk für Qualität in der Pflege (DNQP). Expertenstandard „Dekubitusprophylaxe in der Pflege". 2. Aktualisierung. Osnabrück: 2017.

Deutsches Netzwerk für Qualitätsentwicklung in der Pflege (DNQP). Expertenstandard nach § 113a SGB XI „Erhaltung und Förderung der Mobilität in der Pflege". Osnabrück: 2020a. Aus: www.gs-qsa-pflege.de/wp-content/uploads/2023/05/Expertenstandard-„Erhaltung-und-Foerderung-der-Mobilitaet-in-der-Pflege-Aktualisierung-2020.pdf (letzter Zugriff: 6.2.2025).

Deutsches Netzwerk für Qualitätsentwicklung in der Pflege (DNQP). Expertenstandard „Schmerzmanagement in der Pflege". Aktualisierung 2020. Osnabrück: 2020b.

Deutsches Netzwerk für Qualitätsentwicklung in der Pflege (DNQP). Expertenstandard „Sturzprophylaxe in der Pflege". 2. Aktualisierung. Osnabrück: 2022.

Deutsches Netzwerk für Qualität in der Pflege (DNQP). Expertenstandard „Förderung der Mundgesundheit". 2023. Aus: www.dnqp.de/fileadmin/HSOS/Homepages/DNQP/Dateien/Expertenstandards/Mundgesundheit/Mund_AV_Auszug.pdf (letzter Zugriff 24.12.2024).

Deutsches Netzwerk für Qualität in der Pflege (DNQP). Expertenstandard „Förderung und Erhaltung der Hautintegrität in der Pflege, Entwicklung – Konsentierung –Implementierung. Osnabrück: 2024a.

Deutsches Netzwerk für Qualität in der Pflege (DNQP). Expertenstandard „Kontinenzförderung in der Pflege". Aktualisierung 2024. Osnabrück: 2024b.

Keller C, Menche N, Teigeler B (Hrsg.). Pflege Heute. 8. Aufl. München: Elsevier: 2023.

Lunk S. Pflegewissen Prophylaxen. 4. Aufl. München: Elsevier; 2023.

KAPITEL 13 Unterstützung in der Bewegung und Mobilisation

Susanne Lunk

LERNZIELE

LERNZIELE: DAS KANN ICH BALD GUT

Am Ende dieser Lerneinheit werde ich ...

- rückenschonend arbeiten können,
- wissen, wie ich einen zu pflegenden Menschen bei der Positionierung im Bett unterstützen kann,
- zu pflegende Personen mobilisieren können,
- wissen, worum es sich bei der Kinästhetik handelt und wie ich diese Methode anwenden kann.

Pina im Praxiseinsatz

Pina hat Feierabend. Auf den Weg in die Umkleidekabine geht ihr Folgendes durch den Kopf: „Heute bin ich richtig erschöpft. Es war ein anstrengender Dienst, weil ich einige zu Pflegende aus dem Bett mobilisieren musste. Manche zu pflegende Menschen können das Bett gar nicht mehr verlassen. Das Positionieren der zu pflegenden Menschen im Bett konnte ich meistens mit einer Pflegefachperson durchführen. Allein hätte ich das gar nicht geschafft!“

DEFINITION

DEFINITION

Mobilisation ist eine Maßnahme zur Aktivierung und Bewegungsförderung von Menschen mit einer Bewegungseinschränkung.

Ist ein Mensch nicht in der Lage, seine Position selbstständig zu ändern, benötigt er pflegerische Unterstützung. Bei der **aktivitätsunterstützenden Positionierung** gelten dabei folgende Grundsätze:

- Wird das Körpergewicht über alle Körpermassen abgegeben, kann der zu Pflegende entspannen und muss keine Muskelkraft anwenden.
- Körperfunktionen wie Atmung und Verdauung werden nicht beeinträchtigt.
- Die Eigenaktivität muss ermöglicht sein. Sie wird z. B. durch zu viele Kissen oder eine zu weiche Matratze beeinträchtigt.

MERKE

MERKE

Die Pflegeperson mobilisiert oder positioniert einen zu pflegenden Menschen nicht alleine, wenn sie sich dies aus Kraft- oder Sicherheitsgründen nicht zutraut, sondern holt sich Unterstützung von Kollegen, in der ambulanten Pflege auch von Angehörigen.

13.1 Positionierung im Bett

13.1 Positionierung im Bett

Zu Pflegende, die sich nicht eigenständig bewegen können und überwiegend oder vollständig bettlägerig sind, müssen von Pflegenden bewegt werden. Dabei ist eine in regelmäßigen Abständen wechselnde Position nötig, um einen Dekubitus (➤ 12.1.1) zu vermeiden.

Um den Wechsel der Positionierungen sicherzustellen, kann ein **Positionierungsplan** (➤ Abb. 13.1) angelegt werden. Dieser gibt dem Pflegeteam einen Überblick, wann der zu Pflegende in welcher Lage positioniert wurde. Er gibt auch rechtliche Sicherheit, denn damit weist das Pflegepersonal nach, dass regelmäßige Umpositionierungen stattgefunden haben.

Bewegungsförderungsplan

bei Pflege durch 2 Pflegekräfte, immer beide HZ

D1 [] mind. 12 x Lag. Mobi, Positionswechsel
D1 [] mind. 8 x Lag. Mobi, mind. 4 x mit 2 Pflegekräften
D4 [] Mobi + Gehtrain. mit O B17 Kinästhetik n. STD oder O H3 oder H6 Unterarmgehstützen
D5 [] mind. 7 x Lag. (nicht Mikro) und mind. 2 x Mobi H1 oder 2

Datum:						**Datum:**						**Datum:**					
Zeit	L	B	H	FT	HZ	Zeit	L	B	H	FT	HZ	Zeit	L	B	H	FT	HZ

FT = Fingertest:
FT- = Rötung lässt sich wegdrücken
FT+ = Rötung lässt sich nicht wegdrücken

0 = Keine Rötung vorhanden
[] = Hohes Dekubitusrisiko

L	Lagerung und Aktivierung	B	Bewegung und Aktivierung	H	Hilfsmittel/Pflege
1	li. Seite 30°	1	kopfwärts bewegen	1	Rollstuhl/Mobilisationsstuhl
2	re. Seite 30	2	seitlich bewegen im Bett	2	Toilettenstuhl
3	Bobath li.	3	am Bettrand sitzen	3	Rollator/Gehwagen
4	Bobath re.	4	Transfer über Stehen/Schritt	4	Urinflasche/Bettschüssel
5	Bauchlage li. 135°	5	Tiefentransfer	5	Inkontinenzhilfsmittel (Wechsel)
6	Bauchlage re. 135°	6	Knietransfer	6	
7	Rückenlage	7	Schultertransfer		**Lagerungshilfsmittel:**
8	schiefe Ebene	8	Stehen vor dem Bett	7	Fell
9	V/A/T Lagerung	9	Sitzen am Tisch/Stuhl	8	Kissen
10	Sitzen im Bett	10	Gehen	9	Decke
11	Herzbettlage	11	Lagerungskorrektur	10	Rolle
12	Tiefenbett	12	Toilettengang *i *f *a	11	
13	5 und 3 Kissen Lagerung		i = individuell, f = festgelegt, a = angeboten	12	
14	Microlagerung li.	13	Begleitung Waschbecken	13	Prothese Arm/Bein
15	Microlagerung re.	14	Körperpflege	14	Stützkorsett
16	Fersen frei Lagern	15	Be- und Entkleiden		**Antidekubitusmatratzen**
17		16	Nachmodelieren (basale Stimulation)	15	Schaumstoff Atmosair
18		17	Gehtraining nach Kinästhetik PKMS D4	16	Gelmatratze Rik Fluid
19		18		17	Wechseldruck Profi Care

Transferskizze

rechts | links
oben
BETT
unten
rechts | links

Abb. 13.1 Beispiel für einen Positionierungsplan [L271]

Der Positionierungsplan wird individuell auf den zu Pflegenden abgestimmt und enthält mindestens folgende Daten:

- Name, Geburtsdatum
- Datum
- Uhrzeit
- Hautzustand
- Positionierungsart (z. B. Rücken, Bauch, links, rechts, Mobilisation in den Stuhl, Gehen, 30°, 135°, Mikropositionierung etc., ➤ Abb. 13.2)

Die zu pflegende Person wird so positioniert, dass die durch die Positionierungshilfsmittel und die Weichheit der Matratze nicht in ihrer Eigenbewegung eingeschränkt wird. Sie muss, sofern ihr das möglich ist, Mikropositionierungen (kleinste Positionierungsveränderungen) selbstständig vornehmen können.

MERKE

MERKE

Jeder kleinste Positionswechsel bedeutet Bewegung. Der zu Pflegende soll in seiner Fähigkeit, Lageänderungen selbst durchzuführen, unterstützt werden. Dabei werden seine Ressourcen genutzt. Die Position wird immer nur stufenweise verändert, sodass die Anstrengung für den zu Pflegenden und die Pflegenden so gering wie möglich gehalten wird.

ABB. 13.2

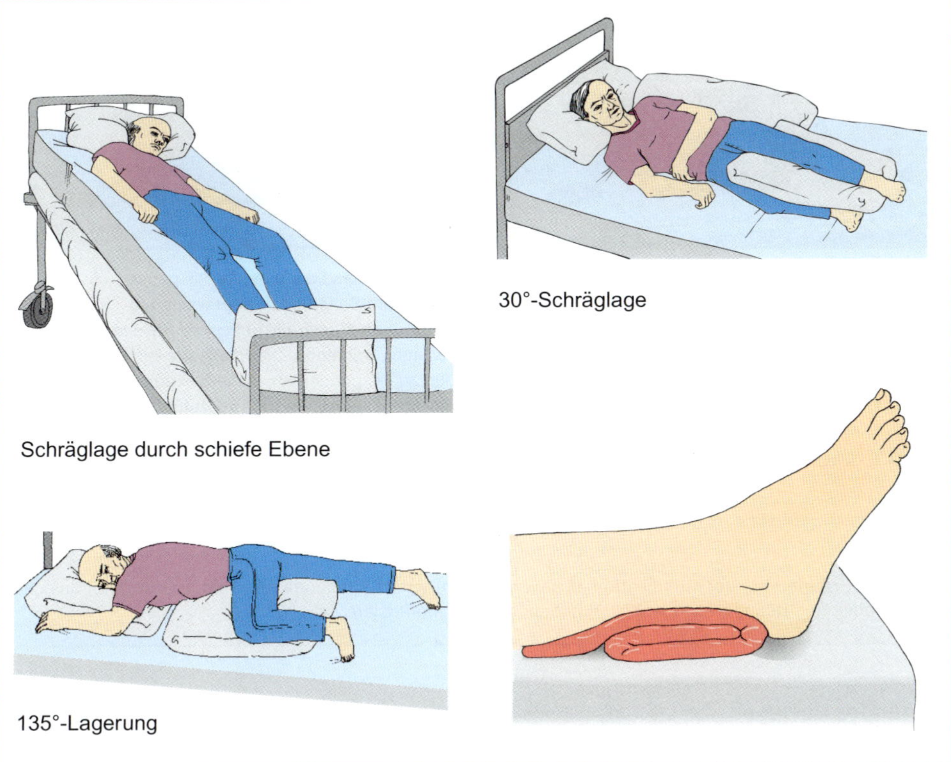

Abb. 13.2 Verschiedene Positionierungsarten (oben und unten links) sowie die Freipositionierung der Ferse in Rückenlage (unten rechts) [L119, L190]

Pina im Praxiseinsatz

Am nächsten Tag hat Pina Rückenschmerzen. Sie fragt sich, ob es ihren Kollegen auch so geht oder ob es Tipps und Tricks gibt, diese zu vermeiden. In der Pause spricht sie die Stationsleitung darauf an. Diese erklärt Pina die Prinzipien einer rückengerechten Arbeitsweise (➤ Tab. 23.1).

MERKE

Pina arbeitet im Arbeitsalltag immer rückenschonend: Sie bringt bei pflegerischen Versorgungen am Bett die Liegefläche auf ihre Beckenhöhe. Dadurch muss sie sich nicht nach unten beugen, sondern kann in einer Höhe arbeiten, die ihren Rücken nicht schädigt.
Bei zwei am Bett arbeitenden Pflegenden ist es am günstigsten, wenn sie die annähernd gleiche Körpergröße haben. Ansonsten müssen Betthöhe und Körperhaltung so angeglichen werden, dass für beide ein ergonomisches Arbeiten möglich ist.

Um zu Pflegende beim Positionieren im Bett zu unterstützen, sind verschiedene Bewegungen nötig.

Bewegen des zu Pflegenden zur Seite

Der zu Pflegende verlagert seine Körpermassen stufenweise zur Seite des Betts. Er wird von der Pflegenden bei der Bewegung der Körperteile unterstützt, die er nicht eigenständig zur Seite drehen kann.

Bewegen des zu Pflegenden zum Kopfende

Da die zu Pflegenden im Bett oft in Richtung Fußteil rutschen und sich nicht selbstständig wieder nach oben bewegen können, müssen sie dabei unterstützt werden. Ein „Hochziehen" im Bett muss vermieden werden, da Kräfte (Scherkräfte) auf die Haut wirken, die diese schädigen können. Doch es gibt verschiedene kinästhetische Möglichkeiten der Bewegung durch Gewichtsverlagerung, die schonend für den zu Pflegenden und die Pflegenden sind:

Gehendes Bewegen

Wie beim Gehen verlagert der zu Pflegende sein Körpergewicht abwechselnd von links nach rechts. Dabei bewegt er im Wechsel die entlastete Körperseite schrittweise in Richtung Kopfende (➤ Abb. 13.3).

ABB. 13.3

MERKE

MERKE

ACHTUNG

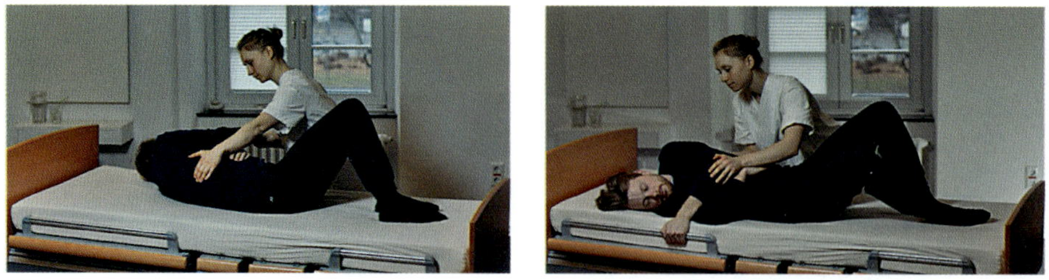

a Der zu Pflegende winkelt seine Beine an und dreht den Oberkörper etwas auf die Seite. Wenn er nun Kopf und Oberkörper beugt, kann sich die entlastete Seite Richtung Kopfende bewegen. Mit den Beinen kann der zu Pflegende sich zusätzlich abdrücken.

b Anschließend dreht der zu Pflegende sich auf die andere Seite und bewegt wiederum im gleichen Muster die entlastete Seite in Richtung Kopfende. Die Pflegende leitet den zu Pflegenden an, diese Bewegung möglichst selbstständig durchzuführen.

Abb. 13.3 Gehendes Bewegen [O166]

MERKE

Um einen Schaden bei der Mobilisation abzuwenden, werden zu Pflegende, die sehr adipös sind, unsicher stehen oder eine Hemiparese (➤ 27.2.3) haben, zu zweit mobilisiert.

Gleitendes Bewegen

Das gleitende Bewegen zum Kopfende ist besonders für zu Pflegende nach Wirbelsäulen-, Becken- und Hüftgelenksoperationen geeignet. Damit es mit wenig Anstrengung verbunden ist, muss der zu Pflegende in der Lage sein, die Beine aufzustellen und sich mit den Füßen abzudrücken. Die Pflegenden achten darauf, den zu Pflegenden nicht hochzuziehen, sondern dass der zu Pflegende die Abdrückbewegung und damit das Hochschieben im Bett eigenständig durchführt.

MERKE

Die gehende Bewegung ist aufgrund des physiologischen Bewegungsmusters der gleitenden Bewegung vorzuziehen, sofern die Ressourcen des zu Pflegenden es zulassen.

Bewegen in Etappen

Bei dieser Variante verlagert der zu Pflegende sein Gewicht auf Arme und Beine und bewegt gleichzeitig seinen Thorax (Brustkorb) und seine Beine in Etappen direkt nach oben (➤ Abb. 13.4).

Bewegen mit einem Tuch

Ein Laken (z. B. Stecklaken) liegt unter dem Brustkorb und dem Gesäß des zu Pflegenden. Die Pflegepersonen stehen links und rechts neben dem Bett (Bettmitte) und fassen das Laken in Höhe des Thorax und des Beckens. Der zu Pflegende stellt die Beine auf, um die Bewegung zu unterstützen. Er wird gebeten, sich mit den Füßen abzudrücken. Die Pflegepersonen befördern ihn nach oben. Am besten ist es, ein gemeinsames Signal zu vereinbaren, z. B. „Auf drei!". Eine Pflegeperson zählt „eins, zwei, drei". Bei „drei" drückt sich der zu Pflegende ab und wird mit dem Laken nach oben bewegt.

Bewegen mittels Patientenhaltegriff

Das Bewegen unter Nutzung des Patientenhaltegriffs (Bettaufrichters) entspricht dem Prinzip der Bewegung in Etappen. Anstatt seine Ellenbogen aufzustützen, mobilisiert sich der zu Pflegende mit dem Griff nach oben. Das erleichtert die Bewegung, kostet aber mehr Kraft und belastet die Schultern.

ACHTUNG

Bei zu Pflegenden mit bestimmten Erkrankungen, z. B. Apoplex (Schlaganfall) mit einer Hemiparese (halbseitigen Lähmung), darf der Griff nicht eingesetzt werden, weil dies eine Spastik auslösen kann. Ebenso darf der Griff nach einigen Operationen, z. B. am offenen Thorax (Brustkorb), nicht benutzt werden.

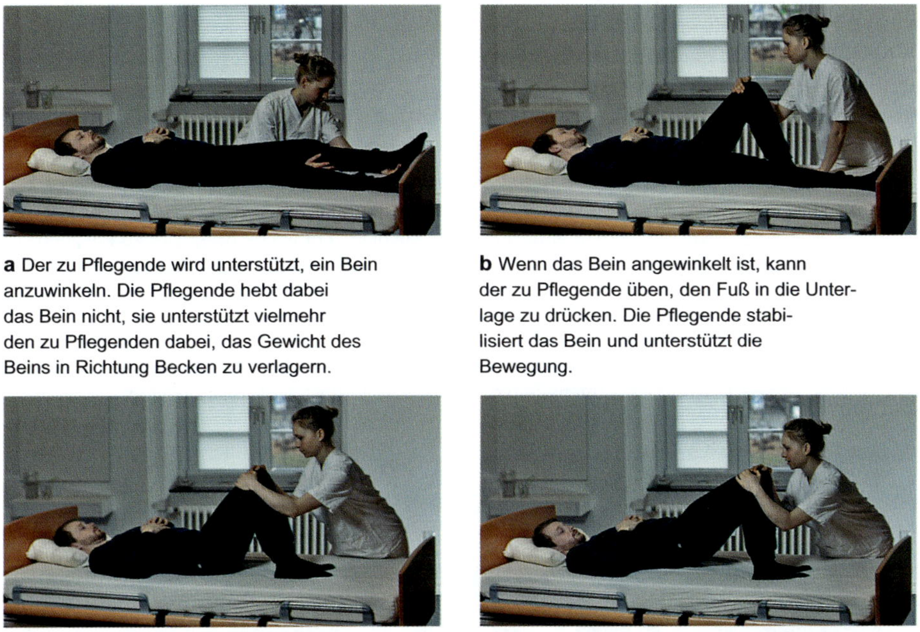

a Der zu Pflegende wird unterstützt, ein Bein anzuwinkeln. Die Pflegende hebt dabei das Bein nicht, sie unterstützt vielmehr den zu Pflegenden dabei, das Gewicht des Beins in Richtung Becken zu verlagern.

b Wenn das Bein angewinkelt ist, kann der zu Pflegende üben, den Fuß in die Unterlage zu drücken. Die Pflegende stabilisiert das Bein und unterstützt die Bewegung.

c Wenn das Aufstellen beider Beine möglich ist, kann der zu Pflegende mit beiden Beinen üben. Die Pflegende zeigt die Richtung mit ihren Händen an.

d Während die Pflegende die Aktivität der Beine unterstützt, kann der zu Pflegende das Becken anheben und sich durch Drücken der Beine in die Matratze nach oben bewegen.

Abb. 13.4 Bewegen in Etappen [O166]

ABB. 13.4

Gehendes Hochbewegen im Sitzen

Beim gehenden Hochbewegen im Sitzen steht die Pflegeperson seitlich neben dem Bett hinter dem zu Pflegenden. Bei Bedarf kann das gehende Hochbewegen auch von zwei Pflegenden unterstützt werden. Dann stehen die Pflegenden jeweils auf einer Bettseite seitlich hinter dem sitzenden zu Pflegenden. Dieser neigt sich abwechselnd nach links und rechts und schiebt dabei die gewichtsbelastete Seite Richtung Kopfende. Kann er dies nicht allein durchführen, kann die Pflegeperson unter den Sitzbeinhöcker greifen, um den zu Pflegenden bei der Bewegung nach oben zu unterstützen.

13.2 Mobilisation und Transfer

13.2 Mobilisation und Transfer

DEFINITION

Transfer: Bewegung von einer zu einer anderen Liege- oder Sitzgelegenheit.

DEFINITION

Ein Transfer erfolgt beispielsweise, wenn der zu Pflegende das Bett nicht allein verlassen kann und in den Rollstuhl oder auf den Stuhl/Toilettenstuhl mobilisiert wird. Dabei ist der zu Pflegende sturzgefährdet, sodass eine Sturzprophylaxe (➢ 12.6.2) durchgeführt werden muss.

MERKE

Pina hat im Praxisalltag wichtige Hinweise von Pflegefachpersonen erhalten. Sie weiß, worauf sie besonders achten muss:

- Patientensicherheit und Sturzprophylaxe: Pina sichert mit Einverständnis der zu Pflegenden die Bremsen an z. B. Rollstuhl, Toilettenstuhl oder Gehwagen.
- Pina trägt Schuhe mit rutschfester Sohle.
- Pina achtet bei vorhandenen Zu- und Ableitungen wie z. B. Drainagen und Blasendauerkatheter darauf, dass sie oder der zu Pflegende nicht daran hängen bleibt oder darüber stolpert.
- Pina trägt keine Ringe, keine Uhr und keinen Armschmuck, mit dem sie bei der Mobilisation den zu Pflegenden verletzen könnte.

MERKE

In welcher Art und Weise der Transfer vollzogen wird, richtet sich nach den Fähigkeiten des zu Pflegenden und der Pflegeperson.

Transfer auf einen Stuhl ohne Bodenkontakt

Kann der zu Pflegende nicht stehen, muss er ohne Bodenkontakt vom z. B. Bett in den Rollstuhl transferiert werden. Dabei ist es hilfreich, nach den Prinzipien der Kinästhetik (➤ 13.3) vorzugehen.

Der (Roll-)Stuhl steht so nah neben dem Bett, dass ein Hinüberrutschen vom Bett in den (Roll-)Stuhl möglich ist. Der (Roll-)Stuhl ist gegen Wegrutschen oder Wegrollen z. B. durch Festziehen der Bremsen gesichert. Arm- und Fußstützen werden entfernt, sofern sie beim Transfer stören. Der zu Pflegende sitzt stabil und sicher auf der Bettkante. Er setzt seine Arme zum Abstützen ein. Die Pflegeperson fordert ihn auf, sich etwas in Richtung (Roll-)Stuhl zu bewegen, indem er sich mit den Armen abstützt und das Gesäß schrittweise seitlich Richtung Rollstuhl bewegt. Die Pflegeperson unterstützt die Bewegung am Bein und Becken des zu Pflegenden. Dieser gelangt so rutschend sicher und schrittweise in den Stuhl. Ein Rutschbrett (➤ Abb. 13.5) erleichtert das Hineingleiten in den (Roll-)Stuhl.

ABB. 13.5

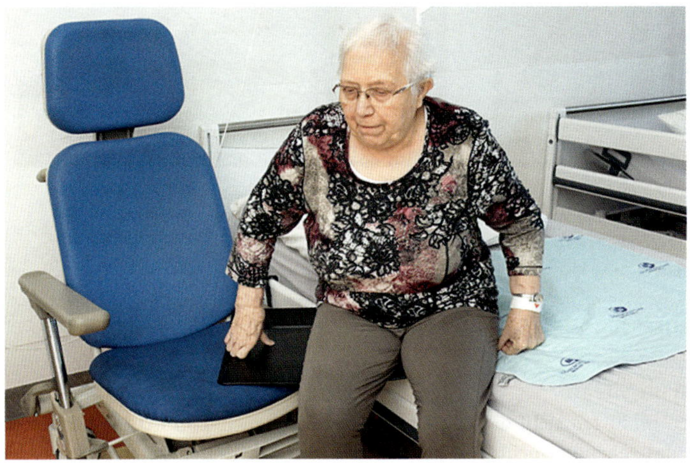

Abb. 13.5 Rutschbrett [K115]

Transfer auf einen Stuhl mit Bodenkontakt

Diese Transfermöglichkeit ist für zu Pflegende geeignet, die – wenn auch nur kurzzeitig – sicher stehen können.

Der (Roll-)Stuhl steht neben dem Bett. Die Beinstützen werden zur Seite geklappt, um dem zu Pflegenden ein barrierefreies Einsteigen zu ermöglichen. Der zu Pflegende wird dabei unterstützt, sich an den Bettrand zu setzen. Sitzt er sicher an der Bettkante, stellt er seine Füße fest in Schrittstellung auf den Boden. Das Patientenbett wird dazu ggf. nach unten gefahren. Kann der zu Pflegende eine Hand an den (Roll-)Stuhl bringen, steht die Pflegeperson neben dem zu Pflegenden auf der anderen Seite. Sie reicht ihm eine Hand und fasst ihn ggf. mit der anderen an den Unterarm und begleitet die Bewegung. Der Kontakt hängt von der Kompetenz des zu Pflegenden und dem Größenverhältnis zwischen den beiden Beteiligten ab. Die Pflegeperson fordert den zu Pflegenden auf, sein Gewicht auf die Füße zu verlagern, und geht selbst etwas in die Knie, um die Gewichtspositionierung zu unterstützen. In dem Moment, in dem die Pflegende in die Knie geht, bewegt sich der zu Pflegende automatisch mit dem Oberkörper nach vorn in ihre Richtung. Bei Bedarf kann sich der zu Pflegende auch an den Schultern oder den Hüften der Pflegeperson festhalten.

Sobald der zu Pflegende steht, gehen beide Beteiligten ein paar Schritte in Richtung Stuhl. Die Pflegeperson wartet dabei die Aktivität des zu Pflegenden ab und folgt seiner Bewegung. Beide machen kleine „Tanzschritte", wobei die Pflegeperson angibt, welchen Fuß der zu Pflegende bewegen soll. Steht der zu Pflegende vor dem vorher vor dem Wegrollen/-rutschen gesicherten (Roll-)Stuhl, sodass seine Wadenmuskulatur den Stuhl berührt, geht die Pflegeperson in die Knie. Sie gibt dem zu Pflegenden so den Impuls, den Oberkörper vorzubeugen. Sie zeigt dem zu Pflegenden zudem, wo er sich am Stuhl festhalten kann, sodass er sich langsam setzen kann. Ist der zu Pflegende sehr schwer oder kann er sich nicht langsam auf den Stuhl niederlassen, steht eine zweite Pflegeperson hinter dem (Roll-)Stuhl, um den zu Pflegenden zu sichern.

Wichtig ist, dass der zu Pflegende richtig und sicher im (Roll-)Stuhl sitzt und nicht herausrutschen kann. Er muss so weit hinten sitzen, dass sein Gesäß die Lehne berührt.

Transfer vom Stuhl ins Bett

Der Transfer vom Stuhl ins Bett erfolgt in umgekehrter Reihenfolge wie oben beschrieben. Wichtig ist, dass der zu Pflegende sicher auf der Bettkante sitzt und nicht herunterrutschen kann. Außerdem sollte er weit genug Richtung Kopfteil auf der Bettkante sitzen, damit er in die richtige Lage kommt und im Bett nicht mehr nach oben bewegt werden muss.

13.3 Kinästhetik

13.3 Kinästhetik

Pina im Praxiseinsatz

Pina arbeitet auf einer geriatrischen Station, wo viele zu Pflegende in ihrer Bewegung eingeschränkt sind. Besonders übergewichtige zu Pflegende sind manchmal schwierig zu mobilisieren und im Bett umzupositionieren. Ein Kollege, der schon viele Jahre in der Pflege ist, hat kein Problem damit, die zu Pflegenden zu bewegen. Er erklärt Pina das Prinzip der Kinästhetik.

DEFINITION

DEFINITION

Kinästhetik ist eine Wissenschaft, die sich mit der Bewegungskompetenz des Menschen auseinandersetzt. Bewegung wird als einer der zentralen Grundlagen des menschlichen Lebens betrachtet.

Der Bereich der Kinästhetik beschäftigt sich mit der Entwicklung der bewussten und individuellen Wahrnehmung der eigenen Bewegungsmuster und deren Einsatz im privaten und beruflichen Bereich. Pflegende, die Kinästhetik anwenden, haben das Ziel, die eigene Bewegung im Kontakt mit anderen Menschen einzusetzen, sodass dieser in der eigenen Bewegungskompetenz unterstützt wird und Bewegung auch bei körperlichen Einschränkungen leichter fällt.

Kinästhetik bedient sich zweier Wege: Zum einen stellt sie Instrumente und Methoden zur Verfügung, um das Prinzip **praktisch** anzuwenden, zum anderen findet eine kognitive Auseinandersetzung mit **theoretischen** Grundlagen statt. Dabei müssen sechs Elemente beachtet werden (➤ Abb. 13.6), die in der Kinästhetik zusammenspielen.

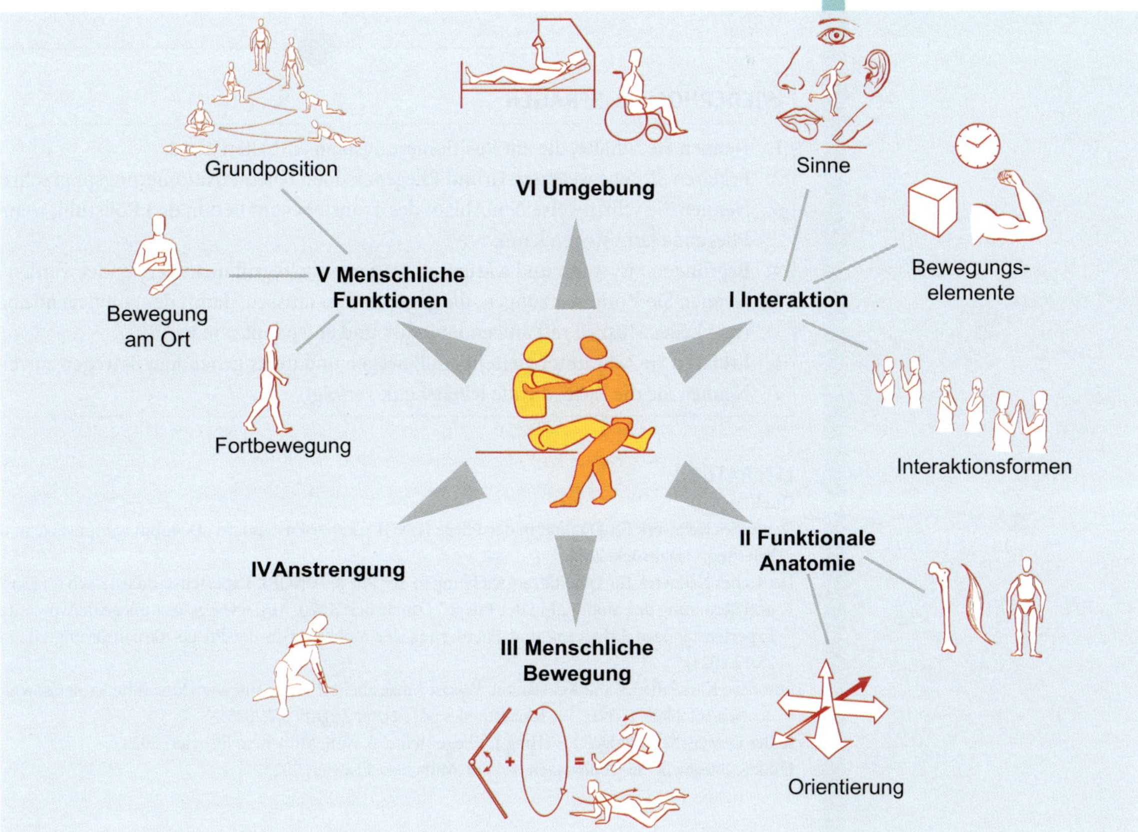

Abb. 13.6 Die sechs Elemente der Kinästhetik [A400]

Bei eingeschränkter Bewegung durch z. B. eine Erkrankung kann der Betroffene durch Kinästhetik neue Bewegungsmuster lernen und auf diese Weise seinen Körper wieder besser spüren. Kinästhetik fördert nicht nur die neue Art der Bewegung, sondern wirkt sich auch positiv auf die Gesundheit, Selbstbestimmung und das Selbstbewusstsein der zu Pflegenden aus. Pflegepersonen profitieren von der rückenschonenden Art der Bewegung und behalten so ihre Gesundheit oder fördern diese.

In der Kinästhetik wird der menschliche Körper in **feste, stabile Massen** und **instabile, bewegliche Zwischenräume** eingeteilt:

- Die **Massen** des Körpers sind Kopf, Brustkorb, Becken, Arme und Beine. Diesen Massen haften diverse knöcherne Strukturen an.
- Die **Zwischenräume** sind geprägt von vielen muskulären Strukturen. Zu den Zwischenräumen gehören sechs zwischen den Massen liegenden Teile: Hals, Taillenbereich und die beiden Schulter- und Hüftgelenke. Diese verbinden die Massen untereinander. Dadurch wird eine ausbalancierte Bewegung in unterschiedliche Richtungen ermöglicht.

Ziele der Kinästhetik

- Gestaltung der Bewegungsabläufe für zu Pflegende und Pflegende so physiologisch und kräfteschonend wie möglich
- Rückenschonendes Arbeiten für die Pflegenden durch die Vermeidung von unphysiologischem Heben und Tragen
- Erkennen und Anwenden von Ressourcen der zu Pflegenden
- Beratung der zu Pflegenden und ihrer Angehörigen bezüglich der täglichen Aktivitäten
- Angst-, stress- und schmerzfreies Bewegen der zu Pflegenden
- Förderung der Gesundheit der zu Pflegenden für ein möglichst selbstbestimmtes Leben

WISSEN ANWENDEN

WISSEN ANWENDEN

Pina kennt aus dem Unterricht den Expertenstandard „Erhaltung und Förderung der Mobilität in der Pflege". Sie liest bei der Vorbereitung auf ihre praktische Prüfung darin nach.

WIEDERHOLUNGSFRAGEN

1. Nennen Sie Inhalte, die ein Positionierungsplan enthalten muss.
2. Erklären Sie, aus welchem Grund Pflegepersonen einen Positionierungsplan schreiben.
3. Nennen Sie schrittweise den Ablauf des Transfers vom Bett in den Rollstuhl, wenn der zu Pflegende kurz stehen kann.
4. Begründen Sie, wann und warum ein Patientenhaltegriff nicht verwendet werden darf.
5. Nennen Sie Voraussetzungen, die gegeben sein müssen, damit der zu Pflegende bei der Positionierung keine Muskelkraft anwenden muss und entspannt sein kann.
6. Erklären Sie, was unter gleitendem Bewegen und unter gehendem Bewegen zu verstehen ist.
7. Nennen Sie die Ziele, die die Kinästhetik verfolgt.

LITERATUR

Quellen

Deutsches Netzwerk für Qualität in der Pflege (DNQP). Expertenstandard „Dekubitusprophylaxe in der Pflege". 2. Aktualisierung. Osnabrück: 2017.

Deutsches Netzwerk für Qualitätsentwicklung in der Pflege (DNQP). Expertenstandard nach § 113a SGB XI „Erhaltung und Förderung der Mobilität in der Pflege". Osnabrück: 2020. Aus: www.gs-qsa-pflege.de/wp-content/uploads/2023/05/Expertenstandard„Erhaltung-und-Foerderung-der-Mobilitaet-in-der-Pflege-Aktualisierung-2020.pdf (letzter Zugriff: 25.12.2024).

European Kinaesthetics and Association. Was ist Kinaesthetics? 2008. Aus: www.kinaesthetics.net/download/eka/infoblaetter/deutsch/Infoblatt_1_Was_ist_Kinaesthetics.pdf (letzter Zugriff: 6.2.2025).

Keller C, Menche N, Teigeler B (Hrsg.). Pflege Heute. 8. Aufl. München: Elsevier; 2023.

Lunk S. Pflegewissen Prophylaxen. 4. Aufl. München: Elsevier; 2023.

KAPITEL 14 Unterstützung bei der Ernährung und Ausscheidung

Susanne Lunk

LERNZIELE

LERNZIELE: DAS KANN ICH BALD GUT

Am Ende dieser Lerneinheit werde ich ...
- zu Pflegende beim Essen und Trinken unterstützen können,
- wissen, welche Hilfsmittel es für die Nahrungs- und Flüssigkeitsaufnahme gibt,
- wissen, worauf ich bei der Nahrungs- und Flüssigkeitszufuhr besonders achten muss,
- die verschiedenen Kostformen kennen,
- Anzeichen einer Schluckstörung erkennen,
- wissen, welche Ausscheidungen physiologisch und welche pathologisch sind,
- zu Pflegende bei der Ausscheidung fachgerecht unterstützen.

14.1 Unterstützung bei der Nahrungs- und Flüssigkeitsaufnahme

14.1 Unterstützung bei der Nahrungs- und Flüssigkeitsaufnahme
Pina in der Schule

Als das Thema Ernährung auf dem Stundenplan steht, bringt die Lehrkraft Joghurt und Löffel mit und bittet die Auszubildenden, sich gegenseitig den Joghurt einzugeben. Pina hat ein komisches Gefühl, als ihr ihre Sitznachbarin den Joghurt löffelweise anreicht. „Bestimmt geht es den zu Pflegenden in dieser Situation ähnlich", überlegt Pina. Sie nimmt sich vor, die Mahlzeiten für die zu Pflegenden so angenehm wie möglich zu gestalten.

Kann eine zu pflegende Person sich nicht allein Nahrung und Flüssigkeit beschaffen, zubereiten oder zu sich nehmen, spricht man von einem **Selbstversorgungsdefizit** bei der Nahrungs- und Flüssigkeitsaufnahme. Die Person ist auf Hilfe angewiesen, um das Defizit auszugleichen. Dabei werden verschiedene Schweregrade unterschieden (➤ Tab. 14.1).
Die Defizite können auftreten bei der:

TAB. 14.1

Tab. 14.1 Schweregrade eines Selbstversorgungsdefizits beim Essen und Trinken

0	Selbstständig	Kein Unterstützungsbedarf
1	Leichte Einschränkungen	Hilfsmittel oder mehr Zeit erforderlich
2	Mittelgradige Einschränkungen	Teilweise personelle Unterstützung erforderlich
3	Unselbstständig	Vollständige personelle Unterstützung erforderlich

- Zubereitung der Mahlzeiten
- Bereitstellung der Speisen und Getränke
- Selbstständigen Nahrungs- und Flüssigkeitszufuhr

Wird das Defizit nicht ausgeglichen, können Unterernährung *(Kachexie)*, Fehlernährung *(Malnutrition)* und Austrocknung *(Dehydratation/Exsikkose,* ➤ 12.12.1, ➤ 12.13.1*)* die Folge sein.

Ein Selbstversorgungsdefizit kann aber auch Folge eines andauernden Appetitmangels oder von krankheitsbedingter Übelkeit sein, wie sie z. B. bei einer Chemotherapie bei einer bösartigen Tumorerkrankung häufig auftritt. Dazu kommt, dass in Pflegeeinrichtungen das Essen anders als zu Hause schmeckt. Auch die Essenszeiten sind meist anders, als es die zu Pflegenden gewohnt sind.

Pina im Praxiseinsatz

Im Praxiseinsatz lernt Pina, worauf sie bei der Verabreichung von Nahrung und Flüssigkeit achten muss, damit es zu keiner Gefährdung für die zu Pflegenden kommt (➤ Abb. 14.1).

Zur Orientierung

ABB. 14.1

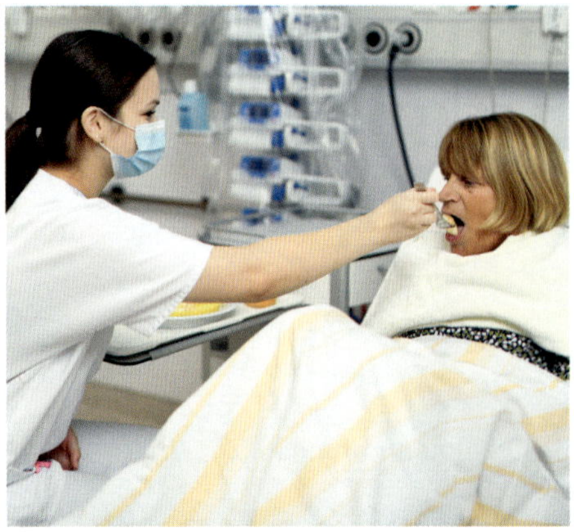

Abb. 14.1 Pina unterstützt eine zu Pflegende bei der Nahrungsaufnahme [J803]

Pina hat in der Schule Tipps bekommen, wie sie zu pflegenden Menschen die Nahrungs- und Flüssigkeitsaufnahme so angenehm wie möglich machen kann:

- Pina ermöglicht eine störungsfreie Nahrungsaufnahme und verhindert Störungen durch z. B. Visite oder diagnostische Maßnahmen.
- Pina lüftet das Zimmer vor der Nahrungsaufnahme.
- Sie leert ggf. eine volle Urinflasche.
- Trägt ein zu Pflegender eine Zahnprothese, achtet Pina darauf, dass sie vor Beginn der Mahlzeit eingesetzt ist.
- Pina reinigt den Tisch oder das Nachtkästchen, bevor sie das Essen serviert.
- Bevor Pina das Essen vorbereitet, desinfiziert und wäscht sie sich die Hände.
- Pina richtet das Essen auf dem Tablett appetitlich an: Das Auge isst mit.
- Sollte das Essen abgekühlt sein, erwärmt sie es noch mal.
- Pina sorgt dafür, dass der zu Pflegende, wenn es ihm körperlich möglich ist, die Mahlzeit im Sitzen einnimmt. Eine aufrechte Körperhaltung unterstützt den physiologischen Transport der Nahrung und Flüssigkeit durch die Speiseröhre *(Ösophagus)*. Die Gefahr des Verschluckens (➤ 12.8.1) wird minimiert.
- Pina begleitet den zu Pflegenden an den Tisch, lässt ihn an der Bettkante sitzen oder bringt ihn im Bett in eine aufrechte Sitzposition.
- Bei der Nahrungs- und Flüssigkeitsaufnahme im Bett unterstützt Pina den zu Pflegenden ggf. dabei, sich Richtung Kopfteil zu bewegen (➤ 13.1). Dann stellt sie das Kopfteil hoch, sodass der zu Pflegende aufrecht im Bett sitzt. Dabei achtet sie darauf, dass die Körperbeugung im Hüft- und nicht im Brustbereich entsteht. Ein Kissen oder eine Rolle an den Füßen bzw. unter den Sitzbeinhöckern verhindert das Nach-unten-Rutschen.
- Bei der Nahrungsaufnahme am Bettrand und im Bett dient der Nachttisch als Esstisch. In jedem Fall achtet Pina darauf, dass der Tisch so hoch ist, dass der zu Pflegende die Arme aufstützen kann.
- Pina öffnet ggf. Verpackungen (Marmelade, Nutella, Butter, Joghurt).
- Sie fragt den zu Pflegenden, ob sie das Essen schneiden oder das Brötchen belegen soll.
- Pina positioniert Besteck und Trinkgefäß richtig: Die Position ist abhängig davon, ob der zu Pflegende Rechts- oder Linkshänder ist. Sie stellt flaches Geschirr nach vorne und hohe Gefäße nach hinten, damit nichts umgestoßen wird.
- Pina richtet Speisen und Getränke so an, dass der zu Pflegende entsprechend seiner Ressourcen möglichst selbstständig essen kann.

MERKE

MERKE

- Teilt Pina Essen aus, vergewissert sie sich vorher bei der Pflegefachperson, ob jeder zu Pflegende essen und trinken darf. Muss ein zu pflegender Mensch nüchtern bleiben, hängt im Krankenhaus meist ein „Nüchtern“-Schild über dem Bett oder dies ist auf dem Übergabezettel vermerkt. Doch Pina hat schon erlebt, dass das Schild bzw. die Information fehlte. Deswegen fragt sie vor dem Austeilen des Essens immer nach.
- Darf ein zu Pflegender nicht essen, hat er eine **Nahrungskarenz.** Diesen Begriff merkt sich Pina besonders gut.
- Vor der Flüssigkeits- und Nahrungsverabreichung spricht Pina mit der Pflegefachperson, um zu erfahren, worauf sie besonders achten muss: z. B. auf eine besonders langsame Nahrungsaufnahme und dass der zu Pflegende die Nahrung gut kaut. Pina erfragt ebenso die Kostform des zu Pflegenden, bevor sie mit der Verabreichung der Nahrung beginnt.

Pina schützt die Kleidung des zu Pflegenden während des Essens mit einer Serviette. Sie hat gelernt, dass sie beim Sprachgebrauch sensibel sein muss: Sie sagt nicht „Lätzchen" oder „Esslatz", sondern spricht von einer „Serviette". Und sie spricht respektvoll mit den zu Pflegenden, indem sie z. B. sagt: „Ich werde Sie beim Essen unterstützen" oder „Ich reiche Ihnen das Essen an".

Pina im Praxiseinsatz

MERKE

Lässt Pina den zu pflegenden Menschen während des Essens allein, vergewissert sie sich, dass die Rufvorrichtung in Reichweite ist. Der zu Pflegende kann klingeln, wenn er Hilfe benötigt.

MERKE

14.1.1 Angepasste Kostformen

Die passende **Kostform** und **Konsistenz** (Beschaffenheit) der Nahrung werden bei Bedarf in Absprache mit dem ärztlichen Team ausgewählt und richten sich nach Grunderkrankung und Zustand des zu Pflegenden. Die Pflegenden haben die Aufgabe, regelmäßig zu überprüfen, ob die gewählte Konsistenz der Kostform noch geeignet ist.

Was die Konsistenz der Speisen betrifft, gibt es folgende Kostformen:

- **Flüssige Kost:** Alle Speisen haben eine flüssige Konsistenz und können mithilfe eines Strohhalms verzehrt werden, z. B. klare Brühe.
- **Pürierte/Passierte Kost:** Faserfreie und glatte Kost, z. B. passierte Suppen, Gemüse-, Fleisch-, Fisch-, Fruchtpüree, Kartoffelbrei. Nicht geeignet sind z. B. Joghurt mit Stückchen, Kartoffelbrei mit Kräutern.
- **Fein pürierte Kost (Beikost):** Die Nahrung lässt sich im Mund leicht zerdrücken, z. B. weiches Brot ohne Rinde, weich gekochtes Gemüse ohne Schale.
- **Weiche Kost:** Nahrungsmittel mit einer weichen Konsistenz, z. B. Rührei, weich gedünstetes Fischfilet. Nicht geeignet ist z. B. Marmelade mit Kernen oder Fruchtstückchen.
- **Angepasste Normalkost:** überwiegend feste Speisen, z. B. weiche Aufläufe, Hackfleisch. Nicht geeignet sind z. B. kross gebackene Brötchen.
- **Normalkost:** Vollkost.

Pina weiß, dass es darüber hinaus noch sehr viele andere Kostformen gibt: z. B. vegetarische, vegane Kost, Kost, die religiöse (z. B. islamische, jüdische) Speisevorschriften berücksichtigt, Diabeteskost, hochkalorische Kost, eiweißreiche Kost, glutenfreie Kost.

14.1.1 Angepasste Kostformen

Pina im Praxiseinsatz

14.1.2 Anreichen von Essen und Trinken

Das Anreichen von Nahrung und Flüssigkeit kann aus verschiedenen Gründen notwendig sein:

- Beeinträchtigte körperliche Mobilität (z. B. durch eingeschränktes Sehvermögen, beeinträchtigtes Greifvermögen aufgrund von starkem Zittern)
- Bewusstseinsstörungen, Merkfähigkeits- und Orientierungsstörungen (z. B. Demenz)
- Bettruhe oder Ruhigstellung von Körperteilen (z. B. Gipsverband nach Knochenbruch)
- Medizinische Therapie (z. B. parenterale oder enterale Ernährung)

Die Unterstützung bei der Nahrungsaufnahme bzw. das Anreichen von Speisen und Getränken wird individuell nach den Bedürfnissen der zu pflegenden Person gestaltet. Man unterscheidet:

- **Teilweise Übernahme:** Die Mahlzeit wird bereitgestellt und so angerichtet, dass der zu Pflegende weitgehend allein essen und trinken kann.
- **Anleitung:** Der zu Pflegende wird abhängig von den ursächlichen Problemen, z. B. Hemiparese oder Blindheit, Schritt für Schritt bei der Nahrungs- und Flüssigkeitsaufnahme und ggf. im Umgang mit Hilfsmitteln angeleitet. Die Pflegeperson unterstützt den Arm des zu Pflegenden, wenn erforderlich (> Abb. 14.2).

14.1.2 Anreichen von Essen und Trinken

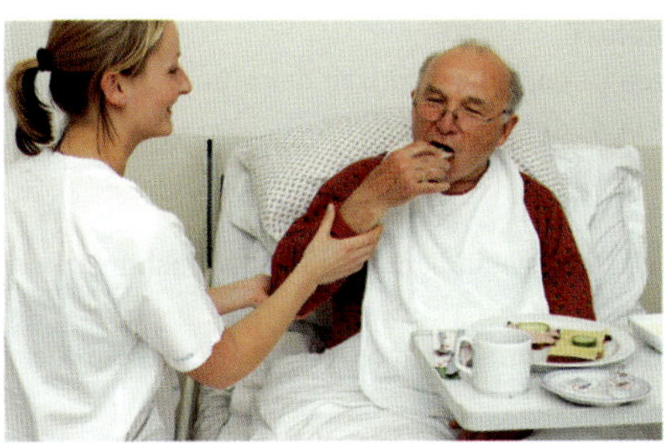

Abb. 14.2 Die Pflegeperson unterstützt den Arm des zu Pflegenden, damit er die Nahrung zum Mund führen kann [K115]

ABB. 14.2

- **Vollständige Übernahme:** Die Pflegeperson reicht dem zu Pflegenden Essen und Trinken an. Sie achtet darauf, dass der zu Pflegende die Nahrungsmittel sieht. Wenn dies nicht möglich ist, beschreibt ihm die Pflegeperson, was auf dem Teller liegt.

Egal, in welchem Umfang die Unterstützung erfolgt, **allgemein ist zu beachten:**

- Wünsche und Vorlieben für bestimmte Nahrungsmittel bzw. Abneigungen sowie der gewohnte Essrhythmus des zu Pflegenden werden berücksichtigt, wenn es die Einschränkungen durch Grunderkrankungen zulassen.
- Bei zu Pflegenden mit krankheitsbedingten Einschränkungen des Schluckvermögens prüft die Pflegeperson vor dem ersten Bissen durch einen kurzen Druck mit einem Löffel auf die Zunge, ob der Schluckreflex ausgelöst wird. Nach der Nahrungsaufnahme führt die Pflegeperson eine Mundinspektion durch.

Vorbereitung

Die Pflegende trifft die allgemeinen Vorbereitungen (➤ 14.1) und sorgt für eine ungestörte und angenehme Atmosphäre. Gemeinsam mit der zuständigen Pflegefachperson verabreicht sie ggf. die Medikamente, die vor der Mahlzeit einzunehmen sind.

Kann die Person, der die Nahrung angereicht wird, nicht sprechen, werden mit ihr im Vorfeld nonverbale Zeichen festgelegt, z. B.:

- Augen länger schließen, Mund schließen, Kopf zur Seite drehen, Kopf verneinend schütteln für „Nein", „Ich bin satt", „Ich mag das nicht (mehr)"
- Mit dem Kopf nicken, Mund öffnen, mit den Augen blinzeln, Hand anheben für „Ja", „Es kann weitergehen"

Durchführung

- Die Pflegeperson reicht die auf dem Teller liegenden Bestandteile des Gerichts abwechselnd oder in Kombination an, sofern der zu Pflegende es nicht anders wünscht.
- Zwischendurch bietet sie dem zu Pflegenden immer wieder etwas zu trinken an.
- Sie lässt ihm genügend Zeit zum Kauen und Schlucken, vermeidet Unterbrechungen und berücksichtigt die Richtlinien der Aspirationspropyhlaxe (➤ 12.8.2).
- Die Pflegeperson füllt den Löffel im vorderen Drittel und führt ihn vorsichtig in den Mund des zu Pflegenden ein. Beim Herausziehen des Löffels streift sie die restliche Nahrung an der Oberlippe ab. Oder sie führt den Löffel so an den Mund heran, dass der zu Pflegende ihn in den Mund nehmen kann, ohne den Kopf anzuheben.
- Mit dem Anreichen des nächsten Bissens wartet die Pflegeperson, bis der zu Pflegende den Nahrungsbrei komplett geschluckt hat. Gleiches gilt bei der Verabreichung von Getränken: Die zu pflegende Person trinkt schluckweise. Pina bietet erst wieder ein Getränk an, wenn der zu Pflegende die Flüssigkeit hinuntergeschluckt hat.

ACHTUNG

ACHTUNG

- Verschluckt sich eine zu pflegende Person während der Nahrungs- oder Flüssigkeitsaufnahme, wird die Verabreichung von Essen und Trinken sofort unterbrochen.
- Die Pflegeperson hilft dem zu Pflegenden, seinen Oberkörper nach vorn zu beugen, damit er kräftig abhusten kann. Unterstützend klopft die Pflegeperson ihm auf den Rücken zwischen den Schulterblättern.
- Bekommt der zu Pflegende schlecht Luft oder hustet er weiterhin sehr stark, ist sofort eine Pflegefachperson hinzuzuholen. Die Maßnahmen der Aspirationspropyhlaxe (➤ 12.8.6) sind anzuwenden.

Nachbereitung

- Nach der Mahlzeit bietet die Pflegeperson dem zu Pflegenden an, sich die Hände zu waschen und eine Mundpflege bzw. Zahnprothesenreinigung durchzuführen.
- Bei Menschen mit eingeschränktem Schluckvermögen ist nach der Mahlzeit der Mundraum auf Nahrungsreste zu inspizieren und eine Mundpflege (➤ 11.4) durchzuführen.

14.1.3 Technische Hilfsmittel

14.1.3 Technische Hilfsmittel

Ess- und Trinkhilfen unterstützen zu Pflegenden bei der selbstständigen Nahrungsaufnahme. Sie sind individuell auszuwählen, u. a. ist dabei auf Folgendes zu achten:

- Viele zu Pflegende, insbesondere Menschen mit Demenz, kommen mit einer normalen Tasse oder einem Trinkglas besser zurecht als mit einem Schnabelbecher.
- Menschen mit einer Sehbeeinträchtigung können farbige Gläser besser erkennen als durchsichtige Gefäße.

- Warmhalteteller (➤ Abb. 14.3 a) verhindern das Auskühlen der Speisen bei einem langsamen Esstempo.
- Ein Teller mit erhöhtem Rand bzw. Telleraufsatz (➤ Abb. 14.3 d) unterstützt beim Essen mit einer Hand, da er verhindert, dass die Speisen über den Tellerrand geschoben werden.
- Ein-Hand-Besteck oder ein Besteckhalter ermöglicht das Essen mit einer Hand, z. B.:
  - Eine Klammergabel wird am Tellerrand festgeklemmt und fixiert die Speisen (z. B. eine Wurst) auf dem Teller so, dass sie mit einer Hand geschnitten werden können.
  - Ein Kombinationsbesteck übernimmt gleichzeitig die Funktion von Messer und Gabel bzw. Messer und Löffel.
- Geschirr mit Saugfüßen oder rutschfeste Matten, die unter Becher, Gläser, Tassen und Teller gelegt werden, verhindern das Wegrutschen.
- Ein Schneidebrett mit Nägeln fixiert eine Brotscheibe so, dass sie einhändig geschnitten und bestrichen werden kann.

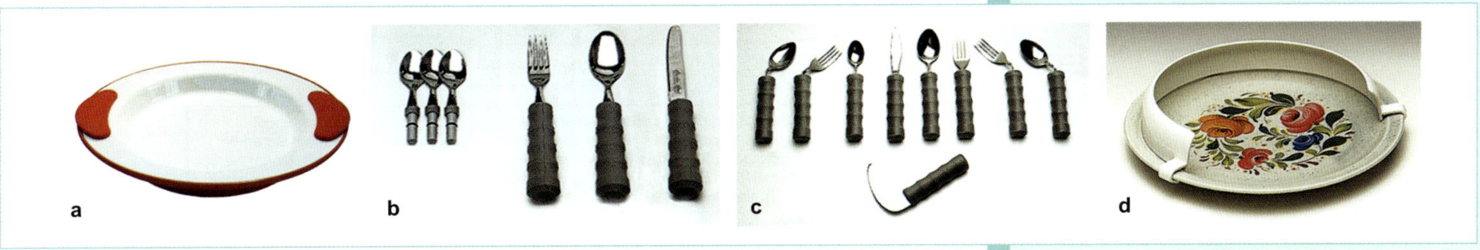

Abb. 14.3 Unterschiedliche Hilfsmittel, die die selbstständige Nahrungsaufnahme erleichtern:
a Warmhalteteller [U151]
b Besteck mit verstärkten, verbreiteten Griffen [V143]
c Angewinkeltes Besteck [V143]
d Telleraufsatz, der den Tellerrand erhöht [V143]

- Besteck mit verstärkten, verbreiteten Griffen (➤ Abb. 14.3 b) und aufsteckbare Besteckgriffe bzw. -halter ermöglichen das Halten des Bestecks mit wenig Kraft bzw. eine Fixierung des Bestecks.
- Gewinkelte Löffel (➤ Abb. 14.3 c) eignen sich bei begrenzter Beweglichkeit in den Arm-, Schulter- und Handgelenken.
- Gewinkelte Messer (➤ Abb. 14.3 c) eignen sich bei begrenzter Beweglichkeit in den Händen, Handgelenken.
- Aufsteckbare Griffvorrichtungen für Becher und Gläser und Trinkhalme ermöglichen das selbstständige Trinken aus Gläsern und die individuelle Bestimmung des Trinktempos.
- Schnabelbecher/-tassen mit großer und kleiner Trinköffnung sowie Becher mit Nasenaussparung eignen sich besonders für Bettlägerige.

MERKE

Reicht die Pflegeperson einer zu pflegenden Person heiße Getränke an, überprüft sie zuvor die Temperatur, indem sie mit dem Trinkgefäß die Innenseite ihres Unterarms berührt. Das Getränk darf nicht zu heiß sein, weil sonst Verbrennungsgefahr besteht.

MERKE

WISSEN ANWENDEN

An Demenz Erkrankte (➤ 27.2.2) vergessen häufig das Trinken: Pina bietet deswegen diesen zu Pflegenden regelmäßig und proaktiv ein Getränk an. Sie nutzt farbige Trinkgefäße, da diese leichter erkennt werden, und dokumentiert, wie viel der jeweilige zu Pflegende während ihrer Schicht getrunken hat.

WISSEN ANWENDEN

SÄUGLINGE

Die Nahrung prägt von Geburt an die Entwicklung, das Wachstum und das Wohlbefinden des Kindes. Verdauungsorgane, Stoffwechsel und Immunsystem reifen in den ersten Monaten besonders umfassend. Ebenso findet eine große Entwicklung im neuromotorischen Bereich statt. Dadurch sind Energie- und der Nährstoffbedarf besonders hoch. Dementsprechend muss die Ernährung in den ersten zwölf Monaten angepasst werden (➤ Abb. 14.4). In den ersten Lebensmonaten sind Muttermilch und/oder Säuglingsanfangsnahrung das Beste für den Säugling. Andere Nahrungszusammensetzungen würde dessen Verdauungstrakt nicht tolerieren und verarbeiten können. Nach und nach kommt Beikost dazu, bis das Kind an den Familienmahlzeiten teilnehmen kann.

SÄUGLINGE

ABB. 14.4

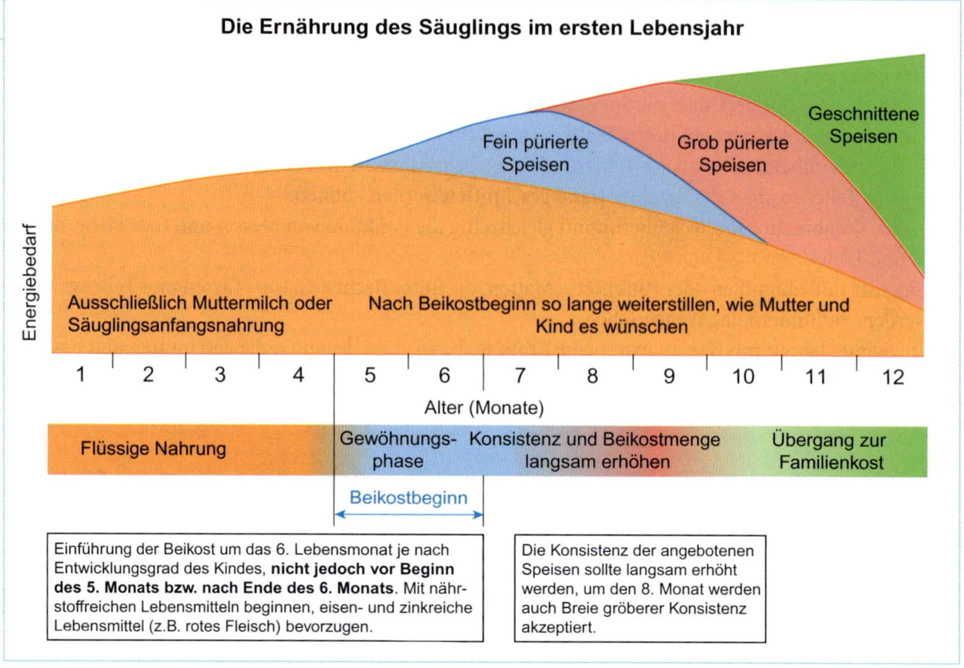

Abb. 14.4 Ernährung von Säuglingen in den ersten zwölf Monaten [L143]

14.2 Hilfestellung bei der Ausscheidung und deren Beurteilung
Pina im Praxiseinsatz

14.2 Hilfestellung bei der Ausscheidung und deren Beurteilung

Pina hat bei ihren Praxiseinsätzen schon oft zu pflegende Menschen bei der Ausscheidung unterstützt. Bei vielen hat sie gemerkt, dass ihnen dies unangenehm war. Sie schämten sich. Darum geht Pina in Situationen, wo der zu Pflegende Hilfe bei der Ausscheidung benötigt, besonders sensibel vor (➤ 2.1.1).

WISSEN ANWENDEN

WISSEN ANWENDEN

Pina bittet Besuchende und – falls möglich – Mitpatienten, den Raum zu verlassen, wenn ein zu Pflegender Stuhl oder Urin ausscheiden muss und dazu nicht die Toilette aufsuchen kann.

14.2.1 Verwendung von Ausscheidungsgefäßen und Hilfsmitteln

14.2.1 Verwendung von Ausscheidungsgefäßen und Hilfsmitteln

Steckbecken

Steckbecken einschieben

Das Steckbecken wird für die Urin- und Stuhlausscheidung bei bettlägerigen Frauen und für die Stuhlausscheidung bei bettlägerigen Männern verwendet.

- Kaltes Steckbecken durch Ausspülen mit warmem Wasser anwärmen.
- Zu pflegenden Menschen so weit wie nötig aufdecken und entkleiden.
- Einmalhandschuhe zum Selbstschutz anziehen.
- Wenn der zu pflegende Mensch das Becken anheben kann, das Steckbecken von unten einschieben (➤ Abb. 14.5).
- Wenn der zu pflegende Mensch das Becken **nicht** anheben kann, das Steckbecken von der Seite einschieben (➤ Abb. 14.6).
  - Bei Verletzungen/Operationen der unteren Extremitäten, vor allem bei einer Oberschenkelhalsfraktur, wird das Steckbecken von der **gesunden Seite** aus eingeschoben.
  - Bei zu Pflegenden mit einem Schlaganfall (➤ 27.2.3) das Steckbecken von der **betroffenen Seite** aus unterschieben. Auf diese Weise wird das Bewusstsein für die kranke, vernachlässigte Seite gefördert.
- Das Steckbecken wird so unter dem Gesäß platziert, dass der zu Pflegende beim Zurückdrehen bequem auf der Öffnung zum Sitzen kommt.
- Mit der einen Hand das Steckbecken festhalten, mit der anderen die zu pflegende Person beim Zurückdrehen unterstützen.
- Platzierung des Gesäßes kontrollieren, damit kein Urin ins Bett fließt.

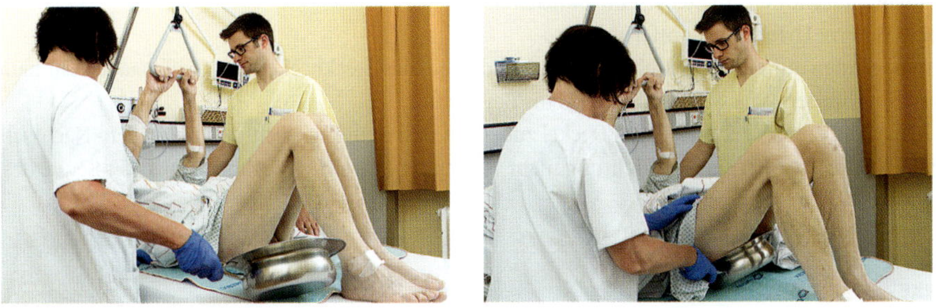

a Die zu Pflegende hält sich am Patientenhaltegriff fest, die Pflegenden unterstützen ggf. am Kreuzbein das Anheben des Beckens.

b Wenn das Becken der zu Pflegenden angehoben ist, Steckbecken flach unterschieben.

Abb. 14.5 Unterschieben des Steckbeckens von unten [K115]
a Der zu pflegende Mensch hält sich am Haltegriff fest und die Pflegenden unterstützen ggf. am Kreuzbein das Anheben des Beckens
b Wenn das Becken des zu pflegenden Menschen angehoben ist, Steckbecken flach unterschieben

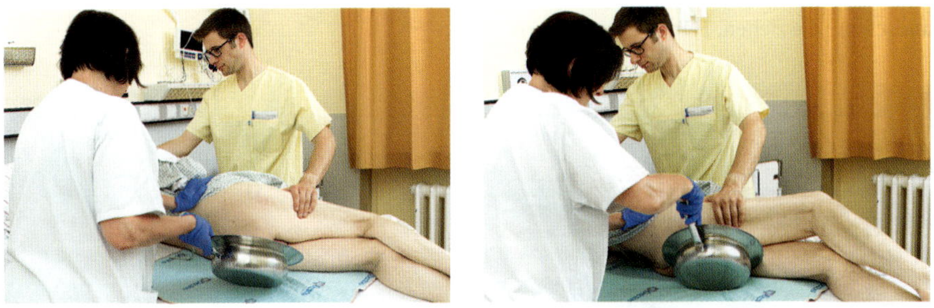

a Zu Pflegende zu zweit unterstützen, sich auf die Seite zu drehen, Steckbecken in Position halten.

b Steckbecken an das Gesäß halten und der zu Pflegenden beim Zurückdrehen behilflich sein.

Abb. 14.6 Unterschieben des Steckbeckens von der Seite [K115]
a Die Pflegepersonen unterstützen den zu pflegenden Menschen dabei, sich auf die Seite zu drehen, und halten das Steckbecken bereit
b Eine Pflegeperson schiebt das Steckbecken dicht zwischen Matratze und Gesäß und hält es fest, während die andere Pflegeperson den zu Pflegenden beim Zurückdrehen unterstützt

  - Bei Männern gleichzeitig die Urinflasche anlegen.
  - Frauen bitten, die Beine zu strecken.
- Sich bei der zu pflegenden Person erkundigen, ob sie bequem auf dem Steckbecken sitzt. Wenn möglich, das Kopfteil hochstellen, denn die Ausscheidung ist im Sitzen leichter möglich.
- Rufvorrichtung in Griffweite platzieren. Zellstoff und ggf. Reinigungsschaum bereitlegen.
- Wenn möglich, Zimmer verlassen, um die Intimsphäre zu wahren.

WISSEN ANWENDEN

Für größtmögliche Bequemlichkeit darauf achten, dass das Kreuzbein des zu pflegenden Menschen auf dem breiten Rand des Steckbeckens platziert ist. Zusätzlich die harte Kante des Steckbeckens mit einem Handtuch oder Waschlappen abpolstern.

Steckbecken entfernen

MERKE

Mit Rücksicht auf das Schamgefühl des zu Pflegenden entfernt nach Möglichkeit dieselbe Pflegeperson, die das Steckbecken eingeführt hat, dieses auch wieder.

Zur Orientierung

ABB. 14.5

ABB. 14.6

WISSEN ANWENDEN

MERKE

- Einmalhandschuhe zum Selbstschutz anziehen
- Bei Männern: Urinflasche entfernen
- Zu Pflegenden auf die Seite drehen (lassen) und dabei das Steckbecken am Griff waagerecht halten, um zu verhindern, dass Urin oder Stuhl ins Bett läuft.
- Steckbecken entfernen, mit einem Deckel zudecken und in die Vorrichtung unter dem Nachtschränkchen stellen. Ist solch eine Vorrichtung nicht vorhanden, wird das Steckbecken am Fußende des Betts platziert.

MERKE

MERKE

Aus hygienischen Gründen darf das Steckbecken auf keinen Fall auf dem Boden, dem Nachtkästchen oder dem Tisch platziert werden.

- Bei Frauen das äußere Genitale, bei Männern die Harnröhrenöffnung mit Zellstoff oder Toilettenpapier säubern (lassen). Bei starker Verschmutzung dazu Waschlappen, Wasser und pH-saure Waschlotion benutzen. Waschlotion anschließend mit klarem Wasser vollständig entfernen und gut abtrocknen
- Zu pflegender Person feuchtes Tuch zum Reinigen der Hände anbieten
- Handschuhe ausziehen, Hände desinfizieren
- Frische Handschuhe anziehen
- Steckbecken im Spülautomaten entleeren (➢ Abb. 14.7) und desinfizieren
- Handschuhe ausziehen, Hände desinfizieren

ABB. 14.7

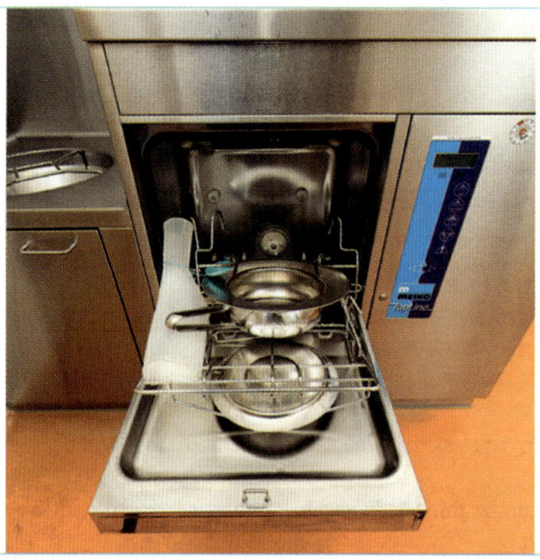

Abb. 14.7 Spülautomat für Steckbecken [K115]

MERKE

MERKE

Eine große Menge an Zellstoff oder Toilettenpapier verstopft den Spülautomaten. Pina nimmt deswegen Zellstoff und Toilettenpapier aus dem Steckbecken und entsorgt dieses im Müll.

Urinflasche

Die Urinflasche (➢ Abb. 14.8) dient zur Ausscheidung von Urin beim Mann. Sie kann in Seiten- oder Rückenlage angelegt werden (➢ Abb. 14.9).

ABB. 14.8

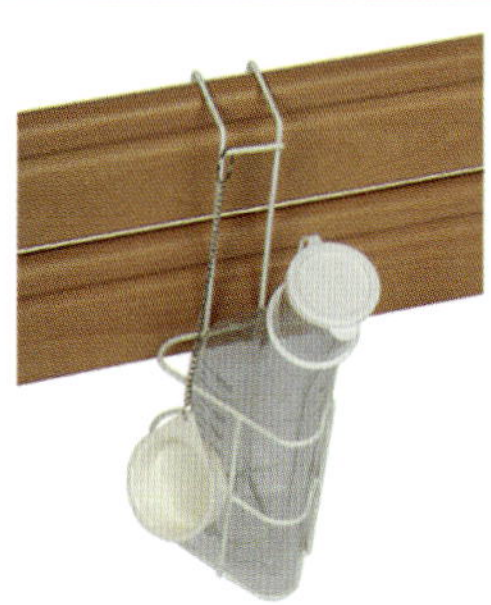

Abb. 14.8 Urinflasche für den Mann mit Skala, Deckel und Halterung [V504]

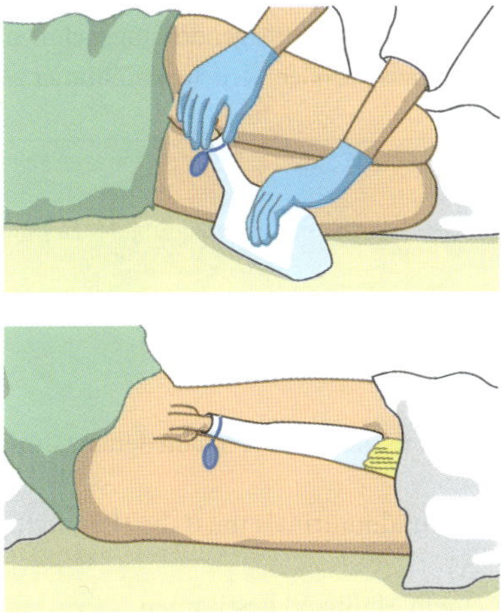

Abb. 14.9 Männer können die Urinflasche in Seiten- (oben) oder Rückenlage (unten) nutzen [L138]

ABB. 14.9

WISSEN ANWENDEN

Pina hat in den Praxiseinsätzen gelernt, worauf sie beim Umgang mit einer Urinflasche besonders achtet:

- Sie bittet den zu Pflegenden, den Deckel der Urinflasche nach jeder Verwendung zu schließen.
- Die Urinflasche ist in greifbarer Nähe des zu Pflegenden. Sie hängt in einer Halterung am Bett. Wenn möglich, benutzt sie der zu Pflegende selbstständig.
- Die Urinflasche steht aus hygienischen Gründen nicht am Boden, auf dem Nachtschrank oder dem Tisch.
- Pina leert die Urinflasche nach jeder Benutzung, vor dem Essen und abends vor dem Schlafengehen.
- Die Urinflasche wird im Spülautomaten entleert und gereinigt.

WISSEN ANWENDEN

Toilettenstuhl

Ein Toilettenstuhl kommt bei zu Pflegenden zum Einsatz, die z. B. aufstehen, aber nicht gehen können, sich unsicher fühlen oder sturzgefährdet sind. Er kann in direkter Nähe des Patientenbetts benutzt werden, oder der zu Pflegende wird damit in das Badezimmer geschoben.

Benutzung des Toilettenstuhls

- Bremse feststellen (Sturzprophylaxe, ➢ 12.6.2).
- Armlehne, die zum Bett hinzeigt, entfernen.
- Sitzplatte entfernen und Steckbecken oder Toiletteneimer einschieben.
- Zu pflegende Person beim Transfer auf den Toilettenstuhl unterstützen (➢ 13.2).
- Armlehne hochklappen.
- Zu Pflegenden auf dem Toilettenstuhl nach Möglichkeit über die Toilette fahren (➢ Abb. 14.10). Dazu muss das Steckbecken bzw. der Toiletteneimer entfernt werden.

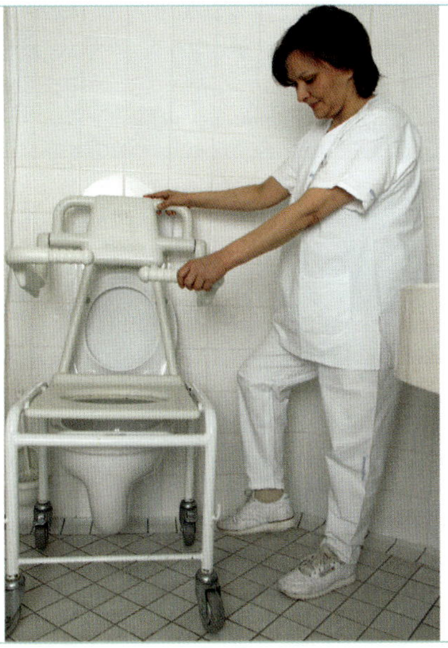

Abb. 14.10 Über die Toilette geschobener Toilettenstuhl. Um die Toilette auf diese Weise zu nutzen, ist der Toilettendeckel zuvor hochzuklappen [K115]

ABB. 14.10

Zur Orientierung

- Rufvorrichtung in Reichweite platzieren, damit der zu Pflegende jederzeit Hilfe holen kann.

Die Ausscheidung auf der Toilette hinter einer geschlossenen Tür ist für den zu Pflegenden angenehm, da sein Schamgefühl respektiert wird. Mitpatienten werden nicht durch Geräusche oder Gerüche im Zimmer gestört.

MERKE

MERKE

Pina achtet kontinuierlich auf die Sturzprophylaxe. Besonders darauf, dass – mit Einwilligung der zu pflegenden Person – die Bremsen des Toilettenstuhls festgestellt sind.

Kondomurinal

Ein Kondomurinal wird bei inkontinenten Männern angewendet. Es gibt sie in verschiedenen Größen. Es wird wie folgt angelegt:

- Intimpflege (➤ 11.1.2) durchführen. Vor dem Anlegen des Kondomurinals muss die Haut fettfrei und trocken sein.
- Größe des Kondomurinals mithilfe einer Schablone oder einem Maßband bestimmen.
- Ggf. Haftstreifen am Penis anbringen.
- Kondomurinal an der Penisspitze ansetzen und über den Penis abrollen.
- Zwischen Penisspitze und Ablaufstutzen ca. 1–2 cm Platz lassen (Reservoir). So kann der Urin ablaufen.
- Kondomurinal rund um den Penis sanft andrücken.
- Kondomurinal mit Urinauffangsystem (➤ Abb. 14.11) verbinden.

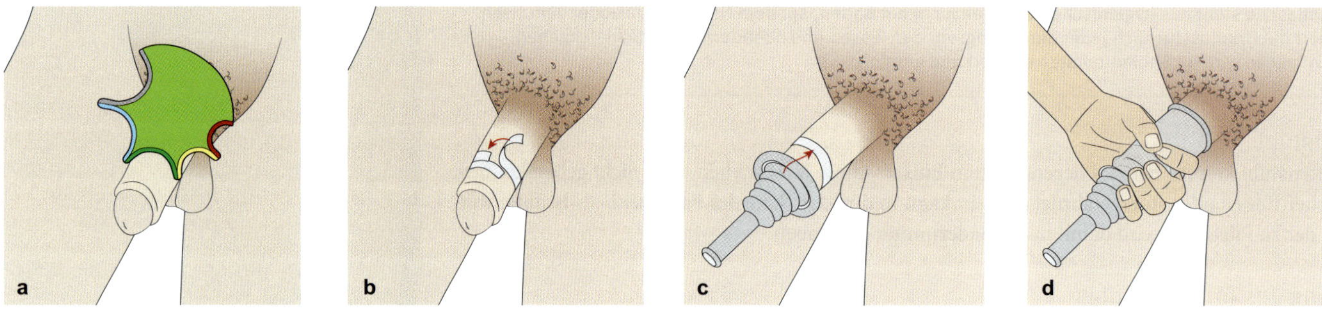

Abb. 14.11 Anlegen eines Kondomurinals [L264]
a Mittels Schablone wird die Größe bestimmt und das passende Kondomurinal ausgewählt
b Die Haftstreifen werden angebracht
c Das Kondomurinal wird angelegt und übergestülpt
d Zum Schluss wird das Kondomurinal rundherum angedrückt

Das Kondomurinal wird täglich gewechselt, damit Infektionen vermieden werden. Dazu rollt die Pflegeperson es vorsichtig von der Peniswurzel ab, inspiziert die Haut z. B. auf Rötung und führt eine Intimpflege durch.

MERKE

MERKE

Bei Männern mit kleinem oder zurückgezogenem Penis eignet sich das Kondomurinal nicht.

Aufsaugendes Inkontinenzmaterial

Pina im Praxiseinsatz

Pina kennt körpernahe aufsaugende Hilfsmittel:

- Slipeinlagen bei leichter Inkontinenz
- Vorlagen mit einer elastischen Netzhose bei mittelgradiger Inkontinenz (➤ Abb. 14.12 a)
- Inkontinenzpants, die wie ein Slip gehandhabt werden können (➤ Abb. 14.12 b)
- Geschlossene Inkontinenzvorlagen bei starker Harn- und Stuhlinkontinenz (➤ Abb. 14.12 c)

Geschlossene Inkontinenzsysteme werden wie folgt angelegt:

- Pina faltet die Inkontinenzvorlage in Längsrichtung vor dem Anlegen, sodass ein schalenförmiger Hohlraum entsteht. Dadurch wird eine bessere Urinaufnahme ermöglicht.
- Bettlägerige zu Pflegende dreht Pina mit einer anderen Pflegeperson zur Seite. Die Inkontinenzvorlage wird bis zur Mitte aufgerollt und an das Gesäß des zu pflegenden Menschen auf das Bett gelegt. Der zu pflegende Mensch wird zurück auf den Rücken gedreht, sodass die breite, aufsaugende Fläche der Inkontinenzvorlage unter dem Gesäß liegt.

ABB. 14.12

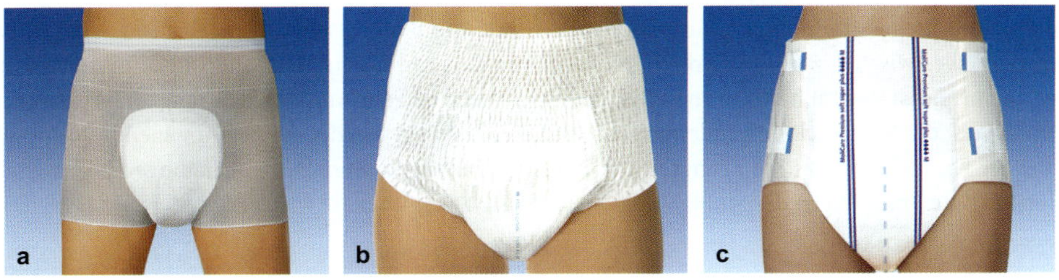

Abb. 14.12 Verschiedene aufsaugende Inkontinenzhilfsmittel:
a Vorlage, die mit einer Netzhose fixiert wird
b Pant, das wie ein Slip gehandhabt wird
c Geschlossene Inkontinenzvorlage [V220, K115]

- Pina achtet darauf, dass die Innenbündchen an der Leiste anliegen.
- Dann fixiert Pina zunächst die unteren Klebestreifen schräg von unten nach oben, dann die oberen Klebestreifen schräg von oben nach unten.
- Pina kontrolliert den Sitz der Inkontinenzvorlage: Sie darf nicht einschnüren.

WISSEN ANWENDEN

Eine Inkontinenzvorlage muss regelmäßig gewechselt werden, da sonst die Gefahr einer Hautschädigung (➢ 12.3.1) besteht. Beim Wechsel der Inkontinenzvorlage achtet Pina auf eine gute Hautbeobachtung.

WISSEN ANWENDEN

MERKE

Pina benutzt aus Respekt den zu Pflegenden gegenüber niemals den Begriff „Windel". Sie sprich von einer „Inkontinenzvorlage" oder „Inkontinenzhose".

MERKE

14.2.2 Beurteilung der Ausscheidung

14.2.2 Beurteilung der Ausscheidung

Pina im Praxiseinsatz

Urin beurteilen

Damit Pina Ausscheidungen besser beurteilen kann, muss sie Wissen über Menge (➢ Tab. 14.2), Farbe, Geruch und Beimengungen (➢ Tab. 14.3) haben.

TAB. 14.2

Tab. 14.2 Urinmengen und mögliche Bedeutung in der Praxis

Menge des Urins	Bezeichnung	Mögliche Bedeutung
1500–2000 ml/24 Stunden	Normale Urinmenge	Keine
Mehr als 2500–300 ml/24 Stunden	Zu hohe Ausscheidung von Urin *(Polyurie)*	Bei Diabetes mellitus (➢ 22.2.1)
Weniger als 500 ml/24 Stunden	Zu geringe Ausscheidung von Urin *(Oligurie)*	Bei Einschränkung der Nierenfunktion (Niereninsuffizienz, ➢ 29.2.6) oder Austrocknung (Dehydratation, ➢ 12.12.1)
Weniger als 100 ml/24 Stunden	Keine Ausscheidung *(Anurie)*	Durch mechanisches Hindernis, z. B. Tumor oder Nierenstein (➢ 29.2.5) oder bei akutem Nierenversagen (➢ 29.2.4)

TAB. 14.3

Tab. 14.3 Urinfarbe, -beschaffenheit und -beimengungen

Farbe des Urins und Beimengungen	Mögliche Bedeutung
Hellgelb, klar	Normaler Urin
Ausflockungen, trübe Farbe	Eiter, Harnwegsinfekte, Eiweiß (Fibrin)
Rötlich verfärbt	Blut im Urin durch z. B. Nierensteine, Harnwegsinfekte, Tumorerkrankungen, Menstruationsblutung, Verfärbung durch Medikamente
Rotbraun verfärbt	Erhöhte Eisenaufnahme, Störung der Leberfunktion
Dunkelbraun bis schwarz verfärbt	Erhöhte Eisenaufnahme, Erkrankung der Leber und Galle, Krebserkrankung, Medikamente
Unnatürlich gelb	Medikamente, z. B. Vitamin B

Pina im Praxiseinsatz

Stuhl beurteilen

Die **physiologische Stuhlmenge** kann zwischen 100 und 500 g pro Tag schwanken, ebenso wie die Stuhlhäufigkeit, die zwischen zwei und drei Stuhlgängen pro Tag und bis zu drei Stuhlgängen in der Woche liegen kann. Sie ist stark abhängig von individuellen Faktoren und der Art der Ernährung. Beim gesunden Menschen ist der Stuhl dickbreiig oder geformt, der Geruch hängt von der aufgenommenen Nahrung ab.

Bei der Beobachtung des Stuhlgangs achtet Pina auf Konsistenz, Geruch, Beimengungen und Menge. Sie erkennt Veränderungen des Stuhlgangs (➢ Tab. 14.4) und gibt diese weiter.

TAB. 14.4

Tab. 14.4 Veränderungen des Stuhlgangs

Veränderung des Stuhls	Mögliche Ursachen
Dünnflüssig (wässrig) oder breiig	Durchfall *(Diarrhö)* bei z. B.: • Akute Infektionen des Darms • Chronisch-entzündliche Darmerkrankungen (z. B. Morbus Crohn, ➢ 21.2.5) • Ernährungsstörungen- und Unverträglichkeiten beim Säugling • Nahrungsmittelunverträglichkeiten (z. B. Laktoseintoleranz)
Dünn, bleistiftartig, aber feste Konsistenz	Verengte Stellen im Dickdarm bei z. B. Krebs *(Karzinom,* ➢ *21.2.7)*
Hart, kleine Kotballen, Kotsteine	Verstopfung *(Obstipation)* durch geringe Flüssigkeitszufuhr, Bewegungsmangel, einseitige ballaststoffarme Ernährung
Lehmfarben oder grauweiß	Lebererkrankungen, z. B. Leberentzündung *(Hepatitis,* ➢ *21.2.3)*, Gallenwegsverschluss durch Steine oder Tumoren
Schwarzer Stuhl (teerartig)	Blutbeimengungen durch Blutungen im oberen Anteil des Verdauungssystems
Frische Blutauflagerungen	Hämorrhoiden, Tumoren (➢ 21.2.7), Verletzungen durch Pressen beim Stuhlgang
Salbenartig glänzend (Fettstuhl)	Störungen/Einschränkungen in der Fettverdauung
Schleimige Konsistenz, eitrige Auflagerungen	Verschiedene Entzündungen im Dickdarm (➢ 21.2.5)
Fauliger Geruch	Vermehrte Fäulnis- und Gasbildung
Parasiten, Wurmeier	Verschiedene Würmer und Maden

MERKE

MERKE

Der Genuss bestimmter Lebensmittel wie Rote Bete oder Spinat verändert die Farbe. Auch bestimmte Medikamente können die Stuhlfarbe verändern: Eisen- oder Kohletabletten färben den Stuhl schwarz.

14.3 Bilanzierung

14.3 Bilanzierung

DEFINITION

DEFINITION

Flüssigkeitsbilanz: Erfassung und Gegenüberstellung der Flüssigkeitsmengen, welche die zu pflegende Person in einem definierten Zeitraum (zwölf oder 24 Stunden)
- oral, parenteral oder per Magensonde zu sich nimmt *(Einfuhr)* und
- ausscheidet *(Ausfuhr)*.

Zur **Einfuhr** zählen alle Flüssigkeiten, die in den Körper gelangen. Eine Ausnahme bilden Blutkonserven, Blutprodukte und Plasmaexpander. Sie verweilen länger im Körper und werden deshalb nicht berücksichtigt. Bei der Bestimmung der **Ausfuhr** werden sämtliche Ausscheidungen, z. B. Urin, Stuhl, Wundsekret, Erbrochenes, Schweiß, Blut, Punktatflüssigkeit, Abfluss über Sonden, Atemwegssekrete, berücksichtigt.

Die **Art der Bilanzierung** richtet sich nach den unterschiedlichen Bedingungen, die sich aus der jeweiligen Situation des Menschen ergeben, für den die Bilanz anzufertigen ist. Die Bilanzierung bei Neugeborenen erfordert z. B. viel genauere Berechnungen als bei Erwachsenen. Die Bilanzierung für einen Menschen mit ausgedehnten Brandverletzungen stellt andere Anforderungen als die für einen weitgehend gesunden Bewohner einer Altenpflegeeinrichtung. Die Pflegenden orientieren sich deshalb bei der Bilanzierung an den hauseigenen Standards, dem Alter und der zugrunde liegenden Erkrankung.

Beurteilung der Bilanz

- **Positive Bilanz:** Einfuhr übersteigt Ausfuhr, z. B. bei terminalem Nierenversagen.
- **Ausgeglichene Bilanz:** Einfuhr entspricht Ausfuhr.
- **Negative Bilanz:** Ausfuhr übersteigt Einfuhr, z. B. bei Diabetes insipidus.

Grenzen der Messgenauigkeit

Schwierig ist z. B. die Messung der Ausscheidungen inkontinenter Menschen. Solange der gesamte Urin z. B. in ein aufsaugendes Inkontinenzhilfsmittel fließt, lässt sich seine Menge noch relativ leicht bestimmen. Hierzu wird die benutzte Vorlage gewogen und vom Ergebnis das Gewicht einer unbenutzten Vorlage desselben Typs abgezogen. Fließt der Urin hingegen z. B. auf den Fußboden, lässt sich seine Menge bestenfalls schätzen – mit einer erheblichen Fehlerquote.

Auch Flüssigkeitsverluste des Körpers durch Schwitzen oder die Atmung *(Perspiration)* lassen sich nur schätzen, wobei die Pflegeperson alle einwirkenden Bedingungen, z. B. Körpertemperatur, Atemfrequenz, Umgebungstemperatur, berücksichtigt.

Nicht messbare Flüssigkeitsmengen sind z. B.:

- Verluste durch Schweiß und Atemluft
- Verluste bei Fieber (Faustregel: 500 ml pro 1 °C Temperaturerhöhung bei Erwachsenen)
- Zufuhr aus Oxidationswasser, das bei der Verstoffwechselung von Kohlenhydraten entsteht

MERKE

MERKE

Faustregel für die Beurteilung eines Bilanzergebnisses

Ein erwachsener Mensch verliert in Ruhe und bei normaler Körpertemperatur pro Tag etwa 400–500 ml Flüssigkeit über die Perspiration. Die Zufuhr von Oxidationswasser beträgt ca. 200–300 ml. Deshalb ist eine Bilanz mit dem Ergebnis + 200 ml als ausgeglichen zu betrachten.

Durchführung der Flüssigkeitsbilanz

- Bilanzblatt (➤ Tab. 14.5) vorbereiten.

TAB. 14.5

Tab. 14.5 Formular zur Flüssigkeitsbilanzierung

Bilanzbogen							
Name, Vorname:				**Datum:**			
EINFUHR				**AUSFUHR**			
Frühdienst							
Uhrzeit	Getränk/Flüssignahrung/Infusionslösung/Sondenkost (in ml)		HZ	Uhrzeit	Urin/Sonstige Ausfuhr (in ml)		HZ
Insgesamt				**Insgesamt**			
Spätdienst							
Insgesamt				**Insgesamt**			
SUMME				**SUMME**			
TAGESBILANZ ml							

- Zu pflegenden Menschen, alle Mitglieder des Pflegeteams und ggf. Angehörige informieren, dass die Menge der zugeführten und ausgeschiedenen Flüssigkeit zu notieren ist. Bei Bedarf Handhabung des Formulars erläutern.
- Steckbecken, Urinflasche und Nachtstuhl mit Namen und dem Hinweis „Flüssigkeitsbilanz" beschriften.
- Zu pflegenden Menschen zu Beginn der Bilanzzeit Blase entleeren lassen, Urin verwerfen und nicht mitrechnen. Ebenso mit Sekreten aus Drainagen und anderen Ausscheidungen verfahren.
- Ab diesem Zeitpunkt Ein- und Ausfuhr zuverlässig aufschreiben (in ml).
- Tassen und Gläser immer ganz füllen bzw. immer den auf dem Nachttisch stehenden Flüssigkeitsnachschub aufschreiben, sobald er vom Betroffenen getrunken wurde.
- Am Ende des Bilanzzeitraums die betroffene Person die Blase entleeren lassen, Urin mitrechnen.
- Bilanzbogen in das Dokumentationssystem heften.

MERKE

MERKE

Die Flüssigkeitsbilanz über einen Tag hat nur geringe Aussagekraft, da sie keine Auskunft darüber erteilt, ob der zu pflegende Mensch zuvor negativ oder positiv bilanziert war. Ein genauerer Eindruck ergeben erst Bilanzergebnisse von mehreren aufeinanderfolgenden Tagen, weil sie einen Trend erkennen lassen.

Die Bilanzierung hat nur Aussagekraft, wenn die Pflegenden sie gewissenhaft führen. Fehlerquellen sind z. B.:
- Mangelnde Mitarbeit des zu pflegenden Menschen oder der Angehörigen, wenn sie z. B. die Menge der Getränke nicht notieren
- Urin- und Stuhlinkontinenz
- Starkes Schwitzen (Flüssigkeitsverlust nur schwer schätzbar)

WIEDERHOLUNGSFRAGEN

1. Benennen Sie die Schweregrade des Selbstversorgungsdefizits beim Essen und Trinken.
2. Zählen sie Gründe für das Anreichen von Essen und Trinken auf.
3. Nennen Sie fünf Kriterien, auf die Pina bei der Vorbereitung der Nahrungsaufnahme achtet.
4. Erklären Sie, wie Sie handeln, wenn sich ein zu Pflegender beim Essen verschluckt hat.
5. Beschreiben Sie technische Hilfsmittel, die das Essen und Trinken erleichtern.
6. Nennen Sie Anzeichen, die auf eine Schluckstörung hinweisen können.
7. Nennen Sie drei Kriterien, auf die Sie bei der Verwendung einer Urinflasche achten.
8. Erklären Sie die Begriffe „Polyurie", „Oligurie" und „Anurie".
9. Beschreiben Sie den Umgang mit dem Steckbecken.
10. Welche Komponenten werden bei der Bilanzierung verglichen?
11. Erklären Sie die Begriffe „positive", „negative" und „ausgeglichene Bilanz".

LITERATUR

Quellen

Keller C (Hrsg.). Pflegen. Grundlagen und Interventionen. 3. Aufl. München: Elsevier; 2021.
Keller C, Menche N, Teigeler B (Hrsg.). Pflege Heute. 8. Aufl. München: Elsevier; 2023.
Lunk S. Pflegewissen Prophylaxen. 4. Aufl. München: Elsevier; 2023.
Regnet N (Hrsg.). Pflegetechniken von Absaugen bis ZVK. 4. Aufl. München: Elsevier; 2022.

KAPITEL

15 Vitalzeichen

Susanne Lunk

LERNZIELE

LERNZIELE: DAS KANN ICH BALD GUT

Am Ende dieser Lerneinheit werde ich ...
- wissen, welche Parameter zu den Vitalwerten gehören,
- Blutdruck, Puls, Temperatur und Atmung messen können,
- Vitalzeichen und ihre Referenzwerte kennen,
- wissen, wie ich Fehler bei der Vitalzeichenmessung verhindern kann.

Vitalzeichen sind überprüfbare Lebensfunktionen eines Organismus und beziehen sich auf Atmung, Blutdruck, Puls, Bewusstsein und Körpertemperatur.

15.1 Blutdruck und Puls

15.1 Blutdruck und Puls

DEFINITION

DEFINITION

Als **Puls** wird die Ausdehnung und das Zusammenziehen der Gefäßwände bezeichnet, die durch die Herzaktion und die von ihr ausgelöste Druckwelle entsteht.
Der **Blutdruck** ist die Kraft, die das Blut auf die Gefäßwände der Venen und Arterien ausübt.

Mit der Messung von Blutdruck und Puls wird überprüft, ob das Herz physiologisch arbeitet oder pathologische Gegebenheiten vorliegen.

15.1.1 Puls messen

15.1.1 Puls messen

- Die übliche Stelle zur Pulsmessung ist die **Arteria radialis** (Speichenarterie, ➤ Abb. 15.1). Darüber hinaus kann der Puls noch an anderen Körperstellen gemessen werden (s. unten).

ABB. 15.1

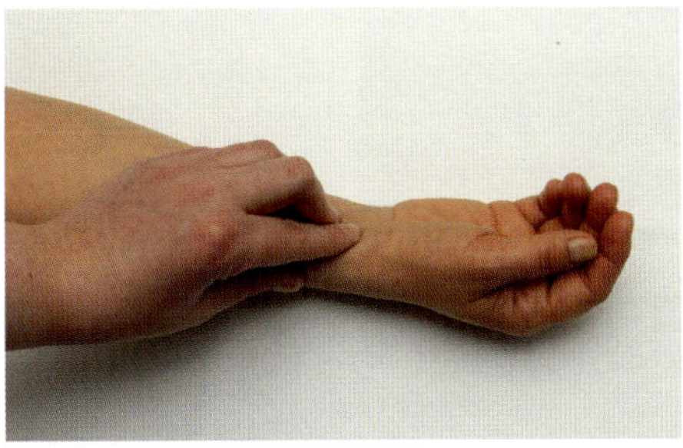

Abb. 15.1 Üblicherweise wird der Puls an der Arteria radialis am Handgelenk gemessen [L138]

- Zeige-, Mittel- und Ringfingerkuppe werden mit leichtem Druck auf der Arterie, z. B. der Speichenarterie *(Arteria radialis)*, aufgesetzt. Der Puls darf nicht mit dem Daumen getastet werden, da dieser einen Eigenpuls hat. Der ermittelte Pulswert wäre dann falsch.
- Hierzu wird die starke Muskelsehne des Musculus carpi radialis getastet, die sich nahe der Mitte der Innenseite des Handgelenks befindet.
- Von dort aus zur Daumenseite vortasten. In der „Kuhle" nach der Muskelsehne befindet sich die Arteria radialis.
- Der Puls wird 15 Sekunden lang gezählt. Der erste Schlag wird mit 0 gezählt. Die Anzahl der ermittelten Pulsschläge wird mit 4 multipliziert, um die Pulsschläge pro Minute hochzurechnen.

WISSEN ANWENDEN

WISSEN ANWENDEN

Der Puls wird **60 Sekunden** durchgezählt, wenn er ungleichmäßig *(arrhythmisch)* oder sehr langsam ist. Auch bei neu aufgenommenen zu pflegenden Menschen wird der Puls bei der ersten Pulsmessung eine Minute lang durchgezählt.

Pina im Praxiseinsatz

Pina kennt die Referenzwerte (➤ Tab. 15.1), damit sie bei der Pulsmessung einschätzen kann, ob sie eine Pflegefachperson dazuholen muss. Sie weiß auch, dass sich die Referenzwerte auf den Ruhepuls beziehen. Bei Anstrengung oder wenn Säuglinge weinen, ist der Puls höher.

TAB. 15.1

Tab. 15.1 Puls-Referenzwerte

Alter	Werte
Neugeborene	180
Säuglinge	140
Kleinkinder (2 Jahre)	120
Kinder (4 Jahre)	100
Kinder (10 Jahre)	90
Jugendliche (14 Jahre)	85
Frauen (ab 18 Jahren)	60–75
Männer (ab 18 Jahren)	65–80
Ältere Menschen	80–85
Sportler	40–60
Bradykardie verminderte Herzfrequenz	< 60
Tachykardie (Herzrasen)	> 100

SÄUGLINGE UND KLEINKINDER

SÄUGLINGE UND KLEINKINDER

Bei Säuglingen und Kleinkindern ist es aufgrund des „Babyspecks" mitunter schwierig, den Puls an den Extremitäten zu tasten. In diesen Fällen ist ein Pulsoximeter (➤ Abb. 15.2) zu nutzen, das neben der Sauerstoffsättigung auch den Pulswert angibt.

ABB. 15.2

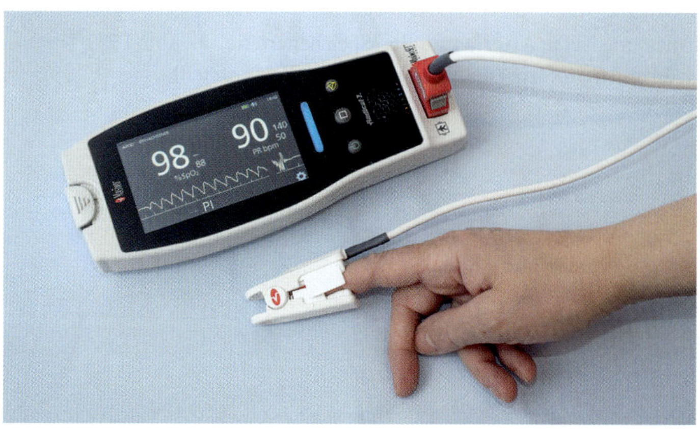

Abb. 15.2 Pulsoximeter mit Fingersensor [K115]

Pina im Praxiseinsatz

Pina kennt wichtige Beobachtungskriterien für die Pulsmessung:

- **Pulsrhythmus:** Pina fühlt, ob die Pulswellen regelmäßig oder unregelmäßig abfolgen.
- **Pulsqualität:** Pina bewertet die Beschaffenheit des Pulses, d. h., wie deutlich der Puls zu tasten ist.
- **Pulsfrequenz:** Pina zählt die Pulsschläge pro Minute.

Taststellen zur Pulsmessung

➤ Abb. 15.3

ABB. 15.3

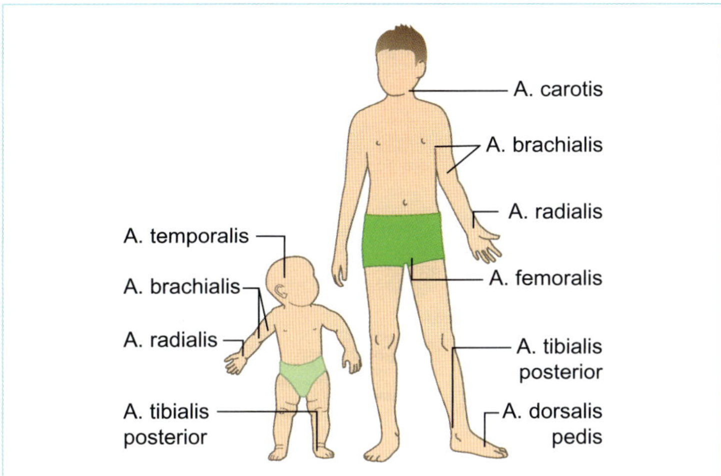

Abb. 15.3 Taststellen zur Pulsmessung
a beim Kleinkind
b beim größeren Kind und beim Erwachsenen [L138]

Peripherer Puls:

- A. radialis (Handgelenk an der Seite des Daumenballens)
- A. temporalis (Schläfe)
- A. poplitea (Kniekehle)
- A. dorsalis pedis (vorderer Fußrücken)
- A. tibialis posterior (dorsal/Rückseite des Innenknöchels)

Zentraler Puls:

- A. carotis (seitliches Halsdreieck, ➤ Abb. 15.4)
- A. femoralis (Leiste)

ABB. 15.4

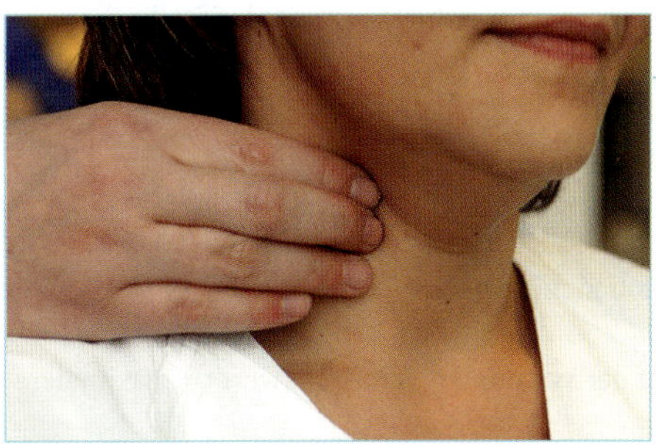

Abb. 15.4 Pulskontrolle an der Arteria carotis [K115]

MERKE

MERKE
Müssen Puls und Blutdruckwerte ermittelt werden, wird immer zuerst der Puls, dann der Blutdruck gemessen: Durch die Kompression des Arms mit der Blutdruckmanschette wird der Pulswert beeinflusst. Pina erhält falsch hohe oder falsch niedrige Messwerte.

ACHTUNG

ACHTUNG
Tastet Pina weder peripher noch zentral einen Puls, handelt es sich um eine **Asystolie** (Pulslosigkeit). Hierbei handelt es sich immer um einen Notfall. Pina holt sofort eine Pflegefachperson dazu. Erste-Hilfe-Maßnahmen müssen eingeleitet werden (➤ 18.2).

Zur Orientierung

15.1.2 Blutdruck messen

15.1.2 Blutdruck messen

➤ Abb. 15.5 zeigt verschiedene Geräte zur Blutdruckmessung.

ABB. 15.5

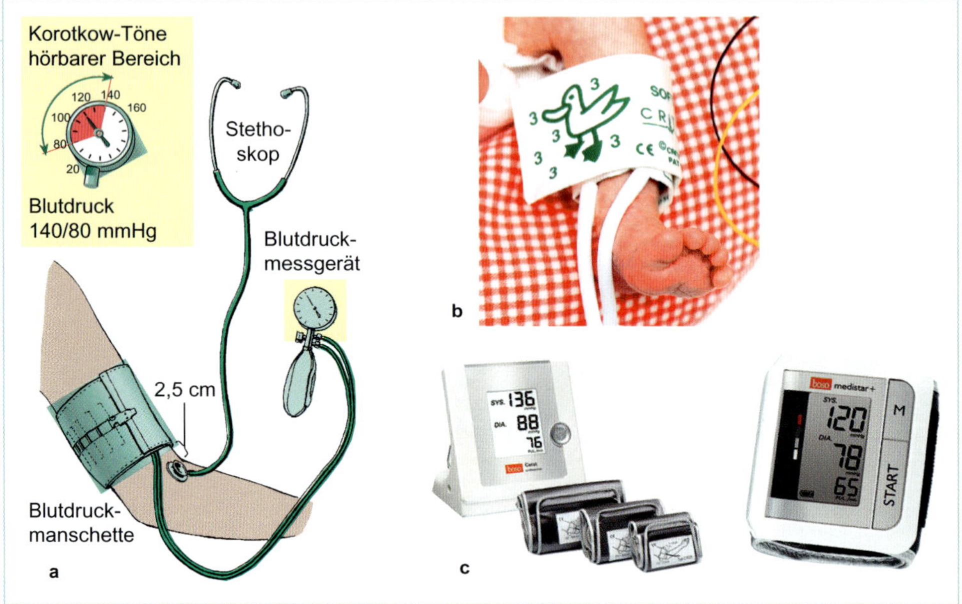

Abb. 15.5 **a** Auskultatorische Blutdruckmessung [L190]
b Elektronische Blutdruckmessung beim Neugeborenen [K115]
c Blutdruckmessgeräte für Handgelenk und Oberarm mit verschieden großen Manschetten (links) und für das Handgelenk (rechts) [V410]

Pina im Praxiseinsatz

Messen des Blutdrucks nach der Riva-Rocci-Methode (RR)

Pina beherrscht inzwischen das Blutdruckmessen sehr gut. Sie weiß, worauf sie achten muss:

- Der Arm, an dem der Blutdruck gemessen wird, darf nicht von Kleidung bedeckt sein. Pina bittet die zu pflegende Person, mit dem Arm aus dem Pullover zu schlüpfen oder den Ärmel hochzuschieben.
- Die Blutdruckmanschette legt Pina straff, faltenfrei und luftleer ca. 2–3 cm von der Armbeuge entfernt um den Oberarm (➤ Abb. 15.6 a). Die ableitenden Schläuche dürfen nicht unmittelbar über der Armbeuge liegen.
- Der zu Pflegende positioniert seinen Arm entspannt in Herzhöhe.
- Pina schließt das Ventil des Manometers mit dem Daumen (➤ Abb. 15.6 b).
- Pina steckt die Oliven des Stethoskops locker in ihre Ohren und legt die Membran des Stethoskops in die Ellenbeuge des zu Pflegenden.
- Pina tastet den Puls an der Speichenarterie *(Arteria radialis)* und pumpt mittels des kleinen Ballons Luft in die Manschette, bis kein Puls mehr tastbar ist (➤ Abb. 15.6 c).
- Pina erhöht den Manschettendruck nochmals um 20 mmHg.
- Pina öffnet langsam das Ventil des Manometers (➤ Abb. 15.6 d), sodass die Luft aus der Manschette entweichen kann. Sie achtet darauf, dass der Druckabfall nicht mehr als 3 mmHg pro Sekunde beträgt.
- Den ersten Ton, den Pina über das Stethoskop hört, ist der **systolische** Blutdruckwert (= maximaler Druck im Blutgefäß).
- Den letzten Ton, den Pina über das Stethoskop hört, ist der **diastolische** Blutdruckwert (= minimaler Druck im Blutgefäß).
- Pina lässt die Restluft aus der Manschette ab und zieht sie vom Arm des zu Pflegenden ab.
- Sie desinfiziert alle gebrauchten Materialien und dokumentiert den ermittelten Blutdruckwert.

WISSEN ANWENDEN

WISSEN ANWENDEN

Im Pflegewagen befinden sich Blutdruckmanschetten in verschiedenen Größen. Pina hat die richtige Manschette ausgewählt, wenn der Oberarm des zu pflegenden Menschen von der angelegten Blutdruckmanschette zu zwei Drittel bedeckt ist.

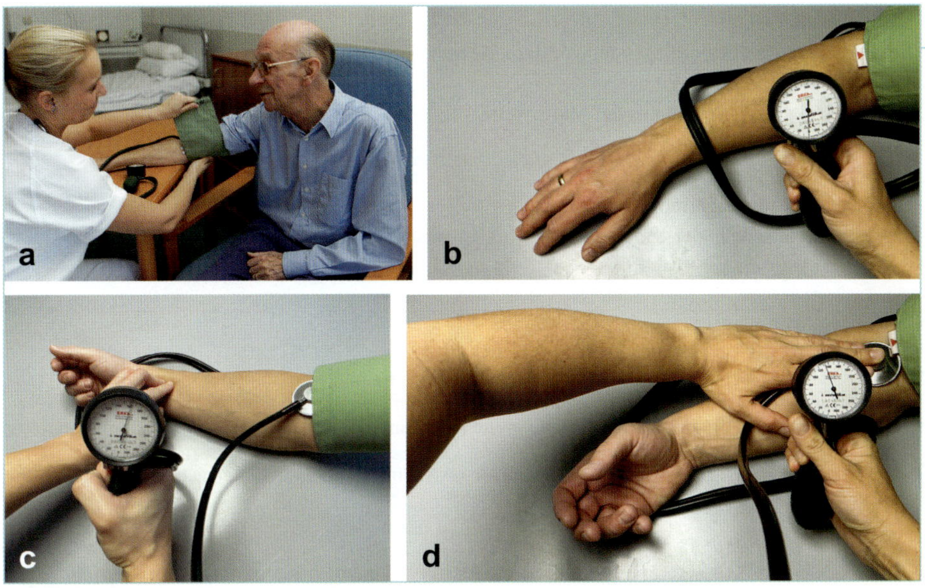

Abb. 15.6 a Blutdruckmanschette anlegen [K115]
b Ventil mit dem Daumen verschließen (Druck an der Arteria radialis tasten) [K115]
c Durch Zusammendrücken des Ballons Druck aufbauen, bis kein Puls mehr tastbar ist [K115]
d Durch Öffnen des Ventils Druck wieder ablassen [K115]

ABB. 15.6

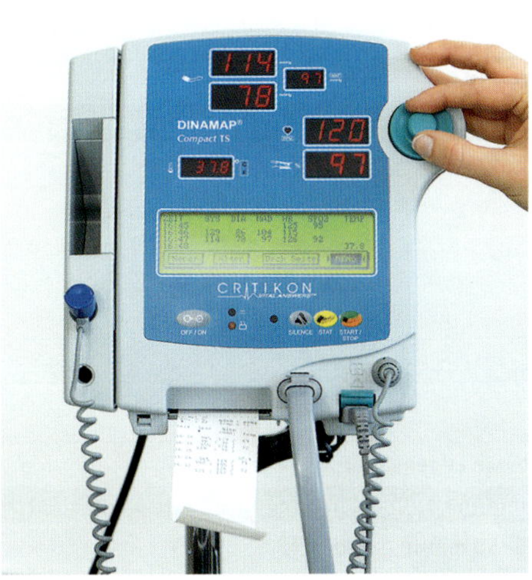

Abb. 15.7 Elektronisches Monitorgerät zur Blutdruckmessung [K115]

ABB. 15.7

Neben der auskultatorischen Blutdruckmessung nach Riva-Rocci (➤ Abb. 15.5 a) können die Blutdruckwerte auch mittels elektronischer Geräte ermittelt werden (➤ Abb. 15.5 b und c, ➤ Abb. 15.7).

WISSEN ANWENDEN

Damit Pina keine falsch hohen oder falsch niedrigen Blutdruckwerte misst, beachtet sie bei der Blutdruckmessung Folgendes:

- Sie stellt nach Möglichkeit störende Hintergrundgeräusche ab, um nicht abgelenkt zu werden.
- Hat sich ein zu Pflegender gerade körperlich angestrengt (z. B. durch Treppensteigen, schnelles Gehen), wartet Pina zehn bis 15 Minuten bis zur Messung, damit sich der Blutdruck normalisieren kann.
- Pina misst den Blutdruck eines zu pflegenden Menschen immer am gleichen Arm und in der gleichen Position: Der zu Pflegende liegt, sitzt oder steht.

WISSEN ANWENDEN

Fehlerquellen

Falsche Blutdruckwerte können z. B. entstehen durch:

- Falsche Größe (zu groß/zu klein) der Blutdruckmanschette
- Defekte am Manometer/Ballon mit Ventil/Manschette/Stethoskop

- Nicht geeichtes Gerät
- Keine Ruhepause des zu Pflegenden vor dem Messen
- Messen über der Kleidung
- Zu schnell abgelassene Luft aus der Manschette
- Nicht genug aufgepumpte Manschette
- Zu locker angelegte Manschette
- Über Herzniveau gelagertem Arm
- Störende Geräusche in der Umgebung

ACHTUNG

ACHTUNG

Pina weiß, dass sie nicht bei jedem zu Pflegenden an jeder Extremität den Blutdruck messen darf:

- Liegt ein venöser Zugang am Arm, misst Pina an diesem Arm den Blutdruck nicht.
- Hatte eine Frau eine Brustoperation, z. B. aufgrund einer Tumorentfernung, darf am Arm auf der operierten Seite kein Blutdruck gemessen werden.
- Bei Verletzungen, Wunden, Verbänden, Schmerzen misst Pina an der betroffenen Extremität keinen Blutdruck.

Referenzwerte

Der Wert bei der Blutdruckmessung wird in mmHg (Millimeter Quecksilbersäule) angegeben. Diese Einheit stammt noch aus der Zeit, als in der Messskala der Blutdruckmessgeräte Quecksilber das anzeigende Element war.

In ➤ Tab. 15.2 und ➤ Tab. 15.3 sind die Referenzwerte der Blutdruckmessung zusammengefasst; Empfehlungen für Blutdruckwerte bei älteren Menschen zeigt ➤ Tab. 15.4.

TAB. 15.2

Tab. 15.2 Referenzwerte bei der Blutdruckmessung [W912-001]

Werte	Systolischer Wert (mmHg)	Diastolischer Wert (mmHg)
Normaler Wert	120–129	80–84
Hochnormaler Wert	130–139	85–89
Hypertonie Grad 1	140–159	90–99
Hypertonie Grad 2	160–179	100–109
Hypertonie Grad 3	> 180	> 110
Hypotonie	< 100	< 60

TAB. 15.3

Tab. 15.3 Physiologische Blutdruckwerte in Abhängigkeit vom Lebensalter

Lebensalter	Blutdruck-Normwerte
Frühgeborene (1.000–2.000 g)	45–50 mmHg *(systolisch)*
Neugeborene (> 2.000 g)	70–80 mmHg *(systolisch)*
Säuglinge	65–85 mmHg *(systolisch)*
Kleinkinder	95/60 mmHg
Schulkinder (6.–9. Lebensjahr)	100/60 mmHg
Schulkinder (9.–12. Lebensjahr)	110/70 mmHg
Jugendliche/Erwachsene	120/80 mmHg
Ältere Menschen	140/90 mmHg

Pina im Praxiseinsatz

Pina erschrickt, als sie bei einem zu Pflegenden einen Blutdruck von 220/140 mmHg ermittelt. Da sie in der Schule die Normwerte gelernt hat, weiß Pina, dass der gemessene Wert viel zu hoch ist. Sie bittet, den zu pflegenden Menschen, ruhig sitzen zu bleiben, und informiert sofort eine Pflegefachperson über den viel zu hohen gemessenen Wert.

Die Höhe des Blutdrucks hängt von folgenden Faktoren ab:

- Gefäßwiderstand der Arterien
- Herzminutenvolumen
- Blutvolumen im Gefäßsystem

Körperliche Anstrengung erhöht den systolischen Wert. Der diastolische Wert bleibt beim Gesunden konstant.

Tab. 15.4 Empfehlungen für Blutdruckwerte bei älteren Menschen

Alter und Blutdruck	Physische/Mentale Verfassung	Blutdruck-Zielwerte (systolisch)
Systolischer Wert		
< 80 Jahre, mit RR-Werten > 160 mmHg	Nicht gebrechlich	140–150 mmHg
< 80 Jahre	Körperlich fit	< 140 mmHg möglich, wenn Therapie gut vertragen wird
> 80 Jahre mit RR-Werten > 160 mmHg	Körperlich/Mental gut	140–150 mmHg
Ältere Menschen	Gebrechlich	Je nach individueller Verträglichkeit anpassen
Empfehlungen für den diastolischen Wert		
Ältere Menschen		< 90 mmHg
Ältere Menschen mit Diabetes mellitus		< 85 mmHg

TAB. 15.4

MERKE

Pina merkt sich zwei Fachbegriffe besonders gut:
- Hypertonie = Bluthochdruck (➤ 24.2.2)
- Hypotonie = zu niedriger Blutdruck (➤ 24.2.2)

MERKE

15.2 Temperatur

15.2 Temperatur

DEFINITION

Mit Körpertemperatur ist meistens die **Körperkerntemperatur** gemeint. Darunter wird die Temperatur des Inneren des Brustkorbs *(Thorax)*, des Bauchraums *(Abdomen)* und des Kopfs verstanden. Beim gesunden Erwachsenen liegt sie zwischen 36 und 37 °C. Die **Schalentemperatur** (Temperatur auf der Haut, an den Extremitäten) hingegen beträgt 28 bis 33 °C.

DEFINITION

15.2.1 Temperaturmessstellen

15.2.1 Temperaturmessstellen
Pina im Praxiseinsatz

Pina begleitet die Pflegefachperson bei der morgendlichen Versorgungsrunde. Unter anderem wird bei den zu Pflegenden auch die Temperatur gemessen. Bei fast allen zu Pflegenden wird ein Ohrthermometer verwendet, nur bei einer zu Pflegenden wird die Temperaturmessung rektal durchgeführt. Pina fragt die Pflegefachperson nach dem Grund und erfährt, dass es verschiedene Stellen zur Temperaturmessung gibt und die rektale Messung am aussagekräftigsten und genauesten ist.

Folgende Methoden der Temperaturmessung sind möglich:
- Sublingual (unter der Zunge)
- Axillar (in der Achselhöhle)
- Rektal (im Mastdarm)
- Tympanal (im äußeren Gehörgang)
- Inguinal (in der Leistenbeuge)
- Im Stirn-/Schläfenbereich (mittels Infrarotthermometer)
- Auf der Haut (aufklebbare Temperatursonde)
- In der Blase (mittels Blasenkatheter mit Temperatursonde)
- Hautsensor bei Frühgeborenen

15.2.2 Thermometer

15.2.2 Thermometer

In der Pflegepraxis stehen verschiedene Thermometer zur Verfügung. Dabei werden **Infrarotthermometer** für die Messung im Ohr (➤ Abb. 15.8 a, ➤ Abb. 15.10) oder im Stirn-/Schläfenbereich (➤ Abb. 15.8 b) und **Digitalthermometer** (➤ Abb. 15.9), die für die rektale, axillare und sublinguale Messung verwendet werden können, unterschieden.

Zur Orientierung

ABB. 15.8

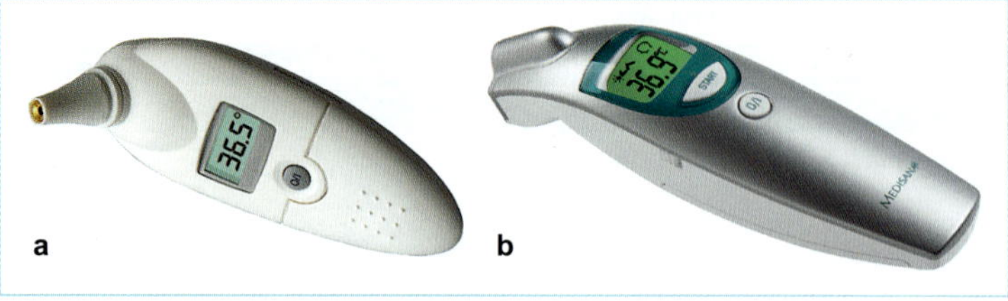

Abb. 15.8 **a** Infrarot-Ohrthermometer [V410]
b Infrarot-Stirnthermometer [V608]

ABB. 15.9

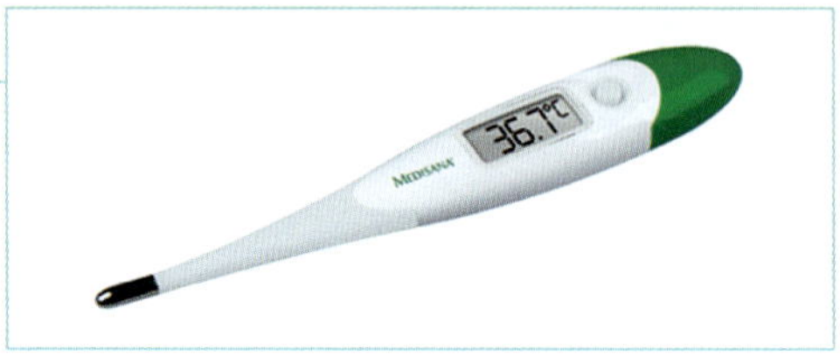

Abb. 15.9 Digitalthermometer [V608]

ABB. 15.10

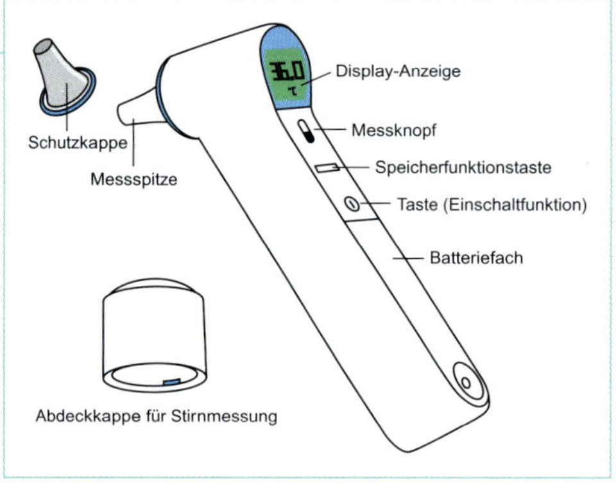

Abb. 15.10 Bestandteile eines Infrarot-Ohrthermometers [L143]

SÄUGLINGE UND KLEINKINDER

SÄUGLINGE UND KLEINKINDER

Bei Säuglingen bis zu einem Jahr kann die Temperatur nicht im Ohr gemessen werden, weil der Gehörgang für das Ohrthermometer zu klein ist. Es würden falsch niedrige Werte ermittelt werden. Daher wird die Körpertemperatur bei Säuglingen und Kleinkindern rektal (➤ Abb. 15.11) oder im Stirn- und Schläfenbereich mit einem Infrarotthermometer gemessen. Bei Frühgeborenen kommen Hautsensoren zum Einsatz.

15.2.3 Messen der Temperatur

15.2.3 Messen der Temperatur

Heutzutage wird die Körpertemperatur meist tympanal (im Gehörgang) oder temporal (im Stirn-/Schläfenbereich) mithilfe eines Infrarotthermometers gemessen.

Tympanale Messung

- Temperatur stets im selben Ohr messen.
- Hörgeräte mindestens 20 Minuten vor der Messung aus dem Ohr nehmen.
- Vor dem Messen evtl. Ohrenschmalz entfernen.
- Schutzkappe auf das Ohrstück des Thermometers setzen.
- Warten, bis Thermometer messbereit ist.
- Zur Streckung des Gehörgangs Ohrmuschel des zu Pflegenden leicht nach hinten oben ziehen.
- Ohrthermometer mit leichter Drehbewegung vorsichtig in den Gehörgang einführen; der Gehörgang muss komplett abgedichtet, die Messsonde schräg nach oben auf das Trommelfell gerichtet sein.
- Starttaste drücken.
- Messung erst beenden, wenn Endsignalton ertönt.
- Thermometer aus dem Gehörgang entfernen.
- Messergebnis auf dem Display ablesen.
- Schutzkappe durch Druck auf den Ablöseknopf vom Ohrstück entfernen und entsorgen.

Das Messergebnis kann verfälscht werden durch:

- Entzündung/Verstopfung des Gehörgangs
- Falsches Einführen des Thermometers
- Längeres Liegen auf dem Ohr, Baden oder Schwimmen vor der Messung
- Extreme Umgebungstemperaturen
- Fehlende oder defekte Schutzkappe
- Feuchtigkeit oder Verschmutzung des Infrarotsensors

Temporale Messung

Stirnthermometer gibt es in verschiedenen Ausführungen. Bei manchen Modellen muss die Haut nicht einmal berührt werden, sondern der Sensor wird in einem Abstand von ca. 5 cm an den Stirnbereich zwischen den Augenbrauen gehalten. Nach Drücken des Messknopfs kann nach wenigen Sekunden das Messergebnis abgelesen werden.

Diese Messmethode ist für den zu Pflegenden sehr angenehm, weil er zum Fiebermessen nicht berührt werden muss. Insbesondere bei Kindern, schlafenden Personen und Menschen mit Demenz ist diese Messmethode zu bevorzugen. Doch im Vergleich zur rektalen Temperaturmessung ist diese Methode ungenau, zudem kann das Messergebnis verfälscht werden durch:

- Schweißbildung
- Schlechte Durchblutung
- Dickere Haut

Sublinguale, axillare und rektale Messung

Die sublinguale, axillare und rektale Messung mittels Digitalthermometer ist zunehmend auf den Bereich der ambulanten Pflege beschränkt. Folgendes ist dabei zu beachten:

Sublingual:

- Thermometer wird unter die Zunge/links oder rechts gelegt.
- Mund muss während des gesamten Messvorgangs geschlossen bleiben.
- Thermometer wird entnommen, wenn es einen Signalton von sich gibt.
- Sollte nicht angewendet werden bei verwirrten Personen, Kindern, Personen, die unter Hustenreiz leiden oder nicht in der Lage sind, den Mund zu schließen.
- Die sublingual gemessene Temperatur liegt 0,3–0,5 °C unter der rektal gemessenen Temperatur.

Axillar:

- Thermometer wird in die trockene Achselhöhle gelegt.
- Muss komplett von der Haut umschlossen sein, indem der Arm angelegt und kontrolliert wird, sodass die Spitze hinten nicht herausragt.
- Wert liegt ca. 0,5 °C unter der rektal gemessenen Temperatur.

Rektal:

- Achtung: Eingriff in die Intimsphäre.
- Stuhlentleerung verfälscht das Ergebnis.
- Messwerte zwischen 36,5 und 37,4 °C sind normal.
- Messstelle mit dem am genauesten zu erwartenden Ergebnis.

Grundsätzliche Voraussetzungen für ein richtiges Messergebnis:

- 30 Minuten vorher keine Kälte- oder Wärmeanwendungen
- Messung nicht nach Aufregung oder Anstrengung
- Bei starken Abweichungen Arzt verständigen
- Messung am besten an liegenden Personen

ABB. 15.11

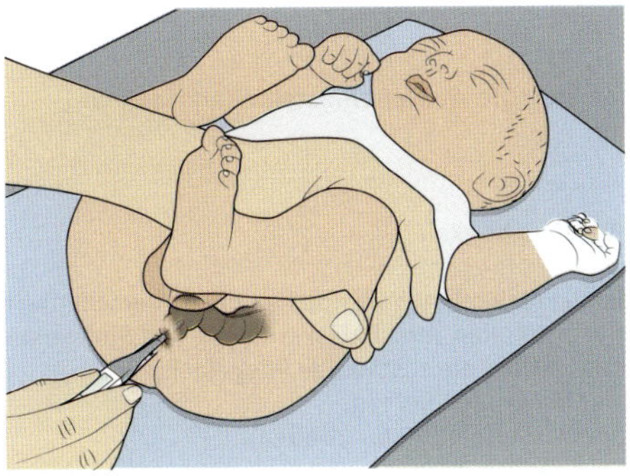

Abb. 15.11 Rektale Temperaturmessung beim Säugling [L264]

Zur Orientierung

ACHTUNG

Pina im Praxiseinsatz

ABB. 15.12

15.2.4 Messwerte (Referenzbereiche)

TAB. 15.5

WISSEN ANWENDEN

ACHTUNG

Bei verwirrten Personen, zu Pflegenden mit Hämorrhoiden oder nach Operationen am Anus auf andere Messmethoden ausweichen!

Pina weiß, dass sie bei einer rektalen Temperaturmessung mit der Spitze des Fieberthermometers den Darm verletzen kann: Die Spitze des Fieberthermometers kann den Darm perforieren (durchstechen). Die zu Pflegenden müssen deswegen während der Messung ruhig liegen bleiben. Säuglinge und Kleinkinder hält Pina achtsam fest (➢ Abb. 15.12).

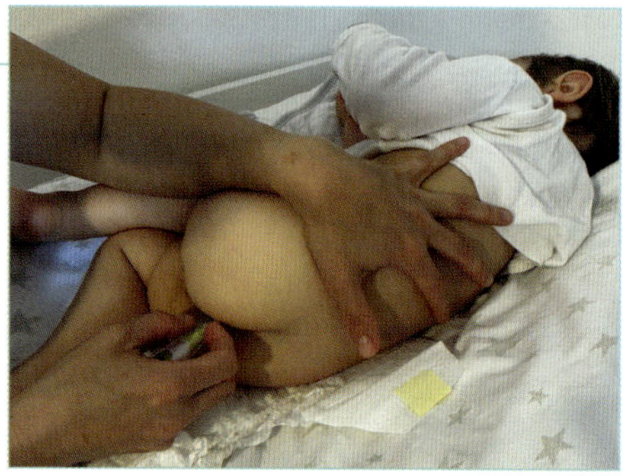

Abb. 15.12 Rektale Temperaturmessung bei einem Kleinkind. Pflegende tragen dabei Einmalhandschuhe zum Eigenschutz, da durch die Stimulation eine unkontrollierte Stuhlentleerung erfolgen kann [P1069]

15.2.4 Messwerte (Referenzbereiche)

Wie die ermittelten Temperaturen zu bewerten sind, zeigt ➢ Tab. 15.5.

Tab. 15.5 Körpertemperatur (Referenzwerte)

Messwerte (°C)	Beurteilung
36,3–37,4	Normalwert
37,5–38,0	Subfebrile Temperatur
38,1–38,5	Leichtes Fieber
38,6–39,0	Mäßiges Fieber
39,1–39,9	Hohes Fieber
≥ 40	Sehr hohes Fieber

Es können natürliche Schwankungen der Werte auftreten bei:

- Menstruation
- Messung zwischen 5 und 6 Uhr (niedrigste Stoffwechselaktivität)
- Messung zwischen 17 und 18 Uhr (höchste Stoffwechselaktivität)

WISSEN ANWENDEN

Pina weiß, dass bei **Fieber** Wadenwickel helfen, die Körpertemperatur zu senken. Wadenwickel werden angewandt, wenn das Fieber bereits über 39 °C angestiegen ist und sein Temperaturniveau erreicht hat. Voraussetzung ist, dass die Extremitäten warm sind. Sind die Arme, Hände, Füße und Beine dagegen kalt, macht Pina keine Wadenwickel, denn die peripheren Blutgefäße würden sich durch die Wadenwickel verengen und es käme zu einer noch höheren Körpertemperatur.

Pina bereitet folgende Materialien vor:

- Eine Waschschüssel mit Wasser und einem Badethermometer: Die Wassertemperatur darf maximal 5–10 °C kühler sein als die gemessene Körpertemperatur.
- Zwei Baumwolltücher
- Zwei Frotteetücher
- Ein großes Handtuch als Unterlage zum Aufsaugen der Restfeuchtigkeit

Pina bringt die Wadenwickel wie folgt an:

- Sie vergewissert sich, dass die Extremitäten warm sind und keine offenen Wunden an den Unterschenkeln vorhanden sind. Leidet der zu pflegende Mensch an einer arteriellen Verschlusskrankheit, legt Pina keine Wadenwickel an. Dazu liest sie in der Krankenakte nach oder fragt die zuständige Pflegefachperson.
- Pina legt das große Handtuch unter die Unterschenkel der fiebernden Person.
- Sie füllt Wasser in die Waschschüssel und kontrolliert die Wassertemperatur (s. oben).
- Pina legt die Baumwolltücher in das Wasser und wringt sie danach gut aus.

- Sie wickelt um jeden Unterschenkel vom Fuß bis zur Kniekehle ein nasses Baumwolltuch.
- Über das nasse Baumwolltuch wickelt sie das trockene Frotteetuch. Anstelle von trockenen Baumwolltüchern kann Pina auch Kniestrümpfe verwenden, insbesondere bei Kindern oder unruhigen, an Demenz erkrankten zu Pflegenden. So verrutschen die nassen Baumwolltücher bei Bewegung nicht so leicht.
- Die nassen Baumwolltücher werden von Pina gewechselt, sobald sie warm geworden sind. Das ist ca. alle acht bis zehn Minuten der Fall.
- Pina wiederholt das Anbringen der nassen Baumwolltücher innerhalb von einer Stunde drei bis fünfmal. Sie achtet darauf, die Baumwolltücher jedes Mal in frisches Wasser zu tauchen, denn der Körper scheidet über die Haut Stoffwechselabbauprodukte aus.
- Pina misst regelmäßig die Temperatur der fiebernden Person. Auf diese Weise erkennt sie einen zu schnellen Abfall der Körpertemperatur.
- Als Handtücher und Unterlage verwendet Pina niemals Materialien aus Plastik, weil diese einen Wärmestau verursachen können.

15.3 Atmung

15.3 Atmung

DEFINITION

Atmung: lebensnotwendiger Vorgang, bei dem Sauerstoff aus der Luft aufgenommen wird (Einatmung) und über Atemwege und Blut in alle Körperzellen transportiert wird. Das dabei entstehende Kohlendioxid wird über die Lunge wieder ausgeschieden (Ausatmung).

Pina im Praxiseinsatz

In all ihren Praxiseinsätzen hat Pina bisher zu Pflegende erlebt, die schwer Luft bekommen haben. Sie hat bei ihnen Atemgeräusche und einen unangenehmen Geruch bei der Ausatmung wahrgenommen. Pina fällt auf, dass dagegen eine physiologische Atmung kaum wahrnehmbar ist.

Die physiologische Atmung eines gesunden, wachen Menschen ohne körperliche Aktivität erfolgt unbewusst, ohne Anstrengung, gleichmäßig und tief mit zwölf bis 20 Atemzügen pro Minute (➤ Tab. 25.1).

Tab. 15.6 Zahl der Atemzüge pro Minute (Referenzwerte)

Alter	Physiologische Werte
Frühgeborene	50–60
Neugeborene, bis 4 Wochen alt	30–40
Säuglinge, bis 12 Lebensmonate alt	25–30
Kleinkinder	20–25
Schulkinder	18–20
Jugendliche und Erwachsene	12–20

Ein Atemzug besteht aus einer Ein- und einer Ausatmung.
Pina hat gelernt, dass Folgendes zur Atembeobachtung gehört:

- Zählen der Atemzüge pro Minute. Ein Atemzug besteht aus einer Einatmung (Inspiration) **und** aus einer Ausatmung (Exspiration).
- Beobachtung der Atmung in Bezug auf Anstrengung, Atemgeräusche, Atemmuster, Husten und Auswurf (➤ 25.2.1)

Pina im Praxiseinsatz

Die Atmung kann gesteuert werden: Ein Mensch kann bewusst schneller oder langsamer atmen. Wenn Pina die zu pflegende Person darüber informiert, dass sie gleich deren Atemzüge zählen wird, kann es passieren, dass diese anders bzw. bewusster atmet als sonst. Deswegen sagt Pina der zu pflegenden Person nicht, dass sie die Atemfrequenz ermitteln wird. Hierzu hat Pina von ihrer Praxisanleitung einen Tipp bekommen: Nachdem Pina 15 Sekunden lang den Puls gezählt hat, lässt sie ihre Finger weiterhin an der Taststelle (➤ 15.1.1). Sie zählt jedoch nicht mehr den Puls, sondern die Atemzüge:

- Pina beobachtet, wie oft sich in einer Minute der Brustkorb bei der Einatmung hebt und bei der Ausatmung senkt.
- Pina zählt die Atemzüge eine ganze Minute durch.

Versorgt Pina einen zu pflegenden Menschen mit einer flachen Atmung oder einen bewusstlosen Menschen, legt sie bei der Ermittlung der Atemfrequenz die flache Hand auf das Brustbein *(Sternum)* und ihre andere Hand seitlich flach an den Brustkorb *(Thorax)*. Pina kann auf diese Weise fühlen, wie oft sich binnen einer Minute der Brustkorb hebt und senkt (➤ Abb. 15.13).

In ➤ Tab. 25.1 ist nachzulesen, wie viele Atemzüge pro Minute in welchem Alter normal *(physiologisch)* sind.

ABB. 15.13

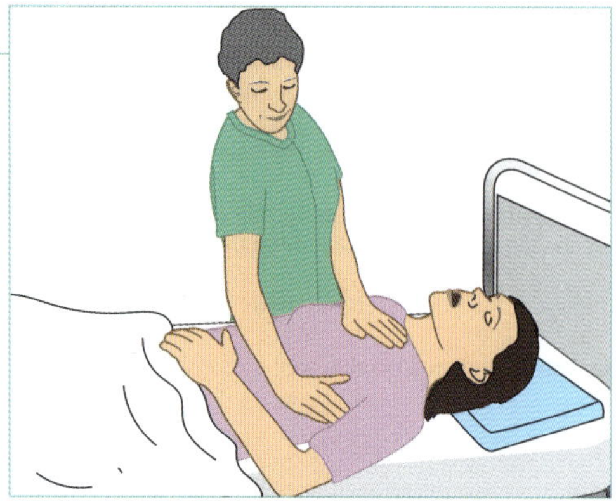

Abb. 15.13 Atembeobachtung mittels aufgelegter Hände [L138]

MERKE

MERKE

Pina merkt sich fünf Fachbegriffe:
- **Eupnoe:** physiologische Atmung
- **Tachypnoe:** zu schnelle Atmung
- **Bradypnoe:** zu langsame Atmung
- **Apnoe:** keine Atmung
- **Dyspnoe:** veränderte Atmung durch z. B. Atemgeräusche (➤ 25.2.1)

15.4 Bewusstsein

15.4 Bewusstsein

DEFINITION

DEFINITION

Als **Bewusstsein** wird die Gesamtheit der Vorgänge, die Gedanken, Gefühle und Wahrnehmungen ausdrücken und beschreiben, bezeichnet. Der Mensch ist im Wachzustand bei klarem Bewusstsein, d. h., er ist seines Alters entsprechend örtlich, zeitlich, persönlich und situativ orientiert.
Bewusstlosigkeit beschreibt eine schwere Bewusstseinsstörung. Die Person ist nicht ansprechbar und nicht fähig, sich zeitlich, örtlich, persönlich und situativ zu orientieren. Sie reagiert weder auf Ansprache noch auf taktile Reize wie das Rütteln an der Schulter.
Eine **Bewusstseinsstörung** ist eine Veränderung des normalen Bewusstseins (➤ 27.2.7).

Die Überprüfung des Bewusstseins und Bewusstseinsstörungen werden in ➤ 27.2.7 beschrieben.

WIEDERHOLUNGSFRAGEN

1. Listen Sie die fünf Vitalzeichen auf.
2. Skizzieren Sie, wie Sie bei einer Blutdruckmessung vorgehen.
3. Nennen Sie die Referenzwerte für Puls und Blutdruck bei Erwachsenen und Säuglingen.
4. Sie messen bei einem zu Pflegenden Puls und Blutdruck. Nennen Sie den Wert, den Sie zuerst messen.
5. Nennen Sie Fehlerquellen bei der Blutdruckmessung.
6. Erklären Sie die Begriffe „Tachypnoe“, „Bradypnoe“, „Apnoe“, „Dyspnoe“.
7. Erklären Sie, was unter Pulsqualität zu verstehen ist.
8. Nennen Sie drei Stellen am menschlichen Körper, an denen die Körpertemperatur gemessen werden kann.
9. Skizzieren Sie, wie Sie bei der Ermittlung der Atemfrequenz vorgehen.

LITERATURVERZEICHNIS

Quellen

Keller C, Menche N, Teigeler B (Hrsg.) Pflege Heute. 8. Aufl. München: Elsevier; 2023.
Milan R. Pulswerte – richtig messen und bewerten. Blutdruck & Bluthochdruck. 2025. Aus: www.blutdruck-und-bluthochdruck.de/pulswerte (letzter Zugriff: 6.2.2025).
Regnet N (Hrsg.). Pflegetechniken von A bis Z. 4. Aufl. München: Elsevier; 2022.

KAPITEL

16 Spezielle Pflegetätigkeiten

Susanne Lunk

LERNZIELE: DAS KANN ICH BALD GUT

Am Ende dieser Lerneinheit werde ich ...
- eine subkutane (s.c.) Injektion durchführen können,
- wissen, an welchen Stellen ich die subkutane Injektion (nicht) durchführen darf,
- eine Blutzuckermessung durchführen können,
- den Unterschied zwischen einer blutigen und unblutigen Blutzuckermessung kennen.

LERNZIELE

16.1 Subkutane Injektion

16.1 Subkutane Injektion

Verabreichen einer subkutanen Injektion

DEFINITION

Eine **subkutane Injektion** ist eine Injektion von Medikamenten oder Impfstoffen in das Unterhautfettgewebe.

DEFINITION

Pina im Praxiseinsatz

Pina hat bei der Verabreichung von subkutanen Injektionen schon mehrmals zugeschaut und darf nun unter Aufsicht einer Pflegefachperson selbst diese Injektionen durchführen. Sie weiß, dass Körperregionen mit viel Unterhautfettgewebe besonders für subkutane Injektionen geeignet sind:
- Die Bauchdecke unterhalb des Bauchnabels.
- Die Vorder- und Außenseiten des Oberschenkels.
- Auch an der Außenseite des Oberarms kann eine Subkutaninjektion verabreicht werden. Das Unterhautfettgewebe ist jedoch am Oberarm an manchen Stellen nicht sehr ausgeprägt. Es kann versehentlich in den Muskel gespritzt werden.

Der häufigste Grund, warum zu Pflegende eine Subkutaninjektion von Pina erhalten, ist die Thromboseprophylaxe (➤ 12.5).

WISSEN ANWENDEN

Pina achtet bei der Injektion in die Bauchdecke darauf, dass sie die Injektion nicht in unmittelbarer Nähe des Bauchnabels setzt, sondern ca. 2 cm Abstand zum Bauchnabel lässt. Bei der Injektion in den Oberschenkel lässt Pina oberhalb des Knies eine Handbreit Abstand.
Bekommt ein zu Pflegender regelmäßig Subkutaninjektionen verabreicht, sticht Pina nicht zweimal an der gleichen Hautstelle. Sie wechselt jedes Mal den Injektionsort, damit es nicht zu einer geschwulstartigen Veränderung des Unterhautfettgewebes und somit zu Funktions- und Respirationsstörungen kommt. Pina und ihre Kollegen nutzen dazu ein Injektionsschema (➤ Abb. 16.1), anhand dessen sie den Injektionsort verlässlich wechseln.

WISSEN ANWENDEN

ABB. 16.1

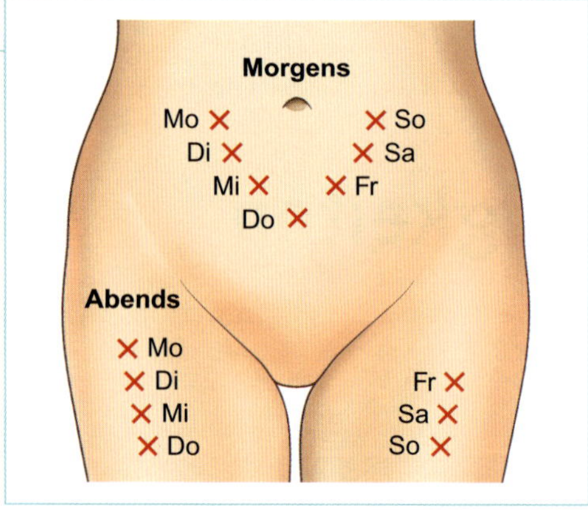

Abb. 16.1 Injektionsschema, um bei regelmäßigen subkutanen Injektionen die entsprechenden Hautareale zu schonen [L234]

ACHTUNG

ACHTUNG

An Hautstellen, die Auffälligkeiten aufweisen, geschädigt oder erkrankt sind, dürfen keine Subkutaninjektionen verabreicht werden. Solche Hautstellen sind z. B.:

- Narbengewebe
- Hämatome
- Ödeme
- Wunden
- Muttermale

Pina im Praxiseinsatz

Pina weiß, wie die Subkutaninjektion korrekt durchgeführt wird (➤ Abb. 16.2):

ABB. 16.2

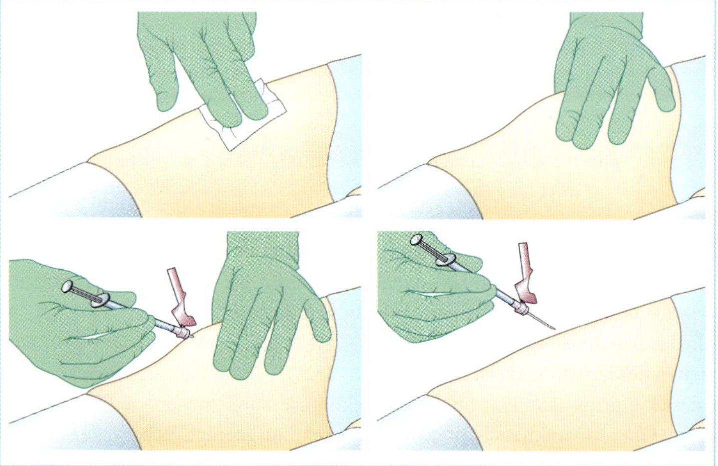

Abb. 16.2 Durchführung einer Subkutaninjektion: Zuerst wird i. d. R. die Haut des zu Pflegenden desinfiziert. Dies ist abhängig vom Standard der Einrichtung. Dann wird eine Hautfalte gebildet und das Unterhautfettgewebe angehoben. Mit der anderen Hand wird die Kanüle zügig ca. 1–2 cm tief eingestochen. Nach der Injektion wird die Kanüle entfernt und die Hautstelle mit Tupfer komprimiert [L234]

- Pina vergewissert sich in der Pflegedokumentation nach der Richtigkeit ihrer Tätigkeit (10-R-Regel, ➤ 17.2.3).
- Sie wählt den Injektionsort aus und legt alle Materialien bereit.
- Sie führt eine hygienische Händedesinfektion durch.
- Sie zieht ggf. Einmalhandschuhe an. Dies ist vom Standard der Einrichtung abhängig.
- Sie desinfiziert die Haut des gewählten Injektionsorts und beachtet die Einwirkzeit. Abhängig vom Standard der Einrichtung kann die Hautdesinfektion entfallen. Dies ist besonders bei der Pflege im häuslichen Umfeld der Fall.
- Pina bildet mit einer Hand mit Daumen und Zeigefinger eine Hautfalte an der gewählten Injektionsstelle und hebt diese ganz leicht an – jedoch nicht zu sehr, um nicht versehentlich in den Muskel zu spritzen.

- Pina sticht mit der anderen Hand die Kanüle im Winkel von 30 bis 45 Grad oder 90 Grad zügig in die gebildete Hautfalte ein:
  - 30- bis 45-Grad-Winkel: Bei sehr dünnem Unterhautfettgewebe und bei längeren Kanülen (19–26 mm). Dies ist besonders bei sehr dünnen zu Pflegenden der Fall.
  - 90-Grad-Winkel: Kürzere Kanülen (12–16 mm, ➤ Abb. 16.3). Dies ist bei normalgewichtigen zu Pflegenden der Fall.

ABB. 16.3

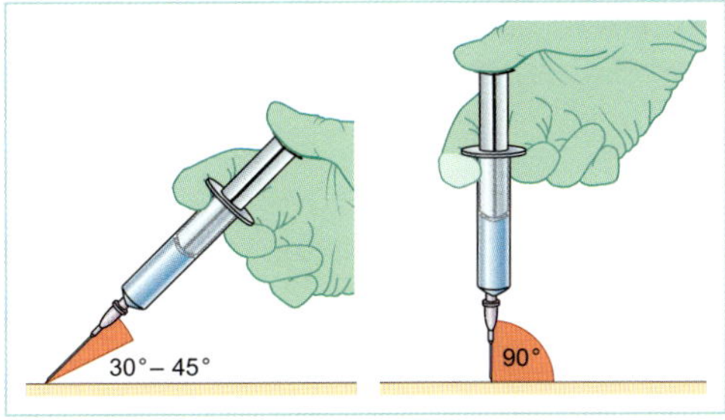

Abb. 16.3 Mögliche Einstichwinkel bei einer subkutanen Injektion [L234]

- Pina injiziert das Medikament vollständig und langsam: ca. 2 ml/Minute.
- Nach der Injektion entfernt sie die Kanüle zügig. Bei Sicherheitskanülen verschließt sie die Kappe der Kanüle. Bei Fertigspritzen zieht sich die Kanüle dagegen automatisch nach der Injektion in das Innere der Spritze zurück.
- Pina lässt die Hautfalte los und komprimiert die Einstichstelle leicht mit einem keimarmen Tupfer. Bei Bedarf klebt sie ein keimarmes Pflaster auf.
- Anschließend entsorgt Pina die Kanüle in einem stich- und bruchfesten Abwurfbehälter.
- Wenn Pina Einmalhandschuhe getragen hat, zieht sie diese aus.
- Sie desinfiziert ihre Hände.
- Sie dokumentiert die Durchführung der Subkutaninjektion.

16.2 Blutzuckermessung

16.2 Blutzuckermessung

DEFINITION

DEFINITION

Bei der **Blutzuckermessung** wird der Zuckergehalt des Kapillarbluts bestimmt. Diese Maßnahme ist bei zu pflegenden Menschen notwendig, die an einem Diabetes mellitus Typ 1 oder 2 (➤ 22.2.1) leiden.

Pina im Praxiseinsatz

Heute ist Pina richtig nervös, denn sie darf das erste Mal den Blutzucker bei einem zu Pflegenden selbst messen. Gut, dass ihre Praxisanleitung dabei ist. Pina möchte dem zu Pflegenden nicht wehtun und alles richtig machen.

Pina weiß, dass die Häufigkeit der Blutzuckerkontrollen von der Therapieform des Diabetes mellitus abhängt. Sie sind ärztlich angeordnet. Der Blutzucker von zu Pflegenden, die orale Antidiabetika einnehmen, wird nicht so häufig kontrolliert wie der Blutzucker von zu Pflegenden, die Insulin subkutan (s. c.) verabreicht bekommen.

ACHTUNG

ACHTUNG

Die zu pflegende Person muss sich vor der Blutzuckermessung die Hände waschen, damit bei der Messung keine Essensrückstände von z. B. Obst oder Marmelade am Finger kleben: Essensrückstände können den gemessenen Blutzuckerwert um 90–200 mg/dl erhöhen, sodass ein falsch hoher Blutzuckerwert ermittelt werden würde.

Auch auf das Eincremen der Hände ist vor einer Blutzuckermessung zu verzichten, da auch dies den Messwert verfälschen kann.

Pina hatte schon einen praktischen Einsatz in der häuslichen Krankenpflege und in einer stationären Altenpflegeeinrichtung. Dort wurde die Haut der zu Pflegenden vor dem Einstich nicht desinfiziert. Pina wundert sich nun, dass sie dies im Krankenhaus machen muss. Ihre Praxisanleitung erklärt ihr, dass die Desinfektion im Krankenhaus erforderlich ist, da dort ein anderes Keimspektrum vorherrscht. In Alten-

16.2.1 Blutige Blutzuckermessung

pflegeeinrichtungen und in der häuslichen Pflege muss eine Hautdesinfektion nicht durchgeführt werden, kann aber je nach Hausstandard notwendig sein.

16.2.1 Blutige Blutzuckermessung

Vorbereitung

- Saubere Arbeitsfläche (Tablett) mittels Flächendesinfektion (➤ Abb. 16.4) schaffen und darauf bereitlegen:
  - Händedesinfektionsmittel
  - Einmalhandschuhe
  - Hautdesinfektionsmittel
  - Keimarmer Tupfer, Pflaster
  - Stechhilfe und Messgerät inklusive Teststreifen
- Code der Messsensoren und Code des Geräts überprüfen (je nach Gerät)

ABB. 16.4

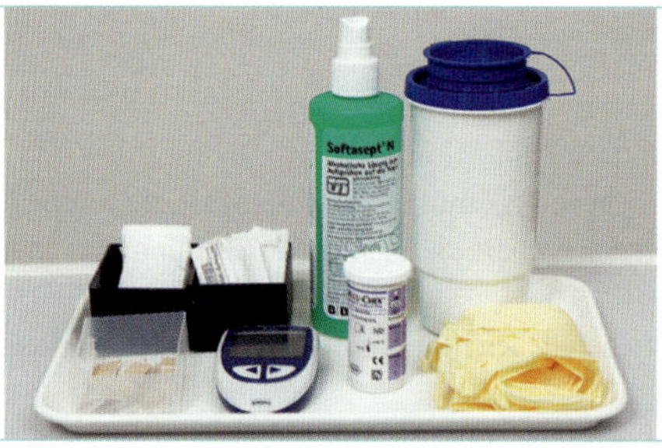

Abb. 16.4 Materialien zur Blutzuckermessung [K115]

Durchführung

- Zu pflegende Person informieren und Einverständnis einholen.
- Zu Pflegende Person bitten, sich die Hände zu waschen.
- Vorbereitete Materialien bereitstellen: Auf Vollständigkeit und Haltbarkeit überprüfen.
- Ort der Messung wählen (➤ Abb. 16.5): entweder die seitliche Fingerbeere (➤ Abb. 16.6) oder das Ohrläppchen.

ABB. 16.5

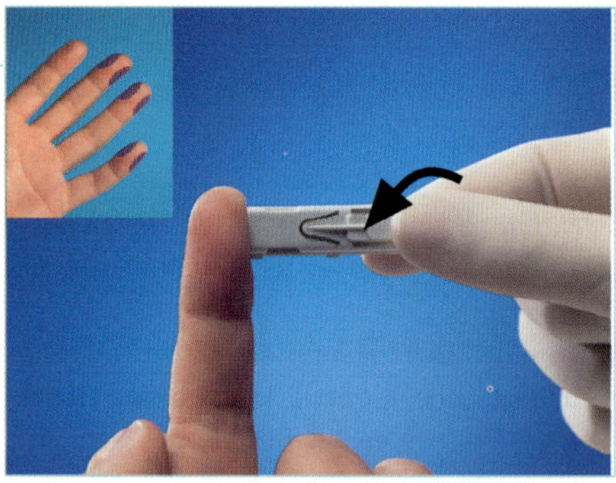

Abb. 16.5 Mögliche Punktionsstellen an der seitlichen Fingerbeere [V712]

ABB. 16.6

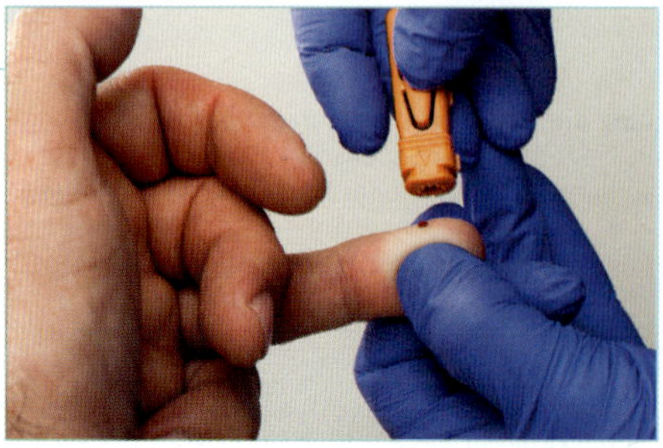

Abb. 16.6 Punktion zur Blutzuckermessung mit einer Stechhilfe [K115]

MERKE

MERKE

- An der seitlichen Fingerbeere ist der Schmerz geringer als in der Mitte.
- Am Daumen oder Zeigefinger findet keine Punktion statt, da diese die beiden wichtigsten Finger zum Greifen sind.

- Zu Pflegenden in geeignete Position bringen: Er sitzt bequem auf einem Stuhl oder im Bett. Der Arm, an dessen Finger die Blutzuckermessung durchgeführt wird, liegt auf dem Tisch/Nachtkästchen auf.
- Hygienische Händedesinfektion durchführen, Einmalhandschuhe anziehen.
- Teststreifen in das Gerät geben und Gerät anschalten. Einige Geräte schalten sich auch automatisch ein, sobald der Teststreifen in das Gerät eingesteckt wurde.
- Ggf. Desinfektion der Punktionsstelle (hausinternen Standard beachten!). In einigen pflegerischen Bereichen wie z. B. der ambulanten Pflege entfällt die Desinfektion.
- Mit der Stechhilfe die seitliche Fingerbeere punktieren (➤ Abb. 16.7).
- Ersten Bluttropfen mit einem keimarmen Tupfer abwischen, wenn die Hände vorher nicht gewaschen und abgetrocknet wurden bzw. wenn die Einstichstelle nicht desinfiziert wurde.
- Haut leicht massieren, bis erneut ein Bluttropfen erscheint. Der Finger darf nicht gequetscht werden: Zu viel Gewebeflüssigkeit ergibt einen falsch niedrigen Wert.
- Bluttropfen auf den Teststreifen geben. Das Testfeld des Teststreifens darf die Haut des zu Pflegenden nicht berühren.
- Zeit abwarten, bis das Gerät den Wert anzeigt (➤ Abb. 16.8).
- Dem zu Pflegenden den keimarmen Tupfer reichen und bitten, die Einstichstelle kurz zu komprimieren.
- Handschuhe ausziehen, Hände desinfizieren.

ABB. 16.7

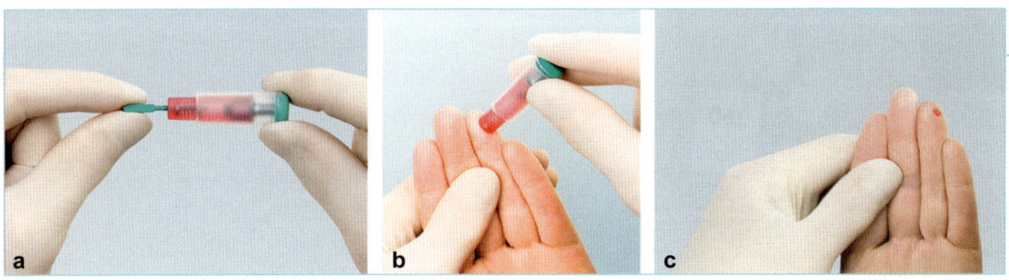

Abb. 16.7 Gewinnung eines Bluttropfens mittels einer Stechhilfe:
a Verschluss der Stechhilfe abdrehen
b Stechhilfe aufsetzen
c Erfolgreiche Punktion [U223]

ABB. 16.8

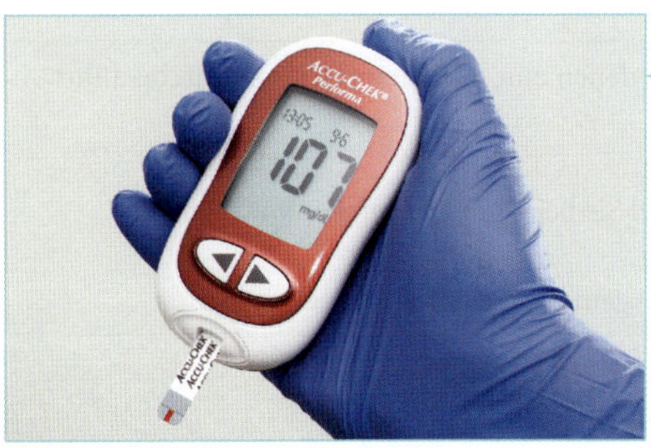

Abb. 16.8 Blutzuckermessgerät mit eingelegtem Messsensor [K115]

WISSEN ANWENDEN

WISSEN ANWENDEN

Pina weiß, dass die Gewinnung eines Bluttropfens bei zu Pflegenden nicht immer einfach ist. Besonders bei älteren und dehydrierten (ausgetrockneten) zu pflegenden Personen ist dies der Fall. Pina massiert deswegen den Finger, an dem sie die Blutzuckermessung durchführen wird. Sie kann den Finger auch unter warmes Wasser halten, damit die Durchblutung gefördert wird. Auch wenn der Arm vor der Punktion eine Weile nach unten hängt, kann dies die Gewinnung des Bluttropfens vereinfachen.
Pina kann auch eine hyperämisierende (durchblutungsfördernde) Salbe verwenden. **Achtung:** Da die Salbe brennt, wenn sie in die Einstichstelle gelangt, muss Pina sie vor dem Einstich abwischen.

Nachbereitung

- Wenn die Punktionsstelle nachblutet, diese mit einem Pflaster versorgen
- Stechhilfe in flüssigkeitsdichten, stich- und bruchfesten Behälter abwerfen (Kanülenabwurf) und benutztes Material entsorgen
- Einmalhandschuhe ausziehen
- Hygienische Händedesinfektion durchführen
- Gemessenen Wert dokumentieren

MERKE

MERKE

- Wenn der gemessene Blutzuckerwert zu hoch oder zu niedrig (➤ 22.2.1) ist, ist sofort eine Pflegefachperson zu informieren.
- Zeigt das Messgerät einen Messfehler („Error") an oder erscheint ein gemessener Wert als unsicher, wird die Messung wiederholt und ggf. eine Pflegefachperson zu Hilfe geholt.

16.2.2 Unblutige Blutzuckermessung

16.2.2 Unblutige Blutzuckermessung

Bei der unblutigen Messung bestimmt ein Messsystem den Blutzuckergehalt im Gewebe. Dazu wird mittels einer Stechhilfe ein Sensor in das Unterhautfettgewebe des Oberarms eingebracht. Der Sensor kann dort bis zu 14 Tage verbleiben. Auf der Haut des Oberarms ist nur ein kleiner Plastikknopf sichtbar. Der Sensor ist wasserfest und kann beim Duschen, Baden, Schwimmen und in der Sauna getragen werden. Zum Ermitteln des Blutzuckerwerts fährt der Betroffene oder die Pflegeperson mit einem digitalen Lesegerät oder dem Smartphone über den Plastikknopf und liest im Display den Wert (➤ Abb. 16.9) ab. Im Gegensatz zur kapillaren Blutzuckermessung wird der Glukosespiegel in der interstitiellen Flüssigkeit (Zwischenzellflüssigkeit) gemessen.

ABB. 16.9

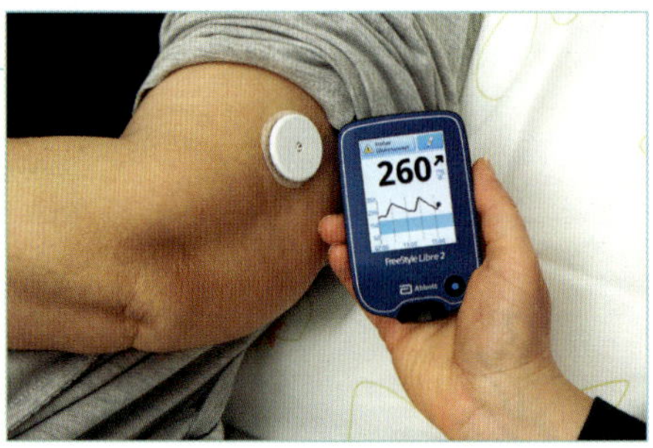

Abb. 16.9 Ermittlung des Blutzuckerwerts durch Scannen eines Glukosesensors [K115]

WIEDERHOLUNGSFRAGEN

1. Nennen Sie die Stellen am menschlichen Körper, an denen eine Subkutaninjektion durchgeführt werden kann.
2. Beschreiben Sie den Ablauf einer Subkutaninjektion.
3. Erklären und begründen Sie, welchen Einstichwinkel Sie bei einer s. c. Injektion wählen.
4. Beschreiben Sie den Ablauf eine Blutzuckermessung.
5. Nennen Sie Gründe, warum falsche Blutzuckerwerte gemessen werden können.

LITERATUR

Quellen

Keller C, Menche N, Teigeler B (Hrsg.). Pflege Heute. 8. Aufl. München: Elsevier; 2023.
Lunk S. Pflegewissen Prophylaxen. 4. Aufl. München: Elsevier; 2023.
Regnet N (Hrsg.). Pflegetechniken von Absaugen bis ZVK. 4. Aufl. München: Elsevier; 2022.

KAPITEL 17 Umgang mit Medikamenten

Susanne Lunk

DEFINITION

DEFINITION

Ein **Medikament** (Arzneimittel) ist ein Wirkstoff, oder die Kombination verschiedener Wirkstoffe, die zur Therapie oder Prophylaxe (Vorbeugung) von Krankheiten dienen, physiologische Funktionen beeinflussen oder eine medizinische Diagnose ermöglichen.

17.1 Beschaffung und Lagerung von Medikamenten

17.1 Beschaffung und Lagerung von Medikamenten

Die **Beschaffung** von Medikamenten unterliegt verschiedenen Vorschriften und Mechanismen:

- **Verschreibungspflichtige (rezeptpflichtige) Arzneimittel:** Diese Arzneimittel dürfen nur gegen Vorlage eines ärztlichen Rezepts ausgehändigt werden.
- **Apothekenpflichtige Arzneimittel:** Diese Arzneimittel dürfen ausschließlich in Apotheken verkauft werden.
- **Frei verkäufliche Arzneimittel:** Diese Arzneimittel können auch in Drogerien oder Supermärkten verkauft werden, z. B. Tees, Vitaminpräparate, Desinfektionsmittel.

Pina im Praxiseinsatz

Pina hat gelernt, dass Medikamente je nach Konsistenz, Inhaltsstoffen und Gefährdung unterschiedlich **gelagert** werden müssen. Gemeinsam mit der zuständigen Pflegefachperson beachtet Pina folgende **Aspekte:**

- **Temperatur:** Lagerung bei Raumtemperatur oder im Kühlschrank. Muss das Medikament gekühlt aufbewahrt werden, ist auch beim Transport die Kühlkette aufrechtzuerhalten.
- **Einwirkungen von außen:** Schutz vor Licht, Mikroorganismen, Staub, Luftfeuchtigkeit, z. B. mittels Braunglasflaschen oder Kartonschachteln. In jedem Fall müssen Medikamente in der **Originalverpackung** aufbewahrt werden, um sie unter optimalen Bedingungen zu lagern und Verwechslungen zu vermeiden.
- **Mechanische Einflüsse:** Die Medikamentenverpackung wird nach Erhalt auf Transportschäden geprüft. Beschädigte Verpackungen (z. B. mit Haarrissen) werden entsorgt.
- **Zeit:** Medikamente, deren Verfallsdatum überschritten ist, dürfen nicht mehr verabreicht werden, sondern werden vorschriftsmäßig entsorgt.
- **Veränderungen:** Vor jeder Verabreichung ist auf veränderten Geruch, veränderte Farbe, Trübungen, Ausfällungen, Brechen von Emulsionen, veränderte Konsistenz und bei festen Arzneiformen auf Oberflächenveränderungen (z. B. Risse, Aufquellen) zu achten.
- **Arzneimittelschrank:** Medikamente werden alphabetisch in einem abschließbaren Medikamentenschrank eingeordnet. Neue gelieferte Medikamente werden hinter die älteren einsortiert (➢ Abb. 17.1). Betäubungsmittel müssen in einem abgeschlossenen Betäubungsmittelschrank (➢ 7.4.11) gelagert werden.
- **Mehrdosenbehältnisse:** Behältnisse, die mehrere Dosen eines Arzneimittels enthalten, z. B. bei Salben, Lösungen, Ampullen zur Mehrfachentnahme, werden nach Anbruch mit dem Aufbrauchsdatum versehen.

Apotheken bieten eine **patientenindividuelle Verblisterung** an. Dabei werden die benötigten Medikamente für die jeweilige zu pflegende Person in der verordneten Dosis hygienisch verpackt. Pflegefachpersonen bleibt das Stellen der benötigten Medikamente erspart. Es gibt Tages-, Wochen- und Monatsblister (➢ Abb. 17.2).

Zur Orientierung

ABB. 17.1

ABB. 17.2

17.2 Verabreichung von Medikamenten

17.2.1 Applikationsarten

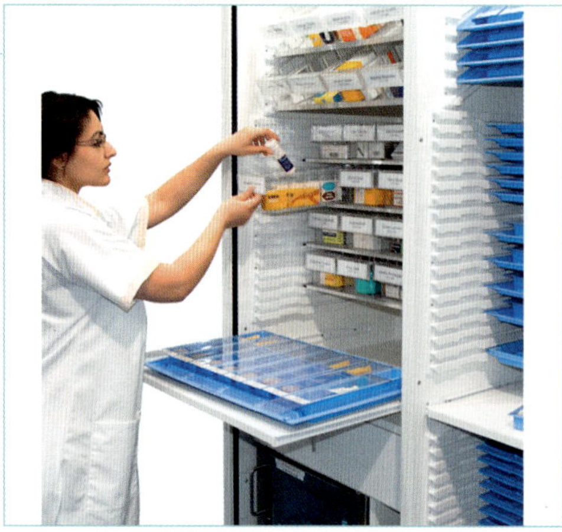

Abb. 17.1 Arzneimittelschrank [V464]

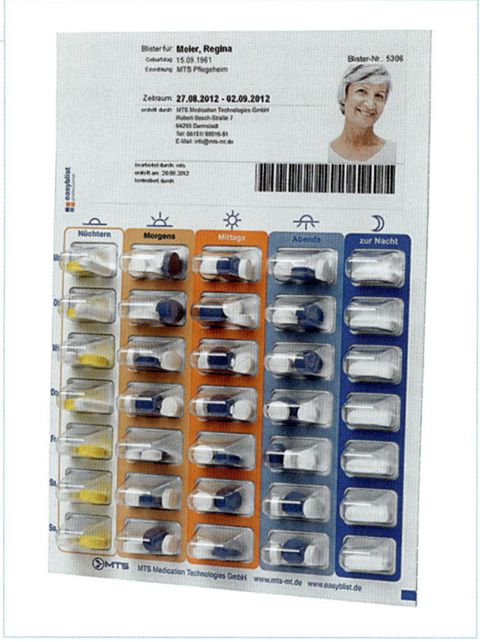

Abb. 17.2 Beispiel für eine patientenindividuelle Verblisterung [U348]

17.2 Verabreichung von Medikamenten

Die **Verabreichung** von Arzneimitteln kann verschiedene Gründe haben:

- **Prophylaktisch:** Das Arzneimittel birgt vor einer Erkrankung vor, z. B. ein Medikament zur Inhalation als Pneumonieprophylaxe.
- **Kausal:** Das Arzneimittel wirkt direkt gegen die Krankheitsursache, z. B. ein Antibiotikum gegen eine bakterielle Infektion.
- **Substituierend:** Das Arzneimittel ersetzt einen im Körper fehlenden Stoff, z. B. Insulin bei Diabetes mellitus.
- **Toxisch:** Das Arzneimittel wirkt als Gift, z. B. ein Chemotherapeutikum in der Krebstherapie.
- **Symptomatisch:** Das Arzneimittel wirkt gegen ein Krankheitssymptom, z. B. ein fiebersenkendes Medikament gegen Fieber, ein Analgetikum (Schmerzmittel) gegen Schmerzen.

17.2.1 Applikationsarten

- Auf die Haut
  - Kutan (dermal)
- Auf die Schleimhaut:
  - Enteral (Magen-Darm-Trakt)
  - Bukkal (Wange)
  - Sublingual (unter die Zunge)
  - Rektal (in das Rektum)

  - Nasal (über die Nase)
  - Pulmonal (die Lunge betreffend)
  - Konjunktival (in die Bindehaut des Auges)
  - Intravaginal (in die Scheide)
  - Intraurethral (in die Harnröhre)
- Ins Körperinnere:
  - Intravenös (in die Vene)
  - Intramuskulär (in den Muskel)
  - Subkutan (unter die Haut)
  - Intralumbal (in den Wirbelkanal)
  - Intrakutan (in die Haut)
  - Intrakardial (in das Herz)
  - Intraarteriell (in die Arterie)

17.2.2 Vorbereitung von Medikamenten

17.2.2 Vorbereitung von Medikamenten
Pina im Praxiseinsatz

Wenn Pina einer Pflegefachperson beim Vorbereiten der Medikamente assistiert, achten die beiden Pflegenden u. a. auf Folgendes:

- Die Arbeitsfläche wird vor dem Richten von Arzneimitteln desinfiziert (Wischdesinfektion, ➢ 6.2.1).
- Es wird kontrolliert, ob eine schriftliche Verordnung durch das ärztliche Personal vorhanden ist. Nur dann werden die Medikamente gestellt.
- Die Medikamente werden in einem ruhigen, ungestörten Raum vorbereitet. Störungen können zu Fehlern führen.
- Der Arbeitsbereich muss gut ausgeleuchtet sein, damit die Medikamente eindeutig identifizierbar sind und Veränderungen erkannt werden können.
- Zunächst werden alle benötigten Materialien vorbereitet, damit der Arbeitsplatz zwischendurch nicht verlassen werden muss.
- Die Medikamente werden unmittelbar nach der Vorbereitung beschriftet.

17.2.3 10-R-Regel

17.2.3 10-R-Regel

Um Fehler bei der Medikamentengabe und eventuelle schwerwiegende Gesundheitsgefährdungen zu vermeiden, müssen Pflegende die **10-R-Regel** (© Averosa) bei der Medikamentengabe befolgen:

1. **R**ichtige zu pflegende Person
2. **R**ichtiges Medikament
3. **R**ichtige Dosierung oder Konzentration
4. **R**ichtige Applikationsart und -stelle
5. **R**ichtiger Zeitpunkt
6. **R**ichtige Anwendungsdauer
7. **R**ichtige Aufbewahrung
8. **R**ichtiges Risikomanagement
9. **R**ichtige Dokumentation
10. **R**ichtige Entsorgung

WISSEN ANWENDEN

WISSEN ANWENDEN

Herr Meier **(1. richtige zu pflegende Person)** soll L-Thyroxin **(2. richtiges Medikament)** 50 mg **(3. richtige Dosierung)** oral **(4. richtige Applikationsart)** erhalten. Er muss das Medikament morgens nüchtern vor dem Frühstück **(5. richtiger Zeitpunkt)** täglich **(6. richtige Anwendungsdauer)** einnehmen. Das Medikament wird trocken und kühl gelagert **(7. richtige Aufbewahrung).** Das Medikament nimmt Herr Meier selbstständig ein, da er kognitiv in der Lage dazu ist **(8. richtiges Risikomanagement).** Die Gabe wird dokumentiert **(9. richtige Dokumentation).** Falls das Medikament das Mindesthaltbarkeitsdatum überschritten hat, wird es fachgerecht **entsorgt (10. richtige Entsorgung).**

Pina im Praxiseinsatz

Pina hat in einem ihrer letzten Praxiseinsätze beobachtet, dass ein zu pflegender Mensch seine Medikamente im Kulturbeutel über der Heizung aufbewahrt. Sie weist ihn darauf hin, dass seine Medikamente bei Raumtemperatur **(7. richtige Aufbewahrung),** aber nicht in der Nähe einer Heizung gelagert werden sollen. Außerdem stellt sie fest, dass er schon mehrmals vergessen hat, seine Medikamente einzunehmen **(8. richtiges Risikomanagement).** Pina teilt dies einer Pflegefachperson mit, die in der Dokumentation sowohl die Einnahme der Medikamente als auch die Nichteinnahme dokumentiert **(6. richtige Dokumentation).** Als Pina der zu pflegenden Person die Medikamente aus dem Kulturbeutel gemeinsam mit der Pflegefachperson anreichen möchte, merkt sie, dass ein Teil der Medikamente bereits das Mindesthaltbarkeitsdatum überschritten hat. Gemeinsam mit der Pflegefachperson bespricht sie mit dem zu pflegenden Menschen, dass sie die Medikamente fachgerecht entsorgt **(10. richtige Entsorgung)** und sich gemeinsam mit einer Pflegefachperson um die Neubeschaffung kümmern wird.

MERKE

MERKE
Das Stellen, Austeilen und Verabreichen von Medikamenten ist allein Aufgabe der Pflegefachpersonen.

WIEDERHOLUNGSFRAGEN

1. Erläutern Sie, worauf Pina gemeinsam mit der Pflegefachperson beim Aufbewahren von Medikamenten beachtet.
2. Nennen Sie fünf Applikationsarten von Medikamenten.
3. Führen Sie die einzelnen Punkte der 10-R-Regel auf.

LITERATUR

Quellen

Averosa. Die 10-R-Regel zur qualitätsgesicherten Medikamentengabe. 2025. Aus: www.averosa.de/index.php/10-r-regel-zur-qualitaetsgesicherten-medikamentengabe-siegel-medikamentensicherheit (letzter Zugriff: 6.2.2025).
Keller C, Menche N, Teigeler B (Hrsg.). Pflege Heute. 8. Aufl. München: Elsevier; 2023.
Regnet N (Hrsg.). Pflegetechniken von Absaugen bis ZVK. 4. Aufl. München: Elsevier; 2022.

KAPITEL 18 Pflegerisches Handeln in ausgewählten Situationen

Siegfried Huhn

LERNZIELE

LERNZIELE: DAS KANN ICH BALD GUT

Am Ende dieser Lerneinheit werde ich ...

- unterschiedliche spezielle Versorgungsbereiche der Pflege kennen,
- theoretische Kenntnisse in diesen Bereichen haben,
- die Grundlagen für die Versorgung von Menschen in diesen Bereichen kennen,
- Möglichkeiten erfahren haben, wie ich den Personen entsprechend begegnen kann.

Pina im Praxiseinsatz

Während ihrer Praxiseinsätze lernt Pina verschiedene Bereiche mit unterschiedlichen Anforderungen kennen. Jetzt möchte sie hierzu auch die speziellen Hintergründe und theoretischen Zusammenhänge kennenlernen (➤ Abb. 18.1).

ABB. 18.1

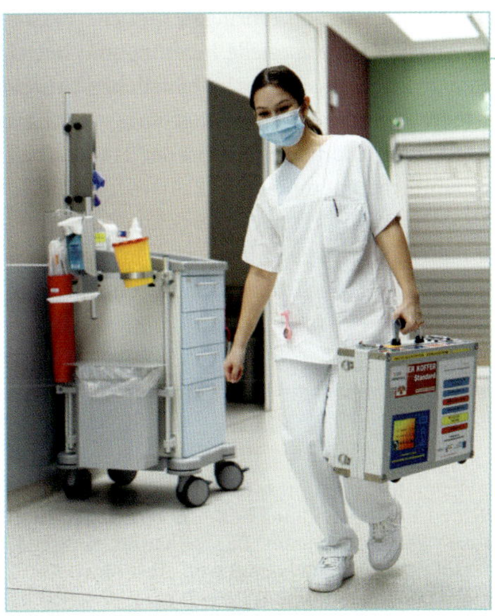

Abb. 18.1 Pina hat auch einen Praktikumseinsatz auf einer Intensivstation [J803]

Zur Orientierung

18.1 Palliative Care und Hospizarbeit

18.1 Palliative Care und Hospizarbeit

DEFINITION

Mit dem internationalen Begriff der **Palliative Care** (umsorgende Pflege) wird die Betreuung und Behandlung von Menschen mit unheilbaren, lebensbedrohlichen und chronisch fortschreitenden Krankheiten beschrieben. Palliative Care geschieht mit dem Ziel, das Leiden eines unheilbar kranken Menschen zu lindern und ihm die bestmögliche Lebensqualität bis zu seinem Lebensende zu verschaffen.
Hospize (lat. *hospitium* = Herberge; Gastfreundschaft) sind Einrichtungen, die sich auf die Betreuung und medizinisch-pflegerische Versorgung von schwer kranken und sterbenden Menschen und deren Angehörige spezialisiert haben. In den Einrichtungen liegt ein Konzept zur Sterbe- und Trauerbegleitung vor.

Pina im Praxiseinsatz

Pina hat die palliative Versorgung bereits kennengelernt, als ihre Oma in einem Hospiz lag.

In der **palliativen Versorgung** werden Menschen und deren Umfeld betreut, die mit einer lebensbedrohlichen Erkrankung ohne Aussicht auf Besserung konfrontiert sind. Eine Lebensverlängerung erscheint nicht möglich oder kann nur mit Mitteln erreicht werden, die für den betroffenen Menschen nicht vertretbar sind und nicht den ethischen Standards der Medizin und Pflege entsprechen.

Nach den Bestimmungen der Weltgesundheitsorganisation (WHO) entspricht Palliative Care einer Haltung und Behandlung, bei der die **Lebensqualität** der lebensbedrohlich kranken Person und ihrer Angehörigen gesichert oder verbessert werden soll. Dabei werden die vorhandenen oder zu erwartenden körperlichen *(physischen),* seelischen *(psychischen),* geistigen *(spirituellen)* und sonstigen lebensfeldbezogenen *(sozialen)* Probleme frühzeitig erfasst und angemessen behandelt. Der Lebensabschluss und das Sterben sollen den Bedürfnissen der Person und ihrer Angehörigen entsprechen und in Würde vollzogen werden können. Dabei wird der Tod weder beschleunigt noch verzögert. In das palliative Konzept integriert wird auch eine Kultur des Abschiednehmens.

Somit tritt das „medizinisch Machbare" zugunsten der Bedürfnisse und Erwartungen der betroffenen Person in den Hintergrund. Die Person selbst bestimmt, wie sie Lebensqualität definiert. Daran orientierten sich die weiteren medizinischen und pflegerischen Maßnahmen. Das befreit die Akteure aus der Zwickmühle (Dilemma) der „Übertherapie am Lebensende" und hilft, zwischen Sinn und Nutzen für den Menschen abzuwägen. Alle Maßnahmen werden auf das abgestimmt, was die Person selbst als sinnvoll und angemessen erachtet. Dadurch erfahren alle Beteiligten einen gewissen Schutzraum.

- Die betroffene Person und ihre Angehörigen stehen im Zentrum des Dienstes.
- Professionelle Beratung und Begleitung werden angeboten.
- Unterstützung erfolgt durch ein interprofessionelles Team.
- Freiwillige Begleitpersonen werden einbezogen.
- Lebensqualität und Selbstwirksamkeit stehen im Vordergrund.
- Unterstützende Trauerbegleitung für alle Beteiligten wird geboten.

Ambulanter Hospizdienst

Ambulante Hospizdienste arbeiten eng vernetzt mit allen anderen Akteuren der Palliativversorgung zusammen. Sie ergänzen oft die Angebote der ambulanten Pflegedienste und erbringen spezielle Versorgungsleistungen. Als ambulante Hospizdienste gelten alle Angebote, die spezielle Beratung und Begleitung für lebensbedrohlich kranke oder sterbende Personen und deren Angehörige im **häuslichen Umfeld** erbringen, damit der sterbende Mensch diese Lebensphase in seiner gewohnten Umgebung verbringen kann. Der Schwerpunkt liegt auf der psychosozialen Unterstützung und Begleitung bei der Trauerarbeit. Überwiegend werden die Aufgaben durch geschulte Ehrenamtliche übernommen. Palliativteams übernehmen die Beratung und Behandlung bei körperlichen Problemen, insbesondere bei Schmerzen, Appetitlosigkeit und Übelkeit. Diese **spezialisierte ambulante Palliativversorgung** kann auch in stationären Pflegeeinrichtungen als Leistung erbracht werden. Derzeit wird diese Möglichkeit von den Einrichtungsbetreibern jedoch kaum in Anspruch genommen.

MERKE

Das Ziel von Palliative Care und Hospizarbeit ist nicht Heilung, sondern Begleitung im Sterbeprozess und beim Abschiednehmen sowie das Aufrechterhalten der Lebensqualität im Kontext von medizinischen Interventionen. Diesen Unterschied zu einer traditionellen medizinischen Behandlung hat Pina verstanden. Die gesamte Vorgehensweise wird durch die Anliegen der kranken Person bestimmt. Das Verhältnis zwischen medizinischen Interventionen und dem Aufrechterhalten persönlicher Lebensqualität wird stets neu bewertet und abgewogen. Ziel ist, eine hohe Lebensqualität zu erreichen oder zu halten.

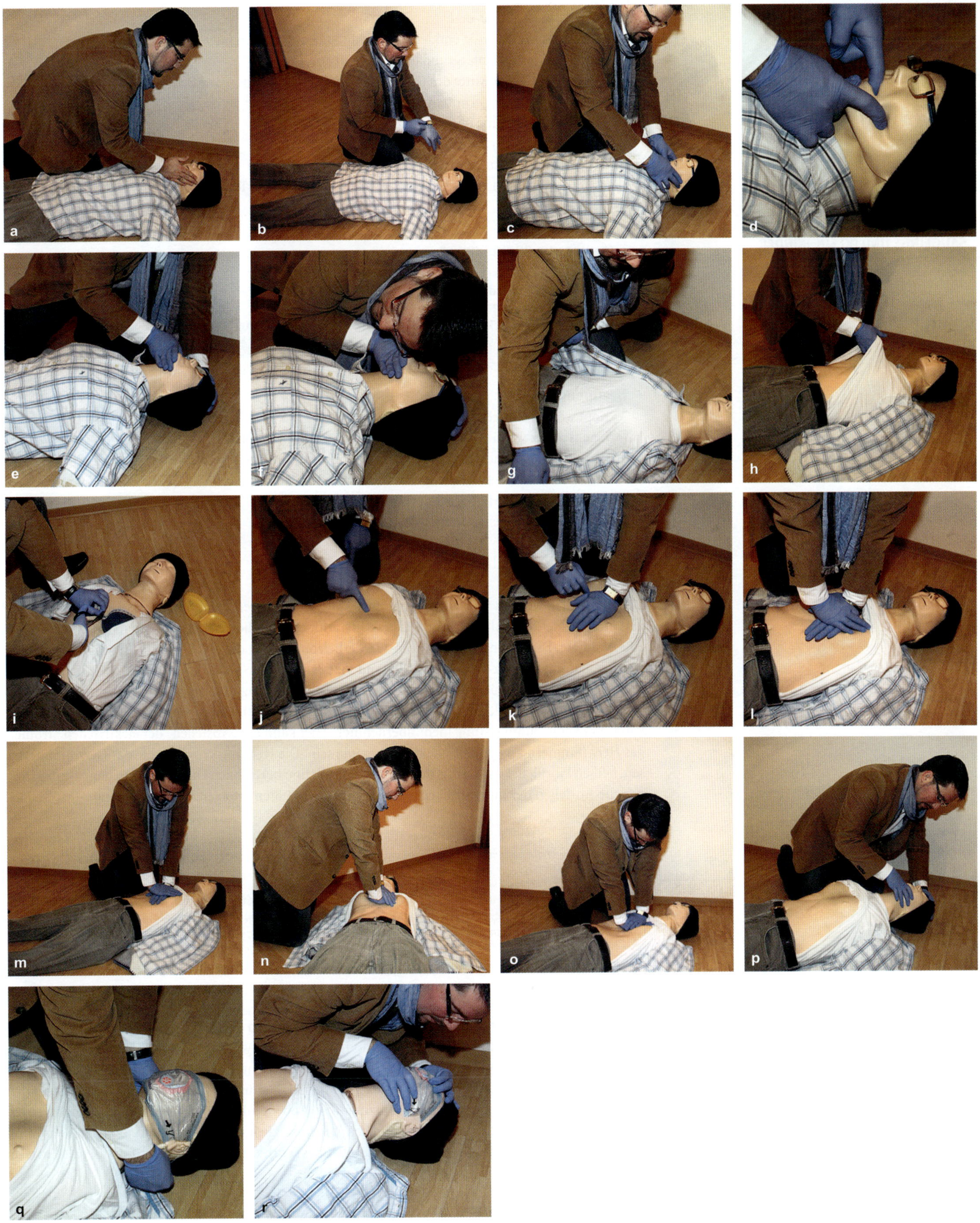

SÄUGLINGE UND (KLEIN-)KINDER

MERKE

Beginn der Herz-Lungen-Wiederbelebung

- **Herzdruckmassage 30-mal**
  - Oberkörper vollständig entkleiden (Kleidung hochschieben oder aufschneiden)
  - Person auf festen Untergrund legen
  - Druckpunkt in der Mitte des Brustkorbs ermitteln (zwischen den Brustwarzen)
  - Handballen auf den ermittelten Druckpunkt legen
  - Handhaltung: Hände übereinanderlegen
  - Körperhaltung: gerader Rücken mit gestreckten Armen
  - Drucktiefe: Brustkorb ca. 6 cm schnell 30-mal eindrücken
  - Achtung: Auch bei hörbarem Knacken brechen selten die Rippen!

SÄUGLINGE UND (KLEIN-)KINDER

Bei der Herzdruckmassage ist zu beachten:
- Der **Druckpunkt** befindet sich im unteren Drittel des Brustbeins.
- Die **Drucktiefe** beträgt ca. ein Drittel der Brustkorbhöhe.
- Bei **Säuglingen** erfolgt der **Druck auf den Brustkorb** mit zwei Fingern oder den beiden Daumen, bei **Kleinkindern** mit einer Hand statt mit beiden Händen.

- **Beatmung**
  - Kopf **weit** überstrecken
  - Eigenschutz: wenn vorhanden, Atemspende-Maske verwenden
  - Atemspende: Mund-zu-Mund-Beatmung mit überstrecktem Kopf, Nase zuhalten und über den Mund etwa eine Sekunde lang Luft einblasen (ca. 500 ml)
    - Fortsetzen der Herzdruckmassage
    - Wiederholen der Atemspende

Herzstillstand und Herz-Kreislauf-Stillstand

Hintergrund

Der Herzschlag wird durch elektrische Impulse ausgelöst. In der Regel schlägt das Herz etwa 60- bis 80-mal pro Minute. Kommt es zu einem **Herzstillstand,** erlischt die elektrische Aktivität und das EKG zeigt eine Nulllinie. Durch eine Herz-Lungen-Wiederbelebung kann die mechanische Funktion übernommen werden. Für einen **Herz-Kreislauf-Stillstand** gibt es vielfältige Ursachen. Er entwickelt sich aus den jeweiligen Notfallsituationen. Möglich ist auch eine Fehlsteuerung im elektrischen Reizleitungssystem.

In etwa 80 % aller Fälle von Herzstillstand liegt ein **Kammerflimmern** vor. Das Herz zuckt krampfartig, kann aber keine Pumpleistung mehr übernehmen. Hier kann ein „Abstellen" der elektrischen Ströme, die das Herz flimmern lassen, eine effektive Therapie sein. Die Herzmuskelzellen, die das Herz flimmern lassen, heißen Fibrillen. Das Herzzucken wird als Fibrillation bezeichnet. Durch elektrischen Strom kann das gezielte Abstellen der unkontrollierten Herzmuskelaktivitäten erfolgen. Dieser Vorgang heißt Defibrillation.

MERKE

Die **Defibrillation** wird eingesetzt, um gezielt eine Nulllinie zu erzeugen. Dadurch findet ein „Resetten" statt. Alles wird auf null gesetzt, um neu starten zu können und die erwünschte Regelmäßigkeit wiederherzustellen. Vor der Defibrillation erfolgt immer eine Herz-Lungen-Wiederbelebung!

Laien-Defibrillatoren

Da der Herz-Kreislauf-Stillstand ein sehr komplexes Geschehen darstellt und in der Erste-Hilfe-Situation nicht erkennbar ist, welche Form des Stillstands vorliegt und was die genauen Ursachen sind, wird ein sogenannter Laien-Defibrillator eingesetzt. Die Fachbezeichnung dafür lautet **automatisierter externer Defibrillator (AED,** ➤ Abb. 18.5**).** Die heute in der EU verfügbaren Geräte sind sprachgesteuert und leiten den Anwender sicher durch die Nutzung (➤ Abb. 18.6). Dennoch muss regelmäßig über einen Gerätebeauftragten eine Unterweisung erfolgen und zusätzlich die Gerätebeschreibung gelesen werden. Für alle Einrichtungen der Medizin und Pflege ist das Vorhalten eines AED und die Geräteeinweisung durch einen Beauftragten eine gesetzliche Vorgabe.

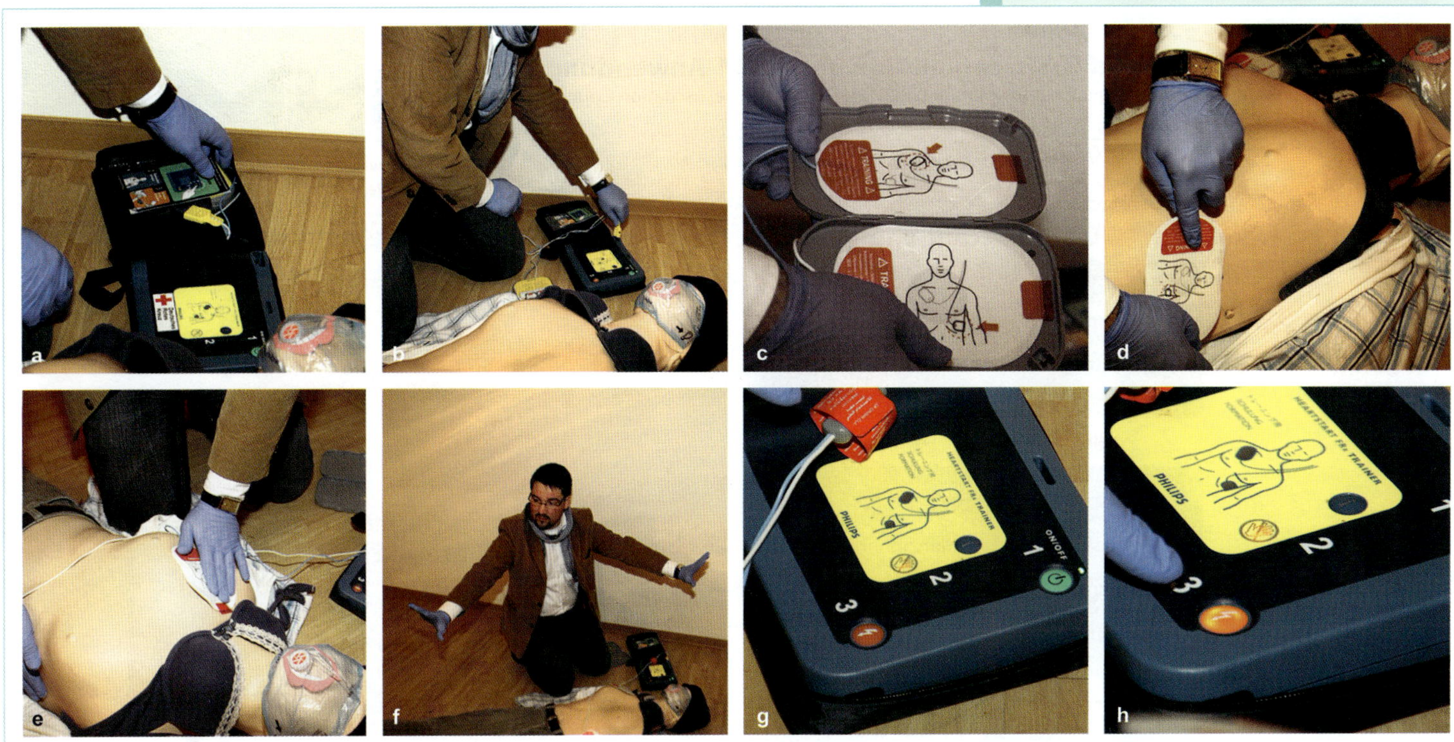

Abb. 18.5 Anwendung eines AEDs: nach Anweisung Defibrillator vorbereiten **(a–b)**, Elektroden anlegen **(d–e)**, Abstand von verunfallter Person nehmen **(f)**, Defibrillator bedienen **(g–h)** [M597]

ACHTUNG

Für den korrekten Einsatz von Erste-Hilfe-Maßnahmen im Ernstfall ist unbedingt ein entsprechender Kurs mit praktischen Übungen zu besuchen. In allen Ausbildungen der Pflegeberufe werden entsprechende Kurs durchgeführt. Im Anschluss wird empfohlen, jährlich einen Wiederholungskurs zu belegen. Entsprechende Richtlinien zu Erste-Hilfe-Maßnahmen und zur Durchführung der Defibrillation sind beim Deutschen Rat für Wiederbelebung einsehbar: Deutscher Rat für Wiederbelebung – German Resuscitation Council (GRC) e. V. (grc-org.de). Auch Pina hat bereits einen Erste-Hilfe-Kurs absolviert.

18.3 Pflege in der Intensivmedizin

DEFINITION

Die **Intensivmedizin** ist ein Fachgebiet der Medizin, das sich mit der Überwachung, Diagnostik und Therapie lebensbedrohlicher Zustände und Krankheiten befasst. Dazu gehören sowohl die Therapie der ursächlichen Erkrankung als auch die Unterstützung gestörter oder ausgefallener Organfunktionen wie Beatmung oder Nierenersatztherapie. Intensivpflichtige Personen bedürfen einer engmaschigen und speziellen medizinisch-pflegerischen Überwachung.

Die Intensivmedizin wird meistens in besonders ausgerüsteten und kleineren Einheiten (Stationen) eines Krankenhauses, den sogenannten **Intensivstationen (ITS)** oder **Intensiv Care Units (ICU)** angeboten. Sie erfordert eine spezielle räumliche und technische Ausstattung. In kleineren Krankenhäusern steht zumeist eine interdisziplinäre Intensivstation zu Verfügung. In größeren Krankenhäusern werden auch auf den Intensivstationen Spezialisierungen vorgenommen. So finden sich z. B. Intensivstationen für Kardiologie, allgemeine Chirurgie, Neurologie oder Pädiatrie oder auch speziell für Menschen mit schweren Verbrennungen.

Die medizinische Leitung obliegt speziell weitergebildeten Fachärzten. Die Patientenbetreuung wird interdisziplinär vorgenommen und ist abhängig vom ursächlichen Krankheitsgeschehen. Die pflegerische Leitung ist in der Regel eine Fachpflegeperson mit Zusatzqualifikation (Fachpflege Anästhesie- und Intensivmedizin). Pflegepersonen nehmen auf Intensivstationen mehr medizinische Aufgaben wahr als auf

ACHTUNG

18.3 Pflege in der Intensivmedizin

DEFINITION

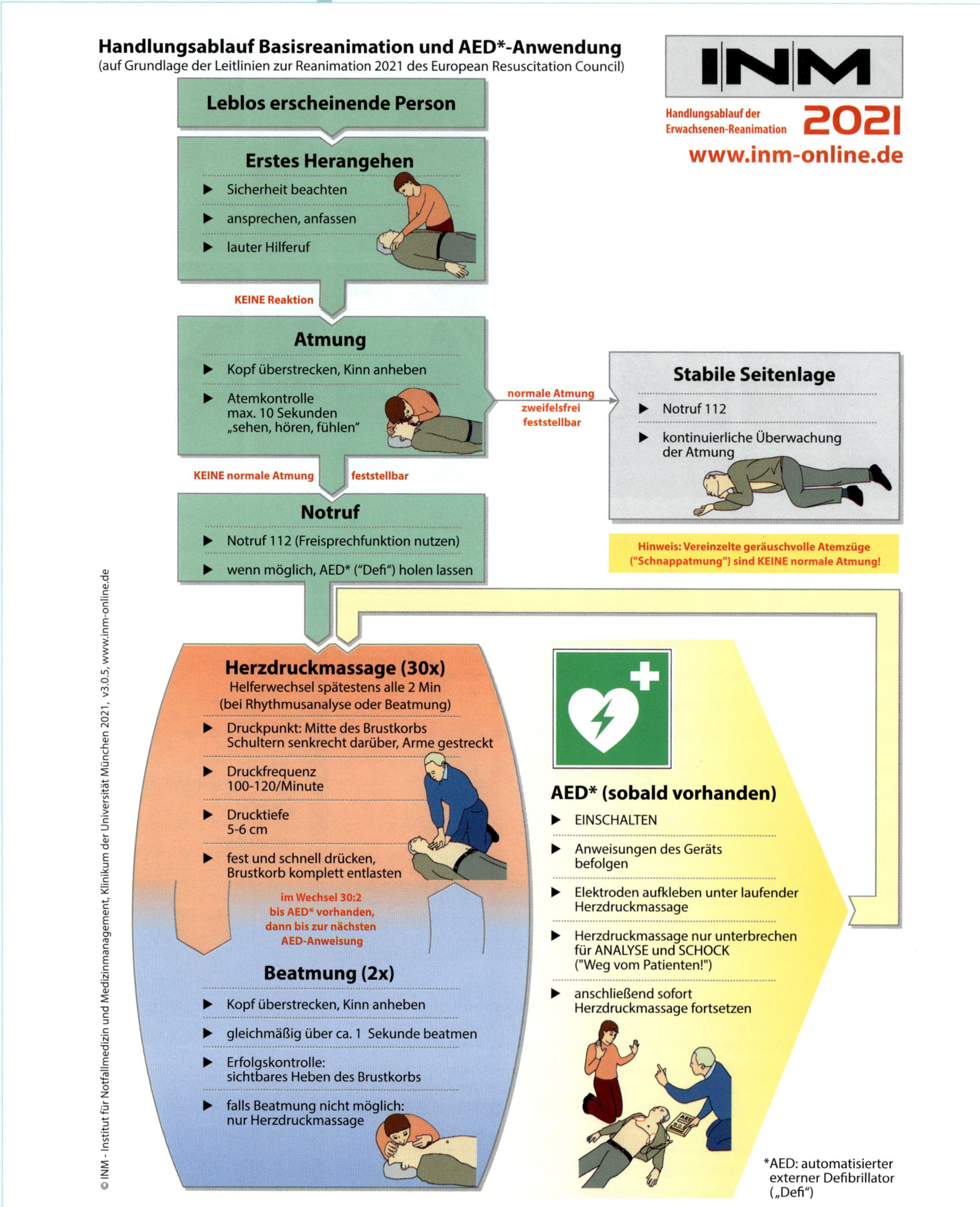

Abb. 18.6 Reanimation mit Anwendung eines Defibrillators (AED) [T595]

Allgemeinstationen. Deshalb und wegen des Mehraufwands an Überwachung *(Monitoring)* und Betreuung sind die Pflegepersonen hier für weniger zu Pflegende zuständig als auf anderen Stationen. In der Regel wird nach dem Bezugspflegesystem (➤ 4.2.1) gearbeitet.

18.3.1 Ziele der Intensivmedizin

Ziel der Intensivmedizin ist es, die Funktion aller, zumindest jedoch der lebenswichtigen, Organe zu erhalten, wiederherzustellen oder in einigen Fällen dauerhaft maschinell zu ersetzen. Neben den medizinischen Möglichkeiten soll für den Menschen ein Weiterleben unter ethisch und körperlich akzeptablen Bedingungen ermöglicht werden. Weil es sich hier um individuelle Entscheidungen handelt, muss der Patientenwille unbedingt berücksichtigt werden. In schwerwiegenden Fällen wird eine Ethikkommission (Gremium, das ethische Fragen klärt) einbezogen.

Für die Intensivüberwachung und medizinische Diagnostik mit nachfolgender Therapie hat sich in der Intensivmedizin das international definierte **ABCDE-Schema** bewährt (➤ Tab. 18.2).

Tab. 18.2 Diagnostik und Therapie nach dem ABCDE-Schema

Fachbegriff international	Bezeichnung deutsch	Inhaltliche Beispiele
Airway	Atemwege	• Inspektion der Atemwege • Ggf. Atemwege frei machen oder absaugen • Intubation
Breathing	Atmung/Belüftung	• Atemmechanik • Zeichen von Dyspnoe oder Zyanose • Beatmung; Thoraxstabilität
Circulation	Blutkreislauf	• Herzfrequenz/Pulskontrolle • Blutdruck; evtl. Blutung • I. v. Zugang, zweifach • Infusionstherapie
Disability	Körperliche Verfassung, Fähigkeiten und ggf. Behinderung	• Orientierung: Zeit, Ort, Person und aktuelle Situation • Motorik und Sensorik im Seitenvergleich • Laborwerte; Blutzucker
Exposure und Environment	Statuserhebung von Risiken und Umfeld	• Eigen- und/oder Fremdanamnese • Orientierende Ganzkörperuntersuchung

18.3.2 Aufgaben der Pflegepersonen auf Intensivstationen

Pina erkundigt sich bei ihrer Praxisanleitung, welche Aufgaben Pflegepersonen auf der Intensivstation übernehmen:

- Steuerung des Gesamtprozesses und der Kommunikation zwischen den einzelnen Akteuren
- Überwachung der Vitalparameter und Bedienung der entsprechenden medizintechnischen Geräte
- Steuerung der bedarfsangepassten Gabe von Schmerz- und Beruhigungsmitteln (Analgosedierung nach Sedierungsscores)
- Mitarbeit bei der Beatmungstherapie, Tubuspflege
- Ernährungs- und Flüssigkeitstherapie nach ärztlicher Verordnung
- Diagnostik, Planung und Durchführung der Pflegebedarfe und personalen Bedürfnisse nach ATL
- Planung und Durchführung von therapeutischen Positionierungen, prophylaktischer Positionierung und Mobilisation der zu Pflegenden
- Verbandwechsel und Wundversorgung nach interprofessioneller Absprache
- Psychosoziale Betreuung von zu Pflegenden und Angehörigen

18.3.3 Pflegeassistenz in der Intensivpflege

Pina ist an der Intensivpflege sehr interessiert und will mehr darüber wissen. Sie erfährt:

Intensivpflege setzt besondere Kenntnisse sowohl in allgemeiner und spezieller Krankheitslehre und von komplexen Krankheitsverläufen sowie das Wissen über den Umgang mit oft komplizierten technischen Hilfsmitteln und Notfallsituationen voraus. Deshalb brauchen Pflegeassistenten eine intensive Einarbeitung. Eine alleinige Versorgung von Intensivpatienten durch Pflegeassistenten ist gesetzlich nicht erlaubt. Dennoch können Pflegeassistenten bei entsprechender Begleitung durch Pflegefachpersonen ähnliche Aufgaben wahrnehmen wie auf „Normalstationen" und darüber hinaus spezielle, in diesem Bereich erforderliche Krankenbeobachtungen durchführen. Dabei ist es jedoch wichtig, die eigenen Grenzen zu beachten und bei Unsicherheiten, Zweifel oder Unklarheiten eine Fachperson zu informieren und sich selbst unterweisen zu lassen.

18.3.1 Ziele der Intensivmedizin
TAB. 18.2
18.3.2 Aufgaben der Pflegepersonen auf Intensivstationen
Pina im Praxiseinsatz
18.3.3 Pflegeassistenz in der Intensivpflege
Pina im Praxiseinsatz

MERKE

MERKE

Pflege und Versorgung von zu Pflegenden auf einer Intensivstation setzen Spezialkenntnisse voraus, die in der Fachausbildung und durch Erfahrung erworben werden. Routine und Sicherheit entstehen über mehrere Jahre Tätigkeit. Deshalb ist es wichtig, das eigene Handeln von erfahrenen Pflegepersonen überprüfen zu lassen und stets anzupassen.

18.4 Pflege bei Schlafstörungen

Pina im Praxiseinsatz

18.4 Pflege bei Schlafstörungen

Pina weiß aus eigener Erfahrung, wie schwer es ihr fällt, zum Frühdienst aufzustehen, und wie müde und erschöpft sie oft am Nachmittag ist. Sie hat lieber Spätdienst. Dann kann sie abends länger wach bleiben und ist nachmittags leistungsfähiger. Sie kennt aber auch Kollegen, die bereits frühmorgens hellwach und fit sind und lieber Frühdienst machen.

DEFINITION

DEFINITION

Schlaf ist der Zustand, den der Mensch in völliger äußerer Ruhe verbringt und der zur Erholung und zur physischen, psychischen und kognitiven Regeneration dient.

Ungefähr ein Drittel der Lebenszeit verbringen Menschen im Schlaf. Er dient der Erholung und dem Wohlbefinden sowie dem Erhalt von Leistungsfähigkeit. Die Bewertung des **gesunden Schlafs** beginnt mit der Befindlichkeit und Leistungsfähigkeit am Tag. Werden keine besonderen körperlichen oder geistigen Leistungseinbußen festgestellt, erfüllt der Schlaf grundsätzlich seinen Zweck. In Deutschland leiden fast 30 % der erwachsenen Bevölkerung an Schlafstörungen. Bei den über 65-Jährigen sogar etwa 50 % (Garms-Homolova 2016). Gestörter Nachtschlaf hat nur dann einen Krankheitswert, wenn es zu Einschränkungen der Tagesbefindlichkeit kommt, zu einer objektiven Gefährdung, z. B. beim Schlafwandeln, oder zu massivem Stresserleben wie bei häufigen Albträumen.

18.4.1 Schlaf-wach-Rhythmus und Schlafbedarf

18.4.1 Schlaf-wach-Rhythmus und Schlafbedarf

Die Zeitfenster für die Hauptschlafphase sind genetisch festgelegt und in den **Chronotypen** als Früh-, Spät- oder Intermediär-Typ verankert. Im allgemeinen Sprachgebrauch werden die Typen auch als Lerche und Eule entsprechend der Aktivität des jeweiligen Vogels oder als Mitteltyp bezeichnet. Im deutschen Kulturkreis herrscht der **intermediäre Typ** vor. Etwa 50 % der Erwachsenen gehen demnach zwischen 22:00 und 24:00 Uhr schlafen. Eine weitere größere Gruppe von 30 % stellen die **Spättypen** mit einer Zubettgehzeit nach Mitternacht dar. Nur etwa 20 % sind **Frühtypen.** Das öffentliche Leben ist jedoch überwiegend für diese kleinste Gruppe organisiert. Auch Krankenhäuser und Pflegeeinrichtungen entsprechen in ihrer Organisation den Frühtypen. Für einen relativ kurzen Krankenhausaufenthalt ist das nicht bedeutsam. In Pflegeeinrichtungen, in denen Menschen längere Zeit leben, kann die Veränderung des Schlaf-wach-Rhythmus jedoch zu Schlaf- und Befindlichkeitsstörungen mit geringerer Wachheit und Dauerschläfrigkeit führen. Selbst wenn Spättypen die Möglichkeit gegeben wird, ihren Alltag gemäß ihrem Typus zu leben, wird das Umfeld mit seinen frühen Aktivitäten wie Licht, Lärm und Gerüchen ihnen kaum gerecht.

Die **Schlafbedarf** ändert sich mit den Lebensjahren. Schulkinder brauchen wegen der körperlichen Entwicklung mehr Schlaf als Jugendliche und Erwachsene. Der spätere Schlafbedarf bildet sich im jungen Erwachsenenalter heraus und bleibt bis zum Lebensende nahezu gleich. Dabei gibt es individuelle Unterschiede, die ein genetisches und biologisches Merkmal der Person darstellen. Die Schlafmedizin nennt Durchschnittswerte zur allgemeinen Orientierung (➤ Tab. 18.3). Wesentlich für die Einschätzung ist jedoch das individuelle Wohlbefinden.

TAB. 18.3

Tab. 18.3 Schlafbedarf in Abhängigkeit vom Lebensalter

Lebensalter	Ungefährer Schlafbedarf in Stunden
Säugling	18
Kleinkind	13
Schulkind	11
Jugendlicher	9
Erwachsener	8
Älterer Mensch	7–9

Schlafphasen

Während des Schlafens durchlaufen Menschen verschiedene Phasen. Unterschieden werden REM- und Non-REM-Phasen. Die Abkürzung REM kommt vom englischen Rapid-Eye-Movement (schnelle Augenbewegungen). Der Schlaf beginnt mit der **Non-REM-Phase,** die in drei Phasen unterteilt wird:

1. Einschlafphase
2. Leichtschlafphase
3. Tiefschlafphase

Auf diesen Ablauf folgt die erste **REM-Phase** mit auffallenden Augenbewegungen unter den geschlossenen Augenlidern. Sie hält etwa zehn Minuten an. Im Lauf der Nacht wiederholen sich die REM-Phasen bis zu sechsmal pro Nacht und verlängern sich bis auf etwa 30 Minuten. Dann steigt die Hirnaktivität fast bis zum Wachsein und sinkt in der folgenden Non-REM-Phase wieder ab. Entscheidend für die Schlafqualität ist ein problemloser Wechsel in die jeweilige Schlafphase.

Beobachtungskriterien

- Rhythmus des Schlafs/Schlaf- und Wachphasen
- Zeitpunkt des Zubettgehens
- Zeitpunkt des Einschlafens und Aufwachens
- Gesamtschlafzeit: Nacht- und Tagschlaf
- Schlafverlauf: ruhig, tief, leicht mit schnellem Aufwachen
- Schlafgeräusche: Schnarchen, Stöhnen, Zähneknirschen, Sprechen
- Schlafereignisse: schreckhaftes Aufwachen, Bettnässen, Schlafwandeln
- Schlaferleben: erholsam oder weniger/nicht erholsam
- Einschlafrituale: Licht an/aus, Musik hören, Hörbuch
- Schlafgewohnheiten: ein oder mehrere Kissen, Kuscheldecke, Kuscheltier
- Schlafmittel: ärztlich verordnet oder Selbstmedikation, Wirkweise

18.4.2 Schlafstörungen

18.4.2 Schlafstörungen

Schlafstörungen können akut auftreten oder chronisch verlaufen. In der besonderen Situation des Krankseins treten aus der Belastung heraus häufig **akute Schlafstörungen** auf. Besonders dann, wenn die Erkrankung mit einer Krankenhausaufnahme einhergeht. Auch andere Ereignisse mit hoher Anspannung führen oft in eine vorübergehende Schlafstörung, die in jedem Alter auftreten können.

Chronische Schlafstörungen verlaufen über mindestens drei Wochen und ohne, dass zwingend eine direkte Ursache erkennbar ist. Chronische Schlafstörungen sollten ärztlich abgeklärt werden. Von einer Selbstmedikation mit Schlafmitteln muss abgeraten werden. Vorübergehende Schlafstörungen treten in jedem Alter auf. Chronische Schlafstörungen treten eher im Erwachsenenalter auf und nehmen mit dem Alter zu.

ÄLTERE MENSCHEN

ÄLTERE MENSCHEN

Altersbedingt verändert sich oft die Schlafstruktur. So kommt es zu verminderten Anteilen von Tief- und REM-Schlaf-Phasen, vermehrten Leichtschlafstadien, die auch als Dämmerzustand oder tiefes Ruhen bezeichnet werden, und häufigen Wachphasen. Zudem verlängert sich auch bei großer Müdigkeit und Bettschwere die Schlaflatenz, d.h. die Zeit, die von der Schlafbereitschaft bis zum tatsächlichen Einschlafen vergeht, bei vielen alten Menschen. Die Ursachen für die altersbedingt andere Schlafstruktur sind nicht geklärt. Eine gewisse Bedeutung haben die veränderten Lebensbedingungen mit weniger körperlichen und geistigen Aktivitäten und häufigen Ruhephasen mit Kurzschlaf während des Tages.

Die **Tiefschlafphasen** sind für die Erholung besonders wichtig. Die erste beginnt etwa eine halbe Stunde nach dem Einschlafen und hält ca. 1,5 Stunden an. Deshalb sollen keine Aktivitäten an der Person oder in ihrem direkten Umfeld während der ersten zwei Stunden nach dem Zubettgehen durchgeführt werden.

Eine Besonderheit in Pflegeeinrichtungen stellt der veränderte **Hell-Dunkel-Rhythmus** (zirkadianes System) dar. Als tagaktive Wesen reagieren Menschen auf die Lichtverhältnisse (hell-dunkel) mit Hormonproduktion. Mit der Dunkelheit wird das Hormon Melatonin produziert, das müde macht und in den Schlaf führt. In schlecht beleuchteten Pflegeeinrichtungen und bei fehlendem Tageslicht kommt es zu einer Störung im zirkadianen System mit Verschiebung der Melatoninproduktion und des Schlaf-wach-Rhythmus. Aus schlaffördernder Sicht sind für Bewohner, die kaum natürliches Tageslicht erfahren, Lichtverhältnisse erforderlich, die dem Tageslicht ähnlich sind und am Abend abnehmen, um eine Abenddämmerung zu simulieren. Zudem endet für die meisten pflegebedürftigen Bewohner der Tag nach dem Abendessen abrupt, ohne dass sich eine weitere Tageszeit, der Abend, anschließt. Es fehlen notwendige schlaffördernde Tagesabschlussrituale.

Schlafstörungen mit Krankheitswert

Eine Schlafstörung mit Krankheitswert wird in der Medizin als **Insomnie** bezeichnet. Es handelt sich um einen nicht erholsamen Schlaf. Schlafstörungen lassen sich im Schlaflabor genau bestimmen. Für die Behandlung ist diese Diagnostik unbedingt erforderlich.

Ursachen von nicht erholsamem Schlaf

- Primäre Erkrankungen des Schlafs
  - Psychophysiologische Insomnie/Psychosomatische Störung
  - Restless-Legs-Syndrom/Zuckungen in den Gliedmaßen
  - REM-Schlafverhaltensstörung
- Sekundäre Ursachen von Schlafstörungen
  - Schmerzen
  - Fixierte Positionierung
  - Herz-Lungen-Erkrankungen mit Atemnot
  - Infektionen
  - Nykturie/Häufiges nächtliches Wasserlassen
  - Psychiatrische Erkrankungen
  - Medikamentenbedingte Schlafstörungen
- Psychologische Ursachen für Schlafstörungen
  - Angespannte Lebenssituation/Stress
  - Erschöpfungszustände
  - Trauerreaktion oder Lebensbilanzierung
  - Sonstige persönliche Faktoren
- Chronobiologische Ursachen von Schlafstörungen
  - Mangelhafte Schlafhygiene
  - Schlafunterbrechungen, z. B. durch Pflegehandeln
  - Abschwächung des zirkadianen Rhythmus
  - Demenzerkrankungen mit Agitiertheit oder Tag-Nacht-Umkehr

18.4.3 Möglichkeiten der Schlafförderung

18.4.3 Möglichkeiten der Schlafförderung

Im Vordergrund steht die Abklärung der Ursachen für eine Schlafstörung. Pflegepersonen können primäre Erkrankungen und sekundäre Ursachen beobachten oder erfragen. Diese müssen dann pflegerisch und medizinisch abgeklärt werden und es müssen Möglichkeiten der Schlafförderung abgeleitet und umgesetzt werden.

Pina im Praxiseinsatz

Allgemeine schlaffördernde Maßnahmen

Pina lernt während ihres Einsatzes viele Maßnahmen kennen, die das Ein- und Durchschlafen unterstützen:

- Müdigkeit zulassen
- Schlaffördernde Abendrituale einüben
- Schmerzmedikation vor dem Schlafengehen
- Nicht hungrig ins Bett gehen
- Hände und Füße warm halten
- Raumtemperatur bei 20 °C
- Entspannungsmöglichkeiten wahrnehmen
- Feuchte warme oder kalte Brustauflagen
- Keine Anstrengungen kurz vor dem Schlafengehen
- Schlaffördernde Kräutertees
- Regelmäßige Bewegung tagsüber
- Tagestrukturierung anpassen (Aktivität und Ruhe)
- Reizüberflutung vermeiden

WISSEN ANWENDEN

WISSEN ANWENDEN

Pina ist bewusst, dass der Schichtdienst im Pflegeberuf eine Herausforderung für ihren Schlaf-wach-Rhythmus darstellt. Sie bespricht sich mit erfahren Kolleginnen und lässt sich Tipps geben. Der wichtigste Tipp ist, Einschlafrituale zu entwickeln. Denn dadurch Rituale kann sich der Körper von selbst auf Schlaf einstellen.

Schlaffördernde Maßnahmen bei Kindern

- Störende Licht- und Lärmquellen ausschalten
- Abendrituale und Einschlafrituale einüben
- Für Ruhe vor dem Einschlafen (kein Lärm, kein Herumtollen) sorgen, z. B. etwas vorlesen (vertraute Stimme wirkt beruhigend) oder leise beruhigende Musik abspielen
- Gute-Nacht-Geschichte als Ritual, um den Tag auszuschalten
- Bei Säuglingen Spieluhr einstellen (immer dieselbe und nur zum Einschlafen!)
- Bei Angst vor Dunkelheit indirekte Beleuchtung anschalten

ACHTUNG

Ins-Bett-Schicken und Schlaf dürfen niemals als Strafe eingesetzt werden.

ACHTUNG

MITDENKEN

Pina ist noch einmal deutlich geworden, wie individuell jeder Mensch ist. Pflegerische Maßnahmen dürfen deshalb nie routinemäßig bei allen zu Pflegenden durchgeführt werden, sondern müssen immer hinterfragt und mit allen Akteuren abgestimmt werden, damit sie der Fachlichkeit und der Person gerecht werden. Pina erkennt, wie wichtig es ist, die Menschen ganzheitlich in ihren Bedarfen und Bedürfnissen zu betrachten.

MITDENKEN

18.5 Pflege bei Schmerz

18.5 Pflege bei Schmerz

DEFINITION

Schmerz ist ein unangenehmes Sinnes- und Gefühlserlebnis, das mit aktueller oder möglicher Gewebeschädigung einhergeht oder beschrieben wird. Schmerz kann sich in unterschiedlicher Weise, für kurze oder lange Zeit und mit unterschiedlichen Auswirkungen auf das Leben zeigen.

DEFINITION

Schmerzen zu empfinden, ist zunächst etwas Positives, weil Schmerzen häufig das erste **Alarmzeichen** für Störungen oder Krankheiten sind. Diese positive biologische Funktion des Schmerzes kann jedoch bei anhaltendem chronischem Schmerz auch zu einem Stressor werden, der selbst körperliche Funktionen negativ beeinflusst oder zu Einschränkungen in den Aktivitäten des täglichen Lebens führt. In der Betrachtung der Wahrnehmung von Schmerzen wird daher auch zwischen akuten und chronischen Schmerzen unterschieden. Der **akute** Schmerz ist das Alarmzeichen, das zu weiteren Untersuchungen und Therapien der Ursachen auffordert. Beim **chronischen** Schmerz ist die Ursache meistens schon untersucht, und die Therapie wurde bereits eingeleitet. Länger anhaltende Schmerzen erfordern oft ein spezielles Schmerzmanagement durch Fachteams.

ACHTUNG

Äußern pflegebedürftige Personen plötzlich Schmerzen oder wird von Angehörigen darüber berichtet, muss umgehend eine Pflegefachperson oder ein Arzt informiert werden. Akute Schmerzen gelten als **Notfall.** Je nach Stärke der Schmerzen und bei schmerzbedingt auftretenden weiteren Problemen muss der örtliche Rettungsdienst eingeschaltet werden und ggf. eine Einweisung in ein Krankenhaus erfolgen.

ACHTUNG

18.5.1 Schmerzeinschätzung

18.5.1 Schmerzeinschätzung

Schmerzempfindung ist eine äußerst subjektive Wahrnehmung. Ausschlaggebend für die Behandlung ist das Empfinden der betroffenen Person und weniger, was von professionellen Akteuren als objektiv richtig angenommen wird. Deshalb wird zur Schmerzeinschätzung von den Betroffenen selbst die **Schmerzstärke** angegeben. Das kann mittels einer Skala geschehen (➤ Abb. 18.7). Es sollte immer dieselbe Skala verwendet werden, um die Vergleichbarkeit zu gewährleisten. Bei einer Vorher-nachher-Einschätzung kann so die Wirkung von schmerztherapeutischen Maßnahmen eingeschätzt werden.

ABB. 18.7

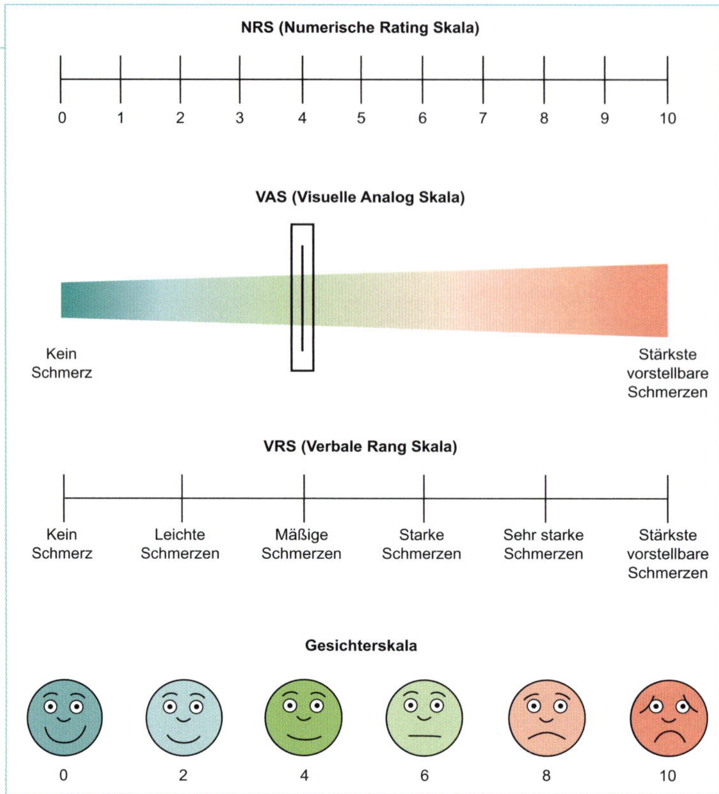

Abb. 18.7 Verschiedene Skalen zur Einschätzung von Schmerzen [L143]

18.5.2 Schmerz als Massenphänomen

18.5.2 Schmerz als Massenphänomen

Schmerzen sind ein **Massenphänomen.** Insbesondere im Bereich des Skelett- und Muskelsystems treten vermehrt Schmerzen auf. So wird für etwa 25 % aller Frauen und 17 % aller Männer die Diagnose chronische Rückenschmerzen gestellt. Auch Kinder sind von Schmerzen betroffen. So leidet rund ein Viertel aller Kinder zwischen drei und zehn Jahren zeitweilig an Bauchschmerzen, etwa 35 % aller Mädchen und ca. 20 % aller Jungen zwischen elf und 17 Jahren zeitweise an starken Kopfschmerzen (AWMF 2023; DNQP 2020).

Pina im Praxiseinsatz

In Krankenhäusern leidet etwa jeder zweite zu Pflegende an Schmerzen, wobei der Anteil der zu Pflegenden mit Schmerzen in chirurgischen Abteilungen noch höher liegt. Pina ist überrascht, dass bei Bewohnern von stationären Pflegeeinrichtungen in Deutschland etwa 55 % über eine Schmerzproblematik klagen. Ähnlich hohe Werte ergeben sich für den Bereich der Palliativversorgung (Berthold 2020).

MERKE

MERKE

Es gibt eine Verpflichtung zur Schmerzbehandlung. Eine ausreichende Behandlung ist ethisch geboten, um den betroffenen Personen Leid zu ersparen und ihre Lebensqualität zu sichern. Eine ausbleibende Schmerzbehandlung führt zu Komplikationen, verlängert insgesamt die Behandlungsdauer und kann in ein chronisches Schmerzerleben mit hohen Folgekosten übergehen. Bei akutem Schmerz kann es jedoch aus medizinischer Sicht sinnvoll sein, keine sofortige oder völlige Schmerzfreiheit herzustellen, um den Schmerz als diagnostische Wegweiser zu erhalten oder eine konkrete Behandlung zu planen.

18.5.3 Schmerzmanagement

18.5.3 Schmerzmanagement

Unter einem **Schmerzmanagement** wird ein **multiprofessioneller Behandlungsansatz** gesehen mit dem Ziel, Schmerzen zu erfassen, ihnen vorzubeugen, sie zu lindern oder zu beseitigen.

- Die Basis der Schmerzbehandlung ist die medikamentöse Therapie, die sowohl bestehende Schmerzen lindert als auch prophylaktisch Schmerzen verhindert.
- Information, Beratung und Anleitung ermöglichen es den Schmerzkranken, ihre Schmerzen einzuschätzen und Bewältigungsstrategien zu entwickeln.
- Durch Aktivitätstraining werden die verbliebenen Möglichkeiten der Person ausgeweitet.

- Entspannungs- und Verhaltenstrainings ermöglichen es den Betroffenen, ihrem Schmerz aktiv zu begegnen und ihn so zu beeinflussen.
- Durch Achtsamkeitstraining können Schmerzperioden erfasst und ihnen kann ggf. entgegengesteuert werden.
- Durch Einbeziehen der Angehörigen wird vermieden, dass diese zwischen übertriebener Fürsorge, Resignation, Unwillen und Ungeduld pendeln.

Neben der Behandlung durch Schmerztherapeuten gehören auch nicht medikamentöse Behandlungsansätze aus dem Bereich der Physiotherapie, der Psychologie und der Pflege zur Schmerztherapie.

18.5.4 Schmerzreduktion durch Pflegemaßnahmen

18.5.4 Schmerzreduktion durch Pflegemaßnahmen

Hydro- und Thermotherapie

Unter **Hydrotherapie** werden Wasseranwendungen verstanden, unter **Thermotherapie** Anwendungen unterschiedlicher Temperatur. Oft wird eine Kombination aus beiden angeboten, etwa bei feuchten Auflagen, die kalt oder heiß angewendet werden. Kalt bedeutet eine Temperatur von maximal 10 °C unter Körpertemperatur, warm 5–10 °C über Körpertemperatur.

- **Warme Auflagen** wirken entspannend, fördern die Durchblutung und den Stoffwechsel. Sie sind besonders bei Muskelverspannungen, chronischen Entzündungen und Gelenkschmerzen, Koliken sowie bei kälteempfindlichen Personen geeignet. Sobald die Auflagen abkühlen, müssen sie entfernt werden.

ACHTUNG

Bei akuten Entzündungen, Verletzungen und Thrombosen keine Wärmeauflagen anwenden!

ACHTUNG

- **Kalte Auflagen** wirken abschwellend, lindern Entzündungen und hemmen direkt die Schmerzrezeptoren und die Schmerzleitung. Sie sind nach Arztabsprache bei Verletzungen, insbesondere Sportunfällen, oder nach Operationen anzuwenden.

Positionierungen

Bestimmte Positionierungen, insbesondere kleine Positionswechsel und Dehnpositionierungen, können entspannend wirken und Linderung bringen. Meistens bevorzugen Schmerzpatienten eine gewisse Schonhaltung. Doch das Verweilen in einer Schonhaltung geht mit einem höheren Dekubitusrisiko einher, dem durch geeignete pflegerische Maßnahmen entgegengewirkt werden muss.

18.6 Prä- und postoperative Pflege

18.6 Prä- und postoperative Pflege

In Deutschland werden jährlich mehrere Millionen Operationen durchgeführt, hauptsächlich in der Chirurgie. Aber auch in vielen anderen medizinischen Fachgebieten wird operiert, so in der Hals-Nasen-Ohren-Heilkunde, Gynäkologie, Urologie, aber auch in der Zahnmedizin und anderen Bereichen. Sie werden oft als operative oder schneidende Fächer bezeichnet. Im Alltagsbetrieb wird der Begriff „Operation" einfach mit **OP** abgekürzt und vielfach verwendet. Medizinisch werden alle Operationen als **chirurgischer Eingriff** bezeichnet. Die Abkürzung OP steht aber auch für einen Operationssaal oder den gesamten Operationstrakt/-bereich.

Viele Operationen, insbesondere kleinere Eingriffe, sind für das Fachpersonal Alltagsroutine (➤ Tab. 18.4). Für den betroffenen Menschen ist jedoch jede Operation eine mehr oder weniger bedrohliche Situation. Er fühlt sich ausgeliefert, weil er die Situation nicht kennt oder nicht ausreichend sachlich beurteilen kann. Hinzu kommt die Angst vor Schmerzen während oder nach dem Eingriff. Deshalb brauchen die zu Pflegenden Informationen, Unterstützung und Ermunterung, um der Gesamtsituation gelassener begegnen zu können.

18.6.1 Präoperative Pflege

18.6.1 Präoperative Pflege

DEFINITION

Präoperativ bedeutet „vor der Operation". Unter die präoperativen Maßnahmen fallen alle Aufgaben, die mit der Symptomatik des betroffenen Menschen und der optimalen Vorbereitung auf die Operation zusammenhängen. Sie dienen auch dazu, das Operationsrisiko so gering wie möglich zu halten.

DEFINITION

TAB. 18.4

Tab. 18.4 Einteilung von Operationen nach Dringlichkeit

Art der OP	Erläuterung	Beispiele
Notoperation/Notfalloperation	Sofortige OP als nahezu einzige Möglichkeit, das Leben der Person zu retten oder Folgeschäden zu verhindern Vorbereitungszeit wenige Minuten	• Gefäßrisse mit innerer Blutung • Organrisse, z. B. Milzruptur • Druckanstieg bei Schädel-Hirn-Trauma
Dringliche, nicht geplante OP	OP als einzige Möglichkeit, das Leben der Person zu retten oder Folgeschäden zu verhindern Vorbereitungszeit mehrere Stunden	• Eingeklemmter Leistenbruch • Darmverschluss • Schenkelhalsfraktur • Appendizitis
Bedingt dringliche, geplante OP	OP als wichtigste Therapie, um Folgeschäden zu verhindern Vorbereitungszeit wenige Tage	• Viele Tumoroperationen • Abszesse
Nicht dringliche, geplante OP als Wahleingriff oder Efekteingriff	OP als Prophylaxe, um Folgeschäden zu vermeiden, oder kosmetischer Eingriff	Implantieren von Endoprothesen, z. B. Hüftgelenk, Kniegelenk

Medizinisch ist die wichtigste Aufgabe in der präoperativen Phase, die **Operations- und Anästhesiefähigkeit** der Person zu beurteilen. Bei Frauen im gebärfähigen Alter ist eine Schwangerschaft auszuschließen oder festzustellen; entsprechende Vorkehrungen zum Schutz des ungeborenen Menschen sind vorzunehmen. Die **Aufklärung** zur Operation beinhaltet sowohl die Nennung und Beschreibung des Eingriffs, die Erfolgsaussichten und die mit der OP verbundenen Risiken. Das Aufklärungsgespräch fällt in den ärztlichen Aufgabenbereich und endet mit der OP-Einwilligung der Person oder eines gesetzlichen Vertreters. Die Einwilligung muss schriftlich durch eigenhändige Unterschrift und üblicherweise im Beisein der beratenden Person erfolgen.

MERKE

MERKE

Jede Operation, auch ein scheinbar kleiner Eingriff, stellt für die betroffene Person und ihre Angehörigen eine Ausnahmesituation dar. Deshalb gehört neben der körperlichen Fürsorge immer auch die emotionale Betreuung zu den pflegerischen Aufgaben. Pflegepersonen bewerten Ängste nicht, noch bagatellisierten oder dramatisieren sie sie, Ängste sollen nicht bewertet (dramatisiert oder bagatellisiert), sondern sachlich angenommen und die Situation beruhigend begleitet werden.

Pflegerisch hängt die **Vorbereitung** von der geplanten Operation und den Vorgaben der Operateure und Anästhesisten ab. Für viele OPs gibt es hauseigene Standards. Die Vorbereitung betrifft jedoch immer das Medikamentenmanagement und die Sanierung der Hautverhältnisse im Operationsgebiet. Je nach OP werden antiseptische Hautreinigung und Haarentfernung vorgegeben. Eine Ausnahme bilden die Augenbrauen, die normalerweise nicht rasiert werden, weil sie nur schwer nachwachsen. Spezielle Maßnahmen sind z. B. Nahrungskarenz oder die Darmvorbereitung durch Abführmaßnahmen.

Am OP-Tag werden ggf. medizinische Thromboseprophylaxestrümpfe (➤ 12.5.2) angezogen. In der Regel wird dem zu Pflegenden am Morgen des OP-Tags oder zu einem festgelegten Zeitpunkt vor der OP ein Beruhigungsmedikament verabreicht, das als **Prämedikation** bezeichnet wird. Unmittelbar vor der Operation erhält er ein frisches Klinikhemd und eine Kopfhaube. Vor dem Transport legt er alle Prothesen, Hörgerät und Brille sowie Schmuck ab. In einigen Ausnahmen können Brille und Hörgerät bis zum Einschleusen in den OP-Bereich oder auch bis zur Narkoseeinleitung getragen werden.

MERKE

MERKE

Die präoperative Versorgung des zu Pflegenden hat erheblichen Einfluss auf das Operationsgeschehen. Deshalb muss eine Einweisung in die hauseigenen Standards erfolgen und die Vorbereitung von erfahrenen Pflegepersonen begleitet werden.

Offene und minimalinvasive Operationen

Bei sogenannten **offenen Operationen** wird der Körper an den entsprechenden Stellen relativ weit geöffnet, um an das zu operierende Körperteil zu gelangen. Die **minimalinvasive Chirurgie (MIC)** wird auch als endoskopische Operation bezeichnet. Der Operateur führt ein flexibles Rohr mit Kamera ein *(Endoskop)*, durch das er die Körperhöhle mit Luft oder Flüssigkeit füllt und den Bereich einsehen kann. Über weitere kleine Hautschnitte werden dann OP-Instrumente eingeführt, mit denen die Operation vorgenommen wird. Im Vergleich zur offenen Chirurgie gilt die minimalinvasive OP als schonender und weniger schmerzhaft. Auch die Nachsorge ist weniger aufwendig, sodass der Betroffene schneller nach Hause entlassen werden kann.

Vielfach werden heute Operationen, die vor der MIC noch lange Krankenhausaufenthalte nötig machten, ambulant ohne stationäre Versorgung durchgeführt. Ein weiterer Vorteil der minimalinvasiven Operation besteht darin, dass der Operateur einen größeren Bereich einsehen und den gesamten Raum beurteilen kann. Während einer minimalinvasiven Operation kann es aber mitunter erforderlich sein, auf eine offene Operation überzugehen. Das wird situationsabhängig entschieden. Auch zuvor geplante Kombinationen der beiden Methoden sind möglich.

ACHTUNG

Wegen möglicher Komplikationen müssen prämedizierte zu Pflegende immer von einer Pflegefachperson oder einem speziell ausgebildeten Transportdienst in die Operationsabteilung gebracht werden.

ACHTUNG

18.6.2 Postoperative Pflege

18.6.2 Postoperative Pflege

Pina im Praxiseinsatz

Pina darf zwei Pflegefachpersonen zum Aufwachraum begleiten, wo sie eine zu Pflegende abholen, um sie zurück auf Station zu bringen. Auf dem Weg dorthin erklären die beiden Pina, dass nach kleinen oder mittelgroßen Operationen die meisten zu Pflegenden nach einem kurzen Aufenthalt im Aufwachraum auf die Station zurückverlegt werden können. Bei der Übernahme müssen aus Gründen der Patientensicherheit und für die weitere Versorgung folgende **Informationen** eingeholt werden:

- Name und Alter der operierten Person zur Identitätsprüfung
- Vollständige Patientenunterlagen, OP- und Anästhesieprotokolle
- Art und Verlauf der durchgeführten Operation, ggf. Komplikationen
- Art und Verlauf der Anästhesie, ggf. Komplikationen
- Ansprechbarkeit und Reaktionsfähigkeit der Person
- Info zu Transfusionen, Infusionen, Drainagen, Blasenkatheter
- Verlauf der Aufwachphase, Vitalparameter, ggf. Laborwerte
- Subjektives Empfinden der Person, Übelkeit, Angst
- Durchgeführte Therapie- und Pflegemaßnahmen z. B. Druckverband, Schmerzmedikation, Einmalkatheterisierung, Sauerstoffgabe
- Verordnete Nachbehandlung, z. B. spezielle Positionierung, Labor- und Röntgenkontrolle

ACHTUNG

Das Abholen des zu Pflegenden aus dem Aufwachraum erfolgt, wenn immer möglich, zu zweit. Auch hier muss immer eine Pflegefachperson oder ein speziell ausgebildeter Transportdienst die Rückverlegung durchführen. Beim Transport muss immer ein Beatmungsbeutel mitgeführt werden.

ACHTUNG

Postoperative Pflege und Überwachung

Pina im Praxiseinsatz

Im Patientenzimmer wird die ggf. angeordnete Positionierung vorgenommen. Wichtig ist, dass die zu pflegende Person ihre Position als angenehm und bequem empfindet. Pina platziert die Rufvorrichtung so, dass sie für die zu pflegende Person gut erreichbar und bedienbar ist, und bittet Mitpatienten und Besucher um Rücksichtnahme.

Zu Pflegende müssen postoperativ **engmaschig überwacht** werden. In die Überwachung werden Pflegeassistenten eingebunden. Welche Überwachungsmaßnahmen notwendig sind, wird durch die Pflegefachperson festgelegt. Für die postoperative Überwachung hat sich die **Vierer-Regel** bewährt, jedoch können im Bedarfsfall individuelle Zeiten festgelegt werden:

- 4-mal alle 15 Minuten, dann
- 4-mal alle 30 Minuten, dann
- 4-mal alle 60 Minuten, dann
- 1-mal alle 4 Stunden.

Überwacht werden die folgenden **Parameter:**

- Bewusstsein: Ansprechbarkeit und Orientiertheit
- Schmerzen: Lokalisation, Art und Intensität
- Atmung: Rhythmus, Tiefe, Frequenz; Hautfarbe (Zyanose und Blässe)
- Herz-Kreislauf-Funktion: Puls, Blutdruck

Zur Orientierung
MERKE
18.7 Pflege onkologischer Patienten
DEFINITION
18.7.1 Tumorhäufigkeit und -entstehung
ABB. 18.8
MERKE

- Körpertemperatur: anfangs Auskühlung möglich, später Resorptionsfieber > 38,5 °C
- Urinausscheidung: Spontanurin, bei Katheter Abfluss gewährleisten
- Venöse Zugänge: Durchfluss beachten
- Wundverband: insbesondere Blutung
- Gipsverband: Durchblutung, Beweglichkeit der Extremitäten
- Drainagen: Art, Lage, Funktion und Fixation beachten

MERKE

Die postoperative Überwachung von zu Pflegenden setzt Fachwissen und Erfahrung voraus. (Angehende) Pflegeassistentinnen und -assistenten wie Pina können hier Teilaufgaben übernehmen. Anfängliche Unsicherheiten dabei sind normal und lassen sich im Gespräch mit Kollegen ausräumen. Bei Unregelmäßigkeiten oder auch bei intuitiv erlebten Besonderheiten muss umgehend eine Pflegefachperson informiert werden.

18.7 Pflege onkologischer Patienten

DEFINITION

Die **Onkologie** ist die Lehre von den Tumoren, deren Entstehung, Diagnostik und Behandlung. In allen Fachgebieten der Medizin treten onkologische Erkrankungen auf. Im engeren Sinne der Medizin handelt es sich bei **Tumoren** um Neubildungen von Körpergewebe, die durch Fehlentwicklungen bei der Zellbildung entstehen.

18.7.1 Tumorhäufigkeit und -entstehung

In Deutschland erkrankt jährlich etwa eine halbe Million überwiegend ältere Erwachsene an einer onkologischen Erkrankung. Bei Kindern sind onkologische Erkrankungen insgesamt selten und liegen bei etwa 2.200 Neuerkrankungen pro Jahr. Am häufigsten treten bei Frauen Brust- und Darmkrebs, bei Männern Prostata- und Lungenkrebs sowie bei Kindern Blutkrebs *(Leukämie)* auf (➤ Abb. 18.8) (dkfz 2023 a, b). Bösartige Tumoren sind laut Robert Koch-Institut nach Herz-Kreislauf-Erkrankungen die zweithäufigste Todesursache von Erwachsenen in Deutschland (BMG 2024).

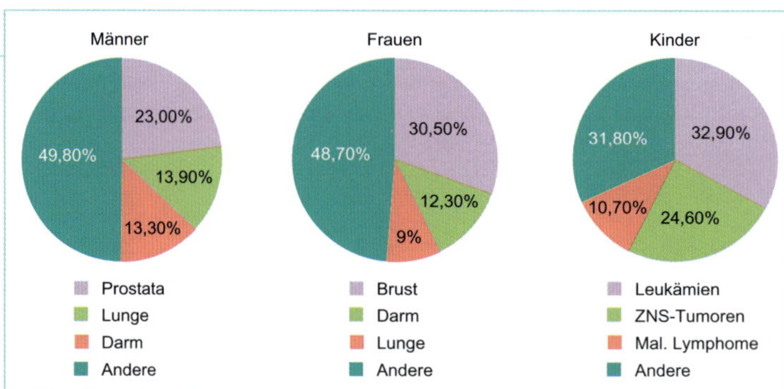

Abb. 18.8 Häufigkeitsverteilung bei bösartigen Erkrankungen [L143]

Tumoren entstehen durch Entartung von Zellen. Eine Anhäufung von genetisch veränderten Zellen führt schließlich zur Unterdrückung des natürlichen Zellwachstums.

MERKE

Alle Gewebe des menschlichen Körpers bilden regelmäßig neue Zellen, um alte oder abgestorbene Zellen zu ersetzen. Normalerweise funktioniert dieser Vorgang so, dass sich Abnutzung und Neubildung der Zellen automatisch in einem biologisch sinnvollen Gleichgewicht halten. Bei Tumoren gerät dieses Gleichgewicht außer Kontrolle, sodass es zu Neubildungen kommt, die über das sinnvolle Maß hinausgehen. Die Fehlregulation sagt noch nichts über Gut- oder Bösartigkeit eines Tumors aus.

Gutartige *(benigne)* **Tumoren** kommen sehr häufig vor. Sie entwickeln sich langsam und bleiben meist unbemerkt oder ohne besondere Beschwerden. Einige primär gutartige Tumoren können sich zu **bösartigen** *(malignen)* **Tumoren** (➤ 18.7.2) entwickeln, weshalb sie entfernt werden müssen.

Pina im Praxiseinsatz

Pina ist erstaunt, wie viel Wissen es zu Tumorerkrankungen gibt. Sie kennt in ihrem Umfeld eine Frau, die große Angst vor einer Brustkrebserkrankung hat. Pina findet es beruhigend, dass die Lebensführung einen hohen Einfluss auf die Entstehung bösartiger Tumoren hat, denn die Lebensführung lässt sich ja beeinflussen. Sie ist auch froh, als sie erfährt, dass es heutzutage Behandlungsmöglichkeiten gibt.

Onkologen schätzen, dass bis zu 40 % aller Krebserkrankungen vermieden werden könnten, wenn die diskutierten (angenommenen) Auslöser gemieden würden (Berthold 2020). In Verbindung mit onkologischen Erkrankungen wird immer ein ungesunder Lebensstil genannt. Hierunter fallen insbesondere Bewegungsmangel, Fehlernährung, Übergewicht, Umweltfaktoren, körperlicher und seelischer Stress, Alkohol und Nikotin. Als Ursache von Hautkrebs wird die übermäßige Sonnenbestrahlung angenommen. Speiseröhren- und Magenkrebs kommen öfter bei Alkoholmissbrauch vor, Lungenkrebs wird eindeutig mit Tabakkonsum verbunden. Diesen Substanzen ist gemeinsam, dass sie Veränderungen an der Zellsubstanz hervorrufen. Dennoch erkranken auch Menschen, die keinem dieser Risikofaktoren (übermäßig) ausgesetzt sind/waren, während andere Personen trotz ihres Risikoverhaltens nicht erkranken. Eindeutig lässt sich demnach nicht belegen, welche Faktoren den jeweiligen bösartigen Tumor entstehen lassen.

Auch Krankheitserreger wie Viren, Bakterien oder Parasiten (➤ 6.1.1) können bösartige Tumoren (Krebs) auslösen. Schätzungsweise etwas über 15 % der Krebserkrankungen weltweit werden durch Infektionen ausgelöst. In Deutschland wird der Anteil infektionsbedingter Krebserkrankungen mit etwa 4 % angenommen (Berthold 2020).

Vor anderen Auslösern wie einer zufälligen genetischen Fehlsteuerung bei der Zellteilung kann man sich nach bisherigem Kenntnisstand nicht aktiv schützen. Bei etwa 5 % der onkologischen Patienten liegt eine familiäre Häufung vor (Berthold 2020). Deshalb spielt Vererbung bei der Tumorentstehung eine gewisse Rolle. Personen mit familiärer Vorbelastung sollen unbedingt regelmäßige Gesundheitschecks durchführen.

18.7.2 Gutartige und bösartige Tumoren

18.7.2 Gutartige und bösartige Tumoren

Neubildungen *(Tumoren, Neoplasien)* können jedes Gewebe betreffen. Sie können **gut-** oder **bösartig** oder **teilweise bösartig** sein (➤ Tab. 18.5).

- Bei gutartigen Neubildungen *(benigne Tumoren)* handelt es sich um Gewebewucherungen, die selbst nicht gefährlich sind, aber durch ihr Wachstum umliegendes Gewebe verdrängen oder durchwachsen. Sie bilden aber keine Absiedlungen *(Metastasen)*. Dennoch können Funktionsstörungen und Schäden am jeweiligen Gewebe oder an Nachbargeweben entstehen.
- Bösartige Neubildungen *(maligne Tumoren)* werden auch als **Karzinom** oder umgangssprachlich als **Krebs** bezeichnet. Sie wachsen in umgebendes Gewebe ein und zerstören es. Außerdem bilden sie Absiedlungen, sogenannte Tochtergeschwulste oder medizinisch **Metastasen.** Meistens erfolgt die Ausbreitung über das Blut oder die Lymphe. Bei einigen Krebsarten kann es aber auch durch Zellabtropfungen zu einer Verbreitung kommen.
- Teilweise bösartige Neubildungen *(semimaligne Tumoren)* setzen keine Tochtergeschwulste ab, zerstören jedoch das umliegende Gewebe und wachsen in es hinein.

TAB. 18.5

Tab. 18.5 Merkmale gut- und bösartiger Tumoren

Merkmal	Benigne (gutartig)	Maligne (bösartig)
Wachstum	Langsam, verdrängend	Schnell, durchdringend
Abgrenzung zu gesundem Gewebe	Gut abzugrenzen, z. B. Kapsel	Schlecht abgrenzbar
Differenzierung	Gut differenziert, gleiches Gewebe	Schlecht differenziert, verändertes Gewebe
Zellgehalt	Wenig Zellen	Viele Zellen
Zellveränderung	Keine oder wenig Zellveränderung, geringe abnorme Aktivität	Hohe Mutationsrate, viele atypische Veränderungen, hohe Zellteilungsrate
Verlauf	Symptomarm, lang dauernd, **keine Metastasen,** selten wiederkehrend *(Rezidive)*	Kurz, häufig tödlich, **Metastasen,** häufig wiederkehrend *(Rezidive)*

MERKE

MERKE

Eine Tumorerkrankung stürzt die Betroffenen und ihre Familien plötzlich und unerwartet in eine fundamentale Lebenskrise. Onkologische Therapien erfordern sehr viel Kraft von allen Beteiligten – wobei Erwachsene immer wieder über die Reife von Kindern staunen und ihre Fähigkeit, auch in schweren Phasen einen positiven Ausgang zu sehen und zu lachen.

18.7.3 Behandlungsstrategien in der Onkologie

18.7.3 Behandlungsstrategien in der Onkologie

Der überwiegende Teil der Tumoren zeichnen sich durch eine feste, örtlich umschriebene Zunahme von körpereigenem Gewebe aus, man bezeichnet sie als **solide Tumoren.** Bei der Behandlung von Tumorerkrankungen kommen fast immer verschiedene Therapieangebote zum Einsatz, die teilweise gleichzeitig oder aufeinander folgend nach einem Behandlungsschema ablaufen (multimodale Therapiekonzepte).

- Der überwiegende Teil der Tumoren wird entfernt, zumeist operativ. Alternativ wird in bestimmten Fällen die Strahlentherapie eingesetzt, die lokal begrenzt wirkt.
- Medikamentöse Therapien wirken im Gegensatz hierzu im ganzen Körper. Sie werden bei bösartigen Bluterkrankungen und bei soliden Tumoren gegen Metastasen eingesetzt.

Medikamentöse Therapie

Die **medikamentöse Therapie** muss das Fremdgewebe zerstören, was sie hochaggressiv macht. Leider bleiben auch gesunde Körpergewebe nicht immer verschont. Das bekannteste Beispiel dafür ist der Haarausfall bei einer Chemotherapie. Die medikamentöse Therapie erfordert meistens zahlreiche unterstützende Maßnahmen, um die Komplikationen der Behandlung abzufangen. So werden z. B. oft Maßnahmen gegen Übelkeit und Erbrechen und zur Blutungs- und Infektionsprophylaxe erforderlich. Vielfach kommt es auch behandlungsbedingt zu Schmerzen, Schleimhautdefekten (besonders im Mund) und zu Blutverlust.

- **Chemotherapie:** auch als Zytostatikatherapie oder Zytostase bezeichnet. Es werden Arzneimittel verabreicht, die das Zellwachstum hemmen und unkontrolliert wuchernde bösartige Zellen vernichten sollen. Diese Therapie ist äußerst belastend für die zu Pflegenden.
- **Immuntherapie:** Wie alle Gewebe befinden sich auch Tumorgewebe in ständigem Wechselspiel mit Immunzellen. Ziel der Therapie ist es, die körpereigene Immunabwehr zu stärken oder diese direkt gegen den Tumor einzusetzen.
- **Hormontherapie:** Hormonabhängige Tumoren wachsen wie ihr Ursprungsgewebe bei Zufuhr des entsprechenden Hormons verstärkt und bilden sich bei Fehlen des Hormons zurück. Zu den hormonabhängigen Tumoren zählen z. B. das Prostatakarzinom, ein Teil der Mamakarzinome und Tumoren der Gebärmutterschleimhaut.

Psychoonkologische Betreuung

Fast ein Drittel aller Menschen mit einer Krebserkrankung entwickelt psychische Störungen mit Krankheitswert (Berthold 2020). Deshalb wird während der körperlichen Therapie auch eine **psychische und soziale Begleitung** angeboten, z. B. neben Gesprächen auch Entspannungstechniken und sogenannte Kreativtechniken, wie Malen oder Tanzen, sowie Sportgruppen. Darüber hinaus werden Kontakte zu Selbsthilfegruppen vermittelt. Etwa 40 % der onkologisch Erkrankten entwickeln derart starke seelische Probleme, dass eine spezielle psychotherapeutische Behandlung benötigt wird (Berthold 2020).

18.7.4 Pflegerelevante Beeinträchtigungen onkologisch Erkrankter

18.7.4 Pflegerelevante Beeinträchtigungen onkologisch Erkrankter

Pina im Praxiseinsatz

Bewegung

Zu Pflegende mit einer Tumorerkrankung ermüden bereits bei geringer Belastung, besonders während der Tumortherapie. Sie brauchen daher häufiger eine Ruhepause. Pina berücksichtigt das bei allen Pflegemaßnahmen, unterstützt die zu Pflegenden aber auch dabei, ihre Selbstständigkeit und Unabhängigkeit zu erhalten.

Pina im Praxiseinsatz

Hautpflege

Sowohl die Chemo- als auch die Strahlentherapie und deren Begleiterscheinungen können zu Hautausschlag unterschiedlicher Ausprägung und Erscheinungsform führen. Deshalb inspiziert Pina die Haut der zu Pflegenden täglich. Da in der Klinik eine hausinterne Handlungsanweisung zur Hautpflege während einer Tumortherapie existiert, wendet die zuständige Pflegefachperson diesen an und erteilt Pina entsprechende Anweisungen bezüglich der Hautpflegemaßnahmen. In Einrichtungen, in denen ein solcher Standard nicht existiert, muss im Einzelfall eine Therapie angeordnet werden, ggf. über ein Hautarztkonsil.

Mundpflege/-hygiene

Aufgrund der verschiedenen Tumortherapien kommt es sehr oft zu Störungen der natürlichen Mundflora mit starken Schmerzen. In der Regel liegen auf onkologischen Stationen Handlungsanweisungen zur speziellen Mundpflege (➤ 11.4) vor. Die spezielle Mundpflege erfordert eine Unterweisung durch eine erfahrene Pflegeperson.

Körpertemperatur

Regelmäßige, zweimal tägliche Temperaturkontrollen sind bei zu Pflegenden mit Tumorerkrankung und unter der Therapie nötig, um mögliche Infektionen rechtzeitig zu erkennen und entgegenwirken zu können.

Ernährung

Die Nahrungsaufnahme bei Tumorerkrankungen geht häufig mit Übelkeit und Erbrechen einher, was zu Appetitmangel und Gewichtsverlust führt. Eine Mangelernährung verschlechtert wiederum die Verträglichkeit der Therapie und wirkt sich negativ auf Prognose und Lebensqualität aus. Deshalb wird als Strategie empfohlen:

- Ausgewogene, wohlschmeckende Kost anbieten; auch Wunschkost; Mahlzeiten ansprechend gestalten
- Fünf bis acht kleine Mahlzeiten anbieten
- Kau- und Schluckfähigkeit beachten; entsprechende Kost anbieten
- Mundzustand beim Nahrungsangebot berücksichtigen
- Mundpflege vor und nach dem Essen anbieten
- Flüssigkeitsbilanzierung
- Gewichtskontrollen

ACHTUNG

Bei Untergewicht besteht ein erhöhtes Dekubitusrisiko!

ACHTUNG

Ausscheidung

Pina im Praxiseinsatz

Pina beobachtet auch den Harn und Stuhl der zu Pflegenden auf Veränderungen:

- Stuhl auf Blutbeimengen (sichtbar oder als Teerstuhl)
- Urin auf Menge und Anzeichen von Infektionen (Ausflockung und Geruch)
- Obstipation als häufiges Problem (durch Medikamente, geringe Nahrungsaufnahme und Bewegungseinschränkung)
- Diarrhö als Folge von Darminfektion oder therapiebedingt bei Zytostatika- oder Strahlentherapie

Schlaf

Schwer kranke zu Pflegende brauchen Ruhe und Schlaf. Deshalb werden Aktivitäten, pflegerische Maßnahmen, Untersuchungen und Besuche entsprechend geplant, um ihnen ausreichend Ruhephasen zu gewährleisten. Nächtliche Pflegemaßnahmen werden auf das Nötigste beschränkt.

Pina im Praxiseinsatz

Zur Schlafförderung bietet Pina abends Waschungen, Wärmeanwendungen, beruhigende Einreibungen oder Anwendungen aus der Aromatherapie an. Oft kann auch entspannende Musik zur Schlafförderung sinnvoll sein.

Kommunikation

Pina im Praxiseinsatz

Abhängig von ihrem persönlichen Empfinden, dem Krankheitsverlauf und der Stimmung durchleben zu Pflegende Phasen, in denen sie sich mitteilen wollen und ein Gespräch suchen, und ebenso Zeiten, in denen sie sich zurückziehen. Pflegepersonen wie Pina signalisieren Gesprächsbereitschaft, drängen sich aber nicht auf. Die kranke Person mit ihren Bedürfnissen ist der Hinweisgeber. In der Arbeit mit schwerkranken und vielleicht sterbenden Menschen ist es hilfreich, die Grundlagen der Gesprächsführung und des aktiven Zuhörens zu kennen (➤ 6.5.1) und sich mit erfahrenen Kollegen auszutauschen.

ACHTUNG

Die Arbeit mit onkologischen Patienten kann für Pflegepersonen sehr belastend sein. Das Wissen um die Befindlichkeit der Betroffenen und eingeübte Umgangsweisen kann die Belastung abmildern. Dennoch müssen Pflegepersonen auf ihre Grenzen achten und im privaten Lebensstil für Ruhe und Erholung sorgen. Auch Pina hat bereits erfahren, dass ein ausgeglichenes Privatleben den beruflichen Alltag stärkt.

ACHTUNG

18.8 Pflege in stabilen und instabilen Pflegesituationen

18.8 Pflege in stabilen und instabilen Pflegesituationen

In stabilen wie instabilen Pflegesituationen (➤ 9.1.1) bezieht sich die Betreuung, Unterstützung und Versorgung durch die Pflegepersonen auf Menschen, die wegen Krankheit, Verletzung, Alter oder anderer Umstände einen Pflegebedarf haben, den sie **nicht selbstständig** und **eigenverantwortlich** bewältigen können. Der Pflegebedarf und das Pflegeangebot können in stabilen oder instabilen Pflegesituationen unterschiedlich ausfallen.

Stabile Pflegesituation

Die zu Pflegenden benötigen in der stabilen Pflegesituation regelmäßig Unterstützung, um ihrem Bedarf in der pflegerischen Versorgung, der persönlichen Hygiene, der Medikamentenverabreichung, der Mahlzeitengestaltung u. a. gerecht zu werden. Die Unterstützung in stabilen Pflegesituationen ist im Wesentlichen **vorhersehbar** und kann **geplant** durchgeführt werden.
Beispiele, wie Pflegepersonen hierbei unterstützen können:

- Unterstützung bei der Körperpflege, beim Duschen oder Baden, Anziehen und Toilettenbesuchen bzw. Inkontinenzversorgung
- Zubereiten von Mahlzeiten entsprechend den persönlichen Bedürfnissen unter Berücksichtigung medizinisch-diätetischer Vorgaben
- Begleitung zu geplanten Arztterminen, medizinischen Untersuchungen oder sonstigen notwendiger Versorgungsstrukturen
- Durchführung von Mobilisationsangeboten wie Aufstehen aus dem Stuhl oder Stand- und Gehübungen entsprechend den persönlichen Fähigkeiten

Instabile Pflegesituation

In der instabilen Pflegesituation kommt es zu einem **ungeplanten, akut aufgetretenen Ereignis,** das die pflegebedürftige Person in einen kritischen Gesundheitszustand bringt. Die instabile Pflegesituation hat zumindest Merkmale einer Notfallsituation (➤ 18.2), in der das Handeln und die Versorgung durch die Pflegeperson gesundheitserhaltend oder lebensrettend sein kann. Dies kann das Verabreichen von Notfallmedikamenten, das Durchführen von lebenserhaltenden Maßnahmen, das Überwachen von lebenswichtigen Funktionen und die Kommunikation und Koordination mit weiterem Fachpersonal umfassen.
Beispiele, wie Pflegepersonen hierbei unterstützen können:

- Notfallversorgung bei Unfällen wie einem Sturz mit möglicher Verletzung
- Notfallversorgung bei Herzproblemen, Atemnot oder Verdacht auf Schlaganfall
- Verabreichung von Notfallmedikamenten oder sonstige Behandlungsvorgänge
- Überwachung der Vitalfunktion wie Puls, Blutdruck und ggf. Sauerstoffsättigung
- Kommunikation mit Rettungsdiensten und Kooperation mit weiteren Fachpersonen
- Emotionale Unterstützung der Person und ggf. ihrer Angehörigen

ACHTUNG

ACHTUNG

Auch in stabilen Pflegesituationen, die geplant und routiniert durchgearbeitet werden, kann ein akutes Ereignis eintreten, dass sofortiges Notfallhandeln nötig macht!

Pina im Praxiseinsatz

Pina weiß, dass in jeder Pflegesituation ein kompetentes Notfallhandeln notwendig werden kann, und bereitet sich innerlich darauf vor. Sie bespricht mit Kolleginnen, welche Ereignisse bei den Personen in ihrem Versorgungsbereich auftreten könnten, und holt spezielles Wissen ein. Pina kennt auch die Telefonnummern für Notfälle. Dadurch geht sie sicher und fachlich gestärkt in ihre Berufstätigkeit.

WIEDERHOLUNGSFRAGEN

1. Beschreiben Sie, welche besonderen Ziele die palliative Versorgung verfolgt.
2. Erläutern Sie, was unter dem B-A-K-Schema in der Ersten Hilfe verstanden wird.
3. Definieren Sie, was unter „defibrillieren" verstanden wird.
4. Nennen Sie je drei schlaffördernde Maßnahmen für Kinder und Erwachsene.
5. Erklären Sie, was unter präoperativer Pflege zu verstehen ist.
6. Listen Sie vier wesentliche Überwachungsmerkmale der postoperativen Pflege auf.
7. Benennen Sie vier pflegerelevante Beeinträchtigungen bei der Pflege von onkologisch Erkrankten.
8. Beschreiben Sie kurz, was Sie unter einer stabilen und einer instabilen Pflegesituation verstehen.

LITERATUR UND KONTAKTADRESSEN

Quellen

Berthold H K (Hrsg.). Leitfaden Geriatrie Medizin. München: Elsevier; 2020.

Blankenheim O. Pflege in Notfallsituationen. In: Altenpflege konkret. Gesundheits- und Krankheitslehre. 6. Aufl. München: Elsevier; 2020: 123–138.

Bundesministerium für Gesundheit (BMG). Krebs. 2024. www.bundesgesundheitsministerium.de/themen/praevention/gesundheitsgefahren/krebs (letzter Zugriff: 28.1.2025).

Dallmann H-U, Schiff A. Ethische Orientierung in der Pflege. Frankfurt: Mabuse; 2016.

Deutsche Gesellschaft für Allgemeinmedizin und Familienmedizin e. V. (DEGAM) (Hrsg.). Chronischer nicht tumorbedingter Schmerzen – Erläuterung und Implementierungshilfen. DEGAM S1-Handlungsempfehlung. 2023. Aus: www.degam.de/files/Inhalte/Leitlinien-Inhalte/Dokumente/DEGAM-S1-Handlungsempfehlung/053-036-chronische-nicht-tumorbedingte-schmerzen/oeffentlich/degam_ll_chron_schmerz_s1_lang_12_2023.pdf (letzter Zugriff: 28.1.2025).

Deutsche Gesellschaft für Orthopädie und Unfallchirurgie et al. (Hrsg.). Leitlinie für die ärztliche Begutachtung von Menschen mit chronischen Schmerzen („Leitlinie Schmernegutachtung". 2023). Aus: https://register.awmf.org/assets/guidelines/187-006l_S2k_Aerztliche-Begutachtung-chronische-Schmerzen_2023-08_2.pdf (letzter Zugriff: 28.1.2025).

Deutsches Krebsforschungszentrum (dkfz) – Krebsinformationsdienst. Häufigkeit von Krebs bei Kindern. 2023 a. Aus: www.krebsinformationsdienst.de/aktuelles/detail/haeufigkeit-von-krebs-bei-kindern (letzter Zugriff: 28.1.2025).

Deutsches Krebsforschungszentrum (dkfz) – Krebsinformationsdienst. Krebsstatistiken: So häufig ist Krebs in Deutschland. 2023 b. Aus: www.krebsinformationsdienst.de/forschung/krebszahlen (letzter Zugriff: 28.1.2025).

Fuchs C et al. Palliative Geriatrie. Ein Handbuch für die interprofessionelle Praxis. Stuttgart: Kohlhammer; 2012.

Garms-Homolova V. Schlaf- und Wachstörungen bei alten Menschen. Hannover: Schlütersche; 2016.

Gräter DJ. Akute Notfälle in der Altenpflege. Hannover: Schlütersche; 2018.

Helfen T. BASICS Notfall- und Rettungsmedizin. 4. Aufl. München: Elsevier; 2020.

Huhn S. Pflege fit. Praxiswissen für den Alltag. Hannover: Vincentz; 2019.

Huhn S (Hrsg.) Leitfaden Geriatrie Pflege: Interprofessionell Arbeiten in Medizin Pflege Physiotherapie. München: Elsevier; 2020.

Keller C, Menche N, Teigeler B (Hrsg.). Pflege Heute. 8. Aufl. München: Elsevier; 2023.

Matreitz T. Erste Hilfe. München: Elsevier; 2014.

Müller M, Schnegg M. Der Weg der Trauer. 2. Aufl. Freiburg: Herder; 2005.

Student J-C (Hrsg.). Sterben, Tod und Trauer. Freiburg: Kohlhammer; 2004.

Töpfer L, Vater J. Anästhesie, Intensivmedizin und Schmerztherapie. 6. Aufl. München: Elsevier; 2022.

Weiterführende Literatur

Bristol-Myers Squibb: www.krebs.de.

Die Zwei in Reflexstreifen. Der Rettungsdienst-Podcast. Aus: die-zwei-in-reflexstreifen.blog.

Keller C (Hrsg.). Pflegen, Grundlagen und Interventionen. 3. Aufl. München: Elsevier; 2021.

Onko-Internetportal. Professionelle psychologische Betreuung bei einer Krebserkrankung. 2024 Aus: www.krebsgesellschaft.de/onko-internetportal/basis-informationen-krebs/krebs-und-psyche/professionelle-psychologische-betreuung-bei-einer-krebserkrankung.html.

Kontaktadressen

Deutsches Gesellschaft für Schlafforschung und Schlafmedizin (DGSM): www.dgsm.de

Deutscher Rat für Wiederbelebung – German Resuscitation Council (GRC): grc-org.de

Zur Orientierung

KAPITEL 19

Unterstützung der Tagesgestaltung unter lebensweltorientierten Aspekten

Siegfried Huhn

LERNZIELE

LERNZIELE: DAS KANN ICH BALD GUT

Am Ende dieser Lerneinheit werde ich ...
- unterschiedliche spezielle Versorgungsbereiche der Pflege kennen,
- theoretische Kenntnisse in diesen Bereichen haben,
- die lebensweltorientierte Pflege in Theorie und Praxis verstehen,
- die Grundlagen für die Versorgung von Menschen in diesen Bereichen kennen,
- Möglichkeiten erfahren haben, den Personen entsprechend zu begegnen.

Pina im Praxiseinsatz

Pina hat inzwischen verstanden, dass die pflegerische Versorgung an unterschiedliche Lebenswelten gebunden ist und sich daran orientieren soll. Deshalb findet sie die Beschäftigung mit den unterschiedlichen Lebenswelten spannend und interessant (> Abb. 19.1)

ABB. 19.1

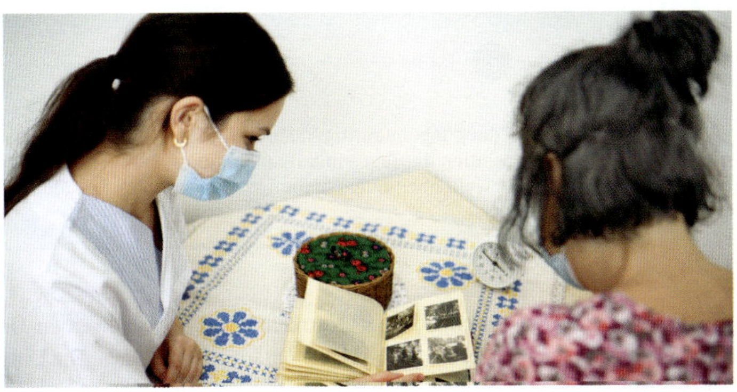

Abb. 19.1 Beim gemeinsamen Blättern durch ein Fotoalbum erfährt Pina mehr über die Lebenswelt dieser Klientin [J803]

Zur Orientierung

19.1 Begriffsbestimmung

DEFINITION

MERKE

MERKE

19.1 Begriffsbestimmung

DEFINITION

Lebensweltorientierung ist eine pflegerische Grundhaltung, bei der die zu pflegende Person in ihrer gegenwärtigen Situation und unter Wahrung ihrer Lebensgeschichte im Mittelpunkt allen Handelns steht.

Der Begriff Lebensweltorientierung wurde in den 1970er-Jahren in der sozialen Arbeit geprägt. In Ansätzen wurde er durch die Gerontopsychologin Ursula Lehr für die Altenarbeit übernommen und fand so Eingang in die professionelle Pflege. Damit wird ausgedrückt, dass pflegerische Unterstützung eine Humandienstleistung ist, die sich an den **Werten** und der **Lebenswelt** der pflegebedürftigen Person ausrichten soll.

Lebensweltorientierung bedeutet, sich von der klassisch medizinisch geprägten Hilfeform und der verwahrenden Pflege in der Langzeitversorgung zu lösen und neben der Krankheit und dem Pflegebedarf den Alltag, die sozialen Beziehungen, den Lebenshintergrund und das Lebensumfeld der Betroffenen in den Blick zu nehmen. Dazu begegnen Pflegepersonen den Lebensentwürfen und den Problembewältigungsversuchen der Person und ihres Umfelds mit Akzeptanz, Takt und Respekt.

MERKE

Pflegende begegnen der zu pflegenden Person und ihrem Umfeld mit Respekt vor deren Lebensleistung und ihren Bewältigungsversuchen von Krankheit und Leid. Die Person wird als entscheidungsfähig, selbstverantwortlich und handlungsfähig angesehen und in ihrem Bestreben nach Selbstständigkeit unterstützt.

Pflegerische Zielsetzung in der Lebensweltorientierung

- Fähigkeiten erhalten
- Fördern und befähigen
- Selbstbestimmung aufrechterhalten
- Wohlbefinden stabilisieren und wiedererlangen

Lebensweltorientierung der pflegerischen Hilfeleistung

- Im Interesse der Person handeln
- Für eine fördernde Umgebung sorgen
- Die Person im Alltag begleiten und fördern
- Die Person in der Krankheitsbewältigung unterstützen
- Die Person informieren, beraten und anleiten
- Den Kontakt zu Bezugspersonen aufrechterhalten

Tagesgestaltung – Normalität als Maßstab

MERKE

Die Orientierung an der traditionellen Alltagsstruktur der pflegebedürftigen Menschen ist ein **Qualitätsmerkmal** für die Versorgung in der Langzeitpflege. Dabei werden die Tagesabläufe nicht ausschließlich nach den Notwendigkeiten der Einrichtung organisiert, sondern weitgehend dem bisherigen Lebensrhythmus und den Besonderheiten der pflegebedürftigen Person angepasst.

Alltag orientiert sich in erster Linie an persönlichen Routinen, die als Normalität verinnerlicht werden. Deshalb ist es sinnvoll, die Routinen zu erfragen und pflegebezogene Abläufe darauf abzustimmen. Die Unterstützung durch Pflegepersonen zielt darauf ab, zurüchkaltend zu begleiten und die gewohnte Tagesstruktur und individuellen Routinen weitgehend zu erhalten. So kann eine alltags- und haushaltsnahe Mahlzeitengestaltung mit entsprechendem Tischschmuck Erinnerungen wachrufen, Vertrauen entstehen lassen und gleichzeitig die Kompetenz erhalten, selbst aktiv mitzuwirken. Speisen selbst auszuwählen, etwa an einem Frühstücksbuffet, schafft Normalität, die z. B. durch ein Tablettsystem nicht erreicht werden kann.

Aktivierungsangebote, die in den Alltag eingebunden werden, ein ausgewähltes Musikangebot oder jahreszeitlich angepasste Besonderheiten machen Normalität lebbar und lösen Fremdheit durch die Institution auf. Dabei ist darauf zu achten, dass auch Ruhephasen und Zeiten des Nichtstun Bestandteil der Tagesgestaltung sind. Auch Alleinsein (Für-sich-Sein) und Momente der Stille sind nötig zur Regeneration. Viele Menschen genießen es, einfach nur ihren Gedanken nachzuhängen und die Zeit zu vertrödeln. Inzwischen hat sich hierfür der Begriff des „therapeutischen Gammelns" etabliert.

Rolle der An- und Zugehörigen

An- und Zugehörige sind ein wesentlicher Teil der Lebenswelt einer Person. Sie sind besonders bedeutsam, weil sie gemeinsame und vertraute Erfahrungen und einen Teil der Lebensgeschichte teilen. Diese miteinander erlebte Geschichte ist durch nichts ersetzbar. Deshalb müssen vertraute Personen, wenn möglich, in den Alltag und die Tagesgestaltung integriert werden, z. B. durch geplante gemeinsame Aktivitäten wie Kaffeeklatsch mit Unterhaltungsprogramm, Erzählnachmittage, Museums- oder Zoobesuche und Spaziergänge. Die Integration von An- und Zugehörigen kann nicht als Zufallsgeschehen erhofft oder gewünscht werden, sondern fordert Gestaltung durch die Beauftragten der Einrichtung.

19.2 Migration und transkulturelle Pflege

Bei ihrer Arbeit begegnet Pina vielen Menschen, die aus anderen Kulturkreisen stammen. Viele von ihnen leben schon lange in Deutschland, andere erst seit kurzer Zeit. Pina versucht, alle respektvoll zu behandeln. Dabei erfragt sie die kulturellen Besonderheiten, die sie in der Versorgung berücksichtigen soll, und versucht, diese weitgehend in ihre tägliche Routine zu integrieren.

19.2.1 Migration

DEFINITION

Migration (Wanderung): auf Dauer angelegte räumliche Veränderung des Lebensmittelpunkts einer oder mehrerer Personen. Migration, die über Landesgrenzen hinweg erfolgt, wird als internationale Migration bezeichnet. Migration wird als freiwillige Wanderung gesehen. Davon abzugrenzen ist die **Fluchtmigration,** die unfreiwillig aus Gründen der Verfolgung und lebensbedrohlicher Situationen, etwa durch politisch gefährliche Lebensbedingungen oder nach Naturkatastrophen, erfolgt.

In der aktuellen Diskussion um Rassismus und Diskriminierung von Migranten werden häufig die Begriffe „Person mit Migrationshintergrund" und „Person mit Migrationsvordergrund" genutzt. Dabei handelt es sich jedoch nicht um Begriffe der offiziellen Amtssprache.

Pina fragt sich, was der Unterschied zwischen diesen beiden Begriffen ist, und recherchiert. Sie erfährt, dass …

- als **„Person mit Migrationshintergrund"** ein Mensch bezeichnet wird, der entweder selbst oder mindestens einer seiner Elternteile nicht mit deutscher Staatsangehörigkeit geboren wurde (Statistisches Bundesamt 2025), und
- als **„Person mit Migrationsvordergrund"** ein Mensch bezeichnet wird oder sich (ironischerweise) selbst so bezeichnet, dessen Migrationshintergrund aufgrund äußerlicher Merkmale und/oder seiner sprachlichen Fähigkeiten etc. für andere sichtbar ist (Neue deutsche Medienmacher*innen 2025). Nach derzeitigen Erkenntnissen sind diese Personen deshalb eher von Diskriminierung verschiedener Formen betroffen.

Migration und Flucht

Migration hat es immer gegeben. Häufige und wiederkehrende Motive für die Wanderung von Menschen sind bessere Siedlungs- und Erwerbsmöglichkeiten. Ein Beispiel dafür ist die Arbeitsmigration der sogenannten Gastarbeiter in Deutschland in den 1960er- und 1970er-Jahren.

Im internationalen Flüchtlingsrecht wird die Migration von der Flucht abgegrenzt. Unter **Flucht** wird demnach verstanden, wenn eine Person oder Personengruppe …

[…] aus der begründeten Furcht vor Verfolgung wegen ihrer Religion, Nationalität, Zugehörigkeit zu einer bestimmten sozialen Gruppe oder wegen ihrer politischen Überzeugung sich außerhalb des Landes befindet, dessen Staatsangehörigkeit sie besitzt, und den Schutz dieses Landes nicht in Anspruch nehmen kann oder wegen dieser Befürchtungen nicht in Anspruch nehmen will.

Genfer Flüchtlingskonvention vom 28. Juli 1951

19.2 Migration und transkulturelle Pflege

Pina im Praxiseinsatz

19.2.1 Migration

DEFINITION

Pina im Praxiseinsatz

Zu den Menschen mit Migrationshintergrund zählen nach deutschem Recht …

- alle Personen, die nach 1949 auf das heutige Gebiet der Bundesrepublik Deutschland zugewandert sind,
- sowie alle in Deutschland geborenen Ausländer und
- alle in Deutschland als Deutsche Geborenen mit mindestens einem zugewanderten oder in Deutschland als Ausländer geborenen Elternteil.

Demnach hatten im Jahr 2024 etwa 16 Millionen Menschen, also jeder fünfte Einwohner in Deutschland, einen Migrationshintergrund. Etwa zwei Drittel der Menschen mit Migrationshintergrund sind zugewandert, ein Drittel ist in Deutschland geboren (bpb 2025).

Gesundheitsrelevante Aspekte bei Migration und Flucht

Psychische Belastungen

Die Migrations- und Fluchterfahrung geht für viele Menschen mit erheblichen psychischen Belastungen einher. Die Schwierigkeit, traditionelle Werte aufrechtzuhalten, eintretende Veränderungen in der Familientradition zwischen Eltern und Kindern sowie das Stigma als Ausländer und die oft vorhandene Diskriminierung durch die Mehrheitsbevölkerung können zu Depression, psychosomatischen Beschwerden, Zwangsstörungen und herausforderndem Verhalten führen. Diese psychischen Störungen werden oft tabuisiert und als unerwünscht negiert.

Schmerzen

Eine besondere Herausforderung an die Medizin und Pflege stellt der Umgang mit Schmerzen dar (➤ 18.5). In unterschiedlichen Kulturkreisen und Religion werden Schmerzen unterschiedlich wahrgenommen, angenommen und bewältigt. Aus der Sicht der hiesigen Mehrheitsbevölkerung werden Schmerzen von Migranten oft als übertrieben dargestellt gesehen, was zu einer „Untertherapie“ führen kann. Ebenso kann jedoch die dramatische Darstellung von Schmerzen zu einer besonders hohen Schmerzangabe auf einer Schmerzskala führen, woraus eine „Übertherapie“ erfolgen kann.

Mangelhafte Sprachkenntnisse

Hinzu kommen nicht ausreichende oder fehlende Sprachkenntnisse, wodurch ein wesentlicher Zugang zur Person fehlt und die Entwicklung einer vertrauensvollen Beziehung mit entsprechender Versorgung erschwert werden kann. Bei verbaler Kommunikation über Dritte entsteht für Betroffene oft der Eindruck, ausgegrenzt und nicht Partner im Behandlungsprozess zu sein. Auch aufgrund der kulturspezifischen Art, Probleme, Krankheiten und Symptome zu beschreiben, treten Missverständnisse und Übertragungsprobleme auf.

ÄLTERE MENSCHEN

ÄLTERE MENSCHEN

Gleiche Gesundheitsbedingungen für alle Menschen sind ein wichtiger Bestandteil der Integration. Personen mit Migrationshintergrund haben eine etwas geringere Krankheitsquote als die Gesamtbevölkerung in Deutschland (10,3 % zu 12,1 %). Doch beim Personenkreis über 45 Jahre kehrt sich dieses Verhältnis um: Menschen mit Migrationshintergrund haben eine etwas höhere Krankheitsquote als Gleichaltrige ohne Migrationshintergrund (Demografie-Portal des Bundes und der Länder 2024).

Gründe hierfür können sein:

- Körperlich schwere Arbeit und belastende Bedingungen wie Akkord- oder Schichtarbeit
- Geringeres Einkommen mit höherer Altersarmut
- Höhere Arbeitslosigkeit
- Schlechtere Wohnsituation
- Kommunikationsprobleme bei ärztlichen Behandlungen
- Kulturelle/Religiöse Vorbehalte gegenüber medizinischen Maßnahmen
- Stress aufgrund von Diskriminierung und dem Gefühl, nicht willkommen zu sein
- Unklare Lebensperspektive, Heimweh, mögliche Rückkehr in die Heimat

Ältere Menschen mit Migrationshintergrund entstammen hauptsächlich der Gruppe der Arbeitsmigranten der 1960er- und 1970er-Jahre. Die gesundheitliche Situation stellt sich besser dar, wenn jüngere Angehörige unterstützend einwirken. In Orten mit einem hohen Anteil an Migranten sind inzwischen die Nachfolgegenerationen im Gesundheitssystem tätig – auch in neuen Berufen, z. B. als Gesundheitslotsen –, die den Zugang zu Gesundheitsleistungen für die heute alten Menschen erleichtern (Demografie-Portal des Bundes und der Länder 2024).

MERKE

Die Arbeit mit migrierten und geflüchteten Menschen stellt hohe Anforderungen an Pflegepersonen. Orientierungswissen und Sensibilität werden benötigt, um die kulturellen Besonderheiten und die transkulturellen Strukturen zu erkennen. Zudem braucht es eine hohe Selbstreflexivität, um die eigene Haltung sowie die eigene und fremde kulturelle Identität zu bewerten, und Empathie, um Konflikte zu vermeiden. Im Pflegealltag sind die zu Pflegenden, aber auch das soziale Umfeld sowie die Angehörigen zu berücksichtigen und ggf. mit einzubeziehen.

MERKE

19.2.2 Transkulturelle Pflege

19.2.2 Transkulturelle Pflege

DEFINITION

Transkulturelle Pflege: Versorgung, die den kulturellen Hintergrund einer Person berücksichtigt und weitgehend in das Pflegehandeln integriert. In bestimmten Zusammenhängen wird auch das Zusammenführen von Personen unterschiedlicher kultureller Hintergründe als transkulturelle Pflege bezeichnet. Dabei handelt es sich um eine **Integrationsleistung** innerhalb der pflegerischen Versorgung (z. B. in der Langzeitpflege).

DEFINITION

Integration darf nicht nur als Anpassung an die vorherrschende Kultur verstanden werden, sondern verlangt auch von der Aufnahmegesellschaft und deren Angehörigen die Bereitschaft, die eingewanderten Menschen und ihre Herkunftskultur besser zu verstehen, ihnen näherzukommen und einzelne Kulturelemente miteinander zu teilen. Die transkulturelle Pflege ist deshalb eine Querschnittsaufgabe, die sowohl von Einrichtungsträgern als auch von Pflegepersonen verlangt, die besonderen Bedürfnisse der Migranten zu berücksichtigen. Zu einer transkulturellen Pflege gehören:

- Offenheit und Flexibilität
- Bewusstsein der eigenen kulturellen Prägung
- Selbstsicherheit und Sachlichkeit
- Reflexion von Vorannahmen (Vorurteilen)
- Ausdauer und Geduld
- Aushaltenkönnen von Widersprüchlichkeiten
- Einfühlendes Verstehen (Empathie)

Pflegemöglichkeiten

Madeleine Leininger ist eine Pionierin der transkulturellen Pflege. Nach Leininger ist das Verständnis von Gesundheit, Krankheit und Pflege kulturabhängig, weil die jeweilige Kultur das Handeln leitet. Sie fordert, dass für jede Person die für sie am besten geeignete Form der Pflege entsprechend ihrem kulturellen Hintergrund gefunden werden soll. Dazu schlägt sie drei Pflegemöglichkeiten vor:

- **Erhaltungs- und Bewahrungspflege:** Gewohnte Tätigkeiten und Rituale der pflegebedürftigen Person werden beibehalten. Pflegemaßnahmen werden z. B. so geplant, dass Gebetszeiten eigehalten werden können.
- **Anpassungs- und Verständigungspflege:** Die Pflege wird gemeinsam mit der pflegebedürftigen Person geplant, und kulturelle Besonderheiten werden berücksichtigt.
- **Umstrukturierungs- und Verständigungspflege:** In Einrichtungen werden bei Bedarf neue Pflegehandlungen und Strukturen eingeführt, z. B. die Gestaltung von religiösen Feiertagen durch ein entsprechendes Speisenangebot.

Familiäre Herausforderungen

Für die Mehrheit der migrierten Bevölkerungsgruppen stellt die Familie einen **besonderen sozialen Raum** dar. Die Rollenverteilung führt in einigen Herkunftskulturen zu einer Dominanz der Eltern- und Großelterngeneration sowie des männlichen Geschlechts. Innerhalb dieser Rollenverteilung bestehen vielfach zusätzliche Hierarchien. Oft nehmen Frauen eine untergeordnete Position ein, wobei das nicht verallgemeinert werden kann. Jedoch müssen die Familienbilder bei der Behandlung berücksichtigt werden. Besonders bei der Entscheidungsfindung von zustimmungspflichtigen Eingriffen fühlt sich die betroffene Person oft nicht kompetent genug, um für sich zu entscheiden, und verweist auf die Familie. Hier gilt es, sensibel abzuwägen, denn auch zu Pflegende aus traditionellen Familienverbünden müssen nach deutschem Recht solche Entscheidungen selbst fällen. In solchen kritischen Situationen sind mit Einwilligung der betroffenen Person die Angehörigen als beratende Instanz mit einzubeziehen, um Vertrauen aufzubauen und die Versorgung sicherzustellen.

MERKE

MERKE

In Zukunft bedarf es mehr **Pflegende mit Migrationshintergrund** in den Gesundheitsberufen, weil die kulturellen Anforderungen an die Versorgung steigen werden. Pflegepersonen aus demselben Kulturkreis haben oft einen leichteren Zugang zu den Betroffenen und können zudem Kollegen in die Besonderheiten ihrer Kultur einführen.

Kulturkompetenz

Das Wissen um die **kulturellen Besonderheiten,** die **traditionellen Sozialräume** und die **Religionszugehörigkeit** mit ihren Grundlagen und individuellen Umgangsweisen sind für eine angemessene medizinisch-pflegerische Versorgung bei längeren und chronischen Krankheitsverläufen und in der Langzeitpflege unerlässlich. Als häufigste Ursache für Missverständnisse und Konflikte in der Versorgung von Menschen mit Migrationshintergrund gelten Unkenntnis über kulturelle Gegebenheiten und das Unverständnis von Behandelnden und Pflegepersonen. Hier kann sich die einfache Übertragung der vorherrschenden kulturellen Denkweise der jeweiligen Landeskultur negativ auf das nötige Vertrauen und den gesamten weiteren Behandlungsverlauf auswirken. Es müssen also alle Akteure eine grundsätzliche Kulturkompetenz im Umgang mit migrierten Personen besitzen.

Die pflegerische Unterstützung berücksichtigt soweit möglich **religiös bedingte Besonderheiten,** etwa Fastenzeiten bei Muslimen (Ramadan), das Osterfest bei Christen oder Festtage wie das Ende des Ramadans (Zuckerfest) oder das jüdische Jom Kippur (Versöhnungstag) sowie das Tolerieren körperlicher Berührung und das **Schamerleben** im Patientenkontakt. Es kann in der Herkunftskultur des zu Pflegenden z. B. üblich sein, dass die **Körperpflege** von Familienangehörigen durchgeführt wird oder bei Untersuchungen immer ein Familienmitglied anwesend ist. Oft gibt es zudem traditionelle Vorschriften über die **Geschlechterzuteilung** bei der Behandlung oder Körperhygiene. Auch bei der **Verordnung von Medikamenten** sind religiöse Vorschriften zu beachten (z. B. Verzicht auf Medikamente, die Schweinegelatine enthalten). Ebenso muss die Ausübung spezifischer Rituale bezüglich **Sterben und Tod** und im Umgang mit Verstorbenen ermöglicht werden. Dennoch bestehen oft deutliche Unterschiede zwischen den kulturellen Gepflogenheiten eines Landes und den individuellen Gewohnheiten und Präferenzen der migrierten Person.

Zu Pflegende mit Migrationshintergrund reagieren sehr unterschiedlich auf Unterstützungsangebote. Zum Teil fühlen sie sich schnell bevormundet und empfinden die angebotene Hilfe als übergriffig und als Eingriff in die Privatsphäre. Andere wieder fühlen sich vernachlässigt, wenn sie nicht permanent Aufmerksamkeit bekommen. Das ist umso häufiger der Fall, wenn üblicherweise die Versorgung durch Familienangehörige geleistet oder erwartet wird, diese aber aus unterschiedlichen Gründen nicht verfügbar sind. Hinzu kommt erschwerend, dass die Betroffenen in der Regel nur unzureichend über die medizinisch-pflegerische Behandlung und den Versorgungsanspruch informiert sind. Dadurch kommt es zu Fehlinterpretationen der erfolgten und erwartbaren Leistungen. Deshalb kann es sinnvoll sein, Kollegen mit ähnlichem Hintergrund oder im Land lebende oder aufgewachsene Angehörige in die Behandlung und Beratung einzubeziehen.

ÄLTERE MENSCHEN

ÄLTERE MENSCHEN

In den meisten Fällen begegnen ältere Menschen dem ärztlichen und auch dem pflegerischen Personal mit sehr viel Respekt, erwarten jedoch auch eine schnelle Linderung der Beschwerden und die volle Genesung. Hier muss ggf. schonend, aber realistisch eine Aufklärung erfolgen, das therapeutische Angebot erläutert und das Therapieziel vereinbart werden.

ACHTUNG

ACHTUNG

Menschen aus anderen Kulturkreisen sind keine „Wesen der besonderen Art“. Deshalb ist es am besten, den eigenen persönlichen und natürlichen Umgang beizubehalten und bei Zweifeln nachzufragen, ob Korrekturen im Verhalten gewünscht werden. Gleichzeitig kann die zu pflegende Person aufgefordert werden, frühzeitig zu äußern, wenn persönliche Anliegen berücksichtigt werden sollen.

Pina im Praxiseinsatz

Pina findet, dass gerade die Begegnung mit Menschen anderer Herkunftsländer und Kulturen die Arbeit spannend macht. Dabei erkennt sie aber auch, dass es nicht immer einfach und manchmal eine echte Herausforderung ist, auf die einzelnen Persönlichkeiten einzugehen. Sie ist froh, dass sie in der Ausbildung auch Kolleginnen und Kollegen mit Migrationshintergrund hat, die sich über ihre Neugier freuen und gerne Fragen beantworten.

19.3 Pflege unter Beachtung religiöser Aspekte

19.3 Pflege unter Beachtung religiöser Aspekte

Religion wird als ein System von Überlieferungen, Überzeugungen und Verhaltensweisen gesehen, die von einer spezifischen Gruppe gelebt werden. Religionen erklären die Beziehung zwischen Menschen, Welt und Kosmos. Sie rechtfertigen die herrschende Ordnung und stellen das Empfinden von Zusammengehörigkeit her. Sie verstärken die Bemühungen des gläubigen Menschen im Kampf gegen Krankheit, Unglück und Tod und können innere Sicherheit und Zuversicht geben. Besonders in Grenzsituationen des Lebens wie Geburt, Krankheit, Alter oder Tod gibt es religiöse Pflichten, die sich in Ritualen zeigen und durch die Gemeinschaft getragen werden.

Pina im Praxiseinsatz

Pina lernt bei ihrer Arbeit Menschen verschiedenster Glaubensrichtungen kennen. Mit Religion hat sie sich bisher nicht besonders beschäftigt. Jetzt merkt sie aber, dass die religiöse Haltung der Menschen durchaus wichtig ist. Sie hat verstanden, dass die Art und Weise, wie Pflegepersonen den religiösen Bedürfnissen der Person nachkommen, den gesamten Pflege- und Heilungsprozess beeinflusst. Deshalb will sie mehr darüber erfahren.

19.3.1 Christentum

19.3.1 Christentum

Allen Strömungen des Christentums ist gemeinsam, dass sie an die Dreieinigkeit von Gott mit Jesus Christus, dem Sohn Gottes, und dem Heiligen Geist glauben. Die Heilige Schrift ist die Bibel, die durch die Zehn Gebote eine verbindliche Regel für die Gemeinschaft mit Gott und den Menschen darstellt. Da Jesus am Kreuz gestorben ist, bildet das Kreuz das Symbol des Christentums. Aus dem Glauben an die Auferstehung von Jesus Christus folgt der Glaube an die Auferstehung der Toten.

- **Wichtige Feiertage:** Weihnachten (Christi Geburt), Karfreitag (Tod Christi), Ostern (Auferstehung Christi), Pfingsten (Wirken des Heiligen Geistes).
- **Gebet und Gottesdienst:** Vielen Christen ist der gemeinsame Gottesdienst, besonders am Sonntag, wichtig. Rundfunk- und Fernsehübertragungen ermöglichen die Teilnahme auch für Personen, die keinen Gottesdienst besuchen können. Wird in ein Krankenzimmer der Gottesdienst übertragen, sind während dieser Zeit nur in dringenden Ausnahmen Pflegehandlungen durchzuführen. Höhepunkt des Gottesdienstes ist die Wandlung von Brot in den Leib Christi und die anschließende Kommunion. Vor Operationen und bei ernsten Erkrankungen kann durch einen Pfarrer eine Segnung/Krankensalbung durchgeführt werden, die dem Kranken Stärkung und Hoffnung spenden soll.
- **Ernährung:** Für die meisten christlichen Strömungen gelten keine besonderen Zubereitungs- und Verzehrregeln. Nur bei einigen Ausrichtungen bestehen ein Verzehrverbot für Schweinefleisch sowie ein Tabak- und Alkoholverbot. Christen sollten an einem Tag in der Woche fasten, was Verzicht auf Fleisch oder eine besonders beliebte Speise bedeutet. Zusätzlich gibt es die Fastenzeit zwischen Aschermittwoch und Ostern oder bei den Aramäern vor Weihnachten.
- **Organ- und Gewebespende:** Die Organspende gilt als Akt der Nächstenliebe. Das Konzept des Hirntods wird anerkannt.

ACHTUNG

Auch wenn der größte Teil der Christen katholisch oder evangelisch ist, muss darauf geachtet werden, dass es je nach Ausrichtung unterschiedliche Regeln und Vorschriften zur Glaubensausübung gibt. So gelten zum Teil unterschiedliche Speisenvorgaben, oder Wochentage haben unterschiedliche Bedeutungen.

ACHTUNG

19.3.2 Islam

19.3.2 Islam

Nach dem Christentum ist der Islam die zweitgrößte Religionsgemeinschaft. Ihre Anhänger werden als Muslime oder Moslems bezeichnet. Auch im Islam finden sich verschiedene Strömungen. Allah ist der Name des einzigen Gottes. Jesus Christus gilt den Muslimen als Prophet und Mensch, jedoch nicht als Sohn Gottes. Die Heilige Schrift im Islam ist der Koran. Dabei handelt es sich um eine Sammlung von göttlichen Offenbarungen, die dem Propheten Mohammed mitgeteilt wurden. Sie sind für alle Muslime verpflichtend und bestimmen im Detail das Alltagsleben. Als wichtigste religiöse Pflichten gilt der Besuch der Moschee am Freitag, fünfmal tägliche Gebete nach vorheriger ritueller Waschung und das Fasten im Monat Ramadan.

- **Wichtige Feiertage:** Zuckerfest (Fastenbrechen am Ende des Ramadans), Opferfest (Höhepunkt der Reise nach Mekka).
- **Gebet:** Solange es möglich ist, versuchen Muslime selbst bei schwerer Krankheit, auf dem Gebetsteppich (alternativ auf einem Handtuch) die Gebetshaltung einzunehmen. Als Notlösung kann auch im Sitzen gebetet werden. Bettlägerige bewegen die Finger und Augenlider beim Gebet. Das Gebet ist unbedingt zu ermöglichen und darf nicht durch Pflegehandlungen unterbrochen werden. In Einrichtungen mit einem hohen Anteil an Muslimen sollte ein Raum mit Anzeige der Himmelsrichtungen zum Gebet bereitstehen, denn das gemeinsame Gebet kann als besonders kraftspendend erlebt werden.
- **Körperpflege:** Rituelle Waschungen, z. B. vor dem Beten, gehören zum muslimischen Alltag. Alles, was den Körper verlässt, gilt als „unrein". Deshalb folgen nach jedem Toilettenbesuch (Harn und Stuhl) Waschungen. Die Reinigung erfolgt möglichst unter fließendem Wasser, die Verwendung von Waschlappen ist unüblich. Zur Hygiene gehört auch das Entfernen von Achsel- und Schamhaaren. Da Muslime durch den Anblick von Ausscheidungen den Eindruck bekommen, unrein zu sein, sind z. B. Katheter und Auffangbeutel abzudecken.
- **Kleidervorschriften:** Je nach Strömung gibt es für Mädchen und Frauen unterschiedliche Bekleidungsvorschriften. Viele gläubige Musliminnen fühlen sich ohne Kopfbedeckung auch im Krankenbett schutzlos. Die allgemeine Pflege ist, wenn möglich, von gleichgeschlechtlichen Pflegenden oder Familienangehörigen durchzuführen.
- **Beschneidung:** Die vollständige oder teilweise Entfernung der Vorhaut *(Zirkumzision)* bei Jungen im Säuglingsalter oder im 13. Lebensjahr ist besonders türkischen Muslimen wichtig. Sie ist jedoch in Teilen Europas wegen des Eingriffs in die körperliche Unversehrtheit des Kindes umstritten und nur unter besonderen Auflagen erlaubt.
- **Ernährung:** Es gibt verschiedene Speisevorschriften. Verboten sind Alkohol (auch in Medikamenten und Lebensmitteln), Schweinefleisch und Speisen, die mit Bestandteilen dieser Tiere hergestellt werden (z. B. Wurst, Gelatine). Andere Fleischsorten sind erlaubt, das Schlachten soll aber nach islamischem Ritus durchgeführt werden (schächten). Außerhalb islamischer Länder stellt sich das jedoch oft schwierig dar. Reine und erlaubte Speisen werden als *halal* bezeichnet, unreine als *haram.* Alternativ kann vegetarische Kost angeboten werden. Auch können Angehörige Lebensmittel mitbringen.
- **Angehörige und Freunde:** Der Besuch von Kranken gilt als kulturelle und religiöse Pflicht, die sich nicht nur auf Angehörige beschränkt. Deshalb bekommen muslimische zu Pflegende oft viel Besuch, was von Mitpatienten als belastend empfunden werden kann. Wenn möglich, teilen deshalb gläubige Muslime ein Zimmer oder der Besuch wird in ein Besucherzimmer verlegt.
- **Organ- und Gewebespenden:** Die Organspende gilt als gottgefällige Haltung. Ein Menschenleben zu retten, hat bei Muslimen oberste Priorität.

ACHTUNG

ACHTUNG

Im Fastenmonat Ramadan dürfen gläubige Muslime nur zwischen Sonnenuntergang und Sonnenaufgang Nahrung (Essen und Trinken) zu sich nehmen. Ausnahmen gelten für Kranke, Schwache, Schwangere, menstruierende Frauen und Kinder bis zur Pubertät. Vor allem das Verbot, tagsüber zu trinken, kann schwerwiegende Folgen wie Austrocknung oder Kreislaufprobleme haben.

19.3.3 Judentum

19.3.3 Judentum

Das Judentum wurde vor etwa 4.000 Jahren in Israel verbreitet. Aus ihm entwickelten sich später das Christentum und der Islam. Der Begriff Judentum bezeichnet sowohl eine Religion als auch eine Tradition und Lebensweise. Anders als Christen glauben Juden, dass der Messias erst noch kommen wird. Die heilige Schrift des Judentums ist die Thora, die zum großen Teil dem Alten Testament der Bibel entspricht. Aus ihr und dem Talmud werden die Geschichte des Volks und alle Lebens- und Verhaltensregeln entnommen und von den Geistlichen *(Rabbinern)* ausgelegt (interpretiert).

- **Wichtige Feiertage:** Sabbat (von Freitag- bis Samstagabend, ein Ruhetag, an dem zahlreiche Aktivitäten verboten sind), Jom Kippur (Versöhnungsfest), Pessach-Fest (Gedenken an den Auszug des Volkes Israel aus Ägypten), Chanukka (Lichterfest).
- **Körperpflege und Bekleidung:** Das Händewaschen hat im jüdischen Glauben eine rituelle Bedeutung und sollte bettlägerigen Personen besonders oft angeboten werden, unbedingt aber vor jeder Mahlzeit. Unter anderem nach der Menstruation und nach Geburten führen orthodoxe Frauen ein Tauchbad *(Mikwe)* mit „lebendigem" Wasser (Regenwasser) durch. Orthodoxe Jüdinnen zeigen sich nicht unbekleidet und verbergen ihr Kopfhaar unter einem Kopftuch, Hut oder einer Perücke *(Schei-*

tel). Sie möchten nicht von männlichen Pflegepersonen gewaschen und ungern sonstig pflegerisch versorgt werden. Strenggläubige jüdische Männer tragen auch im Bett ein Käppchen *(Kippa).*

- **Beschneidung:** Die teilweise oder vollständige Entfernung der Vorhaut *(Zirkumzision)* bei männlichen Säuglingen bis zum 8. Tag nach der Geburt *(Brit Mila)* gilt als Gebot Gottes. Sie ist jedoch in Teilen Europas wegen des Eingriffs in die körperliche Unversehrtheit des Kindes umstritten und nur unter besonderen Auflagen erlaubt.
- **Ernährung:** Strenggläubige Juden dürfen nur Speisen zu sich nehmen, die nach strengen und komplizierten Speisegesetzen hergestellt und aufbewahrt wurden. Dies gilt auch für die Benutzung von Geschirr und den Verzehr der Speisen. Tiere müssen wie im Islam geschächtet werden. In nicht jüdischen Einrichtungen ist das nur schwer umsetzbar, jedoch können die Mindestregeln der Ernährung berücksichtigt werden (Verzicht auf Schweinefleisch, Wild und Krustentiere). Alternativ kann vegetarische Kost angeboten werden.
- **Angehörige und Freunde:** Im Judentum ist es eine göttliche Pflicht, einen erkrankten Menschen zu pflegen und zu versorgen, für ihn zu beten und in seinem Leid nicht allein zu lassen.
- **Organ- und Gewebespenden:** Für orthodoxe Juden gilt ein Mensch erst als tot, wenn sein Herz nicht mehr schlägt. Der Hirntod wird daher nicht mit dem Tod des Menschen gleichgesetzt. Deshalb ist die Organentnahme bei Hirntod nicht zulässig. Liberale Juden erkennen jedoch den Hirntod und das Organspendekonzept an.

ACHTUNG

Sollte es bei strenggläubigen Juden zu Problemen mit dem Speisenangebot der Einrichtung kommen, sind erfahrungsgemäß die Angehörigen bereit, für ein angemessenes Speisenangebot zu sorgen und so die Ernährung sicherzustellen.

ACHTUNG

19.3.4 Hinduismus

19.3.4 Hinduismus

Hinduismus ist eine westliche Bezeichnung für vielfältige religiöse Lebenspraktiken, die ursprünglich vom indischen Subkontinent kommen. Deren Anhänger *(Hindus)* gelten nach dem Christentum und dem Islam als drittgrößte Weltreligion. Der Gott Brahman wird nicht angebetet, weil er in allem ist, was existiert. Die drei hauptsächlichen Gottheiten sind Vishnu, Shiva und Shakti. Eine einzelne heilige Schrift existiert nicht. Religiöse Lehrer *(Gurus)* haben einen hohen Stellenwert.

Als wichtige Tugenden gelten Wahrhaftigkeit, Geduld, Selbstkontrolle, Gewaltlosigkeit und Gastfreundschaft. Durch gute und schlechte Gedanken beeinflusst der Gläubige sein Karma (Gesetz von Ursache und Wirkung) und dadurch die Art seiner Wiedergeburt (Reinkarnation) im Kreislauf von Geburt, Tod und Wiedergeburt. Ziel ist die Erlösung aus diesem Kreislauf und das Aufgehen im kosmischen Bewusstsein *(Brahman).*

- **Wichtige Feiertage:** Maha Kumbh Mela (alle zwölf Jahre, Bad im Fluss Ganges zur Reinigung von Sünden), Holi (Frühlingsfest), Divali (Lichterfest) und Feste zu Ehren der persönlichen Gottheit und der Lehrer.
- **Körperpflege:** Bevorzugt unter fließendem Wasser, lieber duschen als baden. Bettlägerigen Personen sind eine Waschschüssel und ein Waschkrug bereitzustellen.
- **Ernährung:** Vegetarische Ernährung ist kein Dogma, wird aber wegen der gewaltlosen Lebensführung angestrebt. Da Kühe als heilige Tiere gelten, lehnen Hindus den Verzehr von Rindfleisch ab.
- **Organ- und Gewebespenden:** Es gibt keine einheitliche Vorstellung. Einerseits kann der Spender durch diese gute Tat sein Karma verbessern und auf ein besseres nächstes Leben hoffen, andererseits besteht die Befürchtung, dass eine Organverpflanzung den Kreislauf der Wiedergeburt stört.

ACHTUNG

Der Hinduismus hat andere Wurzeln als die christliche, islamische und jüdische Religion, die alle Abkömmlinge des Alten Testaments sind und deshalb viele Ähnlichkeiten aufweisen. Für westliches Denken scheint einiges im Hinduismus fremd und unverständlich. Werden häufig Personen aus dieser Religion versorgt oder werden einzelne Personen über einen längeren Zeitraum gepflegt, ist es sinnvoll, eine entsprechende Fortbildung zu besuchen und aufgekommene Fragen zu klären.

ACHTUNG

19.3.5 Buddhismus

19.3.5 Buddhismus

Der Buddhismus entstand im 5. oder 6. Jh. vor Christus und geht auf seinen Gründer Siddharta Gautama mit dem Ehrentitel Buddha zurück. Buddha war ein Mensch, der durch sein sogenanntes Erwachen zum

Lehrer wurde. Im Buddhismus gibt es keine verbindlichen Dogmen und Bekenntnisse, sondern eine Vielzahl von Strömungen und unterschiedlichen Konzepten. Gemeinsam ist allen die Vorstellung, dass alles Irdische vergänglich ist und alles Bestreben und alle Begierde zu Leid führen. Es gelten das *Karma*-Konzept und das Bestreben, den Kreislauf der Wiedergeburt zu durchbrechen und in das *Nirwana* (völliges Erlöschen) einzugehen.

- **Wichtige Feiertage:** Bodhi (8. Dezember, Erwachen Buddhas); Veskh (Mai oder Juni, Eingehen Buddhas in das Nirwana); verschiedene jahreszeitliche Feiertage.
- **Ernährung:** keine Vorschriften, jedoch vegetarische Ernährung bevorzugt.
- **Organ- und Gewebespende:** Die Befreiung aus dem Kreislauf von Tod und Wiedergeburt kann noch während des Sterbens erlangt werden. Ein hirntoter Mensch wird als Sterbender gesehen, weil das Bewusstsein den Körper noch nicht vollständig verlassen hat und in eine neue Existenz eingetreten ist. Der Sterbeprozess würde durch eine Organentnahme unzulässig gestört. Lebendspenden sind jedoch möglich.

ACHTUNG

ACHTUNG

Der Respekt vor dem Glauben einer anderen Person erfordert, deren religiöse Entscheidungen anzunehmen, ohne in eine Diskussion einzutreten. Den meisten Entscheidungen für oder gegen Organspenden aus religiösen Motiven sind lange Abwägungsprozesse vorausgegangen.

Pina im Praxiseinsatz

Pina kennt nun die für die Pflege wesentlichen Besonderheiten der fünf großen Weltreligionen. Ihre Praxisanleitung gibt jedoch zu bedenken, dass es innerhalb dieser Religionen viele unterschiedliche Strömungen gibt und jeder Mensch seinen Glauben individuell lebt. Man darf also nicht davon ausgehen, dass religiöse Überzeugungen von allen Anhängern einer Religion gleichermaßen geteilt werden oder diese alle Rituale pflegen bzw. wünschen. Außerdem betreuen Pflegepersonen auch Angehörige anderer, kleinerer Religionsgemeinschaften wie z. B. der Zeugen Jehovas. Pina nimmt sich daher vor, in jedem Fall die jeweilige Person oder ihre Begleitperson nach ihrer religiösen Haltung und die von Pflegepersonen ggf. zu beachtenden Regeln zu fragen.

19.4 Geschlechtsorientierte Pflege

19.4 Geschlechtsorientierte Pflege

Biologisches und **soziales Geschlecht** haben einen erheblichen Einfluss auf Gesundheit, gesundheitliche Einschränkungen und Krankheit. Frauen und Männer nehmen ihren Körper verschieden wahr und haben unterschiedliche Vorstellungen von Gesundheit und den Umgang mit Krankheiten. Wurden Erkrankungen bisher als geschlechtsneutral angesehen, ist heute bekannt, dass sich Krankheitsverläufe geschlechtsabhängig unterschiedlich gestalten können. So verlaufen z. B. arterielle Verschlusskrankheiten bei Frauen wesentlich symptomärmer oder atypisch und damit anders als bei Männern. Rheuma wirkt sich z. B. bei Frauen weitaus aggressiver aus als bei Männern.

Im Alter unterscheidet sich die Lebensqualität bei Frauen und Männern. Dieses als **Geschlechterparadox** bezeichnete Phänomen bedeutet, dass Frauen zwar im Schnitt länger leben, jedoch höhere Krankheitsraten aufweisen als Männer. Aufgrund der höheren Lebenserwartung von Frauen sind diese einem größeren Risiko ausgesetzt, altersbedingte körperliche Probleme zu entwickeln und insbesondere chronisch krank zu werden.

Über das Geschlecht verankertes Empfinden von Selbstwert und Selbstverständnis wird in der pflegerischen Versorgung berücksichtigt. Die Wünsche der Pflegebedürftigen werden dahingehend berücksichtigt, ob eher eine weibliche oder eine männliche Pflegeperson die Intimpflege durchführen soll. Dabei sind immer nur die Köperregionen unbedeckt, die tatsächlich gerade versorgt werden. Auch ist auf die Wahrung der Intimsphäre, z. B. durch einen Sichtschutz, zu achten. Es kann hilfreich sein, die persönlichen Grenzen der Person zu erfragen und in der Pflegeplanung zu berücksichtigen.

19.5 Räumliche Lebenswelten der Pflege

19.5.1 Häusliche Pflege

19.5 Räumliche Lebenswelten der Pflege

19.5.1 Häusliche Pflege

Von den knapp 5,7 Millionen pflegebedürftigen Personen in Deutschland im Jahre 2023 leben etwa 4,9 Millionen zu Hause und werden dort versorgt (Destatis 2024). Der weitaus größte Teil von ihnen verbleibt dabei in der bisherigen Häuslichkeit. Etwas über zwei Drittel dieser Pflegebedürftigen werden ausschließlich von Angehörigen betreut. Bei verheirateten Pflegebedürftigen übernimmt zumeist der Ehepartner die

Pflege, bei verwitweten wird die Pflege hauptsächlich von einer Tochter übernommen (Demografie-Portal des Bundes und der Länder 2024).

Ambulante Pflegedienste unterstützen etwas über ein Drittel der zu Hause lebenden Pflegebedürftigen. Nur ein Viertel der Pflegebedürftigen lebt in einer vollstationären Einrichtung, wobei der Anteil Hochbetagter deutlich höher ist. So wurden 93 % der unter 60-Jährigen zu Hause gepflegt, während der Anteil bei den über 75-Jährigen deutlich abnimmt und bei den über 90-Jährigen bei etwa 60 % liegt (Demografieportal des Bundes und der Länder 2024; Berthold 2020). Das hängt größtenteils vom höheren und spezielleren Pflegebedarf der Hochbetagten ab, jedoch auch davon, dass die betreuenden Angehörigen ihrerseits ein entsprechendes Alter mit nachlassenden Kräften erreicht haben.

Häusliche Pflege durch Pflegedienste

Die Betreuung pflegebedürftiger Personen in ihrer Häuslichkeit bezieht sich auf die Grundversorgung, um ein Verbleiben in der eigenen Wohnung sicherzustellen und ein hohes Maß an selbstständiger Lebensführung zu gewährleisten. Sie beinhaltet deshalb neben der Körperpflege und Kleidung auch die Alltagsbewältigung. Dazu muss immer eine **Pflegebedarfsermittlung** durch eine Pflegefachperson erfolgen. Auf dieser Grundlage wird der Aufgabenbereich geplant und für die Pflegeassistenz festgelegt. Die zu erbringende Leistung wird vertraglich geregelt und von der Pflegekasse und/oder durch private Zahlung finanziert.

Aufgaben der häuslichen Pflege:

- **Körperpflege und Kleidung:** Je nach Bedarf wird die zu pflegende Person bei der Körperpflege unterstützt oder diese wird vollständig übernommen. Hierunter fallen Ganz- oder Teilwäsche, Baden oder Duschen, Mundhygiene, Haar- und Nagelpflege sowie das Zurechtlegen der Kleidung oder die Unterstützung beim Ankleiden.
- **Hilfe bei der Haushaltsführung:** Hilfe beim Einkaufen, Sicherstellen einer warmen Mahlzeit, Bereitstellen von Nahrung, Reinigen der Wohnung, Geschirrspülen, Wechsel und Waschen der Kleidung, Beheizen der Wohnung.
- **Begleitung:** Arztbesuche und sonstige medizinische Versorgung, Behördengänge, Spaziergänge, ggf. Verwandtenbesuche, Frisör.
- **Versorgung mit Pflegehilfsmitteln:** Pflegebett, Ein- und Ausstiegshilfen, Lagerungshilfen, Alltagshilfen wie Ess- und Trinkhilfen, Anziehhilfen.
- **Zusammenarbeit mit Angehörigen:** Die Angehörigen sind Partner im Pflegegeschehen. Deshalb bemühen sich professionell Pflegende um eine enge Zusammenarbeit und treffen Absprachen mit ihnen.

Wohnraumanpassung

Für die barrierefreie Wohnraumanpassung mit entsprechendem Umbau der bestehenden Wohnung werden durch die Pflegeversicherung Finanzierungsmöglichkeiten gegeben. Dazu gehören Maßnahmen wie die Verbreiterung von Türen, das Entfernen von Türschwellen, das Anbringen von Rampen vor Eingängen und von Treppengeländern oder eine Stufenanpassung zur Trittsicherheit. Auch Bäder können den Bedürfnissen angepasst werden, um den Wohnungsnutzern Selbstständigkeit und Sicherheit zu geben oder den Pflegepersonen ein sicheres und entlastendes Arbeiten zu ermöglichen. Bei den Bürgerämtern der Stadt oder in den Pflegestützpunkten (Pflegeberatungsstellen) kann über die unterschiedlichen Angebote Auskunft eingeholt werden.

19.5.2 Obdachlosigkeit

19.5.2 Obdachlosigkeit

Mit Obdachlosigkeit wird der Zustand bezeichnet, in dem Menschen leben, die über keinen festen Wohnsitz verfügen und im sogenannten öffentlichen Raum – im Freien, in Parkanlagen, Hauseingängen oder auf Bahnhöfen – oder vorübergehend in Notunterkünften übernachten (> Abb. 19.2). Langzeitobdachlose Menschen gehören heute zum Stadtbild der meisten Großstädte.

Seit 2014 ist die Zahl von 39.000 Personen bundesweit auf etwa 178.000 als obdachlos gemeldete Personen gestiegen. Diese werden vielfach in Übergangsübernachtungen oder Notunterkünften untergebracht. Hierunter sind 59.000 als Familien mit Kindern erfasst, davon 23.000 Personen in Alleinerziehenden-Haushalten (Statistisches Bundesamt 2022). Die genannten Zahlen sind registrierte Fälle, doch die Dunkelziffer dürfte weitaus höher sein, weil sich viele obdachlose Menschen nicht registrieren lassen.

Die Ursache, weshalb Menschen obdachlos werden, sind vielfältig. Wohlfahrtsverbände weisen darauf hin, dass die Obdachlosigkeit nicht nur persönliche Ursachen hat, sondern auch gesellschaftliche Gründe. Zunächst werden die zunehmende Armut in Deutschland und der Wohnungsmangel genannt. Hinzu kommen persönliche Schicksale wie Scheidung, Arbeitslosigkeit oder Zwangsräumung bei Mietschulden.

ABB. 19.2

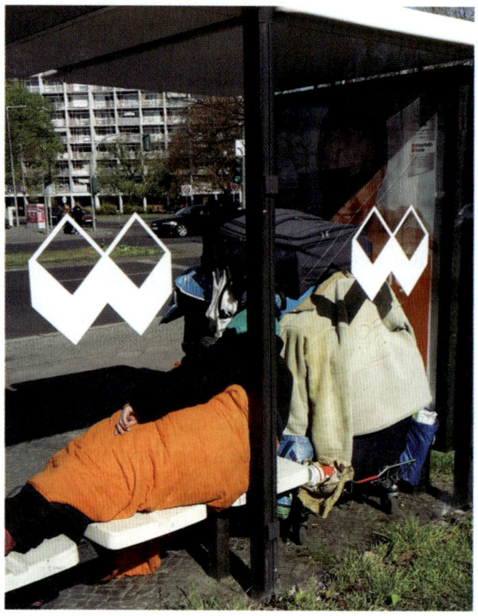

Abb. 19.2 Die Zahl der Menschen, die auf der Straße leben, steigt gerade in den Großstädten kontinuierlich an [M1049]

ACHTUNG

ACHTUNG

Es gibt durchaus obdachlose Menschen, die für sich diese Lebensform als lebenswert ansehen und diesen Zustand nicht ändern möchten. Pflegepersonen akzeptieren das und wirken lediglich auf eine Änderung der Lebensumstände ein, wenn das gewünscht und von der betroffenen Person geäußert wird. Auch Verwahrlosung wird unterschiedlich wahrgenommen und gewertet. Hier müssen Pflegepersonen ihr eigenes Wertesystem zurückstellen.

Medizinisch-pflegerische Versorgung

Für die medizinisch-pflegerische Versorgung obdachloser Menschen gibt es in Großstädten häufig Obdachlosen-Ambulanzen, wo eine Unterstützung durch medizinisch ausgebildetes Personal möglich ist. Diese Ambulanzen, die oft von Wohlfahrtsverbänden betrieben werden, können zu festen Zeiten aufgesucht werden, um einen Arzt zu konsultieren, sich mit Medikamenten zu versorgen oder Wundversorgungen vornehmen zu lassen. Weil in diesen Ambulanzen ausschließlich oder überwiegend ehrenamtliche Mitarbeitende tätig sind, decken die Möglichkeiten den Bedarf kaum ab.

Inzwischen gibt es auch Projekte mit aufsuchender pflegerischer Versorgung. Die dort tätigen Pflegepersonen kennen die Wohn- oder Übernachtungsplätze vieler obdachloser Menschen und suchen diese auf, um präventiv zu wirken, über gesundheitliche Versorgung zu informieren oder auch krankenpflegerische Angebote wie Verbandwechsel vorzunehmen.

MERKE

MERKE

Wohnungslosigkeit ist von der Obdachlosigkeit abzugrenzen. Als wohnungslos gelten Menschen, die über keine eigene Wohnung verfügen, aber für eine gewisse Zeit in Herbergen, bei Verwandten, in Frauenhäusern oder Asylen wohnen. Wohnungslosigkeit ist nicht offensichtlich erkennbar. Die Betroffenen leben oft gut integriert und ohne erkennbare Probleme, leiden jedoch unter ihrer Situation und wünschen für sich und ihre Familie eine eigene Wohnung. Die Diakonie Deutschland (2025) geht am Stichtag 31. Januar 2024 von etwa 531.600 Menschen aus, die in Deutschland wohnungslos sind. Die Dunkelziffer dürfte auch hier um einiges höher liegen.

Pina im Praxiseinsatz

Pina staunt über die enorme Vielfalt an unterschiedlichen Lebensformen, -bedingungen und Bedürfnissen. Darüber hatte sie bisher nicht nachgedacht. Je mehr zu Pflegende sie versorgt und je mehr Einblick sie in deren Lebensumstände erhält, umso spannender findet sie diesen Aspekt der Pflege.

19.5.3 Wohnformen im Alter

19.5.3 Wohnformen im Alter

Mit dem Wertewandel weg von der verwahrenden, umsorgenden Pflege zu mehr Selbstbestimmung, Teilhabe und einer aktivierend-rehabilitativen Pflege haben sich auch neue Wohnformen im Alter und im therapeutischen Zusammenhang ergeben (➢ Abb. 19.3).

ABB. 19.3

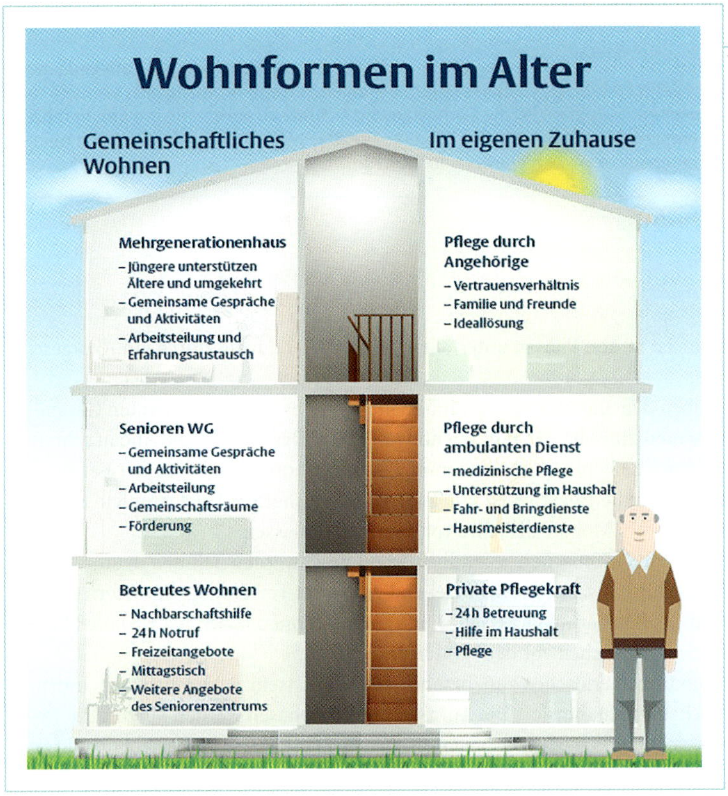
Wohnformen im Alter
Gemeinschaftliches Wohnen
Im eigenen Zuhause
Mehrgenerationenhaus
– Jüngere unterstützen Ältere und umgekehrt
– Gemeinsame Gespräche und Aktivitäten
– Arbeitsteilung und Erfahrungsaustausch
Pflege durch Angehörige
– Vertrauensverhältnis
– Familie und Freunde
– Ideallösung
Senioren WG
– Gemeinsame Gespräche und Aktivitäten
– Arbeitsteilung
– Gemeinschaftsräume
– Förderung
Pflege durch ambulanten Dienst
– medizinische Pflege
– Unterstützung im Haushalt
– Fahr- und Bringdienste
– Hausmeisterdienste
Betreutes Wohnen
– Nachbarschaftshilfe
– 24 h Notruf
– Freizeitangebote
– Mittagstisch
– Weitere Angebote des Seniorenzentrums
Private Pflegekraft
– 24 h Betreuung
– Hilfe im Haushalt
– Pflege

Abb. 19.3 Ältere Menschen können je nach individueller Vorliebe und Unterstützungsbedarf unter verschiedenen Wohnformen wählen [V795]

Viele Menschen wünschen sich, möglichst lange im eigenen Zuhause zu leben oder in einer Unterkunft, die dem Zuhause nahekommt. Die jetzige Generation alter Menschen hat während ihres Lebens Erfahrungen mit neuen Wohnformen gemacht und möchte diese auch im Alter wahrnehmen können. Im Zusammenhang mit Pflegebedürftigkeit und der Finanzierung von Wohnen im Alter haben sich die beiden Möglichkeiten des gemeinschaftlichen und des privaten Wohnens in der eigenen Wohnung ergeben. Die Möglichkeit des Verbleibens in der eigenen Häuslichkeit wird durch die ambulante Pflege (➢ 19.5.1) abgedeckt.

- **Mehrgenerationenhaus:** Menschen unterschiedlichen Alters wohnen zusammen in einem Wohnkomplex. Die Idee beinhaltet, dass jede Mietpartei ihre Wohneinheit bewohnt, aber untereinander Vernetzungen mit Unterstützungsangeboten bestehen. So können die jüngeren Bewohner bei Bedarf unterstützen und die älteren Bewohner ihre vorhandenen Ressourcen weiterhin nutzen.
- **Seniorenwohngemeinschaft (Senioren-WG):** Menschen ähnlichen Alters mit oder ohne Pflegebedürftigkeit und sonstigem Unterstützungsbedarf leben zusammen. Bei Bedarf wird professionelle Unterstützung eingekauft. Damit kann die Selbstständigkeit unter gleichgesinnten älteren Menschen erhalten bleiben, ohne auf soziales Leben zu verzichten.
- **Betreutes Wohnen:** Menschen wohnen in ihrer eigenen Wohnung in einer speziellen Wohnanlage. Je nach Bedarf findet eine Betreuung oder Unterstützung durch Pflegepersonen statt. Die Wohnungen sind mit einem Rufsystem für Notfälle ausgestattet, dessen Erreichbarkeit und schnelle Bedienung gewährleistet sind. Überwiegend haben die Pflegepersonen einen Schlüssel zur Wohnung, damit der Zugang jederzeit möglich ist.

19.6 Sterben und Tod

19.6 Sterben und Tod

Die meisten Menschen scheinen den nahen Tod zu spüren. Besonders ältere Menschen sehen dem Sterben als normalem Prozess am Lebensende entgegen. Sie ziehen sich oft zurück und wirken nach innen gerichtet. Körperlich ist eine Mattigkeit erkennbar, und schlafen wird von ihnen als angenehm beschrieben. Der Stoffwechsel wird bereits heruntergefahren, das Bedürfnis nach Nahrung nimmt ab, später erlischt oftmals auch der Durst völlig. Durch diese Veränderungen bringt sich der Körper selbst zur Ruhe. Essen und Trinken können angeboten werden, sollen aber nicht bestimmend sein. Im Vordergrund der medizinisch-pflegerischen Interventionen stehen auch außerhalb von Palliativeinrichtungen (➤ 18.1) die Symptomkontrolle, insbesondere die Schmerzbehandlung und die Atemerleichterung.

MERKE

MERKE

Die Pflege von sterbenden Menschen kann sehr belastend sein, insbesondere am Anfang der pflegerischen Tätigkeit. Dies hat Pina bereits selbst erlebt. Deshalb ist es gut, die eigenen Gefühle zuzulassen und sich mit erfahrenen Kollegen auszutauschen. Es hilft nicht, die Gedanken und Gefühle zu verharmlosen und herabzusetzen. Wer sich selbst nicht ernst nimmt, kann längerfristig keine positive Lebens- und Pflegehaltung beibehalten. Eine persönliche Vertrauensperson kann hierbei unterstützen.

19.6.1 Sterbeprozess

19.6.1 Sterbeprozess

Sterbephasen

Der Sterbeprozess lässt sich meist in drei Phasen unterteilen, wenn der Tod nicht durch ein Akutgeschehen und plötzlich eintritt.

- **Rehabilitationsphase:** Neben den altersbedingten Einbußen kommt es häufiger zu akuten Gesundheitsbeschwerden, die eine medizinische Behandlung nötig machen. Der körperliche Abbau schreitet zwar voran und eine medizinische Behandlung wird immer häufiger notwendig, doch der Betroffene erholt sich von dem akuten Krankheitsgeschehen und kann in sein bisheriges Lebensumfeld zurückkehren. Diese Phase kann mehrere Monate bis Jahre vor dem Tod umfassen.
- **Terminalphase:** Die akuten und chronischen gesundheitlichen Beschwerden nehmen deutlich zu. Der alte Mensch wird erkennbar schwächer, schläft viel und wird zum Teil bettlägerig, sofern die Mobilität bisher das Verlassen des Betts ermöglicht hat. Die Organfunktionen lassen nach. Diese Phase kann mehrere Monate bis einige Wochen vor dem Tod beginnen.
- **Finalphase:** Die Körperfunktionen erlöschen zunehmend, das Bewusstsein richtet sich nach innen, der sterbende Mensch erscheint teilnahmslos. Die Aufmerksamkeitsphasen werden kürzer. Die Organfunktionen reduzieren sich deutlich bzw. versagen zusehends. Diese Phase beschreibt den direkten Sterbeprozess. Der Tod tritt innerhalb von Stunden bis zu wenigen Tagen ein.

Sterbezeichen

Das Sterben geht mit einer Reihe typischer Zeichen einher, die zum Teil sichtbar sind und daher rühren, dass die Organe nach und nach ihre Funktion einstellen.

- **Gesicht:** Es gibt erkennbare, charakteristische Zeichen im Gesicht und im Gesichtsausdruck bei sterbenden Menschen. Kinn und Nasenspitze sind weißlich, kalt und erscheinen spitz. Grund dafür sind die zunehmend schlechtere Durchblutung und das Erschlaffen der Muskulatur. Die Gesichtshaut ist fahl, vor allem um Lippen und Nase herum. Dieses sogenannte Todesdreieck gilt als typisches Zeichen des nahen Todes.
- **Unruhe:** Ein Großteil der sterbenden Menschen wird in den letzten Stunden des Lebens sehr unruhig. Beobachtet werden fahrige Bewegungen wie das Hin- und Herschieben der Füße oder das Zupfen an der Bettdecke. Häufig beruhigt sich die sterbende Person bei Berührung durch Angehörige und das Wissen um deren Anwesenheit. Wenn die Unruhe zu stark wird und die Person zu belasten scheint, kann sie medikamentös gelindert werden.
- **Hände und Füße:** Die Extremitäten werden kalt und verfärben sich bläulich, weil sich das Blut zurückzieht. Auch bilden sich aufgrund des erlahmenden Blutkreislaufs rosettenartige dunkle Verfärbungen auf der Haut. Diese Flecken werden im Volksmund als „Kirchhofrosen" bezeichnet.
- **Atmung:** Die Atmung wird flacher, unregelmäßig und schnappend. Längere Atempausen treten auf. Oft kommt es zum sogenannten terminalen Rasseln, das sich entwickelt, wenn die sterbende Person nicht mehr schlucken und abhusten kann und sich Schleim in den Atemwegen sammelt. Etwa 90 % der sterbenden Menschen haben diese Rasselatmung in den letzten Lebensstunden. Diese Atemgeräusche heißen im Volksmund „Todesröcheln". Wenn keine erhebliche Luftnot besteht, ist die Belastung für die Person geringer, als es den Anschein hat, und braucht keine besondere Intervention. Das Absaugen des Schleims stellt eine Belastung dar, die in der Regel nicht zu rechtfertigen ist, weil das Problem bereits nach zehn Minuten wieder auftritt. Zuletzt wird die Atmung unregelmäßig, die sterbende Person schnappt nach Luft. Diese Schnappatmung zeigt an, dass das Herz nicht mehr regelmäßig schlägt und das Gehirn eine Sauerstoffunterversorgung erfährt. Um das auszugleichen, wird unbewusst über Nach-Luft-Schnappen versucht, mehr Sauerstoff aufzunehmen.

- **Ausscheidungen:** Die Verdauungsfunktionen von Magen und Darm erlahmen, es wird kein Stuhl mehr ausgeschieden. Die Nierendurchblutung setzt aus, wodurch kein Urin mehr produziert wird. Die Leber stellt ihre Funktion ein. Weil das Blut die Nieren und die Leber nicht mehr durchläuft und gereinigt wird, sammeln sich Stoffwechselprodukte darin an und es kommt zu einer Vergiftung. In deren Folge treten Schläfrigkeit und Bewusstseinstrübungen bis zur Bewusstlosigkeit auf, vielfach auch Juckreiz, Übelkeit und Wassereinlagerungen.
- **Herz und Kreislauf:** Der Herzschlag verlangsamt sich in der Sterbephase und wird unregelmäßig mit längeren Pausen. Der Blutdruck sinkt, und große Teile des Organismus werden nicht mehr oder nicht ausreichend versorgt. Bleibt das Herz stehen, erlischt die Organversorgung und der Tod tritt ein.
- **Gehirn und Nervensystem:** Auch die Hirnfunktion lässt beim Sterben immer mehr nach. Die Wahrnehmung wird schlechter, das Bewusstsein trübt sich, und auch das vegetative Nervensystem ist beeinträchtigt. Es kann zu Übelkeit, Erbrechen und zu Darmverschluss oder Inkontinenz kommen.

Todeszeichen

Der eingetretene Tod ist durch Pulslosigkeit, Atemstillstand, weite Pupillen ohne Reaktion und fehlenden Muskeltonus gekennzeichnet. Als sicheres Todeszeichen werden rotviolette Todesflecken, insbesondere an unteren Körperstellen, die nach etwa zwei Stunden auftreten, beschrieben. Die Leichenstarre tritt vom Kopf ausgehend nach zwei bis vier Stunden ein. Sie löst sich nach zwei bis drei Tagen wieder auf.

19.6.2 Essen und Trinken in der Terminal- und Finalphase

19.6.2 Essen und Trinken in der Terminal- und Finalphase

Zur Basisbetreuung Sterbender gehört das Stillen von Hunger und Durst. Üblicherweise kommt es in der Terminalphase zum Nachlassen des Bedürfnisses nach Nahrung. Ob Essen und Trinken angeboten werden, hängt von der sterbenden Person ab. Häufig steht hinter der Empfindung von Hunger und dem Wunsch nach Nahrung nicht Sättigung, sondern Appetit und Geschmackserleben. Deshalb reichen häufig kleine Mengen einer gewünschten Speise oder eine geringe Menge eines Getränks aus.

Terminale Dehydratation

Der allmähliche Verlust von Wasser und Elektrolyten ist Teil des Sterbeprozesses und gehört ebenso dazu wie die Abnahme der Aufmerksamkeit, zunehmende Müdigkeit und der generelle persönliche Rückzug. Ob Flüssigkeit über das wenige Trinken hinaus bereitgestellt wird, muss im Einzelfall entschieden werden. Der sterbende Mensch „verdurstet" nicht. Oft ist es für Sterbende geradezu erleichternd und besser, eine geringere Menge an Körperflüssigkeit zu haben.

Die terminale Dehydratation kann sehr unterschiedliche Zeichen und Symptome aufweisen:

- Mundtrockenheit und Durst, zäher und trockener Schleim
- Erschöpfung, Übelkeit, Erbrechen, Kopfschmerzen
- Psychische Veränderungen wie Schläfrigkeit, Denkstörungen, geringeres Schmerzempfinden
- Erschlaffen der Haut, Juckreiz, weniger Ödeme
- Durchblutungsstörungen, erhöhtes Dekubitusrisiko
- Verringerung von Übelkeit und Erbrechen
- Veränderung der Atmung: weniger Atemnot, Husten und Erstickungsgefühl
- Möglicherweise veränderte Elektrolytzusammensetzung mit begleitender natürlicher Betäubung und Entspannung, aber auch Muskelkrämpfen

Mundtrockenheit

ACHTUNG

ACHTUNG

Sterbende leiden häufiger an Mundtrockenheit als an Durst; jedoch wird die Mundtrockenheit als Durst erlebt und mit dem unstillbaren Verlangen zu trinken verbunden. Durch die Mundtrockenheit kommt es zu Schwierigkeiten beim Sprechen, Kauen oder Schlucken und es können Schleimhautbeläge, Zungenbrennen, Geschmacksveränderungen, Lippenverletzungen usw. auftreten, weshalb eine regelmäßige Mundpflege (➤ 11.4) erfolgen muss.

Neben der terminalen Dehydratation gibt es weitere Ursachen für Mundtrockenheit in der Finalphase. So tritt sie häufig als unerwünschte Medikamentenwirkung auf. Deshalb ist das Problem im Team zu besprechen, um gemeinsam entsprechende Maßnahmen zu entwickeln.

(Pflegerische) Maßnahmen

Gegen die Mundtrockenheit werden das Lutschen von Eiswürfeln oder das Befeuchten und Eincremen der Lippen als effektiv beschrieben. Da der Mund weitgehend in den Bereich der Logopädie fällt, wird hier ein kollegialer Austausch zu Maßnahmen der Mundpflege unbedingt empfohlen.

- Lippenpflege:
  - Reinigen
  - Feuchthalten
  - Eincremen oder Fettstift
- Mundpflege:
  - Auswischen mit Kräutertee oder Bepanthenlösung
  - Regelmäßige Zahn- oder Zahnprothesenpflege
  - Entfernen von Borken und Belägen
  - Auswischen der Mundhöhle
  - Circa alle 30–60 Minuten Anbieten von Flüssigkeit, Eis-Chips
  - Ggf. Verwenden von künstlichem Speichel

19.6.3 Psychosoziale Aspekte
Pina im Praxiseinsatz

19.6.3 Psychosoziale Aspekte

Pina gerät ins Grübeln. Da kommen ja immer mehr neue Aufgaben auf sie zu! Vor dem Thema Sterben hat sie sich eher gefürchtet. Jetzt weiß sie, dass die Versorgung der Menschen im Sterbeprozess dazugehört. Sie hofft, dass sie durch ihr Fachwissen etwas gelassener damit umgehen kann. Auch ist sie froh zu erfahren, dass Pflegepersonen dank ihrer Aufgaben bis zum Ende eines Lebens handlungsfähig bleiben.

Sterben gilt gemeinhin als die einzige Gewissheit auf der Welt, und der Volksmund spricht oft davon, der Tod sei die einzige Gerechtigkeit, weil ihm niemand entgehen kann. Das Wissen um die Endlichkeit des Lebens und das Erkennen des nahen Tods ist eine zutiefst menschliche Qualität, über die kein anderes Lebewesen verfügt. Besonders für hochbetagte Menschen kommt der Tod nicht plötzlich und unerwartet. Vielmehr ist es so, dass sie schon über die Gesamtdauer des Alters mit Sterben als biologischer Norm ihrer Generation konfrontiert werden. Familienangehörige, Freunde und Nachbarn sterben, und Begegnungen in diesem Kreis kommen oft nur noch bei Begräbnisfeiern zustande.

Durch die weitgehende Enttabuisierung des Sterbens in den europäischen Kulturen setzen sich auch jüngere Menschen offener mit ihrem Sterben auseinander und gestalten den Prozess mit. Oft trösten sie sogar ihre Angehörigen und gestalten den Sterbeprozess über den Tod hinaus mit. Sie nennen Wünsche für die Trauerfeier oder die Grabgestaltung.

Beispiele für psychosoziale Bedürfnisse sind:

- Wichtige soziale Beziehungen aufrechterhalten oder selbst beenden können
- Unterstützung bei der Regelung von Angelegenheiten, die noch erledigt werden sollen
- Sicherheit, dass die eigenen Wünsche und Bedürfnisse in der letzten Lebensphase berücksichtigt werden
- Alle Gefühle und die eigene Hilflosigkeit zum Ausdruck bringen können
- In Frieden Abschied nehmen können, ungeklärte Konflikte vergessen
- Gewissheit, dass die persönliche Würde in Pflege und Therapie auch dann gewahrt bleibt, wenn man sich nicht mehr äußern kann
- Respektvolle Behandlung auch bei Bewusstlosigkeit
- Ggf. Besuch eines Seelsorgers oder spirituelle Rituale
- Menschenwürdige Behandlung auch nach dem Tod

Neben Medizinern, die ihrem Auftrag gemäß in erster Linie die körperlichen Beschwerden des Sterbeprozesses erforschen, sind es Psychologen, Soziologen und Theologen, die sich mit dem Prozess des Sterbens befassen. Hierzu hat die Psychologin Elisabeth Kübler-Ross mit an Krebs erkrankten jungen Frauen wegweisende Beobachtungen gemacht. Dabei muss bedacht werden, dass diese Patientinnen relativ plötzlich mit ihrer Diagnose und dem Sterben konfrontiert wurden. Deshalb lassen sich die Sterbephasen nach Kübler-Ross nicht unbedingt auf die Situation chronisch kranker und alter Menschen übertragen (➤ Tab. 19.1).

TAB. 19.1

Tab. 19.1 Sterbephasen

Elisabeth Kübler-Ross	Paul Sporken	Siegfried Huhn
Sterbephasen: • Nichtwahrhabenwollen und Isolierung • Zorn • Verhandeln • Depression • Zustimmung/Akzeptanz	Generelles Erleben: • Unwissenheit • Unsicherheit • Implizite Leugnung	Terminalphase im Alter: • Angst vor Schmerzen und Abhängigkeit • Abschiednehmen, Trauer und Rückschau auf das Leben • Lebensmüdigkeit und Schlafbedürfnis

Quelle: Huhn 2020; eigene Darstellung

Der Theologe Paul Sporken führte ebenfalls in den 1970er-Jahren Sterbeforschungen durch und stellte fest, dass auch alte Menschen die Phasen nach Kübler-Ross durchlaufen haben, wenn das Sterben in unmittelbare Nähe rückt. Was immer bestehen bleibt, ist die Unwissenheit über das, was beim Sterben passiert, und die Unsicherheit, was nach dem Tod kommt. Daraus leitet Sporken eine „implizite Leugnung" ab, die ihren Ausdruck in der Bagatellisierung des Geschehens finden kann (➤ Tab. 19.1).

Aus eigenen Befragungen sterbender Personen in Pflegeeinrichtungen, die zumeist schon längere Zeit pflegebedürftig waren, geht hervor, dass sterbende alte Menschen weniger Angst vor dem Sterben selbst und der Ungewissheit, was danach kommen mag, haben, sondern eher Angst vor Schmerzen und der zunehmenden Abhängigkeit von anderen Personen. Dies trifft insbesondere dann zu, wenn die sterbende Person davon ausgeht, sich im Sterbeverlauf nicht mehr selbst äußern zu können. Ansonsten überwiegen in den Schilderungen oft die positiven Aspekte. Das gelebte Leben geht dem Ende zu, es wird im Stillen Bilanz gezogen und Abschied genommen. Gleichzeitig erleben die Personen eine gewisse Lebensmüdigkeit, was sie oft so ausdrücken, dass es jetzt auch genug an Leben ist. Das Sterben wird als natürlicher Abschluss gesehen, die Lust am Weiterleben lässt nach, und an deren Stelle tritt ein großes Schlafbedürfnis (➤ Tab. 19.1).

MERKE

Für Angehörige ist das Sterben eines nahestehenden Menschen oft nur schwer zu ertragen. Sterben macht eine gewisse Ohnmacht deutlich, da keine Möglichkeit besteht, den Tod aufzuhalten. Ständig schwingt die Frage mit, wirklich alles getan und nichts versäumt zu haben. Angehörige wünschen oft gegen besseres Wissen, das Leben der Person unter allen Umständen zu verlängern.

Die meisten Menschen möchten in der letzten Lebensphase nicht allein sein. Meist ist die bloße Anwesenheit Angehöriger ausreichend, weshalb ihnen der Aufenthalt am Sterbebett zu ermöglichen ist.

Für Angehörige ist es wichtig, die Symptome im Sterbeverlauf zu kennen und als Teil des natürlichen Ablaufs zu sehen und zu akzeptieren. Symptome werden oftmals fehlgedeutet und den Mitarbeitenden wird unterstellt, den sterbenden Menschen leiden zu lassen oder nicht genug zu tun. Dabei wird der eigene blockierte Handlungsdrang auf die professionellen Helfer übertragen.

MERKE

MERKE

Trauerphasen nach Verena Kast

Trauern ist ein Prozess, der in verschiedene Phasen unterteilt werden kann.

Erste Phase: Nicht-Wahrhaben-Wollen
Die trauernde Person empfindet sich als leer und empfindungslos. Sie ist starr vor Entsetzen über den Verlust eines geliebten Menschen und kann es nicht glauben. Sie hofft, dass es sich um einen bösen Traum handelt.

Zweite Phase: Aufbrechende Emotionen
Der Verlust wird deutlich, die Gefühle brechen auf und gehen mit innerer Unruhe und Ruhelosigkeit einher. Oft tritt körperliche Erschöpfung auf. Die aufkommende Wut über den Verlust und das Allein-gelassen-Werden helfen in dieser Phase, nicht in eine tiefe Depression zu geraten.

Dritte Phase: Suchen, finden, sich trennen
Der verstorbene (verlorene) Mensch wird in der Erinnerung und auch an konkreten Orten, etwa der Wohnung, gesucht. In dieser Phase wird er zu einem inneren Begleiter, mit dem stille Gespräche geführt werden.

Vierte Phase: Neuer Selbst- und Weltbezug
Die Situation wird akzeptiert, und es findet eine Neuorientierung ohne den verstorbenen Menschen statt. Der Verlust wird als Erfahrung integriert, und es beginnt etwas Neues.

MERKE

19.7 Geriatrie und Gerontologie

19.7 Geriatrie und Gerontologie

DEFINITION

Die **Geriatrie** (Altersheilkunde) ist die Medizin vom Alter und den Erkrankungen des alten Menschen. Als Zweig der Medizin wurde die Geriatrie bereits 1914 von dem Wiener Arzt Ignatz Leo Nascher beschrieben. Geriatrie bezieht sich nicht nur auf das einzelne Organgeschehen, sondern verfolgt als Altersheilkunde auch die präventiven, psychologischen und sozialen Aspekte von Gesundheit und Krankheit. Die Geriatrie ist als Medizin ein Teilgebiet der **Gerontologie** (Alterskunde). Die Alterskunde oder Altersforschung befasst sich mit den Altersvorgängen, geht jedoch über die biologischen Aspekte hinaus und betrachtet die zum Alter gehörenden Lebensweisen alter Menschen unter sozialen, psychologischen, wirtschaftlichen und politischen Aspekten. Die Altenpflege ist Teil der Gerontologie.

DEFINITION

Geriatrie und Gerontologie befassen sich also mit dem alten Menschen und dem Altsein. Unter **Alter** wird der Lebensabschnitt vom späten Erwachsenenalter bis zum Tod verstanden. Im mitteleuropäischen Kulturbereich gelten Menschen etwa mit dem Renteneintritt als alt, also zwischen dem 60. und 65. Lebensjahr. Ab diesem Alter ist bei den meisten ein Nachlassen an Aktivitäten und körperlicher Gesundheit zu erkennen. Diese Grundtatsachen prägen jedoch nur einen Teil der Herangehensweise an das Alter und Altsein. Wesentlich bedeutender ist wahrscheinlich die kulturell geprägte Vorstellung vom Alter und das Ansehen alter Menschen. In vielen Kulturen wird alten Menschen besondere Verehrung entgegengebracht, in anderen werden alte Menschen jedoch weniger respektiert und sogar zum Kostenfaktor herabgewürdigt. Pflegepersonen müssen ihr eigenes Bild und Ansehen vom Alter und von alten Menschen stets überprüfen, weil ihr Altersbild letztendlich die pflegerische Versorgung prägt.

19.7.1 Geriatrie

19.7.1 Geriatrie

Eine einzelne, akute Krankheit zu haben, erfordert auch im hohen Alter nicht unbedingt eine Aufnahme in die geriatrische Abteilung. Zu einem „geriatrischen Patienten" wird man weniger aufgrund seines Alters, sondern wegen des Vorhandenseins mehrerer Erkrankungen *(Multimorbidität),* die sich gegenseitig ergänzen oder verstärken. Häufig treten Folgeerkrankungen aus der ersten Krankheit auf *(Komorbidität)* mit dem Risiko, dass sich diese verfestigen und in eine chronische Krankheit übergehen. Der geriatrische Patient weist eine höhere Verletzlichkeit *(Vulnerabilität)* auf, die mit dem Risiko, die Selbstständigkeit und Unabhängigkeit zu verlieren, verbunden ist. Die häufigen Probleme geriatrischer zu Pflegender sind in ➤ Tab. 19.2 zusammengestellt.

TAB. 19.2

Tab. 19.2 Geriatrische Probleme

Erscheinungsform	Problembeschreibung
Immobilität	• Bettlägerigkeit/Fatigue • Mobilitätsförderung/-training • Sekundärerkrankungen • Sensorische Deprivation • Notwendigkeit von – Prophylaxen – Rückengerechtem Pflegehandeln – Hilfsmitteln zur Pflegeerleichterung
Instabilität	• Stürze und Sturzangst • Bewegungseinschränkung • Notwendigkeit von – Kraft- und Balancetraining – Aufsteh- und Gehtraining – Hilfsmitteln/Wohnraumanpassung – Medikation
Inkontinenz	• Kontinenzprobleme • Psychosoziale Belange, z. B. Scham • Eingeschränkte Sexualität • Notwendigkeit von – Übungen zum Kontinenzerhalt und -förderung – Hilfsmitteln zur Kontinenzförderung – Inkontinenzprofilen und -versorgung – Hilfsmitteln zur Inkontinenzversorgung
Intellektuelle Einbußen	• Altersbedingte Verlangsamung • Delirantes Syndrom • Demenzielle Erkrankung • Eingeschränkte Selbstbestimmung/Selbstwirksamkeit • Herausforderndes Verhalten • Notwendigkeit von Betreuungskonzepten
Inappetenz	• Verlust des Hunger- und Durstgefühls • Malnutrition und Dehydratation • Notwendigkeit von – Ess- und Trinkstrategien – Unterstützenden Hilfsmitteln – Assistenz/Darreichen der Nahrung – Parenteraler Ernährung
Iatrogenität (durch Pflege oder Medizin herbeigeführt)	• Arneimittelfehler, Polypharmazie • Inaktivierung/Ortsfixierung • Bettlägerigkeit • Notwendigkeit von – Positionierung – Freiheitsentziehenden Maßnahmen
Isolation	• Vereinsamung durch altersbedingten Verlust von Partnern/Freunden/sozialen Gefügen • Geringer Bewegungsradius durch Mobilitätseinschränkung

Geriatrische Notfälle

Im Vergleich zu jüngeren stellen sich ältere Menschen, insbesondere über 80-Jährige, häufiger in der Notaufnahme vor, kommen jedoch später und öfter mit dem Rettungsdienst. Sie nehmen mehr Zeit und Ressourcen in der Notaufnahme in Anspruch, werden häufiger stationär aufgenommen und haben ein hohes Risiko, wieder vorstellig zu werden. In der Gruppe der älteren zu Pflegenden sind Morbidität und Mortalität höher als bei jüngeren Menschen, ebenso der funktionelle Abbau und das Risiko, in eine Langzeitpflegeeinrichtung umziehen zu müssen (Berthold 2020; Huhn 2020). Das Lebensalter allein ist jedoch kein Kriterium, um von einer schlechteren Heilungschance auszugehen, zumal andere Faktoren wie Komorbidität oder späte Diagnosestellung einen weit größeren Einfluss haben.

Vorstellungsgründe

- **Delir:** Bewusstseinsstörung mit vorübergehenden Einschränkungen der Denkfähigkeit, der Wahrnehmung und der Aufmerksamkeit (➤ 27.2.7). Tageszeitliche Schwankungen sind möglich. Grundsätzlich ist das Delir behandelbar, sobald die Ursache gefunden wurde. Im Alter sind die Hauptgründe für ein Delir Austrocknung und Medikamentenfehlbehandlung.
- **Dehydratation** (Austrocknung): Aufnahme von zu wenig Flüssigkeit oder Verlust von zu viel Flüssigkeit, etwa durch Schwitzen bei großer Hitze (➤ 12.12.1).
- **Verschlechterung des Allgemeinzustands:** allgemeine Schwäche, Appetitlosigkeit, Schläfrigkeit, akute Verwirrtheit, vermehrte Stürze und anderes. Diese unspezifischen Merkmale können Zeichen einer ernsthaften Krankheit sein, zumindest wenn sie plötzlich auftreten und fortschreitend verlaufen.
- **Stürze:** Stürze sind ein großes Problem im Alter mit verschiedenen Ursachen.
  - Etwas mehr als die Hälfte der Betroffenen bleiben unverletzt.
  - 20–30 % haben kleinere Verletzungen.
  - 10 % haben erhebliche Verletzungen, die eine Krankenhausbehandlung notwendig machen.
  - 5 % haben Frakturen (Knochenbrüche) an Handgelenk, Fuß- und Sprunggelenk, Becken.
  - 1–2 % haben hüftgelenksnahe Frakturen (Huhn 2020).
- **Diarrhö:** Eine Durchfallerkrankung gilt als geriatrischer Notfall, da alte Menschen mit Wasser- und Elektrolytverlust wesentlich schneller als jüngere austrocknen. Die akute Diarrhö (➤ 21.3.4) erfordert deshalb eine schnelle Abklärung und Therapie mit Ausgleich des Wasserverlusts, um Folgen der Dehydratation abzuwenden.

Besonderheiten geriatrischer Notpatienten

- **Hochrisikopatient:** komplexe Problemstellung mit Behandlungsdringlichkeit.
- **Fehleinschätzung:** Auch bei schwerwiegenden Erkrankungen stehen oft Allgemeinsymptome im Vordergrund. Deshalb besteht eine Gefahr der Fehleinschätzung.
- **Anamnese:** Um die Krankengeschichte möglichst genau erfassen zu können, ist für ein ungestörtes, geräuscharmes Umfeld zu sorgen und sicherzustellen, dass die betroffene Person über erforderliche Hilfsmittel wie Brille oder Hörgerät verfügt.
- **Begleiterkrankungen:** Drei bis neun Begleiterkrankungen sind zu erwarten, bis zu 12 % aller Krankenhausaufenthalte sind auf Polypharmazie mit Neben- und Wechselwirkungen zurückzuführen (Berthold 2020; Huhn 2020).
- **Atypische Symptomatik:** Untypische Symptome oder Mehrfachsymptome treten häufig auf. So liegen in bis zu 30 % der Fälle bronchiale Infekte vor, obwohl das Kardinalsymptom „Husten" fehlt (Berthold 2020; Huhn 2020). Oft wird Verschlechterung des Allgemeinzustands, verminderte Mobilität, Nahrungsverweigerung, Schläfrigkeit, neue Kognitionseinschränkung angegeben.
- **Delir als Notfall:** Ein Delir ist ein Syndrom akut auftretender Verwirrtheit als Abgrenzung zur Demenz. Es weist auf eine andere zugrunde liegende Problematik hin.

Verdacht auf Gewalt und Vernachlässigung

Gewalt gegen alte Menschen kommt sowohl im familiären als auch im institutionellen Umfeld vor, wobei Vernachlässigung häufiger ist als direkte körperliche Gewalt. In der Notaufnahme müssen Behandelnde bei Verletzungen auch diese Möglichkeit als Ursache einbeziehen. Dabei geht es um das frühzeitige Erkennen und Eingreifen, damit weitere Übergriffe verhindert werden. Bei Verdacht muss durch das ärztliche Personal die Polizei verständigt werden.

Hinweise können sein:

- Untypische Verletzungsmuster
- Fragwürdige Anamnese (Kann der Betroffene sich selbst verletzt haben?)
- Großflächige, ungewöhnliche Hämatome, Ablederungen (besonders bei immobilen Personen)

- Zeichen der Vernachlässigung: Verschmutzung, Hygienemängel, Hautveränderungen, Wunden, Untergewicht, Exsikkose
- „Arzt-Hopping" (durch Angehörige veranlasst)

Bei Verdacht:

- Beratung im Team
- Beratung mit weiteren Kollegen
- Absprache mit Abteilungsleitung
- Absprache mit Rechtsabteilung
- Beratung durch Betreuungsgericht
- Beratung durch Polizei
- Schweigepflicht beachten

19.7.2 Gerontologie

19.7.2 Gerontologie

Die Gerontologie als Wissenschaft untersucht das **Älterwerden** und das **Altsein.** Sie erforscht die Besonderheiten und Auffälligkeiten des Alters, die auftretenden Probleme durch das Altsein sowie positive Entwicklungen, die sich durch das Altsein ergeben. Dabei arbeiten unterschiedliche Forschungsdisziplinen zusammen: Biologie, Medizin, Sozial-, Geistes-, Gesundheits- und Pflegewissenschaft. Ihr Ziel ist es, die körperlichen, seelischen, sozialen, historischen und kulturellen Aspekte des Altwerdens und Altseins zu beschreiben und zu erklären sowie Veränderungen nachvollziehbar zu machen. Obwohl der Bereich der Altenpflege einen hohen Stellenwert hat, beschäftigt sich die Gerontologie auch mit dem gesunden Altern und Bewältigungsstrategien, um den Lebensabschnitt „Alter" möglichst problemarm bewältigt zu können. Deshalb gibt es z. B. einen Forschungszweig zum altersgerechten Wohnen (Altersarchitektur), zum lebenslangen Lernen *(Geragogik)* und zur körperlichen Fitness und Rehabilitation. In alle Felder der Gerontologie fließen auch pflegerische Aspekte ein, weshalb die Pflegeforschung im Rahmen von Vernetzung in alle Themen eingebunden ist. Für die Pflegeberufe werden inzwischen Weiterbildungen in Gerontologie, Geriatrie und Gerontopsychiatrie angeboten.

Pina im Praxiseinsatz

Pina freut sich auf ihren Einsatz in der Altenpflege. Alte Menschen und ihre Bedürfnisse waren ihr bisher zwar ziemlich fremd, aber jetzt, wo sie viel über das Alter und die Besonderheiten in der Pflege gelernt hat, möchte sie diesen Bereich praktisch kennenlernen.

WIEDERHOLUNGSFRAGEN

1. Beschreiben Sie, was unter dem Begriff „Lebensweltorientierung" verstanden wird.
2. Erläutern Sie den Unterschied zwischen Migration und Flucht.
3. Definieren Sie, was unter dem Begriff „Obdachlosigkeit" verstanden wird.
4. Nennen Sie drei mögliche Gründe, die in die Obdachlosigkeit führen können.
5. Beschreiben Sie vier wesentliche Merkmale, die den Verdacht auf Gewalt bei alten Menschen in der Notaufnahme begründen.
6. Erklären Sie die Weltreligionen und deren pflegerelevante Inhalte.

LITERATUR

Quellen

Aner K, Karl U. Handbuch soziale Arbeit und Alter. 2. Aufl. Wiesbaden: VS Verlag; 2020.

Aspetos GmbH. Trauerprozess in vier Phasen nach Verena Kast. Aus: https://aspetos.com/de/post/trauerprozess-in-vier-phasen-nach-verena-kast/56 (letzter Zugriff: 22.2.2024).

Berthold HK. Leitfaden Geriatrie Medizin. München: Elsevier; 2020

Bundeszentrale für politische Bildung (bpb). Sozialbericht 2024. Bevölkerung und Demografie. Bonn: 2025.

Demografie-Portal des Bundes und der Länder. Pflegebedürftige. 2024. Aus: www.demografie-portal.de/DE/Fakten/pflegebeduerftige.html?nn=677092 (letzter Zugriff: 2.1.2025).

Destatis. 5,7 Millionen Pflegebedürftige zum Jahresende 2025. Pressemitteilung vom 18. Dezember 2024. Aus: www.destatis.de/DE/Presse/Pressemitteilungen/2024/12/PD24_478_224 (letzter Zugriff: 4.2.2025).

Deutscher Bundestag. Ausschüsse Pflegeversicherung. Berlin; 2019.

Diakonie Deutschland. Wohnungs- und Obdachlosigkeit. Wissen kompakt. 2023. Aus: www.diakonie.de/wissen-kompakt-wohnungs-und-obdachlosigkeit#869 (letzter Zugriff 28.1.2025).

Heller Á. Die Welt der Vorurteile. Hamburg: Edition Konturen; 2014.

Huhn S. Leitfaden Geriatrie Pflege. München: Elsevier; 2020.

Kämmer K. Pflegemanagement in Altenpflegeeinrichtungen. Hannover: Schlütersche; 2015.

Klie T. Selbstbestimmt sterben. Rechtliche Aspekte bei Sterbewunsch. Altenpflege. 2020; 45(6): 16–19.

Kreuz G, Kostrzewa S. Lass mich doch einfach sitzen. Altenpflege. 2023; 48(2): 32–35.

Krohwinkel M. Rehabilitierende Prozesspflege am Beispiel von Apoplexiekranken. Fördernde Prozesspflege als System. 2. Aufl. Bern: Hans Huber; 2007.

Lehr U. Psychologie des Alterns. 11. Aufl. Heidelberg: Quelle & Meyer; 2006.

Lottmann R. Sexuelle und geschlechtliche Vielfalt in der Altenhilfe – Intersektionale Perspektiven und die Relevanz von Situationen und Kontexten. Zeitschrift für Gerontologie und Geriatrie. 2020; 53 (6): 216–221.

Neue deutsche Medienmacher*innen. Migrationsvordergrund. 2025. Aus: https://glossar.neuemedienmacher.de/glossar/migrationsvordergrund (letzter Zugriff: 2.1.2025)

Ortloff E. Transkulturelle Kompetenz und Selbstempathie. Bachelorarbeit. Lüneburg: Leuphana Universität; 2016.

Statistisches Bundesamt. Statistisches Jahrbuch. Wiesbaden; 2021.

Statistisches Bundesamt. Migrationshintergrund. Migration und Integration. 2025. Aus: www.destatis.de/DE/Themen/Gesellschaft-Umwelt/Bevoelkerung/Migration-Integration/Glossar/migrationshintergrund.html (letzter Zugriff: 2.1.2025).

Statistisches Bundesamt. Statistik der untergebrachten Obdachlosen. Pressemitteilung vom 31. Januar 2022.

Weiterführende Literatur

Althoff I, Gottenströter J, Schwermann M. Palliative Care in der Altenpflege. Orientierung für die Praxis. Hannover: Vincentz; 2014.

IV Gesundheitliche Problemlagen verstehen und Menschen bei Pflegebedarf unterstützen

IV

KAPITEL

20 Haut und Hautanhangsgebilde

Stefanie Gurk

LERNZIELE

LERNZIELE: DAS KANN ICH BALD GUT

Am Ende dieser Lerneinheit werde ich ...
- die Hautinspektion bei allen pflegerischen Handlungen durchführen,
- für die besonderen Situationen bei der Hautpflege und bei Hauterkrankungen sensibilisiert sein,
- den Aufbau der Haut und die Funktionen des Körperorgans Haut kennen,
- die häufigsten Hauterkrankungen zuordnen können,
- die angemessenen Pflegemaßnahmen auswählen und durchführen.

Pina im Praxiseinsatz

Pina unterstützt im Praxiseinsatz Menschen bei ihrer Körperpflege (➤ Abb. 20.1, ➤ Kap. 11). Sie leitet sie dabei zu einer möglichst selbstständigen Körperpflege an. Gleichzeitig achtet sie darauf, wie die Haut der zu Pflegenden am gesamten Körper aussieht. Pina kann so Anzeichen für eine Hautkrankheit oder eine Schädigung frühzeitig erkennen. Sie weiß, dass die Unterstützung bei der Körperpflege immer auch den Intimbereich des zu Pflegenden betrifft. Deshalb geht sie dabei sensibel vor und wahrt besonders die Intimsphäre der zu pflegenden Personen.

ABB. 20.1

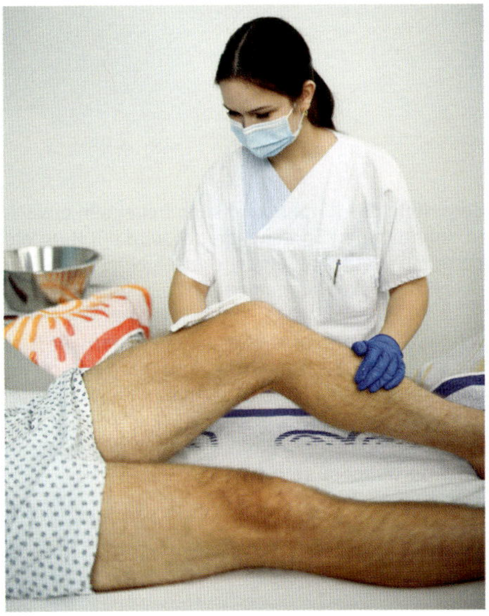

Abb. 20.1 Pina sammelt erste praktische Erfahrungen in der Körperpflege [J803]

Pina lernt im Unterricht und in den Praxiseinsätzen viele interessante Dinge über das Körperorgan Haut und die Erkrankungen, die an der Haut entstehen können:
- Hauterkrankungen haben sehr unterschiedliche Erscheinungsbilder.
- Es gibt bösartige *(maligne)* Tumoren an der Haut.
- Eine angemessene Hautpflege kann die Haut vor infektionsbedingten Krankheiten schützen.
- Äußere Einwirkungen können die Haut (stark) schädigen und zu Wunden führen, die nicht wieder heilen werden.

Zur Orientierung
Pina im Praxiseinsatz
ABB. 20.2
Pina im Praxiseinsatz
20.1 Anatomie und Physiologie
DEFINITION
20.1.1 Schichten des Körperorgans Haut

Die Praxisanleitung erklärt Pina, dass Menschen jeden Alters an einer Hauterkrankung leiden können. Viele Betroffene leiden darunter, dass sich ihr persönliches Erscheinungsbild für ihr Empfinden durch die Hauterkrankung zum Negativen hin verändert.

Im Lauf des Lebens verändert die Haut ihre Struktur und ihr Aussehen (➤ Abb. 20.2). Abhängig vom Alter des zu Pflegenden benötigt die Haut Pflegemaßnahmen, die daran angepasst sind. Menschen reagieren unterschiedlich auf diese altersbedingten Hautveränderungen. Mitunter werden sie als sehr unangenehm empfunden.

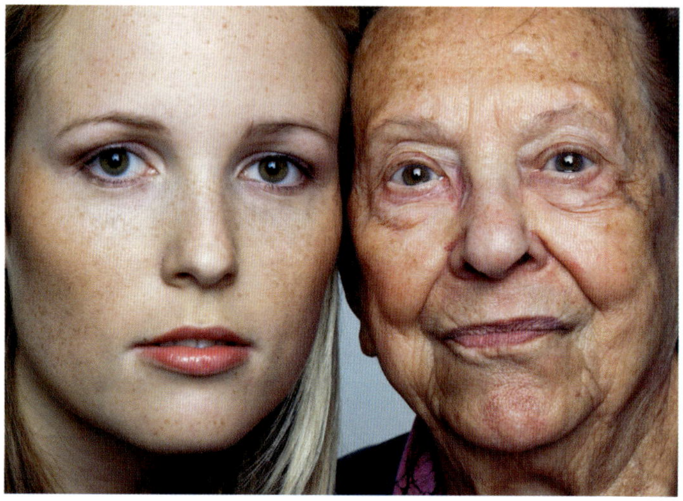

Abb. 20.2 An der Haut lässt sich das Alter eines Menschen sehr gut erkennen: Bei Kindern und Jugendlichen ist die Haut glatt. Sie weist selten Pigmentflecken am ganzen Körper auf (links). Im Laufe des Lebens entstehen Falten. Die Haare verfärben sich grau, und die Haut bildet vermehrt Pigmenteinlagerungen (rechts). Diese werden Altersflecken genannt. [J787-028]

Pina lernt vom ihrer Praxisanleitung, dass es für sie als Pflegende wichtig ist, bei der Hautpflege Empathie zu zeigen und über Fachwissen zu verfügen.

20.1 Anatomie und Physiologie

DEFINITION

Die **Haut** ist das größte Organ des Körpers. Sie ist die äußere Hülle des Körpers und kann bei einem erwachsenen Menschen ca. eine Fläche von 1,5–2 m^2 einnehmen. Im normalen Sprachgebrauch wird mit Haut einfach die Körperoberfläche bezeichnet. Doch das Körperorgan Haut hat einen dreischichtigen Aufbau (➤ Abb. 20.3) und wird in der Anatomie und Physiologie als **Hautdecke** *(Integumentum commune)* bezeichnet.
Die äußere, sichtbare Hautschicht ist die **Oberhaut** *(Epidermis)*. Die Epidermis liegt auf der **Lederhaut** *(Dermis)*. Sie wird auch als **Corium** bezeichnet. Ober- und Lederhaut bilden zusammen die **Haut** *(Kutis)*. Unter der Kutis liegt die dritte Hautschicht, die **Subkutis,** das Unterhautbinde- und Fettgewebe. In den Hautschichten befinden sich die **Hautanhangsgebilde:** Schweißdrüsen, Haare und Nägel.
Das Körperorgan Haut schützt die inneren Strukturen des Körpers vor äußeren Einflüssen, nimmt Informationen aus der Umwelt auf (Sinnesfunktion) und reguliert die Körpertemperatur.

20.1.1 Schichten des Körperorgans Haut

Oberhaut (Epidermis)

Die Oberhaut *(Epidermis)* besteht aus Zellen, die Horn bilden, und aus Hornschuppen. Die Hornschuppenschicht bildet die oberste Schicht der Epidermis. Pflegende wie Pina nehmen diese Schicht als äußere Hülle wahr (➤ Abb. 20.3).

- **Hornschicht** *(Stratum corneum):* besteht aus verhornenden Zellen *(Keratozyten)*. Diese lösen sich regelmäßig als (Keratin-)Schuppen (Hornschuppen) von der Hornschicht ab.
- **Keimschicht** *(Stratum basale* und *Stratum spinosum):* enthält Zellen, die sich vermehren und anschließend Richtung Hornschicht wandern. Es dauert ca. vier Wochen, bis die lebenden Zellen in der

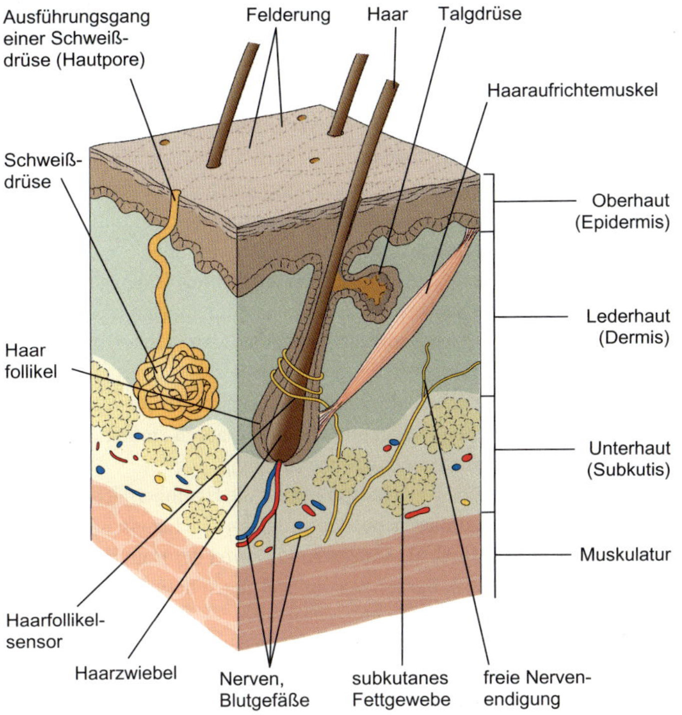

Abb. 20.3 Der Aufbau der Haut [L190]

obersten Schicht angekommen sind. In dieser Zeit haben sie ausreichend viel Horn *(Keratin)* gebildet, sodass die Zelle abstirbt und als Hornschuppe verbleibt. Die Keimschicht enthält zusätzlich **Melanozyten.** So werden Zellen bezeichnet, die den braunschwarzen Farbstoff *(Pigment)* **Melanin** (griech. *mélas* = schwarz) bilden. Melanin ist einerseits für die Hautfarbe des einzelnen Menschen verantwortlich. Andererseits wird der Farbstoff bei Sonneneinstrahlung vermehrt gebildet, da er tiefer liegende Hautschichten vor der schädigenden Wirkung der UV-Strahlen schützt (➤ 20.1.2).

Lederhaut (Dermis)

Die Lederhaut *(Dermis)* beinhaltet Zellen und Fasern, die die Haut reißfest machen. Sie besitzt einen zweischichtigen Aufbau:

- **Papillarschicht** *(Stratum papillare):* besteht aus elastischen Fasern und ist mit der Oberhaut zapfenförmig verbunden. In den **Papillen** (Zapfen) liegen Blutgefäße und Nervenzellen, die Informationen aufnehmen und weiterleiten (➤ 20.1.2). Die Blutgefäße des Stratum papillare versorgen auch die Zellen der Oberhaut mit Blut und somit mit Nährstoffen.
- **Geflechtschicht** *(Stratum reticulare):* besteht aus elastischen und kollagenen (aus unterschiedlichen Eiweißen bestehenden) Fasern, die für die Festigkeit dieser Hautschicht verantwortlich sind.

In der Lederhaut liegen die **Schweißdrüsen,** Teile des **Haares** und die **Talgdrüsen** (➤ Abb. 20.3).

Unterhaut (Subkutis)

Die Unterhaut *(Subkutis)* besteht aus **Bindegewebe** und darin eingelagerte Ansammlungen von **Fettzellen.** Deshalb wird die Subkutis auch Unterhautbinde- und -fettgewebe genannt. Diese Hautschicht macht es möglich, dass die Ober- und Lederhaut gegen tiefer liegende Körperschichten verschoben werden kann. In der Subkutis sind **Nervenzellen,** Blutgefäße und **Schweißdrüsen** sowie der untere Teil des Haares zu finden (➤ Abb. 20.3).

MERKE

In die Subkutis werden Medikamente verabreicht. Diese Medikamente werden mit einer Injektionsspritze in diese Hautschicht, **subkutan,** injiziert. Am besten eignet sich für die subkutane Injektion die Haut im Bauchbereich oder am Oberschenkel (➤ 16.1).

MERKE

Zur Orientierung

Pina im Praxiseinsatz

Pina staunt über die Funktionen der Haut: Die Hautschichten haben einerseits eine feste Struktur und leisten so Widerstand, andererseits haben sie eine elastische Struktur und lassen sich gegen die darunterliegenden Muskeln verschieben.

Hautanhangsgebilde

In den einzelnen Hautschichten liegen die Hautanhangsgebilde:

- **Die Haare** werden in der Haarwurzel aus **Horn** *(Keratin)* gebildet und durch die einzelnen Hautschichten an die Oberfläche der Haut geschoben. Das entstehende Haar ist vom Haarfollikel, einer Art Umhüllung, umgeben. Die Haarwurzel ist mit dem Haaraufrichtemuskel verbunden (➤ Abb. 20.3). Dabei besitzt jedes einzelne Haar diesen Muskel. Wenn sich alle Haaraufrichtemuskeln gleichzeitig zusammenziehen, entsteht die sog. Gänsehaut. Die Körperbehaarung ist individuell sehr unterschiedlich ausgeprägt. Bestimmte Körperregionen besitzen grundsätzlich keine Haare: Lippen, Handinnenflächen, Fußsohlen, Teile der äußeren Genitalien.
- Die **Talgdrüsen** entleeren ihr Sekret in den Haarfollikel, der das Haar umgibt. Darüber gelangt der Talg an die Hautoberfläche. Talg besteht aus Fetten, Zellen und chemisch sauren Stoffen. Er schützt die Haut vor der Austrocknung und macht die Hautoberfläche geschmeidig.
- Die **Schweißdrüsen** produzieren Schweiß, der über die **Hautporen** auf die Hautoberfläche gelangt. Der Schweiß bildet einen Schutzfilm auf der Hautoberfläche, der die chemische Eigenschaft „sauer" (pH-Wert ≤ 6,9) hat. Dieser Schutzfilm wird deshalb als **Säureschutzmantel** der Haut bezeichnet. Er hindert Mikroorganismen (Kleinstlebewesen), z. B. Bakterien, am Eindringen in tiefere Hautschichten (➤ 20.1.2).
- Die **Duftdrüsen** stellen Duftstoffe her, die für den individuellen Körpergeruch zuständig sind.
- Die **Nägel** *(Unguis)* schützen die Finger- und Zehenendglieder und dienen als Widerlager beim Greifen. Sie bestehen aus Horn *(Keratin)*. Sichtbar sind der Nagel **(Nagelplatte)** selbst, das darunter liegende **Nagelbett** sowie das **Nagelhäutchen,** unter dem sich die **Nagelmatrix** (Nagelwurzel) befindet (➤ Abb. 20.4). Die Nagelwurzel ist für das Nagelwachstum zuständig. Das Nagelwachstum findet auch im **Lunula** statt, dem weiß erscheinenden Bereich des Nagels. Im Gegensatz zum Haar besitzt der Nagel keine Eigenfarbe.

ABB. 20.4

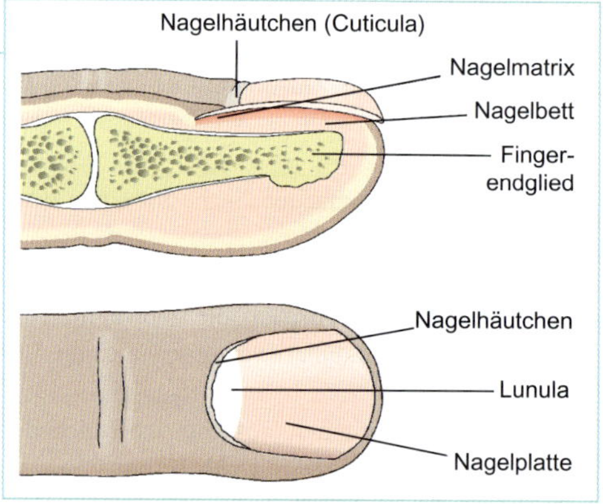

Abb. 20.4 Längsschnitt durch Fingerspitze und Nagel [L190]

20.1.2 Funktionen und Aufgaben der Haut
Pina in der Schule

20.1.2 Funktionen und Aufgaben der Haut

Pina lernt, dass die Funktionen und Aufgaben des Organs Haut vielfältig sind:

- **Schutzfunktion:** Die Hautschichten schützen das Körperinnere vor äußeren Einflüssen. Die Horn- und Talgschichten verhindern, dass feste Bestandteile wie Staub oder Flüssigkeiten wie Wasser in tiefere Hautschichten eindringen können. Die Talgschicht dient auch dazu, dass das Wasser aus dem Körper nicht verdunstet. Die Melaninbildung verhindert, dass die UV-Strahlen in den Körper eindringen. Der Säureschutzmantel hemmt die Vermehrung und das Eindringen von Mikroorganismen in den Körper.

MERKE

MERKE

Wirkstoffe, die mittels Salbe, Gel, Creme oder spezieller Pflaster auf die Haut aufgebracht werden, müssen die natürlichen Barrieren der Haut überwinden, um in tieferen Hautschichten bzw. im Körper eine Wirkung zu erzielen.

- **Regulation der Körpertemperatur:** Steigt die Körper(kern)temperatur an, beginnen die Schweißdrüsen, vermehrt Schweiß zu produzieren. Der Schweiß verdunstet auf der erhitzten Körperoberfläche, was zu einer Abkühlung der Haut führt. Das durch die Lederhaut fließende Blut kühlt sich dadurch ebenfalls ab und gelangt kühler zurück ins Körperinnere.
- **Sinnesfunktion:** Als Sinnesorgan nimmt die Haut Informationen aus der Umwelt auf. Die in die einzelnen Hautschichten eingelagerten Nervenzellen reagieren auf Berührung, Druck sowie Vibration (Erschütterung). Sie leiten auch Schmerzempfindungen weiter. Spezielle Nervenzellen messen die Umgebungstemperatur. Dadurch merkt man, ob die Hand auf einem kalten oder heißen Gegenstand ruht.
- **Speicherung:** Die Fettzellen der Subkutis dienen als Energiereserven.
- **Ausscheidung:** Mit dem Schweiß werden Wasser und bestimmte Blutsalze ausgeschieden.

20.2 Pflegerisches Handeln in allen Altersstufen

20.2 Pflegerisches Handeln in allen Altersstufen
Pina in der Schule

Pina ist durch die Auseinandersetzung mit dem Aufbau und den Funktionen der Haut bewusst geworden, dass die Haut- und Körperpflege ein verantwortungsvolles pflegerisches Handlungsfeld ist.

Hautbeobachtung

Pina im Praxiseinsatz

Pina hat gelernt, dass die Inspektion der Haut für die pflegerische und medizinische Diagnostik wichtig ist. Die Hautveränderungen können sehr unterschiedlich sein:

- **Erythem:** Rötung der Haut.
- Überwärmung eines Hautbezirks.
- Begrenzte bräunliche Verfärbungen, z. B. **Muttermal** *(Naevus).*
- Begrenzte bläulich-grünliche Verfärbungen: **Bluterguss** *(Hämatom).* Ein Bluterguss entsteht durch eine stumpfe Gewalteinwirkung auf die Hautschichten.
- **Bläschen** *(Vesikel):* mit Flüssigkeit gefüllter, bis zu 1 cm großer Hohlraum in der Oberhaut oder zwischen Ober- und Lederhaut.
- **Blase** *(Bulla):* mit Flüssigkeit gefüllter Hohlraum aus einer abgehobenen, durchscheinenden Hautschicht. Die Flüssigkeit kann klar oder trübe sein.
- **Pustel:** Bläschen *(Vesikel),* das mit Eiter gefüllt ist.
- **Schuppen:** mit dem Auge sichtbare Hornplättchen.
- **Hautschädigungen:** Die oberflächliche Hautschicht oder/und tiefere Schichten sind eröffnet und geschädigt worden, z. B. bei Schnitt- oder Schürfwunden.
- **Juckreiz** *(Pruritus):* lokal begrenzt oder am ganzen Körper, über den die zu pflegenden Menschen berichten. Sichtbar ist der Juckreiz an sich nicht, geht aber oft mit anderen Hautveränderungen (Bläschen, Rötung) einher.

Pflegepersonen beschreiben, benennen und dokumentieren **Farbe, Aussehen** und **Größe** der Hautveränderung. Die Größe wird mittels eines Maßbands bestimmt. Vermerkt wird auch, ob die beschriebene Hautveränderung schmerzhaft ist oder ob ein Juckreiz besteht.

Pina im Praxiseinsatz

Pina beobachtet, dass Hautveränderungen wie z. B. ein Dekubitus (➤ 12.1.1) fotografiert und die Bilder in der Patientenakte abgelegt werden.

MERKE

MERKE

Die Beobachtung der **Hautfarbe** gibt Auskunft, ob die Haut ihre Aufgaben noch regelgerecht ausführt. Hautveränderungen können auch Hinweise auf Erkrankungen anderer Organe geben:

- Die Gelbfärbung der Haut kann auf Leber- oder Gallenwegserkrankungen (➤ 21.2) hinweisen.
- Die Blässe der Haut kann ein Hinweis auf einen niedrigen Blutdruck (➤ 24.2.2) sein.
- Eine Blaufärbung der Haut kann durch eine unzureichende Sauerstoffversorgung der Haut z. B. im Rahmen einer Herz- und Lungenkrankheit (➤ 24.2, und ➤ 25.2) entstehen.

Pflegepersonen beurteilen auch den **Spannungszustand** *(Turgor)* der Haut (➤ 12.12.1).

Hautpflege

Pina im Praxiseinsatz

Eine angepasste Hautpflege unterstützt bzw. erhält die Funktionen der Haut und fördert gleichzeitig das Wohlgefühl des zu pflegenden Menschen (➤ 12.1.2). Um dem zu entsprechen, beachtet Pina folgende Grundsätze:

- Durch hohe **Waschtemperaturen** beim Baden oder Duschen wird der Haut Fett entzogen. Dies vermindert die Schutzfunktion der Haut.

- **Seifen** und **Waschlotionen** haben die chemische Eigenschaft „basisch" (pH-Wert ≥ 7,1), was genau gegensätzlich zum chemisch sauren Schutzfilm der Haut ist. Seifen und Waschlotion können deshalb den Säureschutzmantel der Haut zerstören und müssen daher sorgsam ausgewählt werden.
- **Sorgfältiges Abtrocknen,** vor allem der Achselhöhle, Hautfalten oder Zwischenzehenräume, verhindert, dass Feuchträume entstehen, die eine Intertrigo begünstigen (➤ 12.3.1). Dabei vermeiden Pflegepersonen, über die Haut zu rubbeln und zu reiben, sondern **tupfen** sie **sanft trocken,** um sie nicht zu verletzen.

WISSEN ANWENDEN

WISSEN ANWENDEN

Die Haut ist wie ein Spiegel des Körpers. Bei der Körperpflege lassen sich daher erste Anzeichen einer Hauterkrankung oder anderer Erkrankungen sehen.
Bei bestehenden Hauterkrankungen können pflegerische Maßnahmen eine Linderung der Beschwerden bewirken und die Heilung unterstützen.

20.2.1 Schuppenflechte (Psoriasis vulgaris)

20.2.1 Schuppenflechte (Psoriasis vulgaris)

DEFINITION

DEFINITION

Psoriasis (Schuppenflechte): chronische Hauterkrankung, die **nicht** infektiös bedingt ist. Die Krankheit wird sowohl durch eine Veranlagung *(genetische Disposition)* als auch äußere Einflussfaktoren ausgelöst. Typisch ist eine **übermäßige Schuppung,** die an unterschiedlichen Körperstellen auftreten kann. Die Krankheit kann auch auf den Bewegungsapparat übergreifen. Betroffen sind dann die Gelenke, es kommt zu einer **Psoriasis-Arthritis** (Gelenkentzündung). Die Krankheit tritt in Schüben auf.

Äußere Faktoren können sein:
- Verletzungen der Haut durch z. B. Schnitte oder Hitzeeinwirkungen
- Infektionskrankheiten, z. B. Mandelentzündung (➤ 34.2.4) oder Masern
- Hormonschwankungen/-veränderungen, z. B. während der Pubertät, Schwangerschaft, Wechseljahre
- Psychische Belastungen, z. B. Stress
- Medikamenteneinnahmen
- Alkoholkonsum
- Fettleibigkeit *(Adipositas)*

Pathogenese

Pina im Praxiseinsatz

Pina erfährt, dass nach heutigem Wissensstand folgende Krankheitsentstehung angenommen wird: Die geänderte Erbinformation, die als genetische Disposition bezeichnet wird, und äußere Faktoren führen zu einer Entzündungsreaktion in den Schichten der Haut. In der Basalzellschicht werden deshalb mehr und schneller neue Hornzellen gebildet. Normalerweise benötigen Hornzellen ca. 25 Tage, bis sie die oberste Schicht der Epidermis erreichen. Bei einer Psoriasis benötigen sie jedoch nur fünf Tage. So kommt es zu einer **vermehrten Schuppenbildung** an den betroffenen Hautbezirken.

Symptome

Die Hauterscheinungen treten bei der Psoriasis **symmetrisch** auf (➤ Abb. 20.5). Betroffen sein können:
- Streckseiten der Gliedmaßen, z. B. **Ellenbogen** und **Knie**
- Hautbezirk über der unteren Wirbelsäule
- **Behaarter** Kopf

ABB. 20.5

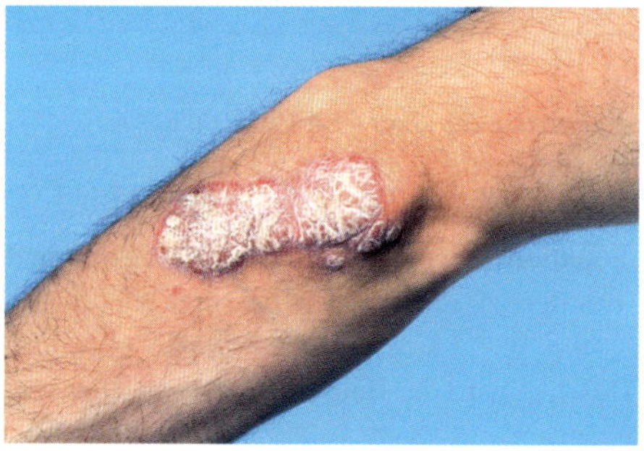

Abb. 20.5 Hauterscheinung bei der Schuppenflechte: Rötung und vermehrte Schuppung [K183]

Die **entzündliche** Reaktion in der Haut führt zu:

- Scharf begrenzten, geröteten *(erythematösen)*, mit weißlich-silberfarbenen Schuppen belegten Hautbezirken, die punktförmig bis handtellergroß sein können
- Juckreiz *(Pruritus)*
- Einrissen in den betroffenen Hautbezirken
- Punktförmigen Einziehungen in der Nagelplatte (Tüpfelnagel), gelblichen Verfärbung unterhalb der Nagelplatte (Ölflecke), Zerstörung der Nagelplatte (Krümelnagel)
- Schwellungen, Schmerzen, Bewegungseinschränkungen der Gelenke; ca. jeder dritte Psoriasis-Erkrankte ist davon betroffen

Diagnostik

Wichtig ist die vollständige Inspektion der Haut. Die Hauterscheinungen sind so charakteristisch, dass die Diagnose über die Inspektion erfolgen kann. Ebenso kann eine Entnahme von Hautproben *(Biopsie,* ➢ *9.6.8)* und die Betrachtung unter einem Mikroskop die Diagnose bestätigen. Der Schweregrad der Psoriasis-Erkrankung wird anhand der Anzahl und der Größe der einzelnen Hautbezirke eingeschätzt.

MERKE

Eine exakte Einschätzung des Schweregrads der Psoriasis-Erkrankung ist wichtig, um den Therapieerfolg zu überprüfen bzw. eine Verschlimmerung des Befunds erkennen zu können.

Therapie

Bei der Psoriasis-Erkrankung kommen Einreibungen der Haut (lokale Gabe) und die Einnahme (systemische Gabe) von Medikamenten zum Einsatz (➢ Tab. 20.1).

Tab. 20.1 Lokale und systemische Therapie der Psoriasis

Lokale Therapie	Systemische Therapie
Harnstoff- und salicylsäurehaltige Medikamente führen zur Entschuppung der Haut. Sie fördern die Wirkung der eigentlichen antipsoriatrischen Wirkstoffe	Ciclosporin unterdrückt die körpereigene Abwehr und wirkt somit immunsuppressiv
Vitamin-D_3-Präparate (Calcipotriol) wirken gegen die entzündliche Reaktion in der Haut	Methotrexat tötet körpereigene Zellen ab. Es zählt zur Medikamentengruppe der Zytostatika
Kortikosteroide: antientzündliche Wirkung (wie Vitamin-D_3-Präparate). Eine starke unerwünschte Wirkung ist z. B., dass die Hautschichten dünner werden	Biologika, die biotechnologisch (aus lebenden Zellen) hergestellt worden sind. Sie greifen in die körpereigenen Abwehrreaktionen ein, z. B. Adalimumab
Die Bestrahlung mit UV-A- und UV-B-Strahlen (Licht- bzw. Fototherapie) fördert die Wirkung der angewandten lokalen Therapie	

Die **lokale** äußerliche Behandlung mittels Salben, Lotions oder Cremes mildert die Symptome im betroffenen Hautbezirk ab. Sie wird auch als **Basistherapie** bezeichnet und kommt bei den leichteren und auch schwerwiegenden Psoriasisformen zum Einsatz. Bei der **systemischen Therapie** werden die Medikamente oral eingenommen oder direkt in eine Vene (intravenös) mittels einer Injektion bzw. Infusion verabreicht.

MERKE

Die Hautpflege ist bei der Schuppenflechte genauso wichtig wie die Gabe von Medikamenten.
Die äußeren Faktoren, die eine Psoriasis auslösen können, müssen nach Möglichkeit ausgeschaltet bzw. vermieden werden.

Pina berät zu Pflegende mit Schuppenflechte bei der Auswahl von allgemeinen Pflegeprodukten wie Bädern, Lotions und Shampoos und unterstützt sie bei Bedarf bei der Hautpflege. Spezielle medizinische Produkte werden ärztlich angeordnet.

Zur Orientierung

MERKE

TAB. 20.1

MERKE

Pina im Praxiseinsatz

20.2.2 Malignes Melanom

DEFINITION

Pina in der Schule

MERKE

Pina im Praxiseinsatz

ABB. 20.6

20.2.2 Malignes Melanom

DEFINITION

Ein **malignes Melanom** ist eine bösartige *(maligne)* Zellneubildung in der Keimzellschicht der Haut. Der Tumor entsteht aus **melaninbildenden Zellen** *(Melanozyten)*, deren Zellwachstum maligne entartet ist. Das maligne Melanom bildet frühzeitig Metastasen (Tochtergeschwülste). In der Laiensprache wird das maligne Melanom als **schwarzer Hautkrebs** bezeichnet.

Pathogenese

Die exakte Ursache für die Tumorentstehung ist noch nicht abschließend geklärt. Bekannt ist eine schädigende Wirkung der UV-Strahlen (Sonnenstrahlen). Davon hat Pina schon in den Medien gehört. Entartete Melanozyten haben eine veränderte Erbinformation im Zellkern, die dazu führt, dass …

- sich die Zellen **schneller** teilen als nicht entartete Zellen,
- im Rahmen ihres Wachstums das umgebende Zellgewebe **zerstören** (infiltrieren),
- frühzeitig entartete Zellen in tiefere Hautschichten eindringen und dort **lokale Metastasen** bilden,
- die Zellen über die Lymphgefäße in die regionalen Lymphknoten gelangen, sich dort vermehren und dabei das **Lymphknotengewebe zerstören** (Lymphknotenmetastasen),
- frühzeitig entartete Zellen über kleinste Blutgefäße in den Blutkreislauf eindringen und so in andere Organe transportiert werden, wo dann weitere Metastasen entstehen **(Fernmetastasen).**

Entartete Zellen können in einem unveränderten Hautbezirk und in Pigmentflecken *(Naevi)*, sog. Leberflecken bzw. Muttermalen, entstehen.

MERKE

Gutartige *(benigne)* **Tumoren** der Haut:

- **Warzen** *(Verrucae)* bestehen aus Hornzellen und können in jedem Lebensalter auftreten.
- Die **Fettgeschwulst** *(Lipom)* ist eine gutartige Vermehrung von Fettzellen, die unterschiedlich groß werden kann. Sie ist je nach Größe als Erhebung in der Haut sichtbar und gut gegen den Untergrund verschiebbar.
- Das **Fibrom** entsteht aus den Fibrozyten (Bindegewebszellen) der Lederhaut und kann eine breite Basis oder einen schmalen Stiel haben, z. B. am Augenlid, Hals, Achselhöhle oder Leistenbereich.

Pina hat gelernt, dass Verfärbungen, Verdickungen oder auch Vergrößerungen an der Haut exakt beschrieben werden müssen. Sie dokumentiert auch, wie lange diese Veränderungen an der Haut schon vorhanden sind. Wichtig ist es, dass Pflegepersonen diese Beobachtungen zusätzlich an die zuständige Pflegefachperson sowie an ärztliches Personal weitergeben.

Symptome

Das maligne Melanom ist ein Knoten in der Haut oder wirkt wie eine Auflagerung auf der Haut mit einer bräunlich-schwarzen, bläulich-schwarzen oder rotbraunen **Verfärbung** (➢ Abb. 20.6, ➢ Abb. 20.7). In seltenen Fällen kann ein malignes Melanom auch keine Verfärbung aufweisen.

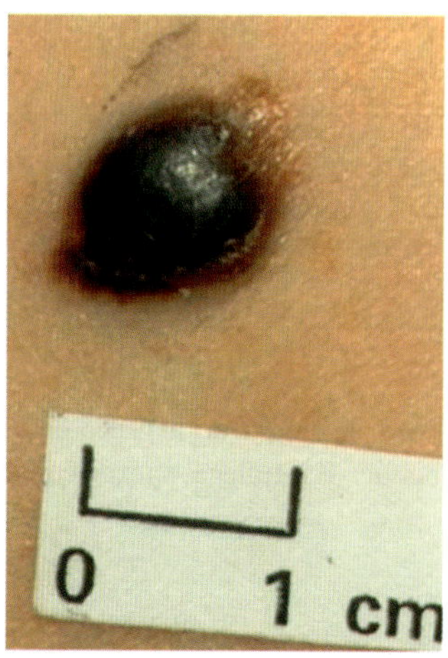

Abb. 20.6 Knotig ausgebildetes malignes Melanom [E499-002]

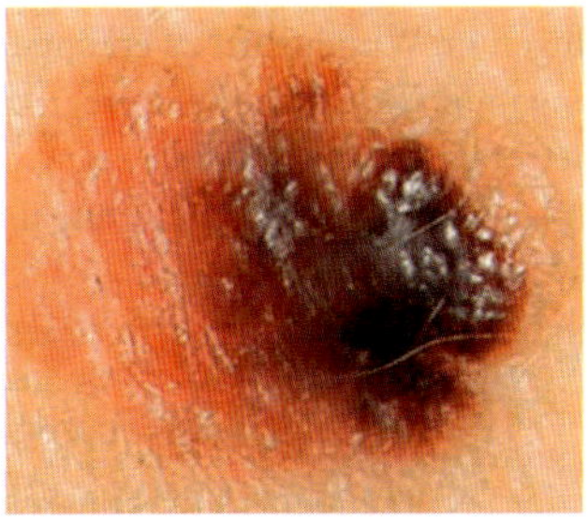

Abb. 20.7 Ein sich oberflächlich ausbreitendes, spreitendes (Tumorzellen breiten sich nicht sichtbar in den Hautschichten aus) malignes Melanom [E499-002]

ABB. 20.7

Frühzeitig entstehen Metastasen in den **Lymphknoten,** die dem Hauttumor am nächsten liegen und als derbe Knoten tastbar sind. **Fernmetastasen** entstehen in der Lunge, Leber, im Herzen, Gehirn, in den Knochen und anderen Hautbezirken. Sie können je nach Lage organtypische Symptome hervorrufen, z. B. Luftnot, Gelbfärbung der Haut, Lähmung einer Körperhälfte oder Schmerzen.

Diagnostik

Die Haut wird inspiziert und die Lymphknoten abgetastet *(palpiert).* Mit einem speziellen Mikroskop (Auflichtmikroskop) werden verdächtigte Stellen betrachtet. Der verdächtige Hautbezirk wird vollständig entfernt und anschließend unter dem Mikroskop auf entartete Zellen untersucht.

Therapie

Das maligne Melanom wird **operativ** entfernt. Lymphknotenmetastasen werden ebenfalls entfernt. Zusätzlich zur operativen Therapie werden je nach Schweregrad des malignen Melanoms eine **Strahlenbehandlung** und/oder eine **medikamentöse Behandlung** mit z. B. Immuntherapeutika durchgeführt. Immuntherapeutisch wirksame Medikamente greifen in den Zellstoffwechsel ein und hemmen so das Tumorwachstum.

20.2.3 Akute und chronische Wunden

20.2.3 Akute und chronische Wunden

DEFINITION

Eine **Wunde** ist eine Unterbrechung der Gewebestruktur. Prinzipiell kann sie an jeder Körperstruktur entstehen. Wunden werden nach ihrer Entstehung in mechanisch, thermisch, strahlen- und chemisch bedingte Wunden eingeteilt. Jede akut entstandene Wunde kann in einen chronischen Verlauf übergehen.

DEFINITION

Akute Wunden

Pathogenese

Akute Wunden entstehen durch äußere Einwirkungen.

- **Mechanisch** bedingte Wunden durch:
  - Scharf schneidende oder spitze Gewalteinwirkung (Schnitt- oder Stichwunde, Kratz- oder Bisswunden, Schusswunde)
  - Stumpfe Gewalteinwirkung (Quetsch-, Platz-, Riss- oder Schürfwunde)
- **Thermisch** bedingte Wunden durch:
  - Hitze (Verbrennung)
  - Kälte (Erfrierung)
- **Strahlenbedingte** Wunden durch
  - UV-Strahlen
  - Ionisierende Strahlen (energiereiche Strahlen, die andere Stoffe und Körperstrukturen schädigen und zerstören können)
- **Chemisch** bedingte Wunden durch Säuren oder Laugen **(Verätzungen)**

Symptome

Je nach Art der Schädigung sieht eine akut aufgetretene Wunde anders aus:

- Eine **Stich- oder Risswunde** ist scharf begrenzt. Je nach Tiefenausdehnung lassen sich die unterschiedlichen Hautschichten erkennen. Blutungen können auftreten.

- Eine **Schürfwunde** ist eine oberflächliche Verletzung der Haut, die bis in die Lederhaut reichen kann. Ist die Lederhaut mitbetroffen, sind punktförmige Einblutungen im Wundgebiet zu erkennen.
- Eine **Verbrennungsverletzung** zeigt je nach Hitzeeinwirkung unterschiedliche Schweregrade:
  - **Grad I:** Rötung, ödematöse Schwellung, Schmerzen im betroffenen Hautbezirk.
  - **Grad IIa:** Rötung, ödematöse Schwellung, Schmerzen, Blasenbildung, ohne Zerstörung der Dermis.
  - **Grad IIb:** Rötung *(Erythem)*, ödematöse Schwellung, Schmerzen, Blasenbildung, mit Zerstörung der Dermis und deshalb Abheilung mit Narbenbildung.
  - **Grad III:** schwärzlich-bräunliche oder weißliche Verfärbung der verbrannten Hautbezirke. Wenige bis keine Schmerzen, da die schmerzleitenden Nerven in der Lederhaut durch die Hitzeeinwirkung zerstört worden sind, Abheilung mit Narbenbildung, da Ober- und Lederhaut komplett zerstört sind.
  - **Grad IV:** Tiefer liegende Körperstrukturen wie Muskeln, Sehnen und Knochen sind mitbetroffen.
- Schäden durch **Strahlen** und **Verätzungen** an der Haut zeigen die gleichen Symptome wie Verletzungen infolge einer Hitzeeinwirkung.

ACHTUNG

ACHTUNG

Verbrennungskrankheit

Wenn bei erwachsenen Menschen **mehr als 15 %** der Körperoberfläche verbrannt sind, treten zusätzlich weitere Symptome auf:

- Massiver Flüssigkeitsverlust, hypovolämischer Schock (➤ 9.3.3)
- Innere Organe, z. B. Nierenversagen (➤ 29.2.4)
- Gefahr der Wundinfektion, da die Schutzfunktion der Haut verloren gegangen ist

Zu pflegende Menschen mit derartig ausgeprägten Verbrennungen am ganzen Körper werden auf spezialisierten Verbrennungsstationen versorgt.

Pina im Praxiseinsatz

Diagnostik

Pina inspiziert die Haut und beschreibt die Form sowie die Größe der Wunde. Mit einer Pinzette oder einer Sonde bestimmt sie gemeinsam mit einer Pflegefachperson die Tiefe einer Wunde. So lässt sich erkennen, ob z. B. auch das unter den Hautschichten liegende Muskelgewebe betroffen ist. Mögliche Verunreinigungen werden ebenfalls dokumentiert. Sind größere Blutgefäße betroffen, kann die Blutung so stark sein, dass zunächst eine Blutstillung vorgenommen werden muss.

ACHTUNG

ACHTUNG

Verbrennung

Um den Schweregrad einer Verbrennungsverletzung einschätzen zu können, wird eine Bewertung nach der **Neunerregel** vorgenommen (➤ Abb. 20.8). Die Körperoberfläche wird in Bereiche unterteilt, die jeweils **9 % der Körperoberfläche** eines erwachsenen Menschen entsprechen. Für Säuglinge und Kinder gibt es eine angepasste Version.

Therapie

Die therapeutischen Maßnahmen dienen dem **Wundverschluss,** damit es nicht zu Wundinfektionen kommt. Sie unterstützen auch den **Heilungsprozess,** der zum Wiederverschluss des Hautdefekts führt. Sind Ober- und Lederhaut zerstört, kommt es nicht zu einer Wiederherstellung der ursprünglichen Hautschichten, sondern die Wunde wird mit einer **Narbe** verschlossen.

WISSEN ANWENDEN

WISSEN ANWENDEN

Pina hat gelernt, wie kleine Wunden versorgt werden. Sie reinigt die Wunde zunächst mit Wasser. Anschließend trägt sie eine geeignete Desinfektionslösung auf die Wundfläche auf und bedeckt die Wunde mit einem Wundschnellverband (Pflaster), z. B. einem Hansaplast©. Bei einer stärkeren Blutung nutzt Pina zunächst Kompressen zur Blutstillung und desinfiziert die Wunde mit einem geeigneten Desinfektionsmittel, bevor sie ein Pflaster aufklebt.

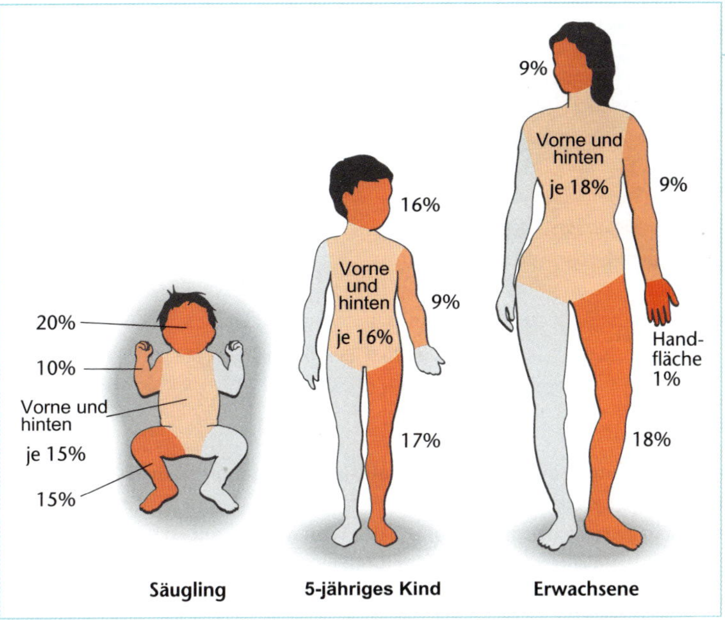

Abb. 20.8 Schemata zur Berechnung der verbrannten Hautoberfläche nach der Neunerregel: Säugling, 5-jähriges Kind, Erwachsener [L106]

ABB. 20.8

Größere Wunden und stark blutende Wunden bedürfen einer ärztlichen Versorgung. Pina unterstützt in diesem Fall bei der provisorischen Blutstillung und reicht die benötigten Materialien an. Die Pflegefachperson legt einen Kompressionsverband an, der die Blutung zum Stehen bringt. Der zu Pflegende kann so zur weiteren Versorgung in ein Krankenhaus oder eine Arztpraxis transportiert werden.

Pina im Praxiseinsatz

Chronische Wunden

Laut dem Expertenstandard „Pflege von Menschen mit chronischen Wunden" (2015) werden Wunden, die nach vier bis zwölf Wochen nicht abgeheilt sind, als chronische Wunden bezeichnet.

Pathogenese

Chronische Wunden entstehen aufgrund einer verzögerten Wundheilung. Diese kann unterschiedliche Ursachen haben:

- **Mangelernährung,** Kachexie (➢ 12.13).
- **Minderdurchblutung** der Haut bzw. bestimmter Hautbezirke, sodass diese nicht mehr ausreichend mit Sauerstoff und anderen Nährstoffen versorgt werden. Zellen sterben ab bzw. die Wiederherstellung von Zellen findet nicht statt (periphere arterielle Verschlusskrankheit, ➢ 16.2.5).
- **Blutstauung** in der Haut, da der venöse Abfluss des Bluts nicht mehr in ausreichendem Maße gewährleistet ist. Dies führt zu einem andauernden Druck auf die Zellen, die dadurch geschädigt werden (Krampfadern, ➢ 24.2.6).
- **Chronische Erkrankungen,** z. B. Diabetes mellitus (➢ 22.2.1).
- **Infektion** der Wunde durch **Mikroorganismen,** z. B. Bakterien.

Symptome

Chronische Wunden können unterschiedliche Symptome zeigen:

- Abgestorbenes Gewebe mumifiziert (schrumpft und trocknet ein) und hat eine schwärzliche Färbung (**trockene** Gangrän, ➢ Abb. 20.9).
- Gewebsuntergang mit gräulicher Verfärbung. Durch Bakterien wird das abgestorbene Gewebe verflüssigt, was den Wundgrund schmierig erscheinen lässt. Fäulnisgeruch ist möglich (**feuchte** Gangrän).
- Je nach Tiefenausdehnung können am Wundgrund Muskeln oder/und Knochen sichtbar sein.

MERKE

Geschwür (Ulkus)

Wenn in einer Wunde Gewebe fehlt, also ein Substanzdefekt da ist, wird diese Wunde auch als Ulkus bezeichnet. Ein Ulkus kann an der Haut und an der Schleimhaut entstehen.

- Dekubitalulkus (Druckgeschwür, ➢ 12.1.1)
- Ulcus cruris (lat. *cruris* = Unterschenkel, Unterschenkelgeschwür, ➢ 24.2.6)
- Ulkuskrankheit im Magen-/Darmtrakt (➢ 21.2.2)

MERKE

ABB. 20.9

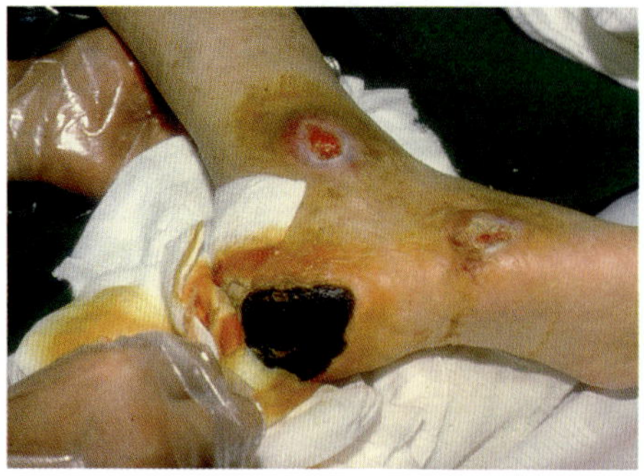

Abb. 20.9 Eine trockene Gangrän [T195]

Pina im Praxiseinsatz

Diagnostik

Pina erfährt, dass bei chronischen Wunden die **Verlaufskontrolle** und **-dokumentation** besonders wichtig ist. Die Dokumentation erfolgt hier z. B. auch mittels Fotos.

Um eine **Wundinfektion** nachzuweisen, wird Material aus der Wunde entnommen und in einem mikrobiologischen Labor getestet. So kann entsprechend dem gefundenen Erreger eine angemessene Therapie mit Medikamenten, z. B. Antibiotika, eingeleitet werden.

Pina im Praxiseinsatz

Therapie

Wie bei akuten Wunden wird der Verband regelmäßig gewechselt. Wie oft genau erfährt Pina vom ärztlichen Personal. Die Wunde wird gesäubert und abgestorbenes Gewebe wird abgetragen. Um den Heilungsprozess zu unterstützen, kommen Spezialverbände zum Einsatz.

Neben der lokalen Behandlung der Wunde werden die Auslöser für den verzögerten Wundverlauf behandelt, z. B. eine Diabetes-mellitus-Erkrankung, eine periphere arterielle Verschlusskrankheit oder ein Krampfaderleiden an den Beinen. Liegt ein Druckgeschwür vor, unterstützt eine gezielte Druckentlastung den Heilungsprozess (➤ 12.1.2).

Pina im Praxiseinsatz

Pina konnte im Rahmen ihres letzten Praxiseinsatzes einen Wundmanager bei der Wundversorgung begleiten. Der Wundmanager ist eine Pflegefachperson mit einer absolvierten Weiterbildung, die die Versorgung von chronischen Wunden zum Thema hat.

20.2.4 Ekzem

20.2.4 Ekzem

DEFINITION

DEFINITION

Das **Ekzem** ist eine nicht ansteckende, entzündliche Hauterkrankung, die eine akute und eine chronische Verlaufsform hat. Die Einteilung der Ekzeme erfolgt entweder nach der Verlaufsform in **akute** und **chronische** Ekzeme oder nach den Ursachen in durch äußere Faktoren **(exogenes)** und durch innere Faktoren bedingtes **(endogenes)** Ekzem.

Pathogenese

Ekzeme werden durch mehrere Faktoren bedingt:

- **Exogene (äußere) Faktoren:** Allergieauslöser *(Allergene)*, giftige *(toxische)* Substanzen, klimatische Einflüsse, z. B. Hitze und Kälte, kratzige und scheuernde Kleidung, Putz-/Reinigungsmittel
- **Endogene (innere) Faktoren:** erblich bedingte Veranlagung *(genetische Disposition)*, psychische Belastungs- und Stresssituationen

Die erbliche Veranlagung, äußere und zusätzliche innere Faktoren lösen in der Lederhaut *(Dermis)* eine sichtbare Entzündungsreaktion aus. Diese wird als **Dermatitis** bezeichnet.

Symptome

Hautbezirke mit einem **akuten** Ekzem zeigen:

- Rötung *(Erythem)*, ödematöse Schwellung.
- Bläschen *(Vesikel)* und Blasen *(Bulla)*, die aufplatzen können. Darunter kommen punktförmige Wundflächen *(Erosionen)* zum Vorschein.
- Krustenbildung.
- Juckreiz *(Pruritus)*.

Hautbezirke mit einem **chronischen** Ekzem zeigen:

- Rötung *(Erythem).*
- Vermehrte Schuppung.
- Einrisse *(Rhagaden).*
- Ein vergröbertes und verdicktes Hautbild *(Lichenifikation).* Dabei ist die Haut sehr trocken.
- (Extremen) Pruritus.

Bei einem **chronischen Verlauf** verliert die Haut aufgrund der andauernden entzündlichen Prozesse ihre Schutzfunktion. Damit können schädigende Substanzen und Mikroorganismen leicht in die Haut eindringen, was die bestehende Symptomatik verstärken kann.

KINDER

KINDER

Atopisches Ekzem (atopische Dermatitis, Neurodermitis atopica)

Kinder sind häufiger betroffen als Erwachsene (Thamm et al. 2018). Der Erkrankungsbeginn liegt vielfach im Säuglingsalter. Da die Hauterscheinungen insbesondere am Kopf festzustellen sind, wird diese Form der Erkrankung auch als **Milchschorf** bezeichnet. Bei Säuglingen handelt es sich um ein akutes Ekzem (➤ Abb. 20.10), bei Kindern und Jugendlichen wie auch jungen Erwachsenen sind Symptome des chronischen Ekzems sichtbar.

ABB. 20.10

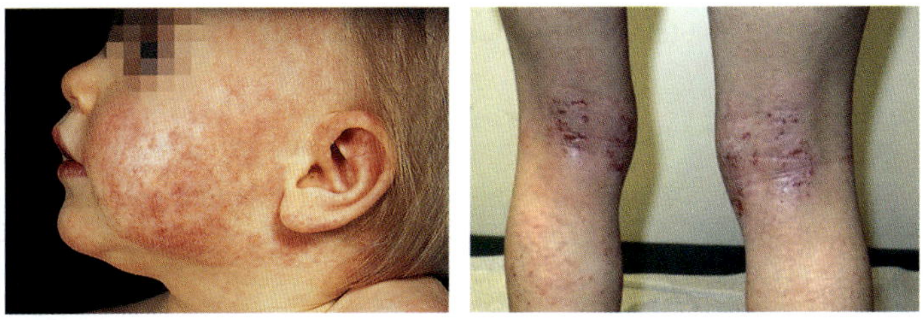

Abb. 20.10 Neurodermitis atopica (atopische Neurodermitis) beim Säugling mit den Symptomen eines akuten Ekzems im Gesicht und in den Kniekehlen [M551, F858-001]

Pina im Praxiseinsatz

Auch Pflegepersonen wie Pina können von dieser Erkrankung betroffen sein. Reinigungsprodukte oder Desinfektionsmittel lösen bei Kontakt mit der Haut eine entzündliche Hautreaktion aus. Das entstehende **Kontaktekzem** kann die Folge einer Allergie oder der toxischen Wirkung von Substanzen sein. Innerhalb von Stunden nach dem Kontakt entstehen die Zeichen eines akuten Ekzems. Dieses kann bei einigen Betroffenen in eine chronische Verlaufsform übergehen.

Diagnostik

Die Haut wird vollständig inspiziert. Die Diagnose wird anhand der typischen Hauterscheinungen *(Symptome)* gestellt.

Therapie

Unabhängig von der Ursache stellen **Hautreinigung** und die **tägliche Hautpflege** die Basis der Therapie dar. Die zu Pflegenden haben individuell auf sie abgestimmte Pflegeprodukte, mit denen die Haut mehrmals täglich eingecremt wird. Bei der Reinigung kommen rückfettende Pflegeprodukte zum Einsatz. Der Juckreiz kann mit lokal aufgetragenen Substanzen abgemildert werden. Die Hautsymptome können auch mit lokal aufgetragenen Medikamenten behandelt werden.

Auslösende Faktoren sollen möglichst vermieden werden. Liegt der Erkrankung eine Allergie zugrunde, kommen spezielle antiallergisch wirksame Medikamente zum Einsatz.

WISSEN ANWENDEN

WISSEN ANWENDEN

Pina ist klar geworden, wie wichtig das Tragen von Einmalhandschuhen ist: Sie kann die Übertragung von Krankheiten vermeiden und sich selbst vor der Entstehung eines Kontaktekzems schützen.

20.2.5 Hautpilzerkrankungen

DEFINITION

Pina im Praxiseinsatz

ACHTUNG

MERKE

20.2.5 Hautpilzerkrankungen

DEFINITION

Hautpilzerkrankungen *(Dermatomykosen)* sind Infektionskrankheiten, die unterschiedliche Körperbereiche befallen können und zu typischen Symptomen an den erkrankten Hautbezirken führen. Zu den Hautpilzerregern zählen z. B. Hefepilze *(Candida)* und Fadenpilze *(Dermatophyten).*

Pathogenese

Die Pilze *(Fungi)* werden auf die Hautoberfläche übertragen, haften dort an und dringen im nächsten Schritt in tiefer liegende Hautschichten ein. Hier vermehren sie sich. Als Reaktion des Körpers auf die Krankheitserreger entstehen die typischen Krankheitssymptome an der Haut. Die Entstehung einer **Mykose** (➤ 6.1.1) wird durch bestimmte Faktoren begünstigt. Zu diesen Risikofaktoren zählen:

- **Feuchte Körperbereiche:** An Körperstellen, an denen Haut auf Haut liegt, kann der abgesonderte Schweiß nur schlecht abfließen. Es entstehen Feuchträume, z. B. im Leistenbereich, zwischen Bauchfalten und unterhalb der weiblichen Brüste (➤ 12.3.1).
- **Harn-/Stuhlinkontinenz:** Auch Stuhl und Urin können Feuchträume entstehen lassen und zusätzlich die natürlichen Schutzbarrieren der Haut angreifen.
- Zusätzliche Erkrankungen wie **Diabetes mellitus** (➤ 22.2.1).
- Schwangerschaft *(Gravidität,* ➤ 33.2.1*).*
- Einnahme von **Medikamenten:** z. B. Antibiotika, Kortison, Krebsmedikamente *(Zytostatika),* Ovulationshemmer (Pille).
- Körperlicher **Alterungsprozess.**
- Mangelernährung (➤ 12.13.3).

Für Pina ist es wichtig, diese Risikofaktoren zu kennen, um ihnen im Rahmen ihrer pflegerischen Tätigkeit entgegenwirken zu können.

Symptome

Je nach Hautpilz entstehen unterschiedliche Erscheinungsbilder an den erkrankten Hautbezirken. Bei einer Infektion mit dem Hefepilz **Candida albicans** zeigen sich auf der Haut folgende Symptome:

- Scheibenförmige, gerötete Hautstelle *(Erythem)*
- Bläschen *(Vesikel),* die sich mit **Eiter** füllen können *(Pusteln)*
- Weißliche Schuppung, die am Rand zu finden ist und sich nach innen ausbreitet

Eine Candida-Mykose tritt in jedem Lebensalter auf:

- **Windeldermatitis:** Im Säuglingsalter ist häufig der Windelbereich betroffen.
- bei **älteren** Menschen und bei Menschen mit einer **Adipositas** (Fettleibigkeit, Übergewicht) in den Körperfalten.

ACHTUNG

Hefepilze können auch an Schleimhäuten eine Erkrankung auslösen. Diese Form der Erkrankung wird als **Soor** oder **Soormykose** (➤ 12.7.1) bezeichnet:

- Mundsoor
- Speiseröhrensoor

Bei einer Infektion mit **Dermatophyten** (Fadenpilzen) zeigen die betroffenen Hautbezirke folgende Symptome:

- Scheibenförmige, gerötete *(erythematöse)* Fläche, die am Rand eine starke Schuppenbildung zeigt und zur Mitte hin abblasst (➤ Abb. 20.11).
- Juckreiz *(Pruritus).*
- Einrisse *(Rhagaden),* die auch schmerzhaft sein können.
- **Hand-/Fußnägel:** Die Nagelplatte verfärbt sich gelblich-bräunlich, verdickt sich und wird brüchig (➤ Abb. 20.12). Eine Nagelpilz-Erkrankung *(Onychomykose)* beginnt am freien Rand des Nagels.

MERKE

Mikroorganismen können in verschiedenen Körperregionen wirken und so Schädigungen hervorrufen. ➤ Tab. 20.2 führt die gängigen Erreger mit ihrem Wirkort auf.

ABB. 20.11

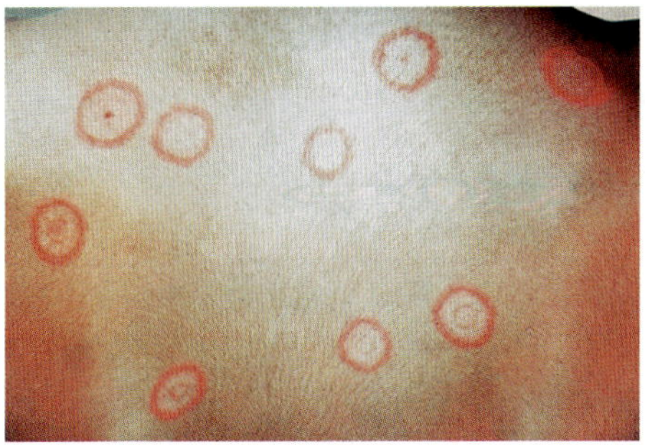

Abb. 20.11 Dermatophytenerkrankung mit scheibchenförmigen Rötungen am Rücken [M123]

ABB. 20.12

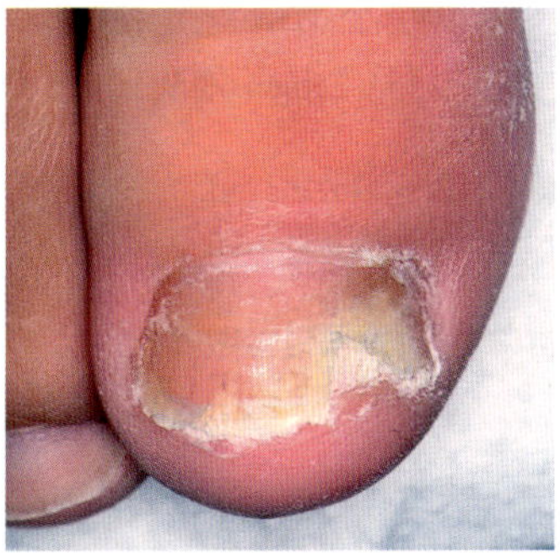

Abb. 20.12 Durch Fadenpilze *(Dermatophyten)* verursachte Nagelmykose [E1040]

TAB. 20.2

Tab. 20.2 Häufige Erreger von Hautpilzerkrankungen und ihr Wirkort

Erreger	Betroffene Körperregion	Bezeichnung
Dermatophyten	Körper	Tinea corporis (lat. *tinea* = Flechte, lat. *corpus* = Körper)
	Fuß	Tinea pedis (lat. *pes* = Fuß)
	Kopfhaar	Tinea capitis (lat. *caput* = Kopf)
Hefepilze	Hautfalten in Leistenbeugen, Achseln, unter Brüsten und Fettschürzen	Soorintertrigo
	Zwischenfinger-/Zwischenzehenräume	Interdigitaler Soor (lat. *inter* = zwischen, *digitus* = Finger)
	Nagel, Nagelwall	Paronychie

Diagnostik

Die ausführliche **Inspektion** der Haut, auch mittels Lupe oder anderer technischer Verfahren, gehört immer zur Diagnostik dazu. Um den Hautpilz zu identifizieren, werden Hautproben unter einem Mikroskop untersucht sowie Pilzkulturen auf speziellen Nährböden angezüchtet und anschließend die jeweilige Pilzkultur bestimmt.

Therapie

Zunächst erfolgt eine **lokale** Behandlung der betroffenen Körperbereiche. Je nach Erreger der Pilzerkrankung kommen unterschiedliche Wirkstoffe zum Einsatz. Ist ein Nagel betroffen, kann ein Nagellack mit einem gegen Pilze wirksamen *(antimykotischen)* Medikament verwendet werden. Ist ein kompletter Nagel oder mehrere Nägel betroffen, müssen Medikamente **oral** verabreicht werden, da die Nagelmatrix ebenfalls befallen ist. Zu den antimykotischen Medikamenten zählen:

- Lokal: z. B. Ciclopirox, Clotrimazol
- Systemisch: Nystatin, Terbinafin

Um den Heilungsprozess zu unterstützen, werden die **Risikofaktoren** ausgeschaltet. **Betroffene** Hautbezirke werden **zuletzt** gereinigt, um eine Übertragung der Infektion auf andere Hautareale zu vermeiden. Bei gefährdeten zu Pflegenden führen Pflegepersonen eine Intertrigoprophylaxe (➤ 13.3.2) durch und beugen so möglichen Pilzinfektionen vor.

MITDENKEN

MITDENKEN

Die Haut benötigt pflegerische Maßnahmen, damit sie ihre Funktionen erfüllen kann. Akuten Erkrankungen der Haut kann so vorgebeugt und dauerhafte Hautschädigungen können vermieden werden.

WIEDERHOLUNGSFRAGEN

1. Beschreiben Sie den Aufbau der Haut. Benennen Sie die Zellen, die für die einzelnen Hautschichten typisch sind.
2. Listen Sie die Funktionen der Haut auf.
3. Nennen Sie Krankheiten, die an und in der Haut entstehen können.
4. Erläutern Sie den Krankheitsbegriff „Psoriasis vulgaris".
5. Chronische Wunden entstehen durch eine verzögerte Wundheilung. Zählen Sie Faktoren auf, die die Heilung einer Wunde verzögern können.
6. Definieren Sie den Begriff „Ekzem" und listen Sie Symptome eines Ekzems auf.
7. Geben Sie Risikofaktoren für eine Pilzerkrankung an der Haut an.
8. Erläutern Sie pflegerische Maßnahmen für die Haut.

LITERATUR UND KONTAKTADRESSEN

Quellen

Borgiel U (Hrsg.). Altenpflege Heute. 4. Aufl. München: Elsevier; 2021.

Deutsches Netzwerk für Qualitätsentwicklung in der Pflege (DNQP). Expertenstandard Pflege von Menschen mit chronischen Wunden. 2015. Aus: www.dnqp.de/fileadmin/HSOS/Homepages/DNQP/Dateien/Expertenstandards/Pflege_von_Menschen_mit_chronischen_Wunden/ChronWu_Akt_Auszug.pdf (letzter Zugriff: 4.1.2025).

Keller C (Hrsg.). Pflegen, Gesundheits- und Krankheitslehre. 3. Aufl. München: Elsevier; 2021.

Thamm R et al. Allergische Erkrankungen bei Kindern und Jugendlichen in Deutschland – Querschnittergebnisse aus KiGGS Welle 2 und Trends. 2018. Journal of Health Monitoring. 2018; 3(3): 3–18. Aus: https://edoc.rki.de/bitstream/handle/176904/5765/JoHM_03_2018_Allergische_Erkrankungen_KiGGS-Welle2.pdf?sequence=1&isAllowed=y (letzter Zugriff: 26.1.2025).

Weiterführende Literatur

Deutsches Netzwerk für Qualitätsentwicklung in der Pflege (DNQP): Expertenstandard: Erhaltung und Förderung der Hautintegrität in der Pflege. Osnabrück: 2024.

Dirschka T, Oster-Schmidt C, Schmitz L. Klinikleitfaden Dermatologie. 4. Aufl. München: Elsevier; 2020.

Kinder- und Jugendärzte im Netz. Neurodermitis (Atopisches Ekzem). 2025. Was ist eine Neurodermitis? Aus: www.kinderaerzte-im-netz.de/krankheiten/neurodermitis-atopisches-ekzem/was-ist-eine-neurodermitis (letzter Zugriff: 26.1.2025).

Kontaktadressen

Bundesverband Neurodermitis e. V.: www.neurodermitis.net

KAPITEL

21 Verdauungssystem

Marlene Kraske

LERNZIELE

LERNZIELE: DAS KANN ICH BALD GUT

Am Ende dieser Lerneinheit werde ich ...

- Veränderungen im Essverhalten, in der Ausscheidung und im Stoffwechsel erkennen, Pflegefachpersonen darüber informieren und adäquat handeln können,
- die Mundhöhle, insbesondere die Mundschleimhaut, inspizieren und mögliche Veränderungen frühzeitig erkennen, Pflegefachpersonen darüber informieren sowie bei der Pflege der Mundhöhle mitwirken können,
- besondere Situationen im Tätigkeitsfeld der Pflege und Pflegeassistenz bewältigen können, z. B. Umgang mit Übelkeit und Erbrechen, Durchfall und Verstopfungen, Ekel und Scham,
- mich an der Durchführung des geplanten Pflegeprozesses bei Betroffenen mit Einschränkung von Verdauung und Stoffwechsel beteiligen können,
- bei geplanten kurativen und präventiven Pflegeinterventionen bei gesundheitlichen Einschränkungen im Verdauungssystem unterstützen können,
- Komplikationen wie Aspiration, Dehydratation und Parotitis vermeiden können,
- Angehörige in die pflegerische Versorgung von Menschen aller Altersstufen einbeziehen können,
- Veränderungen, Handlungen und Ergebnisse fachgerecht dokumentieren können.

ABB. 21.1

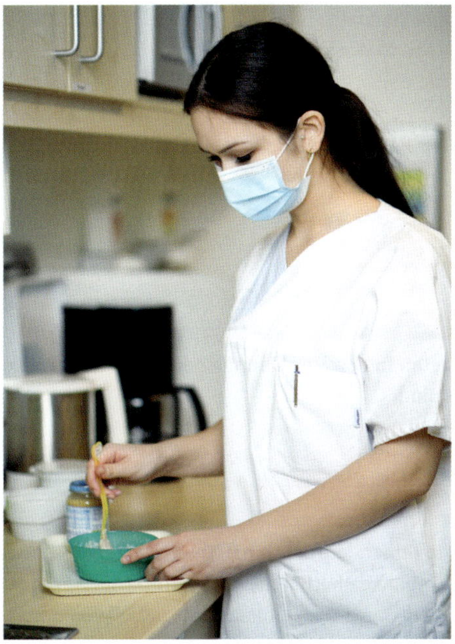

Abb. 21.1 Pina bereitet in einer Stationsküche der Kinderklinik eine Breimahlzeit für einen Säugling oder ein Kleinkind zu [J803]

Pina im Praxiseinsatz

Nora Schreiner ist fünf Monate alt und wurde soeben in die Kinderklinik eingewiesen. Die Mutter berichtet Pina, dass Nora bereits seit drei Tagen dünne, grüne, stinkende Stühle absetzt. Der Säugling sei sehr unruhig und es scheint, als ob er Bauchschmerzen habe. „Sie hat sonst immer so gut getrunken, und nun trinkt sie kaum mehr aus der Flasche. Ich mache mir solche Sorgen."

Frau Schreiner war vor dem Klinikaufenthalt mit Nora beim Kinderarzt. Dieser veranlasste eine Stuhluntersuchung auf pathogene Keime und überwies Nora aufgrund der Dehydratationsgefahr (➤ 12.12.1) in die Klinik. Frau Schreiner erzählt weiter, dass sich Noras Bruder letzte Woche im Kindergarten mit einem Magen-Darm-Infekt angesteckt habe.

Pina beobachtet Nora und stellt fest, dass sie weiterhin sehr unruhig ist. Nora zieht die Beine an den Bauch, hat einen gequälten Gesichtsausdruck und erwacht immer wieder aus dem Schlaf. Beim Wickeln bemerkt Pina, dass Noras Gesäß stark gerötet ist. Zur nächsten Mahlzeit trinkt sie 50 ml Flaschennahrung. Der behandelnde Kinderarzt ordnet eine Diätnahrung an, gemischt aus Reisschleim und Milchnahrung im Verhältnis 2:3. Zusätzlich kann Nora eine Elektrolytlösung im Tee erhalten.

21.1 Anatomie und Physiologie

21.1 Anatomie und Physiologie

Aufgaben des Verdauungssystems

Der menschliche Körper benötigt für viele Prozesse Energie. Diese zieht er aus den Nährstoffen, die über die Ernährung in das Verdauungssystem gelangen und dort aufgespalten werden. Die Verdauung ist die Voraussetzung für den Stoffwechsel in der Leber. Dieser stellt die Energie zur Verfügung, damit der Körper leistungsfähig ist. Die Abfallprodukte und Reste der Nahrung werden über Ausscheidungsorgane eliminiert. Die Aufgaben des Verdauungssystems sind:

- Nahrungsaufnahme
- Mechanische Verdauung durch Zerkleinerung und Transportprozesse
- Biochemische Verdauung durch Sekrete zur Zerkleinerung der Nährstoffe
- Übergang der aufgespaltenen Nährstoffe ins Blut *(Resorption)*
- Umwandlung der verdauten Stoffe in körpereigene Stoffe (Stoffwechsel) und Entgiftung von körperfremden Stoffen, z. B. Alkohol und Medikamente
- Ausscheidung nicht verwertbarer oder giftiger Stoffe über den Stuhl

DEFINITION

DEFINITION

Verdauung: Darunter werden alle mechanischen und biochemischen Prozesse zusammengefasst, die die aufgenommene Nahrung im Verdauungstrakt durchläuft. Dort wird sie zerkleinert und in ihre Kleinstbestandteile aufgespalten. Diese können nun in das Blut oder in die Lymphflüssigkeit aufgenommen werden *(Resorption)*.

Der **Stoffwechsel** *(Metabolismus)* umfasst die Gesamtheit aller Vorgänge im menschlichen Organismus, die zur Energieerzeugung und zum Aufbau von Körperstrukturen führen.

Verdauungssystem im Überblick

Zu den **Verdauungsorganen** (➤ Abb. 21.2) mit direkter Passage von Nahrung und Flüssigkeiten gehören:

- Mundhöhle mit Zähnen, Zunge und Speicheldrüsen
- Speiseröhre
- Magen
- Dünndarm
- Dickdarm mit After

Verdauungsdrüsen mit Bildung und Abgabe von **Sekreten** in den Verdauungstrakt ohne direkten Kontakt zu den aufgenommenen Speisen und Flüssigkeiten sind:

- Leber *(Hepar)* und Gallenblase
- Bauchspeicheldrüse *(Pankreas)*

Steuerung des Verdauungssystems

Damit Stoffwechsel, Verdauung und Ausscheidung gut miteinander funktionieren, muss ständig eine Abstimmung aufeinander erfolgen. Die Steuerung dieser Vorgänge übernehmen das **enterische Nervensystem (ENS)** und das Hormonsystem. Das ENS ist im Magen-Darm-Trakt lokalisiert, speziell von der Speiseröhre bis zum After. Es ist ein eigenständiger Teil des vegetativen Nervensystems, das die Eingeweide ansteuert.

ABB. 21.2

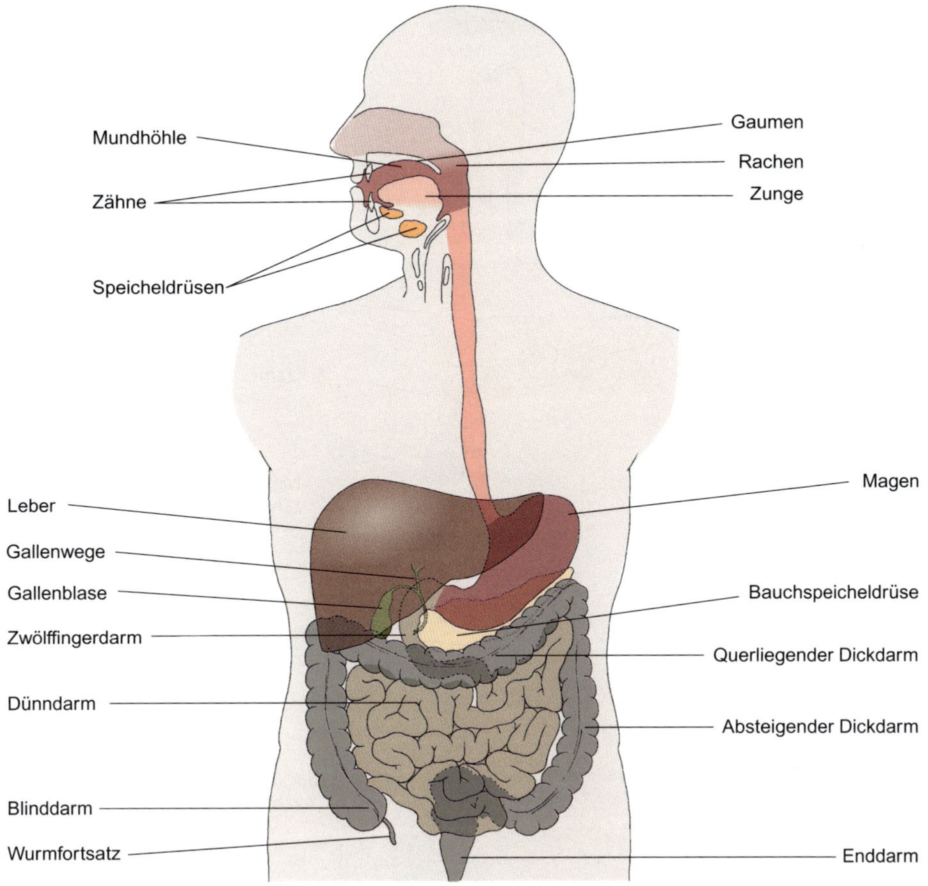

Abb. 21.2 Die Organe des Verdauungssystems [L190]

MERKE

MERKE

Das enterische Nervensystem (ENS) ist zwar nicht am Denken beteiligt, kommuniziert aber ständig mit dem Gehirn. Das Gehirn ist die oberste Schaltzentrale. Das ENS meldet dem Gehirn, wenn bestimmte Keime oder Gifte in den Verdauungstrakt gelangt sind. Um diese Stoffe zu wieder loszuwerden, löst das Gehirn **Erbrechen** aus. Faktoren wie Stress und Überforderung beeinflussen das Gehirn. Sie können die Darmmotorik verändern, und ein **Reizdarm** kann entstehen.

Aufbau des Verdauungssystems

Mundhöhle

Die Mundhöhle ist die Eingangspforte zum Verdauungstrakt. Sie ist mit **Mundschleimhaut** ausgekleidet, die zahlreiche Drüsen besitzt, die Schleim absondern. An den Zahnfortsätzen von Ober- und Unterkiefer ist die Schleimhaut fest mit der Knochenhaut verwachsen und wird dort **Zahnfleisch** genannt.

Zähne

Die Zerkleinerung der Nahrung erfolgt durch die **Zähne** (> Abb. 21.3). Während des Kauens wird der Nahrungsbrei eingespeichelt und schluckfähig gemacht. So können die Enzyme des **Mundspeichels** ihre Verdauungsfunktion ausüben.

Das vollständige Gebiss eines Erwachsenen besteht aus 32 Zähnen. Jede Art Zahn nimmt dabei eine eigene Aufgabe wahr:

- Acht Schneidezähne schneiden die Nahrung.
- Vier Eckzähne zerreißen die Nahrung.
- Insgesamt 20 Mahl- und Backenzähne zermahlen die Nahrung.

Messfühler *(Rezeptoren)* im Bereich der Zahnwurzel informieren das Gehirn, wie viel Kraft beim Kauen der Nahrung notwendig ist.

ABB. 21.3

MERKE

WISSEN ANWENDEN

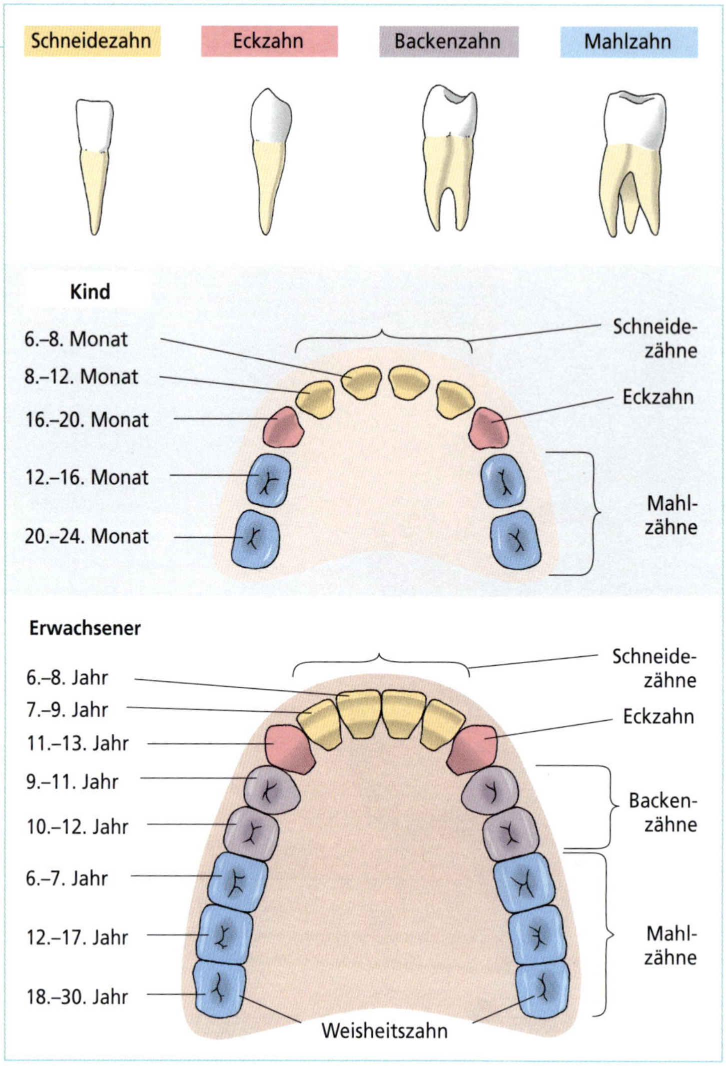

Abb. 21.3 Milch- und Dauergebiss. Die Abbildung zeigt die Zahnreihen im Oberkiefer. Im oberen Teil ist das Milchgebiss eines Schulkinds zu sehen. Im unteren Teil ist das Gebiss eines jungen Erwachsenen abgebildet [L190]

MERKE

In der Mundflora befinden sich säureproduzierende Bakterien. Ohne eine konsequente Mundpflege (➢ 11.4) und die richtige Ernährung kann **Zahnfäule** *(Karies)* entstehen. Der Zahnschmelz wird zerstört.
Zur **Kariesprophylaxe** gehören:
- Wenig Zucker und Süßigkeiten essen
- Zähne gut pflegen: mindestens 2 ×/Tag putzen
- Nicht gleich nach dem Konsum von kohlensäurehaltigen Getränken die Zähne putzen
- Fluoridhaltige Zahnpasta verwenden, um die Widerstandsfähigkeit gegen die gebildeten Säuren zu erhöhen
- Regelmäßige Kontrollen beim Zahnarzt (2 × jährlich), evtl. professionelle Zahnreinigung

WISSEN ANWENDEN

Pina führt bei den zu Pflegenden mindestens 2 × täglich eine Mundpflege durch. Sie inspiziert sorgfältig den Mund- und Rachenraum mithilfe einer Taschenlampe. Prophylaxen wie Soor-, Stomatitis- und Parotitisprophylaxe (➢ 12.7.2) tragen zur Förderung der Mundgesundheit bei.

Zähne haben einen einheitlichen Aufbau und bestehen aus mehreren Schichten (➢ Abb. 21.4). Der äußere **Zahnschmelz** stellt die härteste Substanz des menschlichen Körpers dar und besteht nahezu komplett aus Mineralien. Der Schmelz ist empfindlich gegenüber Säuren, sonst aber kaum zu zerstören.

ABB. 21.4

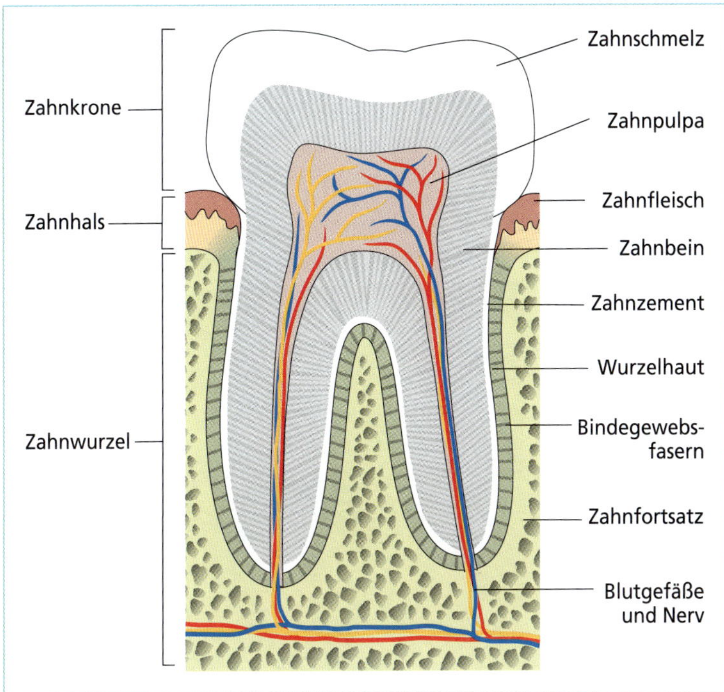

Abb. 21.4 Längsschnitt durch einen Schneidezahn. Jeder Zahn besitzt eine freie Krone, einen Zahnhals und eine Zahnwurzel. Der Zahnhals ist der Übergang vom Schmelz der Krone zum Zement der Zahnwurzel und wird von Zahnfleisch bedeckt. Die Zahnwurzel ist fest in den Zahnfächern verankert [L190]

Das **Zahnbein** *(Dentin)* ähnelt im Aufbau dem Knochengewebe. Es bildet den Hauptteil des Zahns, der die **Zahnpulpa** (Weichgewebe des Zahns) umschließt. Diese enthält Blutgefäße und Nervenfasern und ist daher sehr schmerzempfindlich. Im Bereich der Zahnwurzel wird das Zahnbein vom **Zahnzement** überzogen. Diese Struktur bildet einen Teil des **Zahnhalteapparats,** der den Zahn fest im Kiefer fixiert.

Zunge

Die **Zunge** *(Lingua)* ist ein willkürlicher, sehr beweglicher Muskel mit vielen Aufgaben (> Abb. 21.5). Sie zerkleinert die Nahrung, saugt und transportiert sie in Richtung Rachen. Sie ermöglicht das Schmecken und Tasten und ist beim Sprechen an der Lautbildung beteiligt.

Geschmacksknospen *(Papillen)* machen die schleimhautüberzogene Oberfläche rau. Dort befinden sich hochempfindliche Nervenendigungen zur Wahrnehmung von Temperatur, Tasteindrücken und Geschmack:

- Süß: Kohlenhydrate oder Süßstoffe
- Sauer: Zitrone oder CO_2 im Mineralwasser
- Bitter: pflanzliche Bitterstoffe in Gemüse, Medikamente
- Salzig: Mineralien wie Natriumchlorid (Kochsalz)
- Umami: Fleischgeschmack und regional auch Glutamat

Speicheldrüsen

Drei große paarig angelegte **Speicheldrüsen** (Mundspeicheldrüsen, > Abb. 21.6) und zahlreiche kleine Speicheldrüsen der gesamten Mundschleimhaut bilden pro Tag ungefähr 1 l Speichel:

- Ohrspeicheldrüsen
- Unterkieferspeicheldrüsen
- Unterzungenspeicheldrüsen

Speichel erhöht die Gleitfähigkeit der zerkleinerten Nahrung. Er leistet einen Teil der Kohlenhydratverdauung mit dem Enzym Amylase, indem dieses beim Kauen Stärke spaltet. Zudem leistet der Mundspeichel einen Teil der Abwehrarbeit, weil er Krankheitserreger abtötet.

MERKE
Die Parotitis ist eine bakterielle Entzündung der Ohrspeicheldrüse.

MERKE

ABB. 21.5

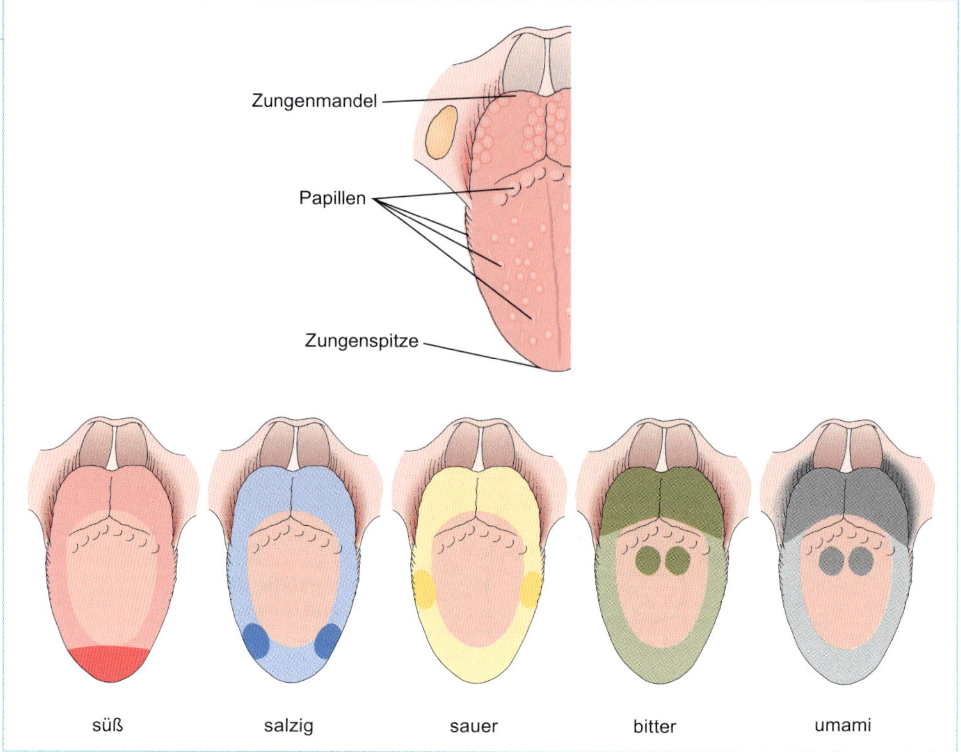

Abb. 21.5 Aufbau der Zunge (oben) und die Zungenbereiche, an denen die unterschiedlichen Geschmacksrichtungen besonders intensiv wahrgenommen werden (unten) [L190]

ABB. 21.6

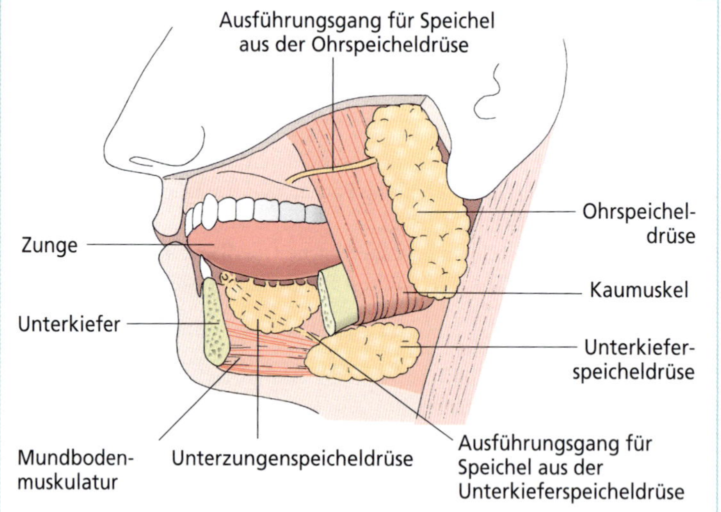

Abb. 21.6 Mundspeicheldrüsen: Die Ohrspeicheldrüse gibt flüssiges Sekret in den oberen Teil der Mundhöhle ab. Unterkiefer- und Unterzungenspeicheldrüse münden in die untere Mundhöhle. Gerüche, Vorstellungen von Speisen, Geschmack, Kaubewegungen und die Nahrung selbst regen den Speichelfluss an [L190]

Schluckvorgang

Ist der Nahrungsbrei genug zerkleinert und eingespeichelt, formt die Zunge daraus einen schluckfähigen Bissen und schiebt ihn in den Rachen. Durch diese willkürliche Handlung wird der **Schluckreflex** ausgelöst. Das Schlucken selbst ist ein hochkomplexer Vorgang, der in Phasen verläuft.

MERKE

MERKE

Der Schluckakt kann durch Veränderungen in der Anatomie und Physiologie sowie durch Erkrankungen wie einem Schlaganfall beeinträchtigt sein: Der Schutzmechanismus, der ein Verschlucken verhindert, versagt (Kehlkopfschluss), und es kommt zu einer **Schluckstörung** *(Dysphagie,* ➤ 21.3.3*)*.

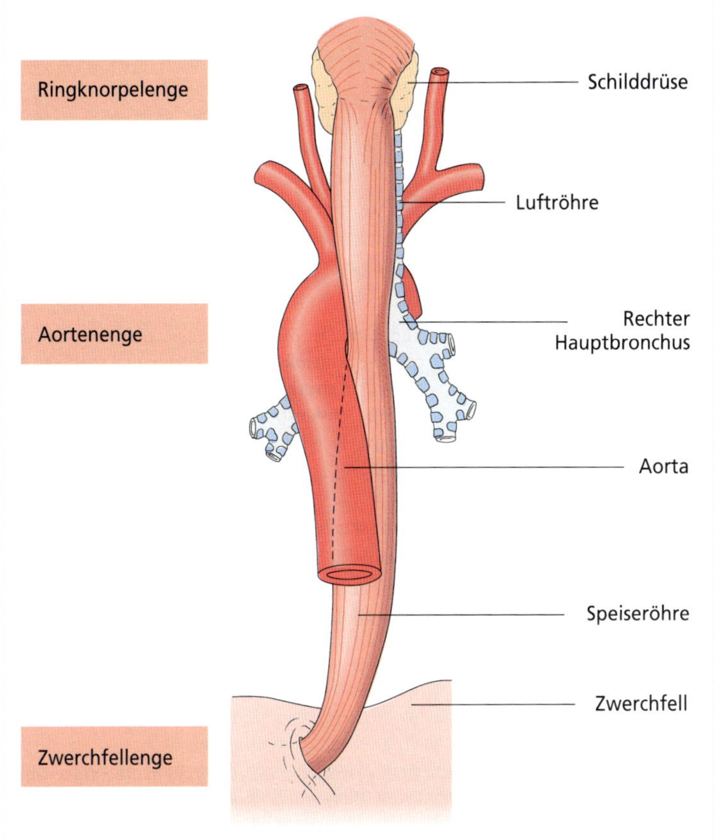

Abb. 21.7 Verlauf der Speiseröhre und ihre Engstellen [L190]

ABB. 21.7

Speiseröhre

Die Speiseröhre *(Ösophagus)* beginnt auf Höhe des Kehlkopfs und ist mit einer glatten Schleimhaut ausgekleidet. Die Speiseröhre ist ein ca. 25 cm langer, sehr dehnbarer, elastischer Schlauch, der an drei Stellen natürliche Engen aufweist (➤ Abb. 21.7):

- Die Ringknorpelenge am Kehlkopf
- Die Aortenenge kurz über dem Herzen
- Die Zwerchfellenge

MERKE

Nicht gut gekaute Speisen oder große Tabletten können an den Engstellen der Speiseröhre hängen bleiben. Betroffene beschreiben ein unangenehmes Gefühl und einen Druck bis hin zu stechenden Schmerzen. Daher achten Pflegepersonen darauf, dass zu Pflegende immer ausreichend Zeit beim Schlucken haben und Tabletten mit ausreichend Flüssigkeiten einnehmen. Können große Tabletten geteilt werden, ist auch das eine hilfreiche Maßnahme.

MERKE

Die Speiseröhre durchquert den wichtigsten Atemmuskel, das **Zwerchfell,** um in den Magen zu münden.

Ab der Speiseröhre verfügt der Magen-Darm-Trakt über ein einheitliches Bauprinzip:

- Eine **innere Schleimhautschicht** und eine schmale **Bindegewebsschicht.** In der Schleimhautschicht werden Sekrete zur chemischen Verdauung gebildet und von ihr abgegeben.
- Eine **mittlere Muskelschicht** aus ringförmig und längs angeordneten Muskeln. Sie durchmischt und transportiert den Speisebrei. Auch ein Teil des enterischen Nervensystems (ENS) befindet sich hier.
- Eine äußere **glatte Schicht,** die das Organ direkt umschließt und ein Verschieben gegenüber anderen Organen ermöglicht.

Magen

Am Mageneingang tritt die Speiseröhre in den Magen *(Ventrikulus, Gaster)* ein (➤ Abb. 21.8). Der Magen hat die Form eines Weinschlauchs und kann fast 1,5 l Nahrungsbrei aufnehmen. Der Wandaufbau

ABB. 21.8

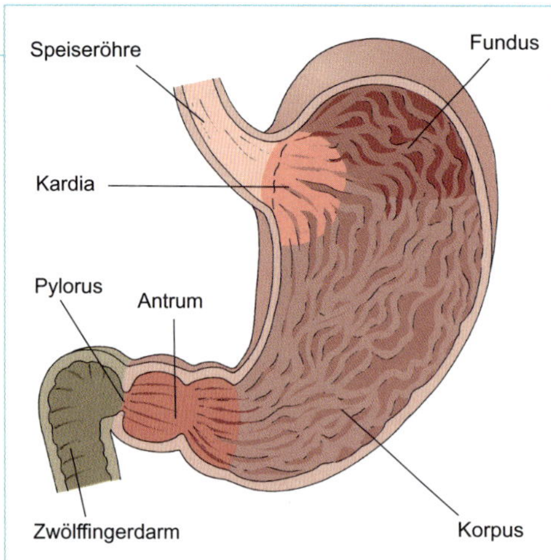

Abb. 21.8 Der Magen im Längsschnitt. Die stark aufgefaltete Schleimhaut ist im oberen und mittleren Abschnitt gut zu erkennen. Im unteren Teil des Magens wird die Muskulatur kräftiger und bildet am Magenausgang einen Schließmuskel (*Pylorus,* Magenpförtner) [L190]

ermöglicht ein optimales Anpassen an unterschiedliche Füllungszustände. Die Muskelfasern des Magens ziehen sich zusammen, um den Inhalt zu durchmischen und in Richtung Dünndarm zu transportieren (mechanische Verdauung). Das rhythmische Zusammenziehen und Entspannen der Muskulatur wird als **Peristaltik** bezeichnet. Nach ca. 0,5 bis drei Stunden Verweildauer wird der Speisebrei portionsweise über den Magenpförtner in den Dünndarm abgegeben.

SÄUGLINGE

SÄUGLINGE

Funktioniert der untere Schließmuskel der Speiseröhre nicht richtig, kann der Mageninhalt in die Speiseröhre zurücklaufen, was als **gastroösophagealer Reflux** bezeichnet wird. Säuglinge „spucken" dann nach dem Stillen oder Füttern, was unter Umständen normal ist. Denn der Verschlussmechanismus des Schließmuskels (Magenpförtners) muss erst noch ausreifen. Wenn das Kind wächst und gedeiht und nach dem Füttern nicht unruhig ist oder immer wieder hustet, dann sind keine Maßnahmen nötig. Bemerken die Eltern dagegen, dass der Säugling nicht an Gewicht zunimmt und nach dem Füttern sehr unruhig ist, muss der Kinderarzt aufgesucht werden.

Wenn der Speisebrei den Magen nicht oder nur erschwert verlassen kann, ist evtl. der Magenausgang zu klein. Diese Verengung **(Pylorusstenose)** ist meistens angeboren. Ab etwa der dritten Lebenswoche erbrechen die Säuglinge kurz nach dem Füttern im Bogen oder Strahl. Das kann zu einem Nährstoff- und Flüssigkeitsmangel führen. Eine kleine Operation, bei der die Engstelle beseitigt wird, führt zu einer raschen Besserung.

Drüsen in der Magenschleimhaut produzieren zur Verdauung ca. 2 l **Magensaft** am Tag:

- **Enzyme** (Pepsin) werden zur Aufspaltung der Nahrungseiweiße gebildet, denn der Magen ist Ort der Eiweißverdauung (biochemische Verdauung).
- Der **Magenschleim** schützt die Oberfläche der Schleimhaut vor der aggressiven Salzsäure.
- Mittels des **Intrinsic Factor** wird **Salzsäure** im Magen hergestellt. Sie erzeugt ein saures Milieu, das Keime abtötet, und zerstört die Struktur der Nahrungsproteine, sodass die Enzyme optimal arbeiten können. Auch setzt die Salzsäure Eisen aus der Nahrung frei und fördert somit dessen Aufnahme *(Resorption).* Der Intrinsic Factor wird auch zur Resorption von Vitamin B_{12} im Dünndarm benötigt.

Dünndarm

Der Dünndarm *(Intestinum tenue)* zerkleinert die Nahrung biochemisch weiter. Die löslichen Bestandteile und aufgespaltenen Nährstoffe resorbieren in das Pfortadersystem. So fließt das Blut der unpaaren Bauchorgane zur **Leber.** Sie ist das Stoffwechselorgan des menschlichen Körpers.

Im Dünndarm werden die angedauten Nährstoffe durch den Saft der Bauchspeicheldrüse, der Gallenflüssigkeit und der Darmenzyme in kleine Bausteine zerlegt (z. B. Einfachzucker, Aminosäuren, Fettsäuren, und Cholesterin). Er besteht aus drei Abschnitten:

- Zwölffingerdarm *(Duodenum)*
- Leerdarm *(Jejunum)*
- Krummdarm *(Ileum)*

Die **Dünndarmschleimhaut** ist in ringförmige Falten *(Kerckring-Falten)* gelegt (> Abb. 21.9). Winzige Ausstülpungen *(Zotten)* vergrößern die Oberfläche der Schleimhaut. Dazwischen sind kürzere Einstülpungen zu erkennen *(Krypten).* Die Schleimhautzellen tragen Fortsätze (Mikrovilli). Falten, Zotten, Krypten und Mikrovilli bilden zusammen den Bürstensaum, der die Aufnahmefläche und somit die Resorptionsleistung steigert.

ABB. 21.9

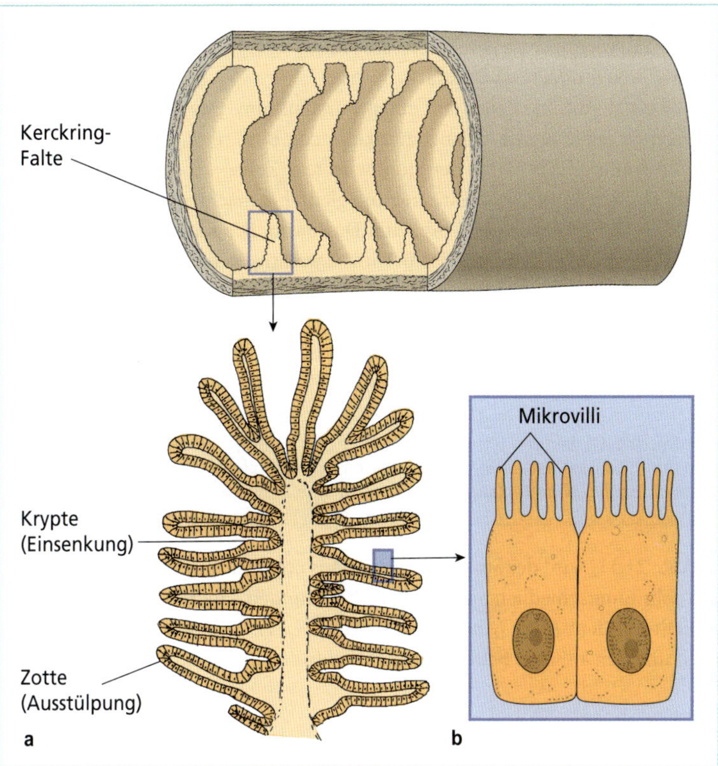

Abb. 21.9 Schnitt durch den Dünndarm (*Jejunum,* oben)
a Große Falten der Schleimhaut
b Die Falten in starker Vergrößerung. Zu erkennen sind die Dünndarmzotten. Zwischen den Zotten befinden sich Krypten [L190]

Im Dünndarm werden auch Vitamine, Elektrolyte und Wasser aufgenommen. Unverdauliche Nahrungsbestandteile heißen **Ballaststoffe.** Sie regulieren das Stuhlverhalten mit.

Dickdarm und After

Der letzte Abschnitt des Verdauungstrakts ist der Dickdarm mit seinen unterschiedlichen Abschnitten (➤ Abb. 21.10). Seine Aufgaben sind:

ABB. 21.10

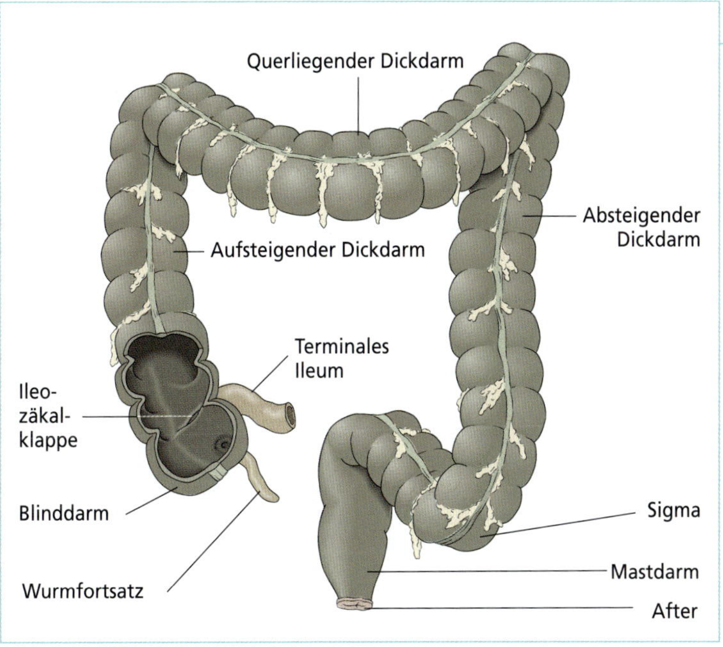

Abb. 21.10 Die Abschnitte des Dickdarms [L190]

- Eindicken des Stuhls durch Wasserentzug
- Gärungs- und Fäulnisprozesse: Kohlenhydrate gären, Eiweiße faulen

Die Nahrung verweilt ungefähr 25–30 Stunden im Dickdarm.

Die **Dickdarmschleimhaut** besitzt einzelne Zellen mit einen Bürstensaum. Das Wasser, welches mit den Drüsensekreten in den Darm gegeben wurde, gelangt zurück in den Blutkreislauf. Das Flüssigkeitsgleichgewicht des Körpers bleibt somit erhalten, und der Stuhl wird fest. Zellen der Schleimhaut produzieren und sondern Schleim ab, der den Stuhl leicht glänzend und gleitfähig macht.

Über eine kleine Klappe gelangt der verdaute Speisebrei zum Dickdarm. Die Klappe verhindert einen Rückfluss des Darminhalts vom Dickdarm in den Dünndarm. Dies ist wichtig, weil der Stuhl im Dickdarm viel mehr Bakterien beinhaltet. Im rechten Unterbauch befindet sich der **Blinddarm** mit seinem **Wurmfortsatz** *(Appendix).*

MERKE

MERKE

Pina lernt, dass es der Wurmfortsatz (*Appendix*) ist, der sich häufig entzündet, und nicht der Blinddarm selbst. Die Entfernung des Wurmfortsatzes ist einer der häufigsten chirurgischen Eingriffe. Er wird dann durchgeführt, wenn eine **Entzündung des Wurmfortsatzes** *(Appendizitis)* vorliegt (➤ 21.2.4).

Im **Mastdarm** *(Rektum,* ➤ Abb. 21.11*)* wird der Stuhl gespeichert, bis er letztlich willkürlich ausgeschieden wird. Die Speicherzeit ist sehr unterschiedlich und kann 30–120 Stunden dauern.

Der Verdauungstrakt schließt mit dem **After** *(Anus)* ab (➤ Abb. 21.11). Er besitzt ringförmig angeordnete Muskeln: den inneren und den äußeren **Schließmuskel.** Beide dienen der Stuhlkontinenz.

ABB. 21.11

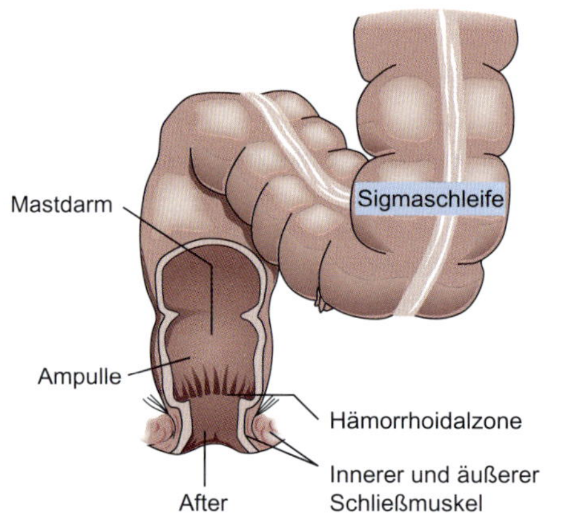

Abb. 21.11 Rektum und Anus [L157]

Stuhlentleerung

Die **Stuhlentleerung** *(Defäkation)* läuft nach einem bestimmten Programm ab, kann aber willentlich beeinflusst werden. Ist das Rektum ausreichend gefüllt, melden **Rezeptoren** ans Rückenmark (Zentrum für die Defäkation) die **Dehnung.** Im Gehirn kommt die Empfindung „Stuhlgang" an. Eine Reaktion wird ausgelöst: Die inneren Afterschließmuskeln entspannen sich, der Stuhl rutscht weiter nach unten und kann nun willentlich durch den äußeren Schließmuskel „gepresst" werden. Dabei unterstützen die Bauchmuskeln mit dem Zwerchfell die Bauchpresse.

Ein Hinauszögern der Stuhlentleerung ist möglich, da der äußere Schließmuskel kontrolliert werden kann.

KLEINKINDER UND ÄLTERE MENSCHEN

KLEINKINDER UND ÄLTERE MENSCHEN

Die Kontrolle über die Stuhlentleerung ist nicht von Geburt an vorhanden, sondern wird bis zum dritten Lebensjahr erworben. Dies üben **Kleinkinder.** Wichtig ist, dass dies nicht mit Zwang geschieht.
Im **Alter** ist es oft umgekehrt. Manche älteren Menschen verlieren die Kontrolle über den äußeren Schließmuskel, und der Stuhl geht unwillkürlich ab. Diese Stuhlinkontinenz hat unterschiedliche Schweregrade.

Die Schleimhaut des Dickdarms ist mit Bakterien besiedelt, welche die natürliche **Darmflora** *(Mikrobiom)* bilden. Sie zersetzt die unverdaulichen Nahrungsbestandteile (Ballaststoffe, z. B. Zellulose) unter Gasbildung. Die Bakterien bilden auch Vitamine, z. B. **Vitamin K.** Dieses Vitamin ist ein wichtiger Bestandteil einiger Blutgerinnungsfaktoren, die in der Leber produziert werden.

Leber

Die größte Drüse des Körpers ist die Leber *(Hepar)* mit ca. 1,5 kg Gewicht. Sie liegt unterhalb des Zwerchfells im rechten Oberbauch. An ihrer Unterseite befinden sich die Gallenblase, der Magen und ein Teil des Dickdarms.

Die Leber besteht aus insgesamt vier unterschiedlich großen Lappen:

- Einem großen rechten und einem kleineren linken Leberlappen. Diese beiden Leberlappen sind durch das Sichelband voneinander getrennt.
- An der Unterfläche befinden sich zwei weitere kleine Lappen: der quadratische und der geschwänzte Leberlappen (➤ Abb. 21.12). Hier münden in der **Leberpforte** die Pfortader und die Leberarterie, und die ableitenden Gallenwege beginnen.

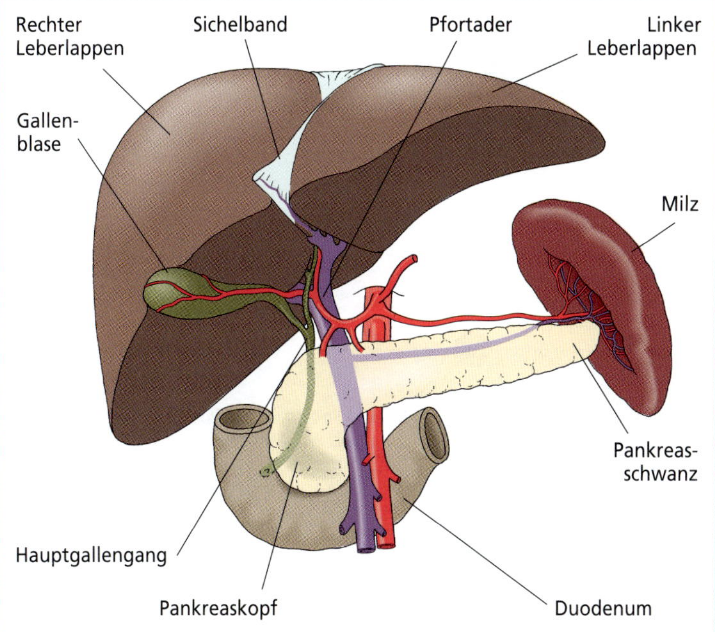

ABB. 21.12

Abb. 21.12 Makroskopischer Aufbau von Leber und Bauchspeicheldrüse [L190]

Die Leber erhält Blut über die Leberarterie und die Pfortader. Die Pfortader bringt das nährstoffreiche Blut der unpaaren Bauchorgane aus der Verdauung zur Leber und verbindet somit das Verdauungssystem mit der Leber. Die im Blut befindlichen Nährstoffe werden in den Leberzellen verarbeitet und gespeichert, Stoffwechselendprodukte werden ausgeschieden. Somit ist die Leber ein sehr wichtiges **Stoffwechselorgan.**

Die Aufgaben der Leber sind vielfältig und lassen sich grob in Bildung, Speicherung und Entgiftung zusammenfassen:

- **Produktion** von Blutserumbestandteilen (Albumin, Lipoproteine, Cholesterin, Blutgerinnungsfaktoren, Antikörper)
- Bildung von Gallenflüssigkeit zur **Verdauung**
- **Speicherung:** Nährstoffe (Glykogen) und Vitamine (B_{12}, A), Hormone, Eisen
- **Ausscheidung** von Abbauprodukten wie Harnstoff
- **Entgiftung** körpereigener und -fremder Stoffe, z. B. von geschädigten oder alten Erythrozyten, Bilirubin, Hormonen, Alkohol und Medikamenten. Diese werden über die Gallenflüssigkeit oder die Nieren ausgeschieden.
- Bis zum siebten Schwangerschaftsmonat **Bildung** des kindlichen (fetalen) **Bluts.**

Die Leber bildet ungefähr 0,7 l Gallenflüssigkeit pro Tag. Die darin enthaltenen Gallensäuren emulgieren die Fette der Nahrung, d. h., sie werden in kleine Tröpfchen zerlegt. So können die Enzyme die Fette leichter verdauen.

Gallenblase

Die **Gallenblase** liegt als birnenförmige Struktur an der Eingeweideseite der Leber. Die Gallenblase nimmt die von der Leber gebildete Gallenflüssigkeit auf und speichert sie durch Eindicken. Beide Organe sind über den **Gallengang** verbunden. Gelangen Fette in den Dünndarm, kontrahiert sich die Gallenblase, und Galle fließt in den Dünndarm.

Bauchspeicheldrüse

Im Mittelbauch liegt die **Bauchspeicheldrüse** *(Pankreas,* ➤ Abb. 21.13*)*. Sie ist ca. 15–20 cm lang und etwa 100 g schwer. Vom C-förmigen Abschnitt des Zwölffingerdarms wird der Pankreaskopf, der breiteste Teil des Organs, umschlossen. Ihm folgen der Pankreaskörper und der Pankreasschwanz, der bis zur Milz in den linken Oberbauch reicht.

ABB. 21.13

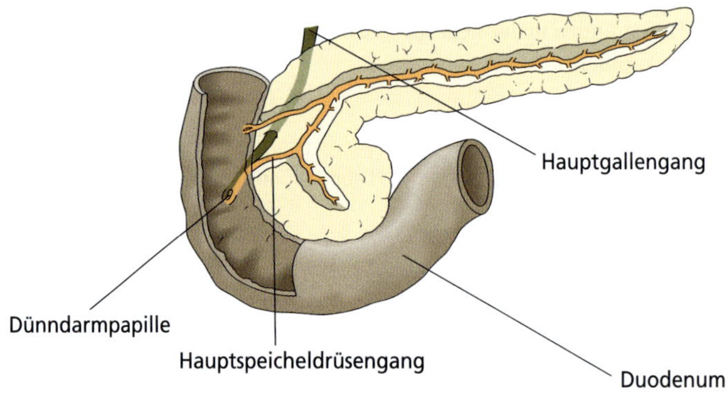

Abb. 21.13 Pankreas mit Hauptgallengang [L190]

MERKE

> **MERKE**
> Unter den Drüsen des Hormonsystems hat die Bauchspeicheldrüse eine besondere Position, denn sie produziert ein Sekret zur Verdauung und stellt Hormone für den Stoffwechsel zur Verfügung.
> - **Endokrine Drüsenanteile (Inselzellen)** geben Hormone ins Blut ab. Vorwiegend dienen sie dem Kohlenhydratstoffwechsel und regulieren somit den Blutzucker (➤ 22.1.1).
> - Als Drüse mit **exokriner Funktion** bildet die Bauchspeicheldrüse den Pankreassaft, der in den Dünndarm zur Verdauung abgegeben wird. Exokrine Drüsen geben ihr Sekret an eine offene Oberfläche ab, in diesem Fall in den Zwölffingerdarm.

Die hormonproduzierenden Zellen werden als **Inselzellen** bezeichnet. Sie produzieren
- Insulin, das den Blutzuckerspiegel senkt,
- Glukagon, das den Glukosespiegel im Blut erhöht,
- Somatostatin, das Verdauungsprozesse hemmt.

Im exokrinen Pankreasteil werden Enzyme und Enzymvorstufen für die Verdauung gebildet. Pro Tag werden etwa 1,5 l Sekret produziert.
- Peptidasen spalten Eiweiße.
- Amylasen spalten Kohlenhydrate.
- Lipasen spalten Fette.

Im Pankreassaft ist eine wichtige Pufferbase, das **Bikarbonat,** enthalten. Sie lässt den pH-Wert im Darm wieder ansteigen, und der Nahrungsbrei wird alkalisch. So können die Enzyme Nährstoffe besser aufspalten, und die Schleimhaut des Darms bleibt geschützt. Die gebildeten Sekrete sammeln sich in dem längs verlaufenden **Bauchspeicheldrüsengang,** der gemeinsam mit dem Hauptgallengang in den Zwölffingerdarm mündet. Dort werden die Sekrete dem Dünndarminhalt beigemischt. Funktioniert die Drüse nicht richtig, klagen die Betroffenen über Verdauungsbeschwerden.

Insulin

Der menschliche Körper benötigt einen stabilen Blutzuckerspiegel. Dafür sorgen Hormone, u. a. **Insulin** und **Glukagon.** Die Inselzellen geben das dort produzierte Insulin in die Venen der Bauchspeicheldrüse ab. Von dort gelangt es über den Pfortaderkreislauf zu den Zellen des Körpers. Die Aufgabe des Insulins ist es, Glukose in die Zellen zu schleusen. Dafür bindet es sich an bestimmte Rezeptoren der Zellmembran, die daraufhin ihre „Türen“ (Poren) öffnet. In der Zelle, speziell in den Mitochondrien, wird Glukose in Energie (Adenosintriphosphat, ATP) umgewandelt.

Insulin beeinflusst weiterhin folgende Stoffwechselvorgänge:

- Es fördert in den Zellen die Nutzung von Glukose zur Energiegewinnung.
- Es wandelt in den Leber- und Muskelzellen Glukose in Glykogen, die menschliche Speicherform von Zucker, um.
- Es unterstützt den Aufbau von Eiweißen durch Förderung der Aufnahme von Aminosäuren in Leber-, Muskel- und Fettzellen.
- Es sorgt für eine erhöhte Durchlässigkeit der Zellmembran für Fettsäuren, sodass vorrangig in den Fettzellen mehr Fett gespeichert wird.

WISSEN ANWENDEN

Pina stellt sich folgende Frage: Wenn Insulin den Abbau von Fetten verzögert, welchen Effekt haben dann Reduktionsdiäten? Sie recherchiert.

WISSEN ANWENDEN

MERKE

Die Hormone der Bauchspeicheldrüse Insulin und Glukagon wirken entgegengesetzt auf den Zuckerstoffwechsel. Insulin ist das einzige Hormon, das den Blutzuckerspiegel senkt, indem es die Glukoseaufnahme in die Zelle ermöglicht, wo Glukose in Glykogen umgewandelt wird. Außer Glukagon erhöhen viele andere Hormone, z. B. Stresshormone, den Blutzuckerspiegel.

MERKE

Verdauung der Nahrungsbestandteile

Eiweiße

Die Eiweiße (➤ 21.3) der Nahrung werden durch die **Salzsäure** des Magens zerstört *(denaturiert)*. Die Proteine werden in ihrer Struktur verändert, und die Enzyme können besser angreifen (➤ Abb. 21.14).

ABB. 21.14

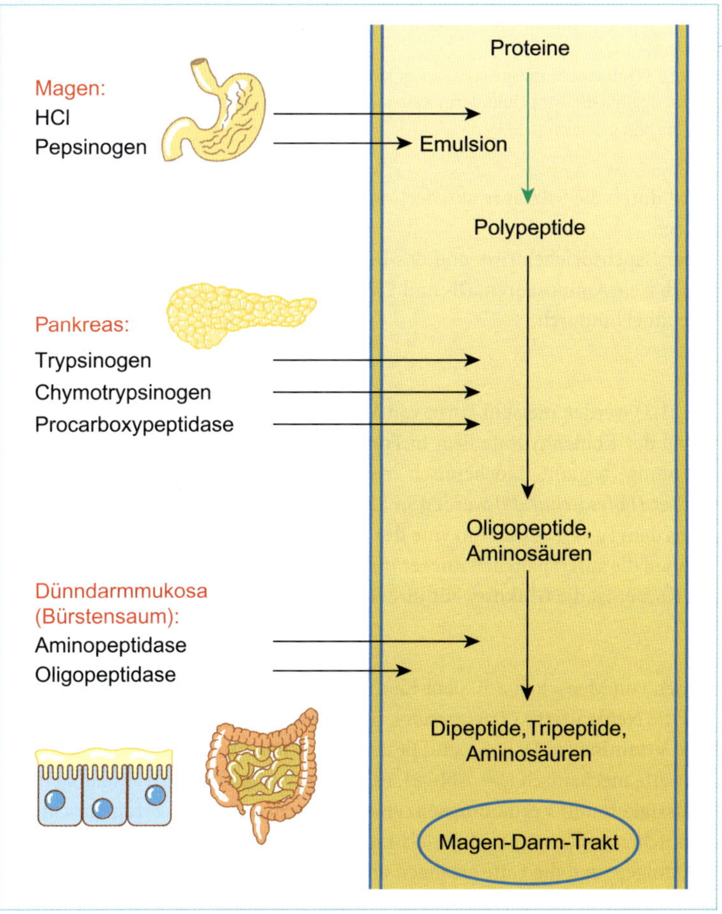

Abb. 21.14 Eiweißverdauung: Enzyme des Magens spalten die Eiweißketten. Vorher wurden die Proteine durch die Magensäure zerstört *(denaturiert)*. Enzyme der Bauchspeicheldrüse und der Dünndarmschleimhaut spalten die Proteine im Darm weiter auf, bis sie als kleine Bausteine (Aminosäuren) resorbierbar sind [L143]

ABB. 21.15

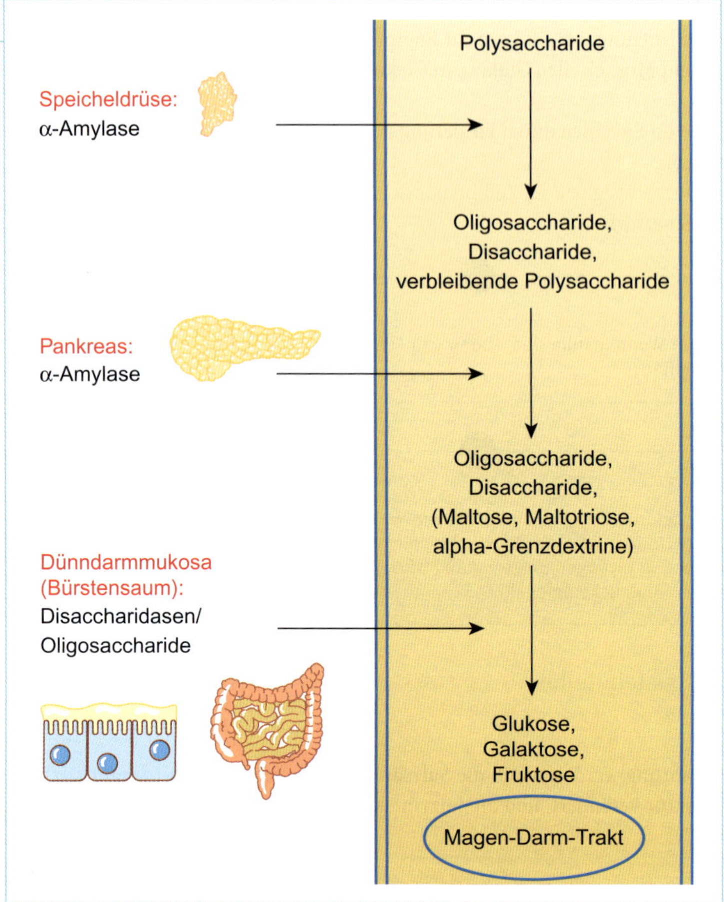

Abb. 21.15 Kohlenhydratverdauung: Ptyalin im Mundspeichel zerlegt langkettige Kohlenhydrate in kleinere Bruchstücke. Enzyme der Bauchspeicheldrüse spalten diese im Dünndarm weiter auf zu Einfachzucker *(Monosacchariden,* z. B. Glukose*)*, die über die Darmwand ins Blut gelangen [L143]

Das Magenenzym **Pepsin** wird durch die Salzsäure aktiviert, wenn es benötigt wird, um den Magen vor der Selbstverdauung zu schützen.

Nun wirken die Enzyme der Bauchspeicheldrüse und des Dünndarms, die **Peptidasen.** So entstehen kleine Bruchstücke und letztlich freie Aminosäuren, Di- und Tripeptide. Ihre Aufnahme ins Blut *(Resorption)* erfolgt durch das Darmepithel hindurch.

Kohlenhydrate

Nahrungskohlenhydrate (➤ 21.3) werden meist in Form von Vielfachzuckern, z. B. Stärke in Kartoffeln, aufgenommen. Ein kleiner Teil der Kohlenhydrate liegt in Form von Zweifachzuckern *(Disacchariden)* vor. Die Kohlenhydratverdauung beginnt biochemisch mit der **α-Amylase Ptyalin** im Mund (➤ Abb. 21.15). Vielfachzucker *(Polysaccharide)* werden in kleinere Bruchstücke gespalten. Im Dünndarm helfen die **α-Amylase** aus dem Pankreas und **Enzyme der Dünndarmschleimhaut,** Di- und Monosaccharide zu bilden. Nun können die aufgespaltenen Zucker ins Blut resorbieren. Der wichtigste Einfachzucker für den menschlichen Körper ist die **Glukose.** Für ihre Resorption ist Insulin wichtig.

Fette

Nahrungsfette (➤ 21.3) werden von Menschen z. B. über Eier, Wurst, Butter, Nüsse und Öle aufgenommen. Den Hauptanteil bilden die **Neutralfette** *(Triglyzeride).* Ein kleiner Anteil sind Phospholipide und Cholesterin. Auch **fettlösliche Vitamine** (A, D, E, K) sind Bestandteil der Nahrung.

Der Magen zerkleinert die Fette mechanisch (➤ Abb. 21.16). Der Hauptteil der Fettverdauung findet im Dünndarm statt. **Gallenflüssigkeit** und **Verdauungsenzyme** werden dem Speisebrei zugemischt. Dabei werden Fette in kleine Tröpfchen zerkleinert und mittels **Lipase** in kleine Bausteine gespalten.

Nun kann die Resorption erfolgen, und die Fette gelangen über das Blut und die Lymphflüssigkeit zur Leber. Dort werden sie verstoffwechselt und dem Körper zur Verfügung gestellt.

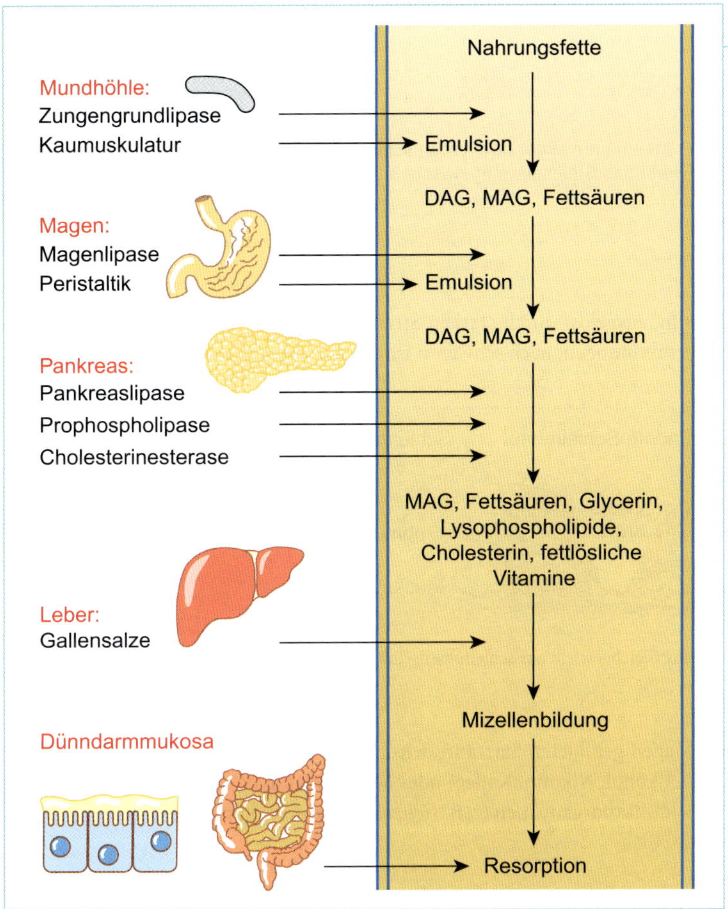

Abb. 21.16 Fettverdauung: Der Magen emulgiert die Fette mechanisch. Im Dünndarm erfolgt über die Gallensalze die weitere Emulgierung. Enzyme der Bauchspeicheldrüse (Pankreaslipasen) greifen nun die Fettstrukturen an. Die Spaltprodukte verbinden sich zu Mizellen (Transportstruktur für Fett) und werden resorbiert [L143]

ABB. 21.16

WISSEN ANWENDEN

Pina recherchiert zu der speziellen Nahrung, die Nora erhält: Reisschleim und Milchnahrung in einem bestimmten Verhältnis. Welche Grundnährstoffe werden damit abgedeckt? Wie ist die Verträglichkeit für den Verdauungstrakt einzuschätzen?

WISSEN ANWENDEN

21.2 Pflegerisches Handeln in allen Altersstufen

21.2 Pflegerisches Handeln in allen Altersstufen

Im Folgenden werden grundlegende Aspekte des pflegerischen Handelns vorgestellt. Dabei ist es wichtig, die Leitsymptome und Bedürfnisse zu erkennen, um die zu pflegenden Menschen in allen Altersstufen adäquat unterstützen zu können. Das Verdauungssystem ist lebensnotwendig. So vielfältig seine Aufgaben sind, so abwechslungsreich sind auch die Krankheitszeichen. Jeder kennt die Symptome **Appetitlosigkeit, Übelkeit** und **Erbrechen** und weiß, wie elend man sich damit fühlt. Manche Menschen begleiten diese Symptome im Alltag, z. B. bei chronischen Lebererkrankungen oder als Nebenwirkungen einer Chemotherapie bei Krebs. Betroffene müssen aufpassen, genügend Nährstoffe und Flüssigkeit aufzunehmen. Wenn allein der Anblick und Geruch von Nahrung Übelkeit auslöst, kann die Nahrungsaufnahme nahezu unmöglich werden und eine Mangelernährung (➤ 12.13.1) entstehen.

Pina lernt, wie sie die Pflegefachpersonen im Pflegeprozess unterstützen und den zu Pflegenden und deren Angehörigen helfen kann.

Pina im Praxiseinsatz

21.2.1 Gastritis

DEFINITION

ABB. 21.17

21.2.1 Gastritis

DEFINITION

Bei einer **Gastritis** handelt es sich um eine **akute** oder **chronische Entzündung** der **Magenschleimhaut.** Sie entwickeln sich immer dann, wenn das Gleichgewicht zwischen schleimhautschützenden und -schädigenden Faktoren gestört ist.

Pathogenese

Eine **akute Gastritis** wird häufig ausgelöst durch starken Stress, der zu einer Minderdurchblutung der Schleimhaut führt, z. B. bei Verbrennungen, nach schweren Unfällen und Operationen (➢ Abb. 21.17).

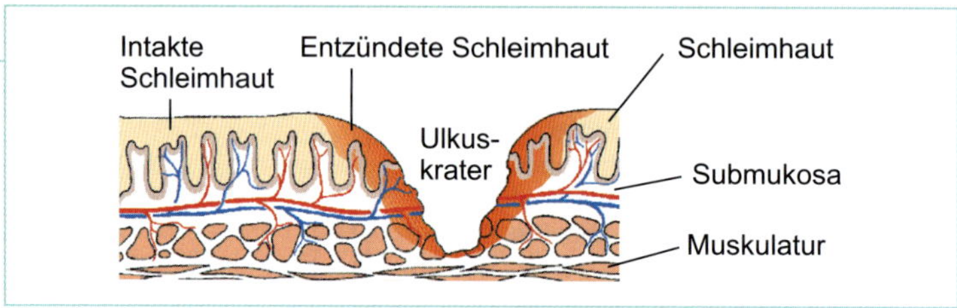

Abb. 21.17 Bei einer Gastritis ist das Gleichgewicht aus schleimhautschützenden und -schädigenden Faktoren gestört [L190]

Die Überproduktion der im Magen gebildeten Salzsäure wird durch **chronischen** Stress, schleimhautschädigende Substanzen (z. B. Alkohol, Nikotin, Kaffee) oder Medikamente (vor allem schmerzstillende Medikamente) begünstigt. Auch Mikroorganismen (z. B. *Helicobacter pylori*) können eine Rolle spielen.

Symptome

- Druckgefühl und Schmerzen im Oberbauch, meist nach der Nahrungsaufnahme *(postprandial)*
- Übelkeit und Erbrechen
- Sodbrennen
- Aufstoßen von Luft
- Appetitlosigkeit

Diagnose

Mittels einer **Magenspiegelung** *(Gastroskopie)* wird die Diagnose gesichert. Dabei handelt es sich um ein endoskopisches Verfahren, bei dem ein Schlauch mit einer Kamera über den Mund eingeführt und bis zum Magen geschoben wird. Auf diesem Weg wird die Magenschleimhaut beurteilt und gleichzeitig eine **Gewebeprobe** *(Biopsie)* entnommen.

Oft wird die Diagnose anhand der Symptome gestellt und der Verlauf unter der verordneten Therapie beobachtet.

Therapie und Pflege

Wichtig ist das Weglassen der schleimhautschädigenden Ursachen:

- Ruhe und körperliche Schonung
- Verzicht auf Alkohol, Nikotin, Änderung der Medikation
- Vorübergehende Einnahme von Medikamenten, die die Säurebelastung des Magens verringern: Protonenpumpenhemmer (PPI) wie Pantozol®
- Vorübergehende Nahrungskarenz über 24–36 Stunden
- Flüssigkeitszufuhr von mindestens 2 l am Tag, da über das Erbrechen Flüssigkeiten verloren gehen:
  - Kamillentee (krampflösend)
  - Pfefferminztee (schmerzstillend)
  - Entfettete Brühe (Ausgleich des Salzverlusts)
- Aufbau der Kost mit kleinen Mahlzeiten, Einhalten von Schonkost (➢ 21.3.1)

Durch das Weglassen der Auslöser heilt die **akute Gastritis** in den meisten Fällen folgenlos aus.

Die **chronische Gastritis** wird in drei Typen unterteilt (➢ Tab. 21.1).

Tab. 21.1 Formen der chronischen Gastritis

Gastritisform	Erläuterung
Typ-A-Gastritis	• Ursache: Zerstörung der Belegzellen im Magen durch Autoantikörper • Komplikationen: Vitamin-B_{12}-Mangelanämie, Magenkarzinom • Therapie: ggf. Zufuhr von Vitamin-B_{12}
Typ-B-Gastritis (häufigste Form)	• Ursache: Infektion mit dem Bakterium *Helicobacter pylori* • Komplikationen: Magengeschwür, selten Magenkarzinom • Therapie: Medikation in Kombination (ein Protonenpumpenhemmer kombiniert mit zwei Antibiotika über eine Woche)
Typ-C-Gastritis	• Ursache: schleimhautschädigende Stoffe wie Alkohol, Medikamente (Schmerzmittel, z. B. Diclofenac®, Ibuprofen®) oder Rückfluss von Gallenflüssigkeit in den Magen • Komplikationen: Magengeschwür, Blutung • Therapie: Auslösende Faktoren vermeiden. Können Medikamente nicht weggelassen oder umgestellt werden, Prophylaxe mit Protonenpumpenhemmern

21.2.2 Ulkus und Ulkuskrankheit

DEFINITION

Bei einem **Geschwür** *(peptisches Ulkus)* handelt es sich um einen Defekt der Organwand am Magen oder Zwölffingerdarm, über die Schleimhaut hinaus. Bei wiederkehrenden *(chronischen)* Geschwüren im Magen oder Zwölffingerdarm spricht man von einer **Ulkuskrankheit.**

Pathogenese

Die Magenschleimhaut kann durch das Bakterium *Helicobacter pylori* oder die langjährige Einnahme von schmerz- und entzündungshemmenden Medikamenten geschädigt werden. Weitere Ursachen zeigt ➢ Tab. 21.1.

Symptome

Symptomatische Geschwüre gehen einher mit:

- **Schmerzen** in der Magengegend in Abhängigkeit von der Mahlzeit (Schmerzen nach dem Essen bei einem Magengeschwür, Nüchternschmerz bei einem Zwölffingerdarmgeschwür)

ACHTUNG

Viele zu Pflegende verspüren **keine Beschwerden,** wenn sie nichtsteroidale Antirheumatika (NSAR) zur Schmerzlinderung, Fiebersenkung und Entzündungshemmung einnehmen.

- Appetitlosigkeit
- Druckgefühl im Oberbauch
- Übelkeit

Viele Geschwüre werden erst durch das Auftreten von Komplikationen (Folgeerscheinungen) bemerkt.

Komplikationen

Unbehandelt können Ulzerationen zu schwerwiegenden Symptomen und lebensbedrohlichen Verläufen führen:

- Blutungen (Sickerblutung bemerkbar als Teerstuhl, kaffeesatzartiges Erbrechen oder Erbrechen von frischem, hellrotem Blut).
- Durchbruch des Geschwürs in die freie Bauchhöhle *(Perforation)* mit den Symptomen eines akuten Abdomens → Notfall mit operativer Versorgung.
- Durchbruch in ein Nachbarorgan.
- Bösartige Veränderungen (Krebs) durch die dauerhafte Reizung der Verdauungssekrete.
- Narbenbildung am Magenausgang mit einer Verengung *(Stenose).* Leitsymptom ist das saure Erbrechen nach dem Essen, häufig von Übelkeit und Völlegefühl begleitet.

Diagnostik

Magen-Darm-Spiegelung mit Entnahme von Schleimhautproben, um Bakterien nachzuweisen und Magenkrebs ausschließen.

Zur Orientierung

TAB. 21.1

21.2.2 Ulkus und Ulkuskrankheit

DEFINITION

ACHTUNG

Therapie und Pflege

- Konservative Behandlung: auf die auslösenden Faktoren wie Alkohol, Nikotin oder Kaffee verzichten
- Schleimhautschädigende Medikamente absetzen (wenn möglich)
- **Protonenpumpenhemmer,** z. B. Omeprazol®, ggf. als Dauertherapie (Säureproduktion senken)
- *Helicobacter-pylori*-Nachweis: Eradikationstherapie (Beseitigung der Krankheitserreger, ➤ 21.2.1)

MERKE

MERKE

Manchmal muss ein **Magengeschwür** operiert werden. Dabei werden Magenabschnitte entfernt *(Magenresektion).* Die Anzahl der säurebildenden Zellen wird dadurch reduziert. Bei einem **Zwölffingerdarmgeschwür** können alternativ bestimmte Nervenfasern durchtrennt werden, die für das Herstellen der Säure in den Schleimhautzellen verantwortlich sind.

21.2.3 Pankreatitis und Hepatitis

21.2.3 Pankreatitis und Hepatitis

Pankreatitis

DEFINITION

DEFINITION

Pankreatitis: Entzündung der Bauchspeicheldrüse. Die dort produzierten Verdauungsenzyme für die Spaltung der Eiweiße, Kohlenhydrate und Fette werden gleich aktiviert, sodass sich die Bauchspeicheldrüse selbst verdaut.

Pathogenese

Häufig wird die Mündung des Gallengangs in den Zwölffingerdarm durch **Gallensteine** verlegt. Da sich der Bauchspeicheldrüsengang mit dem Gallengang diese Mündung teilen, kommt es zu einem Rückstau der Enzyme und die Selbstverdauung des Pankreas beginnt. Weitere Ursachen sind:

- Alkoholmissbrauch
- Tumoren (z. B. Bauchspeicheldrüsenkrebs) oder Abszesse
- Virusinfektionen
- Verletzungen des Bauchraums

Symptome

Unterschieden wird bei der Pankreatitis eine akute und eine chronische Verlaufsform. Die **akute Form** ist gekennzeichnet durch:

- Heftige **Schmerzen** im Oberbauch, die gürtelförmig in den Rücken ausstrahlen
- In schweren Fällen Gelbfärbung *(Ikterus)* und eine Bauchwassersucht *(Ödem, Aszites)*
- Gefahr eines lebensbedrohlichen Schocks → akutes Abdomen (zu Pflegende werden intensivpflichtig)

Bei einem **chronischen Verlauf** kommt es zu einer nachlassenden Bauchspeichel- und Insulinproduktion. Die Betroffenen haben Verdauungsstörungen, verlieren Gewicht und entwickeln mitunter einen Diabetes mellitus (➤ 22.2.1). Durch die chronische Entzündung besteht das Risiko einer Entartung *(Pankreaskarzinom).*

Diagnostik

- Anamnese
- Blutuntersuchung: Pankreasenzyme und Entzündungsparameter erhöht
- Bildgebung: Endosonografie, CT und/oder Magnetresonanztomografie/Magnetresonanz-Cholangiopankreatikografie (MRT/MRCP)

Therapie

- Ernährung: Bei mildem Verlauf kann über Sonde ab dem ersten Tag enteral ernährt werden. Weiterhin ist ein Verzicht auf orale Nahrungszufuhr *(Nahrungskarenz)* bei anschließendem Kostaufbau möglich, um die Bauchspeicheldrüse ruhigzustellen.
- Kompensation der fehlenden Nahrungs- und Flüssigkeitszufuhr durch Infusionstherapie *(Volumentherapie)*
- Schmerztherapie medikamentös oder über Periduralkatheter (Katheter, über den Schmerzmittel im Bereich der Rückenmarkshäute verabreicht werden)

- Evtl. Gabe von Antibiotika
- Insulinmangel: Diabetesdiät (kleine Mahlzeiten, zuckerhaltige Lebensmittel deutlich reduzieren, Kohlenhydrate, die reich an Stärke und Ballaststoffen sind, bevorzugen, fettarme Nahrungsmittel) bis hin zur Insulininjektion
- Ursache operativ oder interventionell beseitigen: Entfernen der Steine im Gallengang endoskopisch (ERCP), Entleerung von Abszessen unter endoskopischer Sicht, Entfernen von Stauungen in Pankreasgang, Alkoholverzicht etc.

Hepatitis

DEFINITION

Hepatitis: Entzündung der Leber, die durch Viren ausgelöst wird. Es gibt unterschiedliche Viren, die aber alle gemeinsam haben, dass sie die einzelnen Leberzellen angreifen und infizieren *(Virushepatitis)*. Auch Autoimmunprozesse oder Alkohol können das Lebergewebe schädigen. Eine Hepatitis kann akut auftreten oder chronisch verlaufen.

DEFINITION

Pathogenese

Eine **akute Hepatitis** wird meist durch das Hepatitis-A-Virus (HAV) oder Vergiftungen ausgelöst. Innerhalb von sechs Monaten heilt sie im Regelfall aus. Die **chronische Hepatitis** führt häufig zu einem Umbau des Lebergewebes. Dabei werden Funktionszellen durch Narbengewebe ersetzt. Auslöser sind langjähriger Alkoholkonsum oder Virushepatitiden B und C (HBV, HCV). Die Übertragungswege der Virushepatitis sind in ➢ Tab. 21.2 zusammengefasst.

Tab. 21.2 Übertragungswege der Virushepatitis

Hepatitis	Krankheitsentstehung (➢ 6.1.2)
Hepatitis A (HAV)	• Infektionsquelle: Stuhl → fäkal-oraler Übertragungsweg, Schmierinfektion • Menschen infizieren sich mit dem Stuhl direkt oder nehmen das Virus über kontaminierte Nahrungsmittel oder Trinkwasser auf • Verlauf: akut, meist mild
Hepatitis B (HBV) und Hepatitis D (HDV)	• Indirekt über infizierte Gegenstände (Zahnbürsten, Rasierer etc.), die gemeinsam genutzt werden, Nadelstichverletzungen, verunreinigte Instrumente bei Tätowierungen oder Stechen von Piercings • Sexuell: über Geschlechtsverkehr mit infizierten Personen • Vertikale Infektion (perinatal): Übertragung des HBV von der Mutter aufs Kind während der Geburt • Mittels Bluttransfusionen (Strenge Testungen der Blutspender und deren Blutprodukte sind in Deutschland vorgeschrieben) • **Achtung:** Hepatitis D können nur HBV-Träger bekommen, da die Viren zur Vermehrung die Hülle des HBV nutzen • Verlauf: akut, selten chronisch (5–10 %, Dudareva et al. 2022)
Hepatitis C (HCV)	• Kontakt über Körperflüssigkeiten (Blut, Genitalsekrete), i. v. Drogenkonsum, Nadelstichverletzungen, Sexualverkehr • Verlauf: akut, oft chronisch (75 %, Dudareva et al. 2022)

TAB. 21.2

Symptome

Eine akute Hepatitis ist vom Verlauf milde und im Regelfall komplikationslos. Sie zeigt sich über eine **Gelbfärbung** *(Ikterus)* der Haut, Schleimhäute und Skleren (Lederhaut der Augen). Weiterhin treten auf:

- Allgemeines Krankheitsgefühl (grippeähnliche Beschwerden): Müdigkeit, Kopf- und Gliederschmerzen, Appetitlosigkeit
- Juckreiz
- Dunkler Urin, heller Stuhlgang
- Bauchwassersucht *(Aszites)* durch Rückstau in das Pfortadersystem *(portale Hypertension)*
- Völlegefühl bis Übelkeit
- Erhöhte Temperatur

ACHTUNG

ACHTUNG

Im Gesundheitswesen und in der Pflege besteht das Risiko einer **Hepatitis-B-Infektion** durch verunreinigtes Material. Im Umgang mit spitzen Gegenständen ist also Vorsicht geboten! Weitere präventive Ansätze sind:
- Einhalten hygienischer Vorschriften
- Impfung von medizinischem Personal und Pflegepersonen gegen Hepatitis A und B
- Kein Recapping (Wiederaufsetzen der Schutzkappe auf eine Kanüle nach durchgeführter Injektion)

Pina im Praxiseinsatz

Über den Link www.rki.de gelangt Pina auf die Internetseite des Robert Koch-Instituts (RKI), dessen Aufgabe es ist, sich um die Gesundheit der Bevölkerung durch Bekämpfung von Infektionskrankheiten und die Analyse langfristiger gesundheitsbezogener Trends zu kümmern. Zudem fungiert das RKI als Frühwarnstelle bei neuen Erkrankungen und gibt Empfehlungen zu Impfungen heraus. Das Angebot ist sehr vielfältig und betrifft einige Aspekte aus diesem Buchkapitel.

Diagnostik

- Anamnese und klinische Untersuchung (Abtasten des Bauchs)
- Bildgebende Untersuchungen, z. B. Ultraschall, MRT
- Leberbiospie

Nach einer Blutabnahme werden im Labor bestimmte Untersuchungen durchgeführt:
- Nachweis von Antigenen (Erreger) und Antikörpern (Reaktion des menschlichen Körpers auf den Erreger im Blut)
- Anstieg der Leberenzyme *(Transaminasen)* im Blut (AST/GOT, ALT/GPT), Entzündungsparameter; bei schwerem Verlauf: Veränderung der Gerinnungsparameter → die Blutungsneigung steigt

ACHTUNG

ACHTUNG

Ein Verdacht, die Erkrankung und auch der Tod an jeder neu aufgetretenen Virushepatitis ist namentlich dem zuständigen Gesundheitsamt zu melden (**Meldepflicht** nach IfSG).

Pina im Praxiseinsatz

Pina findet auf der Website www.bzga.de Informationen zu Schutzimpfungen und dem persönlichen Infektionsschutz. Auch Materialien zur Aufklärung und Verhütung gibt es dort.

Therapie

- **Akute Virushepatitis:**
  - Symptomatische Behandlung von Erbrechen und Durchfall sowie spezielle Medikation bei Hepatitis C
  - Leberschädigende Medikamente absetzen, auf Genussmittel (Alkohol) verzichten, Bettruhe
- **Chronische Hepatitis:**
  - Medikamente, die allerdings viele Nebenwirkungen haben
  - Beobachtung auf gastrointestinale Beschwerden, Kopfschmerzen, Fieber
  - Behandlung des Juckreizes: Salben, Gele, Kühlen

Pflege

Pina im Praxiseinsatz

Pina erfährt, dass bei einer Virushepatitis das Vermeiden der Erregerübertragung an erster Stelle steht. Dies gelingt durch folgende Maßnahmen:
- Einhalten der **Schutz- und Hygienemaßnahmen** (➤ 6.2), gerade bei Kontakt mit Blut und anderen Körperflüssigkeiten:
  - Versorgung infizierter zu Pflegender möglichst durch geimpftes Personal
  - Schutzkleidung tragen bei Kontakt mit infektiösen Sekreten, auch potenziell kontaminiertem Material
    - Schutzkittel oder Einmalschürze und Einmalhandschuhe
    - Mund-Nasen-Schutz und Schutzbrille bei möglicher Tröpfchenbildung (Aerosolbildung; auch während Punktionen, Biopsien und Operationen)
  - Desinfektion mit der jeweiligen vorgeschriebenen Standarddesinfektion gemäß Hygieneplan der Einrichtung
    - Transport des Geschirrs im geschlossenen Wagen/Behälter zur Routineaufbereitung (> 60 °C)
    - Abfall im Zimmer sammeln, nach hauseigenem Hygienekonzept entsorgen
    - Wäsche im Doppelsackverfahren oder mit spezieller Kennzeichnung (einrichtungsabhängig) der desinfizierenden Aufbereitung zuleiten

  - Hepatitis A: bis zu zwei Wochen nach Beginn der Erkrankung eigene Toilette zur Verfügung stellen
  - Scharfe und spitze Gegenstände sicher entsorgen (Kanüleneimer, kein Recapping nach durchgeführter Injektion)
- Händedesinfektion nach Kontakt mit dem Betroffenen und seinem Umfeld, nach Ausziehen der Handschuhe und zwischen den Pflegemaßnahmen; auch Angehörige und Kontaktpersonen in der Durchführung der korrekten Händehygiene anleiten
- Isolierung, wenn Hepatitis-A-Erkrankte unkontrollierbare Durchfälle haben oder die Hygienemaßnahmen nicht einhalten können
- Allgemeinmaßnahmen: Bettruhe und je nach Bedarf Unterstützung bei den unterschiedlichen Prophylaxen, besonders bei Blutungsprophylaxe: sanftes Handling, um Hämatome zu vermeiden, weiche Zahnbürsten verwenden, keine scharfkantigen Lebensmittel anbieten, starkes Pressen während des Stuhlgangs vermeiden. Injektionen und weitere invasive Maßnahmen auf Indikation prüfen und ggf. nach Alternativen suchen

WISSEN ANWENDEN

Es gibt aktive und passive Impfungen. Pina recherchiert zu folgenden Fragen:
- Was versteht man unter aktiver und passiver Immunisierung?
- Welchen Bezug kann sie zwischen einer Immunisierung und der Hepatitis A und B herstellen?
- Welche Organisation verbirgt sich hinter der Abkürzung STIKO, und was ist deren Aufgabe?

WISSEN ANWENDEN

21.2.4 Appendizitis und akutes Abdomen

21.2.4 Appendizitis und akutes Abdomen

DEFINITION

Eine **Appendizitis** ist die Entzündung des Wurmfortsatzes *(Appendix)*, umgangssprachlich als „Blinddarmentzündung" bezeichnet. Meist tritt sie im Kindes- und Jugendalter auf.

DEFINITION

Pathogenese

Fremdkörper (z. B. Kirschsteine), Kotsteine oder eingedickter Stuhl, Parasiten wie Madenwürmer, geschwollene Lymphknoten oder Tumoren können den Wurmfortsatz **verschließen.** Dadurch steigt der Druck im Organ, und die Blutzufuhr verschlechtert sich. Bakterien können leicht einwandern und die Entzündung verursachen.

ACHTUNG

Bei Kleinkindern platzt der Blinddarm sehr rasch.

ACHTUNG

Symptome

- **Schmerzen** im **rechten Unterbauch,** der sich beim Laufen verstärkt: Loslassschmerz
- Übelkeit, Erbrechen, Stuhlunregelmäßigkeiten
- Fieber

SCHWANGERE UND ÄLTERE MENSCHEN

Ältere zu Pflegende mit einer Appendizitis haben ein reduziertes Schmerzempfinden: Schmerzlokalisation und Symptome sind variabel.
Bei schwangeren Frauen tritt der Schmerz im rechten Oberbauch auf.

SCHWANGERE UND ÄLTERE MENSCHEN

Komplikationen

Blinddarmdurchbruch *(Perforation)* mit der Gefahr einer Bauchfellentzündung *(Peritonitis)* und von Abszessen. Es besteht die Gefahr einer Sepsis (Blutvergiftung) und somit **akute Lebensgefahr.**

Die Appendizitis ist eine häufige Ursache des **akuten Abdomens.**

DEFINITION

DEFINITION

Akutes Abdomen: Schwere Schmerzzustände im Bauchraum *(Abdomen)*, die möglicherweise lebensbedrohlich sind. Es handelt sich hierbei nicht um eine Erkrankung, sondern einen Komplex aus Symptomen (➤ Abb. 21.18). Die Ursachen dafür sind sehr unterschiedlich und bedingen eine sofortige Diagnostik.

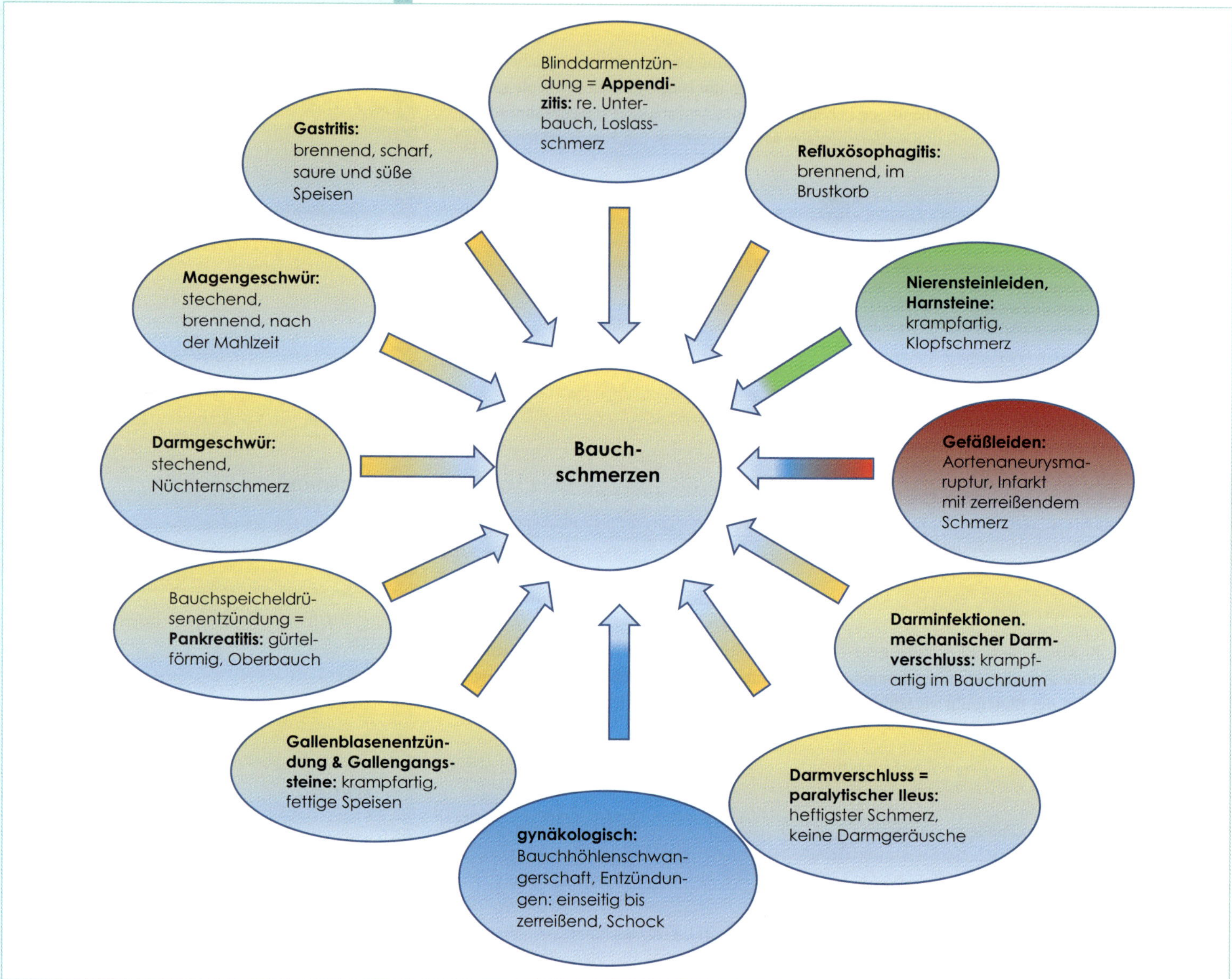

Abb. 21.18 Erkrankungen, die ein akutes Abdomen verursachen können, und deren Symptome [M1480]

Diagnostik

- Anamnese.
- Körperliche Untersuchung: Abwehrspannung, schmerzauslösende typische Tests, z. B. Anheben des rechten Beins gegen einen leichten Widerstand, wobei der zu pflegende Mensch auf dem Rücken liegt. Bei einer Appendizitis ist diese Bewegung äußerst schmerzhaft.
- Labor: Entzündungsparameter und Blutbild.
- Bildgebung: Ultraschall, CT.

Therapie

- Konservativ: Nahrungskarenz, Antibiotika
- Operativ: Entfernung des Wurmfortsatzes *(Appendektomie)*, meist minimalinvasiv

Pflege

- Zu Pflegende in der Akutphase nicht allein lassen, postoperativ überwachen, evtl. für eine Notoperation mit vorbereiten
- Nahrungskarenz überwachen
- Vitalzeichen (➤ Kap. 15) regelmäßig messen
- Auf die Bewusstseinslage achten
- Weitere Beobachtungsschwerpunkte:
  - Flüssigkeitsaufnahme und -ausscheidung
  - Stuhlgang und Urin
  - Schmerzcharakter und -verlauf
- Prophylaxen (➤ Kap. 12) nach individuellem Risiko durchführen

21.2.5 Chronisch-entzündliche Darmerkrankungen

21.2.5 Chronisch-entzündliche Darmerkrankungen

DEFINITION

Bei **chronisch-entzündlichen Darmerkrankungen (CED)** kommt es zu Entzündungen der Darmwand, die autoimmunbedingt verursacht werden. Der Körper greift dabei seine eigenen Strukturen an. Unterschieden werden Morbus Crohn und Colitis ulcerosa.
Morbus Crohn *(Ileitis terminalis)* kann in jedem Abschnitt des Verdauungstrakts auftreten. Meistens sind Dünndarm und Colon betroffen. Zwischen entzündeten Abschnitten finden sich gesunde Areale. Alle Schichten der Darmwand können betroffen sein. Daher geht diese Erkrankung mit Fisteln und Stenosen einher.
Die **Colitis ulcerosa** ist eine Entzündung im Bereich des Dickdarms und breitet sich kontinuierlich vom Rektum nach proximal aus. Hier ist die innere Schleimhautschicht betroffen. Tiefe Geschwüre sind sichtbar.

DEFINITION

Betroffen von dieser Erkrankung sind meist junge Erwachsene im Alter von 20 bis 30 Jahren. Chronisch entzündliche Darmerkrankungen sind rezidivierend, d. h., akute Schübe wechseln sich mit symptomfreien Phasen ab. Diese nennt man *Remissionen.*

Pathogenese

Die genaue Ursache, die zum Entstehen der Entzündungen führt, ist noch nicht bekannt. Vermutet werden:

- Genetische Ursachen bei einer familiären Häufung
- Gesteigerte Reaktionen des Immunsystems gegen die Bakterienflora
- Virale und bakterielle Infektionen
- Medikamente und Stress können Schübe verursachen

Symptome und Komplikationen

➤ Tab. 21.3

Tab. 21.3 Symptome und Komplikationen der chronisch entzündlichen Darmerkrankungen

Symptome	Morbus Crohn	Colitis ulcerosa
Bauchschmerzen	Kolikartig (krampfartig), vor allem rechter Unterbauch	Kolikartig, besonders im linken Unterbauch, vor und während des Stuhlgangs
Durchfallfrequenz	3–6 × pro Tag	Bis zu 30 Durchfälle am Tag
Stuhlbeimengungen	Meist keine	Oft schleimig, blutig
Weitere Symptome außerhalb des Verdauungssystems	Häufig	Selten
Komplikationen	Fisteln, Stenosen, Abszesse, Mangelernährung *(Malassimilationssyndrom)*	Geschwüre mit Darmblutungen, toxisches Megakolon, kolorektales Karzinom

TAB. 21.3

Diagnostik

- Anamnese
- Körperliche Untersuchung
- Labor: Entzündungsparameter und Blutbild
- Bildgebung: Ultraschall, endoskopische Untersuchungen, Röntgen, MRT und weitere, um die Ausbreitung bei Morbus Crohn einschätzen zu können

21.2.6 Hämorrhoiden

DEFINITION

TAB. 21.4

Eine Verlaufsdiagnostik ist nötig, um die Aktivität der Entzündungen einschätzen und Komplikationen erkennen zu können.

Therapie

- Unterstützende *(supportive)* Therapie:
  - Ernährungsberatung: Die Betroffenen dürfen essen, was sie vertragen. Im Schub sollte auf reizende Kost verzichtet werden, d. h. nicht scharf gewürzt oder gebraten, ballaststoff- und fettarm. Mitunter ordnet das ärztliche Behandlungsteam eine parenterale Ernährung an, um den Verdauungstrakt im Heilungsprozess zu unterstützen.
  - Psychologische Begleitung: Ist der Darm immer wieder betroffen, erhöht dies den Leidensdruck. Gerade junge Menschen leiden unter den Einschränkungen. Wird eine Stomaanlage (künstlicher Darmausgang) notwendig, verändert diese das Körperbild, und die Betroffenen müssen lernen, ihre Ausscheidungen auf diesem Weg zu bewältigen.
- Medikamentöse oder operative Therapie:
  - Entzündungshemmende oder das Immunsystem dämpfende Medikamente *(Immunsuppressiva)* werden eingesetzt.
  - Colitis ulcerosa ist durch Entfernung von Dickdarmabschnitten heilbar. Vorübergehend haben die zu Pflegenden ein Stoma, damit die Nähte am Ersatzdarm *(Pouch)* heilen.

Morbus Crohn ist nach derzeitigen Erkenntnissen nicht heilbar.

Pflege

- Prävention einer Mangelernährung und von Mangelzuständen
- Überwachung der enteralen Ernährung
- Beobachtung von Allgemeinzustand, Stuhl und Analregion

21.2.6 Hämorrhoiden

DEFINITION

Als **Hämorrhoiden** werden knotige Erweiterungen des Gefäßgeflechts im Analkanal bezeichnet.

Ursachen

Eine **Blutstauung** im betroffenen Bereich ist der Auslöser für Hämorrhoiden. Begünstigende Faktoren sind:

- Bindegewebsschwäche, Obstipation, Schwangerschaft, Aszites
- Tumoren am Rektum
- Sitzende Tätigkeit
- Ballaststoffarme Ernährung/Kost

Symptome

Die Leitsymptome hängen vom Stadium der Hämorrhoiden ab (➤ Tab. 21.4).

Tab. 21.4 Symptome in Abhängigkeit vom Stadium der Hämorrhoiden

Stadium	Ausprägung	Leitsymptome
I	Nur endoskopisch (proktoskopisch) sichtbar	Schmerzlose Blutung am After
II	Beim Pressen fallen die Hämorrhoiden in den Analkanal und ziehen sich anschließend spontan zurück	Häufig begleitender Ausschlag im Analbereich: Juckreiz, Brennen, Nässen
III	Beim Pressen gelangen die Hämorrhoiden in den Analkanal, ziehen sich nicht mehr spontan zurück, können aber manuell zurückgeschoben werden	Schleim- und Stuhlabsonderungen, Fremdkörpergefühl
IV	Die Hämorrhoiden liegen vor dem Analkanal außen und lassen sich nicht mehr zurückschieben	Juckreiz, Schleim- und Stuhlabsonderungen, Fremdkörpergefühl, heftige Schmerzen bei Einklemmung der vorgefallenen Hämorrhoiden

- **Verdauung:** Dieser Aspekt spielt dann eine Rolle, wenn es zu Störungen im Verdauungsprozess kommt. Hilfreiche Kennzeichen sind hier:
  - Appetitlosigkeit
  - Sodbrennen
  - Übelkeit und Erbrechen
  - Blähungen
  - Völle- und Druckgefühl
  - Diarrhö und Obstipation
  - Blutbeimengungen oder Auflagerungen
  - Starke Bauchschmerzen (Krämpfe, Abwehrspannung)
  - Starker Durst
  - Gewichtsabnahme unklarer Ursache

21.3.1 Kostformen und Diäten

21.3.1 Kostformen und Diäten

DEFINITION

Ein gesunder Mensch sucht sich auf Dauer seine Form der Ernährung bewusst aus. Er wählt seine **Kost** oder Kostform, z. B. vegetarische oder vegane Kost. Es gibt allerdings auch **Ernährungsvorschriften,** die Menschen ohne Erkrankung freiwillig einhalten, z. B. aus religiösen Gründen.
Eine **Diät** ist eine bestimmte Ernährungsweise oder Kostform, die z. B. an bestimmte Erkrankungen angepasst ist. Ausgewählte Bestandteile sind reduziert oder werden gar weggelassen, z. B. erhalten Menschen mit Bluthochdruck eine salzarme Kost, Menschen mit Zöliakie eine glutenfreie Kost. Nährstoffe können aber auch verstärkt zugemischt sein oder insgesamt einen höheren Anteil haben. Zu Pflegende mit Eiweißmangel oder bei starkem Untergewicht erhalten z. B. eine eiweißreiche Kost.

DEFINITION

In stationären Einrichtungen stehen verschiedene Kost- und Diätformen zur Verfügung (➤ Tab. 21.8). Liegen keine ärztlichen Anordnungen vor, kann ein zu pflegender Mensch seine Kost frei wählen. In der ambulanten Pflege kümmert sich oft die Familie um die Ernährung der pflegebedürftigen Person. Falls das nicht möglich ist, gibt es mobile Services, z. B. „Essen auf Rädern".

TAB. 21.8

Tab. 21.8 Kostformen und Diäten

Kost- und Diätform	Erklärung	Anwendung
Vollkost	Normale Kost bei normalem Kaloriengehalt	Menschen, die alles essen dürfen
Leichte Vollkost (Schonkost)	• Leicht verdaulich, nicht blähend, fettarm, evtl. ballaststoffarm • Zubereitung ohne Backen, Braten, Räuchern und scharfes Würzen	• Verdauungsstörungen, Kostaufbau nach bestimmten Operationen, z. B. im Magen-Darm-Bereich • Magen-Darm-Erkrankungen
Wunschkost	Kost nach Wünschen des zu Pflegenden	• Schwere Erkrankungen wie Krebsleiden • Im Rahmen palliativer Pflege
Passierte/Pürierte Kost	Feste Speisen werden püriert, sodass sie mit einer breiigen Konsistenz vorliegen	• Menschen mit Kaueinschränkung, Schluckstörungen • Säuglinge/Kleinkinder ohne oder mit nur wenigen Zähnen
Energiedefinierte Kost (Reduktionsdiät)	Kaloriengehalt ist reduziert, wird individuell festgelegt	Übergewicht/Adipositas
Aufbaukost	Kost wird nach einem bestimmten Schema aufgebaut, Steigerung nach Verträglichkeit	• Operation im Magen-Darm-Bereich • Nach längerer Nahrungskarenz
Kalorienreiche Kost	Hochwertig, kalorienreich	Menschen mit Untergewicht/Kachexie
Fettarme Diät	Fett- und cholesterinarm, wenig tierische Fette	Fettstoffwechselstörungen, z. B. erhöhter Cholesterinspiegel im Blut
Purinarme Diät	• Keine Hülsenfrüchte, Spinat oder Pilze • Wenig Fleisch und Fisch • Wenig Kaffee	Gicht *(Hyperurikämie)*
Keimarme Diät	• Kein frisches Obst und Gemüse (Keimbesiedlung) • Nur gekochte Lebensmittel • Verzicht auf Gewürze	Abwehrgeschwächte Menschen unter Chemotherapie, nach Transplantation, mit HIV
Phenylalaninfreie Diät	Aminosäure Phenylalanin fehlt oder ist stark reduziert, z. B. Milupa® PKU	Phenylketonurie

Tab. 21.8 Kostformen und Diäten *(Forts.)*

Kost- und Diätform	Erklärung	Anwendung
Glutenfreie Diät	Kein Weizen, Hafer, Gerste, Roggen oder Dinkel	Zöliakie *(glutensensitive Enteropathie,* s. Kasten unten*)*
Milcheiweißfreie Diät	• Sojamilch (kann zu einer Unverträglichkeit führen!) • Spezielle Säuglingsnahrung: Hydrolysatnahrung	Milcheiweißallergie
Laktosefreie Diät	Fehlen des Milchzuckers, z. B. Humana® SL für Säuglinge	Laktoseintoleranz
Eiweiß- und elektrolytdefinierte Diäten	• Kochsalz ist z. B. reduziert • Eiweiß ist z. B. reduziert	• Bluthochdruck • Wassereinlagerungen (Ödeme) • Chronische Niereninsuffizienz und andere Erkrankungen der Niere • Lebererkrankungen, z. B. Leberzirrhose

Inzwischen haben viele Eltern den Wunsch, ihre Kinder fleischlos zu ernähren. **Vegetarische Kost** umfasst:

- **Ovo-lakto-vegetabile Kost:** Milch, Milchprodukte und Eier als tierische Eiweiße werden gegessen. Fisch und Fleisch sind ausgeschlossen.
- **Lakto-vegetabile Kost:** Auf Eier, Fisch und Fleisch wird verzichtet.
- **Vegane Kost** (streng vegetabile Kost): Sämtliche tierischen Eiweiße werden vermieden.

SÄUGLINGE UND KLEINKINDER, STILLENDE MÜTTER

SÄUGLINGE UND KLEINKINDER, STILLENDE MÜTTER

Eine **fleischlose Kost** ist bei Säuglingen und Kleinkindern möglich, sofern Milch und Milchprodukte sowie Eier auf dem Speiseplan stehen. Das Risiko für einen Eisenmangel ist allerdings erhöht. Eine **vegane Kost** ist dagegen abzulehnen, da unterschiedliche Mangelerscheinungen auftreten können. Stillende, die sich vegan ernähren, geben dem Säugling nicht ausreichend Vitamin B_{12}. Dessen Gehirnentwicklung kann dadurch beeinträchtigt werden.

ACHTUNG

ACHTUNG

Bei der **Zöliakie,** auch **Sprue** genannt, besteht eine **Unverträglichkeit** des Nahrungseiweißes **Gluten,** das in Getreide wie Weizen, Roggen oder Gerste enthalten ist. Diese Erkrankung ist mit einer genetischen Veranlagung verbunden und führt zu einer Entzündung der Dünndarmschleimhaut. Dadurch können die aufgespaltenen Nährstoffe nicht resorbiert werden und fehlen dem Körper als Energielieferanten. Die Anzahl der Betroffenen steigt. Folgende Beschwerden sind zu beobachten:

- Bauchschmerzen, Durchfall
- Gewichtsverlust
- Müdigkeit, Blutarmut *(Anämie)*
- Osteoporose oder Gelenkschmerzen

Therapie: Gluten muss lebenslang strikt gemieden werden (glutenfreie Diät).

Diätformen werden nach ihrer **Dauer** unterteilt:

- Kurzfristige Diät: über wenige Tage, z. B. nach Operationen im Rahmen des Kostaufbaus oder bei Durchfallerkrankungen
- Längerfristige Diät: über Wochen oder Monate, z. B. zur Gewichtsreduktion bei Diabetes mellitus Typ 2, allgemein Übergewicht
- Lebenslange Diät: z. B. bei Zöliakie

MERKE

MERKE

Um die Betroffenen bei längerfristigen oder lebenslangen Diäten zu unterstützen und zu motivieren, bedarf es einer **Ernährungsberatung.** Sie gehört zu dem Kompetenzbereich einer Diätassistentin. Zu Pflegende und Angehörige werden über die Diät, deren Richtlinien und Zubereitungsformen informiert. Schulungskonzepte und Informationsmaterialien werden eingesetzt, um das Verständnis der Betroffenen für ihre besondere Kost zu erreichen.

Pflegepersonen unterstützen Betroffene und deren Angehörige in der Lernphase. Oftmals informieren sie über die Bedeutung einer an den Gesundheitszustand angepassten Ernährung und erkennen Mangelsituationen und Übergewicht.

WISSEN ANWENDEN

Pina bittet in der Klinik darum, einer Diätassistentin über die Schulter schauen zu dürfen. Dabei achtet sie auf Folgendes:

- Welche Strategien finden beim Informieren, Schulen und Anleiten der Betroffenen Anwendung?
- Welche Inhalte werden in Gesprächssituationen oder Schulen angesprochen?
- Was kennzeichnet dieses Berufsbild?

WISSEN ANWENDEN

21.3.2 Ernährungstherapie

21.3.2 Ernährungstherapie

Zu Pflegende, die vorübergehend oder dauerhaft nicht essen können, werden auf anderen Wegen ernährt:

- **Enteral:** Nutzung des Magen-Darm-Kanals unter Umgehung von Mundhöhle und Speiseröhre
- **Parenteral:** Ernährung unter Umgehung des gesamten Magen-Darm-Trakts mittels einer Infusionstherapie, z. B. über die Blutgefäße

Ernährung über eine Sonde

Zur enteralen Therapie wird **Sondennahrung** über eine liegende Ernährungssonde direkt in den Magen-Darm-Trakt (Magen, Duodenum oder Jejunum) geführt.

Sondennahrung wird meist fertig zubereitet in Beuteln oder Flaschensystemen bereitgestellt. Durch das ärztliche Team oder durch eine Ernährungsfachperson werden die Art der Sondennahrung und die **Form der Verabreichung** festgelegt:

- Intermittierende Verabreichung **(Bolusapplikation):**
  - Die Sondennahrung wird über den Tag in kleinen Portionen verabreicht. Dies entspricht dem natürlichen Essverhalten, also einer physiologischen Nahrungsaufnahme und Verdauung.
  - Mittels Ernährungspumpe oder einer großlumigen Spritze werden kleine Portionen mit ungefähr 200–300 ml Sondenkost ca. alle drei Stunden verabreicht.
  - Eine Mahlzeit dauert 10–30 Minuten.
  - Bei Magensonden indiziert.
- Kontinuierliche Verabreichung **(Dauerapplikation):**
  - Die Sondennahrung fließt mit einer bestimmten Geschwindigkeit in den Magen oder Darm, z. B. 100 ml/Stunde. Dies geschieht mittels Schwerkraft oder einer Ernährungspumpe.
  - Innerhalb von 24 Stunden wird eine vier- bis sechsstündige Pause empfohlen.

Gründe für eine Sondentherapie (Indikation)

- Frühgeborene, die aufgrund der Unreife nicht oder nicht ausreichend Milchnahrung trinken können
- Früh- und Neugeborene mit angeborenen Fehlbildungen wie einer Lippen-Kiefer-Gaumenspalte
- Zu Pflegende, die nicht essen können, z. B. im Wachkoma oder mit massivem Schluckstörungen
- Evtl. Nahrungsverweigerung bei einer Demenzerkrankung oder einer Magersucht. Zuvor erfolgt eine ethische Überprüfung und eine enge Absprache zwischen dem Behandlungsteam, dem zu pflegenden Menschen, Angehörigen und ggf. der betreuenden Person (➤ 7.4.7).
- Verordnete Nahrungskarenz, z. B. nach Operationen.
- Komplikationen und Schmerzen beim Kau- und Schluckvorgang.
- Bei Krankheiten mit einem erhöhten Nährstoff- und Energiebedarf, z. B. Tumorerkrankungen, Verbrennungen, Polytraumata etc.

Arten von Ernährungssonden

➤ Tab. 21.9, ➤ Abb. 21.19, ➤ Abb. 21.20

Pflege transnasaler/orogastraler Sonden

- **Fixierung** regelmäßig wechseln, um Druckstellen und Infektionen vozubeugen
- Vor Verabreichen *(Applikation)* der Sondenkost die **Sondenlage** kontrollieren. Möglichkeiten:
  - Spritze: mind. 20 ml zum Ansaugen von Magensaft. Bei Früh- und Neugeborenen kleinere Spritze verwenden.
  - Stethoskop: mittels Spritze ca. 20 ml Luft durch die transnasale Sonde in den Magen einbringen, bei Frühgeborenen und Säuglingen Luftmenge reduzieren. Bei korrekter Lage sind mittels Stethoskop im Magenbereich gurgelnde Geräusche zu hören.
  - Lackmuspapier (pH-Indikationspapier): Magensaft wird mit einer Spritze aspiriert und auf das Lackmuspapier aufgetragen. Dieses verfärbt sich bei Kontakt mit saurem Magensaft rot (Wert 3–4).
  - Röntgenkontrolle.

TAB. 21.9

Tab. 21.9 Arten von Ernährungssonden

Ernährungssonde	Erläuterung
Transnasale/Orogastrale Ernährungssonde	• Wird durch die Nase/den Mund über die Speiseröhre in Magen oder Dünndarm geschoben: – Gastrale Lage: Sondenspitze befindet sich im Magen. – Jejunale Lage: Sondenspitze befindet sich im Dünndarm. • Kompensiert kurzfristig (ca. zwei bis vier Wochen) die enterale Ernährung. • Nach der Sondenanlage wird der Sitz der Sonde überprüft. Anschließend wird die Sonde markiert und an der Nase und locker hinter dem Ohr fixiert: Dazu werden ein wasserfester Stift und Pflasterstreifen benötigt. • Bei Früh- oder Neugeborenen wird eine Ernährungssonde auch oral (durch den Mund) gelegt. Bei ihnen sowie bei Säuglingen und Kleinkindern wird die Sonde an der Wange fixiert (➤ Abb. 21.19).
Perkutane Sonde	• Wird unter Sicht (Endoskop) direkt in den Verdauungstrakt über die Bauchdecke gelegt: – **PEG** (perkutane endoskopische Gastrostomie): Die Sonde liegt im Magen. – **PEJ** (perkutane endoskopische Jejunostomie): Die Sonde liegt im Dünndarm *(Jejunum)*. • Um die Sonde direkt in den Magen zu legen, ist ein chirurgischer Eingriff nötig. – Die Sonde wird von innen und außen mittels Fixierplatten an der Bauchdecke befestigt. – Darüber ist eine langfristige Ernährung über mehr als vier Wochen möglich – **Buttonsonde:** Diese kann bei günstigem Heilungsverlauf eine PEG-Sonde ersetzen: Der Vorteil ist, dass sie mit einem Ballon fixiert wird, wodurch sie leicht von außen zu wechseln ist.

ABB. 21.19

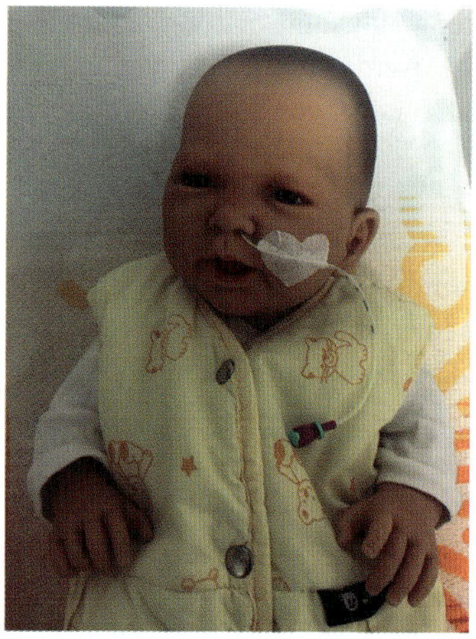

Abb. 21.19 Transnasale Sonde bei einem Säugling, die an der Wange fixiert ist [P865]

ABB. 21.20

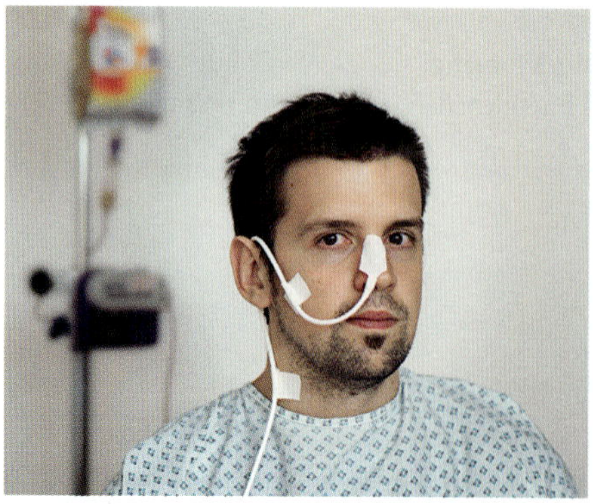

Abb. 21.20 Transnasale Sonde bei einem Erwachsenen: Die Sonde ist an Nase, Wange und Hals korrekt fixiert [K115]

MERKE

MERKE

Die Spritze zur Applikation der Nahrung darf während einer Mahlzeit mehrmals verwendet werden. Sie ist entsprechend zu kennzeichnen, damit sie nicht verwechselt wird, z. B. zur Medikamentengabe über die Sonde.

Pflege einer perkutanen Sonde

Bis zum Abheilen der Wunde wird anfangs täglich ein aseptischer Verbandwechsel durchgeführt (hausinternen Standard beachten). Später genügen zwei bis drei Verbandwechsel pro Woche in Abhängigkeit vom Hautzustand. In der häuslichen Umgebung muss eine PEG-Sonde nicht unbedingt verbunden werden. Hier sind die individuellen Wünsche des zu pflegenden Menschen zu berücksichtigen.

Im Rahmen des Verbandwechsels wird die Sonde mobilisiert, indem sie ca. 2 cm vorgeschoben und gedreht wird. So kann die innere Fixierplatte auf Beweglichkeit getestet werden. Im Anschluss wird die Sonde wieder in ihre ursprüngliche Position gebracht.

ACHTUNG

Ohne regelmäßige Mobilisation der Sonde besteht die Gefahr, dass sie mit der Magenwand verwächst.

ACHTUNG

Pina assistiert bei der Mobilisation und beim Verbandwechsel einer PEG-Sonde. Als Pflegeassistentin führt sie diese speziellen Pflegetätigkeiten nicht selbstständig durch.

Pina im Praxiseinsatz

21.3.3 Schluckstörungen

21.3.3 Schluckstörungen

Zu den Aufgaben von Pflegeassistenten gehört das Inspizieren der Mundhöhle des Pflegebedürftigen vor jeder Nahrungsaufnahme, sofern es die Person nicht selbst kann. Das gilt auch bei Kleinkindern, die gerade lernen, von flüssiger auf feste Kost umzusteigen.

Eine ausgetrocknete Mundschleimhaut bei trockener Raumluft, Schnarchen oder Erkältungen können den Schluckakt beeinträchtigen und zu einer Schluckstörung *(Dysphagie)* führen. Menschen mit Schluckstörungen haben ein besonders hohes Risiko zu aspirieren (➤ 12.8.1). Dabei wird der Nahrungsbrei in die Luftröhre fehlgeleitet. **Ursachen** einer Schluckstörung können sein:

- Veränderungen im Bereich des Zentralnervensystems, z. B. nach einem Schlaganfall
- Erkrankungen der Zähne, Speicheldrüsen oder der Mundschleimhaut
- Bettlägerigkeit
- Tracheostoma, Rachen- oder Kehlkopferkrankungen, Tumoren im Mund- und Rachenraum
- Erkrankungen im Bereich der Speiseröhre wie Entzündungen oder Stenosen
- Degenerative Erkrankungen im Alter: Rückgang der Speichelproduktion, reduzierte Rachenbewegungen

Betroffen von einer Dysphagie können der Lippenschluss sowie die Koordination der Kau- und Zungenbewegungen sein. Auch die Funktion der Muskeln im Bereich des Kehlkopfs kann eingeschränkt sein. Mitunter schließt der Kehldeckel nicht mehr richtig.

WISSEN ANWENDEN

Pina wiederholt für sich die physiologischen Vorgänge beim Schlucken. Welche anatomischen Strukturen sind daran beteiligt? Sie erstellt ein Flussdiagramm zum Thema Phasen des Schluckakts.

WISSEN ANWENDEN

Beobachtungskriterien einer Schluckstörung

Pina im Praxiseinsatz

Folgende Anzeichen einer Dysphagie kann Pina wahrnehmen:

- Verschlucken von Nahrung oder Flüssigkeiten
- Aus dem Mund laufender Speichel
- Gurgelnde oder verschleimt klingende Stimme, Geräusche
- Vermehrtes Räuspern oder Husten
- In der Mundhöhle verbliebene Nahrungsreste
- Verweigerung der Nahrungs- und Flüssigkeitsaufnahme

Wenn Pina aufgrund ihrer Beobachtungen eine Schluckstörung vermutet, gibt sie diese Information sofort an eine Pflegefachperson weiter. Sie weiß, dass eine Behandlung unbedingt notwendig ist, denn Aspirationen (➤ 25.2.5) können lebensbedrohlich sein und zudem eine Aspirationspneumonie auslösen.

ACHTUNG

Fieber unklarer Genese bei Schluckstörungen kann auf eine Aspiration hinweisen!

ACHTUNG

Diagnostik und Therapie

In der Regel führen Sprachtherapeuten *(Logopäden)* bei Menschen aller Altersgruppen und Fachärzte der Neurologie und Inneren Medizin die Diagnostik durch:

- Anamnese
- Untersuchung des Schluckvorgangs z. B. mittels Video-Endoskopie

Im Rahmen der Therapie kann durch Logopäden und Physiotherapeuten ein spezielles **Schlucktraining** durchgeführt werden. Die Pflegefachperson kann spezielle Techniken anwenden und dazu anleiten.

21.3.4 Beurteilung von Ausscheidungen

21.3.4 Beurteilung von Ausscheidungen

Beobachtung von Stuhlausscheidungen

Die Ausscheidung von Stuhl wird Stuhlgang oder **Defäkation** genannt. Sie wird willkürlich eingeleitet, ihr Ablauf ist jedoch reflexartig. Erschlaffen die Schließmuskeln, zieht sich die Längsmuskulatur des Enddarms zusammen. Die **Bauchpresse** unterstützt diesen Vorgang, sodass der Stuhl weiterbefördert und schließlich entleert wird.

MERKE

MERKE

Wenn Pina zu Pflegende nach ihrem Ausscheidungsverhalten befragt, geht sie sensibel vor und nutzt standardsprachliche, allgemein verständliche Ausdrücke wie „Stuhlgang haben". Sie thematisiert diese intimen Themen nicht in Anwesenheit von Besuchenden.

Beobachtungskriterien

Pflegepersonen achten auf Stuhlveränderungen (➢ 14.2.2):

- Häufigkeit (Durchfall, Obstipation)
- Beschaffenheit und Menge des Stuhls
- Stuhlfarbe und Geruch
- Beimengungen wie Blut, Schleim oder verschluckte Fremdkörper, auch Parasiten und deren Eier

Veränderungen des Stuhls lassen Rückschlüsse auf Erkrankungen zu. Dazu wird eine Stuhldiagnostik, d. h. eine Untersuchung des Stuhls nach einer Stuhlprobenentnahme, durchgeführt.

Da Stuhl typischerweise eine Braunfärbung aufweist, können Blutbeimengungen für das Auge unsichtbar sein. Mit dem Auge nicht sichtbares Blut wird **okkultes Blut** genannt und kann bei Darmkrebs oder Polypen auftreten. Bei einem Verdacht werden Stuhlproben in kleinen Testbriefchen (➢ Abb. 21.21) ins Labor gesendet, wo das Blut nachgewiesen werden kann.

ABB. 21.21

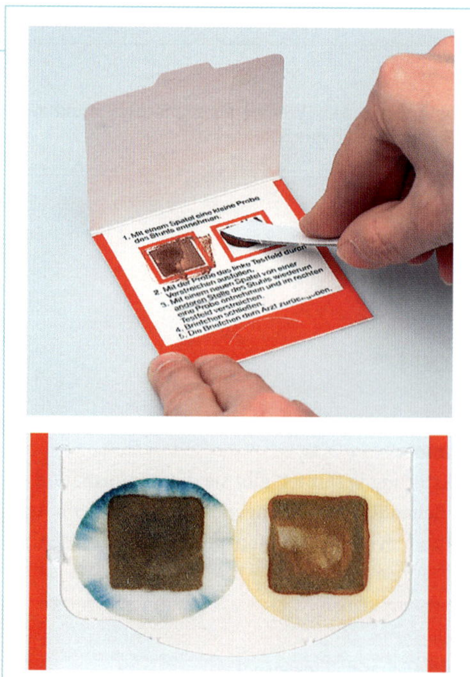

Abb. 21.21 Hämoccult-Test auf „verstecktes" Blut im Stuhl. Eine jeweils geringe Stuhlmenge von drei aufeinanderfolgenden Stuhlgängen wird mittels eines Spatels auf ein Testfeld aufgebracht [T210]

MERKE

Neben den gängigen Beobachtungskriterien für die Stuhlausscheidung beurteilen Pflegepersonen auch:

- Blähungen
- Schmerzen
- Wirkung von Abführmaßnahmen
- Sich auf den Stuhlgang auswirkende Nebenwirkungen verordneter Medikamente, z. B. von Antibiotika (➤ 6.1.1)

Diarrhö

DEFINITION

Durchfall *(Diarrhö)*: Die zu pflegenden Personen leiden unter häufigen, sehr flüssigen und faulig riechenden Stuhlgängen. Störungen des Wasser- und Elektrolythaushalts und Veränderungen der Haut im Analbereich können folgen. Die Betroffenen fühlen sich schwach und verlieren Gewicht.

Ursachen

Diarrhöen können verschiedene Ursachen haben und werden dementsprechend unterteilt (➤ Tab. 21.10).

Tab. 21.10 Einteilung von Diarrhöen nach den Ursachen

Ursachen	Erklärung
Sekretorische Diarrhö	Die Wassersekretion im Darm (Darmsaftproduktion) wird durch Bakterien oder andere Mikroorganismen angeregt
Osmotische Diarrhö	Bestimmte Nahrungsmittel, auch in Flüssigkeiten, entziehen dem Körper Wasser. So wird der Stuhl verflüssigt. (Auf diesem Prinzip basieren auch viele Abführmittel)
Weitere Ursachen	Die Darmschleimhaut kann geschädigt sein. Chronisch entzündliche Darmerkrankungen, Bestrahlungen im Bauchraum bei Krebsleiden oder durch Tumoren selbst verursachen Durchfälle

Therapie

Die Diarrhö wird möglichst ursächlich *(kausal)* behandelt. Eine darmschonende Diät ist angezeigt. Durchfälle über einen längeren Zeitraum werden mit Flüssigkeitsersatz über eine venöse Infusion therapiert, damit der Körper ausreichend Flüssigkeit, Salze und Nährstoffe zur Verfügung hat.

Beurteilung von Erbrochenem und der betroffenen Person

Erkrankungen des Magen-Darm-Trakts gehen häufig mit Übelkeit und Erbrechen einher.

DEFINITION

Übelkeit *(Nausea)* ist eine Störung des Wohlbefindens, die als „flaues Gefühl"/Unwohlsein in der Rachen- oder Magengegend wahrgenommen wird. Betroffene verspüren vermehrten Speichelfluss, sind blass und evtl. kaltschweißig.
Erbrechen *(Emesis)* ist ein Schutzreflex des menschlichen Körpers, um schädigende Stoffe oder Keime zu entfernen. Hierbei wird Mageninhalt kräftig und ruckartig über den Mund entleert.

Mögliche Auslöser und den Vorgang des Erbrechens zeigt ➤ Abb. 21.22.

Meistens kündigt sich Erbrechen mit Übelkeit an. Wichtige Kriterien zur Beobachtung des Erbrochenen sind in ➤ Tab. 21.11 zusammengefasst.

ACHTUNG

Bei stark geschwächten oder bewusstseinsbeeinträchtigten Menschen mit Übelkeit und Erbrechen besteht akute **Aspirationsgefahr.** Dabei gelangt Erbrochenes in die Luftröhre. Wandert es tiefer in die Lunge, kann eine Aspirationspneumonie entstehen (➤ 25.2.5).

MERKE
DEFINITION
TAB. 21.10
DEFINITION
ACHTUNG

ABB. 21.22

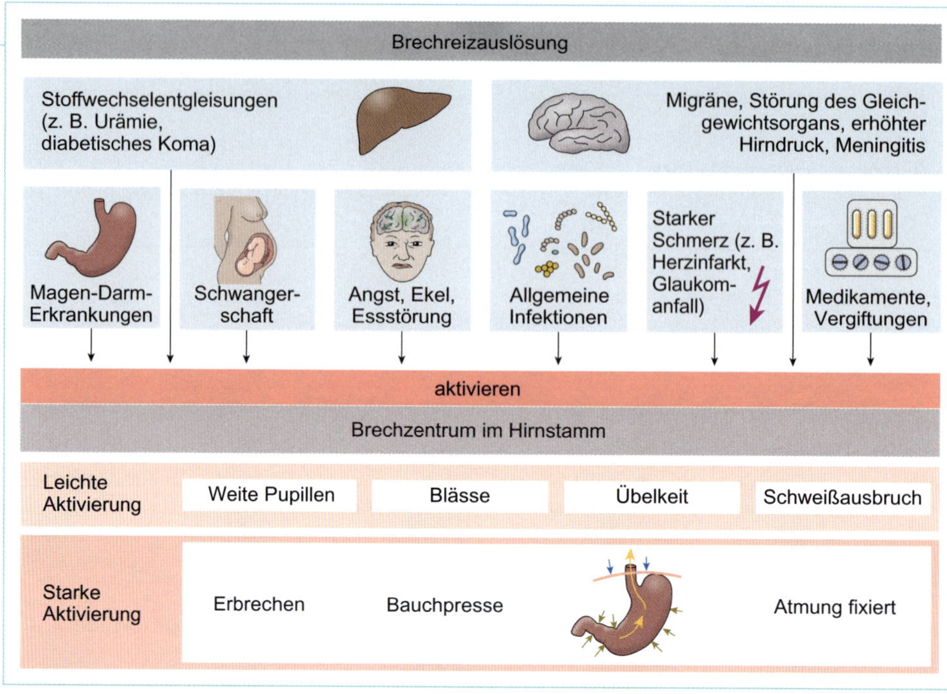

Abb. 21.22 Erbrechen [L190]

TAB. 21.11

Tab. 21.11 Beobachtung von Erbrechen, Erbrochenem und mögliche Ursachen

Kriterium	Beobachtung	Mögliche Ursachen
Begleitumstände, Zeitpunkt und Häufigkeit	Nüchternerbrechen	Schwangerschaft oder Stoffwechselstörungen
	Nach dem Essen	Unverträglichkeit, Gastritis, Ulkuserkrankungen
	Nachts	Gallenerkrankungen
	Periodisch	Migräne
Farbe	Hellrot	Frisches Blut oberhalb des Magens
	Rotbräunlich	Refluxösophagitis
	Dunkelschwarzrot, kaffeesatzartig	Von Magensaft zersetztes Blut bei Magengeschwüren oder Tumoren
	Braun, schwallartig	Koterbrechen bei Ileus
	Gelbgrün	Beimengungen von Galle aus dem Dünndarm
Geruch	Fade	Schleimerbrechen
	Säuerlich	Verweildauer im Magen
	Süßlich-bitter	Galle
	Kotartig	Ileus (Darmverschluss)
Zusammensetzung	Nahrungsreste	Je nach Nahrungsaufnahme und Verweildauer
	Schleim	Gastritis, Nüchternerbrechen
	Blut	Blutungen in unterschiedlichen Organen
	Beimengungen	Z. B. Fremdkörper oder toxische Strukturen
Menge, Beschaffenheit	Stark abhängig von der Magenfüllung	Wenig Aussagekraft bezüglich der Ursache
Brechvorgang	Schwallartig	Hirndruckveränderungen
	Würgend	Bei bereits leerem Magen, Reisekrankheit
	Hochbringen von Nahrung ohne Übelkeit oder kräftiges Anspannen den Bauchmuskeln *(Regurgitationen)*	Reflux, Ösophagusstenose → unverdaute Nahrung
	Spastisch (explosions-, schwallartig)	Pylorusstenose
	Atonisch (schlaff)	Überlauferbrechen

Ursachen

- Infektionskrankheiten, z. B. Infektion mit Noroviren
- Magen-Darm-Erkrankungen, z. B. Gastritis (➢ 25.2.8) und Ulkuskrankheit (➢ 21.2.2)
- Nahrungsmittelunverträglichkeiten
- Akutes Abdomen (➢ 21.2.4)
- Neurologische Beeinträchtigungen, z. B. Gehirnerschütterung, Migräne, Sonnenstich
- Schwangerschaft
- Schwindel
- Postoperative Übelkeit oder begleitend bei Chemotherapie
- Herz-Kreislauf-Erkrankungen, z. B. bei einem Herzinfarkt (➢ 24.2.1)
- Psychische Beeinträchtigungen, z. B. Angststörungen

Formen

- **Zerebrales Erbrechen:** Eine Schädigung des Gehirns (Brechzentrum) löst Erbrechen aus, auch ohne Nahrungsaufnahme.
- **Induziertes Erbrechen** (bewusst herbeigeführtes Erbrechen): Geschieht im Zusammenhang mit Essstörungen oft unbemerkt. Die Betroffenen fallen durch Gewichtsabnahme, einen verschlechterten Zahnzustand oder auffälliges Essverhalten auf.
- **Gastrisches Erbrechen** bei Erkrankungen des Magens: Je nach Auslöser kann das Erbrechen Stunden dauern oder sich über Tage erstrecken.
- Erbrechen durch **kontaminierte/verdorbene Lebensmittel:** Hier besteht ein zeitlicher Zusammenhang zwischen Nahrungsaufnahme und Erbrechen.
- **Antizipatorisches Erbrechen:** Allein Erinnerungen, Vorstellungen oder Eindrücke führen zum Erbrechen. Dieses Verhalten ist erlernt *(konditioniert)* und trifft z. B. auf zu pflegende Personen unter einer Chemotherapie zu. Dabei traten in der Vergangenheit Übelkeit und Erbrechen auf, weil die Prophylaxe nicht ausreichte oder fehlte. Nun löst der Gedanke an die nächste Chemotherapie Erbrechen aus.

Der Vorgang des Erbrechens selbst ist sehr anstrengend. Zudem kann Mageninhalt in die Lunge gelangen, und es können Herz-Kreislauf-Störungen auftreten. Daher kontrolliert Pina die Vitalzeichen und leitet sie an die zuständige Pflegefachperson weiter. Pina erkundigt sich zudem, ob das Erbrochene zur Sichtung oder für das Labor aufzubewahren ist.

Pina im Praxiseinsatz

MERKE

Menschen, die erbrechen, haben oft **Angst,** und es ist ihnen peinlich. Pflegepersonen beruhigen und unterstützen die Betroffenen, gerade Kinder sind zu trösten.

MERKE

Pflege

- Positionierung: Bewusstseinseingeschränkte zu Pflegende sind in eine stabile Seitenlage (➢ 24.3) zu bringen. Zu Pflegende ohne Bewusstseinseinschränkung neigen in aufrechter Sitzposition ihren Kopf nach vorn und werden von der Pflegeperson ggf. dabei unterstützt.
- Schüssel, Spuckbeutel oder Nierenschale reichen.
- Zellstofftücher zum Abwischen reichen, Kleidung mit einem Handtuch o. Ä. schützen.
- Kopf evtl. stützen.
- Betroffene Person beruhigen, nicht allein lassen.
- Mögliche eigene Ekelgefühle nicht äußern.
- Bei regelmäßigem Erbrechen Maßnahmen nicht erst einleiten, wenn Übelkeit und Erbrechen schon aufgetreten sind, sondern prophylaktische Maßnahmen ergreifen (z. B. Vermeiden/Entfernen von Auslösern etc.). Zu Beginn bestimmter Therapien ist ein Prophylaxeplan zu erstellen.
- Pflegefachpersonen um die medikamentöse Versorgung in passender Darreichungsform bitten.

Nach dem Erbrechen

- Wechseln verschmutzter Bettwäsche und Kleidung.
- Mundpflege und erfrischende Waschung anbieten; Wünsche erfragen: kühle Getränke, Stirnkompressen etc.
- Zum Händewaschen und/oder zur Händedesinfektion anleiten.
- Rufvorrichtung in Reichweite bringen.
- Zimmer lüften.
- Erbrochenes sofort aus dem Zimmer/Sichtweite bringen.

- Erbrechen mit dem Team besprechen und mögliche Arztanordnungen oder Pflegemaßnahmen umsetzen.
- Materialien entsorgen, reinigen/desinfizieren (inkl. Hände- und Flächendesinfektion).
- Dokumentation von Erbrechen und Unterstützungsmaßnahmen.
- Antizipatorischem Erbrechen kann mit Entspannungstechniken vorgebeugt werden. Auch Ablenkung und Aromatherapie sind hilfreich.

MITDENKEN

MITDENKEN

Guilia Enders beschreibt in ihrem Buch **„Darm mit Charme"** lebensnah und leicht verständlich, was zu tun ist, um sich in seinem Körper wohlzufühlen, länger zu leben und glücklicher zu sein: Der Darm muss gepflegt werden. Unbedingt lesen!

WIEDERHOLUNGSFRAGEN

1. Nennen Sie die Organe des Verdauungssystems in der Reihenfolge von der Nahrungsaufnahme bis zur Ausscheidung.
2. Erläutern Sie den Unterschied zwischen endokrinen und exokrinen Drüsen.
3. Stellen Sie dar, wie und wo Kohlenhydrate, Fette und Eiweiße verdaut werden. Nennen Sie die Verdauungssäfte, die dabei zum Einsatz kommen.
4. Beschreiben Sie, welche Gefahr bei einer Schluckstörung besteht.
5. Erläutern Sie, worauf die Beobachtungsschwerpunkte bei zu Pflegenden mit Magensonden (nasal, PEG) zu legen sind und welche pflegerischen Aspekte zu beachten sind.
6. Nennen Sie Kriterien der Stuhlbeobachtung.
7. Zählen Sie je drei pflegerische Maßnahmen auf, die Sie bei Durchfall und Verstopfung anwenden können.
8. Nennen Sie Formen des Erbrechens und erläutern Sie, wie Sie die betroffene Person pflegerisch unterstützen können.
9. Nennen Sie die Ursachen, auf die starke Bauchschmerzen hinweisen können. Beschreiben Sie, wie Sie reagieren, wenn eine zu pflegende Person über starke Bauchschmerzen klagt.

LITERATUR UND KONTAKTADRESSEN

Quellen

Deutsches Netzwerk für Qualitätsentwicklung in der Pflege (DNQP). Expertenstandard Förderung der Mundgesundheit. Osnabrück: 2023.

Doll A. Übelkeit und Erbrechen. In: Bäumer R, Maiwald A. (Hrsg.): Thiemes Onkologische Pflege. Stuttgart: Thieme; 2008. S. 161–169.

Dudareva S et al. Epidemiologie der Virushepatitiden A bis E in Deutschland. Bundesgesundheitsblatt – Gesundheitsforschung – Gesundheitsschutz. 2022; 65(2): 149–158. Aus: https://edoc.rki.de/bitstream/handle/176904/10059/Dudareva2022_Article_EpidemiologieDerVirushepatitid.pdf?sequence=1&isAllowed=y (letzter Zugriff: 8.2.2025).

Hauner H et al. Leitfaden Ernährungstherapie in Klinik und Praxis (LEKuP). Aktuelle Ernährungsmedizin. 2019; 44: 384–419. Aus: www.dge.de/fileadmin/dok/gesunde-ernaehrung/diaetetik/Hauner-H-2019-Leitfaden-Ernaehrungstherapie-in-Klinik-und-Praxis-LEKuP_02.pdf (letzter Zugriff: 8.2.2025).

Hoehl M. Essen und Trinken. In: Hoehl M, Kullick P (Hrsg.). Gesundheits- und Kinderkrankenpflege. 5. Aufl. Stuttgart: Thieme, 2019: S. 324–363.

Jenssen C, Jenssen B. Erkrankungen des Magens Symptome, Behandlung und Pflege. CNE.fortbildung. Stuttgart: Thieme Verlag; 2021. S. 2–16.

Keller C, Menche N, Teigeler B (Hrsg.). Pflege Heute. 8. Aufl. München: Elsevier; 2023.

Keller C (Hrsg.). Pflegen. Grundlagen und Interventionen. 3. Aufl. München: Elsevier; 2021.

Lenfers B, Rünzi M. Pankreatitis. In: Wilhelm W, Sakka SG (Hrsg.). Praxis der Intensivmedizin. 3. Aufl. Berlin, Heidelberg: Springer; 2023. S. 763–769.

Menche N (Hrsg.). Biologie Anatomie Physiologie. 10. Aufl. München: Elsevier; 2023.

Pennekamp S, Pongrac L, Schulte M. Pflege-Coach für Theorie und Praxis: Prophylaxen. Berlin: Cornelsen; 2015.

Schwegler J, Lucius R. Der Mensch. Anatomie und Physiologie. 7. Aufl. Stuttgart: Thieme; 2021.

Sirtl S et al. Akute Pankreatitis – Diagnose und Management. MMW – Fortschritte der Medizin. 2023; 165(19): 52–56.

Robert Koch-Institut (RKI). Empfehlungen der Ständigen Impfkommission (STIKO). 2024. Aus: www.rki.de/DE/Content/Kommissionen/STIKO/Empfehlungen/Aktuelles/Impfkalender.pdf?__blob=publicationFile (letzter Zugriff: 7.1.2025).

Wicher L. Therapieinduzierte Übelkeit und Erbrechen. Thieme CNE; 2016. DOI: 10.1055/s-0033-1349903.

Weiterführende Literatur

Bundesministerium für Gesundheit. Neue Kassenleistung: Darmspiegelung für Männer ab 50 Jahren. 2019. Aus: www.bundesgesundheitsministerium.de/ministerium/meldungen/2019/darmspiegelung.html

Kontaktadressen

Deutsche Gesellschaft für Ernährung (DGE): www.dge.de

KAPITEL

22 Hormone und Stoffwechselsystem

Stefanie Gurk

LERNZIELE

LERNZIELE: DAS KANN ICH BALD GUT

Am Ende dieser Lerneinheit werde ich ...

- für die pflegerischen Besonderheiten bei Stoffwechselerkrankungen sensibel sein,
- bestimmte Hormone und ihre Aufgaben kennen,
- Krankheiten kennengelernt haben, die entstehen, wenn die Ausschüttung von Hormonen gestört ist,
- die Symptome der Diabetes-mellitus-Erkrankung und die unterschiedlichen Therapien kennen,
- erfahren haben, warum es unterschiedliche therapeutische Konzepte bei der Diabetes-mellitus-Erkrankung gibt,
- wissen, dass ein Diabetes mellitus zu schwerwiegenden Folgeerscheinungen führen kann,
- den zu Pflegenden mit angemessenen pflegerischen Maßnahmen unterstützen können,
- wissen, wo im Körper Hormone hergestellt werden und wie die Herstellung und Freisetzung der Hormone geregelt wird,
- wissen, dass Krankheiten entstehen, da Hormone zu wenig bzw. gar nicht mehr produziert werden,
- wissen, dass Krankheiten entstehen, weil zu viele Hormone gebildet werden,
- die unterschiedlichen Schilddrüsenerkrankungen und deren Symptome kennen.

Pina im Praxiseinsatz

Pina hat bereits zu Pflegende betreut, die „Zucker" hatten. Sie weiß, dass die Zuckerkrankheit in der Fachsprache Diabetes mellitus genannt wird. Doch es hat sie überrascht, dass es zwei unterschiedliche Therapieansätze bei dieser Erkrankung gibt: Einige zu Pflegende erhielten 1–2 × täglich eine Spritze. Andere zu Pflegende nahmen Tabletten zur Therapie des Diabetes mellitus ein. Pina möchte wissen, warum es unterschiedliche Therapieformen gibt. Außerdem ist sie gespannt darauf zu erfahren, welche Hormonsysteme es im Körper gibt und welche Aufgaben diese haben.

Die Praxisanleitung erklärt Pina, dass Stoffwechselerkrankungen sehr unterschiedliche Auswirkungen auf den Körper haben können. Dementsprechend werden die pflegerischen Maßnahmen individuell auf den zu Pflegenden abgestimmt. Einerseits kann die Stoffwechselerkrankung die Ursache oder der Anlass für pflege-

ABB. 22.1

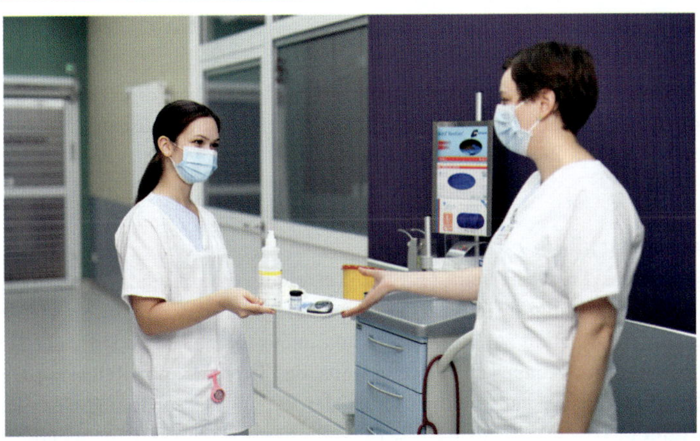

Abb. 22.1 Pina übergibt ihrer Praxisanleiterin ein Tablett mit Utensilien zum Messen des Blutzuckers [J803]

Zur Orientierung
22.1 Anatomie und Physiologie
DEFINITION
22.1.1 Insulin und Glukagon
MERKE
22.1.2 Die Schilddrüse und ihre Hormone

rische Maßnahmen sein, wie es z. B. beim Diabetes mellitus der Fall ist. Andererseits erklärt die Praxisanleitung Pina, dass es wichtig ist, die Symptome der Stoffwechselerkrankungen zu kennen, um diese als Auffälligkeit zu verstehen und den zu Pflegenden bei der weitergehenden Diagnostik unterstützen zu können.

22.1 Anatomie und Physiologie

> **DEFINITION**
>
> **Hormone** sind Botenstoffe, die die Funktionen von Zellgruppen und Organen im Körper aufeinander und auf Anforderungen von außen abstimmen. Sie tragen Informationen zu der einzelnen Zelle, die ihre Funktion dann entsprechend der Information ändert. Hormone beeinflussen z. B. die Fortpflanzung, das Wachstum und die Reifung des Körpers und der Körperorgane sowie die Leistungsanpassung des Körpers an die äußeren Umstände, die Regelung des Körpermilieus und den Zellstoffwechsel.
> Der Begriff **Stoffwechsel** bezeichnet alle Vorgänge im Körper, bei denen Stoffe in ihrer Struktur verändert werden. Im Rahmen des Zellstoffwechsels werden Stoffe hergestellt, um- und abgebaut.
> Bestimmte Zellen der **Bauchspeicheldrüse** *(Pankreas)* stellen die Hormone Insulin und Glukagon her. Diese beeinflussen den Zucker-(Kohlenhydrat)-Stoffwechsel. Die **Schilddrüse** produziert die Hormone Thyroxin (T_4) und Trijodthyronin (T_3), die auf Wachstum und Reifung des Körpers sowie die körperliche Leistungsanpassung Einfluss nehmen.

22.1.1 Insulin und Glukagon

Die Bauchspeicheldrüse *(Pankreas)* ist eine Drüse. Sie stellt einerseits **Verdauungssäfte** her, die für die Verdauung der Nahrung im Darm zuständig sind (exokrine Funktion, ➤ 21.1), andererseits produziert sie die Hormone **Glukagon** und **Insulin** (endokrine Funktion) in speziellen Zellgruppen, den **Langerhans-Inseln.** Beide Hormone nehmen Einfluss auf den **Kohlenhydratstoffwechsel.** Jede Körperzelle benötigt einen speziellen Zucker, die Glukose, um Energie herzustellen. Diese Energie braucht die Zelle, damit sie funktioniert und ihre Aufgaben erfüllen kann. Zucker *(Glukose)* wird auch in Form eines Mehrfachzuckers *(Glykogen)* in bestimmten Zellen gespeichert. Wenn zu wenig Glukose im Blut ist, wird Glykogen zu Glukose umgebaut.

- **Glukagon erhöht** die Glukosekonzentration im Blut, indem z. B. der Mehrfachzucker Glykogen zu Glukose umgebaut und aus Eiweißbausteinen (Aminosäuren) Glukose aufgebaut wird.
- **Insulin vermindert** die Glukosekonzentration im Blut, indem es dafür sorgt, dass Glukose in jede Körperzelle aufgenommen und dort deren Verarbeitung angeregt wird.

Abhängig von der Glukosekonzentration im Blut wird entweder Glukagon oder Insulin aus den Zellen der Langhans-Inseln ausgeschüttet.

> **MERKE**
>
> Wenn **kein** Insulin gebildet wird oder Insulin **nicht** an den Zellen wirken kann, nimmt die Zelle keine Glukose auf und verliert zunehmend ihre Funktionsfähigkeit. Gleichzeitig bleibt zu viel Glukose im Blut, was zu einem stetigen **Anstieg der Blutzuckerkonzentration** führt.

22.1.2 Die Schilddrüse und ihre Hormone

Aufbau

Die **Schilddrüse** *(Glandula thyroidea)* ist im vorderen Halsbereich zu finden. Sie liegt direkt auf der Luftröhre *(Trachea)* unterhalb des Schildknorpels, der zum Kehlkopf gehört. Die Schilddrüse besteht aus einem rechten und linken ovalen **Lappen.** Beide Lappen sind in der Mitte über einen Steg, den Isthmus, verbunden (➤ Abb. 22.2).

Herstellung und Funktion der Schilddrüsenhormone

Die Schilddrüse stellt zwei Hormone, **Trijodthyronin (T_3)** und **Tetrajodthyronin** oder **Thyroxin (T_4)**, her. Zur Herstellung dieser Hormone benötigt sie **Jod,** das der Körper über die Nahrung aufnehmen muss.

Die Schilddrüse bekommt die Information zur Hormonproduktion aus dem Gehirn. Sinkt der Hormonspiegel im Blut ab, wird im Gehirn, genauer im Hypothalamus, das **Thyreotropin-Releasing-Hormon (TRH)** freigesetzt. TRH wirkt an einer nahen Hirnstruktur, der Hypophyse, sodass diese das **Thyreoidea-stimulierende Hormon (TSH)** ins Blut abgibt. Über den Blutweg gelangt TSH zur Schilddrüse und an die Schilddrüsenzellen, die nun als TSH-Wirkung vermehrt Jod aufnehmen und die Schilddrüsenhormone T_3 und T_4 herstellen. Sind ausreichend T_3- und T_4-Hormone im Blut vorhanden, gibt es eine Rückmeldung an die Hirnstrukturen, Hypothalamus und Hypophyse, dass kein TRH und TSH mehr produziert werden muss. Dieser Regelkreis sorgt dafür, dass die Hormonproduktion an den körperlichen Bedarf angepasst wird (➤ Abb. 22.2).

ABB. 22.2

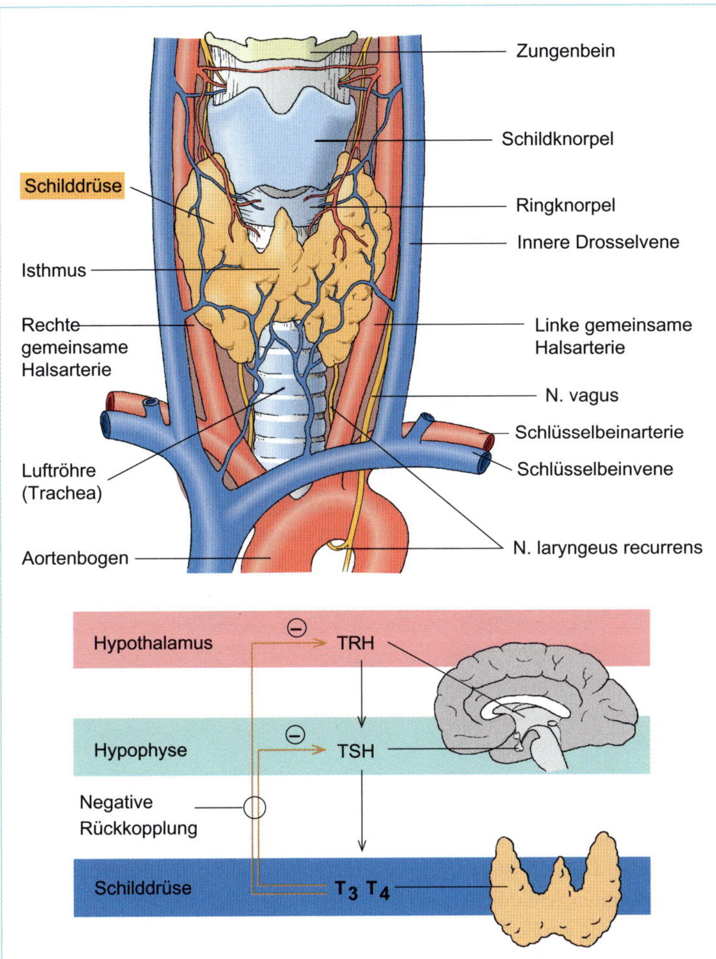

Abb. 22.2 Anatomie der Schilddrüse (oben) und Regelkreis der Schilddrüsenhormone (unten) [L190]

MERKE

Werden zu viel oder zu wenig Schilddrüsenhormone hergestellt, kann die Ursache in der Schilddrüse selbst liegen oder auch an einer fehlerhaften Hormonausschüttung in den übergeordneten Hirnstrukturen. Deshalb werden zur **Diagnostik bei Schilddrüsenfunktionsstörungen** nicht nur die T_3- und T_4-Werte im Blut, sondern auch die TSH-Blutkonzentration bestimmt.

MERKE

Die Schilddrüsenhormone fördern den körperlichen und geistigen **Reifungs- und Wachstumsprozess.** Sie erhöhen den **Energieverbrauch** (Grundumsatz) und kurbeln den Gesamtstoffwechsel an, um die **körperliche Leistungsfähigkeit** an die äußeren Anforderungen anzupassen.

22.2 Pflegerisches Handeln in allen Altersstufen

22.2 Pflegerisches Handeln in allen Altersstufen
Pina im Praxiseinsatz

Im Rahmen ihres praktischen Einsatzes erkennt Pina, dass die Stoffwechselerkrankungen sehr unterschiedliche Anforderungen an das pflegerische Handeln stellen.

Zu pflegende Menschen zu **beraten,** ist z. B. bei einer Diabetes-mellitus-Erkrankung für die selbstständige Alltagsgestaltung sehr wichtig. Die **Ernährungstherapie** ist eine Säule der Therapie bei Diabetes mellitus. Pina ist bei einem Gespräch ihrer Praxisanleitung zu diesem Thema mit dabei. Die Praxisanleitung erklärt dem zu pflegenden Menschen,

- dass der Blutzuckerwert regelmäßig kontrolliert werden muss, um die zu verabreichende Insulindosis zu bestimmen,
- dass er nach dem Spritzen des Insulins immer essen muss, da sonst der Blutzuckerspiegel zu stark absinkt,
- dass es zum therapeutischen Konzept gehört, sich ausgewogen zu ernähren,
- dass sich bei Übergewicht eine Gewichtsreduktion empfiehlt,
- dass es ratsam ist, eine regelmäßige Körper- und insbesondere Fußpflege durchzuführen, um Hauterkrankungen und -schädigungen vorzubeugen,
- dass es spezielle Schulungen für Menschen mit Diabetes mellitus gibt, die von den Krankenkassen bezahlt werden,
- dass die körperliche Bewegung ein Teil der Therapie ist, um Zucker in den Zellen abzubauen und Übergewicht entgegenzuwirken.

Außerdem bestärkt die Praxisanleitung den zu pflegenden Menschen ggf. darin, sein Normalgewicht zu halten. So kann möglichen schwerwiegenden Folgeschäden der Diabetes-Erkrankung entgegengewirkt werden.

Zunächst ist Pina überrascht, dass die Praxisanleitung den zu pflegenden Menschen auch über **Notfallsituationen** im Rahmen der Typ-1- und Typ-2-Diabetes-Erkrankung aufklärt. Sie erklärt ihm, dass es sowohl zu einer Unter- als auch zu einer Überzuckerung kommen kann.

Die **Unterzuckerung** *(Hypoglykämie)* kann lebensbedrohlich verlaufen, wenn nicht schnellstens gehandelt und dem Betroffenen Glukose zugeführt wird (➤ 22.2.1). Deshalb empfiehlt sie dem zu Pflegenden, auch sein näheres Umfeld über diese Komplikation zu informieren, damit im Notfall alle die entsprechenden Maßnahmen einleiten können. Die **Überzuckerung** *(Hyperglykämie)* ist ein **Notfall.** Im Vordergrund der Erstversorgung steht hier allerdings der Umgang mit einem bewusstseinsgetrübten oder bewusstlosen zu Pflegenden (➤ 22.2.1, ➤ 18.2.1).

ACHTUNG

ACHTUNG

Menschen mit **Demenz** vergessen häufig das Essen. Pflegepersonen begleiten die Nahrungsaufnahme und dokumentieren, wie viel der zu Pflegende gegessen hat.

Pina im Praxiseinsatz

Die Praxisanleitung erläutert Pina später, dass es zur Vermeidung von **Schilddrüsenerkrankungen** eine **Ernährungsempfehlung** gibt: Jeder Mensch muss ausreichend Jod zu sich nehmen, damit Schilddrüsenhormone produziert werden können. Deshalb ist bei der Nahrungszubereitung z. B. jodangereichertes Speisesalz zu nutzen. So kann bestimmten Schilddrüsenerkrankungen vorgebeugt werden.

Für Pina ist die Patientenbeobachtung ein Bestandteil ihres pflegerischen Handelns. Ein **Hinweis auf eine Stoffwechselerkrankung** kann z. B. sein:

- Trinkschwäche und ständige Teilnahmslosigkeit bei Säuglingen
- Zunehmender körperlicher Abbau bei älteren Menschen
- Gewichtsveränderungen
- Trotz entsprechender Pflege brüchige Nägel und Haare

Während ihres Praxiseinsatzes wird Pina bewusst, dass sie für eine gute Gesprächsführung medizinisches Fachwissen ebenso benötigt wie Empathie und Sensibilität für den zu pflegenden Menschen und seine akute Situation (➤ Kap. 5).

22.2.1 Diabetes mellitus Typ 1 und Typ 2

22.2.1 Diabetes mellitus Typ 1 und Typ 2

DEFINITION

DEFINITION

Diabetes mellitus zählt zu den Stoffwechselerkrankungen. **Diabetes mellitus Typ 1** und **Typ 2** haben als gemeinsames Symptom die chronische (dauerhafte) Erhöhung der Glukosekonzentration im Blut (erhöhter Blutzucker, ➤ Tab. 22.1). Die Unterscheidung in Diabetes mellitus Typ 1 und Typ 2 erfolgt nach den Ursachen. Bei einem **Diabetes mellitus Typ 1** ist die **eingeschränkte** oder **nicht mehr stattfindende Insulinausschüttung** aus den Langerhans-Inseln in der Bauchspeicheldrüse für die dauerhafte Erhöhung des Zuckers im Blut verantwortlich. Bei einem Menschen mit **Diabetes mellitus Typ 2 wirkt** das Insulin **vermindert** an den Körperzellen. Dies erhöht ebenfalls die Zuckerkonzentration im Blut.

Tab. 22.1 Diabetes mellitus Typ 1 und Typ 2

	Typ 1	Typ 2
Häufigkeit (Seidel-Jacobs et al. 2025)	Ca. 372.000 Betroffene, davon 32.000 Kinder und Jugendliche	Ca. 9,1 Millionen erkrankte Menschen (ohne Dunkelziffer)
	Insgesamt sind in Deutschland ca. 8 Millionen Menschen erkrankt	
Erkrankungsalter	Kindheit, Jugend, frühes Erwachsenenalter	Mittleres Erwachsenenalter
Therapie	Lebenslange Insulingabe und Ernährungstherapie	Ernährungs- und Bewegungstherapie, medikamentöse Therapie mittels Tabletten

TAB. 22.1

Pathogenese

Diabetes mellitus Typ 1

Die körpereigene Abwehr **zerstört die insulinproduzierenden Zellen** in den Langhans-Inseln. Eine erbliche Veranlagung scheint dafür ursächlich verantwortlich zu sein.

Diabetes mellitus Typ 2

Das Insulin hat eine **verminderte Wirkung** an den Leber-, Muskel- und Fettzellen. Dies wird als **Insulinresistenz** der Zellen bezeichnet. Zusätzlich wird Insulin nur vermindert produziert und ausgeschüttet, langfristig kann sich die Insulinproduktion komplett erschöpfen. **Begünstigende Faktoren** sind Überernährung, Fettleibigkeit *(Adipositas)* und Bewegungsmangel.

SCHWANGERSCHAFT

Schwangerschaftsdiabetes *(Gestationsdiabetes)* ist eine Diabetes-Erkrankung, die erstmalig während einer Schwangerschaft auftritt. In der Mehrzahl der Fälle normalisieren sich die Blutzuckerwerte nach Beendigung der Schwangerschaft wieder (➤ 33.3.2).

SCHWANGERSCHAFT

Symptome

Diabetes mellitus Typ 1

Diabetes mellitus Typ 1 beginnt **rasch** und plötzlich mit:

- **Hyperglykämie** (erhöhtem Blutzuckerwert)
- Starkem Durst *(Polydipsie)*
- Vermehrter Harnausscheidung *(Polyurie)*
- Zuckerausscheidung mit dem Urin (normalerweise ist der Urin zuckerfrei)
- Gewichtsverlust
- Heißhunger
- Schwitzen
- Kopfschmerzen
- Müdigkeit
- Verminderter Leistungsfähigkeit

ACHTUNG

Das **diabetische Koma** ist eine lebensbedrohliche Notfallsituation. Der Blutzuckerspiegel steigt immer weiter an, was zunächst zu den oben beschriebenen Symptomen des Typ-1-Diabetes führt. Ein weiterer Anstieg, der über Tage und Wochen entstehen kann, führt dann zu einer **Bewusstseinseintrübung** und zu einem **Bewusstseinsverlust.** Gleichzeitig verändert sich die Zusammensetzung des Bluts. Ein diabetisches Koma kann sich zu Beginn wie auch im Verlauf einer Diabetes-Erkrankung entwickeln. Dies gilt sowohl für den Typ-1- wie auch für Typ-2-Diabetes.

ACHTUNG

Diabetes mellitus Typ 2

Typisch für den Typ-2-Diabetes ist ein **langsamer** Beginn, der über Monate andauern kann. Deshalb fallen Betroffene häufig nicht anhand der Symptome auf, die Menschen mit Diabetes mellitus Typ 1 zeigen. Da die Diabetes-Erkrankung schon länger unerkannt besteht, zeigen die Betroffenen häufig Symptome, die als Ausdruck **andauernder Schädigungen** infolge des erhöhten Blutzuckerspiegels entstehen. Hierzu zählen:

- Infektionen an der Haut z. B. Pilzerkrankungen, Entzündungen eines Haares und seiner Talgdrüse, Pruritus (Juckreiz)

- Sehstörungen
- Allgemeine Schwäche und Leistungsabfall
- Taubheitsgefühl und eingeschränktes Schmerzempfinden in den Gliedmaßen
- Schlecht heilende Wunden z. B. an den Füßen

Folgeschäden

Der krankhaft veränderte Zuckerstoffwechsel kann im Lauf der Zeit zu bleibenden Schäden an Körperstrukturen und Organen führen:

- Schäden und Ablagerungen in den **großen Blutgefäßen** *(Makroangiopathie),* die zu einer verminderten Durchblutung führt, z. B. am Herzen (> 24.2.1), den Blutgefäßen der Beine (> 24.2.5), den Hirngefäßen (> 27.2.3).
- Schädigungen der **kleinsten Blutgefäße** *(Mikroangiopathie)*
  - in der **Netzhaut** *(Retinopathie),* die zu einer verminderten Durchblutung führen und Seheinschränkungen bis zur Erblindung hervorrufen können,
  - in der **Niere** *(Nephropathie),* die zu einer Funktionsstörung der Niere bis zum Ausfall der Nierenfunktion führen kann (> 29.2.6),
  - an den **Nerven** *(Neuropathie),* die zu einem Taubheitsgefühl und einer Schmerzunempfindlichkeit führen kann.

Aufgrund der Schmerzunempfindlichkeit können Menschen mit Diabetes mellitus Typ 2 einen **stummen Herzinfarkt** erleiden. Typisch für den Herzinfarkt ist eine massive Schmerzsymptomatik (> 24.2.1), die durch die Minderdurchblutung des Herzmuskels ausgelöst wird. Menschen mit Diabetes mellitus haben aufgrund der Nervenschädigungen häufig keine Schmerzen im Rahmen des Infarktgeschehens. Da sie somit keine Symptome zeigen, wird das Geschehen als stummer Herzinfarkt bezeichnet. Ebenso wird aufgrund der nicht vorhandenen Symptomatik auch keine Therapie eingeleitet. Deshalb kann ein solches Ereignis zum Tod führen: Mehr als die Hälfte aller Menschen mit Diabetes stirbt an einem Herzinfarkt (Tschöpe 2019).

MERKE

MERKE

Beim **diabetischen Fußsyndrom** entstehen aufgrund von Mikroangiopathie und Neuropathie am Fuß schmerzlose Geschwüre *(Ulzera)* und in der Folge Hautbezirke, an denen Gewebe untergegangen ist. Die untergegangenen Hautbezirke können schwarz verfärbt und vertrocknet *(trockene Gangrän)* aussehen oder schmierig belegt sein und verfault riechen *(feuchte Gangrän).*

Weil Menschen mit Diabetes mellitus drückendes Schuhwerk oder mögliche Verletzung an den Füßen aufgrund der Schmerzunempfindlichkeit nicht bemerken, müssen sie täglich ihre Füße genauestens inspizieren. Auch wird ihnen geraten, die Fußnägel nicht selbst zu schneiden, sondern eine professionelle Fußpflege durchführen zu lassen. Auch kleinste Wunden müssen sofort professionell versorgt werden (Wundmanagement).

Pina im Praxiseinsatz

Diagnostik

Beweisend für einen Diabetes mellitus ist die Messung eines erhöhten Blutzuckerwerts. Der zu Pflegende ist zum Zeitpunkt der Blutabnahme nüchtern, d. h., er hat mindestens acht Stunden vor der Blutentnahme keine Nahrung zu sich genommen (> Tab. 22.2). Auch Pina hat schon Pflegepersonen bei der Blutzuckermessung unterstützt.

TAB. 22.2

Tab. 22.2 Richtwerte zur Diagnose eines Diabetes mellitus nach der American Diabetes Association und den Leitlinien der Deutschen Diabetes-Gesellschaft

	Nüchternzucker (Glukose)	Oraler Glukosetoleranztest
Normal	< 100 mg/dl (< 5,6 mmol/l)	2-Stunden-Wert < 140 mg/dl (< 7,8 mmol)
Diabetes mellitus	≥ 126 mg/dl (≥ 7,0 mmol/l)	2-Stunden-Wert ≥ 200 mg/dl (≥ 11,1 mmol)

Die Menge an Zucker *(Glukose)* im Blut wird in zwei unterschiedlichen Einheiten angegeben:

- In Milligramm **(mg)** pro Deziliter **(dl),** was einem Zehntelliter und somit 100 Milliliter (ml) entspricht.
- In Millimol **(mmol)** pro Liter **(l).** Mol ist eine chemische Einheit und dient als Mengenangabe.

Ein weiterer Blutwert ist das **HbA_{1c}.** Hierbei handelt es sich um den chemisch mit Zucker versetzten Blutfarbstoff *(Hämoglobin, Hb).* Dieser Wert gibt Auskunft, ob der Blutzuckerwert während der letzten sechs bis acht Wochen im Normbereich oder erhöht war. Der HbA_{1c} wird deshalb auch als „Blutzuckergedächtnis" bezeichnet.

Bei unklaren Fällen oder bei dem Verdacht auf einen Schwangerschaftsdiabetes wird ein **oraler Glukosetoleranztest (oGTT)** durchgeführt. Zunächst wird der Nüchternblutzucker bestimmt. Anschließend trinkt die zu pflegende Person eine zuckerhaltige Lösung, wobei Zuckergehalt und Trinkmenge standardisiert und somit festgelegt sind. Eine zweite Blutentnahme erfolgt zwei Stunden nach dem Trinken der zuckerhaltigen Lösung.

Therapie

Zum therapeutischen Konzept gehören neben der medikamentösen Therapie eine angemessene Ernährung und die Gewichtsnormalisierung. Ebenso wichtig ist regelmäßige körperliche Aktivität. Pflegepersonen stehen gerade in Bezug auf die zuletzt genannten Punkte dem zu Pflegenden und seinen Angehörigen als fachkompetente Gesprächspartner zur Verfügung.

Die medikamentöse Therapie ist abhängig vom Diabetes-Typ.

Diabetes mellitus Typ 1

Menschen mit einem Diabetes mellitus Typ 1 erhalten eine **Insulindauertherapie.** Anhand der Insulingabe wird der Blutglukosespiegel auf Normwerte abgesenkt. Die Einstellung der Blutglukosewerte auf den Normwert hilft, Folgeschäden zu vermeiden.

Insulin ist ein Eiweiß *(Protein)* und darf **nicht** über den Verdauungstrakt verabreicht werden, da es dort zerstört werden würde. Daher wird es in das Unterhautfettgewebe *(Subkutis)* gespritzt (> 16.1) und dort direkt in das Blut aufgenommen. Es gibt unterschiedliche Insulinarten:

- **Normalinsulin:** menschliches Insulin, das gentechnisch hergestellt wird. Es ist kurz wirksam (ca. fünf Stunden). Der Wirkungseintritt beginnt nach ca. 30–60 Minuten (Spritz-Ess-Abstand beachten).
- **Verzögerungsinsuline:** menschliches Insulin, das gentechnisch hergestellt wird. Die Wirkdauer beträgt zwischen neun und 18 Stunden. Der Wirkungseintritt beginnt nach ca. 60 Minuten.
- **Insulinanaloga:** künstlich hergestellte Insuline, die zu den Verzögerungsinsulinen zählen.
- **Mischinsuline:** bestehen sowohl aus Normal- als auch aus Verzögerungsinsulin.

Insulin kann mittels einer **Einmalkanüle** oder eines **Pens** verabreicht werden. Ein Pen (> Abb. 22.3) enthält einen Insulinvorrat in einer Ampulle, die bis zu sechs Wochen zur Anwendung kommen kann. Neben diesen beiden Verabreichungsmethoden kann auch eine **Insulinpumpe** zum Einsatz kommen (> Abb. 22.4). Die Pumpe gibt in einem vorgegebenen Rhythmus Insulin ab, ergänzt durch zusätzliche Gaben zu den Mahlzeiten.

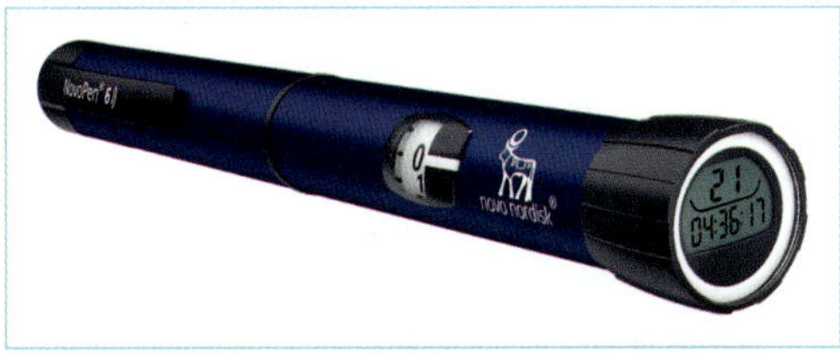

ABB. 22.3

Abb. 22.3 Auffüllbarer Pen mit Anzeige [U107]

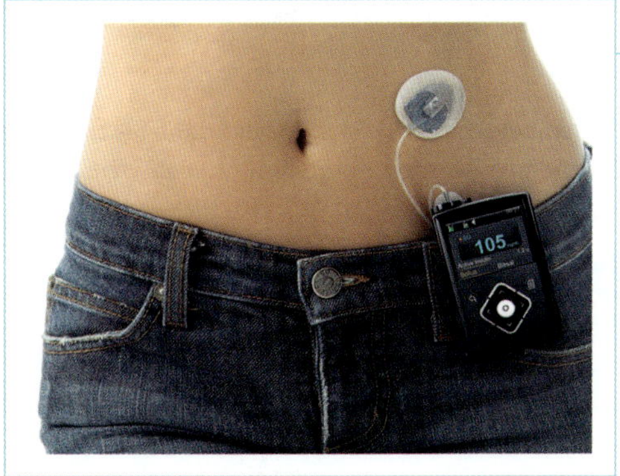

ABB. 22.4

Abb. 22.4 Insulinpumpe mit Insulin, das über einen Katheter ins Unterhautfettgewebe gelangt [V170-1]

Diabetes mellitus Typ 2

Menschen mit Diabetes mellitus Typ 2 erhalten Medikamente in Tablettenform **(orale Antidiabetika).** Diese bewirken entweder eine vermehrte Insulinausschüttung in den Langerhans-Inseln oder verbessern die Insulinwirkung an den Körperzellen. Wenn die Blutzuckerwerte trotz Tabletteneinnahme weiterhin erhöht sind, wird **zusätzlich Insulin** subkutan verabreicht. Führt auch dies langfristig nicht zu einer Normalisierung des Blutzuckerspiegels, kann auf alleinige Insulingaben umgestellt werden.

ACHTUNG

22.2.2 Erkrankungen der Schilddrüse

DEFINITION

ABB. 22.5

Pina in der Schule

MERKE

ACHTUNG

Die **Hypoglykämie** (Unterzuckerung) ist eine **lebensbedrohliche Notfallsituation!** Der Blutzuckerwert fällt unter einen bestimmten Wert ab, und es treten Symptome wie Heißhunger, Unruhe, Schwitzen, Zittern *(Tremor)*, Verwirrtheit auf. Wenn der Zuckerspiegel weiter abfällt, verliert die betroffene Person das Bewusstsein und wird komatös. Wenn die Person ansprechbar ist, ist ihr sofort Traubenzucker, zuckerhaltige Getränke oder Obst zu verabreichen. Bei Bewusstlosigkeit muss der Notarzt verständigt werden.
Diese Notfallsituation kann sowohl bei einem Typ-1- als auch bei einem Typ-2-Diabetes auftreten.

22.2.2 Erkrankungen der Schilddrüse

Struma

DEFINITION

Die **Struma** ist eine vergrößerte Schilddrüse (Kropf, ➢ Abb. 22.5).

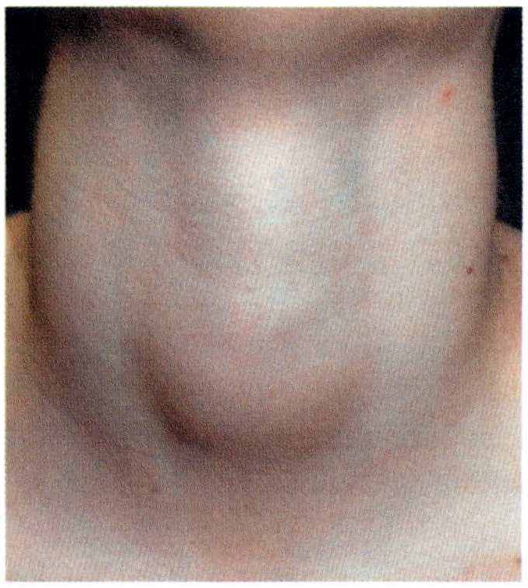

Abb. 22.5 Frau mit sichtbarer Struma [R232]

Pina hat schon mal gehört, dass ein „Kropf" eigentlich eine vergrößerte Schilddrüse ist. Jetzt erfährt sie, wie es dazu kommt und wie man einer Schilddrüsenvergrößerung vorbeugen kann.

Pathogenese

Ein **Mangel an Jod** ist für die Ausbildung einer Struma verantwortlich. Aufgrund des Jodmangels kann die Schilddrüse nicht ausreichend Hormone herstellen. Sowohl der Jod- als auch der Hormonmangel führen zu einem vermehrten Schilddrüsenwachstum.

Symptome

Eine Struma kann mit einem normalen Hormonspiegel einhergehen. Die Struma wird dann als *euthyreot* bezeichnet. Ebenso kann neben der Struma eine verminderte Hormonproduktion *(Hypothyreose)* oder erhöhte Hormonproduktion *(Hyperthyreose)* vorliegen.

MERKE

Beim Bestehen einer euthyreoten Struma müssen die Hormonwerte regelmäßig bestimmt werden.

Laut der Weltgesundheitsorganisation (WHO) wird die Struma entsprechend ihrer Größe in Grade eingeteilt:

- **Grad 0:** Die Vergrößerung ist weder tastbar noch sichtbar. Erkennbar ist sie nur in der Sonografie (Ultraschalluntersuchung) der Schilddrüse.
- **Grad 1:** Die Vergrößerung ist tastbar, fällt aber beim Blick auf den Hals nicht auf.
- **Grad 2:** Die Vergrößerung ist sicht- und tastbar.

Eine stark vergrößerte Schilddrüse kann auf die Luftröhre drücken und zu Einengungen führen, sodass der Betroffene Atembeschwerden hat.

Diagnostik

Es werden die Hormonwerte im Blut bestimmt. Aufschluss über die Größe der Schilddrüse gibt eine Untersuchung mittels Ultraschall *(Sonografie)*.

Therapie

Bei normaler Stoffwechsellage werden täglich **Jodtabletten** eingenommen. Sind die **Schilddrüsenhormone** zusätzlich vermindert, werden diese in Tablettenform ersetzt.

Hat die Struma eine bestimmte Größe erreicht und beeinträchtigt sie den zu Pflegenden, wird sie operativ entfernt oder mittels Radiojodtherapie verkleinert.

MERKE

Nur die ausreichende Versorgung mit Jod kann einer Jodmangelstruma vorbeugen. Die Ernährung gerade auch jüngerer Menschen sollte darauf abgestimmt sein. Hierzu kann jodiertes Speisesalz genutzt werden.

MERKE

Hypothyreose

DEFINITION

Bei der **Hypothyreose** (Schilddrüsenunterfunktion) besteht ein **Hormonmangel.**

DEFINITION

Pathogenese

Es gibt unterschiedliche Entstehungsmechanismen. Nach einer Strumaentfernung kann ein **Hormonmangel** entstehen, ebenso nach einer Radiojodtherapie. **Entzündliche Prozesse** können die Schilddrüsenzellen zerstören, sodass keine Hormone mehr hergestellt werden. Am häufigsten werden die Entzündungsreaktionen durch eine fehlerhafte körpereigene Abwehrreaktion *(Autoimmunkrankheit)* ausgelöst. Diese Form der Schilddrüsenerkrankung wird nach einem japanischen Arzt **Hashimoto-Erkrankung** genannt. Ebenso können Störungen in den übergeordneten Hirnzentren für den Hormonmangel verantwortlich sein.

NEUGEBORENE

Eine Hypothyreose kann auch angeboren sein. Ursache ist u. a. ein Jodmangel der Mutter. Bleibt die Schilddrüsenunterfunktion des Kindes unerkannt, kommt es zu einem körperlichen und geistigen Entwicklungsrückstand. Deshalb werden bei Neugeborenen am dritten Lebenstag entsprechende Blutuntersuchungen gemacht (gesetzlich vorgeschriebenes Hypothyreose-Screening).

NEUGEBORENE

Symptome

Typischerweise fallen Betroffene auch durch **Verhaltensänderungen** auf. Sie zeigen Antriebsarmut, starke Müdigkeit, Desinteresse wie einen körperlichen und geistigen Leistungsabfall und frieren schnell. Die Haut ist kühl, trocken, teigig und blass, die Haare brüchig und trocken. Sie sprechen mit einer rauen und heiseren Stimme. Zudem können Menschen mit Hypothyreose einen verlangsamten Herzschlag *(Bradykardie)* haben und unter Verstopfung *(Obstipation)* leiden.

ÄLTERE MENSCHEN

Bei älteren Menschen treten nicht so eindeutige Symptome auf. Im Vordergrund können Gedächtnisstörungen und Zeichen einer Depression (➤ 28.3) stehen, sodass die Schilddrüsenunterfunktion als solche nicht erkannt wird.

ÄLTERE MENSCHEN

Diagnostik

Im Blut werden die Schilddrüsenhormone sowie die Hormone aus dem Regelkreis bestimmt. Bei Verdacht auf eine Hashimoto-Erkrankung wird das Blut auf bestimmte Antikörper (➤ 24.1.1) untersucht. Der Ultraschall zeigt organische Veränderungen der Schilddrüse.

Therapie und Pflege

An erster Stelle steht die **Hormongabe.** In der Regel erhalten die zu Pflegenden Thyroxin(T_4) in **Tablettenform.** Um eine optimale Einstellung zu erzielen, müssen die Bluthormonspiegel regelmäßig kontrolliert werden.

Zur Orientierung

Pflegepersonen achten darauf, dass die Räume ausreichend beheizt sind. Zur Haut- und Haarpflegeprodukte werden entsprechende Produkte benutzt.

WISSEN ANWENDEN

Damit einer Obstipation vorgebeugt werden kann, denken Pflegepersonen frühzeitig an eine Obstipationsprophylaxe (➤ 12.9.2).

Hyperthyreose

DEFINITION

Die **Hyperthyreose** ist eine Überfunktion der Schilddrüse, bei der zu viele Schilddrüsenhormone produziert werden.

Pathogenese

Der Regulationsmechanismus für die Hormonproduktion ist gestört und die Schilddrüse produziert **unkontrolliert** Hormone. Für die Störung in der Regulation können **entzündliche Prozesse** an sich oder eine fehlerhafte Reaktion der körpereigenen Abwehr **(Basedow-Krankheit)** verantwortlich sein.

Symptome

- Die Schilddrüse ist in den meisten Fällen vergrößert (Strumabildung, ➤ Abb. 22.5).
- Die Betroffenen zeigen Verhaltensänderungen wie gesteigerte Nervosität, Gereiztheit und Schlaflosigkeit.
- An den Händen kann ein Zittern *(Tremor)* beobachtet werden.
- Die Erkrankten meiden warme Räume, da sie eine vermehrte Wärmeempfindlichkeit (Wärmeintoleranz) haben. Sie schwitzen vermehrt und haben eine feuchte Haut.
- Die Herzfrequenz ist erhöht *(Tachykardie)*.
- Die Betroffenen können unter Diarrhöen (Durchfällen) leiden und an Gewicht verlieren.
- Für eine **Basedow-Krankheit**ist zusätzlich ein Hervortreten der Augäpfel *(Exophthalmus)* typisch (➤ Abb. 22.6).

ABB. 22.6

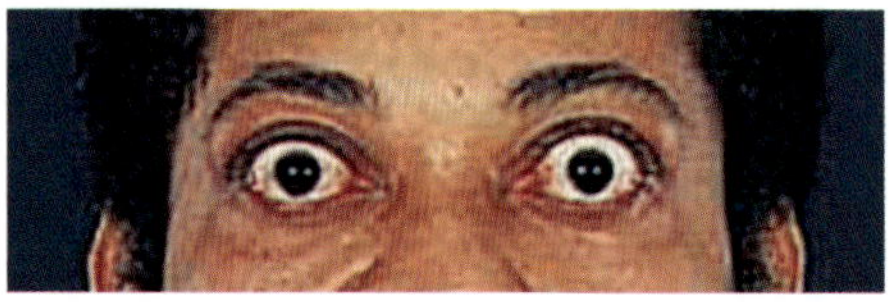

Abb. 22.6 Mann mit einer Basedow-Krankheit: Deutlich erkennbar ist der Exophthalmus [E1041]

ÄLTERE MENSCHEN

Die **Altershyperthyreose** verläuft ähnlich wie die Altershypothyreose nicht mit den typischen Symptomen. Ältere Menschen erleiden einen Kräfteverfall und einen Gewichtsverlust. Auch bei der Altershyperthyreose können Symptome einer Depression (➤ 28.3) auftreten. Ebenso können Zeichen einer Herzinsuffizienz (➤ 24.2.3) und Herzrhythmusstörungen (➤ 24.2.4) beobachtet werden.

Diagnostik

Die Symptome geben den ersten Hinweis, die Überprüfung der Hormonspiegel bestätigt die Diagnose.

Therapie

Es gibt unterschiedliche Behandlungsmethoden. Tabletten können die Bildung der Schilddrüsenhormone hemmen *(Thyreostatika)*. Da die vorhandenen Hormone vom Körper verbraucht werden müssen, tritt eine Wirkung erst verzögert ein. Die vergrößerte Schilddrüse kann operativ entfernt oder mittels einer Radiojodtherapie verkleinert werden.

Schilddrüsenkarzinom

DEFINITION

Schilddrüsenkarzinom: bösartiger *(maligner)* Tumor der Schilddrüse.

Pathogenese

Der genaue Entstehungsmechanismus ist bisher noch nicht bekannt. Es gibt Hinweise, dass eine **erbliche Veranlagung** das maligne (bösartige) Wachstum auslösen kann. Des Weiteren wurde beobachtet, dass nach Unfällen mit radioaktivem Material vermehrt Schilddrüsenkarzinome auftreten. Deshalb gelten auch **ionisierende Strahlen** als Auslöser.

Symptome

Je nach Tumorgröße ist die Schilddrüse vergrößert. Größere Tumoren können die Speise- und die Luftröhre einengen und so zu Schluckstörungen und Atembeschwerden führen.

Diagnostik

Da es sich um einen Tumor handelt, stehen **bildgebende Verfahren** wie der Ultraschall der Schilddrüse an erster Stelle. Als spezielle Untersuchung wird eine **Szintigrafie** durchgeführt, bei der ebenfalls strahlende Untersuchungsmaterialien vom Körper aufgenommen werden. Die dadurch entstehenden Bilder lassen eine Aussage zum Tumor in der Schilddrüse zu.

Therapie

Nach der Schilddrüsenentfernung kann eine zusätzliche Strahlentherapie erfolgen. Weil das schilddrüsenhormonproduzierende Organ komplett entfernt ist, müssen die Betroffenen **lebenslang** Schilddrüsenhormone einnehmen.

MITDENKEN

Pina hat für sich einmal mehr mitgenommen, wie wichtig eine bewusste Ernährung ist: Für eine normale Schilddrüsenfunktion ist die regelmäßige Jodzufuhr über die Nahrung notwendig, bei der Diabetes-mellitus-Erkrankung ist die angemessene Ernährung ein Teil des therapeutischen Konzepts. Pina hat sich deshalb entschieden, zukünftig jodiertes Speisesalz zu verwenden und generell auf eine gesunde Ernährung und ihr Gewicht zu achten.

MITDENKEN

WIEDERHOLUNGSFRAGEN

1. Nennen Sie die Aufgaben des Insulins im menschlichen Körper.
2. Zählen Sie die Symptome auf, die zu Beginn einer Typ-1- und einer Typ-2-Diabetes-Erkrankung auftreten können.
3. Erklären Sie, welche Notfallsituationen im Rahmen einer Diabetes-Erkrankung auftreten können. Erklären Sie, woran Sie diese Notfallsituationen erkennen können.
4. Listen Sie die Folgeerscheinungen einer Diabetes-Erkrankung auf.
5. Erläutern Sie die pflegerischen Maßnahmen, die bei Menschen mit einem Diabetes mellitus notwendig sind.
6. Erklären Sie, wie die Ausschüttung der Schilddrüsenhormone im menschlichen Körper geregelt wird.
7. Zählen Sie bekannte Schilddrüsenerkrankungen auf.
8. Nennen Sie typische Symptome für die jeweilige Schilddrüsenerkrankung.
9. Nennen Sie pflegerischen Maßnahmen, die bei zu Pflegenden mit einer Schilddrüsenerkrankung durchgeführt werden.

LITERATUR UND KONTAKTADRESSEN

Quellen

Borgiel U (Hrsg.). Altenpflege Heute. 3. Aufl. München: Elsevier; 2017.

diabinfo.de. Leben mit Diabetes. Aus: www.diabinfo-leben.de/ (letzter Zugriff: 11.1.2025).

Fries R. Krankheits- und Medikamentenlehre für die Altenpflege. 7. Aufl. München: Elsevier; 2018.

Herold G et al. Innere Medizin 2025. Köln: Herold; 2024.

Keller C (Hrsg.). Pflegen. Grundlagen und Interventionen. 3. Aufl. München: Elsevier; 2021.

Keller C, Menche N (Hrsg.). Pflegen. Gesundheits- und Krankheitslehre. 2. Aufl. München: Elsevier; 2021.

Seidel-Jacobs E, Tönnies T, Rathmann W. Epidemiologie des Diabetes in Deutschland. erschienen in Deutscher Gesundheitsbericht Diabetes 2025. Aus: www.ddg.info/fileadmin/user_upload/Gesundheitsbericht_2025_final.pdf (letzter Zugriff: 2.2.2025).

Tschöpe D. Verkannte Gefahr: Diabetes & Herz. Herz heute. 2019; 3: 12–17. Aus: https://herzstiftung.de/system/files/2020-05/HH0319-Diabetes-und-Herz.pdf (letzter Zugriff: 2.2.2025).

Kontaktadressen

Deutsche Diabetes Gesellschaft: www.deutsche-diabetes-gesellschaft.de

Deutsche Gesellschaft für Endokrinologie/Hormone und Stoffwechsel: www.endokrinologie.net

Diabetesinformationsportal diabinfo.de: www.diabinfo.de

SchilddrüsenLiga Deutschland e. V.: www.schilddruesenliga.de

KAPITEL

23 Bewegungsapparat

Stefanie Gurk

LERNZIELE

LERNZIELE: DAS KANN ICH BALD GUT

Am Ende dieser Lerneinheit werde ich ...
- den Bewegungsapparat mit seinen Bewegungsfunktionen kennen,
- Bewegungseinschränkungen bei zu pflegenden Menschen erkennen können,
- Fachwissen zu typischen Erkrankungen des Bewegungsapparats erworben haben,
- pflegerische Handlungsfelder kennengelernt haben, die die Mobilität des Einzelnen fördern und erhalten,
- Symptome einzelner Erkrankungen des Bewegungsapparats kennen,
- wissen, dass Stürze im häuslichen Umfeld und Unfälle im Berufsleben, bei Freizeitaktivitäten oder im Verkehr die Mobilität vorübergehend oder dauerhaft einschränken können,
- wissen, dass pflegerische Maßnahmen wie das Positionieren von Gliedmaßen und das angemessene Mobilisieren Voraussetzung für einen normalen Heilungsprozess sind,
- Mobilitätshilfen aus dem Bereich der Hilfsmittelversorgung kennen,
- spezielle Verbände und orthopädietechnische Versorgungsapparaturen kennen.

ABB. 23.1

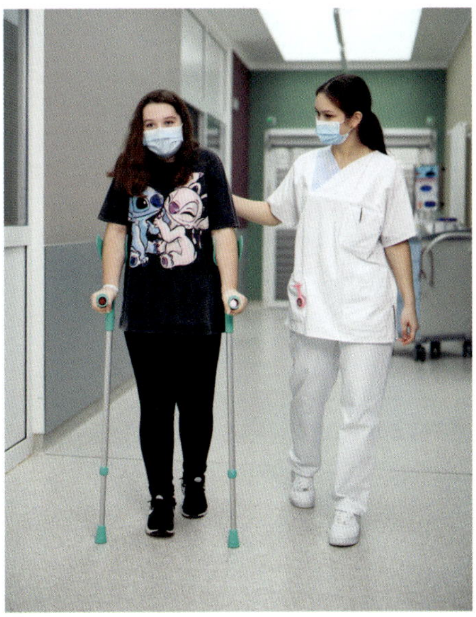

Abb. 23.1 Pina unterstützt eine zu Pflegende bei den ersten Schritten mit Unterarmgehstützen [J803]

Pina im Praxiseinsatz

Pina hat bereits zu pflegende Menschen unterstützt, die in der Bewegungsfähigkeit stark eingeschränkt *(immobil)* waren (➤ Abb. 23.1). Diese haben Pina erklärt, dass es Zeit braucht, um damit umzugehen, dass man sich nicht mehr selbstständig bewegen kann, insbesondere wenn die Einschränkung dauerhaft bestehen bleiben wird. Der Erhalt und die Förderung der **Bewegungsfähigkeit** *(Mobilität)* ist deshalb für Pina ein Schwerpunkt ihres pflegerischen Handelns geworden. Für Pina ist die eigene Bewegungsfähigkeit ein hohes Gut, und sie hat für sich ein eigenes Bewegungstraining zur Vermeidung von Bewegungseinschränkungen entwickelt.

Um die Mobilität von zu Pflegenden angemessen zu fördern und zu erhalten, möchte Pina Fachwissen erwerben und Sensibilität für die individuellen Empfindungen der zu pflegenden Menschen entwickeln. Die therapeutischen Konzepte bei Erkrankungen des Bewegungsapparats haben die Zielsetzung, zu Pflegende so schnell wie möglich wieder in die eigenständige Bewegung zu bringen: Pina mobilisiert sie, um eine **Bewegungsunfähigkeit** *(Immobilität)* zu vermeiden. Pina weiß inzwischen, dass zu pflegende Menschen so schnell wie möglich mobilisiert werden, aber dass es z. B. nach Operationen am Bewegungsapparat notwendig ist, die betroffene Gliedmaße zu Beginn der Mobilisierung nur mäßig zu belasten. Dadurch werden Komplikationen vermieden.

23.1 Anatomie und Physiologie

23.1 Anatomie und Physiologie

DEFINITION

DEFINITION

Der **Bewegungsapparat** besteht aus mehreren unterschiedlichen Strukturen: **Knochen, Knorpeln, Muskeln, Sehnen, Bändern** und **Gelenken.** Die Gesamtheit aller Knochen, die Gelenke und spezielle Knorpel bilden das **Skelettsystem.** Der **passive** Bewegungsapparat besteht aus dem Skelettsystem. Der **aktive** Bewegungsapparat beinhaltet die Muskulatur.
Der Begriff **Bewegung** bezeichnet **Bewegungsabläufe** wie das Heben eines Arms oder das Schließen einer Hand. Bewegung beinhaltet aber auch Handlungsabläufe wie Essen, Nähen oder zielgerichtetes Gehen. **Handlungsabläufe** sind aus einzelnen Bewegungsabläufen zusammengesetzt.
Die **Bewegung der Muskeln** dient einerseits der **zielgerichteten** Bewegung und andererseits der **Stützbewegung,** damit der Mensch aufrecht gehen oder auf einem Stuhl sitzen kann oder beim Anheben eines Beins nicht umfällt. Die **Steuerungsbefehle** für die zielgerichteten Bewegungsabläufe und Handlungen sowie die Stützbewegung kommen aus dem Gehirn. Für einen geordneten Bewegungsablauf sind auch Informationen aus dem Gleichgewichtsorgan notwendig (➤ 34.1.2).

23.1.1 Knochen

23.1.1 Knochen

Der Knochen *(Os)* besteht aus der äußeren Knochenhaut *(Periost).* Diese ist gut durchblutet und mit Nerven versorgt. Im Inneren des Knochens befinden sich eine stabile Knochenschicht, die **Kompakta,** und ein Gitterfasernetz, die **Spongiosa.** Beide Strukturen sind für die Stabilität des Knochens bei körperlicher Bewegung und äußeren Belastungen verantwortlich (➤ Abb. 23.2).

ABB. 23.2

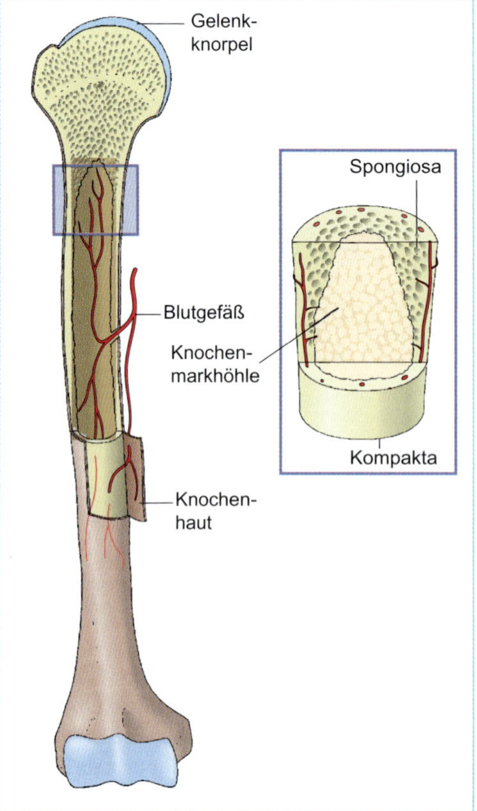

Abb. 23.2 Aufbau eines Röhrenknochens. **Links:** teilweise längs eröffnet; **rechts:** vergrößerter Ausschnitt [L190]

Im Inneren bestimmter Knochen ist ein Hohlraum vorhanden, der das **Knochenmark** enthält. Im Knochenmark werden die **Blutzellen** gebildet. Mit zunehmendem Lebensalter wird das blutbildende Knochenmark in gelbes Fettmark umgewandelt.

NEUGEBORENE, KINDER UND JUGENDLICHE

Beim Neugeborenen wird die Knochensubstanz erstmals aufgebaut. Im kindlichen und jugendlichen Knochen findet sich die **Wachstumsfuge:** ein Knochenbereich, in dem das Längenwachstum des Knochens entsteht.

Um die Stabilität des Knochens dauerhaft zu gewährleisten, wird die **Knochensubstanz** im Lauf des Lebens immer wieder neu ab- und aufgebaut. Hochspezialisierte Zellen bauen hierzu zunächst Knochensubstanz ab, ein zweiter Zelltyp baut anschließend die Knochensubstanz wieder auf.

ÄLTERE MENSCHEN

Bei älteren Menschen wird die Knochensubstanz **fehlerhaft** neu aufgebaut. Dies beeinträchtigt die Stabilität des Knochens. Deshalb haben ältere Menschen ein **erhöhtes Risiko,** sich bei einem Sturz eine **Fraktur** (Knochenbruch) zuzuziehen.

Die Knochensubstanz besteht aus **Eiweißen** *(Proteinen)* und Mineralien, hauptsächlich aus **Kalzium** und **Phosphat.** Kalzium und Phosphat sind für die Stabilität der Knochen von entscheidender Bedeutung.

MERKE

Für den regelgerechten Aufbau der Knochensubstanz ist **Vitamin D** notwendig. Fehlt es, werden den Knochen die Mineralien entzogen und die Knochensubstanz verliert ihre Stabilität.

Knochen haben unterschiedliche Formen (➤ Abb. 23.3). Sie können wie eine Röhre geformt sein, wie das bei den **Röhrenknochen** an Armen und Beinen der Fall ist. Es gibt **kurze Knochen** wie an Händen und Füßen oder **platte Knochen** wie am Schulterblatt oder am Schädel.

Die Knochen haben folgende Funktionen:

- **Stützfunktion** im Bewegungsapparat
- **Blutbildung**
- **Mineralienspeicher,** aus dem bei Bedarf kurzfristig Mineralien freigesetzt und dem Körper zur Verfügung gestellt werden können

23.1.2 Muskeln

Die **Muskulatur** besteht aus Zellen, die bestimmte Strukturen *(Myofilamente)* enthalten. Dieser Aufbau verleiht der Muskelzelle die Fähigkeit, sich **zusammenzuziehen** *(kontrahieren)* und zu **entspannen.** Die Skelettmuskeln sind so in der Lage, Teile des Körpers zu bewegen bzw. den Körper über die muskuläre Anspannung in einer bestimmten Haltung zu stabilisieren.

Die einzelnen Muskeln setzen über **Sehnen** an den Knochen an. Sie besitzen ebenfalls eigene Blutgefäße und Nerven, die für einen geregelten Arbeitsablauf zuständig sind. Die Muskeln werden von **Faszien** umhüllt, die für die reibungslose Beweglichkeit des Muskels zuständig sind.

MERKE

Wenn ein Muskel arbeitet, verbraucht er Energie. Diese gewinnt er aus dem **Blutzucker** *(Glukose,* ➤ 22.1.1*).* Um aus Glukose Energie herzustellen, wird **Sauerstoff** benötigt. Bei einem Sauerstoffmangel wird weniger Energie hergestellt. Gleichzeitig entsteht ein anderes Stoffwechselprodukt: die **Milchsäure** *(Laktat).* Sie lässt den Muskel ermüden.

23.1.3 Gelenke

Gelenke *(Artikulationes)* sind **bewegliche Verbindungen** zweier oder mehrerer Knochen. Ein Gelenk besteht aus **Gelenkflächen,** die mit **Knorpel** überzogen sind. Der Knorpelüberzug ist eine Schutzschicht,

Zur Orientierung

NEUGEBORENE, KINDER UND JUGENDLICHE

ÄLTERE MENSCHEN

MERKE

23.1.2 Muskeln

MERKE

23.1.3 Gelenke

ABB. 23.3

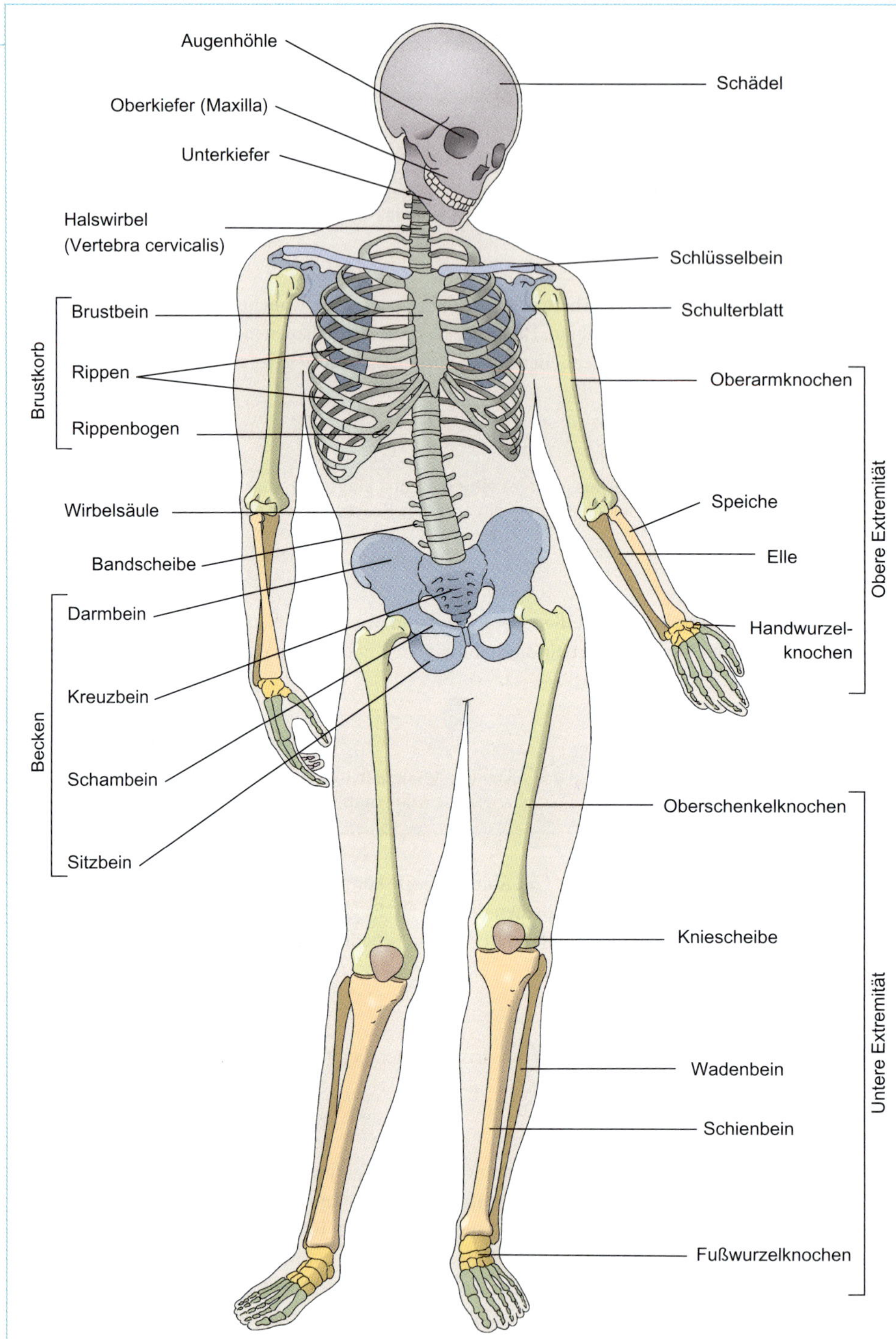

Abb. 23.3 Das menschliche Knochenskelett (Ansicht von vorne). Bei den Gliedmaßen entsprechen gleiche Farben auf beiden Körperseiten den gleichnamigen Knochengruppen [L190]

damit nicht Knochen auf Knochen reibt, was sehr schmerzhaft wäre. Der Knorpel besitzt keine eigenen Blutgefäße und wird durch die im Gelenk fließende Flüssigkeit ernährt. Die **Gelenkkapsel** umschließt die am Gelenk beteiligten Knochen. Damit entsteht eine Gelenkhöhle, in der die **Gelenkflüssigkeit** fließt. Sie ernährt nicht nur den Knorpel, sondern dient auch als Gelenkschmiere. Dadurch kann ein reibungsloser Bewegungsablauf im Gelenk stattfinden (➤ Abb. 23.4).

Zusätzliche **Bänder** können die Gelenkkapsel verstärken. **Schleimbeutel** dienen als Puffer und übernehmen so eine Schutzfunktion für den Knochen und/oder Muskel. Ebenfalls dem Schutz dienen **knorpelige Zwischenscheiben,** die z. B. als Meniskus im Kniegelenk (➤ Abb. 23.4) oder als Bandscheibe *(Discus intervertebralis)* zwischen den einzelnen Wirbelkörpern zu finden sind (➤ Abb. 23.3).

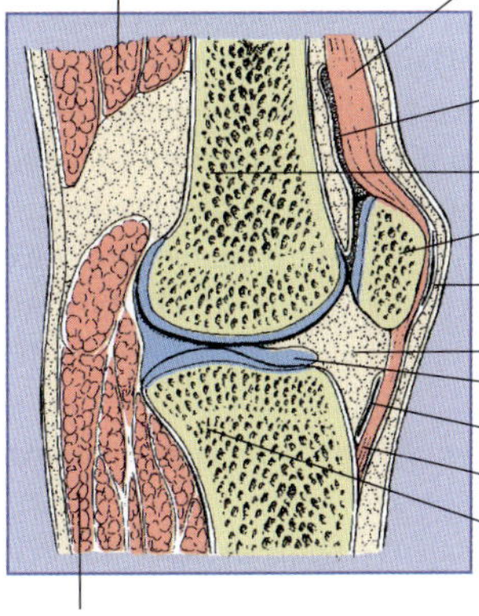

Abb. 23.4 Längsschnitt durch das Kniegelenk [L190]

ABB. 23.4

Gelenke lassen Bewegungen in vorgegebene Richtungen zu:

- Beugung *(Flexion)* und Streckung *(Extension)*
- Heranziehen eines Körperteils in Richtung Körpermitte *(Adduktion)* und Wegführen eines Körperteils von der Körpermitte *(Abduktion)*
- Innenrotation (Drehbewegung einer Gliedmaße zum Körper hin) und Außenrotation (Drehbewegung einer Gliedmaße vom Körper weg)
- Einwärtsdrehung *(Pronation)* z. B. der Hand, sodass der Daumen zum Körper zeigt, und Auswärtsdrehung *(Supination)* z. B. der Hand, sodass der Daumen nach außen (vom Körper weg) zeigt

ACHTUNG

Werden Gelenke nicht bewegt, verkürzen sich die Bänder und auch die dazugehörigen Muskeln. Dies führt zunächst zu einer **eingeschränkten Beweglichkeit:** Das Gelenk kann weniger stark gestreckt oder gebeugt werden. Kommt es zu einer weiteren Verkürzung der Strukturen, kann das Gelenk nicht mehr bewegt werden, es versteift. Dann liegt eine **Kontraktur** (➤ 12.2.1) vor.

ACHTUNG

23.2 Pflegerisches Handeln in allen Altersstufen

23.2 Pflegerisches Handeln in allen Altersstufen

Pina im Praxiseinsatz

Die Praxisanleitung macht Pina darauf aufmerksam, dass zum pflegerischen Handeln gerade bei Erkrankungen des Bewegungsapparats die aufmerksame **Patientenbeobachtung** gehört. Die Symptome zu erkennen und die daraus folgenden Konsequenzen für die Alltagsgestaltung des zu pflegenden Menschen ableiten zu können, ist für Pina Voraussetzung, um aufmerksam die speziellen Handlungssituationen zu begleiten.

Ein Rundrücken ist eine **Haltungsanomalie,** die als Folge z. B. einer Bechterew-Erkrankung oder einer Osteoporose (➤ 23.2.1) entstehen kann. Die zu Pflegenden sind aufgrund des Rundrückens gezwungen, nach unten zu schauen. Im Kontakt mit diesen Betroffenen achtet Pina deshalb bewusst darauf, in Augenkontakt zu kommen bzw. diesen auch zu halten.

Die Praxisanleitung erläutert Pina auch, dass nach **Operationen** an Gliedmaßen diese so positioniert werden, dass der Lymphabfluss unterstützt wird, z. B. einen Arm auf Schulterhöhe. Dies bedeutet, dass es im Bereich der Gelenke zu **Schwellungen** kommen kann. Dabei wird nicht nur die Schwellung dokumentiert, sondern auch ob der geschwollene Gelenkbereich **gerötet** ist oder eine normale Hautfarbe aufweist. Die Praxisanleitung lässt Pina die Hand auf den geschwollenen Bereich auflegen, um sie feststellen zu lassen, ob dieser **überwärmt** ist oder die gleiche Temperatur hat wie die angrenzenden Körperbereiche.

MERKE

Schmerz ist ein Symptom, das bei Erkrankungen des Bewegungsapparats häufig auftritt. Nicht jeder Betroffene kann Auskunft über seine Schmerzen geben. Deshalb ändern diese vielfach ihr Verhalten. Dies gilt für Neugeborene und Kleinkinder sowie für Menschen mit einer geistigen Behinderung oder auch für Menschen mit einer Demenzerkrankung. Deshalb ist bei plötzlich auftretenden Verhaltensänderungen auch an Schmerzen als Ursache zu denken.

MERKE

Pina im Praxiseinsatz

23.2.1 Osteoporose

ABB. 23.5

DEFINITION

Pina begleitet ihre Praxisanleitung zu einem Pflegebedürftigen, der einen Gips (Hartverband) am Unterarm trägt. Die Praxisanleitung fragt den zu Pflegenden, ob er **Schmerzen** hat – insbesondere dort, wo der Gips angelegt ist. Die Praxisanleitung erklärt Pina, dass bei zu Pflegenden mit einem Gips, immer wieder die **Durchblutung (D),** Bewegungsfähigkeit also **Motorik (M)** und das Hautempfinden, die **Sensibilität (S),** überprüft werden muss. Die Praxisanleitung fordert den zu pflegenden Menschen deshalb auf, die Finger der betroffenen Hand zu bewegen (M). Sie fragt, ob er ein Taubheitsgefühl oder ein Kribbeln (S) in den Fingern spürt. Dies würde auf ein gestörtes Hautempfinden hinweisen. Die Praxisanleitung weist Pina darauf hin, dass die Hand rosig und nicht blass ist, also gut durchblutet wird. Anschließend dokumentiert die Praxisanleitung die gemachten Beobachtungen, die als **DMS-Kontrolle** bezeichnet werden.

Pina kennt unterschiedliche Hartverbände:

- Der **Weißgipsverband** hat je nach Größe ein hohes Eigengewicht und kann sich bei Wassereinwirkung verformen.
- Der **Kunststoffverband** *(Cast)* ist aufgrund des Materials leichter als Weißgipsverbände und verformt sich bei Wasserkontakt nicht.

Um die Mobilität zu erhalten und zu fördern, kommen unterschiedliche **Mobilitätshilfen** zum Einsatz. Ein solches Hilfsmittel ist ein **Rollator,** der den zu Pflegenden bei der Fortbewegung Sicherheit vermittelt. Ein anderes Hilfsmittel sind **Unterarmgehstützen,** die den zu Pflegenden ebenfalls bei der Fortbewegung unterstützen. Pflegefachpersonen und/oder Therapeuten schulen die zu Pflegenden in Bezug auf das richtige Gehen mit Mobilitätshilfen. Alle Pflegepersonen achten darauf, dass die zu pflegende Person beim Gehen mit Mobilitätshilfen feste Schuhe trägt, und unterstützen sie bei Bedarf beim Anziehen der Schuhe. Diese geben festen Halt und dienen der Sturzprophylaxe.

Die Praxisanleitung wird zu einem zu Pflegenden gerufen, der **gestürzt** ist. Pina begleitet sie. Zunächst beruhigt die Praxisanleitung den zu Pflegenden und bittet ihn, ruhig liegen zu bleiben. Sie fragt, ob er irgendwo **Schmerzen** habe, und schaut, ob sie **Fehlstellungen** an den Gliedmaßen erkennen kann. Der zu Pflegende klagt über Schmerzen im Bereich der Hüfte. Da sein linkes Bein verkürzt ist und er es nicht mehr bewegen kann, wählt die Praxisanleitung den Notruf und schildert die Situation (➤ 18.2.1).

23.2.1 Osteoporose

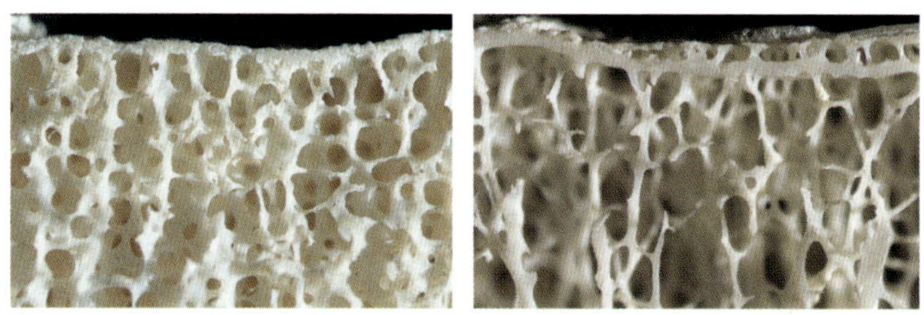

Abb. 23.5 Osteoporose im Knochen. **Links** ein normaler, **rechts** ein osteoporotischer Knochen [R285]

DEFINITION

Die **Osteoporose** ist eine Skeletterkrankung, die zu einer Verminderung der Knochenmasse und einer Änderung der Knochenstruktur (➤ Abb. 23.5) führt. In der Folge kommt es zu einer stark verminderten Knochenfestigkeit und damit verbunden zu einem erhöhten Frakturrisiko.

Pathogenese

Wie eine **primäre Osteoporose** entsteht, ist bislang noch nicht genau geklärt. Bekannt ist, dass der Östrogenmangel während der Wechseljahre zu einer Veränderung der Knochenstruktur und damit zu einer Osteoporose führen kann *(postmenopausale Osteoporose).* Im Rahmen des körperlichen Alterungsprozesses kommt es ebenfalls zu einem Abbau an Knochensubstanz. Als Folge kann gleichermaßen eine Osteoporose entstehen, die als **senile Osteoporose** bezeichnet wird. Mangelernährung als solche, aber auch ein Mangel an Kalzium und Vitamin D können eine Osteoporose verursachen.

Die Osteoporose kann ebenso als Folge anderer Grunderkrankungen **(sekundäre Osteoporose)** entstehen. Hierzu zählen der Diabetes mellitus (➤ 22.2.1), die Hyperthyreose (➤ 22.2.2), eine chronische Niereninsuffizienz (➤ 29.2.6) und die rheumatoide Arthritis (➤ 26.2.2). Auch eine anhaltende Immobilität kann eine Osteoporose nach sich ziehen, ebenso die Einnahme von Medikamenten, z. B. Kortison-Präparaten *(Kortikosteroiden)*.

Symptome

Als typisches Symptom gelten **Knochenbrüche** *(Frakturen)*, die nach einer nur geringen äußeren Gewalteinwirkung auftreten. Im Verlauf der Erkrankung können Brüche auch ohne erkennbare Ursache auftreten *(Spontanfrakturen)*. Hier sind häufig die Wirbelkörper betroffen. Die zu pflegenden Menschen klagen dann über **Schmerzen,** doch diese können auch ohne eine Fraktur auftreten.

Durch die Veränderungen der Wirbelkörper bildet sich ein Rundrücken aus und die Körpergröße nimmt ab (➢ Abb. 23.6). Am Rücken der zu Pflegenden entstehen vermehrt Hautfalten, die den Eindruck eines Tannenbaums vermitteln (Tannenbaumphänomen).

ABB. 23.6

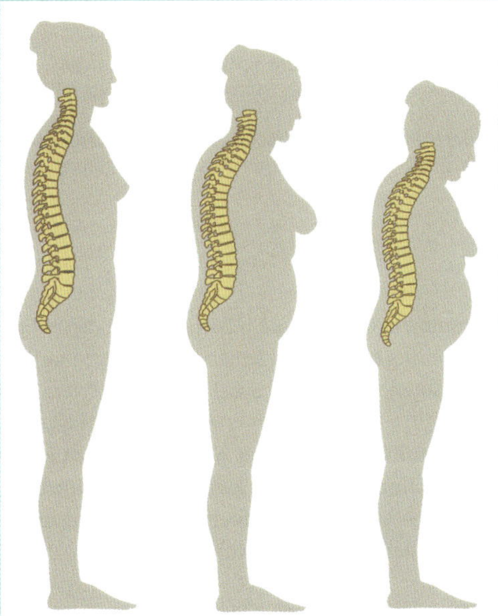

Abb. 23.6 Größenminderung und Rundrückenbildung infolge einer Osteoporose [L255]

ÄLTERE MENSCHEN

ÄLTERE MENSCHEN

Frauen leiden häufiger unter Osteoporose als Männer. Im Alter von über 50–60 Jahren sind 15 % der Frauen und 2,4 % der Männer von der Erkrankung betroffen. Bei den über 70-Jährigen sind 45 % aller Frauen und 17 % aller Männer erkrankt (DVO 2023).

Diagnostik

Die Anamnese eines zu pflegenden Menschen mit einem Konchenbruch bei nur minimaler Krafteinwirkung von außen kann einen ersten Hinweis auf die Osteoporose geben. Eine **Knochendichtemessung** zeigt Änderungen in der Knochenstruktur. Blutuntersuchungen geben Aufschluss, ob es zu einem vermehrten Knochenabbau gekommen ist. Um Knochenbrüche zu diagnostizieren, werden bildgebende Verfahren wie Röntgenuntersuchungen genutzt.

Therapie und Pflege

Das Ziel der Behandlung ist es, die Anzahl der Knochenbrüche zu vermindern. Ein Knochenbruch bringt für den zu pflegenden Menschen vielfach eine Einschränkung seiner Lebensqualität und Selbstständigkeit mit sich. Gibt es eine konkrete Ursache für die Osteoporose, wird versucht, dieser entgegenzuwirken. Eine ausgewogene Ernährung mit ausreichend Kalzium und Vitamin D gehört ebenso zum therapeutischen Konzept wie regelmäßige Bewegung – auch mit speziellen Bewegungsprogrammen. Mobilitätshilfen können den zu Pflegenden bei der Mobilisierung unterstützen.

Pina im Praxiseinsatz

Pina hat im Kontakt mit den zu pflegenden Menschen bemerkt, dass diese nicht immer gern die Mobilitätshilfen annehmen. Deshalb ist es Pina ein Anliegen, zu Pflegende zu motivieren, die vorhandenen Mobilitätshilfen zu nutzen.

Die medikamentöse Therapie beinhaltet Wirkstoffe (Bisphosphonate), die den Knochenabbau hemmen. Sie können in Tablettenform oder auch als Infusion verabreicht werden. Bei einer Schmerzsymptomatik kommen Schmerzmittel *(Analgetika)* zum Einsatz.

MERKE

MERKE

Die Sturzprophylaxe (➤ 12.6.2) ist ein wichtiger Bestandteil des therapeutischen Konzepts bei Osteoporose.

23.2.2 Verschleißerkrankungen am Bewegungsapparat

23.2.2 Verschleißerkrankungen am Bewegungsapparat

DEFINITION

DEFINITION

Verschleißerkrankungen *(degenerative Erkrankungen)* am Bewegungsapparat schreiten langsam fort. Sie führen im Endstadium zu einem Funktionsverlust der betroffenen Bestandteile. Sind Gelenke vom Verschleißprozess *(Degeneration)* betroffen, wird dies als **Arthrose** bezeichnet.

In der Wirbelsäule können die Zwischenwirbelscheiben oder Bandscheiben verschleißen *(degenerieren)*. Neben der Strukturveränderung der Bandscheibe kann es auch zu einer veränderten Position von Bandscheibenmaterial kommen: einem **Bandscheibenvorfall.**

Pathogenese

Die **Knorpelflächen** in den Gelenken rauen auf und bekommen Risse. Mit dem Fortschreiten dieses Prozesses verschwindet der Knorpel mehr und mehr. Die frei liegenden Knochenenden reagieren auf die Belastungen, und es kann zu Entzündungen im Gelenk kommen. Die Gelenkkapsel verdickt und verhärtet sich in der Folge.

Die **Bandscheiben** verlieren an Flüssigkeit und damit an Elastizität. In der Folge kann es zu einem Bandscheibenvorfall (Bandscheibenprolaps, ➤ Abb. 23.7) kommen. Auslöser kann auch eine plötzliche, heftige Bewegung sein. Der Elastizitätsverlust der Bandscheibe lässt die Wirbelkörper näher aneinanderrücken, was auch zu knöchernen Veränderungen an den Wirbelkörpern selbst führt.

ABB. 23.7

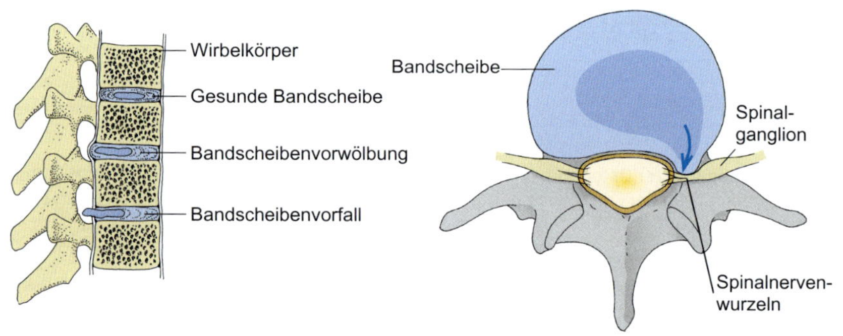

Abb. 23.7 Bandscheibenvorfall. Links im Längsschnitt eine gesunde Bandscheibe, eine Bandscheibenvorwölbung und ein Bandscheibenvorfall, rechts ein Bandscheibenvorfall im Querschnitt [L190]

Als Auslöser für den Verschleiß im Bewegungsapparat gelten Fehl- und Überbelastungen, die im Rahmen sportlicher Betätigungen und beruflicher Tätigkeiten, bei Fehlstellungen im knöchernen Skelett oder nach Skelettverletzungen entstehen. Auch der natürliche Alterungsprozess spielt eine Rolle.

Symptome

Gelenkverschleiß

Je nach Gelenkbefall sind die Symptome etwas unterschiedlich. Allen gemeinsam sind die **zunehmende Bewegungseinschränkung** und die **Schmerzen.** Zunächst treten die Schmerzen unter Belastung, später auch in Ruhe auf. Neben der Bewegungseinschränkung kann es zu Schwellungen und knöchernen Veränderungen am und im Gelenk kommen.

MERKE

Eine **Gelenkentzündung** führt zu einer Überwärmung des betroffenen Gelenkbereichs und zu einer Rötung. Hier kann ein kühlender Verband die Beschwerden lindern.
Eine Schwellung, die ausschließlich durch degenerative Prozesse bedingt ist, zeigt eine normale Hautfarbe und Hauttemperatur. Die zu pflegenden Menschen empfinden in diesem Fall Wärmeanwendungen als wohltuend.

Ein Kniegelenksverschleiß (Kniegelenksarthose) wird als **Gonarthrose,** eine Hüftgelenksarthrose als **Koxarthrose** bezeichnet.

ACHTUNG

Die Bewegungseinschränkung und die Schmerzsymptomatik schränken den zu pflegenden Menschen stark ein. Das kann zu einer zunehmenden Bewegungsunfähigkeit *(Immobilität)* mit Verlust der selbstständigen Alltagsgestaltung führen. Nur eine konsequente Bewegungs- und Schmerztherapie kann einer drohenden Immobilität entgegenwirken.

Verschleißerscheinungen an der Wirbelsäule

Verschleißerscheinungen an der Wirbelsäule verursachen vielfach Rückenschmerzen. Die andauernden Schmerzen führen zu einer **Fehlhaltung,** die wiederum die Schmerzen verstärkt. Auch daraus folgende muskuläre Verspannungen unterhalten diesen Kreislauf. Rechts und links der Wirbelsäule treten Nerven in den Körper aus. Diese Nerven können durch einen Bandscheibenvorfall in ihrer Funktion beeinträchtigt werden und lösen je nach Höhe des Vorfalls zusätzliche Symptome aus:

- **Schulter-Arm-Syndrom** *(Zervikobrachialsyndrom):* Bei Beeinträchtigung der im Halswirbelbereich austretenden Nerven kommt es zu Schmerzen in Hals und Schulter mit Ausstrahlung in den Arm.
- **Lumboischialgie:** Im Bereich der Lendenwirbelsäule und des Kreuzbeins tritt der Ischiasnerv aus der Wirbelsäule aus. Bei dessen Beeinträchtigung kommt es zu Schmerzen in diesem Bereich, die ins Bein ausstrahlen (➤ Abb. 23.8).

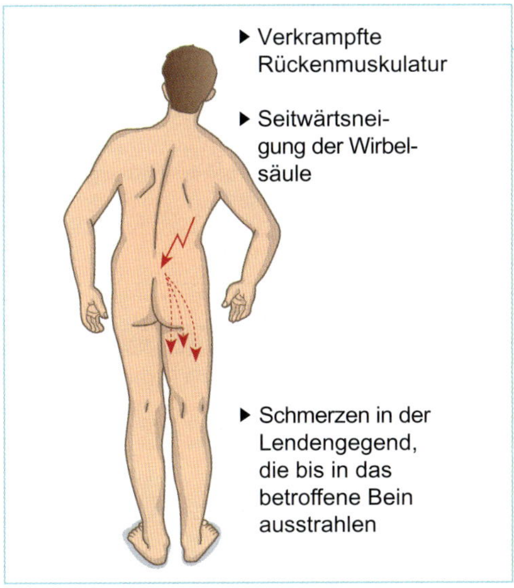

Abb. 23.8 Symptome und typische Fehlhaltung bei einem Bandscheibenvorfall im unteren Wirbelsäulenbereich [L138]

Es kann zu Missempfindungen wie Kribbeln und Taubheitsgefühl kommen. Ebenso können Lähmungserscheinungen an den betroffenen Extremitäten auftreten. In besonders schweren Fällen kann die Blasen- und Darmfunktion beeinträchtigt sein.

Diagnostik

Die Symptome führen zur Diagnose, die über z. B. computertomografische Aufnahmen bestätigt wird.

MERKE
ACHTUNG
ABB. 23.8

Therapie und Pflege

Sowohl bei Gelenkverschleiß wie auch Verschleißerscheinungen der Wirbelsäule beinhaltet die Therapie schmerzstillende Medikamente und physikalische Maßnahmen. Diese können Wärmeanwendungen und krankengymnastische Konzepte sein, die auf die Bedarfe des Einzelnen abgestimmt sind. Zielsetzung ist es dabei, die Mobilität wiederzuerlangen und zu erhalten.

MERKE

MERKE

Bei einer Lumboischialgie kann eine **Stufenpositionierung** (➤ Abb. 23.9) Entlastung bringen. Das Bein wird im Knie- und Hüftgelenk gebeugt gelagert. Für den Zeitraum der entlastenden Lagerung gilt es, begleitend eine Dekubitus- (➤ 12.1.2) und Thromboseprophylaxe (➤ 12.5.2) durchzuführen.

ABB. 23.9

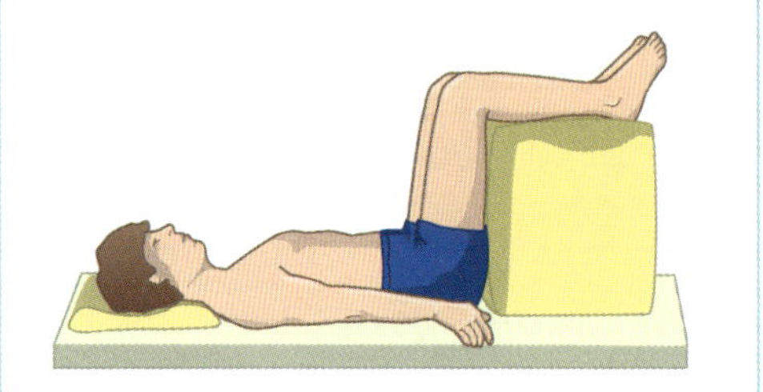

Abb. 23.9 Stufenpositionierung bei einem Bandscheibenvorfall im unteren Wirbelsäulenbereich [L138]

Um Fehlstellungen auszugleichen, können auch orthopädietechnische Hilfsmittel wie Einlagesohlen, Schienen und Bandagen eingesetzt werden. Wird dieses Ziel nicht erreicht, kommen unterschiedlichste operative Eingriffe zum Einsatz:

- **Bandscheibenvorfall:** operative Entfernung der Bandscheibe und Ersatz durch eine künstliche Bandscheibe
- **Arthrosen:** Gelenkspiegelungen *(Arthroskopie)* mit Entfernung kleinster arthrotischer Gelenkbestandteile
- **Kox- und Gonarthrose:** operative Entfernung der betroffenen Gelenkanteile und Einbringen eines künstlichen Gelenks

MERKE

MERKE

Prävention rückengerechte Arbeitsweise

In Pflegeberufen Tätige klagen häufig über Rückenprobleme. Eine rückengerechte Arbeitsweise beugt diesen vor. In ➤ Tab. 23.1 sind die Prinzipien einer rückengerechten Arbeitsweise aufgeführt.

TAB. 23.1

Tab. 23.1 Prinzipien einer rückengerechten Arbeitsweise [L234]

Prinzipien einer rückengerechten Arbeitsweise	Durchführung
Standfläche und -stabilität vergrößern 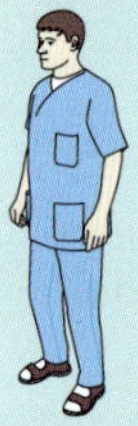	• Leichte Grätschstellung der Beine mit leicht angewinkelten Knien • Fuß- und Kniegelenke stehen in einer Achse übereinander • Der Winkel in den Kniegelenken sollte nie kleiner als 90° sein, um die Gelenkbelastung gering zu halten
Physiologische Sitzhaltung einnehmen 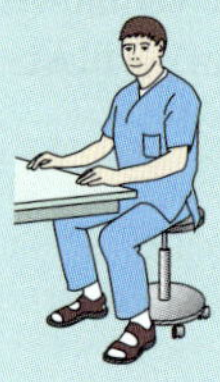	• Die Oberschenkel fallen leicht kniewärts ab • Die Füße stehen hüftbreit auseinander und mit ganzer Sohle auf dem Boden • Das Becken ist leicht nach vorne gekippt • Die Unterarme liegen so auf der Tischplatte, dass der Winkel im Ellenbogengelenk 90° beträgt

Tab. 23.1 Prinzipien einer rückengerechten Arbeitsweise [L234] *(Forts.)*

Prinzipien einer rückengerechten Arbeitsweise	Durchführung
Umfeld organisieren 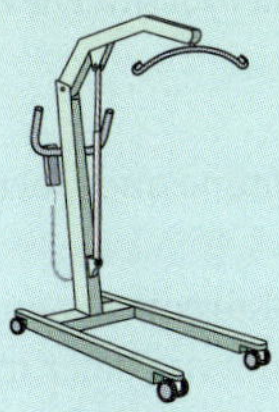	• Hilfsmittel, z. B. Lifter oder Rutschbrett, bereitstellen und gezielt und richtig einsetzen • Genug Platz zum Arbeiten schaffen • Bei Bedarf Unterstützung einer weiteren Pflegeperson holen
Arbeitshöhe anpassen 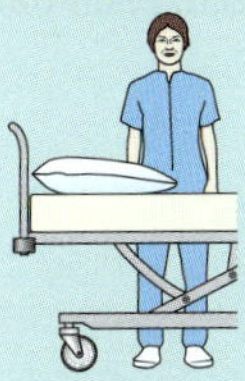	• Patientenbett auf Hüfthöhe der Pflegeperson einstellen. Bei zwei Pflegenden ist die Körpergröße der kleineren Person ausschlaggebend • Arbeiten in niedriger Höhe (z. B. Waschen der Füße eines zu Pflegenden) in sitzender Position ausführen. Alternativ eignet sich der Ein-Bein-Kniestand, bei der ein Bein auf dem Boden kniet und das andere Bein aufgestellt ist
Patientenressourcen nutzen 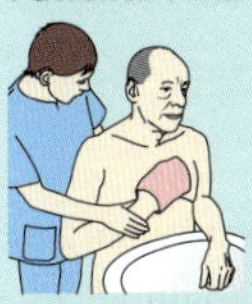	• Kinästhetische Grundprinzipien (➤ 13.3) nutzen • Eigenaktivität der zu Pflegenden fördern und nutzen, auch wenn dies mehr Zeit in Anspruch nimmt
Korrekt heben, tragen und bücken 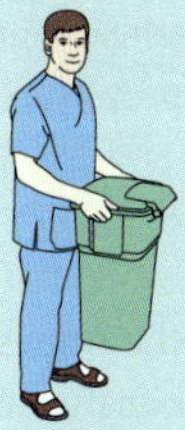	• Rotation in der Wirbelsäule vermeiden • Lasten so körpernah wie möglich tragen • Beim Bücken den Ein-Bein-Kniestand nutzen • Beim Heben und Absetzen von Lasten Körperspannung aufbauen und ruckartige Bewegungen vermeiden
Entlastungshaltung und Kräftigung suchen 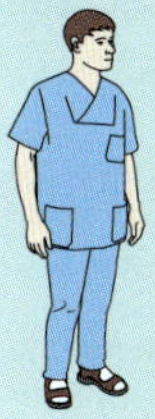	• Häufige Positionswechsel durchführen, sowohl im Sitzen als auch im Stehen • Im Stand Knie abwechselnd beugen und strecken • Bei längerem Stehen Gewichtsverlagerung durchführen

23.2.3 Amputationen

23.2.3 Amputationen

DEFINITION

DEFINITION

Bei einer **Amputation** wird ein Körperteil bzw. eine Gliedmaße abgetrennt und damit entfernt.

Pathogenese

Die Amputation kann Bestandteil eines therapeutischen Konzepts sein, sodass ein Körperteil oder auch eine Extremität geplant im Rahmen einer Operation entfernt wird. Operative Amputationen können bei Tumorentfernungen oder einem zunehmendem Gewebsuntergang z. B. als Folge anhaltender Durchblutungsstörungen (peripherer arterieller Verschlusskrankheit, ➤ 24.2.5) notwendig werden. Eine Amputation kann auch die Folge eines **Unfalls** sein. Das Unfallgeschehen führt zur Amputation selbst. Hierbei handelt es sich um eine verletzungsbedingte *(traumatische)* Amputation.

Symptome

Die Symptome sind abhängig vom Ort der Amputation:

- **Fuß:** Amputation der Zehen oder des Vorfußes im Mittelfußbereich
- **Unterschenkel:** Amputation im Übergang vom mittleren zum körpernahen *(proximalen)* Drittel des Unterschenkels
- **Oberschenkel:** Amputation im mittleren Oberschenkeldrittel

Bei einer Amputation kann es zu Wundheilungsstörungen und Wundinfektionen mit Rötung und Überwärmung am Stumpf kommen. Ebenso können Schmerzen im Stumpfbereich entstehen.

Vielfach klagen zu pflegende Menschen über Schmerz im Bereich des amputierten Körperteils, den **Phantomschmerz.** Trotz des Verlusts des betroffenen Körperteils leiden die Betroffenen unter einer intensiven Schmerzsymptomatik. Dafür sind nervale Verarbeitungsprozesse im Gehirn verantwortlich.

Pina im Praxiseinsatz

Für Pina ist dieses Wissen besonders wichtig, damit sie zu pflegende Menschen mit diesem Phantomschmerz auch ernst nimmt.

Diagnostik

Die Anamnese und die körperliche Untersuchung sind Bestandteile der Diagnostik.

Therapie und Pflege

Bei der Therapie werden zwei Phasen unterschieden: die Therapie direkt im Anschluss an eine Amputation und die langfristige Therapie.

Therapie direkt nach der Amputation

Im Vordergrund steht die **Wundversorgung,** um damit die Basis für eine optimale Prothesenversorgung zu legen. Dazu gehört, dass der Stumpf auf eine besondere Art und Weise gewickelt wird. Dadurch wird er so geformt, dass die Prothese optimal angepasst werden kann.

Bei Schmerzen erfolgt eine entsprechende Schmerztherapie. Je nach Grad der Bewegungseinschränkung benötigt der zu pflegende Mensch Maßnahmen der Kontrakturen- und Dekubitusprophylaxe (➤ 12.1.2).

Langfristige Therapie nach der Amputation

Um die Mobilität und damit die selbstständige Alltagsgestaltung wiederherzustellen, gehört die Anpassung einer **Prothese** für viele Betroffene zum therapeutischen Konzept. Eine Prothese ist ein künstlicher Ersatz eines Körperteils, der größtenteils in einer orthopädietechnischen Werkstatt gefertigt wird. Erst wenn die Stumpfheilung und die Stumpfbildung nach drei bis sechs Monaten abgeschlossen sind, kann eine prothetische Versorgung stattfinden.

WISSEN ANWENDEN

WISSEN ANWENDEN

Pina betreut einen zu Pflegenden, dem vor Kurzem ein Unterschenkel amputiert wurde. Im Gespräch hat sie bemerkt, dass dies für den Betroffenen ein großer Lebenseinschnitt ist. Deshalb gehört es für Pina im Rahmen ihrer pflegerischen Arbeit dazu, sich in die momentane Situation des Betroffenen einzufühlen, um ihn angemessen in seiner Selbstständigkeit zu unterstützen.

Die **Prothese** wird in ihrer Konstruktion auf den Stumpf und die individuelle Bewegungsfähigkeit des zu pflegenden Menschen angepasst. Es gibt z. B. Unterschenkel-, Oberschenkel-, Hand- und Armprothesen. Physiotherapeuten und/oder Ergotherapeuten unterstützen zu Pflegende bei der Wiedererlangung ihrer Bewegungsfähigkeit und selbstständigen Alltagsgestaltung.

WISSEN ANWENDEN

WISSEN ANWENDEN

Pina hilft dem zu pflegenden Menschen beim Anlegen seiner Oberschenkelprothese. Dabei schaut sie sich den Stumpf genau an. Eine Rötung oder auch Bläschen weisen auf eine Hautschädigung hin, die entsprechend behandelt werden muss.

23.2.4 Frakturen

DEFINITION

Eine **Fraktur** (Knochenbruch) ist eine Unterbrechung der Knochenstruktur. Beim Brechen des Knochens entstehen mindestens zwei Bruchstücke *(Fragmente).*

Pathogenese

Auf den Knochen wirken Kräfte ein, die ihn zum Brechen bringen. Solche Kräfte oder Belastungen entstehen bei äußeren Gewalteinwirkungen, z. B. bei einem Sturz oder einem anderen Unfallgeschehen. Eine Verletzung, die durch eine äußere Einwirkung entsteht, wird als **Trauma** bezeichnet.

Bei einem vorgeschädigten Knochen, z. B. bei einer Osteoporose (➤ 23.2.1), können schon minimale Krafteinwirkungen zu einer **Spontanfraktur** führen. Tumoren in Knochen können dessen Stabilität vermindern, sodass es zu einem Knochenbruch ohne Gewalteinwirkung kommt. Diese Form der Fraktur wird als **pathologische Fraktur** bezeichnet, da die Ursache ein Krankheitsprozess ist. Bei einer immer wiederkehrenden Überbelastung einzelner Knochen, z. B. im Fußbereich beim Joggen, können kleinste Verletzungen und Veränderungen der Knochenstruktur entstehen. Diese führen im Endstadium ebenfalls zu einem Brechen des Knochens **(Ermüdungsfraktur).**

ÄLTERE MENSCHEN

Da mit zunehmendem Alter die Knochenstabilität abnimmt, steigt das Risiko für eine Fraktur, z. B. bei einem Sturz. Häufig kommt es dabei zu einer Fraktur im Bereich des Oberschenkelhalses (➤ Abb. 23.10). Die **Oberschenkelhalsfraktur** kommt typischerweise bei älteren Menschen vor und wird bei jüngeren Menschen sehr selten gesehen.

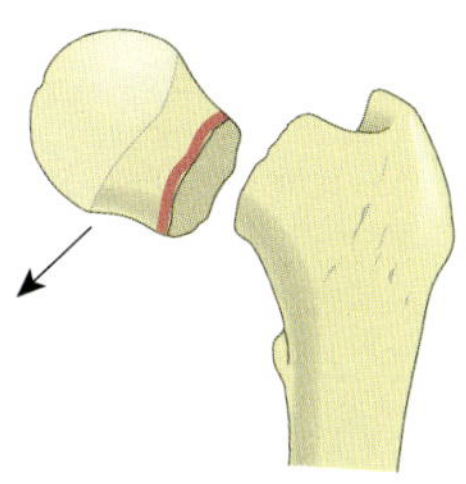

Abb. 23.10 Fraktur des Oberschenkelhalses [L190]

Symptome

Als **sichere Zeichen** einer Fraktur gelten:

- **Fehlstellung:** z. B. ein verkürztes Bein, ein nach außen rotierter Fuß, eine nach links oder rechts verschobene Hand, ein Finger, der nicht mehr gerade verläuft
- **Abnorme Beweglichkeit** im Bereich der Bruchstelle
- **Krepitation:** hör- oder fühlbares Knochenreiben der Knochenfragmente
- **Sichtbare Knochenbruchstücke,** wenn z. B. die darüber liegende Haut und Muskulatur ebenfalls verletzt worden sind

Zusätzlich können Schmerzen, eine Schwellung und ein Bluterguss *(Hämatom)* sowie eine Bewegungseinschränkung bestehen.

KINDER UND JUGENDLICHE

Kommt es bei Verletzungen des Knochens zu Schädigungen im Bereich der **Wachstumsfuge** *(Epiphyse),* kann dies eine Unterbrechung des Wachstumsprozesses des Knochens verursachen, was zu einer Verkürzung des Knochens im Vergleich zur Gegenseite führt.
Die Knochen von Kindern und Jugendlichen weisen noch eine gewisse Biegsamkeit auf, sodass bei einem Biegungsbruch der Knochen häufig nicht komplett durchbricht. Die äußere Knochenhaut bleibt an einer Seite komplett erhalten. Diese Art des Knochenbruchs wird als **Grünholzfraktur** bezeichnet. Betroffen sind die langen Röhrenknochen in Armen und Beinen.

23.2.4 Frakturen
DEFINITION
ÄLTERE MENSCHEN
ABB. 23.10
KINDER UND JUGENDLICHE

WISSEN ANWENDEN

ABB. 23.11

MITDENKEN

Diagnostik

Die körperliche Untersuchung gibt einen ersten Hinweis darauf, dass eine Fraktur vorliegen könnte. Röntgen- oder/und computertomografische Untersuchungen zeigen, ob eine Fraktur vorliegt oder nicht.

Therapie und Pflege

Ziel des therapeutischen Konzepts ist es, die korrekte Knochenstellung und die Funktion so schnell wie möglich wiederherzustellen. Je nach betroffenem Knochen und dem Schweregrad der Verschiebung der Knochenbruchstücke werden unterschiedliche Vorgehensweisen gewählt: Stehen die Bruchstücke in korrekter Stellung, kann das Anlegen eines Gipsverbands ausreichend sein. Durch die Gipsbehandlung wird die Bewegung der Bruchstücke unterbunden, sodass diese wieder zusammenwachsen können.

WISSEN ANWENDEN

Pina betreut während eines ambulanten Einsatzes einen Klienten mit einem Unterarmgips. In diesem Fall handelt es sich um einen Kunstgips (Cast). Bei jedem Besuch kontrolliert sie mit der Pflegefachperson den Sitz des Verbands, damit es darunter nicht zu einer Druckstelle kommt. Die Finger müssen frei beweglich sein. Außerdem achtet Pina darauf, dass der Unterarm erhöht positioniert ist, damit keine Schwellung im Handbereich entsteht.

Stehen die Knochenbruchstücke nicht korrekt zueinander, werden diese in die richtige Stellung gebracht **(Reposition).** Am häufigsten geschieht dies operativ. Die korrekte Stellung der Bruchstücke wird anschließend durch spezielle Drähte oder Schrauben und Platten fixiert **(Osteosynthese).** Auch hier kann sich eine Gipsbehandlung anschließen. Je nach Ausmaß der Knochenzerstörung kann ein künstliches Gelenk eingesetzt werden, was häufig bei einer Oberschenkelhalsfraktur der Fall ist.

Um die Mobilität zu erhalten, gehören Bewegungsübungen und Gangschulungen immer zum therapeutischen Konzept.

Im Rahmen der Frakturbehandlung können auch orthopädische Schienenverbände, **(Orthesen,** ➤ Abb. 23.11) zum Einsatz kommen.

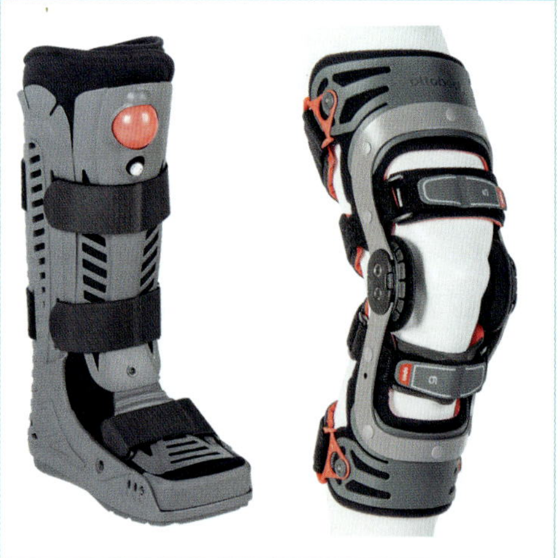

Abb. 23.11 Orthesen: **links** eine Unterschenkel-Fußorthese, **rechts** eine Knieorthese [V164]

MITDENKEN

Gemäß der Devise „Wer rastet, der rostet" benötigt der Bewegungsapparat regelmäßige Bewegung, um seine Funktion zu erhalten. Für Pina ist der Erhalt der eigenen Bewegungsfähigkeit im privaten wie auch im beruflichen Zusammenhang wichtig. Bei Letzterem setzt sie sich für ein regelmäßiges Körpertraining und regelmäßige Schulungen zum rückengerechten Arbeiten ein. Auch hat sie für sich erkannt, wie wichtig eine empathische Kommunikation ist, um andere zum Mitmachen zu motivieren.

Arterien

Arterien und Arteriolen transportieren das mit Sauerstoff angereicherte Blut vom Herzen weg. Die **Arteriolen** sind die Verbindungsgefäße zwischen Arterien und Kapillaren und an der Regulation durch **Vasokonstriktion** (Zusammenziehen der Blutgefäße) und **Vasodilatation** (Ausdehnen der Blutgefäße) beteiligt. Die Wände der Arterien sind dicker als die der Venen, da sie einem größeren Druck standhalten müssen.

Aufbau der Arterien

➢ Abb. 24.4 zeigt den Aufbau von Arterien und Venen.

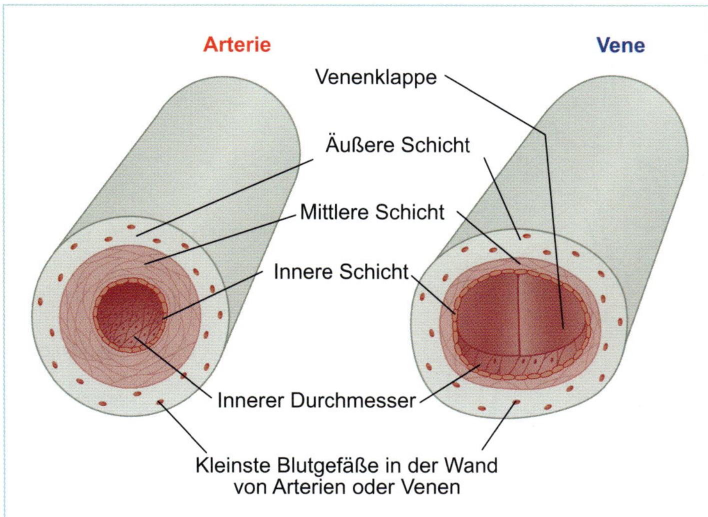

Abb. 24.4 Anatomie der Arterien und Venen [L231]

ABB. 24.4

Innere Schicht

- Sorgt für den optimalen Stoff- und Gasaustausch zwischen Blut und Gefäßwand.
- Besteht aus flachen Zellen (Endothelschicht), die auf einer Basalmembran liegen, sowie aus Bindegewebe, das aus Kollagenfasern und elastischen Netzen besteht.

Mittlere Schicht

- Reguliert die Weite des Gefäßes durch gezielte Muskelkontraktionen (Zusammenziehen der Muskulatur).
- Besteht aus glatten Muskelzellen sowie Kollagenfasern und elastischen Fasern, die ringförmig angeordnet sind.
- Die durch Pulsschlag und Blutdruck entstehende Spannung wird von der mittleren Schicht aufgenommen und durch Muskelbewegungen entsprechend angepasst.

Äußere Schicht

- Schließt das Gefäß nach außen ab und bildet ein Geflecht aus Kollagenfasern, die mehrere elastische Netze bilden.
- Enthält versorgende Nerven und Blutgefäße und verankert Gefäße in der Umgebung.

Venen

Venen und **Venolen** sind Blutgefäße, die das Blut zum Herzen hin transportieren. Venen der Extremitäten und des oberen Körperstamms sind mit **Venenklappen** versehen. Sie verhindern, dass das Blut wieder zurückfließt, und sorgen dafür, dass sich der Blutstrom zum Herzen richtet. Ohne funktionierende Venenklappen staut sich das Blut in der Peripherie zurück. Betrifft dies die Beine, können Krampfadern entstehen.

MERKE

Arterien transportieren **sauerstoffreiches** Blut, **Venen** transportieren **sauerstoffarmes** Blut. Eine **Ausnahme** bilden die **Lungenvene** und die **Lungenarterie,** bei denen es umgekehrt ist.

MERKE

Kapillaren

Kapillaren sind kleinste Blutgefäße, die dem Stoffaustausch mit den Organen dienen. Sie verbinden Arterien und Venen miteinander.

Blutkreislauf

Über den Blutkreislauf (➤ Abb. 24.5, ➤ Abb. 24.2) wird der menschliche Körper mit Sauerstoff und Nährstoffen versorgt.

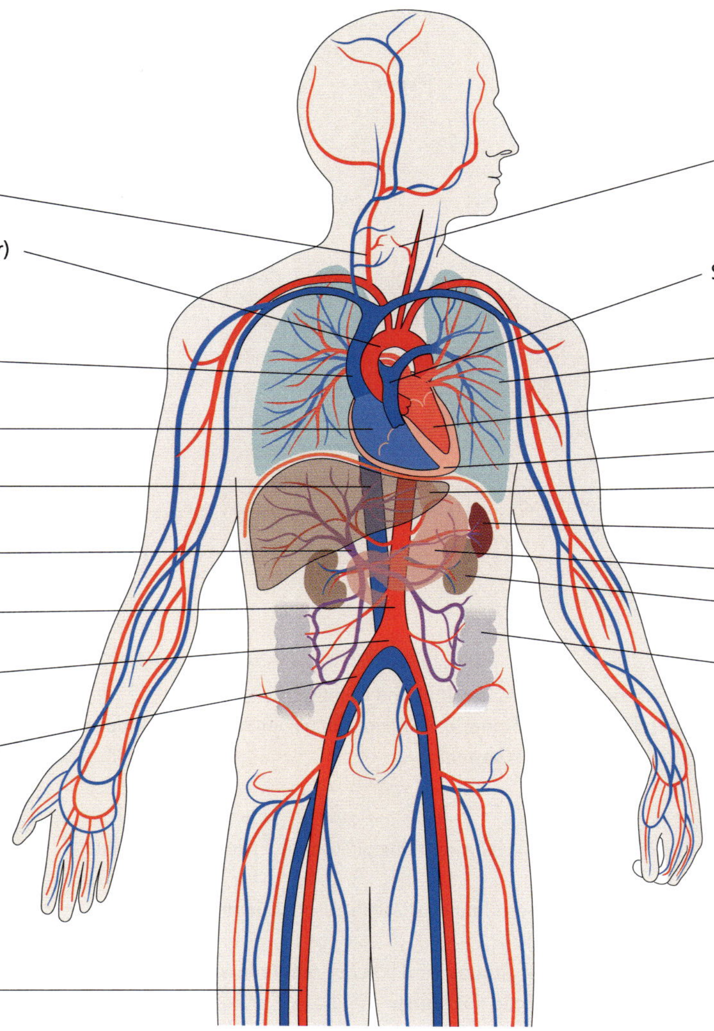

Abb. 24.5 Blutkreislauf [L190]

- Obere und untere Hohlvene transportieren sauerstoffarmes, kohlendioxidreiches Blut in den rechten Vorhof.
- Vom rechten Vorhof aus fließt Blut über die **Trikuspidalklappe** (dreizipfelige Segelklappe) in die rechte Herzkammer.
- Von der rechten Kammer aus wird das Blut über die Lungenarterie in die Lunge gepresst.
- Der Rückfluss wird durch die rechte **dreiteilige Pulmonalklappe** (Taschenklappe) verhindert.
- In der Lunge findet der Gasaustausch in den Lungenbläschen *(Alveolen)* statt.
- Blut wird mit Sauerstoff (O_2) angereichert, Kohlendioxid (CO_2) wird abgeatmet.
- O_2-angereichertes Blut fließt über die Lungenvenen in den linken Vorhof.
- Vom linken Vorhof aus strömt das Blut durch die **zweizipfelige Segelklappe** *(Mitralklappe)* in die linke Herzkammer.
- Muskeln kontrahieren, und sauerstoffreiches Blut wird über die **Aorta** in den Körper bis in die **kleinsten Kapillaren** (kleinsten Blutgefäße) in der Peripherie gepumpt.
- Der Rückfluss des Bluts wird durch die **linke dreiteilige Aortenklappe** (Taschenklappe) verhindert.

Blutbestandteile

Pina im Praxiseinsatz

Pina wurde gebeten, zur Einstellungsuntersuchung zum Betriebsarzt zu gehen. Dort wurde ihr Blut abgenommen. Als sie ihre Ergebnisse mit den Blutwerten erhält, staunt Pina: „Ich wusste gar nicht, dass es so viele Blutbestandteile zu bestimmen gibt!"

Blut hat zwei Hauptbestandteile:

- 55 % des Bluts sind flüssig: **Blutplasma.**
- 45 % des Bluts bilden feste Bestandteile: **Blutzellen.**

Blutzellen

- **Erythrozyten** (rote Blutkörperchen): Die roten Blutkörperchen sind **Träger des Sauerstoffs** und transportieren diesen über die Blutbahn zu den Zellen und Organen. Außerdem befördern sie Kohlendioxid von den Zellen und Organen in die Lunge.
- **Leukozyten** (weiße Blutkörperchen): Die weißen Blutkörperchen sind für die Abwehr von Fremdstoffen und schädlichen Bakterien, Viren und Pilzen zuständig (➢ 26.1.1).
- **Thrombozyten** (Blutplättchen): Die Blutplättchen sind dafür zuständig, bei Verletzungen Blutungen zu stoppen. Sie verkleben am Ort der Verletzung die Wundränder und bilden eine Schutzschicht **(Wundverschluss)** nach außen.

Aufgaben des Bluts

- Versorgung des Körpers mit Nährstoffen und Sauerstoff
- Gleichmäßige Verteilung von Wärme im Körper
- Transport von Hormonen und anderen Botenstoffen der Informationsverteilung im Körper
- Abwehr von Krankheitserregern
- Blutstillung von Wunden
- Transport von Abfallprodukten zu den Ausscheidungsorganen (Niere, Darm)
- Beteiligung an der Aufrechterhaltung des Säure-Basen-Haushalts (pH-Wert des Bluts)
- Transport von Antikörpern

24.2 Pflegerisches Handeln in allen Altersstufen

24.2 Pflegerisches Handeln in allen Altersstufen

In den westlichen Ländern nimmt die Zahl der Personen, die an einer Erkrankung des Herzens leiden, immer mehr zu. Zu fettes und zu viel Essen und zu wenig Bewegung sind oft die Ursachen dafür.

ACHTUNG

Menschen mit Erkrankungen des Herzens können im **Notfall** panisch reagieren und Todesängste haben. Hier ist es besonders wichtig, dass Pflegende bei ihnen sind und beruhigend auf sie einwirken. Diese zu Pflegenden dürfen nicht allein gelassen werden.

ACHTUNG

24.2.1 Koronare Herzerkrankungen: Angina pectoris und Myokardinfarkt

24.2.1 Koronare Herzerkrankungen: Angina pectoris und Myokardinfarkt

DEFINITION

Bei der **koronaren Herzkrankheit (KHK)** sind Herzkranzgefäße *(Koronarien)* durch Ablagerungen verengt (*Arteriosklerose, Koronarsklerose,* umgangssprachlich „Arterienverkalkung"). Über Jahre hinweg bilden sich dabei in den Gefäßwänden Fettablagerungen. Diese verbinden sich mit Kalzium zu einer zähen Masse. Es entsteht eine sogenannte **Plaque.** Die Folgen können **Angina pectoris** und/oder ein **Herzinfarkt** sein.

DEFINITION

Pathogenese

Durch die Plaque wird das **Gefäß** stark **geschädigt** und verliert die Fähigkeit, sich auszudehnen. Bei körperlicher Anstrengung kann das unflexible Gefäß den erhöhten Blutbedarf des Herzmuskels nicht mehr decken. Es kommt zu den typischen Beschwerden. Schreitet die KHK fort, verengen die Ablagerungen die Herzkranzgefäße zunehmend. Schon bei geringen Belastungen kann es zu Beschwerden kommen. Im Extremfall hat der betroffene Mensch auch in Ruhe Beschwerden. Ist das Gefäß komplett verschlossen und nachfolgende Gewebe werden nicht mehr mit Sauerstoff versorgt, ist ein **Herzinfarkt** die Folge. Dieser kann tödlich enden.

Hauptrisikofaktoren

- Hohes LDL-, niedriges HDL-Cholesterin (zu hohe Blutfettwerte = *Hypercholesterinämie*)
- Hypertonie (Bluthochdruck)
- Nikotin
- Diabetes mellitus (➢ 22.2.1)
- Männliches Geschlecht
- Höheres Alter (Männer über 45, Frauen über 55 Jahre)
- Familiäre Disposition (Veranlagung): koronare Herzkrankheit (KHK) oder Herzinfarkt bei Verwandten ersten Grades (Eltern oder Geschwister) vor dem 55. Lebensjahr (Männer) bzw. 65. Lebensjahr (Frauen)
- Übergewicht
- Bewegungsmangel
- Thromboseneigung
- Hyperurikämie (erhöhter Harnsäuregehalt im Blut; z. B. bei Gicht)
- Stress und psychische Belastungen
- Alkoholmissbrauch
- Starkes Schnarchen mit zeitweisem Aussetzen der Atmung *(Schlafapnoe)*
- Möglicherweise eine Infektion der Herzkranzgefäße mit bestimmten Krankheitserregern *(Chlamydien)*

Die KHK kann sich in verschiedenen Formen äußern und ist je nach Erscheinung weniger oder mehr gefährlich. Sie kann auftreten als:

- Stabile Angina pectoris (Brustenge)
- Akutes Koronarsyndrom (Durchblutungsstörung mit Sauerstoffminderversorgung und Untergang von Herzmuskelgewebe bei instabiler Angina pectoris)
- Herzinsuffizienz (Herzmuskelschwäche)
- Herzrhythmusstörungen
- Herztod (akuter Herztod, Sekundenherztod), oft infolge von Kammerflimmern (Kammer zieht sich nicht effektiv zusammen)

Angina pectoris

Symptome

- Schmerzen (➢ Abb. 24.6):
  - Dumpfes Druckgefühl bis hin zu Brennen hinter dem Brustbein, das typischerweise durch körperliche oder seelische Belastung ausgelöst wird.
  - Schmerzen können in den rechten oder linken Arm bis in die Fingerspitzen, die Schultern, den Hals, die Zähne und selten auch in die Magengegend ausstrahlen.
  - Eher kurze Schmerzen, die meist zwischen fünf und 15 Minuten anhalten.
  - Die Schmerzen verschwinden in der Regel, wenn die körperliche/seelische Belastung endet.

ABB. 24.6

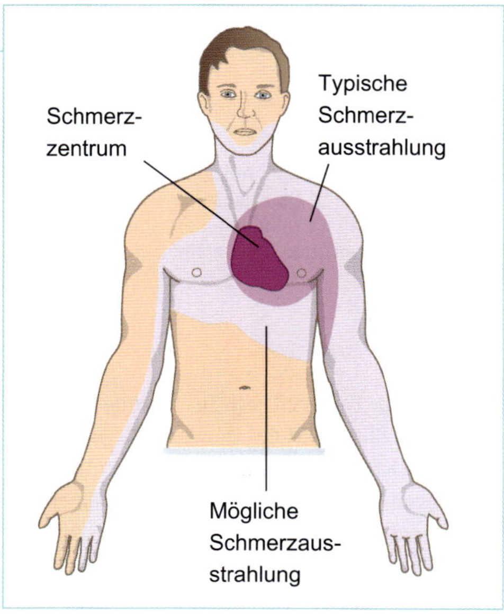

Abb. 24.6 Schmerzausstrahlung bei Angina pectoris [L138]

- Schweißausbrüche (kalter, kleinperliger Schweiß)
- Atembeschwerden *(Dyspnoe)*
- Stark eingeschränkte Leistungsfähigkeit
- In einigen Fällen starke Angstgefühle/Panik

Einteilung

- **Stumme Angina pectoris:**
  - Zeigt kaum Symptome.
  - Plötzlicher Leistungsabfall oder leichtes Druckgefühl im Brustkorb können auf einen Angina-pectoris-Anfall hinweisen.
  - Aufgrund der fehlenden Beschwerden besteht die Möglichkeit, dass die Erkrankung lange Zeit unbemerkt bleibt und somit nicht behandelt wird.
  - Auch ein Herzinfarkt kann dann kaum Beschwerden bereiten und leicht übersehen werden.
  - Tritt häufig bei Menschen mit Diabetes mellitus und älteren Menschen auf.
  - Bei Vorsorgeuntersuchungen kann sie rechtzeitig entdeckt und behandelt werden.
- **Stabile Angina pectoris:**
  - Tritt nur bei körperlicher Belastung auf.
  - Die Symptome sind über Monate und Jahre hinweg immer gleich, ohne sich deutlich zu verstärken.
  - Beim Ausruhen verschwinden die Brustschmerzen meist innerhalb weniger Minuten.
  - Nitro-Präparate können die Angina-pectoris-Symptome ebenfalls rasch beenden.
- **Instabile (akute) Angina pectoris:**
  - Dabei handelt es sich um einen **Notfall!**
  - Die Symptome sind unbeständig und nicht so eindeutig wie bei der stabilen Angina pectoris.
  - Die zu ergreifenden Maßnahmen sind im nachfolgenden Kasten aufgeführt.

ACHTUNG

Die **Erstmaßnahmen** bei **akuter Angina pectoris** sind:
- Zu pflegende Person ins Bett bringen. Mit erhöhtem Oberkörper positioneren und beengende Kleidung entfernen. Ruhe einhalten lassen
- Vitalzeichen (➤ Kap. 15) kontrollieren
- Zu pflegende Person beruhigen und nicht alleine lassen
- Hilfe holen, z. B. über die Rufvorrichtung
- Sauerstoff nach Arztanordnung bzw. hausinternem Standard geben
- Bei systolischem RR ≥ 100 mmHg kurz wirksames Nitrat durch eine Pflegefachperson verabreichen (nach Arztanordnung)
- EKG nach Arztanordnung anmelden bzw. schreiben
- Je nach Ausprägung und Dauer des Anfalls und Ansprechen auf Ruhe und/oder Medikamente Herzinfarktausschluss durchführen (Monitoring, wiederholte EKGs, Blutentnahmen). Betroffene Person ins Herzkatheterlabor bringen oder auf die Intensivstation verlegen

ACHTUNG

Diagnostik

- Ausführliche Befragung durch das ärztliche Team
- Beschreibung der Symptome durch den zu pflegenden Menschen
- Körperliche Untersuchung inklusive Blutuntersuchung
- Messung des Blutdrucks
- Schreiben eines Elektrokardiogramms (EKG)

Therapie

- Verzicht auf Nikotin
- Behandlung von arterieller Hypertonie und Diabetes mellitus
- Behandlung von Hypercholesterinämie
- Gewichtsabnahme und Halten des Normalgewichts
- Viel körperliche Bewegung (3–7 ×/Woche je 15–60 Minuten leichtes Ausdauertraining)
- Ernährungsumstellung auf eine kaloriengerechte, vitaminreiche, fettarme und ballaststoffreiche Kost
- Medikamentöse Therapie mit z. B. Thrombozytenaggregationshemmern (ASS)
- Herzkatheteruntersuchung mit Erweiterung der verengten Koronararterien

MERKE

MERKE

Nitrate (Nitroglyzerin, Nitro) werden bei einem **akuten Angina-pectoris-Anfall** nach ärztlicher Anordnung verabreicht.
- Wirkstoff (z. B. Glyceroltrinitrat) gibt es als Nitrolingualspray (Spray, das unter die Zunge gesprüht wird) oder Zerbeißkapsel.
- Nitrate werden sehr schnell über die Mundschleimhaut aufgenommen und entfalten innerhalb weniger Minuten ihre Wirkung.
- Die Zerbeißkapsel darf nicht geschluckt werden, da der Wirkstoff nach der Aufnahme in Magen und Darm von der Leber abgebaut wird, bevor er das Herz erreicht.
- Bei Anwendung eines Nitrolingualsprays maximal zwei Hub verabreichen, da der Wirkstoff die Blutgefäße erweitert. Wird zu viel Nitrolingualspray verabreicht, erweitern sich die Blutgefäße zu stark und schnell: Der Blutdruck fällt rapide ab, und die Menge an lebensnotwendigem Sauerstoff ist reduziert.

Pflege

- Vitalzeichenkontrolle: Pflegende achten auf Blutdruckabfall bei der Gabe von Nitrolingualspray, Herzrhythmusstörungen und Tachykardie.
- Ggf. Monitoring mit kontinuierlicher Überprüfung von EKG, Blutdruck und Sauerstoffsättigung des Bluts.
- Schmerzen erfragen.
- Zu Pflegenden Bettruhe einhalten lassen, anschließend nach Arztanordnung mobilisieren. Je nach Allgemeinzustand unterstützen und alle notwendigen Prophylaxen durchführen. Besonders auf Obstipationsprophylaxe (➢ 12.9.2) achten: Pressen beim Stuhlgang erhöht den Druck innerhalb des Brustkorbs.
- Ggf. Reduktionskost und/oder cholesterinarme Kost bestellen und zu Pflegenden über die einzuhaltenden Ernährungsvorgaben informieren.
- Blähende Speisen vermeiden, da der Zwerchfellhochstand bei Blähungen die Herzbeschwerden oft verstärkt.
- Mehrere kleine Mahlzeiten reichen, da große Mahlzeiten Angina-pectoris-Anfälle auslösen können.
- Ernährungsberatung initiieren.

Herzinfarkt (Myokardinfarkt)

DEFINITION

DEFINITION

Herzinfarkt (*Myokardinfarkt*, Herzmuskelinfarkt): Absterben *(Infarkt)* eines Teils des Herzmuskels *(Myokard)*.

Pathogenese

Pina im Praxiseinsatz

Pina hat einen zu Pflegenden erlebt, der einen Herzinfarkt erlitt. Sie war dabei, als es passierte. Dank des Erste-Hilfe-Kurses in der Schule wusste sie genau, was zu tun war.

Ein Herzinfarkt entsteht, wenn ein großes Herzkranzgefäß *(Koronararterie)* oder ein Gefäßast verschlossen sind. Die Gefäße versorgen das Herz mit Sauerstoff und Nährstoffen. Bei einem Herzinfarkt **verstopft** ein **Blutgerinnsel** *(Thrombus)* eines der Gefäße. Dadurch kann das Blut nicht mehr zirkulieren, und das Herz erhält nicht mehr ausreichend Sauerstoff und Nährstoffe. Diese Unterversorgung führt zu einer **Schädigung des Herzmuskelgewebes,** ein Teil des Gewebes stirbt ab.

Risikofaktoren

- Erhöhte Blutfette *(Hypercholesterinämie)*
- Diabetes mellitus (➢ 22.2.1)
- Rauchen
- Übergewicht *(Adipositas)*
- Hoher Blutdruck (➢ 24.2.2)
- Stress
- Alle Risikofaktoren, die die Entstehung einer KHK (s. oben) begünstigen

Einteilung nach Lokalisation am Herzen

Ein Herzinfarkt betrifft in den meisten Fällen die Muskulatur der **linken Kammer** und wird je nach betroffenem Bereich bezeichnet als:
- Vorderwandinfarkt
- Hinter- und Seitenwandinfarkt
- Scheidewandinfarkt *(Septuminfarkt)*
- Kombinationsinfarkt, bei mehreren betroffenen Bereichen der Herzkammer

Symptome

- Länger als fünf Minuten anhaltende heftige Schmerzen oder starker Druck in der Brust, ausstrahlend in linke Schulter, linken Arm, Unterkiefer oder Oberbauch
- Stärkere Schmerzen als bei Angina pectoris
- Keine Besserung bei Verabreichung von Nitrolingualspray (wichtige Unterscheidung zum Angina-pectoris-Anfall bei instabiler Angina pectoris)
- Unruhegefühl, Panik bis hin zu Todesangst
- Kalter Schweiß und Blässe
- Übelkeit und Erbrechen
- Atemnot *(Dyspnoe)*

Oft treten Myokardinfarkte in den sehr frühen Morgenstunden auf. Dabei **gehen** einem Herzinfarkt oft folgende **Anzeichen voraus:**

- Brustengegefühl
- Schmerzen in der linken Schulter und im linken Arm
- Halsschmerzen bis zum Unterkiefer
- Gelegentlich Bauchschmerzen und/oder Übelkeit oder Unwohlsein
- Schwächegefühl, Angst
- Häufig niedriger Blutdruck

MERKE

Als **typisch geltende Herzinfarktsymptome** treten bei **Frauen** oft **nicht** auf. Ein akuter Herzinfarkt kann sich bei einer Frau durch folgende **Symptome** äußern:

- Übelkeit
- Häufiges Erbrechen
- Schmerzen im Schulterbereich
- Schmerzen im Kiefer
- Schmerzen im Oberbauch
- Atemnot

MERKE

Diagnostik

- Enzymdiagnostik: Abgestorbenes Herzmuskelgewebe setzt Enzyme frei, die im Blut nachweisbar sind.
- EKG: Typische Veränderung nach einem Herzinfarkt werden im EKG erkannt.

Therapie

- Schmerzmittel
- Gerinnungshemmende Medikamente verhindern, dass das Gerinnsel wächst oder an anderer Stelle ein weiteres entsteht.
- Im Krankenhaus erfolgt mindestens zwei bis drei Tage eine Überwachung auf der Intensivstation.
- Sauerstoffgabe.
- Die zu pflegende Person erhält blutverdünnende Medikamente (Heparin) über einen zentralen Venenkatheter (ZVK).
- Blutdruck regelmäßig überprüfen und bei Bedarf regulieren.
- Ballondilatation (Erweiterung des Blutgefäßes durch einen über einen Katheter eingeführten Ballon) und Implantation eines oder mehrerer Stents (Gefäßhülsen aus Edelstahl, die die verengte Stelle offenhalten).
- Stationäre Therapie.
- Anschlussrehabilitation.
- Gabe von Thrombozytenaggregationshemmern (ASS), Betablockern, Antihypertonika, Cholesterinsenkern.

Prophylaktische Maßnahmen

- Nikotinverzicht
- Ausgewogene Ernährung (vitaminreich, ballaststoffreich, fettarm)
- Regelmäßige Bewegung, z. B. durch tägliche Spaziergänge von mindestens 30 Minuten
- Kontrolliert Sport treiben, z. B. Skilanglauf, Joggen, Fahrradfahren, Schwimmen, Herzsportgruppen
- Stressfreies Leben führen
- Übergewicht senken bzw. Gewicht kontrollieren

Zur Orientierung

ACHTUNG

24.2.2 Hypertonie, Hypotonie

DEFINITION

ABB. 24.7

- Ausreichende Flüssigkeitszufuhr (täglich 1,5–2 l Wasser oder ungesüßten Tee)
- Regelmäßige ärztliche Kontrolle
- Optimale Einstellung eines Diabetes mellitus, einer Hypertonie oder erhöhter Cholesterinwerte *(Hypercholesterinämie)*

Pflege

Bei einem Herzinfarkt handelt es sich um einen **Notfall!** Die zu ergreifenden Sofortmaßnahmen sind im unten stehenden Kasten aufgeführt.

ACHTUNG

Sofortmaßnahmen bei einem Herzinfarkt:
- Rettungsdienst mit Notarzt alarmieren bzw. im Krankenhaus über die Rufvorrichtung Alarm auslösen oder hausinterne Notfallnummer anrufen
- Bewusstsein und Atmung überprüfen
- Weitere Vitalzeichen kontrollieren
- Bei Herz-Kreislauf-Stillstand sofort mit der Reanimation beginnen
- Bei zu pflegenden Menschen, die bei Bewusstsein sind: in bequeme Lage bringen, beruhigen, Oberkörper erhöht positionieren, abschirmen, beengende Kleidung öffnen, Sauerstoffzufuhr durch Öffnen des Fensters und Sauerstoffgabe nach ärztlicher Anordnung

24.2.2 Hypertonie, Hypotonie

Hypertonie

DEFINITION

Hypertonie (Bluthochdruck): nicht situationsabhängige Blutdruckerhöhung langfristig über 140/90 mmHg.

Pathogenese

- Eine **primäre (essenzielle) Hypertonie** ist multifaktoriell bedingt (➤ Abb. 24.7):
  - Genetische Veranlagung
  - Falsche Ernährung
  - Ungünstige/Ungesunde Lebensweise

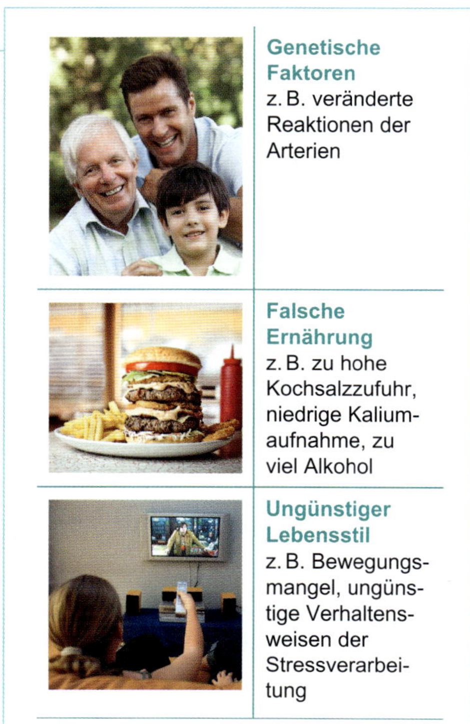

Abb. 24.7 Faktoren, die eine primäre Hypertonie begünstigen [J787]

- Eine **sekundäre Hypertonie** ist die Folge vorangegangener Erkrankungen:
  - Störungen im Hormonsystem (z. B. Schilddrüsenüberfunktion, ➤ 22.2.2)
  - Erkrankungen des Nierenparenchyms *(renoparenchymatöse Hypertonie)* oder der Nierengefäße *(renovaskuläre Hypertonie)*
  - Schlafapnoesyndrom
  - Durch Arzneimittel (z. B. Antikonzeptiva, „Pille")

Risikofaktoren

- Rauchen
- Übergewicht
- Bewegungsmangel
- Ungesunde (fettreiche) Ernährung
- Stress
- Vorschädigungen durch KHK

Symptome

Meistens treten bei den zu Pflegenden keine Beschwerden auf. Der erhöhte Blutdruck wird oft zufällig diagnostiziert. Manche klagen über (morgendliche) Kopfschmerzen, Ohrensausen, Herzklopfen, Dyspnoe, Schwindel oder Schweißausbrüche, besonders bei Belastung. Bei der Untersuchung sind die Blutdruckwerte erhöht (über 140/90 mmHg).

Spätfolgen

Je länger eine Hypertonie besteht und je höher der Blutdruck ist, desto größer ist die Gefahr von Spätschäden an den Organen. Diese betreffen:

- Gefäße: Begünstigung einer Arteriosklerose
- Auge: Netzhautschäden, Netzhautblutungen bis zur Erblindung
- Herz: hypertensive Herzkrankheit mit Linksherzhypertrophie; Mikroangiopathie der Herzkranzarterien
- Niere: hypertensive Nephropathie; bei langjähriger Hypertonie arteriosklerotische Schrumpfniere mit Niereninsuffizienz (➤ 29.2.6) bis zum Nierenversagen
- Gehirn: Apoplex (➤ 27.2.3)

Diagnostik

- Schweregradbestimmung
- Abgrenzung der verschiedenen Hypertonieformen
- Erfassung von Folgeschäden
- Diagnose von Risikofaktoren, z. B. Nikotinabusus, Diabetes mellitus (➤ 22.2.1) oder erhöhte Blutfette
- RR-Messungen unter verschiedenen Voraussetzungen (in Ruhe, bei Belastung, 24-Stunden-Messung)
- Blutuntersuchungen: Schilddrüsenwerte, Elektrolyte, Kreatinin, Blutbild, Blutzucker, HbA_{1c}, Blutfette, Harnsäure
- Sonografie der Nieren, um die Arterienbeschaffenheit zu diagnostizieren
- EKG, Echokardiografie
- Augenärztliche Untersuchung mit Spiegelung des Augenhintergrunds

Therapie und Pflege

- Grunderkrankung behandeln (z. B. KHK, ➤ 24.2.1)
- Beratung zur gesunden Ernährung, Reduzierung von Übergewicht
- Kochsalzarme Ernährung
- Rauchen einstellen
- Alkoholkonsum reduzieren bzw. vermeiden
- Fettreiche Ernährung vermeiden
- Regelmäßige Bewegung (Ausdauersport)
- Stress reduzieren
- Antihypertensiva nach ärztlicher Anordnung und Beratung zum Umgang mit Medikamenten
- Anleitung zu Blutdruckselbstkontrolle und Führen eines Blutdrucktagebuchs
- Vermittlung von Kontakten zu Selbsthilfe-/Sportgruppen
- Regelmäßige Arztbesuche zur Frühdiagnose von weiteren Risikofaktoren und Spätkomplikationen

DEFINITION

ACHTUNG

DEFINITION

Hypertensive Krise, hypertensiver Notfall

DEFINITION

Hypertensive Krise: krisenhafte Entgleisung des Bluthochdrucks ohne Symptome. Blutdruckwerte meist über 220/120 mmHg, bei Kindern altersabhängige, niedrigere Grenzwerte. Die hypertensive Krise ist ernst, aber nicht unmittelbar lebensbedrohlich.
Hypertensiver Notfall: Blutdruckentgleisung mit Symptomen und akuter Gefährdung von Herz, Gefäßen, zentralem Nervensystem (ZNS) und/oder Nieren. Beim **hypertensiven Notfall** sind lebenswichtige Organe akut gefährdet.

Folgen

- Herz, Gefäße: Angina pectoris (➤ 24.2.1), akutes Koronarsyndrom, Lungenödem
- Gehirn: Massenblutung, Versagen der Autoregulation der Hirnarterien mit Übelkeit, Erbrechen, Kopfschmerzen, Sehstörungen, epileptische Anfälle
- Nieren: akutes Nierenversagen (➤ 29.2.4)

Therapie

- Blutdrucksenkung um ca. 20–25 %, (stärkere Blutdrucksenkung kann zu Minderdurchblutung des Gehirns führen)
- Medikamentöse Therapie nach ärztlicher Anordnung mit: Nitrolingualspray, Nifidepin, Diuretika bei drohendem Lungenödem, Antihypertonika
- Evtl. Verlegung auf die Intensivstation

Pflege

Die zu ergreifenden Sofortmaßnahmen bei einem hypertensiven Notfall sind im unten stehenden Kasten aufgeführt.

ACHTUNG

Sofortmaßnahmen bei einem hypertensiven Notfall:
- (Not-)Arzt verständigen
- Zu pflegende Person beruhigen, Bettruhe einhalten lassen und Oberkörper erhöht positionieren
- Vitalzeichen engmaschig kontrollieren bzw. zu pflegende Person nach ärztlicher Anordnung an Monitor anschließen

- Ggf. Flüssigkeitsbilanz
- Vitalzeichenkontrolle in kurzen Abständen
- Kontrolle der Wachheit (Vigilanz)
- Überwachung der Medikamenteneinnahme
- Mobilisation nur nach ärztlicher Anordnung

Hypotonie

DEFINITION

Hypotonie (zu niedriger Blutdruck): kontinuierlich niedriger Blutdruck (unter 100/60 mmHg bzw. dem altersgemäßen Normwert) bei gleichzeitigen Beschwerden durch die Minderdurchblutung der peripheren Organe.
Orthostatische Dysregulation *(orthostatische Hypotonie):* wiederkehrender Blutdruckabfall beim Wechsel vom Liegen/Sitzen zum Stehen oder bei längerem Stehen. Durch die kurzzeitige Minderdurchblutung des Gehirns kann Schwindel bis zur Bewusstlosigkeit auftreten.

Pathogenese

Die Hypotonie kann z. B. bei Blutverlust, Schock oder Herzinsuffizienz auftreten.
Arten:
- **Primäre Hypotonie** ohne erkennbare Ursache
- **Sekundäre Hypotonie** aufgrund einer Grunderkrankung, z. B. Herzinsuffizienz (➤ 24.2.3), Anämie (Blutarmut), hormoneller Störungen (z. B. Nebennierenrindeninsuffizienz) oder als Nebenwirkung von Arzneimitteln (z. B. Diuretika)

Symptome

- Abgeschlagenheit
- Morgendliche „Anlaufschwierigkeiten"
- Leistungs- und Konzentrationsschwäche
- Schwindel mit Schwarzwerden vor den Augen
- Kurze Bewusstlosigkeit
- Depressive Verstimmungen, Frösteln und Blässe möglich

Diagnostik

Von der **primären Hypotonie** sind häufig sehr schlanke Kinder, Jugendliche oder junge Frauen mit unauffälligem Untersuchungsbefund betroffen. Bei den **sekundären Hypotonieformen** stehen die Befunde der Grunderkrankung im Vordergrund.

Die Diagnose wird durch mehrfache Blutdruckmessungen und Schellong-Test (RR-Messung im Liegen und Stehen und nach Belastung) gestellt.

Therapie und pflege

- Blutdruckregulierende Allgemeinmaßnahmen, z. B. Bewegung, Wechselduschen
- Abruptes Aufstehen vermeiden
- Bei längerem Stehen mit den Füßen wippen
- Medikamente nur ausnahmsweise
- Ausreichende Trinkmenge
- Bei sekundären Hypotonien Behandlung der ursächlichen Erkrankung

24.2.3 Herzinsuffizienz

24.2.3 Herzinsuffizienz

DEFINITION

Herzinsuffizienz (Herzmuskelschwäche): Unvermögen des Herzens, das zur Versorgung des Körpers mit Sauerstoff und Nährstoffen erforderliche Blutvolumen zu fördern. Herzinsuffizienz ist die Folge verschiedener Herz-Kreislauf-Erkrankungen.

DEFINITION

Pina im Praxiseinsatz

Pina hat beobachtet, dass zu Pflegende mit einer fortgeschrittenen Herzinsuffizienz bei den alltäglichen Verrichtungen mehr Zeit benötigen. Sie plant deshalb bei Pflege und Mobilisation mehr Zeit ein.

Pathogenese

Die Prognose der Herzinsuffizienz ist nur im frühen Stadium günstig (> Tab. 24.1).

TAB. 24.1

Tab. 24.1 Stadieneinteilung der Herzinsuffizienz nach NYHA (New York Heart Association)

Stadium	Symptome
I	Keine Beschwerden, normale Belastbarkeit (Diagnose nur über Untersuchungen möglich)
II	Beschwerden bei normaler körperlicher Belastung
III	Beschwerden schon bei leichter körperlicher Belastung
IV	Beschwerden in Ruhe, Verschlechterung schon bei geringster körperlicher Belastung mit Ruhedyspnoe (Luftnot)

Formen

- Nach zeitlichem Ablauf:
  - **Akute** (plötzlich auftretende) **Herzinsuffizienz** (z. B. infolge eines akuten Herzinfarkts)
  - **Chronische Herzinsuffizienz** (entwickelt sich im Lauf von Monaten bis Jahren)
- Nach Lage:
  - Linksherzinsuffizienz
  - Rechtsherzinsuffizienz

Eine **globale Herzinsuffizienz** liegt vor, wenn die Pumpfunktion beider Herzkammern eingeschränkt ist.

Zur Orientierung

ABB. 24.8

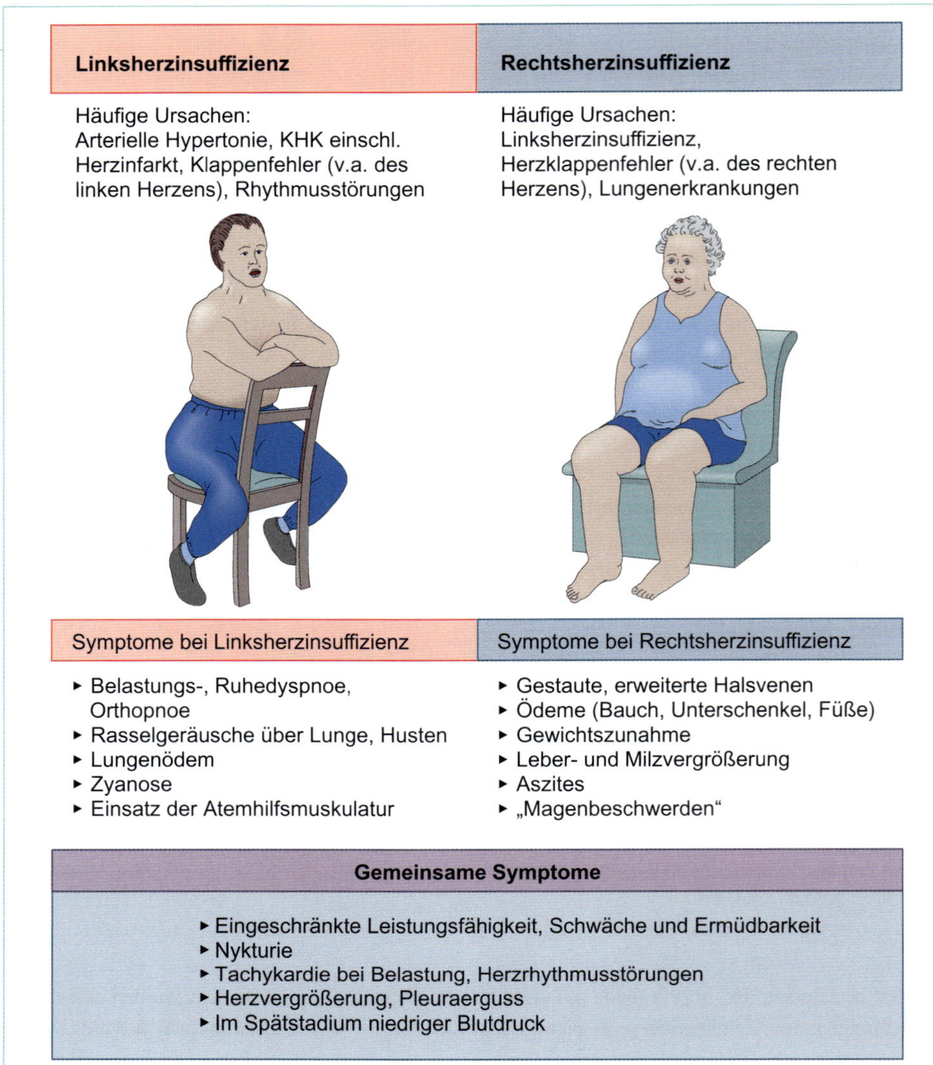

Abb. 24.8 Ursachen und Symptome der Rechts- und der Linksherzinsuffizienz [L190]

Linksherzinsuffizienz

Symptome (➤ Abb. 24.8):

- Dyspnoe (Atemnot): Belastungs-, Ruhe- und Orthopnoe (der Betroffene kann nur mit erhöhtem Oberkörper positioniert werden), häufig Tachypnoe (beschleunigte Atmung)
- Betroffene setzen sich aufrecht hin, um besser Luft zu bekommen (Einsatz der Atemhilfsmuskulatur)
- Hustenanfälle
- Kaltschweißigkeit und Unruhe
- Rasselgeräusche der Lunge
- Zyanose
- Lungenödem

Rechtsherzinsuffizienz

Symptome (➤ Abb. 24.8):

- Bein- und Hautödeme durch Rückstauung des Bluts
- **Nykturie** (nächtliches Wasserlassen) durch Ausschwemmen der Ödeme
- Halsvenenstauung
- Lebervergrößerung und **Aszites** (Wassersucht)
- **Stauungsgastritis** (Entzündung der Magenschleimhaut durch Wassereinlagerung und damit Druck auf die umliegenden Organe) mit Appetitlosigkeit und Völlegefühl
- Gewichtszunahme

Dekompensierte Herzinsuffizienz

Die dekompensierte Herzinsuffizienz ist eine schwerwiegende, **lebensbedrohliche Komplikation,** die zum Schock führen kann. Die verschiedenen Gegensteuerungsmechanismen des Körpers reichen nicht mehr aus, um die verminderte Leistungsfähigkeit des Herzens auszugleichen. Auslöser kann z. B. ein plötzliches Herzversagen sein. Dabei fällt der Blutdruck stark ab, und der Kreislauf sowie lebenswichtige Organe können versagen.

Diagnostik

Die Diagnose einer Herzinsuffizienz wird klinisch gestellt. Zur Untersuchung gehören:

- EKG
- Echokardiografie: wichtigstes bildgebendes Verfahren (z. B. Größe und Funktion der Herzkammern, Klappen)
- Blutuntersuchung mit Blutbild, Kreatinin, Elektrolyte, Blutzucker, HbA_{1c} (Langzeitblutzuckerwert von drei Monaten), Leberwerte, TSH (Schilddrüse) empfohlen

Weitere Untersuchungen erfolgen je nach Verdacht:

- Belastungsuntersuchung (bei Verdacht auf KHK)
- MRT
- Koronarangiografie (bei Verdacht auf KHK)

Therapie und Pflege

Allgemeine Maßnahmen können in allen Krankheitsstadien dazu beitragen, dass es dem Betroffenen besser geht. Dazu gehören:

- Wenig körperliche Anstrengung, in schweren Fällen Bettruhe mit erhöhtem Oberkörper
- Einhalten eines Normalgewichts/Reduktion des Gewichts bei Übergewicht
- Pulsoximetrie, bei Bedarf Sauerstoffgabe
- Leichte Mahlzeiten, die nicht belasten
- Kochsalzarme Diät, um Wassereinlagerungen zu vermeiden
- Verzicht auf Genussmittel wie Rauchen, Alkohol
- Bilanzierung/Einhalten der vorgeschriebenen Trinkmenge
- Gewichtskontrolle

24.2.4 Herzrhythmusstörungen

24.2.4 Herzrhythmusstörungen

DEFINITION

Herzrhythmusstörungen: Störungen der Herzfrequenz und/oder der Regelmäßigkeit des Herzschlags aufgrund von Reizleitungs- und/oder Reizbildungsstörungen.

DEFINITION

Das **Reizleitungs-** und **-bildungssystem des Herzens** besteht aus (➤ Abb. 24.9):

- Sinusknoten
- AV-Knoten
- HIS-Bündel
- Tawara-Schenkel
- Purkinje-Fasern

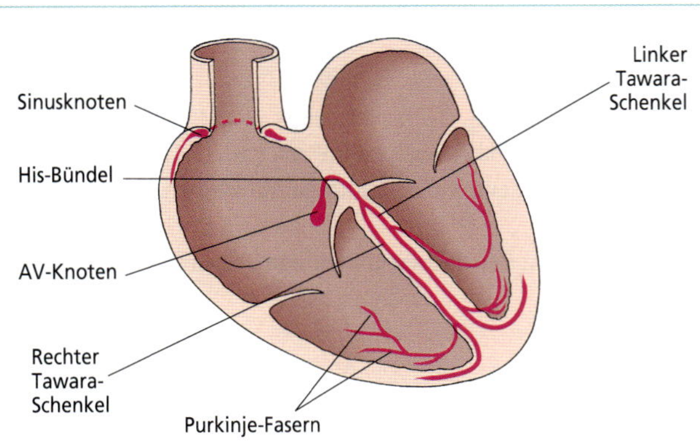

Abb. 24.9 Strukturen des Reizleitungs- und -bildungssystems des Herzens [L190]

ABB. 24.9

Zu den **Herzrhythmusstörungen** zählen:
- Tachykardie (zu schneller Puls)
- Bradykardie (zu langsamer Puls)
- Arrhythmie (unregelmäßiger Puls)
- Tachyarrhythmie (zu schneller und unregelmäßiger Puls)
- Bradyarrhythmie (zu langsamer und unregelmäßiger Puls)
- Extrasystolen (außerhalb des regulären Grundrhythmus auftretender Herzschlag)

Tachykardie

Wird eine bestimmt Herzfrequenz (> 100 Schläge/min) überschritten, wird immer weniger Blut in das Kreislaufsystem gepumpt. Den Kammern bleibt nicht genügend Zeit zur Erschlaffung und Neufüllung. Es ist auch möglich, dass die Herzkontraktionen (z. B. durch Herzinsuffizienz, ➤ 24.2.3) zu schwach und unkoordiniert sind. Die Diagnose erfolgt durch das EKG.

Bradykardie

Herzrhythmusstörungen mit einer Herzfrequenz < 60 Schlägen/min bei Erwachsenen bzw. unter der altersentsprechenden Normgrenze bei Kindern nennt man Bradykardie.

Pathogenese

Ursachen:
- Koronare Herzkrankheit (KHK)
- Herzinfarkt
- Herzmuskelentzündung *(Myokarditis)*
- Herzmuskelerkrankung *(Kardiomyopathie)*
- Herzklappenerkrankung
- Angeborener Herzfehler
- Bluthochdruckkrise

Diagnostik

- EKG in Ruhe
- Langzeit-EKG
- Belastungs-EKG
- Invasive elektrophysiologische Untersuchung (bei massiven Rhythmusstörungen)
- Echokardiografie

Therapie

Akute Tachykardie

- Antiarrhythmika
- Overdrive-Pacing (Overdrive-Stimulation; hochfrequente elektrische Stimulation zur Rhythmisierung)
- Elektrokardioversion (EKG-getriggerter Gleichstromstoß in Kurznarkose)
- Defibrillation (Notfallmaßnahme zur Unterbrechung von Kammerflattern/-flimmern)

Bradykardie

Die Therapie hängt von der Ursache ab. Schlägt das Herz zu langsam (< 40 Schläge/Minute), muss ein Herzschrittmacher implantiert werden. Dieser bringt das Herz durch elektronische Impulse zur Kontraktion (Zusammenziehen).

Pflege

Aufgabe der Pflegepersonen ist es, den Puls mehrmals täglich zu messen (➤ 15.1.1). Bei zu Pflegenden mit Herzrhythmusstörungen muss der Puls immer eine volle Minute gezählt werden, da es sonst zu einem falschen Messergebnis kommt.

Pina im Praxiseinsatz

Pina versteht nun, warum Pflegepersonen zum Pulsmessen eine ruhige Umgebung und selbst eine ruhige Hand brauchen.

24.2.5 Periphere arterielle Verschlusskrankheit (pAVK)

DEFINITION

Periphere arterielle Verschlusskrankheit (pAVK): chronische Verengungen und Verschlüsse der Aorta oder der Arterien der Extremitäten (ca. 95 % der unteren Extremität).

Pathologie

Die häufigste Ursache einer pAVK ist die Arteriosklerose (➤ 24.2.1) durch Rauchen und Diabetes mellitus (➤ 22.2.1). Die Erkrankungsstadien sind in ➤ Tab. 24.2 aufgeführt.

Tab. 24.2 Stadien der peripheren arteriellen Verschlusskrankheit nach Fontaine

Stadium	Symptome
I	Keine Beschwerden, aber nachweisbare Veränderungen
II	Claudicatio intermittens („Schaufensterkrankheit")
IIa	Schmerzfreie Gehstrecke > 200 m
IIb	Schmerzfreie Gehstrecke < 200 m
III	Ruheschmerz in Horizontallage
IV	Ulkus/Gangrän (➤ 20.2.3)

- **Beeinflussbare Risikofaktoren:**
  - Nikotinabusus
  - Hypertonie (➤ 24.2.2)
  - Diabetes mellitus (➤ 22.1.1)
  - Fettstoffwechselstörungen
  - Übergewicht
  - Bewegungsmangel
- **Nicht beeinflussbare Risikofaktoren:**
  - Genetische Disposition
  - Höheres Lebensalter
  - Männliches Geschlecht
- **Folgen der Arteriosklerose:**
  - Koronare Herzkrankheit (KHK, ➤ 24.2.1)
  - Schlaganfall (➤ 27.2.3)
  - Vaskuläre Demenz (➤ 27.2.2)
  - Periphere arterielle Verschlusskrankheit

Diagnostik

- Anamnese
- Inspektion und Palpation der Füße
- Tasten der Fuß- und Beinpulse

Therapie

- Nikotinentwöhnung
- Gut eingestellter Diabetes mellitus
- Gehtraining in Stadium II, vorher individuelle schmerzfreie Gehstrecke ermitteln

Pflege

- Beine und Füße täglich inspizieren
- Fußpulse täglich tasten
- Haut auf Zyanose (Blaufärbung der Haut durch Sauerstoffmangel) und Läsionen beobachten
- Vermeidung von Druckstellen (z. B. durch zu enge Strümpfe und Schuhe)

24.2.6 Krampfadern

DEFINITION

Varizen (Krampfadern): geschlängelte und erweiterte (oberflächliche) Venen, am häufigsten an den Beinen.
Varikosis (Krampfaderleiden): ausgedehnte Varizen der Beine, die häufig mit dem Alter zunehmen (➤ Abb. 24.10).

ABB. 24.10

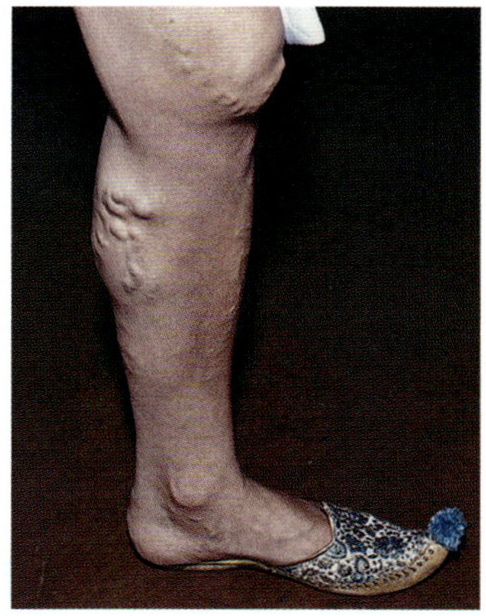

Abb. 24.10 Ausgedehnte Varikosis (Krampfaderleiden) [R415]

Pina im Praxiseinsatz

Pina hat beobachtet, dass zwei Köchinnen, die in der Krankenhausküche arbeiten, Krampfadern haben. Als sie dies im Unterricht erwähnt, erfährt sie, dass die Krampfadern wahrscheinlich vom vielen Stehen und der großen Hitze in der Küche herrühren. Der Entstehung von Krampfadern kann mit Kompression vorgebeugt werden.

Pathogenese

- **Primäre (idiopathische) Varikosis:**
  - Venenwandschwäche oder Venenklappeninsuffizienz.
  - Familiäre Disposition.
  - Begünstigt z. B. durch stehende Tätigkeit, Übergewicht und Schwangerschaft.
- **Sekundäre Varikosis:**
  - Folge anderer Venenerkrankungen (z. B. einer tiefen Thrombose).
  - Führt zur Abflussbehinderung im tiefen Venensystem oder Zerstörung der Venenklappen. Die oberflächlichen Venen werden dann überlastet.

Die Klassifikation der chronischen Varikosis zeigt ➢ Tab. 24.3.

TAB. 24.3

Tab. 24.3 Klassifikation der chronischen Varikosis nach CEAP (Klassifikation für die Einteilung der chronisch venösen Insuffizienz) [H175-001]

Klassifikation	Symptome
C0	Keine sichtbaren Zeichen einer Venenkrankheit
C1	Besenreiser und/oder retikuläre Varizen
C2	Varizen (Durchmesser ≥ 3 mm), keine Zeichen der chronisch-venösen Insuffizienz
C3	Ödem durch venöse Insuffizienz
C4	Hautveränderungen/Stauungsdermatose durch venöse Insuffizienz
C5	Wie C4 mit abgeheiltem Ulcus cruris
C6	Aktuell bestehendes venöses Ulcus cruris

Symptome

- Kann lange symptomlos bleiben.
- Stört Betroffene nur in kosmetischer Hinsicht.
- Schwellneigung.
- Schwere- und Spannungsgefühl in den Beinen.
- Nächtliche Muskelkrämpfe.

Komplikationen

- Thrombophlebitis (Entzündung der oberflächlich gelegenen Venen)
- Blutung aus geplatzten Varizen *(Varizenruptur)*
- Trophische Hautveränderungen, Ödem, im Extremfall Ulcus cruris (➢ 20.2.3)
- Bei ausgeprägtem Stammvenenbefall tiefe Venenthrombose

Diagnostik

- Betroffene sollten im Stehen untersucht werden, da die Varizen im Liegen oft nicht mit Blut gefüllt sind.
- Unterscheidung der primären und sekundären Varikosis.
- Schweregradeinschätzung.
- Anamnese und Untersuchung.
- Farb-Duplex-Sonografie.

Therapie

- Verödung
- Lasertherapie
- Operative Entfernung der Varizen
- Kompression mit Kompressionsstrümpfen der Klasse II

24.2.7 Embolie

DEFINITION

Embolie: teilweise oder vollständiger Verschluss von Gefäßen mit eingeschwemmtem Material, das als Embolus bezeichnet wird.

ACHTUNG

Eine Embolie kann eine **lebensbedrohliche** Situation darstellen und verlangt sofortiges Handeln.

Pathogenese

Eine Embolie kann Venen oder Arterien betreffen. Der Embolus kann aus beiden Blutgefäßarten stammen.

Arterielle Embolie

Der Embolus stammt aus dem **linken Herzen** oder einer großen **Arterie** und verschließt ein Gefäß zum Gehirn **(Hirnembolie)** oder zu Arm oder Bein, Eingeweiden (Darm, Nieren, Milz).

Venöse Embolie

Der Embolus kommt aus einer **Körpervene** und verstopft eine Arterie in der Lunge, und es entsteht eine **Lungenembolie.**

Embolieformen/Ursachen

- **Thromboembolie:** Verlegung des Gefäßquerschnitts durch ein Blutgerinnsel, das sich beispielsweise bei einer Gerinnungsstörung in Form einer Thrombose bildet und später losreißt.
- **Fettembolie:** Einschwemmung von Fett ins Blutgefäßsystem, das durch Traumen, beispielsweise Operationen, aus Fettgewebe freigesetzt wurde.
- **Knochenmarkembolie:** Bei Frakturen, vor allem der langen Röhrenknochen, kann es zur Embolisierung (Verstopfung von Gefäßen) durch Teile des Knochenmarks kommen.
- **Fruchtwasserembolie:** Verlegung des Gefäßlumens durch Bestandteile des Fruchtwassers.
- **Gasembolie:** Verlegung des Gefäßes durch Gas- oder Luftblasen, z. B. bei der Taucherkrankheit.

Risikofaktoren

- Herzerkrankungen (v. a. Vorhofflimmern)
- Gefäßwandveränderungen bei Arteriosklerose und deren Risikofaktoren, z. B.:
  - Rauchen
  - Bluthochdruck (➤ 24.2.2)
  - Diabetes mellitus (➤ 22.2.1)
  - Übergewicht
- Venenerkrankungen
  - Venenentzündungen
  - Krampfadern (➤ 24.2.6)
- Alter und Geschlecht:
  - Je älter, desto häufiger treten Embolien auf.
  - Frauen sind häufiger betroffen als Männer.

24.2.7 Embolie

DEFINITION

ACHTUNG

ACHTUNG

24.3 Positionierungsarten

Pina im Praxiseinsatz

ABB. 24.11

ACHTUNG

Symptome

- Plötzliche Atemnot
- Beschleunigte Atmung
- Herzrasen
- Blutdruckabfall
- Kreislaufschock

ACHTUNG

Sofortmaßnahmen:

- (Not-)Arzt verständigen
- Betroffene Person beruhigen
- Atemerleichternde Positionierung (Oberkörper erhöht, ➤ 12.4.2)
- O_2-Gabe und Schmerzmittelgabe nach ärztlicher Anordnung
- Stabile Seitenlage bei Bewusstlosigkeit (➤ 24.3)
- Herz-Lungen-Wiederbelebung bei Herzstillstand (➤ 18.2.2)

24.3 Positionierungsarten

Positionierung bei Herz- und Lungenerkrankungen

Pina hat einen zu Pflegenden gesehen, der Tag und Nacht im Bett mit erhöhtem Oberkörper lag. Sobald das Kopfteil ein kleines Stück heruntergestellt wurde, bekam er Luftnot und Panik. Seitdem fragt Pina zu Pflegende immer, ob das Kopfteil heruntergestellt werden kann oder nicht.

Bei zu Pflegenden mit **Herzerkrankungen** oder **Luftnot** *(Dyspnoe)* kann eine **Herzbettlage** sinnvoll sein (➤ Abb. 24.11). In dieser Position werden Herz und Lunge entlastet, da der Oberkörper hoch und die Beine tief positioniert werden. Dadurch ist das Angebot an Blut und somit Flüssigkeit reduziert, sodass das Herz eine geringere Pumpleistung vollbringen muss.

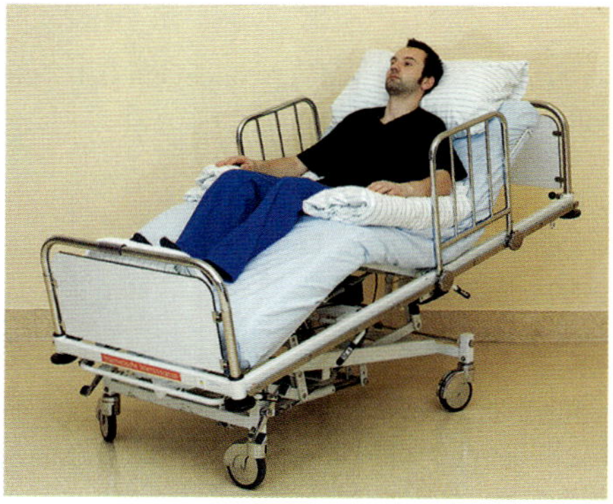

Abb. 24.11 Herzbettlage: Der Oberkörper wird erhöht positioniert, die Beine dagegen tief [K115]

ACHTUNG

In der Herzbettlage kann der arterielle Blutdruck gefährlich abfallen. Es droht ein **kardiogener Schock** oder eine **Minderdurchblutung des Gehirns.** Bei einem systolischen Blutdruck < 90 mmHg und einem Puls > 100/min muss die Positionierung abgebrochen werden.

Gegebenenfalls sind bei der Herzbettpositionierung verschiedene **Prophylaxen** zu beachten (Thrombose-, Dekubitus-, Pneumonie- und Kontrakturprophylaxe mit Spitzfußprophylaxe, ➤ Kap. 12).

Positionierung bei peripherer arterieller Verschlusskrankheit

Bei zu Pflegenden mit einer peripheren arteriellen Verschlusskrankheit (paVK) ist die **Durchblutung der Extremitäten,** besonders der Beine und Füße, je nach Stadium stark eingeschränkt. Mit der Verringerung der Durchblutung ist auch die Versorgung mit Sauerstoff herabgesetzt. Damit die maximale Nutzung der Sauerstoffversorgung gewährleistet ist, werden die **Beine** bei zu Pflegenden mit pAVK **tief** positioniert. Dabei ist darauf zu achten, dass die Beine gleichzeitig weich positioniert werden, um Druck und Schäden von außen zu vermeiden.

Positionierung bei Thrombose

Bei zu Pflegenden mit einer tiefen Bein- und Beckenvenenthrombose ist der **Rückfluss des Bluts** zum Herzen gestört. Das betroffene Bein muss dementsprechend so positioniert werden, dass ein Rückfluss des Bluts gewährleistet wird (➤ Abb. 24.12).

ABB. 24.12

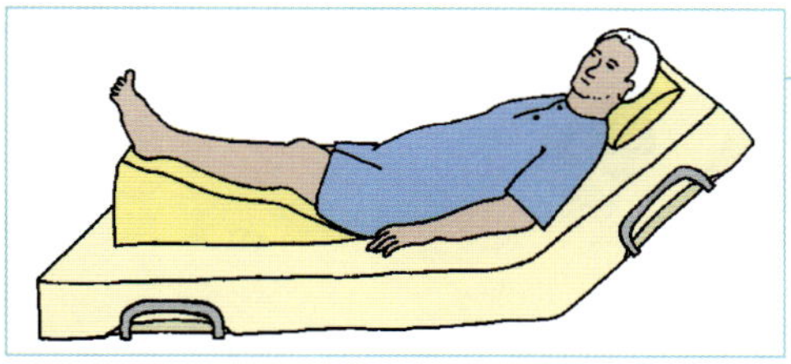

Abb. 24.12 Beinhochpositionierung bei Thrombose [L119]

Positionierung bei Schock

Pina im Praxiseinsatz

Pina hat bei einem Unfall auf der Straße erlebt, wie ein Verkehrsteilnehmer einen Schock erlitten hat. Eine Ersthelferin hielt geistesgegenwärtig seine Beine hoch, und ihm ging es schnell wieder besser.

Ein Schock kann verschiedene Ursachen haben. Beim **hypovolämischen Schock** befindet sich zu wenig Blut, somit zu wenig Flüssigkeit, im Körper. Beim **distributiven Schock** „versackt" das Blut in den unteren Extremitäten. Bei diesen beiden Schockarten kann der betroffene Mensch in die „Schocklage" *(Autotransfusionslage,* ➤ Abb. 24.13*)* gebracht werden, damit das Blut wieder zurückfließen und die lebenswichtigen Organe mit Blut und somit mit Sauerstoff versorgen kann.

ABB. 24.13

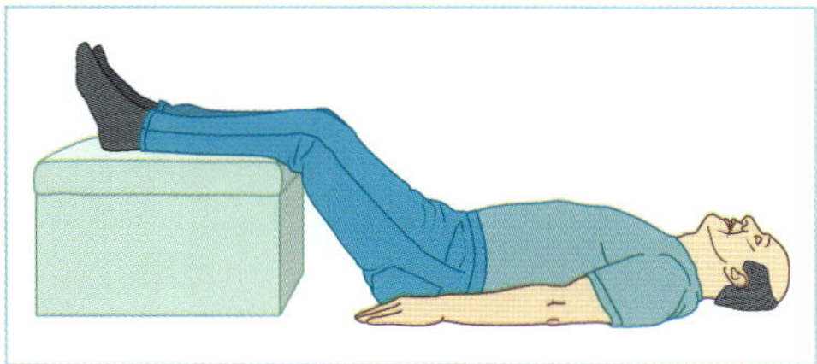

Abb. 24.13 Schocklage (Autotransfusionslage) [L234]

ACHTUNG

ACHTUNG

Die **Autotransfusionslage** darf **nicht** angewendet werden, wenn der Grund des Schocks **kardiologische** (auf das Herz bezogene) Ursachen hat! Dadurch wäre die Menge an Blut, das Richtung Herz fließt, zu groß, und es kann zu Folgereaktionen (z. B. Herzinfarkt, Herzinsuffizienz) kommen.

Positionierung bei Bewusstlosigkeit

Ist ein Mensch bewusstlos, gibt es nur eine Positionierung, um ihn zu stabilisieren: die **stabile Seitenlage** (➤ Abb. 24.14). Durch diese Positionierung wird erreicht, dass der Kopf der tiefste Punkt ist und Erbrochenes nicht in die Lunge eingeatmet wird *(Aspiration)*.

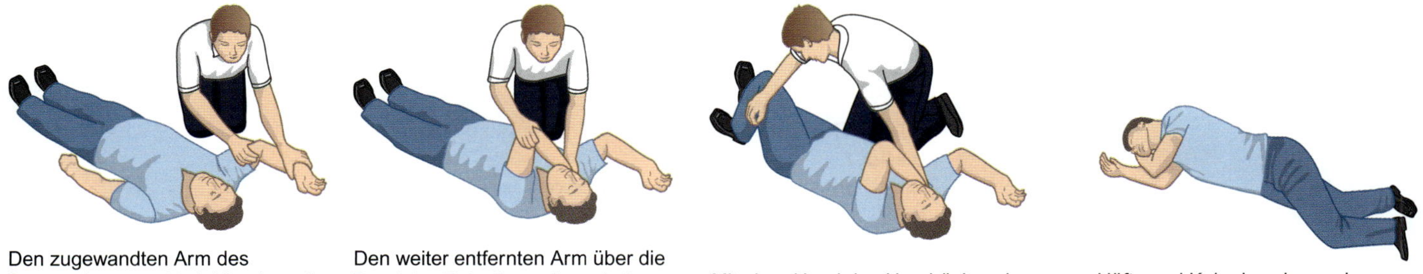

Abb. 24.14 Stabile Seitenlage [L138]

Positionierung bei Reanimation

Muss ein Mensch reanimiert (wiederbelebt) werden, wird er auf den **Rücken** auf einer **festen Unterlage** positioniert, damit ein Gegendruck vorhanden und der Druck auf den Brustkorb effektiv ist (➤ Abb. 24.15). Dafür eignet sich der Fußboden oder, wenn die Person im Bett liegt, ein Brett, das unter ihren Oberkörper geschoben wird.

ABB. 24.15

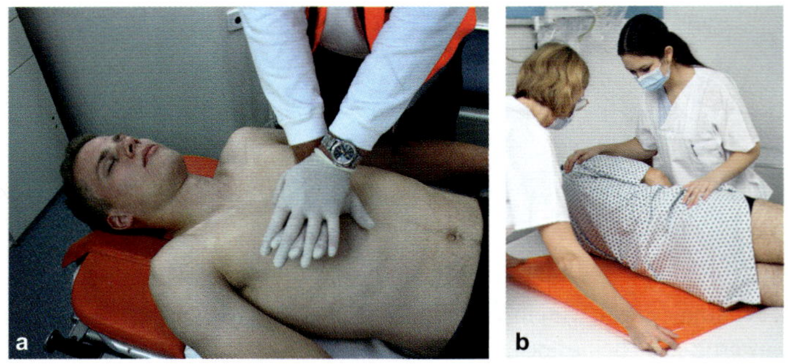

Abb. 24.15 Positionierung bei Reanimation: **a** Ein Reanimationsbrett sorgt für einen harten Untergrund, sodass eine wirksame Herzdruckmassage erfolgen kann. **b** Das Reanimationsbrett wird vor Beginn der Reanimationsmaßnahmen unter den Oberkörper der zu reanimierenden Person geschoben [L241, J803]

MITDENKEN

MITDENKEN

Pina weiß, wie wichtig es ist, Notfallsituationen, die Erkrankungen des Herz-Kreislauf-Systems betreffen, schnell einschätzen und behandeln zu können, da viele Situationen lebensgefährlich sein können. Dazu gehört auch, dass sie zu Pflegende richtig positioniert, damit sich die Symptome der Erkrankung nicht verschlimmern.

WISSEN ANWENDEN

WISSEN ANWENDEN

Da Pina die anatomischen und physiologischen Grundlagen der Blutgefäße und des Herzens kennt, versteht sie die Zusammenhänge zwischen Einschränkungen der Funktion und Erkrankungen viel besser. Sie weiß, wie sie mit zu Pflegenden je nach Grunderkrankung umgehen muss. Sie versteht, dass nur der richtige Umgang und das richtige Verhalten Folgeerkrankungen verhindern können.

WIEDERHOLUNGSFRAGEN

1. Zählen Sie die häufigen Erkrankungen des Herz-Kreislauf-Systems auf.
2. Erläutern Sie, welche pflegerischen Maßnahmen Sie bei den von Ihnen aufgezählten Erkrankungen des Herz-Kreislauf-Systems durchführen.
3. Erklären Sie, wie arterielle und venöse Erkrankungen unterschieden werden können.
4. Nennen Sie Notfallsituationen, die auf einer kardiologischen Station auftreten können. Beschreiben Sie die Maßnahmen, die Sie in diesen Fällen sofort einleiten müssen.
5. Beschreiben Sie die speziellen Positionierungen bei Herz-Kreislauf-Erkrankungen.

LITERATUR

Quellen

Keller C (Hrsg.). Pflegen. Grundlagen und Interventionen. 3. Aufl. München: Elsevier; 2021.
Keller C, Menche N, Teigeler B (Hrsg.). Pflege Heute. 8. Aufl. München: Elsevier; 2023.
Lunk S. Pflegewissen Prophylaxen. 4. Aufl. München: Elsevier; 2023.
Menche N (Hrsg.). Biologie Anatomie Physiologie. 10. Aufl. München: Elsevier; 2023.
Menche N, Keller C (Hrsg.). Pflegen. Gesundheits- und Krankheitslehre. 2. Aufl. München: Elsevier; 2021.

KAPITEL

25 Atmungssystem

Sabine Klein

LERNZIELE

LERNZIELE: DAS KANN ICH BALD GUT

Am Ende dieser Lerneinheit werde ich ...
- die Anatomie und Physiologie des Atmungssystems kennen und verstehen,
- die physiologische Atmung und Veränderungen beschreiben und benennen können,
- die Erkrankungen der Atemwege und deren Symptome, Ursachen und Therapien nennen können,
- pflegerische Handlungen zur Unterstützung der Atmung erklären können.

ABB. 25.1

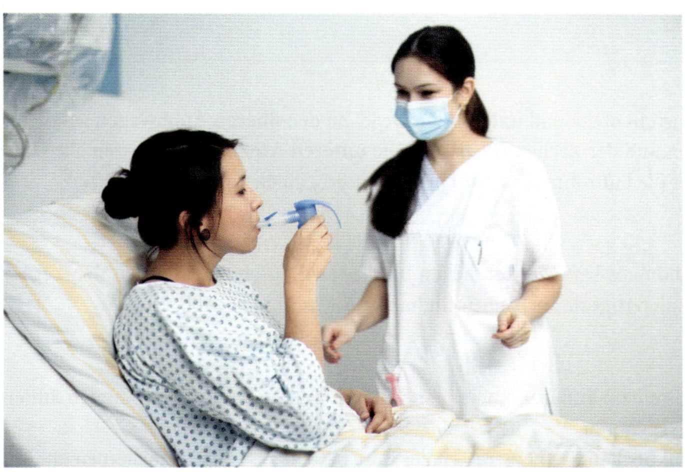

Abb. 25.1 Pina leitet eine zu Pflegende zur Durchführung einer Feuchtinhalation mit Kochsalzlösung an [J803]

Pina im Praxiseinsatz

Pina hat während ihrer Ausbildung schon einige zu pflegende Menschen mit Atemwegserkrankungen kennengelernt. Einige davon benötigen Sauerstoff oder eine Inhalationstherapie (➤ Abb. 25.1). Um die Atmung der zu Pflegenden beobachten und beschreiben zu können, ist es für Pina wichtig, die Anatomie und Physiologie des Atmungssystems zu verstehen.

25.1 Anatomie und Physiologie

Pina im Praxiseinsatz

Auf Station hat Pina zu Pflegende erlebt, die schwer Luft bekommen haben. Sie hat Geräusche bei der Atmung gehört und bei manchen zu Pflegenden Atemgerüche wahrgenommen. Pina fragt sich: „Wie sieht eigentlich eine normale und physiologisch gesunde Atmung aus?“

Für den menschlichen Organismus ist die Atmung ein lebensnotwendiger Mechanismus. Sie erfolgt unwillkürlich, kann aber auch willkürlich gesteuert werden, z. B. wenn beim Tauchen die Luft angehalten wird. Ein gesunder Mensch mit einer **physiologischen Atmung** (➤ Abb. 25.2, ➤ 15.3), der sich nicht anstrengt, atmet unbewusst und ohne Anstrengung. Die Anzahl der Atemzüge pro Minute ist altersabhängig (➤ Tab. 15.6).

ABB. 25.2

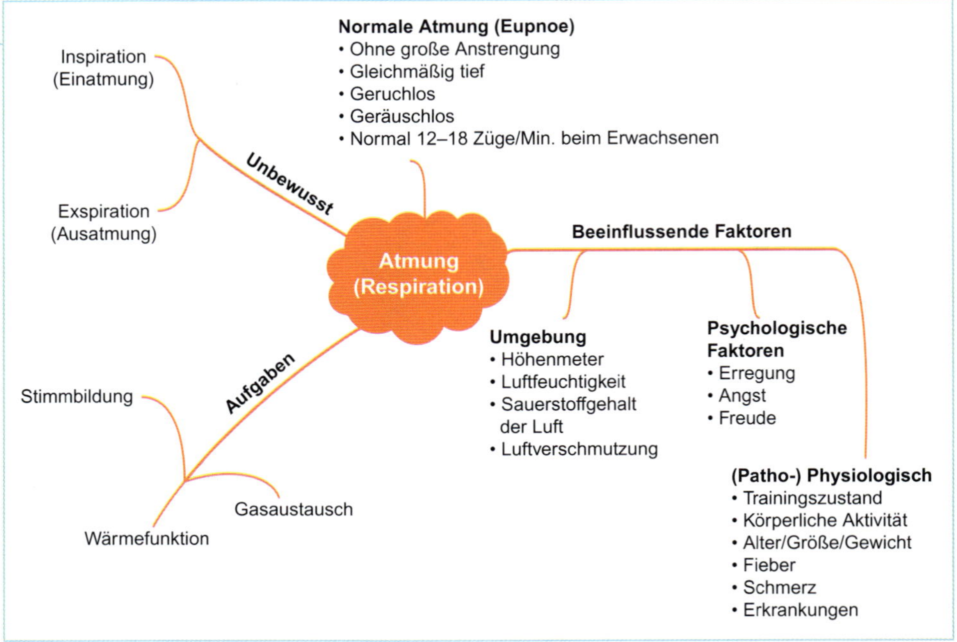

Abb. 25.2 Pina hat im Unterricht eine Mindmap erstellt, die eine gute Übersicht über die physiologische Atmung gibt [M1487, L143]

MERKE

MERKE

Die Atmung gehört neben Puls, Blutdruck, Körpertemperatur und dem Bewusstsein zu den **Vitalzeichen** (➤ Kap. 15).

Die Atemwege unterteilen sich in obere und untere Atemwege. Zu den **oberen Atemwegen** gehören die Nase, die Nasennebenhöhlen und der Rachen *(Pharynx)*. Die **unteren Atemwege** umfassen alle Organe vom Kehlkopf *(Larynx)* über die Luftröhre *(Trachea)* bis zu den Bronchien und der Lungen.

25.1.1 Nase
Pina in der Schule

25.1.1 Nase

Pina stellt fest, dass ihr Mindmaps beim Lernen helfen und sie sich durch das Erstellen den Lernstoff leichter merken kann. Deshalb fertigt sie auch eine Mindmap zur Nase an (➤ Abb. 25.3).

Aufbau der Nase

Die Nase *(Nasus)* besteht aus einem **äußeren** und einem **inneren Teil** (➤ Abb. 25.4). Zu den **äußeren Nasenteilen** *(Nasus externus)* gehören:

- **Nasenknorpel und Nasenknochen:** Der äußere Teil der Nase besteht aus einem knöchernen und einem knorpeligen Teil. Der knöcherne Teil der Nase ist das **Nasenbein** *(Os nasale)*, das zwischen den Augen ansetzt. Bei Verletzungen im Gesicht kann es zu einem Bruch des Nasenbeins kommen. Der Nasenknorpel besteht aus mehreren Teilen und schützt aufgrund seiner Beweglichkeit vor Verletzungen.
- **Nasenflügel** stellen die unteren Scheidewände der Nasenwände dar. Sie können, z. B. durch eine schiefe Nasenscheidewand, unterschiedlich groß sein.
- **Nasenspitze.**
- **Nasenlöcher** sind Nasenöffnungen. Sie grenzen direkt an den Nasenvorhof.

Zu den **inneren Nasenteilen** *(Nasus internus)* gehören:

- **Nasenscheidewand:** Sie trennt die Nasenhöhle in eine rechte und linke Nasenhöhle und sorgt für Stabilität innerhalb der Nase.
- **Nasenvorhof:** Im Gegensatz zu den Nasenhaupthöhlen ist der Nasenvorhof nicht mit einer Nasenschleimhaut ausgekleidet, sondern mit Haut. In diesem Bereich befinden sich Haare.
- **Riechschleimhaut:** Die Geruchswahrnehmung erfolgt über die Riechzellen in der Riechschleimhaut. Die Riechschleimhaut ist ein kleines Areal in der Nasenschleimhaut.
- **Riechkolben** *(Bulbus olfactorius):* Er ist für die Wahrnehmung von Geruchsstoffen verantwortlich.
- **Nasennebenhöhlen** *(Sinus paranasales):* Die Nasennebenhöhlen sind luftgefüllte Hohlräume, die mit Schleimhaut und **Flimmerhärchen** *(Zilien)* ausgestattet sind. Gemeinsam mit der Nasenhöhle, dem Innenraum der Nase, fungieren die Nasennebenhöhlen als „Klimaanlage“ des Körpers.

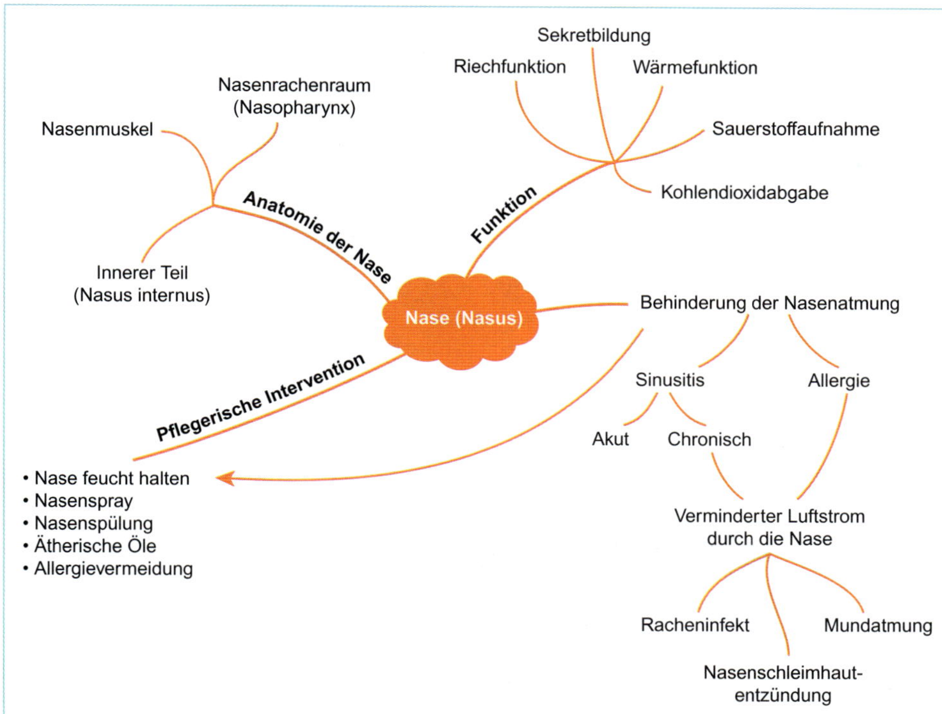

Abb. 25.3 Mindmap zur Anatomie, Funktion und Pflege der Nase [M1487, L143]

ABB. 25.3

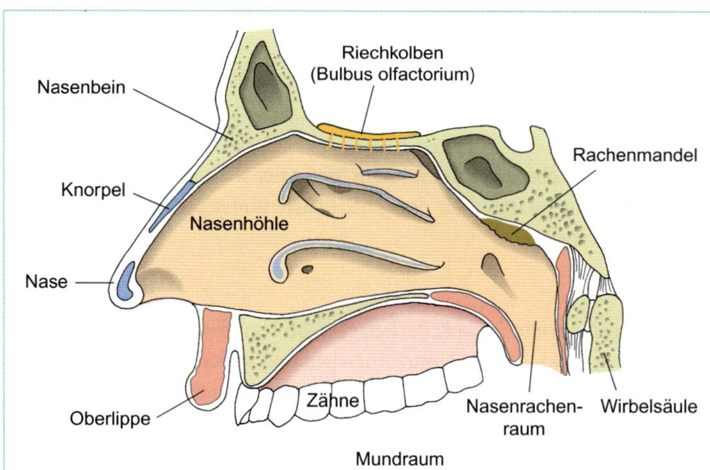

Abb. 25.4 Anatomie der Nase [L143]

ABB. 25.4

Sie bereiten die Atemluft für die unteren Atemwege vor, indem sie sie erwärmen, reinigen und anfeuchten. Zu den Nasennebenhöhlen gehören (➤ Abb. 25.5):

- Zwei Stirnhöhlen
- Zwei Kieferhöhlen
- Zwei Keilbeinhöhlen
- Siebbeinhöhlen (ca. zehn Kammern zwischen den Augenhöhlen)

KINDER

Die anatomische Ausformung der Nasennebenhöhlen ist im Kindesalter noch nicht abgeschlossen. Neben dem noch unausgereiften Immunsystem (➤ 26.1.1) ist dies ein Grund für die Häufigkeit des Kinderschnupfens.

KINDER

- **Nasenmuscheln:** Auf jeder Seite der Nase befinden sich drei Nasenmuscheln (➤ Abb. 25.6), die auch als Schwellkörper bezeichnet werden. Sie vergrößern die Oberfläche im Inneren der Nase. In der Seitenwand, hinter der unteren Nasenmuschel, liegt beidseits der Eingang in die Ohrtrompete (*Eustachi-Röhre*, ➤ 34.1.2).

ABB. 25.5

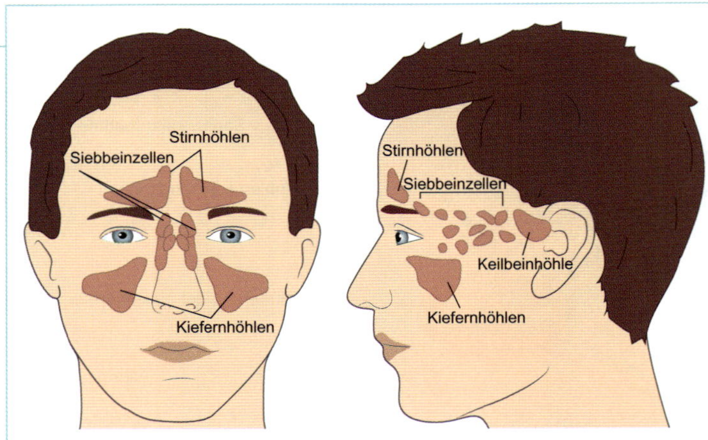

Abb. 25.5 Nasennebenhöhlen [L138]

ABB. 25.6

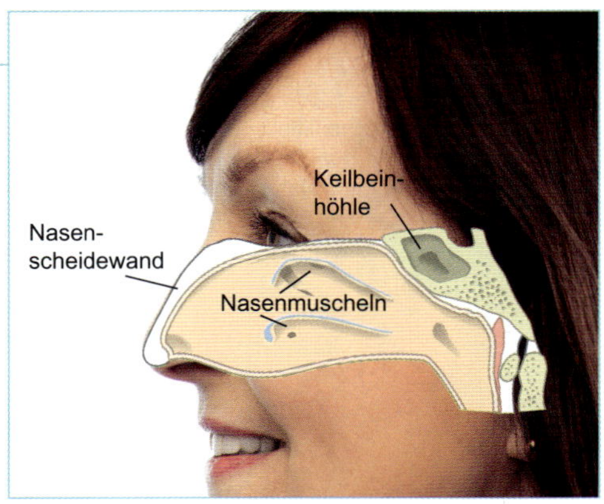

Abb. 25.6 Nasenmuscheln [L138]

- **Nasenrachenraum** *(Nasopharynx):* Der obere Teil des Rachens hinter der Nase wird als Nasenrachenraum bezeichnet. Seine genaue Lage ist unterhalb der Schädelbasis, hinter der Nasenhaupthöhle und oberhalb der Ebene des Gaumensegels.

Funktionen der Nase

- **Produktion von Nasensekret:** Schleimproduzierende Becherzellen im Flimmerepithel (➤ Abb. 25.7) produzieren das Nasensekret. Feine Flimmerhärchen im Epithel befreien durch ständige Bewegungen die Atemluft von Schmutz, Schadstoffen, Fremdkörpern und Erregern. Dies ist der erste grobe Filter im Atemsystem, der die Atemluft vorreinigt. Wird die Schleimhaut stark gereizt, kommt es zu einem **Niesreflex,** um Schmutz und Fremdkörper aus der Nase zu entfernen.

ABB. 25.7

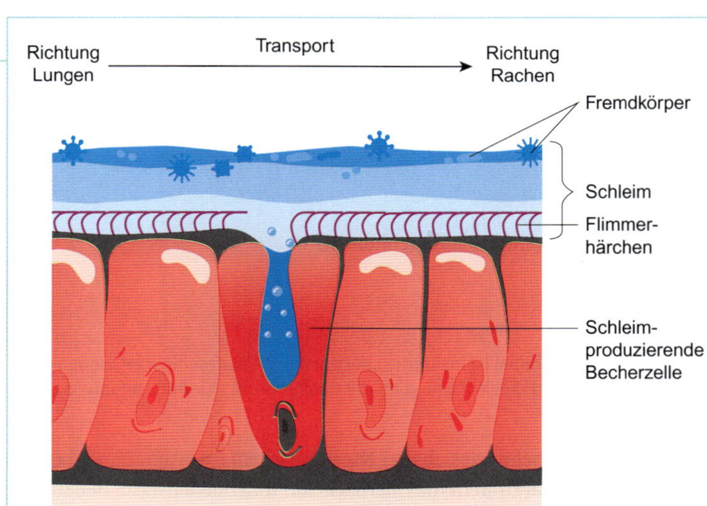

Abb. 25.7 Aufbau der Nasenschleimhaut [L143]

ACHTUNG

Die respiratorische Schleimhaut ist das entscheidende Organ für die Vorbereitung der Atemluft. Erhält ein zu pflegender Mensch **Sauerstoff über eine Nasensonde oder Sauerstoffbrille,** kann die Atemluft nicht vorgewärmt oder angefeuchtet werden. Es kommt zum Austrocknen der Schleimhäute. Eine trockene Nasenschleimhaut kann ihre Aufgaben nicht mehr ausreichend erfüllen und macht den Körper anfällig für Infektionen. Wunde Stellen und Verkrustungen im Naseninneren bereiten Schmerzen. Deshalb wird der Sauerstoff mit sterilem Wasser angefeuchtet. Bei einer Langzeit-Sauerstofftherapie erfolgt die Anfeuchtung idealerweise durch ein geschlossenes Sterilwassersystem, da sonst Mikroorganismen eindringen können. Der Sauerstoff wird zusätzlich angewärmt.

- **Wärmefunktion:** Gemeinsam mit der Nasenhöhle, dem Innenraum der Nase, erwärmt die Nase die Atemluft, reinigt sie vor, feuchtet sie an und bereitet sie so für die unteren Atemwege vor.
- **Sprachbildung:** Die Nase und die Nasennebenhöhlen dienen bei der Stimm- und Klangbildung als Resonanzraum. „Näseln" bezeichnet eine verstopfte Nase.
- **Riechfunktion:** Über die Riechschleimhaut in der Nase, werden Duftmoleküle aufgenommen und über den Riechnerven an den Riechkolben *(Bulbus olfactorius)* dann weiter zu bestimmten Riechzentren im Gehirn geleitet.

MERKE

Das Zusammenspiel von Schleim *(Mukus)* und Flimmerzellen *(Zilien)* als Reinigungssystem wird **mukoziliäre Clearance** genannt.

25.1.2 Rachen

Der Rachen *(Pharynx)* beginnt an der Schädelbasis (Unterseite des Hirnschädels, auf der das Hirn aufliegt) und endet an der **Speiseröhre** *(Ösophagus)*. Er liegt vor der Wirbelsäule. Im Rachen kreuzen sich der Luft- und der Speiseweg, am Ende des Rachens liegen die Atemwege mit Kehlkopf und Luftröhre vor der Speiseröhre. Die Aufgaben des Rachens sind der Transport von Atemluft und Nahrung, der Schluckvorgang und die Immunabwehr.

Aufbau des Rachens

Der Rachen ist in drei Abschnitte unterteilt (➤ Abb. 25.8):

- Der **Nasenrachen** *(Nasopharynx)* ist der obere Abschnitt des Rachens. Hier münden die Choanen (hinterer Teil der Nasenhaupthöhle) und die Ohrtrompete ein. Im Nasenrachen liegen die **Rachenmandeln** *(Tonsilla phayngea)*. Sie gehören zum lymphatischen System und dienen der Abwehr von Krankheitserregern.
- Der **Mundrachen** *(Orophaynx)* bildet den mittleren Abschnitt des Rachens. Er ist der Passagenabschnitt für Luft und Nahrung und hat eine weite Öffnung im Mundraum. Im Rachenraum liegen seitlich die **Gaumenmandeln** *(Tonsilla palatinae)*.
- Der **Kehlkopfrachen** *(Laryngopharynx)* beginnt am Zungenbein und reicht bis zum Kehlkopf. Hier findet der Schluckakt statt.

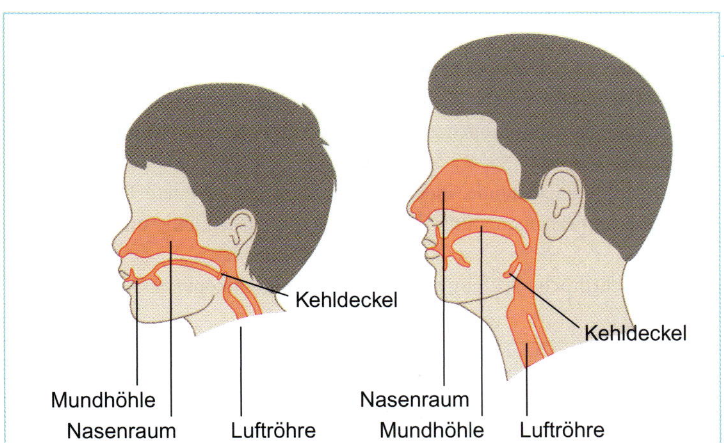

Abb. 25.8 Schnitt durch den Rachen: **links** beim Säugling, **rechts** beim Erwachsenen [L231]

ACHTUNG

MERKE

25.1.2 Rachen

ABB. 25.8

MERKE

MERKE

Rachenmandeln, Gaumenmandeln und Zungenmandel liegen in der Schleimhaut der Zungenwurzel. Sie bilden zusammen den **lymphatischen Rachenring.** Die Aufgabe des lymphatischen Rachenrings ist, Krankheitserreger frühzeitig zu erkennen und die Abwehrreaktion auszulösen um damit Infektionen zu verhindern.

KINDER

KINDER

Der lymphatische Rachenring ist bei Kindern besonders ausgeprägt, da sich das Immunsystem erst entwickelt und mit den noch unbekannten Erregern auseinandersetzen muss. Daher kommt es im Kleinkindalter zu einer starken **Vergrößerung der Mandeln** *(Tonsillen).* Durch die ständig vergrößerten Rachenmandeln (umgangssprachlich „Polypen") kann es bei Kindern zu Beeinträchtigung der Nasenatmung und des Hörvermögens kommen, was unbehandelt zur Verzögerung im Spracherwerb führen kann. Die Kinder haben dabei meist keine Beschwerden. Undifferenzierte Symptome sind Mundatmung, Schnarchen und eine (unbemerkte) Hörstörung. Die Behandlung erfolgt durch eine operative (Teil-)Entfernung (➤ 34.2.5).

25.1.3 Kehlkopf

25.1.3 Kehlkopf

Der Kehlkopf *(Larynx)* verbindet den Rachenraum und die Luftröhre miteinander. Er ist eine Art Schlauch und besteht aus Knorpeln, die durch Muskeln und Bänder miteinander verbunden sind. Die wichtigsten Strukturen des Kehlkopfs sind der **Kehldeckel** (➤ Abb. 25.9) und die **Stimmbänder**. Daraus leiten sich die Funktionen des Kehlkopfs ab: Er verschließt zum einen bei der Nahrungsaufnahme die unteren Luftwege und schützt so davor, dass Nahrungsbestandteile in die Luftröhre gelangen.

ABB. 25.9

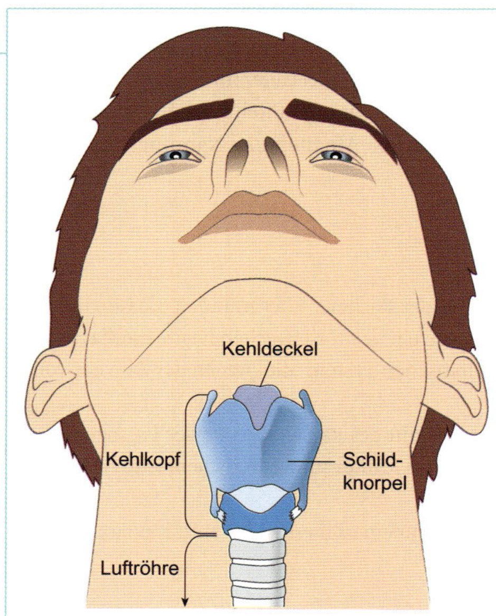

Abb. 25.9 Der Kehlkopf [L138]

Zum anderen hat der Kehlkopf die Funktion der **Stimmbildung** *(Phonation).* Die fast geschlossenen **Stimmlippen** (➤ Abb. 25.10) werden durch einen Luftstrom aus der Lunge zum Schwingen gebracht. Die Tonhöhe hängt davon ab, wie stark die Stimmlippen gespannt sind. Ein tiefer Ton entsteht z. B., wenn die Stimmlippen weniger stark gespannt sind.

Die verschiedenen Sprachlaute kommen zustande, indem der im Kehlkopf gebildete Ton durch das **Ansatzrohr** geformt wird. Es wird vom Resonanzraum des Rachens, der Nasenhöhle und der Mundhöhle gebildet.

Pina in der Schule

Pina erstellt beim Lernen für die schriftliche Prüfung ein Mindmap zum Kehlkopf (➤ Abb. 25.11).

MERKE

MERKE

Der vordere Teil des Schildknorpels wird als „Adamsapfel" bezeichnet. Besonders bei Männern ist er von außen gut zu erkennen und zu ertasten.

ABB. 25.10

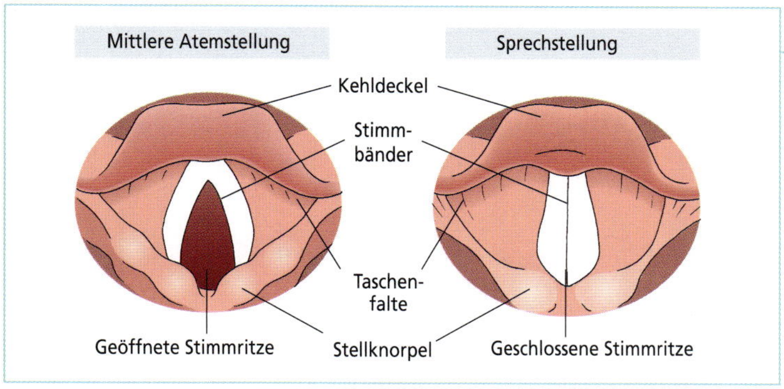

Abb. 25.10 Stellung der Stimmlippen [L190]

ABB. 25.11

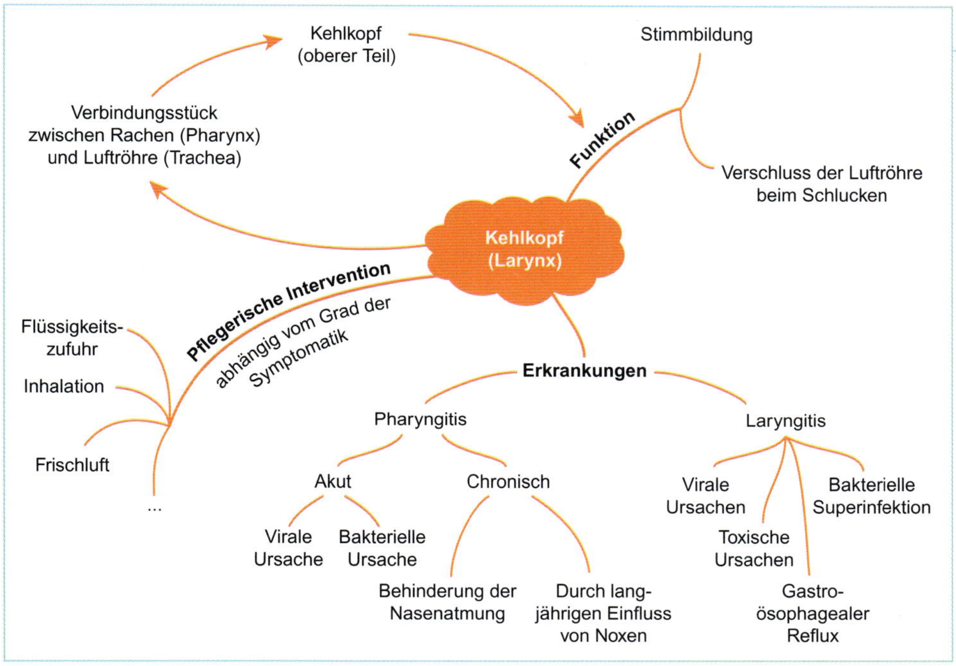

Abb. 25.11 Mindmap zum Kehlkopf [M1487, L143]

KINDER UND JUGENDLICHE

KINDER UND JUGENDLICHE

Kinder haben einen kleinen Kehlkopf und kurze Stimmbänder und deshalb eine höhere Stimme als Erwachsene. In der Pubertät wachsen Kehlkopf und Stimmbänder, wodurch es zum **Stimmbruch** kommt, dem Wechsel von der Kinder- zur Erwachsenenstimme. Da der Kehlkopf bei Jungen hormonbedingt stärker wächst als bei Mädchen, haben Erstere nach dem Stimmbruch eine tiefere Stimme als Frauen.

Schlucken und Verschlucken

Voraussetzungen für den **Schluckvorgang** (➤ 21.1) sind:

- Der Nasenraum ist verschlossen.
- Die Luftröhre *(Trachea)* ist in Höhe des Kehlkopfs verschlossen.
- Die Speiseröhre *(Ösophagus)* öffnet sich.

Beim **Verschlucken** gelangen Stoffe in die oberen Atemwege. Durch Husten versucht der Körper, diese wieder hochzubefördern. Bei Aspiration gelangen die Stoffe in die unteren Atemwege (➤ 12.8.1). Die Gefahr einer Blockade der Atemwege besteht. Dies kann zu Entzündungen (Aspirationspneumonie, ➤ 25.2.5) und Infektionen der Lunge führen.

ABB. 25.12

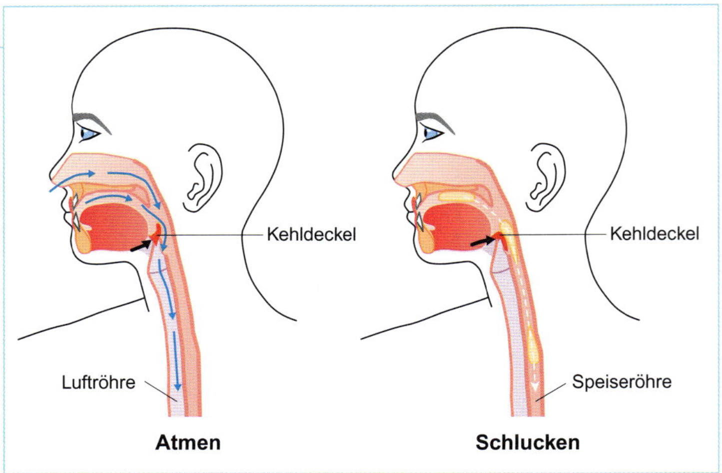

Abb. 25.12 Stellung des Kehldeckels beim Atmen (links) und beim Schlucken (rechts) [L143]

25.1.4 Luftröhre und Bronchien

25.1.4 Luftröhre und Bronchien

Pina zeichnet eine Mindmap, die die wichtigsten Informationen zur Luftröhre *(Trachea)* enthält (➤ Abb. 25.13).

ABB. 25.13

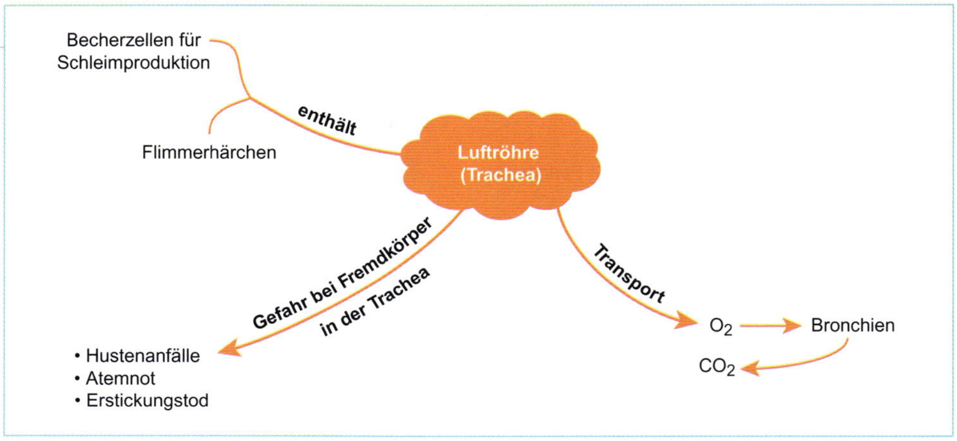

Abb. 25.13 Mindmap zur Luftröhre *(Trachea)* [M1487, L143]

Die Luft wird durch die Luftröhre *(Trachea)* und die Bronchien zu den **Lungenbläschen** *(Alveolen)* geleitet. Dort findet der Gasaustausch statt.

Die **Luftröhre** ist ein muskel- und bindegewebsstarkes Rohr von zirka 10–12 cm Länge. Ihre vordere und seitliche Wand wird durch 15–20 hufeisenförmige Knorpelspangen verstärkt, die ein Zusammenfallen der Luftröhre verhindern. Sie beginnt am Kehlkopf und teilt sich im Brustkorb in die beiden **Hauptbronchien.** Der rechte und der linke Bronchus bilden den **Bronchialbaum** (➤ Abb. 25.14). Der rechte Bronchus mündet in den rechten Lungenflügel, der linke Bronchus in den linken Lungenflügel. Dort verzweigen sich die beiden Hauptbronchien immer mehr bis zur kleinsten Einheit, den **Bronchiolen.** Die Bronchiolen bestehen aus einer dicken Muskelschicht und elastischeren Fasern als die großen Bronchien. Dadurch ist eine Eng- und Weitstellung der Bronchiolen möglich, die über den Parasympathikus (unwillkürliches Nervensystem) gesteuert wird. Aufgrund ihres geringen Durchmessers sind Luftröhre und Bronchien für den **Atemwegswiderstand** verantwortlich. Diesen Widerstand muss die Luft auf ihrem Weg in die Lungenbläschen überwinden.

Im Inneren der Luftröhre befinden sich Zellen mit **Flimmerhärchen,** die sich in Richtung Kehlkopf bewegen. Damit werden Fremdkörper und Schleim aus der Luftröhre befördert. In der äußeren Schicht der Luftröhre befinden sich die Becherzellen, die eine schleimige Flüssigkeit produzieren, die Fremdkörper abfängt. Auch die Bronchien haben neben der luftleitenden eine reinigende Funktion: Schmutzpartikel bleiben im von der Bronchialschleimhaut produzierten **Schleim** hängen. Ein Flimmerepithel sorgt dafür, dass der Schleim mit den darin gebundenen Schmutzpartikeln in den Mund transportiert wird.

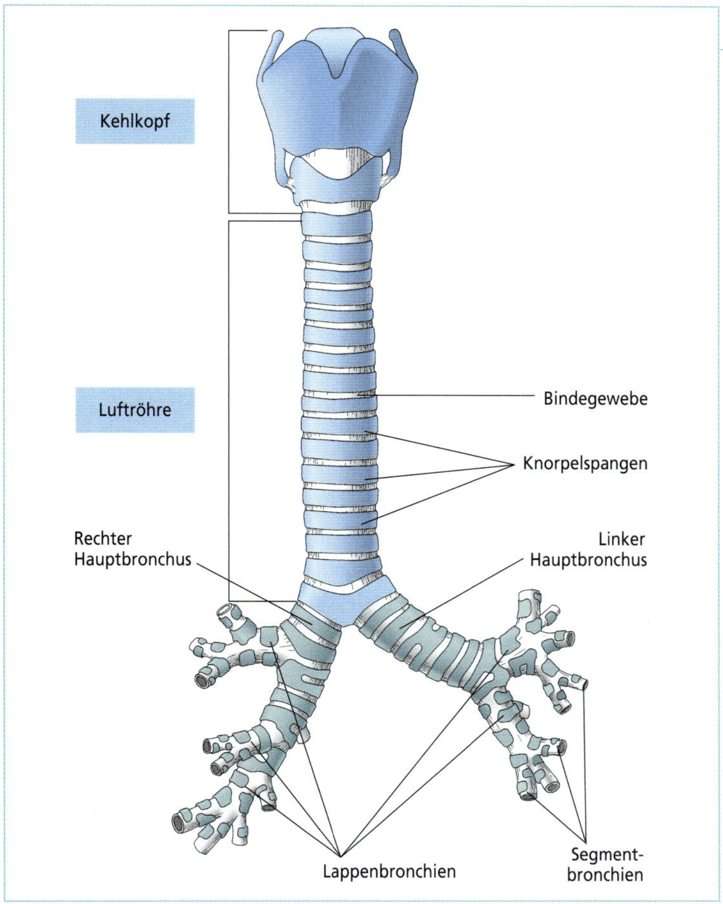

Abb. 25.14 Der Bronchialbaum [L190]

ABB. 25.14

25.1.5 Lunge, Lungenbläschen und Pleura

Hauptaufgabe der Lunge *(Pulmo)* ist der **Gasaustausch** zwischen Atemluft und Blut, zudem ist sie an der Regelung des pH-Werts des Bluts beteiligt. Die Lunge besteht aus einem linken und einem rechten **Lungenflügel** im Brustkorb (➤ Abb. 25.15). Außen ist die Lunge von einer dünnen Haut überzogen, die **Lungenfell** genannt wird. Die Innenseite des Brustkorbs, d. h. die Rippen, sind mit dem **Rippenfell** bekleidet. Zwischen dem Rippen- und Lungenfell befindet sich der **Pleuraspalt,** der eine wässrige Lösung enthält. Pleuraspalt, Lungen- und Rippenfell bilden zusammen die **Pleura** (Brustfell, ➤ Abb. 25.16).

25.1.5 Lunge, Lungenbläschen und Pleura

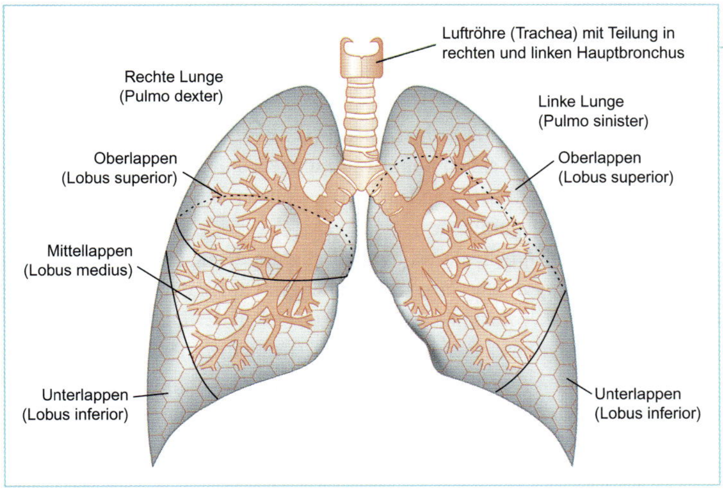

Abb. 25.15 Die Lunge *(Pulmo)* [E565]

ABB. 25.15

ABB. 25.16

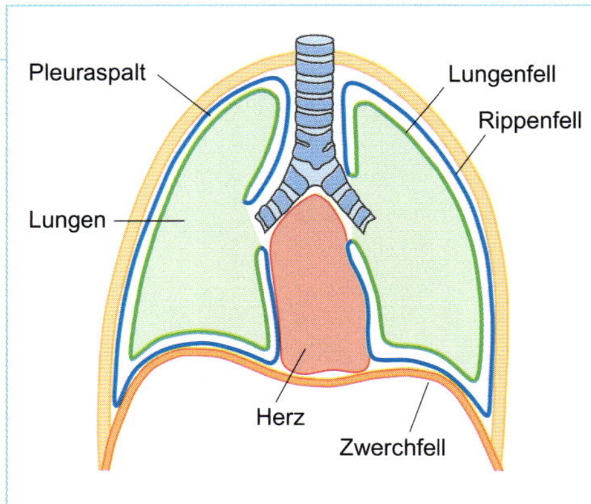

Abb. 25.16 Aufbau der Pleura [L143]

Die Lunge liegt dem Zwerchfell auf, die Lungenspitzen ragen bis zum Schlüsselbein. Der rechte Lungenflügel ist in drei, der linke Lungenflügel in zwei **Lungenlappen** *(Lobi pulmonales)* unterteilt. Der linke Lungenflügel ist etwas kleiner als der rechte, da das Herz zwischen dem Lungenflügel im linken Brustkorb liegt und ebenfalls Platz benötigt. Der linke Lungenflügel besteht somit aus Oberlappen und Unterlappen, der rechte Lungenflügel aus Oberlappen, Mittellappen und Unterlappen (➤ Abb. 25.17).

ABB. 25.17

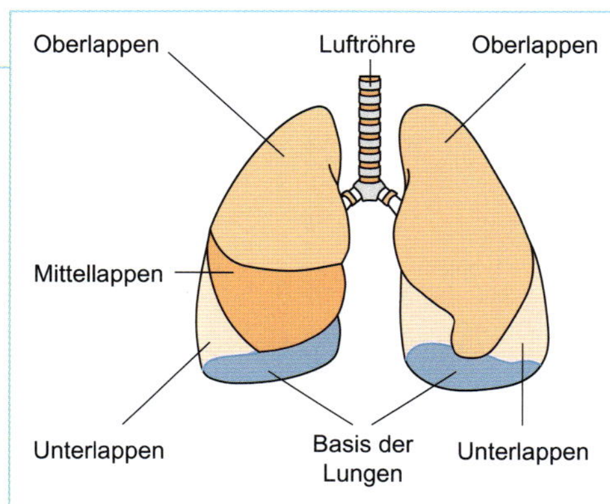

Abb. 25.17 Die beiden Lungenflügel mit ihren Segmenten [P1412, L190]

MERKE

MERKE

Jedes Lungensegment wird von einem eigenen Segmentbronchus mit Luft versorgt und hat seine eigene Segmentarterie. Damit bildet jedes Lungensegment eine eigenständige Atemeinheit. Müssen Teile der Lunge chirurgisch entfernt werden, z. B. wegen eines Tumors, können die betroffenen Lungensegmente relativ einfach entfernt werden. Die anderen Segmente bleiben dabei unberührt.

25.1.6 Lungenbläschen

25.1.6 Lungenbläschen

Die kleinste Verästelung der Lunge sind die Lungenbläschen *(Alveolen)*. Hier findet bei der Atmung der Gasaustausch statt. Die Lungenbläschen sind von einem Kapillarnetz umgeben und direkt mit dem Blutkreislauf verbunden. Der Sauerstoff der Atemluft wird von den Alveolen an den Blutkreislauf abgegeben, und Kohlenstoffdioxid wird aus dem Blut aufgenommen.

Die Alveolen, die die Form kleiner Bläschen haben, sind traubenartig um den **Alveolargang** *(Ductus alveolaris)* herum zu **Alveolarsäckchen** *(Sacculi alveolares)* zusammengefasst. An den Wänden der Alveolen befinden sich die Kapillaren sowie **Alveolarmakrophagen** (Fresszellen der Luftbläschen). Diese dienen dazu, das verbrauchte **Surfactant** (grenzflächenaktive Substanz) aufzunehmen. Surfactant wird gebildet, um die Oberflächenspannung der Alveolen zu verringern, damit sich die Lunge gut entfalten kann. Bei einem Surfactantmangel kollabieren die Alveolen, und es kommt zu Atemnot.

Zur Orientierung

KINDER

Surfactant wird beim Fötus ab der 24. Schwangerschaftswoche gebildet. Ab der 32. Schwangerschaftswoche ist die Lunge „reif" für den Gasaustausch. Vorher sind die Lungenbläschen zusammengefaltet. Säuglinge, die vor der 30. Schwangerschaftswoche geboren werden, leiden unter schwerer Atemnot, da sich die Lungenbläschen bei jedem Einatmen neu entfaltet müssen. Ist eine Frühgeburt vor der 32. Schwangerschaftswoche zu erwarten, kann die Mutter zwei Kortisoninjektionen erhalten, durch die die Surfactantbildung beim Fötus stimuliert wird. Das Surfactant kann dem Säugling auch nach der Geburt endotracheal (orale oder nasale Intubation) verabreicht werden.

Pina in der Schule

Auch zur Funktion der Lunge fertigt Pina eine Mindmap an (➢ Abb. 25.18).

ABB. 25.18

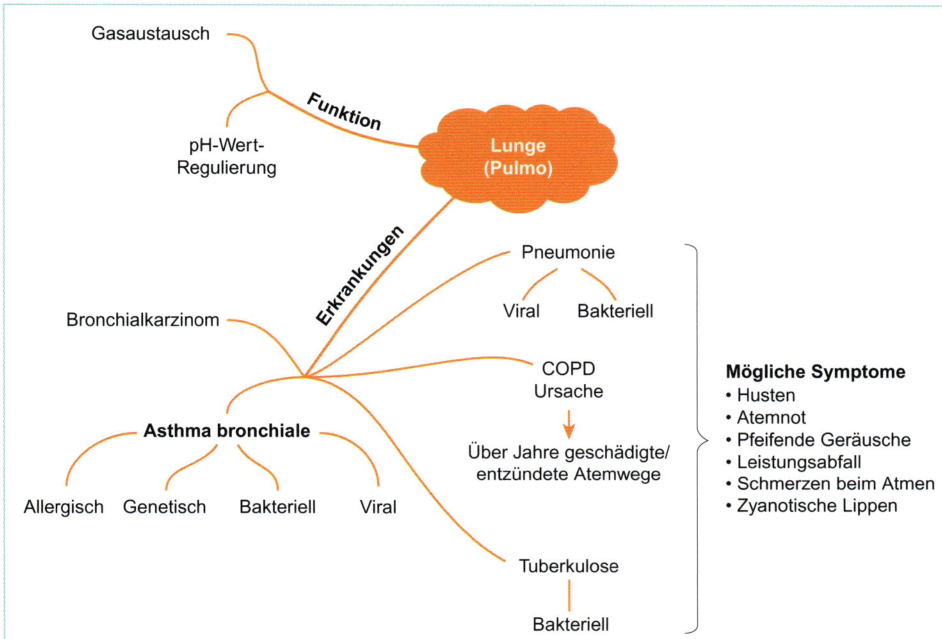

Abb. 25.18 Mindmap zur Lunge *(Pulmo)* [M1487, L143]

25.1.7 Atmung

Die Aufgabe der Atmung *(Respiration)* ist die ausreichende **Versorgung** der Zellen mit **Sauerstoff (O_2)** und die **Ausscheidung** des **Kohlendioxids (CO_2),** das beim Stoffwechsel im Körper entsteht.

Pina in der Schule

Die Atmung findet in vier Phasen statt, die Pina in einer Mindmap darstellt (➢ Abb. 25.19):

- Einatmung *(Inspiration)*
- Gasaustausch
- Transport von Sauerstoff (O_2) und Kohlendioxid (CO_2) im Blut
- Ausatmung *(Exspiration)*

Einatmung

Das Einatmen *(Inspiration)* erfolgt unter Anspannung der Atemmuskulatur und mit Unterstützung der Atemhilfsmuskulatur.

Zur **Atemmuskulatur** zählen:

- **Zwerchfell** *(Diaphragma):* zentraler Atemmuskel mit der Aufgabe, den unteren Thorax (Brustkorb) zum Abdomen (Bauch) hin zu verschließen
- **Interkostalmuskulatur:** Muskeln zwischen den Rippen, die die Brustwand bewegen

Zur **Atemhilfsmuskulatur** zählen:

- Bauchmuskeln
- Hals- und Brustmuskulatur

Durch Zusammenziehen und Absenkung des **Zwerchfells** vergrößert sich die Brusthöhle. Dadurch wird der Druck in der Lunge verringert, und Luft kann in die Lunge strömen. Dieser Vorgang wird als **Bauchatmung** (Zwerchfellatmung, ➢ Abb. 25.20 links) bezeichnet, er findet vor allem in Ruhe statt. Durch die

ABB. 25.19

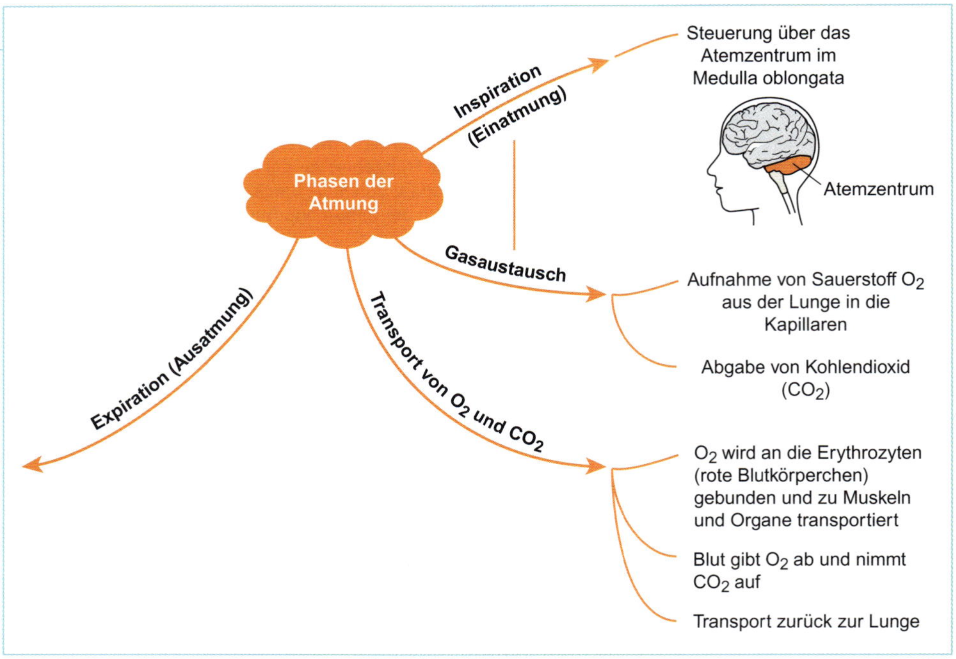

Abb. 25.19 Mindmap zur Atmung [M1487, L143]

ABB. 25.20

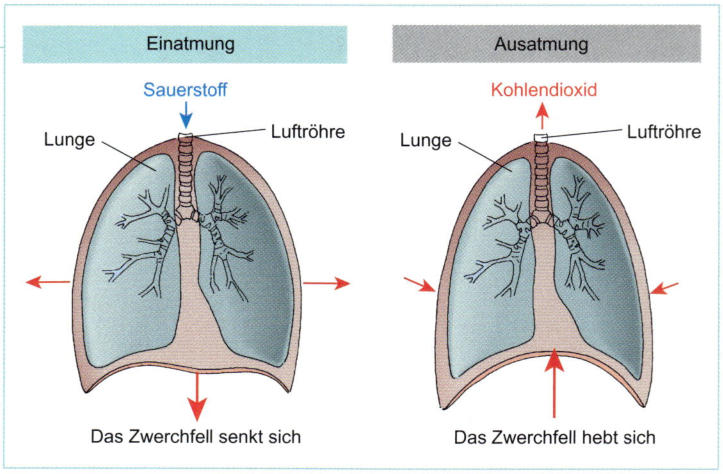

Abb. 25.20 Ein- und Ausatmung bei der Zwerchfellatmung [L190]

Unterstützung der **Interkostalmuskulatur** kommt es zum Heben und Senken der Rippen und damit zum Ein- und Ausatmen. Dies wird als **Brustatmung** (Rippenfellatmung) bezeichnet, bei der weniger Luft in die Lunge gelangt als bei der Bauchatmung. Bei körperlicher Anstrengung werden Bauch- und Brustatmung kombiniert.

KINDER

KINDER

Säuglinge und Kleinkinder sind Bauchatmer, da ihre Rippen noch waagrecht stehen und somit nicht angehoben werden können.

Gasaustausch in der Lunge

In der Lunge wird **Sauerstoff (O_2)** in den Alveolen **aufgenommen** und **Kohlendioxid (CO_2)** in diese **abgegeben** (➤ Abb. 25.21). Der gesamte Prozess von Einatmung, Gasaustausch und Ausatmung wird als **äußere Atmung** bezeichnet.

ABB. 25.21

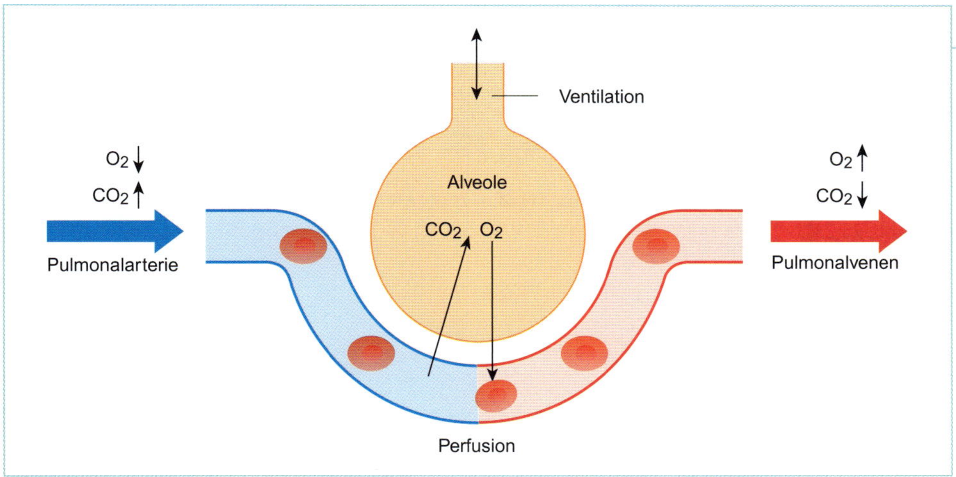

Abb. 25.21 Gasaustausch in der Lunge [M1484, L143]

Mit der inneren **Atmung** (Zellatmung) erfolgt ein biochemischer Prozess, bei der mithilfe von Sauerstoff gespeicherte Energie freigesetzt und als **ATP** (Adenosintriphosphat) nutzbar wird. ATP ist die wichtigste Energiespeicherform in der Zelle. Als Abfallprodukt entsteht Kohlendioxid. Dieses wird mit dem Blut in die Lunge transportiert und dort im Rahmen der äußeren Atmung abgeatmet.

Die **Diffusion** genannte Aufnahme von Sauerstoff und Abgabe von Kohlendioxid funktioniert aufgrund des Druckgefälles der beiden Gase. Dazu müssen Sauerstoff und Kohlendioxid in unterschiedlicher Konzentration vorkommen. Bei der Diffusion wandern die Moleküle (O_2 und CO_2) vom Ort der höheren Konzentration zum Ort der niedrigeren Konzentration, bis auf beiden Seiten der gleiche Druck **(Partialdruck)** herrscht. In der Alveolarluft (Luft in den Lungenbläschen) liegt der Partialdruck für Sauerstoff (pO_2) bei 100 mmHg und bei Kohlendioxid (pCO_2) bei 40 mmHg.

Transport von Sauerstoff und Kohlendioxid im Blut

Der ins Blut abgegebene Sauerstoff (O_2) bindet sich an die **roten Blutkörperchen** *(Erythrozyten)* und gelangt so in den Blutkreislauf. In den Muskeln und Organen gibt das Blut den Sauerstoff und andere wichtige Substanzen ab, nimmt das Stoffwechselabfallprodukt Kohlendioxid (CO_2) auf und befördert dies in die Lunge. Dort wird das Kohlendioxid abgeatmet.

Ausatmung

Bei der Ausatmung (Exspiration) findet keine Muskelanspannung mehr statt, das Zwerchfell wölbt sich kugelförmig in den Brustkorb. Die Lunge hat nun weniger Platz, sodass die Luft herausgepresst wird. Dabei werden die Lungenflügel zurückgeschoben, und die Atemluft kann aus der Lunge austreten (➢ Abb. 25.20 rechts).

Steuerung der Atmung

Das Steuerzentrum für die Atmung **(Atemzentrum)** liegt im **verlängerten Mark** *(Medulla oblongata)* im Gehirn (➢ Abb. 25.22). Wird dort viel Kohlendioxid im Blut gemessen, erhöht das Atemzentrum die Atemfrequenz (Anzahl der Atemzüge), um das Kohlendioxid über die Lungenbläschen an die Atemluft abzugeben. Ist jedoch die Kohlendioxidkonzentration im Körper zu gering, wird die Atemfrequenz verringert. Durch diesen Mechanismus beeinflusst die Atmung das Säure-Basen-Gleichgewicht.

ABB. 25.22

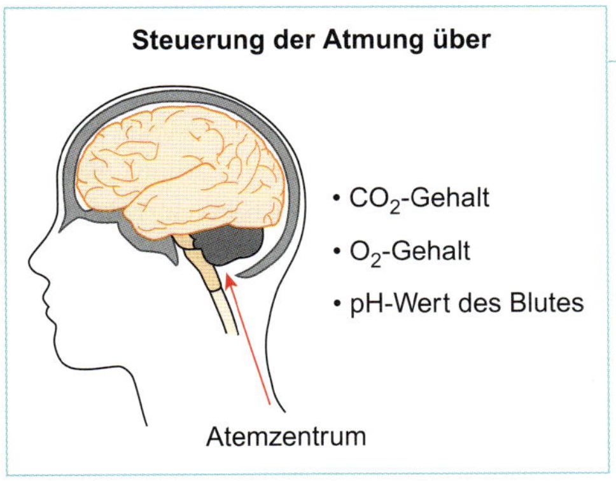

Abb. 25.22 Das Atemzentrum ist für die Steuerung der Atmung zuständig [M1484, L143]

Zur Orientierung

MERKE

MERKE

Der pH-Wert gilt als Maß für die alkalischen oder sauren Eigenschaften einer wässrigen Lösung. Im Blut herrscht ein pH-Wert von 7,35 bis 7,45. Größere Abweichungen sind tödlich.

Pina in der Schule

Am Ende der Lerneinheit fasst Pina ihr Wissen zum Atemsystem in einer Mindmap zusammen (➢ Abb. 25.23).

ABB. 25.23

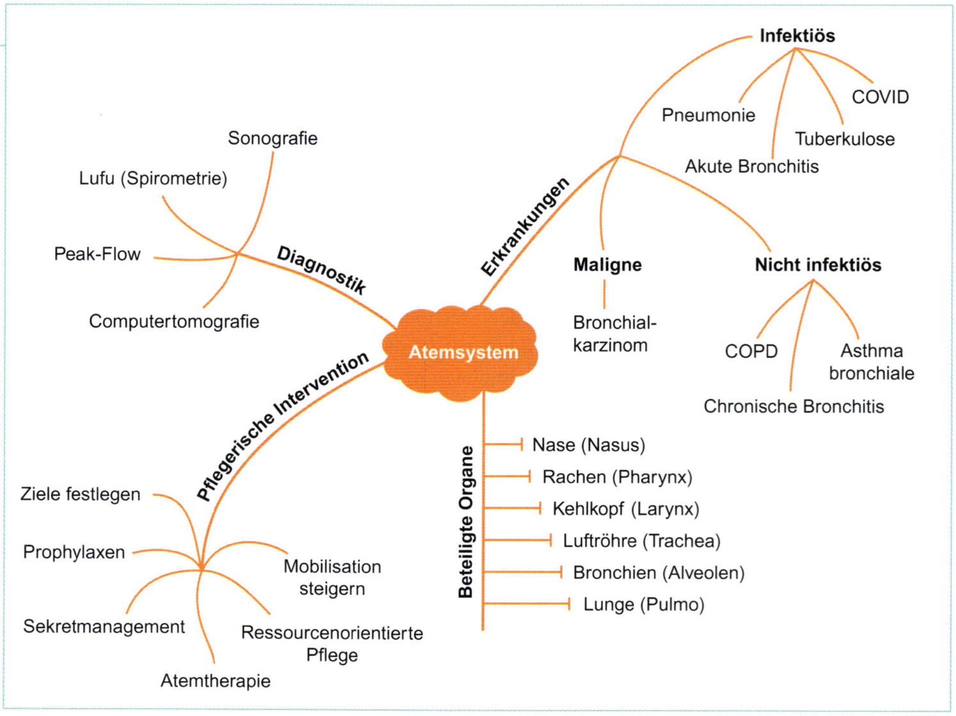

Abb. 25.23 Mindmap zum Atemsystem [M1484, L143]

25.2 Pflegerisches Handeln in allen Altersstufen
25.2.1 Atembeobachtungen
Pina in der Schule

25.2 Pflegerisches Handeln in allen Altersstufen

25.2.1 Atembeobachtungen

Pina weiß, dass Abweichungen von der normalen Atmung auf bestimmte Krankheiten hinweisen. Atemstörungen treten u. a. bei Herz-Kreislauf-Störungen (➢ 24.2) und Stoffwechselerkrankungen (➢ 22.2) auf. Eine gezielte Atembeobachtung ist wichtig. Pina informiert sich für ihren praktischen Einsatz über die Beobachtungskriterien der Atmung und stellt sie in einer Mindmap übersichtlich dar (➢ Abb. 25.24).

Atemfrequenz

Als Atemfrequenz wird die **Zahl der Atemzüge** pro Zeiteinheit (in der Regel pro Minute) gezählt, die altersabhängig variiert (➢ Tab. 15.6).

Tachypnoe

Die Tachypnoe bezeichnet eine **gesteigerte Atemfrequenz.** Bei Erwachsenen sind es über 20 Atemzüge pro Minute. Die Zahl der Atemzüge pro Minute kann auf bis zu 100 ansteigen. Physiologisch tritt eine Tachypnoe bei körperlicher Anstrengung, psychischer Belastung, Hitzeeinwirkung oder unvorbereitete Aufenthalte in großer Höhe ab 2.000 m Höhendifferenz auf. Psychisch kommt es z. B. bei einer Hyperventilation zu einer Tachypnoe.

Bradypnoe

Bei der Bradypnoe handelt es sich um eine **verminderte Atemfrequenz.** Physiologisch kommt diese im Schlaf oder tiefer Entspannung (Meditation) vor. Pathologisch tritt sie bei Schädigung des zentralen Nervensystems, Vergiftungen durch Opiate, Stoffwechselerkrankungen, z. B. einer ausgeprägten Hypothyreose (➢ 22.2.2), auf.

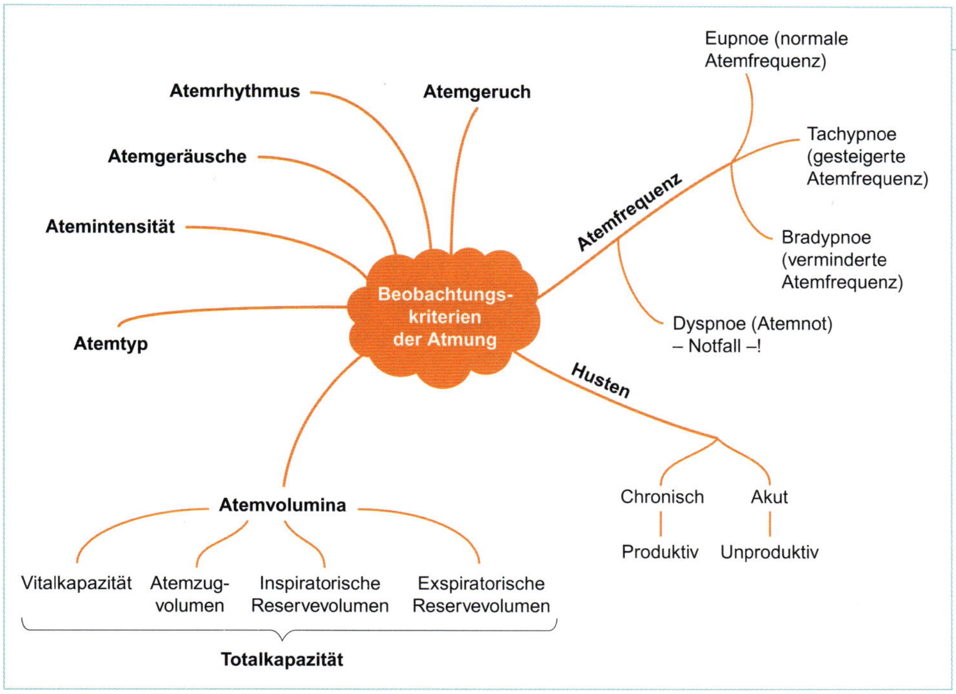

Abb. 25.24 Mindmap zu den Beobachtungskriterien der Atmung [M1484, L143]

ABB. 25.24

Dyspnoe

Bei einer Dyspnoe (Atemnot) bekommt der zu pflegende Mensch **nicht genügend Luft** und steigert die Atemtätigkeit. Sie kann die Vorstufe eines **Atemstillstands** *(Apnoe)* sein und ist Ausdruck einer schweren Atmungsstörung, die verschiedene Ursachen haben kann (➤ Abb. 25.25). Eine Dyspnoe tritt z. B. auch bei einem Myokardinfarkt (Herzinfarkt) oder Angina pectoris auf (➤ 24.2.1).

Symptome

- Der zu pflegende Mensch ringt sichtbar nach Luft.
- Der zu pflegende Mensch hat Angst, ist unruhig und hat Beklemmungsgefühle.
- Es sind Atemgeräusche, wie Rasseln, Giemen oder Stridor zu hören.
- Zu Pflegende mit schwerer Dyspnoe sitzen mit Todesangst im Bett und ringen nach Luft.

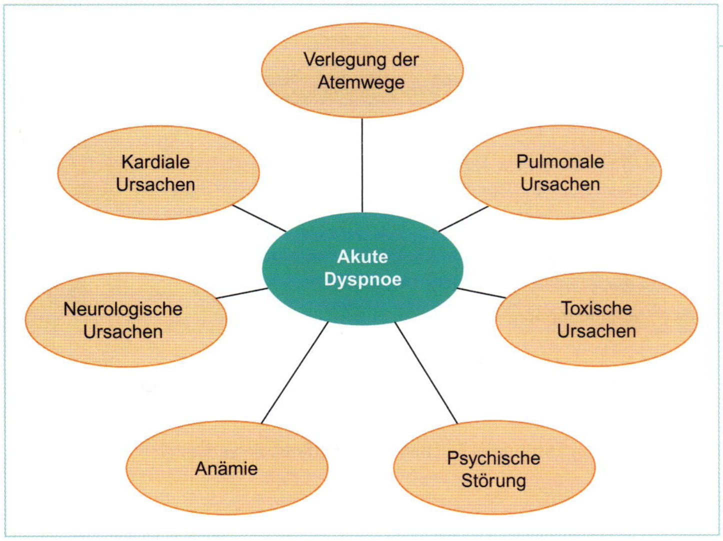

Abb. 25.25 Ursachen einer Dyspnoe [M1484, L143]

ABB. 25.25

SÄUGLINGE UND (KLEIN-)KINDER

TAB. 25.1

ACHTUNG

SÄUGLINGE UND (KLEIN-)KINDER

Bei Kindern sind die **Zeichen einer Atemnot** eher diskret und nicht mit denen bei Erwachsenen zu vergleichen. Stöhnen bei der Atmung, ein pfeifend-zischendes Atmen *(Stridor)*, die Bewegung der Nasenflügel bei der Ein- und Ausatmung (Nasenflügeln) sowie Einziehungen zwischen den Rippen, an den Schlüsselbeingruben oder dem unteren Thorax können sichtbare Zeichen für eine Atemnot bei Säuglingen und (Klein-)Kindern sein (➤ Abb. 25.26).

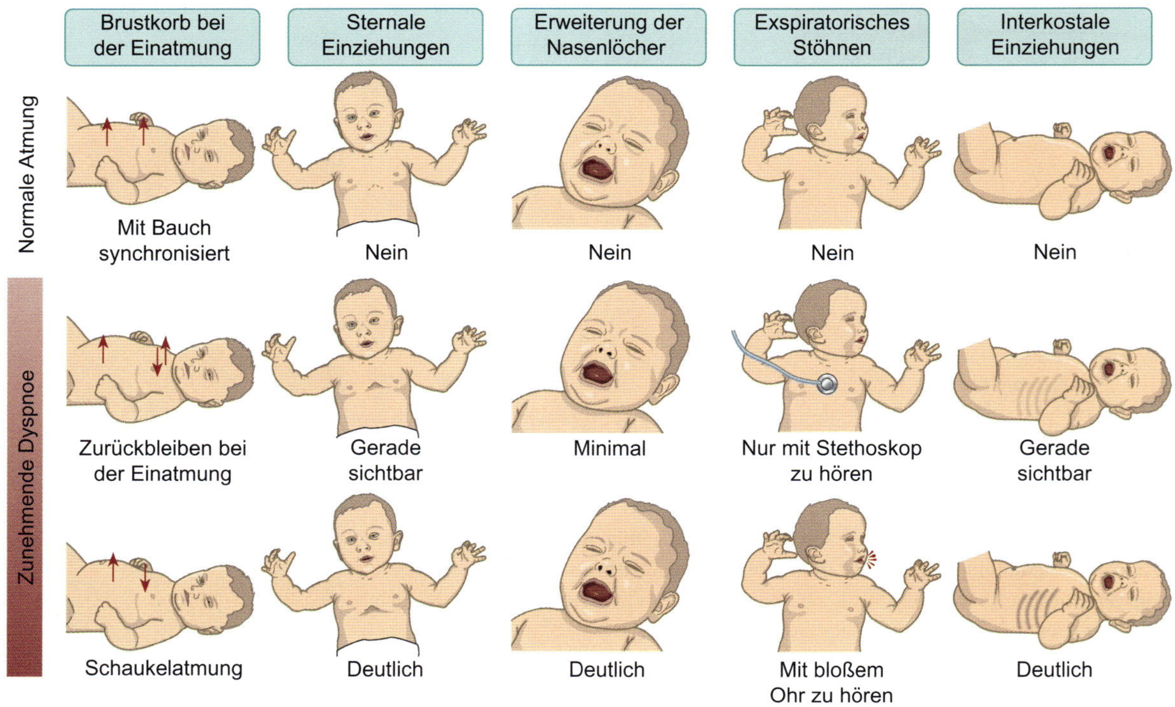

Abb. 25.26 Dyspnoezeichen beim Säugling [L138]

Schweregrade

Die Dyspnoe wird in unterschiedliche Schweregrade eingeteilt (➤ Tab. 25.1).

Tab. 25.1 Schweregrade der Dyspnoe

Schweregrade Dyspnoe	Aktivität vor der Dyspnoe
Grad 0	Atemnot nach außergewöhnlicher Belastung
Grad I	Atemnot beim Treppensteigen, Bergaufgehen
Grad II	Atemnot beim Gehen in der Ebene
Grad III	Atemnot nach 100 m Gehen, die zum Anhalten zwingt
Grad IV	Atemnot beim An- oder Ausziehen oder ähnlichen kleinen Tätigkeiten; Unfähigkeit aufgrund der Dyspnoe, das Haus zu verlassen
Orthopnoe	Schwerste Atemnot ohne vorangegangene Aktivität

ACHTUNG

Das gleichzeitige Auftreten von Atemnot und Stridor ist Zeichen eines **Notfalls.** So verhält sich Pina in dieser Situation:

- Sie lässt den zu pflegenden Menschen nicht alleine.
- Sie holt sofort Hilfe aus dem Team, indem sie den Notfallruf im Patientenzimmer drückt.
- Sie vermittelt der betroffenen Person Sicherheit und Ruhe, indem sie z. B. langsam und beruhigend mit der zu pflegenden Person spricht.
- Sie bittet Besuchende und mobile Mitpatienten das Zimmer zu verlassen. **Achtung:** Bei Kindern kann das Wegschicken der Eltern die Angst verstärken. Deswegen dürfen die Eltern beim Kind bleiben.
- Sie entfernt beengende Kleidung, z. B. Pullover, die am Hals sehr eng sind.
- Sie lässt den zu pflegenden Menschen aufrecht sitzen oder positioniert ihn mit leicht erhöhtem Oberkörper.

Atemvolumina

Unter dem Begriff Atemvolumina werden verschiedene Atemgrößen, die die Lunge bei der Atmung aufnimmt, verstanden.

> **MERKE**
> Das Lungenvolumen wird von **Inspiration** (Einatmung) und **Exspiration** (Ausatmung) bestimmt.

MERKE

Folgende Elemente des Atemvolumens werden unterschieden (➤ Abb. 25.27):

- **Vitalkapazität:** Beschreibt das maximale Volumen, das nach maximaler Einatmung maximal ausgeatmet werden kann. Sie setzt sich aus dem Atemzugvolumen sowie dem inspiratorischen und exspiratorischen Restvolumen zusammen. Die durchschnittliche Vitalkapazität beträgt 4.500 ml.
- **Atemzugvolumen:** Unter dem Atemvollzugsvolumen wird die Menge an Luft, die pro Atemzug ein- und ausgeatmet wird, verstanden. In Ruhe beträgt sie etwa 0,5 l.
- **Inspiratorisches Reservevolumen:** zusätzliche Luftmenge, die nach dem Einatmen der Atemvollzugsvolumens noch aufgenommen werden kann. Das inspiratorische Reservevolumen beträgt etwa 3 l.
- **Exspiratorisches Reservevolumen:** bezeichnet das Volumen, das nach einer normalen Ausatmung in der Lunge verbleibt. Dieses beträgt durchschnittlich 1–2 l.
- **Totale Lungenkapazität:** Hierunter versteht man die Gesamtheit des Atemvolumens (Vitalkapazität und Reservevolumen). Durchschnittlich liegt es je nach Körperbau, Alter, Geschlecht und Trainingszustand bei ca. 3–7 l.

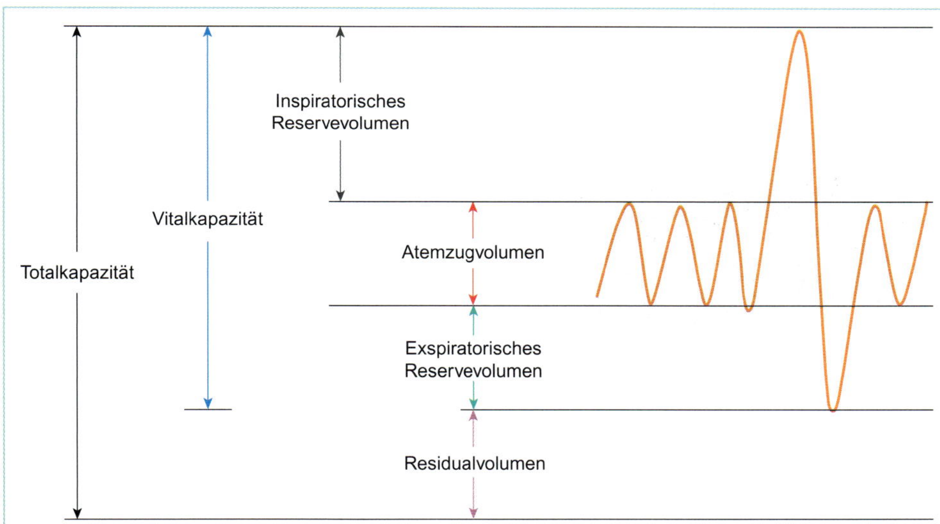

ABB. 25.27

Abb. 25.27 Überblick über die Atemzugvolumina [M1484, L143]

Atemintensität

Die physiologische Atmung ist eine regelmäßige Abfolge gleicher tiefer Atemzüge. Die Zeit der Einatmung und Ausatmung und die Atemmenge (Atemzugvolumen) sind dabei konstant. Atemtiefe und -intensität entsprechen dem Sauerstoffbedarf des Körpers.

Die Intensität der Atmung wird durch **Atemtiefe, Atemfrequenz** und **Atemrhythmus** ständig angepasst und ist vom Sauerstoff- und Kohlendioxidgehalt im Blut abhängig. Bei erhöhtem Sauerstoffbedarf (z. B. körperlicher Anstrengung) oder Sauerstoffmangel (z. B. Aufenthalt im Gebirge) werden die Atemzüge automatisch tiefer und die Atemfrequenz steigt.

Veränderungen der Atemintensität finden sich bei der Hyper- und Hypoventilation. Die **Hyperventilation** ist eine zu schnelle und zu tiefe Atmung, die dazu führt, dass **vermehrt Kohlendioxid abgeatmet** wird. Wer hyperventiliert, atmet schneller und tiefer als nötig. Auslöser sind sowohl psychische Ursachen wie Angst und starker Stress als auch körperliche Ursachen wie eine Enzephalitis (Gehirnentzündung). Abhängig von Stärke und Dauer der Hyperventilation kann es zu Krämpfen und der Pfötchenstellung der Hände (➤ Abb. 25.28) kommen. Bei einem akuten Fall der Hyperventilation hilft es, sich zu entspannen und kurzfristig in eine Papiertüte zu atmen. Dadurch steigt die Konzentration des Kohlenstoffdioxids im Blut, wodurch sich der pH-Wert wieder normalisiert.

Zur Orientierung

ABB. 25.28

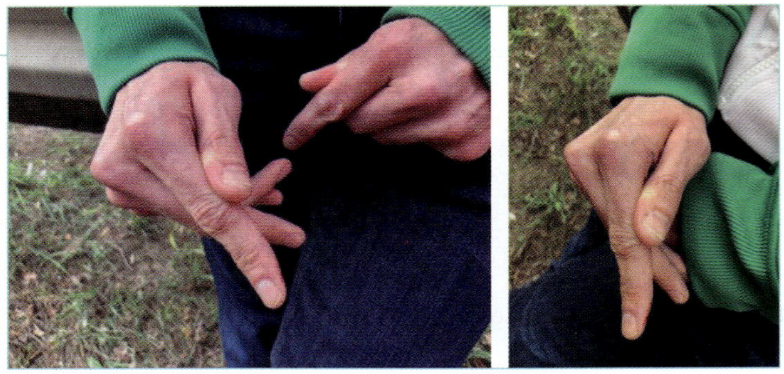

Abb. 25.28 Pfötchenstellung [M235]

Das Gegenteil der Hyperventilation ist die **Hypoventilation.** Dabei wird **unzureichend Kohlenstoffdioxid abgeatmet,** was zu einem Anstieg des Kohlenstoffdioxidgehalts des Bluts führt und so den Sauerstoffgehalt vermindert.

Sauerstoffsättigung

Zur Feststellung bzw. dem Ausschluss einer Hyper- oder Hypoventilation wird die **Sauerstoffsättigung** gemessen. Sie gibt an, wie viel Prozent des Hämoglobins in den roten Blutkörperchen *(Erythrozyten)* mit Sauerstoff beladen sind. Der Normalwert liegt bei 95–100 %. Eine Sauerstoffsättigung unter 90 % bedeutet, dass die Sauerstoffversorgung im Blut ungenügend ist.

Bei Verdacht auf Hyper- oder Hypoventilation wird durch die Bestimmung der Sauerstoffsättigung im Blut mittels **Pulsoximeter** (➤ Abb. 25.29) gesichert. Die Messung erfolgt durch die Haut, mit einem Sensor an Finger, Ohrläppchen oder Zeh.

ABB. 25.29

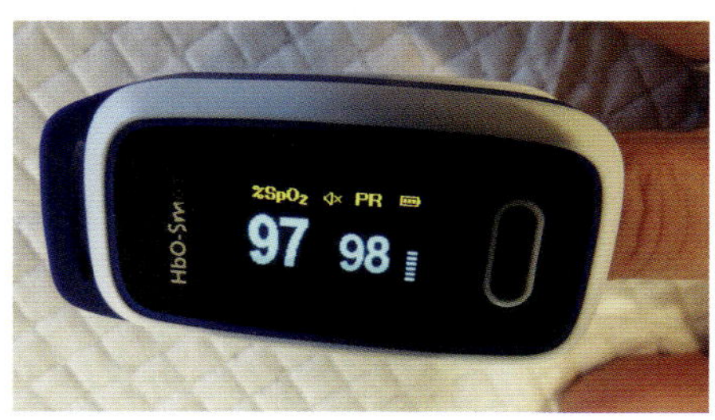

Abb. 25.29 Pulsoximeter [P210]

SÄUGLINGE

SÄUGLINGE

Bei **Säuglingen** wird der Sensor des Pulsoximeters an Handteller, Handgelenk oder Mittelfuß platziert. Zu beachten ist, dass die Position des Sensors alle zwei Stunden gewechselt werden muss, um Druckstellen zu vermeiden.

Atemrhythmus

Bei der Atmung eines gesunden Menschen beträgt das Zeitverhältnis zwischen Einatmung und Ausatmung zirka 1:2. Die Ausatmung dauert somit etwa doppelt so lang wie die Einatmung. Abweichungen des normalen Atemrhythmus treten in Verbindung mit Veränderungen der Atemtiefe und -frequenz auf (➤ Abb. 25.30).

- **Normale Atmung:** geräuschlos und regelmäßig mit 12–18 Atemzügen (Erwachsene).
- Die **Cheyne-Stokes-Atmung** beginnt mit kürzeren, flachen Atemzügen und geht allmählich in tiefere, oft keuchende Atemzüge über. Es ist ein wiederkehrendes An- und Abschwellen der Atemzüge. Anschließend tritt eine Atempause ein, die manchmal länger als zehn Sekunden dauert. Die Cheyne-Stokes-Atmung tritt bei schweren Schädigungen des Atemzentrums und Herzerkrankungen infolge der verlangsamten Blutzirkulation auf. Zu beobachten ist sie auch bei Sterbenden im präfinalen Stadium. Grund dafür ist das herabgesetzte Ansprechen des Atemzentrums auf Kohlendioxid. Erst wenn der Kohlendioxidgehalt im Blut deutlich angestiegen ist, kommt es zur Vertiefung der Atmung. Wird das Kohlendioxid dann abgeatmet, werden die Atemzüge wieder flacher, bis schließlich eine Atempause eintritt, wodurch das Kohlendioxid im Blut wieder ansteigt.
- Bei der **Biot-Atmung** werden mehrere gleichmäßig tiefe und kräftige Atemzüge in gewissen Abständen durch eine Atempause unterbrochen. Diese Atmung tritt bei zu Pflegenden mit erhöhtem Hirndruck, bei Hirntumoren oder Hirnhautentzündung *(Meningitis)* auf.

ABB. 25.30

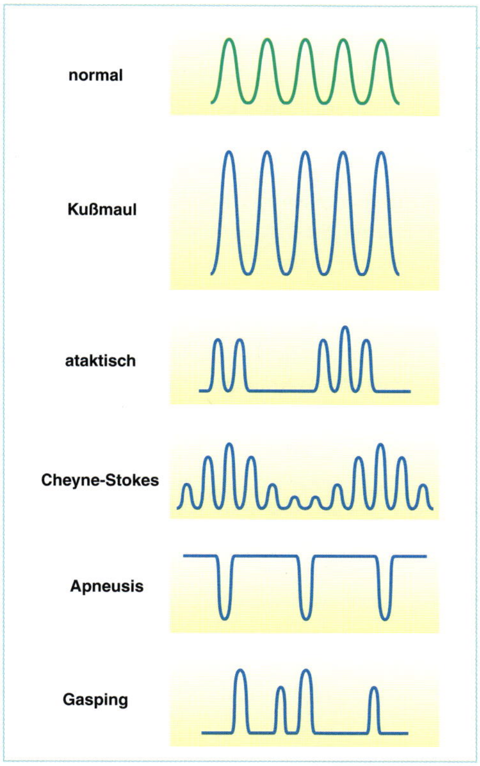

Abb. 25.30 Normale Atmung und abweichende Atemmuster, u. a. Cheyne-Stokes-Atmung, Biot-Atmung, Kußmaul-Atmung [L106]

- Die **Kußmaul-Atmung** handelt sich um eine abnorm tiefe, aber regelmäßige Atmung. Der Körper versucht so, vermehrt Kohlendioxid abzuatmen, um den niedrigen pH-Wert des Bluts zu korrigieren. Diese Atmung kommt bei Übersäuerung des Bluts, z. B. bei diabetischem (➢ 22.2.1) oder urämischem Koma bei akutem Nierenversagen (➢ 29.2.4) vor.
- Die **Schnappatmung** tritt häufig vor dem Tod auf, oft geht ihr eine Cheyne-Stokes-Atmung voraus. Zu beobachten sind einzelne schnappende Atemzüge, auf die eine lange Atempause folgt.

Atemtyp

Bauch- und Brustatmung (➢ 25.1.6).

Bei der Bauchatmung übernimmt überwiegend das **Zwerchfell** die Atemaufgabe, der Bauch wölbt sich nach vorn. Physiologisch tritt dies bei Säuglingen auf, pathologisch bei Brustkorbverletzungen.

Atemgeräusche

MERKE

Eine physiologische (normale) Atmung weist keine Atem(neben)geräusche auf.

- **Schnarchen** ist eines der häufigsten Atemgeräusche, die während des Schlafs auftreten. Es entsteht durch flatternde Bewegung des Gaumensegels oder einer behinderten Nasenatmung und die damit verbundene Verengung der Atemwege. Lautes Schnarchen ist ein Leitsymptom des Schlafapnoesyndroms.
- **Schluckauf** entsteht durch eine Reizung des Nervus phrenicus. Über diesen Nerv bekommt das Zwerchfell den Impuls für eine ruckartige Kontraktion, die plötzlich Luft in den Bauch strömen lässt. Der Nervus phrenicus kann gereizt werden, wenn zu viel Luft geschluckt wird und die Luftblase im Bauch auf den Nerv drückt.

KINDER

Kinder haben wesentlich häufiger Schluckauf als Erwachsene. Meist entsteht dieser beim oder nach dem Trinken. Kinder und Säuglinge sind dadurch nicht beeinträchtigt, da der Kehldeckel geschlossen ist. Es wird vermutet, dass Säuglinge so die Überwachung ihrer Atemmuskulatur trainieren.

MERKE

KINDER

- **Stridor** bezeichnet ein pfeifendes Atemgeräusch, das durch verengte Atemwege entsteht. Oftmals tritt gleichzeitig eine Dyspnoe auf.
- **Rasselgeräusche** sind pathologische Geräusche in den Bronchien. Als Trachealrasseln wird ein feuchtes, brodelndes Rasselgeräusch bezeichnet, das bereits auf große Distanz zu hören ist. Ursache sind Sekrete in der Luftröhre, die sich häufig bei ausgeprägter Bronchitis oder Lungenödemen bilden.
- **Giemen und Brummen,** also trockene Rasselgeräusche, treten oftmals bei chronisch-obstruktiver Bronchitis oder Asthma bronchiale während der Exspiration auf. Sie werden durch verengte Bronchien oder das Schwingen von Schleimfäden in den Luftwegen verursacht.

Atemgeruch

Der normale Atemgeruch ist – abhängig von der Mundgesundheit und der aufgenommenen Nahrung – nicht wahrnehmbar. Folgende unangenehme Atemgerüche sind oftmals Krankheitszeichen:

- **Azetongeruch** ist obstartig und entsteht während einer strengen Diät oder infolge von Insulinmangel. Der Körper versucht, durch Fettabbau Energie zu gewinnen. Dabei entstehen Ketonkörper (wie Azeton), die in die Atemluft gelangen.
- **Ammoniakgeruch** ähnelt dem von Salmiakgeist und weist auf eine Lebererkrankung hin. Die Leber kann das Ammoniak, das beim Eiweißabbau entsteht, nicht mehr abbauen. Durch Anreicherung im Blut gelangt Ammoniak in die Atemluft und wird abgeatmet.
- Ein **Fäulnisgeruch** weist auf einen Zerfallsprozess in den Atemwegen, z. B. bei einem Lungenkarzinom, hin.
- Ein fad-süßlicher **Eitergeruch** ist ein Kennzeichen für eine bakterielle Infektion. Er ist charakteristisch bei akuter Bronchitis (➢ 25.2.5), Pneumonie (➢ 25.2.5) und Diphtherie.

Hämoptyse und Hämoptoe

Bei der **Hämoptyse** kommt es zum Abhusten von **Sputum mit geringer Blutbeimengung,** das oft nur als rotbraune Fäden auszumachen ist. Als **Hämoptoe** wird dagegen das Abhusten großer Blutmengen bezeichnet.

25.2.2 Beobachtung von Husten und Sputum

25.2.2 Beobachtung von Husten und Sputum

Husten

DEFINITION

DEFINITION

Husten: eine heftige Ausatmung gegen die zunächst geschlossene, dann plötzlich geöffnete Stimmritze *(Glottis)*. Aufgrund der geschlossenen Stimmritze baut sich so lange Druck in den Atemwegen auf, bis sich die Stimmritze plötzlich öffnet. Dabei werden Fremdkörper und Bronchialsekret aus den Atemwegen geschleudert.

Husten ist ein **Schutzreflex,** um die Atemwege von Fremdkörpern und anderen schädigenden Reizen zu befreien. Das Abhusten von Bronchialsekret wie auch Räuspern sind ebenfalls Bestandteil dieses Schutzmechanismus.

MERKE

MERKE

Husten ist ein Leitsymptom von Atemwegserkrankungen.

KINDER

KINDER

Bei Kindern ist wiederkehrender Reizhusten ein Zeichen einer bronchialen Obstruktion (Verschluss oder Verengung), z. B. bei Asthma bronchiale (➢ 25.2.5).

Husten wird danach beurteilt, wie häufig er auftritt, wie lange er andauert und ob Schleim abgehustet wird oder nicht. Pina kennt verschiedene Arten des Hustens:

- **Akuter Husten** tritt bei einer akuten Bronchitis (➢ 25.2.5) oder Lungenentzündung (➢ 25.2.5) auf und kann bis zu drei Wochen anhalten. Er kann auch ein Hinweis auf eine COVID-Infektion sein.

- Bei einem **subakuten Husten** liegt die Dauer bei bis zu acht Wochen. Er tritt als postinfektiöser Husten, z. B. nach Virusinfektion der Atemwege, auf.
- **Chronischer Husten** kann infolge langjährigen Rauchens, bei chronisch-obstruktiven Lungenerkrankungen (➢ 25.2.5), Asthma bronchiale, Lungenkarzinom (➢ 25.2.5) oder Tuberkulose auftreten. Bei Kindern kann er ein Hinweis auf Asthma bronchiale sein.
- **Produktiver Husten** zeichnet sich dadurch aus, dass das Sekret, das von der Bronchialhaut gebildet wurde (mehr als 30 ml pro Tag), durch den Husten gelöst und aus der Lunge befördert wird.
- **Unproduktiver Husten** wird auch als trockner Husten bezeichnet. Dabei wird kein Sekret abgehustet. Er tritt auf bei Atemwegsreizungen, aber auch bei ernsten Erkrankungen wie Bronchialkarzinom (➢ 25.2.5) oder Keuchhusten *(Pertussis)*. Für die Betroffenen ist er quälend und anstrengend.

Sputum

Abgehustetes Bronchialsekret wird als Sputum (Auswurf, *Expektoration*) bezeichnet. Bei zahlreichen Erkrankungen, aber auch bei Rauchern bildet sich vermehrt Bronchialsekret. Neben Farbe, Geruch und Beschaffenheit des Sputums wird auf Beimengungen wie Eiter, Blut, Nahrungsreste oder Gewebsteile geachtet, die oftmals mit bloßem Auge erkennbar sind.

TAB. 25.2

Tab. 25.2 Beschaffenheit des Sputums bei verschiedenen Erkrankungen

Beschaffenheit	Erkrankung
Weißlicher Schleim (vor allem morgens und in größeren Mengen abgehustet)	Chronische Bronchitis, sog. Raucherhusten
Zäh, fadenziehend, glasig	Asthma bronchiale
Rotbraune Verfärbung	Geringe Blutbeimengungen bei Lungenentzündung, Tuberkulose, Lungenembolie, Lungenkarzinom
Eitrig, grüngelb, oft leicht süßlich riechend	Bakterielle Infektion der Atemwege, z. B. bei eitriger Bronchitis
Dünnflüssig, schaumig, evtl. leicht blutig	Akutes Lungenödem
Reichlich, zäh	Mukoviszidose (angeborene Stoffwechselerkrankung, bei der Zellen und lebenswichtige Organe durch zähen Schleim verstopft werden)
Übel, faulig riechend	Gewebezerfall der Lunge, z. B. bei Bronchialkarzinom

Um das Sputum untersuchen zu können, muss es der zu pflegende Mensch in einen sterilen, mit Namen, Inhalt und Datum versehenen Becher abhusten. Die Entnahme findet am besten morgens vor dem Frühstück und der Mundpflege statt. Wichtig ist, dass Sekret und kein Speichel in den Becher gespuckt wird. Damit der zu pflegende Mensch Sputum abhusten kann, können folgende Maßnahmen durchgeführt werden:

- Feuchtinhalation nach Arztanordnung (➢ 25.2.4)
- Anleitung des zu pflegenden Menschen zum Huffing (➢ 25.2.3)

Ist es der zu pflegenden Person nicht möglich, Sputum abzusondern, kann es durch bronchoskopisches Absaugen durch das ärztliche Personal gewonnen werden.

MERKE

MERKE

Sputum ist eine Körperflüssigkeit und potenziell infektiös (ansteckend). Pina muss beim Umgang damit folgende Regeln beachten:

- Einmalhandschuhe tragen.
- Kontaminierte Flächen/Körperstellen desinfizieren.
- Direktes Anhusten vermeiden oder Mundschutz tragen.
- Den zu Pflegenden Gelegenheit zum Entsorgen geben, z. B. Zellstofftücher, Abwurfbeutel in Reichweite. Letzterer muss mindestens 1 × täglich gewechselt werden.

Zu beachtende Risikofaktoren

Pina in der Schule

Pina lernt, dass es bestimmte Risikofaktoren gibt, die die Atmung beeinflussen können. Daher berücksichtigen Pflegepersonen bei der Atembeobachtung auch die in ➢ Tab. 25.3 aufgeführten Kriterien.

➢ Tab. 25.4 listet die Risikofaktoren mit möglichen Gründen und zu ergreifende Maßnahmen auf, die einer sich daraus ergebenden Atembeeinträchtigung vorbeugen.

Pina im Praxiseinsatz

Pina weiß inzwischen, wie wichtig es zudem ist, die **Selbsteinschätzung** der zu pflegenden Menschen wahrzunehmen. Sie weiß, dass sie durch Beobachtung oftmals eher eine Verschlechterung der Atemleistung erkennen kann, bevor die Laborwerte oder das Röntgenbild diese anzeigen.

TAB. 25.3

Tab. 25.3 Kriterien für eine Atembeeinträchtigung

Kategorie	Kriterien, auf die Pina achtet
Mobilität	• Ist der zu pflegende Mensch in der Bewegung eingeschränkt? • Wirkt er antriebslos, inaktiv?
Schonhaltung und Schmerzen	• Vermeidet der zu pflegende Mensch tiefe Atemzüge aufgrund von Schmerzen? • Wie ist seine Schlafposition? • Hatte er eine OP an Thorax oder Abdomen?
Atemwegserkrankungen	Hat der zu pflegende Mensch eine akute (z. B. Bronchitis) oder chronische Atemwegserkrankung (z. B. COPD, Asthma)?
Rauchen	Raucht der zu pflegende Mensch? Wenn ja, wie lange und wie viel?
Beobachtung der Atmung	• Wie ist die Atemfrequenz und die Sauerstoffsättigung? • Wie sieht das Sputum aus? Kann der zu pflegende Mensch das Sekret abhusten? • Sind Atemgeräusche wahrnehmbar?
Aspiration	• Liegen Schluckstörungen vor? • Ist das Bewusstsein des zu pflegenden Menschen eingeschränkt? • Liegt bei dem zu pflegenden Menschen eine Magen- oder Ernährungssonde?
Immunsystem	Besteht eine Immunschwäche?
Medikation	Nimmt der zu pflegende Mensch Medikamente, z. B. Opiate, Muskerelaxanzien?
Unterstützende Maßnahmen bei der Atmung	Wurde das Atemtraining angeleitet und trainiert der zu pflegende Mensch?

TAB. 25.4

Tab. 25.4 Risikofaktoren für eine Atembeeinträchtigung und prophylaktische Maßnahmen

Risikofaktoren	Maßnahmen
Infektion der Atemwege • Immunschwäche • Mangelnde Mundhygiene, Störung der normalen Mundflora	• Strikte Hygienemaßnahmen beachten (Händedesinfektion) • Regelmäßige Überprüfung der Schleimhaut • Pflege von Mund und Nase
Unzureichende Lungenbelüftung Schonhaltung beim Atmen Sekretansammlung in den Atemwegen Beschränkte Atemtechnik	• Schmerztherapie nach ärztlicher Anordnung • Atemtraining mit Geräten • Auf ausreichend Frischluft achten • Positionierung, atemunterstützende Maßnahmen • Sauerstoffgabe nach ärztlicher Anordnung
Sekretansammlung in den Atemwegen • Ursache der Sekretansammlung (Rauchen, Bronchitis, Asthma, Mukoviszidose) • Schmerzen beim Abhusten • Erschöpfung	• Auf ausreichend Flüssigkeitszufuhr achten • Sekretverflüssigende Maßnahmen • Rauchentwöhnung unterstützen • Schmerztherapie nach ärztlicher Anordnung
Aspiration ➢ 12.8.1	➢ 12.8.2

25.2.3 Generelle Maßnahmen zur Atemunterstützung
Pina im Praxiseinsatz

25.2.3 Generelle Maßnahmen zur Atemunterstützung

Pina kennt atemunterstützende Maßnahmen. Ihr Ziel ist es, die Belüftung *(Ventilation)* der Lunge zu fördern, eine Minderbelüftung und Atelektasenbildung (im betroffenen Lungenabschnitt oder -flügel kann kein Gasaustausch mehr stattfinden, was dazu führt, dass der Sauerstoffgehalt im Blut sinkt) zu verhindern und die Sekretbildung in den Atemwegen zu beseitigen und dieser vorzubeugen. Die Maßnahmen dienen dazu, einer sekundären Pneumonie (➢ 25.2.5) infolge eines anderen Krankheitsgeschehens entgegenzuwirken.

Dementsprechend gibt es Maßnahmen, die mit dem Ziel angewendet werden, das Sekret zu lösen und aus dem Körper herauszubefördern, und Maßnahmen, die die Belüftung *(Ventilation)* verbessern. Sinnvoll ist es, **zuerst sekretlösende Maßnahmen** durchzuführen, weil nach einer Sekretentleerung eine bessere Belüftung erreicht werden kann. Grundsätzlich werden die Maßnahmen sowohl zur Pneumonieprophylaxe (➢ 12.4.2) als auch zur Therapie bei vorhandenen Atemwegserkrankungen angewendet.

Sekretlösend sind:

- Feuchtinhalation (➢ 25.2.4)
- **Huffing:** Der zu pflegende Mensch wird aufgefordert, wiederholt „huff-huff" zu sagen. Dabei werden die kleinen Bronchien komprimiert und dadurch Sekret in die höher liegenden Bronchien transportiert, wo es abgehustet werden kann. Huffing ist weniger anstrengend als husten.
- Vibrationsmassage
- Einsatz von Atemgymnastikgeräten, die das Abhusten von Sekret erleichtern

Ventilationsfördernd sind:

- Mobilisation (➤ Kap. 13).
- Oberkörperhochpositionierung (➤ 12.4.2).
- VATI-Positionierung (➤ 12.4.2).
- Anwendung von Atemtrainern (➤ 12.4.2).
- **Gähnatmung:** Die zu pflegende Person drückt ihre Zunge gegen den Mundboden. Dadurch wird ein Gähnen ausgelöst. Mit dem Gähnen atmet die zu pflegende Person ein und hält die Luft ein bis zwei Sekunden an. Bei der Ausatmung nutzt sie die **dosierte Lippenbremse.** Dabei sind die Lippen locker aufeinandergelegt, während die Luft wird langsam gegen den Lippenwiderstand ausgeatmet wird.
- **Schnüffelatmung:** Die Einatmung erfolgt schnüffelnd und schnuppernd durch die Nase. Dabei bewegt sich die Bauchdecke ruckartig nach außen. Bei der Ausatmung setzt die zu pflegende Person die dosierte Lippenbremse ein.

WISSEN ANWENDEN

Pina hat auf Station beobachtet, wie eine Pflegefachperson mit einer **Vibrationsmassage** einem zu pflegenden Menschen beim Lösen des Sekrets in der Lunge half. Nun darf Pina unter Anleitung diese Pflegetätigkeit selbst durchführen:

- Der zu pflegende Mensch liegt bequem auf der Seite, auf dem Bauch oder sitzt stabil am Bettrand oder einem Hocker.
- Pina legt beide Hände flächig nebeneinander auf den unteren Brustkorb des zu pflegenden Menschen. Mit rhythmischem, feinschlägigem Klopfen versetzt Pina den Brustkorb des zu pflegenden Menschen in Schwingungen.
- Dabei beginnt sie am unteren Rippenbogen: Mit der Ausatmung des zu pflegenden Menschen bewegt Pina ihre Hand klopfend oder vibrierend in Richtung Wirbelsäule nach oben. In der Nierengegend und an der Wirbelsäule führt Pina jedoch keine Vibrationsmassage durch, da diese Körperregionen sehr schmerzempfindlich sind. Ihre andere Hand bleibt ruhig auf dem Rücken der zu pflegenden Person liegen.
- Pina führt die Vibrationsmassage grundsätzlich von peripher nach zentral durch: Das heißt, sie beginnt außen am unteren Rippenbogen und arbeitet sich nach oben und innen Richtung Wirbelsäule vor. Pina merkt sich den Satz: **Von unten nach oben und von außen nach innen.**
- Pina klopft/virbriert mit der hohlen Hand, mit der lockeren Faust oder mit der Kleinfingerkante. Die Intensität des Klopfens richtet sich nach den Bedürfnissen des zu pflegenden Menschen: Sanftes Klopfen kann beruhigend wirken, festes Klopfen trägt zum Lösen des Sekrets *(Sektretolyse)* bei.
- Die Vibrationsmassage dauert maximal fünf Minuten.
- Pina legt Papiertücher und eine Nierenschale bereit, damit der zu pflegende Mensch hochgehustetes Sekret ausspucken kann.

Pina weiß, dass das Abklopfen und die Vibrationsmassage bei folgenden Erkrankungen nicht durchgeführt werden dürfen:

- Schädel-Hirn-Trauma
- Rippenfrakturen
- Erhöhte Blutungsneigung
- Tumore und Metastasen im Wirbelsäulenbereich
- Ausgeprägte Osteoporose (Knochenbrüchigkeit)
- Herzinfarkt (➤ 24.2.1)
- Lungenembolie
- Tiefe Beinvenenthrombose (➤ 12.5.1) → Gefahr der Lösung eines Blutgerinnsels

Auch bei Früh- und Neugeborenen sowie zu Pflegenden mit einem Periduaralkatheter oder einer Throaxdrainage darf Pina keine Vibrationsmassage durchführen.

WISSEN ANWENDEN

25.2.4 Erkrankungen des Atemsystems

25.2.4 Erkrankungen des Atemsystems

Sinusitis (Rhinosinusitis)

DEFINITION

Sinusitis (*Rhinosinusitis*; griech. *rhinos* = Nase; lat. *sinus* = Hohlraum): Entzündung der Schleimhäute in der Nase und den Nasennebenhöhlen. Die Erkrankung tritt sehr häufig auf: Erwachsene erkranken ca. 2–5 × im Jahr daran, Kinder ca. 7–10 × im Jahr (AMBOSS 2024).

DEFINITION

Unterschieden wird zwischen der **akuten** und der **chronischen Nasennebenhöhlenentzündung.** Die akute Form kann mehrmals im Jahr auftreten, verschwindet aber spätestens nach einigen Wochen wieder. Eine chronische Nasennebenhöhlenentzündung besteht, wenn die Beschwerden länger als drei Monate andauern.

Zur Orientierung

ABB. 25.31

MERKE

ACHTUNG

Pathogenese

Verursacher einer Sinusitis sind oftmals Viren, seltener Bakterien. Die Nasenschleimhaut entzündet sich und schwillt an. Dadurch sind der Sekretabfluss und die Belüftung der Nasennebenhöhlen gestört (➤ Abb. 25.31), wodurch sich die Infektion bis in die Nasennebenhöhlen ausbreiten kann.

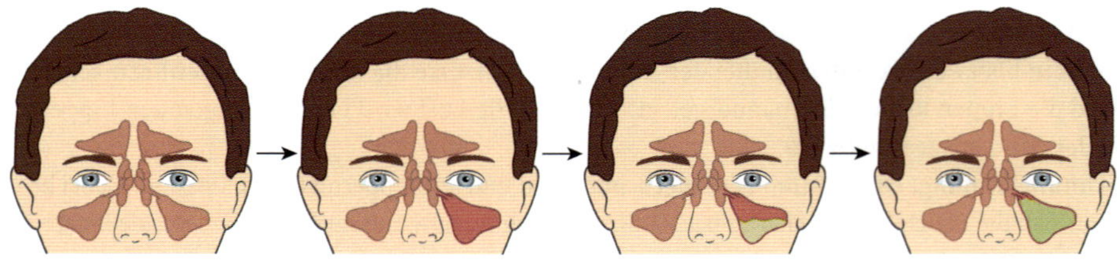

Abb. 25.31 Entstehung einer Sinusitis [L138]

Symptome

- Leitsymptom ist eine gesteigerte eitrige Nasensekretion (Schnupfen).
- Verstopfung und Engegefühl der Nase.
- Riechstörung.
- Allgemeines Krankheitsgefühl, evtl. Fieber.
- Je nach Lokalisation können Schmerzen im Gesicht oder Schädel auftreten.

MERKE

Bei einer **allergischen Rhinitis** (*Rhinitis allergica*, umgangssprachlich „Heuschnupfen" genannt) handelt es sich um eine allergisch bedingte Erkrankung der Nasenschleimhaut, bei der das Immunsystem überempfindlich auf eigentlich harmlose Stoffe aus der Umwelt *(Allergene)* reagiert. Ursache ist die Sensibilisierung gegenüber einem oder mehreren Allergenen wie etwa Pollen oder Hausstaubmilben.

ACHTUNG

Ein behinderter Schleimabfluss, bedingt durch eine Belüftungsstörung in der Nase, führt zu einer chronischen **Mundatmung.** Da die Luft durch die Nase nicht angefeuchtet und angewärmt werden kann, werden Heiserkeit, Halsschmerzen und Reizhusten begünstigt. Der Schleim kann zudem über die Rachenschleimhaut laufen und Infektionen hervorrufen – von bronchialen Infekten bis zur Lungenentzündung.

Diagnostik

- Anamnese, körperliche Untersuchung
- Rhinoskopie (Spiegelung der Nase)
- Blutentnahme mit Labordiagnostik (Entzündungszeichen)
- Ggf. nasale Endoskopie
- Bei chronischer Sinusitis CT der Nasennebenhöhlen

Therapie

- Pflanzliche Sekretolytika (schleimlösende Mittel), z. B. Sinupret®
- Abschwellende Nasentropfen oder -sprays
- Bei Fieber und hohen Entzündungswerten ggf. Antibiotikatherapie
- Ggf. schmerzlindernde Medikamente (z. B. Paracetamol, Ibuprofen)
- Feuchtinhalation mit Kochsalz 0,9 %

Bei einer **chronischen Sinusitis** werden **glukokortikoidhaltige Nasensprays** verabreicht. Bei erfolgloser Therapie wird eine **minimalinvasive endoskopische Operation** in Betracht gezogen.

mimetika und Parasympatholytika) inhaliert. Schreitet die chronisch-obstruktive Bronchitis weiter fort, wird zusätzlich ein entzündungshemmendes Medikament (Glukokortikoid) verordnet.

Pflege

Ziel der Pflege ist es, die Selbstständigkeit der zu pflegenden Person zu fördern, damit sie notwendige Maßnahmen eigenverantwortlich durchführen und ihre körperliche Situation richtig einschätzen kann. Dazu dienen auch Patientenschulungen, die ambulant oder stationär erfolgen können. Sie umfassen eine Aufklärung über die Ursache der chronisch-obstruktiven Bronchitis sowie Empfehlungen zur Raucherentwöhnung, körperlichem Training und Ernährung, um die Leistungsfähigkeit zu erhalten und zu verbessern. Die Schulungen beinhalten außerdem die Anleitung zur Selbstbeobachtung von Atmung, Husten und Sputum sowie die unten aufgeführten Pflegemaßnahmen.

Pflegepersonen müssen bei zu Pflegenden mit einer COPD folgende Kriterien beobachten:

- Atmung
- Husten
- Sputum
- Körpertemperatur
- Hautfarbe
- Blutdruck
- Herzfrequenz
- Bewusstseinslage

Pflegemaßnahmen sind vor allem die Anleitung der zu Pflegenden bezüglich:

- Atemübungen, z. B. dosierte Lippenbremse (➤ 25.2.3).
- Atemerleichternde Positionierungen (➤ 12.4.2).
- Ausreichende Flüssigkeitszufuhr.
- Huffing (➤ 25.2.3).
- Beobachtung der Mundschleimhaut und Ausspülen des Munds nach der Gabe von Glukokortikoiden per Dosieraerosol.
- Handhabung des Peak-Flow-Meters (➤ Abb. 25.32).

ABB. 25.32

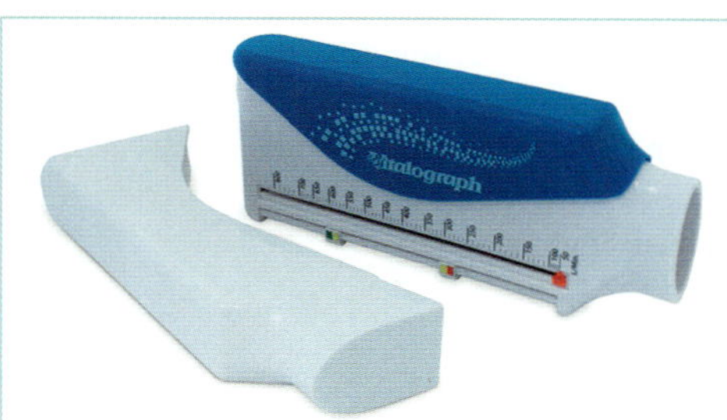

Abb. 25.32 Peak-Flow-Meter mit Schutzkappe [V802]

MERKE

MERKE

Ein **Peak-Flow-Meter** (➤ Abb. 25.32) ermittelt den **Höchstwert des Luftstroms** *(Peak Flow)* bei bewusst kräftiger Ausatmung in das Gerät. Zu Pflegende werden in der Anwendung des Geräts geschult, um selbst zu kontrollieren, wie ihre Atemsituation aktuell in Bezug auf ihren persönlichen Bestwert ist.

Dazu muss der persönliche Bestwert individuell ermittelt werden. Er dient als Ausgangswert. Die Messungen erfolgen dann 1 × täglich sowie bei Atembeschwerden, Infekten und Medikamentenumstellungen jeweils 15 Minuten vor und nach der Einnahme. Bei der Ermittlung des persönlichen Bestwerts sitzt der zu Pflegende aufrecht. Der Zeiger des Peak-Flow-Meters wird auf null gestellt, das Gerät waagerecht gehalten. Dann atmet der zu Pflegende tief ein, hält kurz die Luft an und atmet so kräftig wie möglich in das Peak-Flow-Meter aus. Dabei umschließen die Lippen das Mundstück gut. Der Messwert wird abgelesen, und die Messung noch 2 × wiederholt. Der beste der drei gemessenen Werte wird protokolliert. Anhand eines Ampelschemas (➤ Abb. 25.33) kann der zu Pflegende ermitteln, ob seine Atemwegserkrankung unter Kontrolle ist (Grün), ob er zusätzliche Medikamente einnehmen sollte (Gelb) oder ob er einen Arzt aufsuchen sollte (Rot).

Zusätzlich ist es wichtig, dass Pflegepersonen Erstmaßnahmen bei Atemnot (➤ 25.2.1) korrekt anwenden können. Pflegefachpersonen leiten zudem zum Umgang mit Dosieraerosolen an und verabreichen Sauerstoff nach Arztanordnung.

ABB. 25.33

DEFINITION

ÄLTERE MENSCHEN

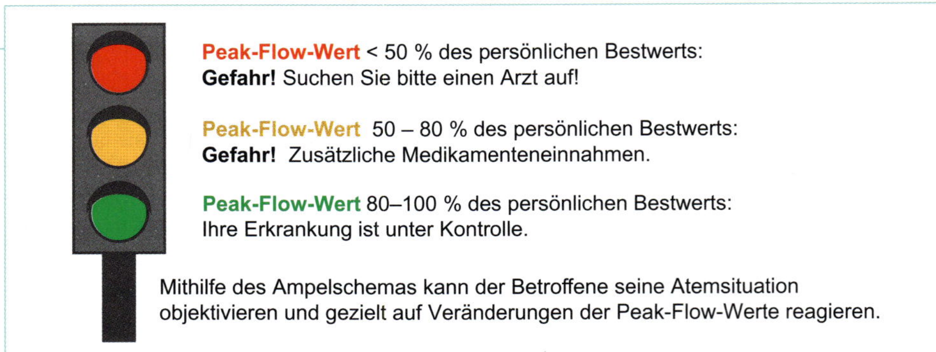

Abb. 25.33 Ampelschema eines Peak-Flow-Meters (mod. nach: Deutsche Atemwegsliga e. V., Peak-Flow-Messung, 11/2023, www.atemwegsliga.de/asthma) [V492]

Pneumonie

DEFINITION

Pneumonie (Lungenentzündung): Entzündung des Lungengewebes. Die Pneumonie wird nach ihren Symptomen in eine **typische Pneumonie** und eine **atypische Pneumonie** unterteilt.

Pathogenese

Meist entsteht eine Pneumonie aufgrund einer Infektion durch Bakterien, Viren oder Pilze. Aber auch das versehentliche Einatmen von Flüssigkeit oder Nahrung in die Lunge kann eine Pneumonie auslösen *(Aspirationspneumonie).* Dies tritt häufig bei Schluckstörungen (➤ 21.3.3) im Rahmen einer neurologischen Erkrankung, z. B. eines Schlaganfalls (➤ 27.2.3), auf.

Symptome

Die **typische Pneumonie** entwickelt sich akut innerhalb von zwölf bis 24 Stunden. Sie ist gekennzeichnet durch folgende Symptome:

- Schneller Fieberanstieg (mit Schüttelfrost) bis zu hohem Fieber (> 39,1 °C)
- Ausgeprägtes Krankheitsgefühl
- Husten mit evtl. eitrigem, gelb-grünem oder rostbraunem Sputum
- Schnelle, flache Atmung bis hin zur Luftnot
- Atemabhängiger Brustschmerz
- Tachykardie (erhöhte Herzfrequenz)
- Hypotonie (niedriger Blutdruck)

Atypische Pneumonien beginnen langsam und haben keine eindeutigen Symptome:

- Mäßiges Fieber (bis 39 °C)
- Krankheitsgefühl
- Kopf- und Gliederschmerzen
- Trockener Husten

ÄLTERE MENSCHEN

Ältere Menschen sind aufgrund **altersbedingter Veränderungen** der Lungen gefährdet, eine Pneumonie zu entwickeln. Diese Veränderungen betreffen den Rückgang der Elastizität des Lungen- und Bronchialgewebes, die Abnahme der Brustkorbbeweglichkeit, der Muskelkraft sowie der Beweglichkeit der Flimmerhärchen. Gleichzeitig haben ältere Menschen ein hohes Risiko für Komplikationen, die mit einer Pneumonie einhergehen und tödlich enden können.

Diagnostik

Eine Verdachtsdiagnose wird anhand des klinischen Bilds gestellt und kann mit einer Röntgenaufnahme des Thorax (Brustkorbs) gesichert werden. Im Blutbild zeigt sich eine Leukozytose (zahlreiche weiße Blutkörperchen). Die Blutsenkungsgeschwindigkeit (bei einer Entzündung senken sich die festen Bestandteile schneller auf den Boden des Reagenzglases) und das CRP (C-reaktives Protein) sind erhöht.

Therapie

Die Therapie der Pneumonie hängt vom Auslöser ab. Da die meisten Pneumonien bakteriell bedingt sind, wird ein Antibiotikum verabreicht. Dieses wird anhand eines **Antibiogramms** (mikrobiologischer Untersuchung, auf welches Antibiotikum der Erreger sensibel reagiert) sorgfältig ausgewählt. Bis dieses vorliegt, erhält der Betroffene das Antibiotikum, das am wahrscheinlichsten den vermuteten Erreger trifft. Bis zum Wirkungseintritt des Antibiotikums werden die Symptome medikamentös behandelt: Vor allem Schmerzen, hohes Fieber, vermehrtes zähes Sekret und unstillbarer Husten sind therapiebedürftig.

SÄUGLINGE

Säuglinge unter sechs Monaten werden sehr häufig stationär aufgenommen, da sie besonders komplikationsgefährdet sind.

SÄUGLINGE

Pflege

Pina im Praxiseinsatz

Die Praxisanleitung erklärt Pina die Pflegeziele bei einer Pneumonie:

- Sekretlösung
  - Gesteigerte Trinkmenge (3–4 l/Tag), wenn keine Kontraindikationen vorliegen.
  - Sekretlösende Maßnahmen wie Inhalationen dürfen nur nach ärztlicher Anordnung durchgeführt werden.
  - Zu Pflegenden zum Huffing (➢ 25.2.3) anleiten.
- Gute Lungenbelüftung
  - Patientenzimmer mehrmals täglich lüften (Frischluftzufuhr)
  - Zu Pflegenden mehrmals täglich zum tiefen Durchatmen anleiten
  - Kontaktatmung durchführen (➢ 12.4.2)
  - Zu Pflegenden zur dosierten Lippenbremse anleiten
  - Mobilisation (➢ Kap. 13) bzw. Oberkörperhochpositionierung
- Physiologische (normale) Körpertemperatur: Pflege je nach Fieberphase, z. B. Wadenwickel (➢ 15.2.4)

Zusätzlich ist die Beobachtung der Atmung, des Hustens und des Sputums eine wichtige pflegerische Aufgabe. Herzfrequenz, Blutdruck und Körpertemperatur werden regelmäßig kontrolliert. Je nach Mobilität der zu pflegenden Person werden ausgewählte Prophylaxen (z. B. Dekubitus, Thrombose) durchgeführt (➢ Kap. 12).

Asthma bronchiale

DEFINITION

Asthma bronchiale: chronisch-entzündliche Erkrankung der Atemwege. Es gehört zu den **chronisch-obstruktiven (verengenden) Atemwegserkrankungen** (s. oben). Im Unterschied zur chronisch-obstruktiven Bronchitis, bei der die Bronchien dauerhaft verengt sind, tritt Asthma anfallsweise auf und ist durch akute Atemnot gekennzeichnet.

DEFINITION

Pathogenese

Ursache ist eine gesteigerte Überempfindlichkeit des Bronchialsystems, für die es verschiedenste Auslöser gibt. Allergene sind die häufigste Ursache, aber auch Infekte und inhalative Reizstoffe können einen Asthmaanfall auslösen. Bei vielen Betroffenen gibt es eine familiäre Disposition, d. h. Asthma bronchiale, Heuschnupfen (allergische Rhinitis, ➢ 25.2.4) oder Neurodermitis in der Familienanamnese.

Es gibt zwei **Hauptformen** des Asthmas, wobei die meisten Betroffenen im Lauf ihres Lebens eine Mischform entwickeln. Das **allergische Asthma bronchiale** (*extrinsische Asthma)* beginnt meist im Kindesalter. Die betroffenen Kinder leiden häufig auch an weiteren Erkrankungen des atopischen/allergiebedingten Formenkreises (allergische Rhinitis, Neurodermitis). Die häufigsten Auslöser (Allergene) sind Pollen, Hausstaub oder Tierhaare. Beim allergischen Asthma erfolgt eine IgE-vermittelte (durch das Immunglobulin E vermittelte) Sofortreaktion. Das Allergen verursacht eine Ausschüttung von Histamin und anderen Mediatoren und somit eine allergische Sofortreaktion in Form eines Bronchospasmus (Krampf der Bronchialmuskulatur).

Das **nicht allergische** *(intrinsische Asthma)* beginnt meist im Erwachsenenalter und wird durch unspezifische Reize ausgelöst. Dies können Virusinfektionen, kalte Luft, körperliche Anstrengung, Luftverschmutzung, Medikamente und psychische Belastungen sein.

Die Verengung der Bronchien wird durch drei Mechanismen verursacht (➤ Abb. 25.34):

- **Schleimhautödem:** entzündlich geschwollene Bronchialschleimhaut
- **Hyper- und Dyskrinie:** vermehrte Produktion zähen Schleims in den Bronchien
- **Bronchospasmus:** kontrahierte, verkrampfte Bronchialmuskulatur

ABB. 25.34

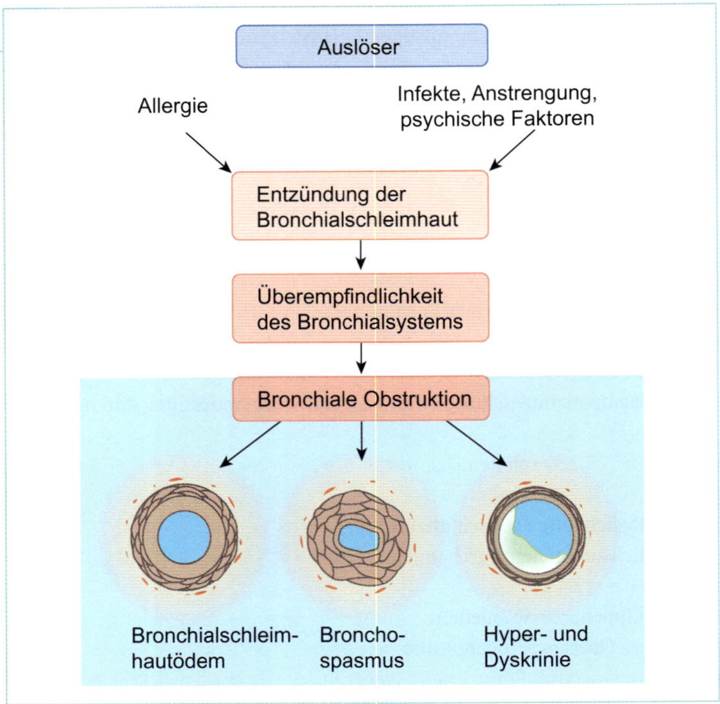

Abb. 25.34 Entstehung eines Asthmas bronchiale [L138]

KINDER

KINDER

Asthma bronchiale ist die häufigste chronische Erkrankung im Kindesalter (Lungenärzte im Netz 2025).

Symptome

Durch den verengten Luftweg in den Bronchien kommt es zum Asthmaanfall mit akuter Atemnot **(anfallsartiger Dyspnoe),** die häufig mit trockenem Husten, Engegefühl im Brustkorb, Unruhe, Angst und Tachykardie einhergeht. Auch die **Ausatmung** ist **erschwert und verlängert.**

Komplikationen können Atemstillstand und ein Status asthmaticus (Anfall lässt sich trotz medikamentöser Therapie nicht unterbrechen) sein.

Diagnostik

Die Erstdiagnostik umfasst:

- Anamnese und klinisches Bild (direkt erkennbare Symptome wie Husten und Dyspnoe)
- Auskultation: trockene Rasselgeräusche
- Vermehrung der eosinophilen Granulozyten im Sputum und Blut
- Lungenfunktionsprüfung, ggf. inhalativer Provokationstest, um zu testen, welches potenzielle Allergen einen Asthmaanfall auslöst
- Allergiediagnostik im anfallsfreien Intervall
- Nachweis des IgE bei Typ-I-Allergie
- Röntgen unauffällig (ggf. Überblähung der Lungen)

Bei einem Asthmaanfall kann durch das Messen der Vitalzeichen, des Peak Flow (s. oben) und einer Blutgasanalyse die Gefährdung eingeschätzt werden.

Therapie

Bei der Therapie des Asthmas bronchiale steht als erste Therapiesäule die **Anfallsprophylaxe** im Vordergrund. Je nach Auslöser gilt es, den Kontakt mit den allergischen Auslösestoffen *(Allergenen)* zu vermeiden, beispielsweise sich bei Pollenflug nicht im Freien aufzuhalten, Tiere nicht zu streicheln oder bei Hausstauballergien Staubfänger wie Teppiche aus dem Haushalt zu entfernen.

Die zweite Säule der Therapie ist die medikamentöse Behandlung. Dabei kann nur die Symptomatik behandelt, nicht aber die Ursache behoben werden. Hauptsächlich werden zwei Wirkstoffgruppen verabreicht: bronchienerweiternde Beta-2-Sympathomimetika und entzündungshemmendes Kortison. In schweren Fällen wird Sauerstoff verabreicht. **Beta-2-Sympathomimetika** wirken bronchienerweiternd, da sie die Wirkung des Sympathikus simulieren. Daher kann es auch zu Nebenwirkungen wie eine erhöhte Herzfrequenz bis hin zum Herzrasen und Zittern kommen. Beta-2-Sympathomimetika können in der lang wirksamen Dauertherapie oder als Behandlung des akuten Asthmaanfalls eingesetzt werden. **Kortison** ist der zweite wichtige Wirkstoff zur Dauertherapie des Asthmas, es unterdrückt die überreaktiven entzündlichen Prozesse in den Atemwegen. Da es die körpereigene Abwehr hemmt, ist eine der Hauptnebenwirkung des Kortisons die gesteigerte Infektionsgefahr. Je nach Höhe der Dosis kann es zu weiteren Komplikationen wie Gewichtszunahme, Blutzuckererhöhung, Hautveränderungen und bei Kindern zu Wachstumsstörungen kommen. Es gibt kurz wirksame Beta-2-Sympathomimetika wie Berutec® oder Sultanol®, die bei einem Anfall als Bedarfsmedikation eingesetzt werden. Lang wirksame Beta-2-Sympathomimetika, z. B. Serevent®, werden als Dauertherapie angewendet. Sie ergänzen die Therapie mit inhalativem Glukokortikoid. Die Hemmung der Entzündung steht im Vordergrund.

Je nach Ursache des Asthmas bronchiale ist es für die Betroffenen wichtig zu wissen, welche das sind, um diese meiden zu können. Bei bestimmten Allergenen kann über 2–3 Jahre eine **Hyposensibilisierung** (Immuntherapie, bei der schrittweise das Allergenextrakt in kleinsten Mengen injiziert wird, um das Immunsystem daran zu gewöhnen) durchgeführt werden.

Therapie eines **schweren Asthmaanfalls:**
- Atemerleichternde Positionen, z. B. Kutschersitz (➤ 12.4.2)
- Dosierte Lippenbremse
- Schnell wirksame Symphatikomimetika inhalativ oder parenteral (Sultanol®, Bricanyl®, Berotec®)
- Glukokortikoide oral oder i. v.
- Kontrollierte Sauerstoffgabe
- Bei schwerster respiratorischer Insuffizienz: nicht invasive oder invasive Beatmung

Pflege

Die Hauptaufgaben von Pflegepersonen sind die Beratung und Anleitung der zu Pflegenden im Umgang mit einem Asthmaanfall sowie die Anwendung des Peak Flow (s. oben). Pflegefachpersonen leiten auch zur Einnahme der Bedarfsdauermedikamente an.

Für das **Anfallsmanagement,** also den Umgang mit einem Asthmaanfall, müssen die zu Pflegenden die Technik der Lippenbremse erlernen. Den Kutschersitz nehmen die meisten Menschen bei Luftnot meist automatisch ein. Zudem müssen die zu Pflegenden über die Anzeichen eines möglichen Asthmaanfalls aufgeklärt werden, um diese zu kennen und frühzeitig Maßnahmen ergreifen zu können:
- Sich verschlechternde Werte bei der Peak-Flow-Messung
- Zunahme der Atemnot
- Vermehrter Husten
- Abnahme der körperlichen Belastbarkeit
- Gestiegener Verbrauch an Bedarfsmedikamenten

Für die Wirksamkeit der Medikamente muss der zu Pflegende die richtige **Inhalationstechnik** anwenden. Grundsätzlich gilt, dass er nach Möglichkeit eine aufrechte Position einnimmt. Der Inhalator muss entsprechend der Gebrauchsanweisung vorbereitet sein (➤ Tab. 25.5). Der zu Pflegende wird angehalten, tief ein- und wieder ausatmen, dann das Mundstück des Inhalators mit den Lippen fest zu umschließen (➤ Abb. 25.35), je nach Gerätetyp den Sprühstoß auszuführen und dabei tief und gleichmäßig einzuatmen. Wenn es ihm möglich ist, hält er die Luft für ein paar Sekunden an und atmet dann über die dosierte Lippenbremse (➤ 25.2.3) aus. Zwischen zwei Hüben liegt eine Pause von 30 Sekunden. Nach der Inhalation von kortisonhaltigen Medikamenten ist der Mund auszuspülen, um Pilzinfektionen zu verhindern.

Bei Kindern, aber auch bei Erwachsenen, denen die Koordination schwerfällt, können Inhalierhilfen verwendet werden. Damit muss nicht unmittelbar mit dem Sprühstoß eingeatmet werden, denn das Inhalat bleibt nach dem Sprühstoß in der Inhalierhilfe und kann somit verzögert inhaliert werden. Für Säuglinge und Kinder, die das Mundstück noch nicht mit den Lippen umschließen können, gibt es zusätzlich Mund-Nasen-Masken (➤ Abb. 25.36).

Zur Orientierung

TAB. 25.5

Tab. 25.5 Inhalative Arzneiformen und ihre Anwendung [J787-097, U389, U234, U388, V328]

	Name des Geräts	Wie wird das Gerät gehalten?	Wie wird das Gerät vorbereitet?	Wie wird das Gerät aktiviert/verwendet?
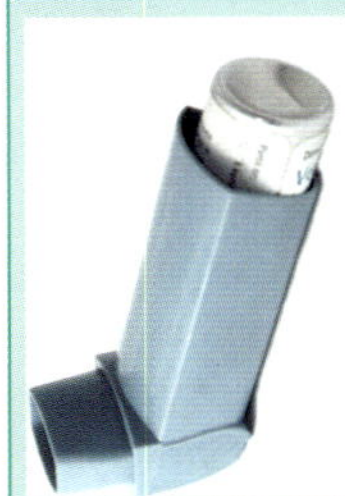	Dosieraerosol	Senkrecht/Aufrecht	Druckbehälter in Mundstück stecken, Schutzkappe entfernen, schütteln	Gleichzeitig einatmen und auf den Wirkstoffbehälter drücken
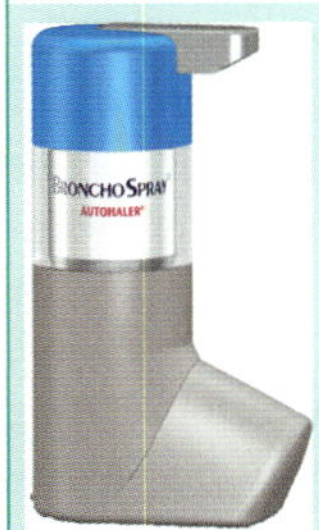	Autohaler	Senkrecht/Aufrecht	Schutzkappe entfernen	Hebel nach oben klappen, Einatmung → Schnappgeräusch
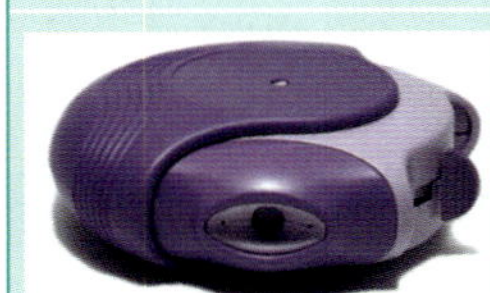	Diskus	Waagerecht	Gerät aufschieben	Kleinen Hebel spannen → Klickton; rasches, kräftiges Einatmen
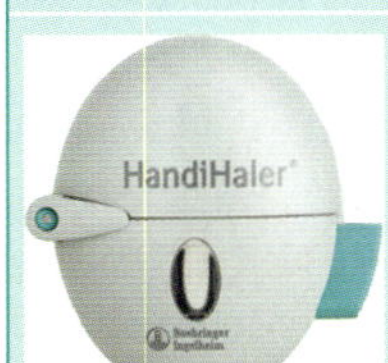	Handihaler	Waagerecht	Schutzkappe und Mundstück auseinanderklappen und Kapsel in Vertiefung legen	Anstechknopf drücken, um Kapsel anzustechen, tiefe kräftige Inspiration → Kapsel vibriert
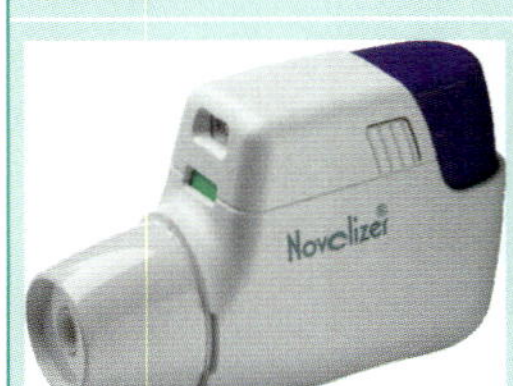	Novolizer	Waagerecht	Patrone mit Zählwerk einlegen, Schutzkappe entfernen	Dosiertaste drücken → Kontrollfenster wechselt von Rot nach Grün und nach der Inhalation zurück
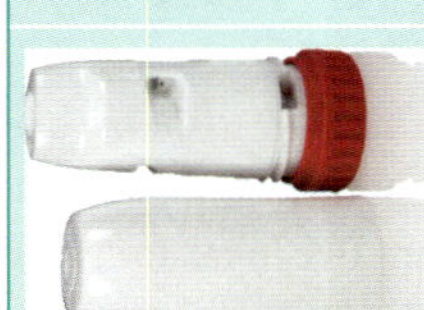	Turbohaler	Waagerecht	Schutzkappe entfernen	Senkrecht: Dosierring hin- und herdrehen, nach dem Klicken rasch und kräftig einatmen

KINDER

KINDER

Bei kleinen Kindern sind die Eltern zu allen Themen zu beraten und anzuleiten, bei älteren Kindern altersentsprechend die Kinder und deren Eltern.

Für Menschen mit chronischen Erkrankungen ist es wichtig, dass sie in der Lage sind, ihre Erkrankung zu kontrollieren und Eigenverantwortung zu übernehmen. Diese Ziele können durch spezielle Schulungsprogramme erreicht werden. Für Menschen mit Asthma bronchiale werden ambulant oder auch im Krankenhaus spezielle Asthmaschulungen angeboten, die den Betroffenen und ihren Angehörigen die wichtigsten Inhalte vermitteln, damit sie gut mit ihrer Erkrankung leben können **(Selbstmanagement).** Themen dieser Schulungen sind Peak-Flow-Meter, medikamentöse Therapie, Verhalten beim akuten Asthmaanfall etc.

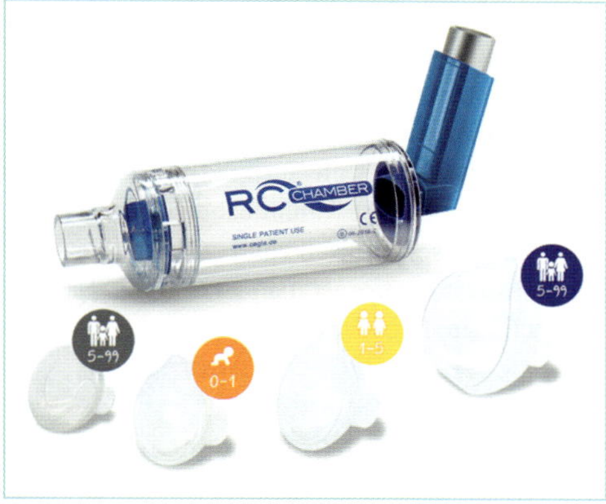

Abb. 25.35 Anwendung eines Dosieraerosols [E1241-002]

ABB. 25.35

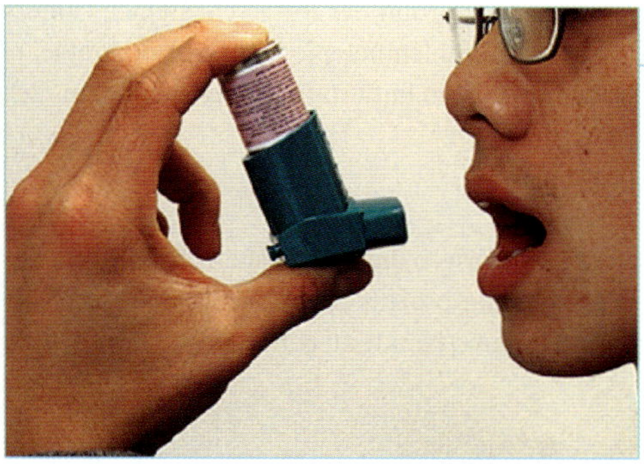

Abb. 25.36 Inhalierhilfe und Mund-Nasen-Masken in verschiedenen Größen für Kinder und Erwachsene [U106]

ABB. 25.36

Pina im Praxiseinsatz

Pflegepersonen wie Pina unterstützen zu Pflegende mit Asthma bronchiale, indem sie sie zur Verwendung des Peak-Flow-Meters sowie zur Lippenbremse anleiten. Zudem beobachten sie die Atmung und die weiteren Vitalzeichen. Pflegefachpersonen verabreichen Sauerstoff und die Bedarfsmedikation nach Arztanordnung. Bei Atemnot werden die entsprechenden Pflegemaßnahmen durchgeführt (➤ 25.2.3).

Bronchialkarzinom

DEFINITION

DEFINITION

Bronchialkarzinom (Lungenkarzinom): bösartiger *(maligner)* Tumor, der seinen Ursprung am Bronchialepithel oder am Alveolarepithel hat. Dabei entwickeln sich einige Zellen des Ursprungsgewebes zu Tumorzellen und wachsen übermäßig und zerstörend in anderes Gewebe ein.

Pathogenese

Das Bronchialkarzinom ist einer der häufigsten malignen Tumoren und die am häufigsten zum Tode führende maligne Erkrankung. Nur 20 % der Betroffenen leben fünf Jahre nach der Erstdiagnose noch (Onko Internetportal 2018). **Hauptrisikofaktor** ist das Rauchen. Weitere Faktoren sind Passivrauchen und andere Umweltfaktoren wie Luftverschmutzung und berufliche kanzerogene (krebsauslösende Stoffe) wie Asbest.

Symptome

Die Symptome des Bronchialkarzinoms ähneln denen der chronisch-obstruktiven Bronchitis (s. oben), weshalb die Diagnose häufig erst spät gestellt wird. Die Betroffenen haben oft länger andauernden Husten und Dyspnoe *(Atemnot)*. Später sind Schmerzen und blutiges Sputum *(Hämoptyse)* möglich. Auch die sogenannte **B-Symptomatik** mit den drei Symptomen Gewichtsverlust, Nachtschweiß und Fieber zeigt sich erst, wenn der Tumor schon weitergewachsen ist.

Je nach Lokalisation des Tumors können Zeichen organüberschreitenden Wachstums auftreten, sodass sich Symptome an anderen Organen zeigen, weil der Tumor diese verdrängt oder **Metastasen** (Tochtergeschwüre) gebildet hat. Metastasen entstehen durch das „Verschleppen" von Tumorzellen in andere Organe über das Blut- oder das Lymphsystem. Rückenschmerzen, Kopfschmerzen oder Lähmungen können durch Knochen- oder Gehirnmetastasen entstehen.

Diagnostik

Der Verdacht auf einen Bronchialtumor wird durch Röntgenaufnahmen des Thorax und einer Thorax-CT (Computertomografie des Brustkorbs) mit Kontrastmittel gesichert. Dann wird durch eine Bronchoskopie (endoskopische Untersuchung der Bronchien) oder Thorakoskopie (endoskopische Untersuchung der Brusthöhle) mit Biopsie das Tumorgewebe histologisch (mikroskopische Untersuchung des Feinbaus der verdächtigen Zellen) untersucht. Steht fest, dass es sich um einen malignen Tumor handelt, erfolgen weitere Untersuchungen, um das Fortschreiten des Tumorwachstums, den Befall von Lymphknoten sowie die Bildung von Metastasen beurteilen zu können. Diesen Prozess bezeichnet man als **Staging.** Das Staging ist wichtig, um eine passende Behandlungsstrategie zu finden.

Therapie

Ist der Tumor noch nicht in anderes Gewebe eingewachsen, kann er operativ entfernt werden. Je nach Größe und Lage wird eine **Segmentresektion,** also die chirurgische Entfernung der kleinsten eigenständigen Atemeinheit, eine **Lobektomie** (Entfernung eines Lungenlappens) oder eine **Pneumektomie** (Entfernung eines Lungenflügels) durchgeführt. Ist eine Operation aufgrund des fortgeschrittenen Tumors nicht möglich, erfolgen palliativ (die Symptome lindernd) eine Strahlentherapie und Chemotherapie. Je nach Ergebnis des Stagings kann beides auch zusätzlich zur operativen Entfernung erfolgen mit dem Ziel, den Betroffenen zu heilen.

Pflege

Pina im Praxiseinsatz

Pina weiß, dass die Begleitung des Betroffenen und seiner Angehörigen die **wichtigste Aufgabe der Pflegenden** ist. Der zu pflegende Mensch wird in seinem Verarbeitungsprozess einfühlsam begleitet und seine Lebensqualität bestmöglich erhalten. Dabei sind folgende Schwerpunkte zu berücksichtigen:

- Prä- und postoperative Pflege (➤ 18.6)
- Pflege von Menschen mit Schmerzen (➤ 18.5)
- Linderung des Hustens durch die Gabe von hustenstillenden Medikamenten *(Antitussiva)* und der Anleitung des zu Pflegenden zum produktiven Husten (Huffing, ➤ 25.2.3)
- Atemunterstützende Maßnahmen (z. B. erhöhte Oberkörperpositionierung), sekretlösende Maßnahmen (z. B. Feuchtinhalation nach ärztlicher Anordnung, ➤ 25.2.4)
- Erhalt und Förderung der individuellen Ressourcen z. B. während der Körperpflege
- Bestmögliche Linderung der Nebenwirkungen der Chemotherapie (➤ 18.7.4)
- Hautpflege bei Strahlentherapie
- Durchführung von notwendigen Prophylaxen, wie Soor- und Parotitisprophylaxe, Sturzprophylaxe, Dekubitusprophylaxe, Pneumonieprophylaxe und Thromboseprophylaxe (➤ Kap. 12)

MITDENKEN

MITDENKEN

Die Begleitung der betroffenen Person und ihrer Angehörigen ist eine wichtige Aufgabe bei Krankheitsbildern des Atmungssystems. Für eine qualitative Versorgung bedarf es daher einer guten Zusammenarbeit zwischen Pflegenden, ärztlichem und weiterem medizinischem Personal und z. B. Mitarbeitenden des Sozialdienstes. Daher ist es ratsam, bei der Versorgung und Betreuung der Betroffenen und ihrer Angehörigen alle notwendigen Berufsgruppen mit einzubinden.

WIEDERHOLUNGSFRAGEN

Pina bekommt von ihrer Praxisanleitung zwei Fälle vorgestellt und soll dazu Fragen beantworten.

Fall 1: Frau Müller, 37 Jahre alt, wird von ihrem Mann ins Krankenhaus gebracht. Sie hat starke Kopf- und Gliederschmerzen. Ihre Temperatur beträgt 40,5 °C. Frau Müller hat einen starken Reizhusten und Auswurf von zähem Schleim.

Fall 2: Frau Weber, 72 Jahre alt, leidet seit geraumer Zeit an Atemnot, besonders bei Anstrengungen. Sie ist kurzatmig und berichtet von einem Engegefühl im Brustbereich. Der Auswurf beim Husten ist schleimig-weiß. Frau Weber ist seit 25 Jahren starke Raucherin.

Weiße Blutzellen (Leukozyten)

Die **weißen Blutzellen** *(Leukozyten)* werden im Knochenmark aus Stammzellen gebildet. Es gibt unterschiedliche Zelltypen, die alle zu den Leukozyten zählen und im Blut zirkulieren:

- **Lymphozyten** werden in B- und T-Lymphozyten unterschieden und auch B- und T-Zellen genannt. Sie werden im Lauf des Lebens auch in der Milz und in den Lymphknoten gebildet.
- **Granulozyten** enthalten Bläschen mit einer Speicherfunktion *(Granula),* die im Mikroskop den Zellen ein typisches Aussehen verleihen. Es werden eosinophile, basophile und neutrophile Granulozyten unterschieden. Die Granula speichern Stoffe, die für die Abwehrfunktion der Zellen notwendig sind.
- **Monozyten** haben einen im Verhältnis zu anderen Leukozyten großen Zellkern und verwandeln sich bei Bedarf in Zellen, die andere Zellen zerstören können **(Makrophagen).**

Im **Knochenmark** entwickeln sich aus den Ursprungsstammzellen im Rahmen des Reifungsprozesses **lymphatische Stammzellen,** die sich zu den unterschiedlichen Lymphozyten weiterentwickeln, und **myeloische Stammzellen,** aus denen alle anderen Blutzellen heranreifen.

Pina in der Schule

Im Unterricht erarbeitet sich Pina die Kennzeichen des nicht zellulären und des zellulären Abwehrsystems.

Zelluläres und humorales Abwehrsystem

Die unterschiedlichen Leukozyten werden bei Bedarf spezialisiert und bilden das **zelluläre** Abwehrsystem (➢ Abb. 26.2):

- **T-Lymphozyten,** die eine zellabtötende *(zytotoxische)* oder entzündungsauslösende *(inflammatorische)* Funktion übernehmen können (➢ Abb. 26.3)
- **Granulozyten,** die sich in zerstörende Zellen verwandeln
- **Makrophagen,** die auch als Fresszellen bezeichnet werden
- **Natürliche Killerzellen**
- **Abwehr-Gedächtniszellen,** die nach einem einmaligen Kontakt mit einem Mikroorganismus gebildet werden und ein Leben lang Schutz bieten

ABB. 26.3

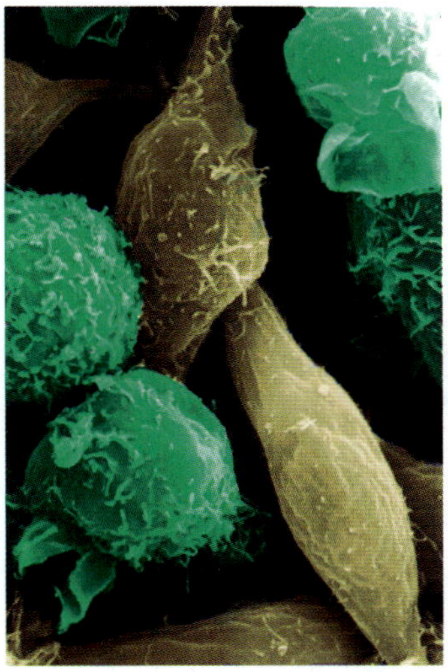

Abb. 26.3 Mit einem speziellen mikroskopischen Verfahren dargestellte T-Lymphozyten (grün) und Melanomzellen (bestimmte Hautkrebszellen, gelb) [X243]

Das **nicht zelluläre** *(humorale)* **Abwehrsystem** beinhaltet:

- **Antikörper** *(Immunglobuline),* die von spezialisierten B-Lymphozyten (Plasmazellen) gebildet werden. Sie haften an bestimmten Zellstrukturen (Antigene) an und markieren diese so als fremd.
- Das **Komplementsystem,** das aus einzelnen Komponenten besteht. Es zerstört die als fremd markierten Strukturen und ruft als Informationsträger weitere Abwehrzellen an den Ort des Geschehens.
- Substanzen, die Mikroorganismen direkt zerstören können, z. B. **Lysozym.**
- **Zytokine** sind chemische Stoffe, die als Gewebehormone z. B. von den **T-Zellen** hergestellt werden. Diese Gewebehormone nehmen Einfluss auf die im Rahmen der Abwehr stattfindende **Entzündungsreaktion** (Entzündung), indem sie
  - das Wachstum einer Zelle fördern bzw. hemmen,
  - den Tod einer Zelle auslösen.

  Zu den Zytokinen zählen u. a. die **Interferone.**

MERKE

MERKE

Interferone werden als Therapeutikum z. B. bei Krebserkrankungen oder einer HIV-Infektion eingesetzt (➤ 26.2.1).

Lymphatisches System

Das **lymphatische System** besteht aus dem Lymphgefäßsystem und den lymphatischen Organen. Die Lymphgefäße sind im ganzen Körper zu finden und verlaufen vielfach parallel zu den venösen Blutgefäßen. In das Lymphgefäßsystem eingestreut sind Lymphknoten, die z. B. im Halsbereich, in der Achselhöhle und in den Leisten zu finden sind.

Zu den lymphatischen Organen zählen:

- **Knochenmark:** Bildungsort der Blutzellen.
- **Thymus:** Das unter dem oberen Brustbein liegende Organ wandelt Lymphozytenvorstufen aus dem Knochenmark in T-Lymphozyten um.
- **Lymphknoten** filtern fremde Strukturen aus der Lymphflüssigkeit. Sie sind ein Sammelort für die B-Lymphozyten, die dort in ihrer Funktion weiter spezialisiert werden.
- **Milz:** liegt im oberen Bauchbereich hinter dem Magen. Sie entfernt nicht mehr funktionierende Blutzellen und ist am Reifungsprozess der Lymphozyten beteiligt.
- **Lymphatische Gewebe**
  - im Nasen-Rachen-Raum, z. B. Rachen-, Gaumen-, Zungenmandeln *(Tonsillen)*
  - im Magen-Darm-Trakt
  - in der Haut

KINDER UND JUGENDLICHE

KINDER UND JUGENDLICHE

Der Thymus beginnt seine Arbeit bereits beim Ungeborenen. Die Umwandlung der Lymphozytenvorstufen zu T-Lymphozyten findet im Thymus bis zur Geschlechtsreife statt. Danach wandelt das Organ seine Funktionszellen in Fettgewebezellen um.

Abwehrmechanismen

Das **Abwehrsystem** markiert und zerstört körperfremde Strukturen wie:

- Bakterien (➤ Abb. 26.4)

ABB. 26.4

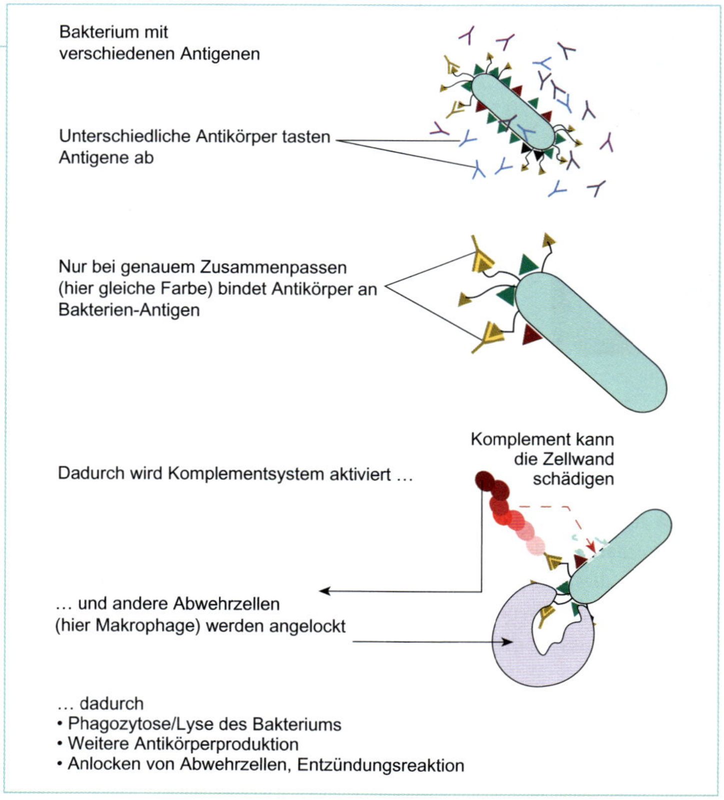

Abb. 26.4 Abtöten eines Bakteriums durch die spezifische und unspezifische körpereigene Abwehr [L190]

- Körpereigene Zellen, die durch einen Virus infiziert wurden
- Körpereigene Zellen, die sich zu einer bösartigen Tumorzelle umgewandelt haben

Ein Bestandteil der körpereigenen Abwehrmechanismen ist die **Entzündungsreaktion.** Die dabei stattfindenden Prozesse zerstören körperfremde Strukturen und unterstützen den Abtransport des zerstörten Materials.

Die zelluläre und die humorale Abwehr werden in zwei unterschiedlichen Mechanismen miteinander verzahnt. Die **spezifische Abwehr** reagiert immer nur auf eine vorgegebene Struktur. Sie besteht aus vielen Zellen, die jeweils eine fremdartige Struktur markieren und abtöten können. Jeder **B-Lymphozyt** stellt nur einen bestimmten Antikörper her, der nur an einer antigenen Struktur z. B. eines Bakteriums andocken kann. Das Andocken des Antikörpers an das Antigen markiert den Eindringling als fremde, nicht körpereigene Struktur. **T-Lymphozyten** reagieren ebenfalls nur auf ein Antigen und töten dann nur Zellen mit diesem Antigen ab (zytotoxische Wirkung). Zur spezifischen Abwehr gehören zudem T-und B-Lymphozyten, die als immunologisches Gedächtnis arbeiten. Bei einem Zweitkontakt mit einem Antigen ist die Abwehr so stark, dass die Eindringlinge **sofort** unschädlich gemacht werden können (➢ Abb. 26.2).

Die **unspezifische Abwehr** beseitigt alle als fremd markierten Strukturen. Dabei haben die unterschiedlichen Zellen unterschiedliche Aufgaben:

- Natürliche Killerzellen zerstören alle als fremd markierten Zellen.
- Makrophagen nehmen die abgetöteten Zellbestandteile auf und bauen sie ab *(Phagozytose)*.
- Speziell aktivierte Granulozyten töten jeden als fremd markierten Erreger ab und sorgen zusätzlich für den Abbau des toten Materials.
- Zytokine, Lysozym und das Komplementsystem unterstützen die an der unspezifischen Abwehr beteiligten Zellen bei ihren Aufgaben (➢ Abb. 26.2).

26.1.2 Immunität

26.1.2 Immunität

Immunität ist die Fähigkeit des menschlichen Organismus, sich gegen das Eindringen und Wachsen fremder Strukturen zu wehren bzw. diese abzutöten. Ein Teil der Immunität besteht schon bei der Geburt. Der zweite Teil der Immunität wird im Lauf des Lebens erworben. Dies geschieht, wenn der Körper sich mit Mikroorganismen im Rahmen von Infektionskrankheiten auseinandersetzt oder wenn der Organismus durch eine Impfung sein Abwehrsystem entwickelt.

MERKE

MERKE

Impfung

Bei einer **passiven Impfung** werden dem Organismus **Antikörper** verabreicht, sodass sofort ein Impfschutz besteht, der ca. ein bis drei Monate anhält. Bei einer **aktiven Impfung** werden z. B. **abgeschwächte Krankheitserreger** verabreicht, sodass der Organismus seinen Schutz ausbildet, indem er sich mit der Abwehr dieser Krankheitserreger auseinandersetzt, ohne eine ernsthafte Erkrankung durchzumachen.

26.2 Pflegerisches Handeln in allen Altersstufen

26.2 Pflegerisches Handeln in allen Altersstufen
Pina im Praxiseinsatz

Pina hat unterschiedlichste Krankheiten aus dem Bereich der körpereigenen Abwehr kennengelernt. Um zu pflegende Menschen mit diesen Erkrankungen angemessen zu betreuen, hat Pina gemeinsam mit ihrer Praxisanleitung einige Schwerpunkte pflegerischen Handelns herausgearbeitet.

26.2.1 Pflege bei Infektionskrankheiten

26.2.1 Pflege bei Infektionskrankheiten
Pina im Praxiseinsatz

Für Pina liegt ein Schwerpunkt ihres pflegerischen Handelns in der Umsetzung der erlernten **hygienischen Grundprinzipien** (➢ 6.2). Die Händedesinfektion schützt vor der Übertragung von Mikroorganismen ebenso wie eine entsprechende Schutzkleidung. Bei Infektionskrankheiten, die zu Erbrechen und Diarrhö (Durchfall) führen, gilt es, daran zu denken, dass Ausscheidungen ebenfalls Mikroorganismen enthalten können und z. B. Hilfsmittel einer Flächendesinfektion unterzogen werden müssen. Auch andere Körperflüssigkeiten können infektiös sein, wie es z. B. bei der HI-Virus-Infektion der Fall ist. **Pneumonie-, Soor- und Parotitisprophylaxen** helfen, Komplikationen durch Mikroorganismen zu vermeiden (➢ 12.4.2, ➢ 12.7.2).

WISSEN ANWENDEN

DEFINITION

ACHTUNG

WISSEN ANWENDEN

Pina berät zu pflegende Menschen, die im Rahmen eines grippalen Infekts unter Husten und Schnupfen leiden: Sie sollen in die Ellenbeuge husten oder niesen und nicht in die Hände. Pina hat sich zudem über die **Grippeschutzimpfung** informiert und weiß nun um die Notwendigkeit der jährlichen Impfung für bestimmte Risikogruppen. Dieses Wissen lässt sie auch bei Gesprächen mit zu Pflegenden und deren Angehörigen einfließen.

Influenza

DEFINITION

Die **Influenza** ist eine akut auftretende Infektionskrankheit im Atmungstrakt, die durch Influenza-Viren ausgelöst wird. Das Krankheitsbild wird auch als **Grippe** bezeichnet.
Es gibt unterschiedliche **Influenza-Viren,** die sich in ihrem Aufbau unterscheiden, z. B. Influenza Typ A und Typ B oder auch den Virustyp, der die Vogelgrippe auslöst.

Pathogenese

Die **Influenza-Viren** befinden sich in der Luft und gelangen beim Einatmen in den Organismus (Tröpfcheninfektion). Die Viren dringen in einzelne Zellen des Atmungstrakts ein und vermehren sich dort, bis die infizierte Zelle aufbricht und erneut Viren freisetzt. Die körpereigene Abwehr bekämpft den Erreger und löst deshalb eine Entzündungsreaktion aus, die zu den typischen Symptomen führt.

Symptome

In einer Vielzahl von Fällen läuft die Infektion als **leichte Erkältungskrankheit** mit Husten und Schnupfen ab.
Typisch für eine Influenza-Virus-Infektion sind:

- Plötzlicher Krankheitsbeginn mit Fieber (> 38,5 °C), Frösteln und starkem Krankheitsgefühl
- Kopf-, Glieder- und Muskelschmerz
- Schnupfen *(Rhinitis)*
- Rachenentzündung *(Pharyngitis,* ➤ 25.2.4*)* mit Schluckbeschwerden
- Entzündung des Kehlkopfs *(Laryngitis,* ➤ 25.2.4*)* und der Bronchien *(Bronchitis,* ➤ 25.2.5*)* mit Heiserkeit und trockenem Husten

Bei einem unkomplizierten Verlauf bilden sich die Symptome nach vier bis acht Tagen zurück.

Als **Komplikation** gilt eine **zusätzliche Infektion mit Bakterien,** die die beschriebenen Symptome verstärken kann und bewirkt, dass sie länger anhalten. Eine **schwerwiegende Komplikation** stellt die Influenza-Pneumonie (➤ 25.2.5) dar, die zum Tod führen kann.

ACHTUNG

Die **Influenza-Pneumonie** stellt eine lebensbedrohliche Komplikation dar. Ein besonders hohes Risiko, diese Komplikation zu entwickeln, haben Kinder und ältere Menschen (≥ 60 Jahre), Schwangere sowie Menschen mit Vorerkrankungen, z. B. einer chronischen Lungenkrankheit, oder einer Abwehrschwäche.

Diagnostik

Die Diagnose wird über die typischen Symptome gestellt. Die Blutuntersuchung gibt weitere Hinweise auf die Infektion. Um die Diagnose zu sichern, wird das Virus im Nasen- und Rachenabstrich oder im Rachenspülwasser nachgewiesen.

Therapie und Pflege

Innerhalb von 24–48 Stunden nach Erkrankungsbeginn kommen **virusabtötende** *(antivirale)* **Medikamente** zum Einsatz. Liegt der Erkrankungsbeginn länger zurück, haben die Medikamente keine Wirkung mehr.

Deshalb steht vielfach die **symptomabmildernde Therapie** im Vordergrund:

- Erstellen eines Trinkplans und ausreichender Flüssigkeitsersatz
- Fiebersenkung, z. B. durch Wadenwickel (➤ 15.2.4) oder Medikamente
- Schleimlösende Medikamente
- Bei einer zusätzlichen bakteriellen Infektion die Gabe von bakterienabtötenden Medikamenten *(Antibiotika)*

Ist das Influenza-Virus im Labor nachgewiesen worden, muss dies nach dem **Infektionsschutzgesetz** (➤ 7.4.9) dem Gesundheitsamt gemeldet werden. Ebenso gelten dann besondere Hygiene-Schutzmaßnahmen (➤ 6.2.5), um eine Übertragung auf andere Personen zu verhindern.

MERKE

Für Menschen, die ein erhöhtes Risiko haben, an einer Grippe zu erkranken oder mit erkrankten Personen in Kontakt zu kommen, z. B. Pflegepersonal, wird die jährliche **Grippeschutzimpfung** empfohlen. Da die Viren ihre Struktur ständig ändern, muss jedes Jahr ein neuer Impfstoff hergestellt werden. Die Weltgesundheitsorganisation (WHO) gibt jährlich eine Empfehlung heraus, wie sich der aktuelle Impfstoff zusammensetzen sollte. Der Impfstoff enthält abgetötete Virusbestandteile, die im Körper die Bildung von Antikörpern auslösen (aktive Immunisierung).

MERKE

Norovirus-Infektion

DEFINITION

Die **Norovirus-Infektion** führt zu einer Entzündung im Magen-Darm-Trakt *(Gastrointestinaltrakt)*. Typische Symptome sind Diarrhö (Durchfall) und Erbrechen. Diese Durchfallerkrankung ist hochinfektiös (ansteckend).

DEFINITION

Pathogenese

Die Viren gelangen über den Mund *(oral)* z. B. mit infiziertem Wasser oder einem Lebensmittel in den Verdauungstrakt. Sie lösen dort eine Entzündungsreaktion aus, die für die Symptome verantwortlich ist. Mit dem Stuhl werden die infektiösen Viren ausgeschieden. Auch in Erbrochenem sind die Viren enthalten. Beim Kontakt mit infektiösem Stuhl oder Erbrochenem kann das Virus wieder in den Verdauungstrakt gelangen und dort erneut eine Infektion auslösen. Dieser **Übertragungsweg** wird als **fäkal-oral** bezeichnet (➤ 6.1.2).

MERKE

Wie bei jeder durchgemachten Infektion entsteht im Körper eine Immunität. Da die Noroviren aber ihre Struktur ändern, kann ein und dieselbe Person mehrfach an einem Norovirus erkranken.

MERKE

Symptome

Betroffene haben ein **schweres** Krankheitsgefühl, das von Muskel- und Gliederschmerzen begleitet sein kann. Typisch sind eine **wässrige Diarrhö, Übelkeit** und ein **schwallartiges Erbrechen.** Die Diarrhö und das Erbrechen führen zu großen Salz- und Flüssigkeitsverlusten, sodass die Gefahr des Austrocknens (Exsikkose, ➤ 12.12.1) besteht.

KINDER UND ÄLTERE MENSCHEN

Kinder und ältere Menschen sind besonders gefährdet, eine **Exsikkose** zu entwickeln.

KINDER UND ÄLTERE MENSCHEN

Diagnostik

Die typischen Symptome geben den ersten Hinweis. Nachgewiesen werden die Noroviren im Stuhl.

ACHTUNG

Schon der Verdacht auf eine Norovirus-Infektion ist **meldepflichtig** (➤ 7.4.9), wenn die betroffene Person in einem Lebensmittelbereich tätig ist. Dies gilt auch, wenn ein epidemisches Auftreten stattfindet, d. h., wenn an einem Ort mehr als zwei Personen erkrankt sind.

ACHTUNG

Therapie und Pflege

Die Therapie orientiert sich an den Symptomen. Die zu Pflegenden bekommen Elektrolyte und Flüssigkeit zugeführt. Nach ein bis drei Tagen sind die Symptome ohne eine weitere Therapie rückläufig.

DEFINITION

ACHTUNG

Da es sich um eine hoch ansteckende Erkrankung handelt, müssen bei der Betreuung und Pflege entsprechende **hygienische** Schutzmaßnahmen (➤ 6.2) ergriffen werden.

HIV und AIDS

DEFINITION

Das **Humane Immundefizienz-Virus (HIV)** löst eine chronisch verlaufende Infektionskrankheit aus, die im Endstadium als **erworbenes Immunmangel-Syndrom** (Acquired Immune Deficiency Syndrome, **AIDS**) bezeichnet wird. Die HI-Viren zerstören die körpereigene Abwehr. Die Erkrankten haben eine Abwehrschwäche und leiden unter immer wiederkehrenden Infektionskrankheiten und speziellen bösartigen *(malignen)* Tumoren. Medikamente können die Symptome abmildern, führen aber nicht zu einer Heilung, sodass sie lebenslang eingenommen werden müssen.

Pathogenese

Die HI-Viren infizieren **Lymphozyten** und **Nervenzellen.** Sie bauen ihre eigene Erbinformation in diese Zellen ein, sodass die infizierten Zellen ihre ursprünglichen Fähigkeiten verlieren. In den infizierten Zellen entstehen neue Viren, die weitere Körperzellen infizieren können.

Das HI-Virus ist in Blut und anderen Körperflüssigkeiten wie Sperma, Vaginalsekret und im Schleim der Darmschleimhaut nachweisbar. Die Übertragung des Virus findet **von Mensch zu Mensch** statt, z. B. bei Sexualkontakten. Bei infizierten Drogensüchtigen wird die Krankheit über die gemeinsame Nutzung von Spritzen übertragen. Erkrankte Schwangere können die Infektion im Rahmen der Geburt an das Kind weitergeben.

ACHTUNG

Bis die Krankheit ausbricht, können je nach Allgemeinzustand der betroffenen Person Jahre vergehen. Deshalb kommt es häufig vor, dass Menschen das HI-Virus in sich tragen, dies aber nicht wissen. Bei ungeschützten Sexualkontakten kann es dann zu einer unwissentlichen Übertragung kommen.

Symptome

Die **AIDS-Erkrankung** hat einen stadienhaften Verlauf. Diese Stadien werden in drei Kategorien beschrieben:

- **Kategorie A**
  - **Akute HIV-Infektion:** Ca. ein bis sechs Wochen nach der Infektion erleidet ein Teil der Betroffenen einen Krankheitsschub mit Fieber, Lymphknotenschwellungen, Milzvergrößerung, Mandelentzündung *(Angina tonsillaris/Tonsillitis)* und Muskelschmerz.
  - **Asymptomatische Infektion:** Diese Phase wird auch Latenzphase genannt, da das Virus in den Zellen der erkrankten Person vorhanden ist, aber noch keine äußerlich sichtbaren Krankheitszeichen auftreten. Das Virus ist in den infizierten Zellen quasi verborgen.
  - **Persistierende, generalisierte Lymphadenopathie:** Die Lymphknoten sind vergrößert. Diese Vergrößerung der Lymphknoten dauert mehr als drei Monate an, d. h., sie persistiert.
- **Kategorie B: HIV-assoziierte Erkrankungen,** aber nicht AIDS-definierende Erkrankungen: Sie werden durch den Mangel an Abwehrzellen ausgelöst, z. B.:
  - Pilzinfektionen (Soor) im Mund-Rachen- und Genitalbereich, die schlecht therapierbar sind und länger als einen Monat anhalten können.
  - Anhaltendes Fieber (≤ 38,5 °C).
  - Durchfälle, die über einen Monat anhalten.
- **Kategorie C: AIDS-definierende Krankheiten** (wenn eine der nachfolgenden Krankheiten bei einer HIV-infizierten Person auftritt, liegt eine AIDS-Erkrankung vor):
  - HIV-assoziierte Enzephalopathie (Gehirnerkrankung): Eindringen der HI-Viren in Nichtnervenzellen *(Mikroglia)* im Gehirn, was die zerebralen (im Gehirn liegenden) Nervenzellen zerstört.
  - Auszehrungs-(Wasting-)Syndrom: ungewollte Gewichtsabnahme (von mehr als 10 % des ursprünglichen Körpergewichts), Diarrhö (mehr als 30 Tage andauernd).
  - Lang anhaltende Infektionskrankheiten sind schlecht zu therapieren und betreffen z. B. das Gehirn, die Netzhaut des Auges, den Atmungstrakt oder auch den Magen-Darm-Trakt.
  - Bösartige *(maligne)* Tumoren entstehen aus Muskel-, Knochen-, Knorpel-, Fettzellen und werden deshalb als **Sarkom** bezeichnet. Bei der AIDS-Erkrankung zeigen die Sarkome im Mikroskop be-

sondere Kennzeichen und werden als **Kaposi-Sarkome** bezeichnet. Sie können in der Haut, in der Mundschleimhaut, im Magen-Darm-Trakt oder der Lunge entstehen (> Abb. 26.5).
- Bei Frauen: Gebärmutterhalskrebs (> 31.2.2).

ABB. 26.5

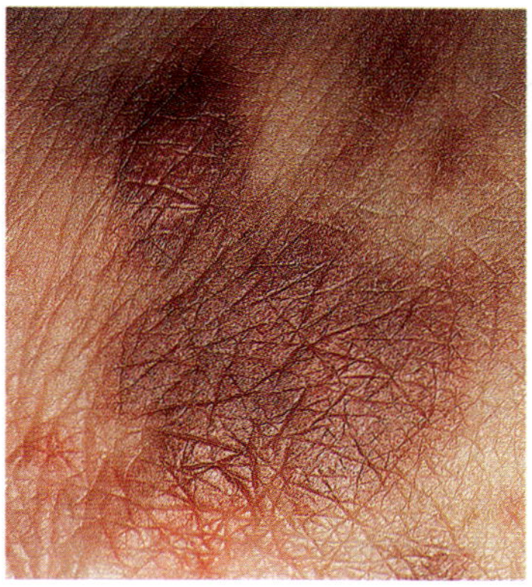

Abb. 26.5 Ein Kaposi-Sarkom in der Haut zeigt sich als braun-bläuliche Flecken [E939-002]

Diagnostik

Beweisend für diese Infektion sind die HI-Viren im Blut. Das HI-Virus ist nicht sofort nach der Übertragung nachweisbar, sondern erst 1–3 Monate danach. Im Verlauf der Erkrankung werden Blutuntersuchungen durchgeführt, um das Stadium der Erkrankung zu bestimmen.

Therapie

Menschen mit einer HIV-Infektion werden mit Medikamenten behandelt, die sich gegen das HI-Virus richten. Die Betroffenen erhalten eine **anti(retro)virale Therapie.** Die Medikamente müssen ein Leben lang und regelmäßig eingenommen werden. Setzt die anti(retro)virale Therapie frühzeitig ein, ist die Lebenserwartung des Betroffenen heutzutage fast normal.

Die im Rahmen der AIDS-Erkrankung auftretenden malignen Tumoren und Infektionskrankheiten machen eine zusätzliche individuelle Therapie notwendig. Kann die HIV-Infektion nicht eingedämmt werden z. B. bei einer zu spät einsetzenden Therapie, versterben die Betroffenen an den AIDS-definierenden Erkrankungen.

Pina im Praxiseinsatz

Menschen mit HIV und AIDS werden zu einer gesunden Lebensführung beraten. Pina unterstützt die zu Pflegenden bei der Körperpflege, um Infektionen an der Haut zu vermeiden. Eine ausgewogene Ernährung kann einer Mangelernährung vorbeugen. Bei andauernden Durchfällen besteht zusätzlich die Gefahr der Austrocknung. In diesen Fällen ist eine ausreichende Flüssigkeitszufuhr wichtig, die Pina anhand eines Trinkplans dokumentiert.

ACHTUNG

ACHTUNG

Kommen Menschen versehentlich in Kontakt mit infektiösem Material, z. B. infolge einer Kanülenstichverletzung oder bei ungeschütztem Geschlechtsverkehr mit einem HIV-infizierten Partner, muss eine prophylaktische Medikamentengabe **(Postexpositionsprophylaxe)** erfolgen, um eine Infektion mit HI-Viren zu verhindern.

26.2.2 Pflege bei Autoimmunerkrankungen

26.2.2 Pflege bei Autoimmunerkrankungen

Leukämie

DEFINITION

DEFINITION

Leukämie bezeichnet eine unverhältnismäßige Erhöhung der Leukozytenzahl im Blut. Sie entsteht aus einer bösartig *(maligne)* entarteten Stammzelle, die sich unkontrolliert vermehrt und dabei funktions**un**tüchtige weiße Blutzellen *(Leukozyten)* produziert. Gleichzeitig reifen nicht mehr genügend normale Blutzellen heran. Es entarten sowohl die lympathischen als auch die myeloischen Stammzellen, sodass eine **lymphatische** von einer **myeloischen Leukämieform** unterschieden wird. Leukämien verlaufen akut oder chronisch.

Pathogenese

Die Ursache für die bösartige Veränderung (maligne Entartung) der Blutstammzelle ist nicht geklärt. Bekannt sind Risikofaktoren für die **akute** Verlaufsform, z. B. das Down-Syndrom, eine Schädigung des Knochenmarks durch chemische Stoffe wie Benzol oder auch radioaktive Strahleneinwirkungen. Bei der **chronischen** Verlaufsform findet sich im Erbgut des Betroffenen vielfach eine typische Veränderung: das Philadelphia-Chromosom.

Das unkontrollierte Wachstum der leukämischen Zellen schränkt die normale Blutbildung zunehmend ein und vermindert die Zahl der für eine regelgerechte Funktion notwendigen Blutzellen:

- Verminderung der roten Blutkörperchen *(Erythrozyten)*: **Anämie** (Blutarmut)
- Verminderung der Blutplättchen *(Thrombozyten)*: **Thrombozytopenie** mit einer erhöhten Blutungsneigung
- Verminderung der funktionstüchtigen Leukozytengruppen: erhöhte **Infektanfälligkeit**

Die leukämischen Zellen wandern in Organe wie Milz, Leber, Lymphknoten oder Gehirn ein. Die Anhäufung der leukämischen Zellen beeinträchtigt die Funktion des jeweiligen Organs.

Symptome

Pina im Praxiseinsatz

Pina lernt, dass es eine akute und eine chronische Verlaufsform der Leukämie gibt. Je nach Verlaufsform zeigen sich unterschiedliche Symptome.

Akute Leukämie

Die **akute** lymphatische und myeloische Leukämie zeigen bei den mikroskopischen Untersuchungen unterschiedliche Befunde. Doch beide Patientengruppen leiden unter identischen Symptomen:

- **Allgemeine Krankheitssymptome:** plötzlicher Beginn, Abgeschlagenheit, Nachtschweiß, Fieber
- **Erhöhte Infektanfälligkeit:** Pilzinfektionen, bakterielle Infekte
- **Blutarmut (Anämie):** Blässe, Müdigkeit, Luftnot *(Dyspnoe)*
- **Erhöhte Blutungsneigung:** Einblutungen in die Haut ohne äußere Krafteinwirkungen, schwer stillbare Blutungen, z. B. infolge von Verletzungen
- **Vergrößerte Lymphknoten, vergrößerte Milz** *(Splenomegalie)*

Je nachdem, welche Organe von den leukämischen Blutzellen überschwemmt sind, treten organspezifische Symptome auf, z. B. Kopfschmerzen und Lähmungserscheinungen bei einem Befall des Gehirns.

KINDER

KINDER

Auch Kinder sind von bösartigen *(malignen)* Erkrankungen betroffen. Die akute Leukämie ist die häufigste maligne Erkrankung im Kindesalter.

Chronische Leukämie

Menschen mit einer **chronischen Leukämie** durchlaufen drei Krankheitsphasen:

1. **Chronisch stabile Phase:** Die zu Pflegenden klagen über Müdigkeit, Leistungsminderung und Nachtschweiß. Ihre Milz ist vergrößert und die Anzahl der weißen Blutzellen *(Leukozyten)* im Blut ist erhöht. Diese Phase kann vier bis sechs Jahre anhalten.
2. **Beschleunigungsphase** *(Akzelerationsphase)*: Die Zahl der erkrankten Blutzellen erhöht sich immer schneller. Das Knochenmark produziert immer weniger funktionstüchtige Zellen, sodass es wie bei der akuten Leukämie zu einer Blutarmut *(Anämie)*, einer vermehrten Infektanfälligkeit und einer erhöhten Blutungsneigung kommt.
3. **Blastenkrise:** Im Blut sind zunehmend unreife Blutzellen *(Blasten)* zu finden, die ihre ursprüngliche Funktion nicht mehr ausüben. Die Anzahl funktionstüchtiger Blutzellen vermindert sich ständig, und die Symptome der Akzelerationsphase verstärken sich. Unbehandelt sterben die Erkrankten.

Diagnostik

Zur Diagnose führen die Blutuntersuchung und Knochenmarkpunktion mit anschließender mikroskopischer Untersuchung des Materials (➤ Abb. 26.6).

Therapie

Die Behandlung der Leukämien erfolgt in klinischen Zentren, die auf diese Erkrankung spezialisiert sind. Für die Betroffenen werden dort individuelle Therapiekonzepte zusammengestellt. Zielsetzung der **ursachenorientierten** Therapie ist die Abtötung aller entarteten Zellen im Knochenmark und im Blut. Dies geschieht durch Einsatz zelltötender Medikamente, den **Chemotherapeutika.** Die Behandlung kann über Jahre andauern.

ABB. 26.6

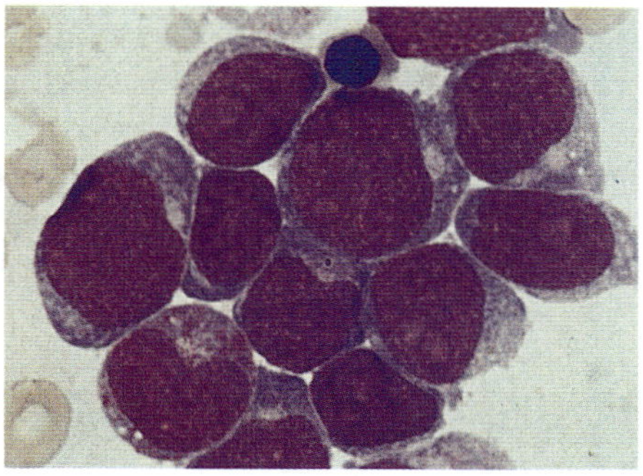

Abb. 26.6 Krankhaft veränderte Blutzellen bei einer akuten Leukämie [T381]

Werden die Stammzellen des Knochenmarks komplett zerstört, benötigen Betroffene eine **Knochenmarkspende.** Das gespendete Knochenmark muss mit den genetischen Eigenschaften der Erkrankten übereinstimmen. Die Transplantation (Übertragung) des Knochenmarks findet mittels einer Blutinfusion statt. Nach der Transplantation besteht die Gefahr der Abstoßung des Knochenmarks. Das bedeutet, dass der Betroffene in diesem Fall keine eigenen Blutzellen mehr produzieren kann.

Neben der ursachenorientierten Therapie bekommen Betroffene auch eine **symptomorientierte Therapie,** die z. B. der Blutarmut entgegenwirkt, Schmerzen lindert und Infektionen behebt. Die chemotherapeutische Behandlung kann unerwünschte Wirkungen wie Übelkeit und Erbrechen auslösen. Auch diesen Symptomen wird mit einer symptomorientierten, medikamentösen Therapie entgegengewirkt. Ebenso gehören eine ausgewogene Ernährung, Maßnahmen zum Erhalt der Mobilität, eine gezielte Hautpflege und Prophylaxen zum therapeutischen Konzept.

Da der Erkrankte sowohl durch seine Grunderkrankung als auch die Chemotherapeutika kein ausreichend funktionstüchtiges Immunsystem mehr hat, benötigt er einen besonderen Schutz vor Infektionen. Hierzu wird der Erkrankte **isoliert** untergebracht. Dies wird als Schutzisolation oder Umkehrisolation bezeichnet (➤ 6.2.5).

Pflege

Im Vordergrund des pflegerischen Handelns steht die Unterstützung bei der Durchführung von Prophylaxen, um Komplikationen zu vermeiden:

- Hautpflege und Dekubitusprophylaxe (➤ 12.1.2)
- Mundpflege sowie Soor- und Parotitisprophylaxe (➤ 12.2.7)
- Pneumonieprophylaxe (➤ 12.4.2)

Pina im Praxiseinsatz

Pina hat sich im Rahmen der Betreuung von lebensbedrohlich erkrankten Menschen mit Themen wie Angst vor dem Tod, dem Abschiednehmen und auch der Trauer auseinandergesetzt. In der Betreuung dieser zu Pflegenden empathisch zu bleiben und auch ihre Gesprächsbereitschaft dem zu pflegenden Menschen und seinen Angehörigen zu signalisieren, ist ihr ein besonderes Anliegen (➤ 19.6.1).

MITDENKEN

MITDENKEN

Pina ist aufgefallen, dass viele Betroffene und auch ihre Angehörigen sehr ängstlich und traurig sind. Sie hat ihre Beobachtung an ihre Praxisanleitung weitergegeben und diese gefragt, wie sie mit dem Thema Tod und Sterben umgeht. Pina fühlt sich überfordert, weil sie sich mit dem Thema Tod noch nicht auseinandergesetzt hat. Ihre Praxisanleitung empfiehlt ihr eine Fortbildung zu den Themen Lebensende, Tod und Trauerarbeit und rät ihr, mit ihren Kolleginnen und Kollegen über ihre Erfahrungen zu sprechen.

Rheumatoide Arthritis

DEFINITION

DEFINITION

Die **rheumatoide Arthritis** ist eine durch mehrere Faktoren *(multifaktoriell)* bedingte entzündliche Systemerkrankung, die insbesondere zu **Gelenkentzündungen** *(Arthritis)* führt. Die Entzündungsreaktion wird durch Abwehrmechanismen ausgelöst, die die **körpereigenen** Strukturen als **fremd** ansehen **(Autoimmunreaktion).** Deshalb zählt die rheumatoide Arthritis zu den Autoimmunerkrankungen. Die chronisch-entzündlichen Prozesse betreffen Teile des Bewegungsapparats, sie können aber auch auf andere Organstrukturen übergreifen. Unbehandelt werden die betroffenen Strukturen zerstört. Die Folge ist eine zunehmende Bewegungseinschränkung.

Pathogenese

Aus heutiger Sicht sind für die Entstehung einer Autoimmunerkrankung eine genetische Veranlagung *(Disposition)* und ein Auslösemechanismus *(Trigger)* verantwortlich. Als **Trigger** können virale oder bakterielle Infektionen fungieren. In der Folge markiert der Organismus körpereigene Strukturen als fremd und löst so eine Autoimmunreaktion aus. Bei der rheumatoiden Arthritis ist die Gelenkinnenhaut *(Synovialis)* betroffen. Die Entzündungsreaktion breitet sich auf die Gelenkstrukturen, Schleimbeutel sowie Umhüllungen der Sehnen (Sehnenscheiden) aus und können zusätzlich an den Blutgefäßen, am Herzen, in der Lunge und am Auge entstehen.

MERKE

MERKE

Autoimmunreaktionen können sich in jeder körpereigenen Struktur abspielen. Die rheumatoide Arthritis ist ein Beispiel für eine Autoimmunerkrankung. Andere Beispiele sind fortschreitende Entzündungen in der Schilddrüse oder der Niere, die ebenfalls auf eine Autoimmunreaktion zurückzuführen sind.

Symptome

Die Krankheit verläuft in Schüben. Zu Beginn klagen die Betroffenen über allgemeine Symptome wie Abgeschlagenheit, nächtliches Schwitzen und Muskelschmerz. Typisch für die rheumatoide Arthritis ist die **Morgensteifigkeit** der Gelenke. Besteht diese Steifigkeit am Morgen länger als 30 Minuten, gilt dies als ein Hinweis auf eine rheumatoide Arthritis. Insbesondere Hände und Füße sind von den entzündlichen Veränderungen betroffen, deren Gelenke anschwellen und schmerzen. Für die Erkrankten ist selbst ein Händedruck oder das Gehen sehr schmerzhaft.

In der Haut und in den Sehnen entstehen zudem **Rheumaknoten** (➤ Abb. 26.7). Schreitet die Krankheit fort, kommt es zu typischen Fehlstellungen in den Gelenken, die eine Bewegung der Finger oder Hand nicht mehr zulassen (➤ Abb. 26.8). Da die Bewegung stark eingeschränkt ist, wird im Lauf der Zeit aufgrund der nicht stattfindenden Bewegung die Muskulatur abgebaut.

ABB. 26.7

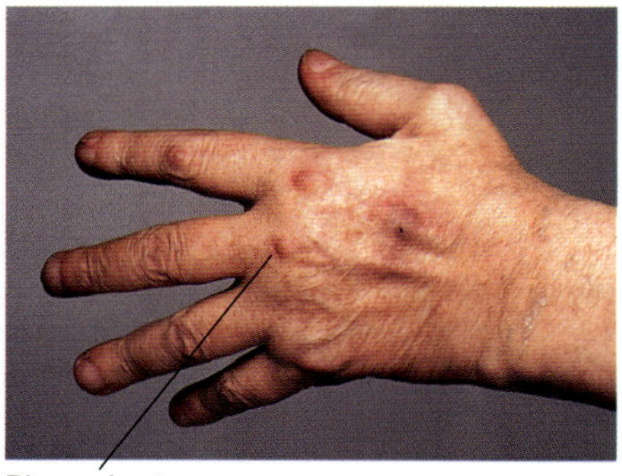

Abb. 26.7 Die Rheumaknoten sind auf dem Handrücken zu erkennen [E273]

ABB. 26.8

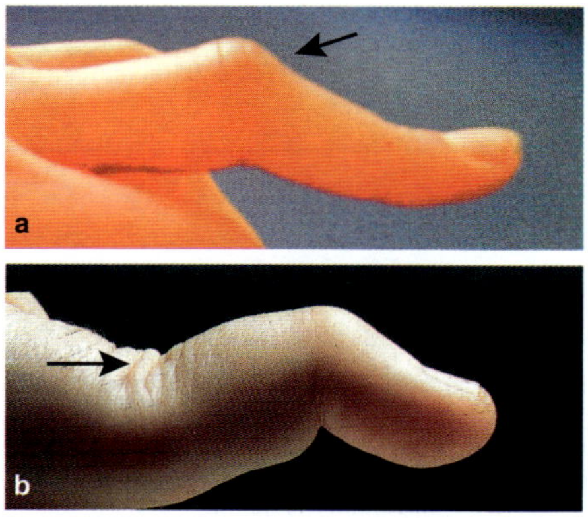

Abb. 26.8 Die Gelenkentzündungen in den Fingergelenken führen zu den typischen Fehlstellungen: Knopflochdeformität und Schwanenhalsdeformität.
a Knopflochdeformität: Versteifung des Fingermittelgelenks in Beugestellung (Beugekontraktur) und gleichzeitige Überstreckung im Fingerendgelenk [F944]
b Schwanenhalsdeformität: Überstreckung des Fingermittelgelenks und Beugung des Fingerendgelenks [F381-002]

Sind andere Organe mit betroffen, kommt es zu Funktionseinschränkungen z. B. an der Niere (➤ Kap. 29) oder Seheinschränkungen bei Mitbefall der Augen (➤ Kap. 35).

KINDER UND JUGENDLICHE

Auch Kinder und Jugendliche können unter schmerzhaften, entzündlich bedingten Gelenkschwellungen leiden, die sechs Monate und länger anhalten. Dies wird als **juvenile idiopathische Arthritis** (*juvenil* = fürs Jugendalter charakteristisch, *idiopathisch* = ohne erkennbare Ursache) bezeichnet.
Kleinkinder können ihre Schmerzen meist nicht benennen. Auffällig können hier körperliche Fehl- bzw. Schonhaltungen sein oder dass die Kinder sich nicht mehr bewegen. Ebenso kann es aufgrund der Schmerzen zu einem auffälligen Verhalten kommen.

KINDER UND JUGENDLICHE

Diagnostik

Die klinische Symptomatik gibt den ersten Hinweis. Das Blut wird auf **Entzündungswerte** hin untersucht. Ebenso können darin **Antikörper** gegen die körpereigenen Strukturen nachgewiesen werden. Um die Gelenksituation einschätzen zu können, werden z. B. Röntgen- oder/und Ultraschalluntersuchungen der betroffenen Gelenke durchgeführt.

Therapie

Das therapeutische Konzept beinhaltet die medikamentöse Therapie sowie Maßnahmen aus dem Bereich der physikalischen Medizin.

Die **medikamentöse Therapie** hat unterschiedliche Zielsetzungen:

- Eine Schmerztherapie mit Schmerzmitteln wie Ibuprofen oder Diclofenac
- Eine antientzündliche Therapie mit entzündungshemmenden Medikamenten wie Glukokortikoiden, z. B. Prednisolon
- Eine immunsuppressive Therapie, die die körpereigene Abwehrreaktion unterdrückt, mit Immunsuppressiva wie Methotrexat

Die Maßnahmen der **physikalischen Medizin** beinhalten z. B.:

- Kälteanwendungen bei akuten Gelenkentzündungen lindern Schmerz und Überwärmung (bei akuten Gelenkentzündungen keine Wärmeanwendungen).
- Bewegungstherapie zum Erhalt der Mobilität.
- Gezielte physiotherapeutische und ergotherapeutische Behandlung.

ACHTUNG

Die vom Rheumaschub betroffenen Gelenke werden so positioniert, dass Fehlhaltungen nicht unterstützt werden.

ACHTUNG

Schreitet die Krankheit trotz der therapeutischen Maßnahmen fort, kommen operative Verfahren zum Einsatz, die die Bewegungsfähigkeit zumindest teilweise wiederherstellen sollen.

Je nach Bewegungseinschränkung benötigen Betroffene Hilfsmittel wie Mobilitätshilfen, Alltagshilfen, z. B. Esshilfen (➢ 14.1.3) oder auch spezielles Schuhwerk, ebenso Unterstützung bei der Körperpflege und der Alltagsgestaltung.

Die Patientenbeobachtung bildet bei diesen zu Pflegenden einen Schwerpunkt, da die Krankheit schubweise verlaufen kann und nur so ein neuer Schub frühzeitig erkannt wird.

Bei der rheumatoiden Arthritis unterstützt Pina den zu pflegenden Menschen bei den Bewegungsübungen oder Maßnahmen zur Kontrakturprophylaxe (➢ 12.2.2). Abgestimmt auf die Bewegungsfähigkeit bietet Pina Unterstützung bei der Körperpflege und beim Ankleiden. Um die Bewegungsfähigkeit des zu Pflegenden zu fördern, kommen auch Maßnahmen aus dem Bereich der Sturzprophylaxe (➢ 12.6.2) zum Einsatz.

Pina im Praxiseinsatz

WIEDERHOLUNGSFRAGEN

1. Benennen Sie die Bestandteile, aus denen die körpereigene Abwehr besteht.
2. Nennen Sie Erkrankungen, die die körpereigene Abwehr betreffen.
3. Erklären Sie, wie die körpereigene Abwehr auf Mikroorganismen reagiert.
4. Erklären Sie, was im Rahmen von Autoimmunerkrankungen im Körper passiert. Zählen Sie Autoimmunerkrankungen auf.
5. Erklären Sie, wie eine Leukämie-Erkrankung verlaufen kann. Beziehen Sie die Veränderungen mit ein, die bei einer Leukämie-Erkrankung im Blut stattfinden.
6. Zählen Sie pflegerische Maßnahmen auf, die bei den unterschiedlichen Erkrankungen der körpereigenen Abwehr durchgeführt werden.

LITERATUR UND KONTAKTADRESSEN

Quellen

Borgiel U (Hrsg.). Altenpflege Heute. 3. Aufl. München: Elsevier; 2017.

Hehn. Kompetenz bei akuten und chronischen Leukämien. Kompetenznetz Leukämien. 2023. Aus: www.kompetenznetz-leukaemie.de/content/home (letzter Zugriff: 16.1.2025).

Keller C (Hrsg.). Pflegen. Grundlagen und Interventionen. 3. Aufl. München: Elsevier; 2021.

Keller C, Menche N (Hrsg.). Pflegen. Gesundheits- und Krankheitslehre. 2. Aufl. München: Elsevier; 2021.

Robert Koch-Institut. Meldepflichtige Krankheiten und Krankheitserreger. 2024. Aus: www.rki.de/DE/Content/Infekt/IfSG/Meldepflichtige_Krankheiten/Meldepflichtige_Krankheiten_node.html (letzter Zugriff: 16.1.2025).

Weiterführende Literatur

Kinderkrebsinfo. Informationsportal zu Krebs- und Bluterkrankungen bei Kindern und Jugendlichen. Leukämien – Blutkrebs. Aus: www.kinderkrebsinfo.de/erkrankungen/leukaemien/index_ger.html.

Bundesministerium für Gesundheit. Influenza (Grippe). Aus: www.bundesgesundheitsministerium.de/themen/praevention/gesundheitsgefahren/influenza.html.

Kontaktadressen

Deutsche Aidshilfe: www.aidshilfe.de

Deutsche Rheuma-Liga: www.rheuma-liga.de

KAPITEL

27 Nervensystem

Ariane Orduhan

LERNZIELE: DAS KANN ICH BALD GUT

Am Ende dieser Lerneinheit werde ich ...

- für die besondere Situation der zu Pflegenden in der Neurologie sensibilisiert sein,
- die Anatomie und Physiologie im Bereich des Nervensystems verstehen,
- wissen, wie das Bewusstsein eines Menschen überprüft werden kann,
- ausgewählte neurologische Störungsbilder kennen und die richtigen Pflegemaßnahmen auswählen und durchführen.

LERNZIELE

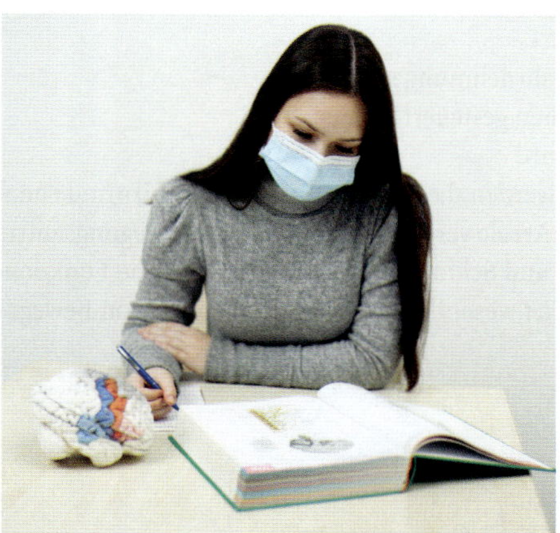

Abb. 27.1 Zu Beginn ihres Einsatzes auf der neurologischen Station macht sich Pina zur Anatomie und Physiologie von Gehirn und Nerven schlau [J803]

ABB. 27.1

Pina im Praxiseinsatz

Pina beginnt heute ihren praktischen Einsatz auf einer neurologischen Station. Sie ist gespannt, aber auch unsicher, was sie erwartet. Sie hat bereits gelernt, dass die Krankheitsbilder in der Neurologie sehr unterschiedlich sein können (➤ Abb. 27.1) und die zu Pflegenden teilweise sehr schwer betroffen sind und in einem hohen Maß pflegerisch unterstützt werden müssen.

27.1 Anatomie und Physiologie

27.1 Anatomie und Physiologie

DEFINITION

Die **Neurologie** (Wissenschaft und Lehre vom Nervensystem) befasst sich mit der Prophylaxe, Diagnostik, Behandlung und Rehabilitation bei Erkrankungen des zentralen und peripheren Nervensystems.

DEFINITION

Pina im Praxiseinsatz

Zunächst lernt Pina, dass sich das **zentrale Nervensystem (ZNS)** aus dem **Gehirn** und dem **Rückenmark** zusammensetzt. Es empfängt Signale aus der Umwelt und aus dem Körper und verarbeitet sie. Nach der

27.1.1 Anatomie
Pina im Praxiseinsatz

Verarbeitung gibt das ZNS über das **periphere Nervensystem (PNS)** Befehle für sinnvolle Reaktionen und Handlungen des Menschen. Das periphere Nervensystem beginnt dort, wo die Nervenfasern das Rückenmark verlassen und sich im ganzen Körper verzweigen, um die Befehle des ZNS zum entsprechenden Ort zu transportieren, an dem eine Reaktion oder Handlung stattfinden soll.

27.1.1 Anatomie

Pina versteht nun, dass das Gehirn wie eine Zwiebel in äußere und innere, tiefer liegende Schichten aufgebaut ist. Es besteht aus der Großhirnrinde, die außen liegt, aus tiefer gelegenen Hirnarealen und dem Kleinhirn. Die **Großhirnrinde** setzt sich zusammen aus (➤ Abb. 27.2):

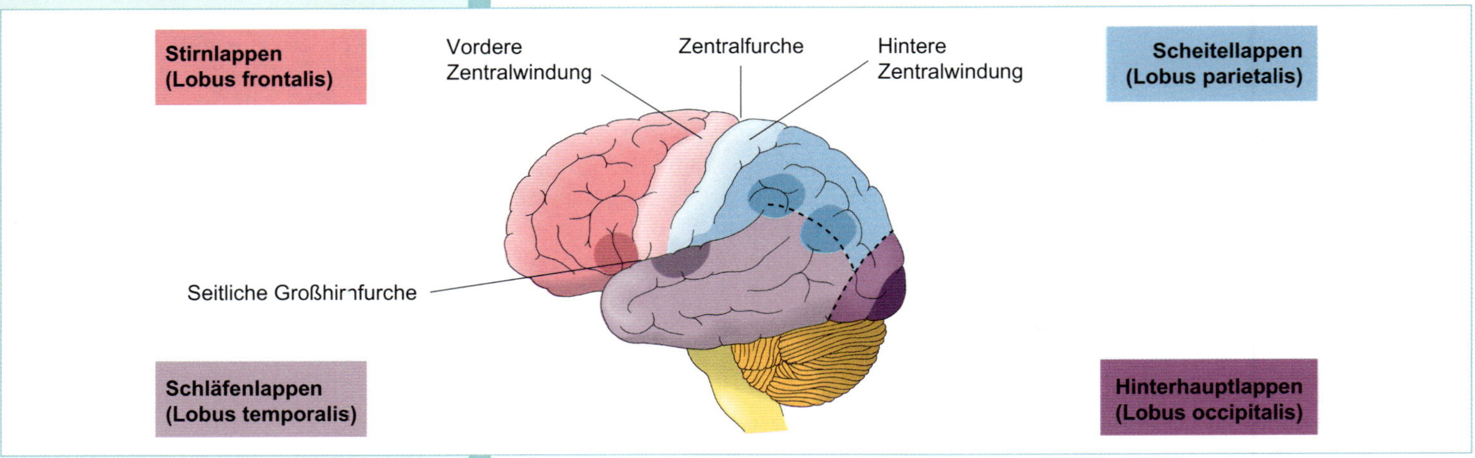

Abb. 27.2 Lage der Großhirnareale [L190]

- Dem Stirnlappen, der Denken und Emotionen steuert
- Dem Scheitellappen, der Bewegungs- und Gefühlswahrnehmung steuert
- Den Schläfenlappen, in denen Sprechen und Verstehen gesteuert werden
- Dem Hinterhauptslappen, wo das Sehen gesteuert wird

In den **tiefer gelegenen Hirnarealen** (➤ Abb. 27.3) werden die Impulse aus der Großhirnrinde analysiert, verarbeitet und weitergeleitet. Die verschiedenen Areale verarbeiten Emotionen, Bewegungsantrieb, Angst, Essverhalten, Bewegung, Sinneswahrnehmung und Schmerz. Auch lebenserhaltende Funktionen wie die Atmung werden hier gesteuert. Das **Kleinhirn** ist wesentlich für die Koordination von Bewegung zuständig.

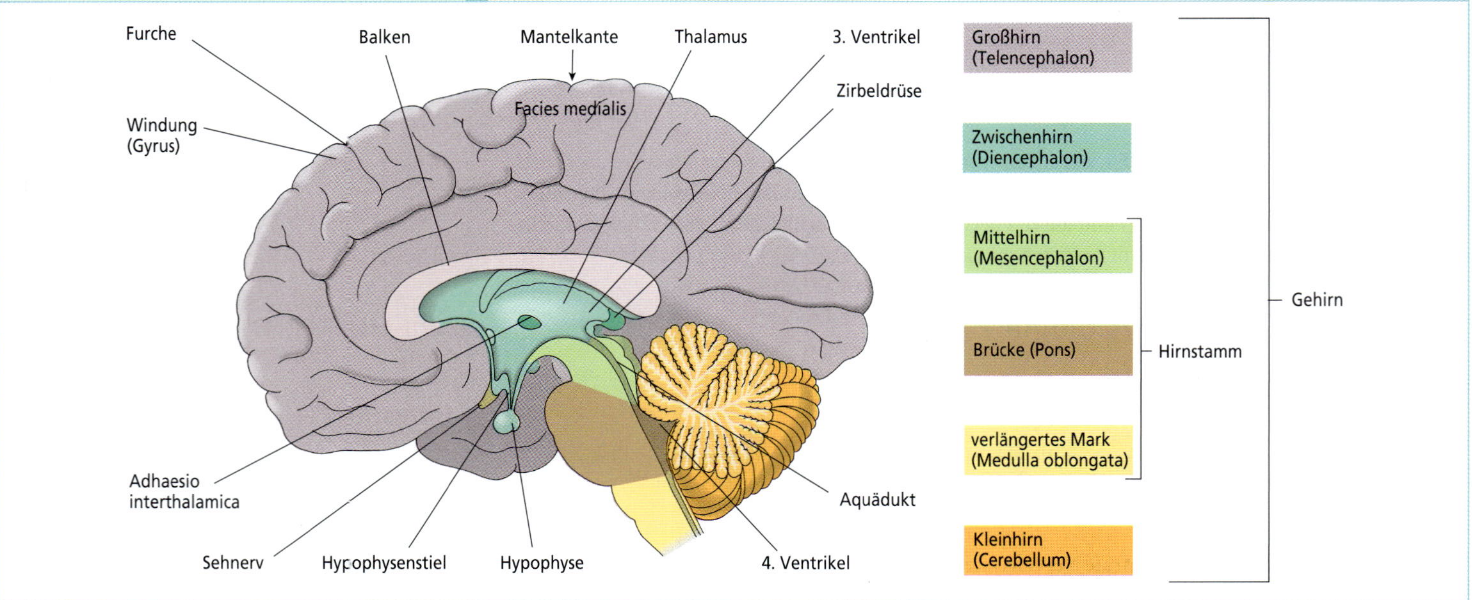

Abb. 27.3 Die tiefer gelegenen Hirnareale [L190]

Das **Rückenmark** ist Teil des zentralen Nervensystems. Es verläuft im Rückenmarkskanal der Wirbelsäule und leitet die Befehle vom Gehirn an die Peripherie weiter.

Das gesamte Gehirn besteht aus einer gigantischen Zahl an Nervenzellen, die das Hirngewebe bilden. Gehirn und Rückenmark sind zum Schutz mit einer Flüssigkeit umgeben, die Hirnwasser *(Liquor)* genannt wird.

MERKE

Das Gehirn ist ein sehr komplexes Organ, das in den verschiedenen Hirnarealen verschiedenste Funktionen steuert. Deshalb entstehen bei Störungen im Gehirn auch die unterschiedlichsten Symptome, je nachdem, an welcher Stelle des Gehirns sich die Schädigung befindet. Der **Störungsort** im Gehirn bestimmt die **Symptomatik.**

MERKE

Das Gehirn hat außerdem einen sehr hohen Bedarf an **Sauerstoff,** um seine vielfältigen Funktionen ausführen zu können. Daher ist es mit einem großen **Netz aus Blutgefäßen** ausgestattet, die sich im Gehirn immer feiner verzweigen und Blut und damit Sauerstoff in jeden Bereich des Gehirns transportieren (> Abb. 27.4). Die Nervenzellen im Gehirn reagieren sehr empfindlich auf einen Mangel an Sauerstoff und sterben schon nach kürzester Zeit (wenige Minuten) ohne Sauerstoffversorgung ab. Abgestorbene Nervenzellen im Gehirn können sich nicht mehr regenerieren, d. h., sie sind für immer zerstört.

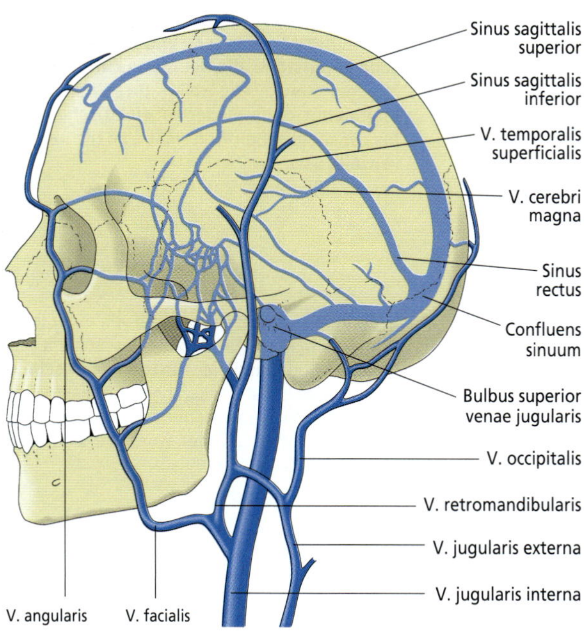

Abb. 27.4 Die Blutversorgung des Gehirns [L190]

ABB. 27.4

27.1.2 Physiologie

Als angehende Pflegeassistentin hat Pina im Unterricht schon einiges über die Anatomie, also den Aufbau des Zentralnervensystems, gelernt. Nun möchte sie mehr darüber erfahren, wie das Zentralnervensystem funktioniert, wie es arbeitet und welche wichtigen Aufgaben es hat. Sie hat auch schon gelernt, dass man die Arbeitsweise und Funktion des Zentralnervensystems als die Physiologie des Nervensystems bezeichnet. Pina hat erkannt, dass sie Kenntnisse über die Physiologie des Nervensystems braucht, um in ihrer späteren beruflichen Tätigkeit als Pflegeassistentin die verschiedenen neurologischen Krankheitsbilder mit ihren Störungen verstehen zu können. Auch möchte Pina mit diesen Kenntnissen in der Lage sein, zu Pflegende in der Neurologie so gut wie möglich unterstützen zu können.

Das Gehirn besteht aus einer großen Anzahl von **Nervenzellen** *(Neuronen),* die miteinander in Kommunikation stehen, Information austauschen und weitergeben (> Tab. 27.1). Dadurch werden alle Funktionen des Menschen sinnvoll gesteuert.

27.1.2 Physiologie
Pina in der Schule

TAB. 27.1

Tab. 27.1 Aufbau und Funktion von Nervenzellen im Zentralnervensystem [G439-001, L190]

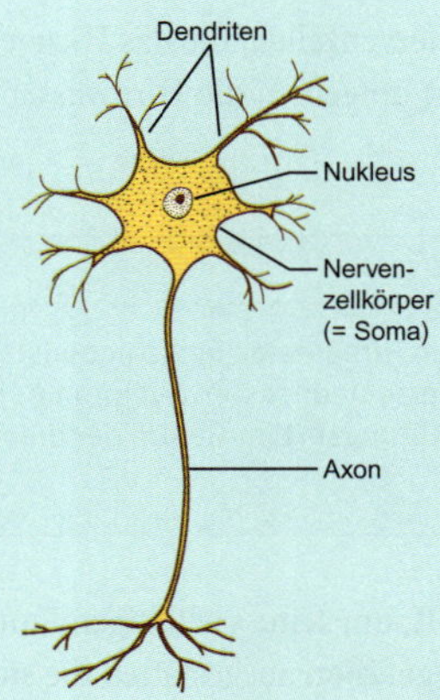	Jede Nervenzelle besteht aus • einem **Zellkörper,** • **Empfängern (Dendriten),** die wie Äste aus dem Zellkörper kommen und sich verzweigen und Informationen von anderen Nervenzellen aufnehmen, und • einer **langen Nervenfaser (Axon),** an deren Ende **Kontaktstellen** sitzen, die die Verbindung zu einer anderen Nervenzelle herstellen. Hier gibt die Nervenzelle Information an andere Nervenzellen weiter.
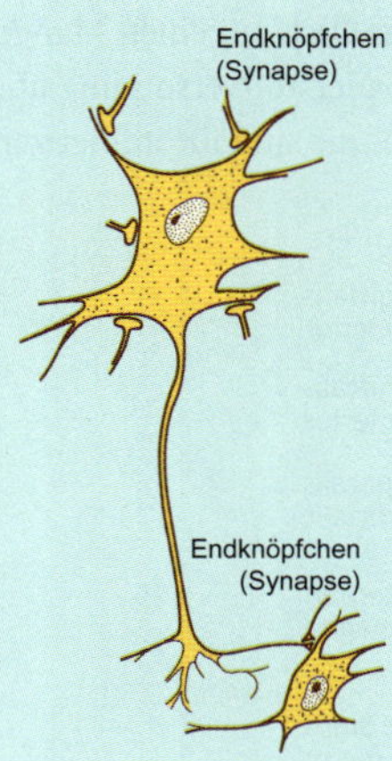	Aufgenommene Informationen werden innerhalb einer Nervenzelle in Form von **elektrischer Ladung** weitergegeben. Die Überleitung der Information an die nächste Nervenzelle geschieht dagegen auf **chemischem Weg.** Die Verbindung zwischen zwei Nervenzellen heißt **Endknöpfchen** oder **Synapse** und befindet sich am Ende des Axons. Die Synapse gibt die ankommende elektrische Information durch **chemische Botenstoffe, die Neurotransmitter,** an die nachfolgende Nervenzelle weiter. Diese transportiert die Information dann wieder auf elektrischem Weg weiter bis zur chemischen Weitergabe an die nächste Nervenzelle usw.
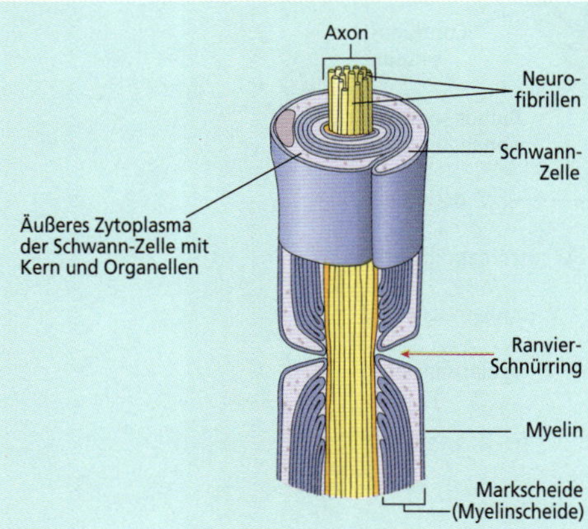	Die Axone sind wie Stromkabel von einer Isolationsschicht umgeben. Diese Isolationsschicht heißt **Myelinschicht** oder auch Myelin- oder Markscheide. Durch diese Isolationsschicht erhöht sich die Geschwindigkeit der Weiterleitung der elektrischen Erregung und Informationen werden schneller weitergegeben.

MERKE

MERKE

Das Gehirn ist ein **Netzwerk aus Nervenzellen** mit vielfältigen Funktionen und einer enormen Fähigkeit zu lernen.

27.2 Pflegerisches Handeln in allen Altersstufen
Pina im Praxiseinsatz

27.2 Pflegerisches Handeln in allen Altersstufen

Pina hat durch ihre praktische Tätigkeit und den Unterricht erkannt, dass das Fachgebiet der Neurologie und die darin erforderlichen Pflegehandlungen sehr unterschiedlich und umfangreich sind. Sie hat gelernt, dass sie als Pflegeassistentin die Pflege bei von neurologischen Erkrankungen Betroffenen immer an die bestehende Symptomatik und die individuellen Bedürfnisse anpassen muss.

MERKE

Individuelle Bedürfnisse können je nach Lebensalter der zu Pflegenden unterschiedlich sein. Pina weiß, dass alle pflegerischen Maßnahmen die übergeordneten Ziele verfolgen, die Betroffenen seelisch zu unterstützen und ihre Bewegungsfähigkeit und ihre Selbstständigkeit zu erhalten und zu verbessern.

Pflegerisches Handeln in der Neurologie ist sehr vielfältig. Aufgrund der sehr vielen verschiedenen Symptome und Stadien der Immobilität und Behinderung verschiedenster neurologischer Erkrankungen orientiert sich pflegerisches Handeln immer **individuell** an der Symptomatik, am Hilfebedarf, am Lebensalter und an den Bedürfnissen der zu Pflegenden. Grundlegend sind auch immer der Beziehungsaufbau, die seelische Unterstützung und das Verständnis für die individuelle Lebenssituation der Betroffenen.

KINDER UND JUGENDLICHE

Auch im Kindes- und Jugendalter kommen neurologische Störungen vor. Grundsätzlich gelten bei der Pflege von Kindern und Jugendlichen die Grundprinzipien der Pflege. Allerdings weichen die Bedürfnisse von Kindern und Jugendlichen, gerade im psychosozialen Bereich, oft von den Bedürfnissen erwachsener oder älterer Betroffener ab. Pflegerisches Handeln bei Kindern und Jugendlichen muss daher sehr einfühlsam und dem Lebensalter entsprechend spielerisch gestaltet werden.

Je nach Lebensalter und Entwicklungsstand können Kinder nicht immer die Notwendigkeit pflegerischer Interventionen nachvollziehen und reagieren mit verweigerndem Verhalten und Angst. Hier ist es besonders wichtig, eine vertrauensvolle Beziehung zu ihnen auszubauen, ihnen Zuwendung und Sicherheit zu geben und Informationen altersgerecht zu vermitteln, z. B. über ein Kuscheltier oder Modell, an dem alle Handlungen zuerst gezeigt und erklärt werden. Die betroffenen Kinder können daran auch selbst die Handlungen ausführen und diese so nachvollziehen und verstehen. Allem voran müssen die direkten Bezugspersonen und Erziehungsberechtigten des Kindes/des Jugendlichen in den Pflegeprozess mit einbezogen werden.

Grundsätzlich beinhaltet pflegerisches Handeln in der Neurologie wie jede Pflege in anderen medizinischen Fachgebieten die Prinzipien der Grundpflege in Form der Körperpflege (➢ Kap. 11), Ernährung (➢ 14.1), Mobilität (➢ Kap. 13) und Vorbeugung (➢ Kap. 12).

27.2.1 Bobath-Konzept

Pina in der Schule

Im Unterricht hat Pina bereits das Bobath-Konzept kennengelernt. Im Bereich der Neurologie stellt das Bobath-Konzept eine Basis der pflegerischen Betreuung dar. Hauptsächlich wird das Bobath-Konzept bei Betroffenen mit Schlaganfall (➢ 27.2.3) angewandt, die Prinzipien dieses Konzepts können aber durchaus auf alle Betroffenen mit neurologischen Erkrankungen des ZNS angewandt werden. Das Bobath-Konzept wurde nach den Begründern Berta und Karel Bobath benannt und zur Behandlung von Menschen mit ZNS-Schädigungen entwickelt. Ziele des Bobath-Konzepts sind, die (Sinnes-)Wahrnehmung, normale Bewegungen und die Selbstständigkeit der Betroffenen zu fördern.

Bei neurologischen Erkrankungen, z. B. Schlaganfall, Morbus Parkinson und Multipler Sklerose (MS), tritt eine abnorme Muskelspannung (Muskeltonus) auf, die die Bewegungsfähigkeit der Betroffenen einschränkt und behindert. Über die Anwendung der Prinzipien des Bobath-Konzepts wird versucht, eine Normalisierung der Muskelspannung (Muskeltonus) zu erreichen.

Positionierung auf dem Rücken

➢ Abb. 27.5, ➢ Abb. 27.6, ➢ Abb. 27.7

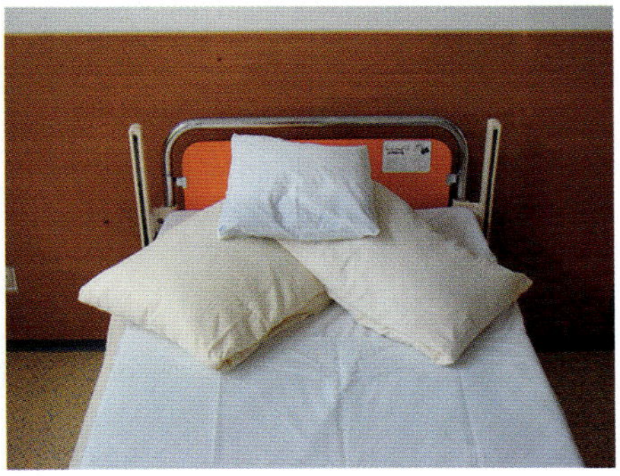

Abb. 27.5 Die Kissen zur Vorbereitung der Rückenlage in **A-Form** bringen, um den Oberkörper zu unterstützen [M292]

ABB. 27.6

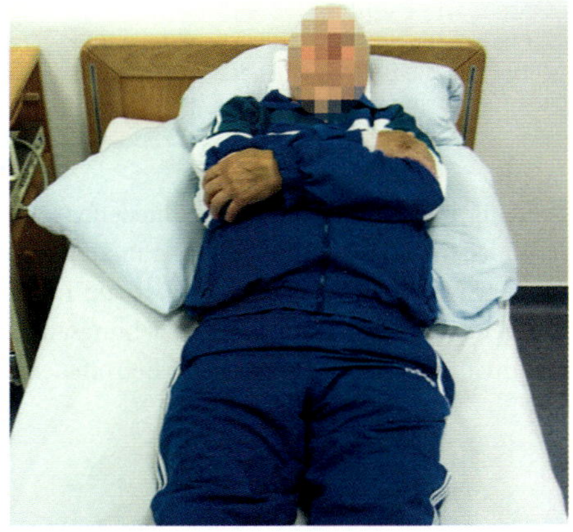

Abb. 27.6 Positionierung eines mobilen zu Pflegenden auf dem Rücken. Kopf, Schultern und Arme werden durch die in A-Form gebrachten Kissen unterstützt. Der Körper ist gerade ausgerichtet [M344]

ABB. 27.7

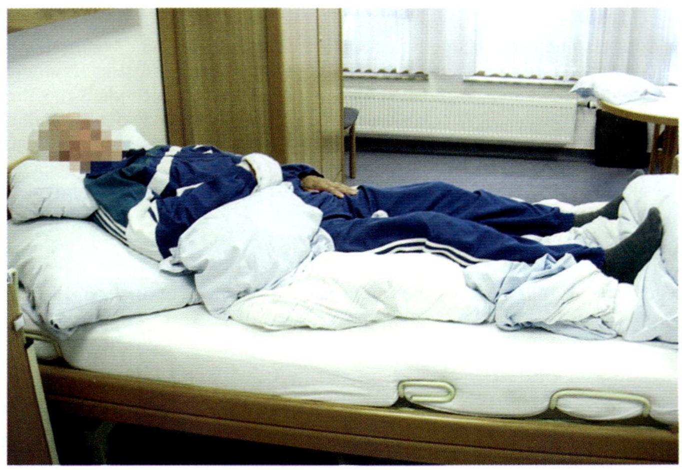

Abb. 27.7 Positionierung eines stärker eingeschränkten zu Pflegenden auf dem Rücken. Kopf und Oberkörper werden auf Kissen in A-Form gelagert. Der Kopf ist nicht überstreckt. Decken geben mehr Stabilität als Kissen. Die Decke wird an den Rumpf modelliert, um ihn zu stützen. Das Becken liegt gerade, die Knie sind zur Entspannung unterlagert, die Füße werden unterstützt [M344]

Positionierung auf der Seite

➤ Abb. 27.8, ➤ Abb. 27.9

ABB. 27.8

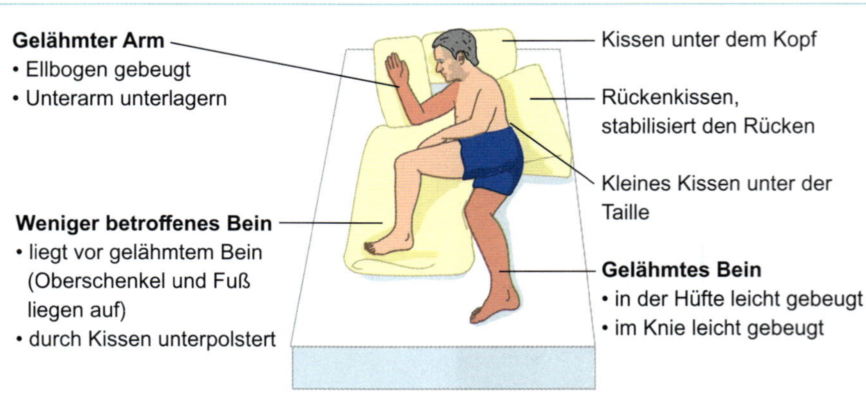

Abb. 27.8 Positionierung bei Halbseitenlähmung auf der betroffenen Seite. Der betroffene Arm kann abwechselnd nach oben oder nach unten gelagert werden [L138]

ABB. 27.9

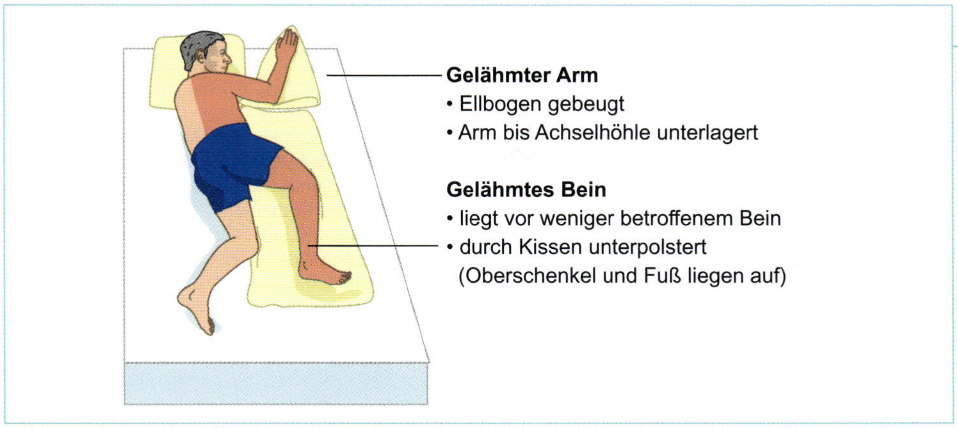

Abb. 27.9 Positionierung bei vorliegender Halbseitenlähmung auf der nicht betroffenen Seite [L138]

Unterstützung bei der Bewegung im Bett

➢ Abb. 27.10

ABB. 27.10

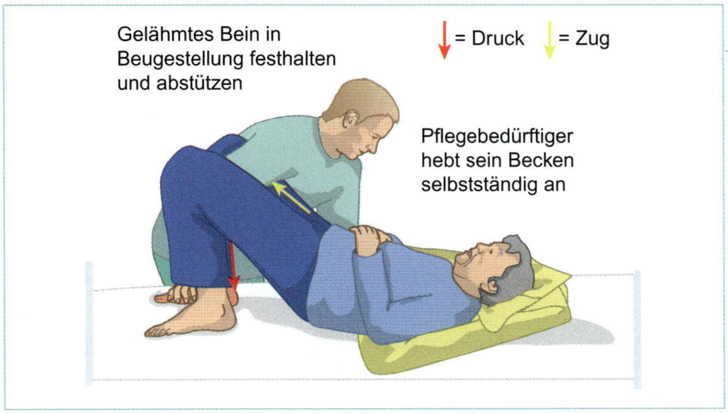

Abb. 27.10 Anheben des Beckens, um die Bewegung im Bett nach oben oder zur Seite zu unterstützen. Die Pflegeperson übt mit der Achsel Druck auf das betroffene oder schwächere Bein aus. Das Becken hebt sich dadurch und kann in die gewünschte Richtung bewegt werden. Der zu Pflegende hält seinen betroffenen oder schwächeren Arm dabei auf dem Bauch fest [L138]

Transfer (Übergang) vom Bett in den Rollstuhl oder auf einen Stuhl

➢ Abb. 27.11

ABB. 27.11

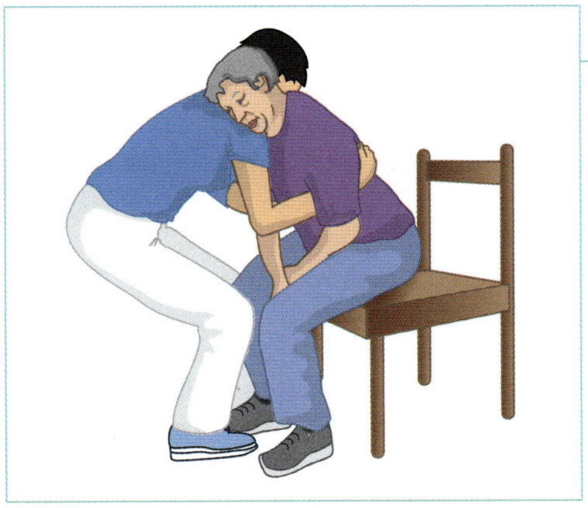

Abb. 27.11 Tiefer Transfer in den Rollstuhl oder auf einen Stuhl. Die Pflegeperson stabilisiert das Bein, über das gedreht wird, mit den Knien, damit es nicht wegknickt [L138]

Zur Orientierung

MITDENKEN

27.2.2 Demenz
Pina im Praxiseinsatz

DEFINITION

KINDER UND JUGENDLICHE

MITDENKEN

Pina hat auf der neurologischen Station zwei Pflegeassistentinnen über die **Basale Stimulation** reden hören. Sie möchte mehr darüber erfahren.
Das Konzept der Basalen Stimulation wurde von Prof. Dr. Andreas Fröhlich zur Persönlichkeitsförderung geistig und körperlich behinderter Kinder entwickelt. Gemeinsam mit der Pflegewissenschaftlerin Christel Bienstein entwickelte er das Konzept zur Förderung, Pflege und Begleitung von schwer in Wahrnehmung, Bewegungsfähigkeit und Sprache gestörten erwachsenen Menschen weiter mit dem Ziel, dass die Betroffenen Sicherheit erleben und Vertrauen aufbauen, einen eigenen Rhythmus entwickeln, die Außenwelt und den eigenen Körper erfahren und Beziehungen aufnehmen. Zudem lassen sich mittels Basaler Stimulation Begegnungen gestalten und sie soll den Betroffenen Autonomie ermöglichen. Das Konzept arbeitet u. a. mit Kontaktaufnahme über Berührungen, mit dem Vermitteln von Körpererfahrungen durch Bewegen und Bewegtwerden sowie mit Massagen und atemstimulierenden Einreibungen.

27.2.2 Demenz

Während ihres Praktikums in der Neurologie betritt Pina gemeinsam mit ihrer Praxisanleitung das Zimmer einer 85-jährigen zu Pflegenden. Die alte Dame sitzt am Tisch, schaut kurz auf und erklärt dann, dass sie jetzt gar keine Zeit habe, weil sie auf den Besuch ihrer Mutter warte. Sie sollten jetzt gehen und sie in Ruhe lassen. Die Praxisanleitung spricht kurz, ruhig und freundlich mit der zu Pflegenden. Nach dem Verlassen des Zimmers erfährt Pina von ihr, dass die Dame an einer Demenz im fortgeschrittenen Stadium leidet.

DEFINITION

Demenz ist eine organisch bedingte, erworbene und über Monate bis Jahre zunehmende **abbauende** *(degenerative)* **Veränderung des Gehirns,** die durch den Abbau der geistigen Leistungsfähigkeit, durch Defizite im Verhalten und durch Probleme bei der Alltagsbewältigung gekennzeichnet ist. Die Wahrscheinlichkeit, an einer Demenz zu erkranken, steigt mit zunehmendem Alter. Trotzdem ist sie keine „normale Alterserscheinung", sondern eine Erkrankung.

KINDER UND JUGENDLICHE

Eine Demenz auch im Kindes- und Jugendalter zu entwickeln ist grundsätzlich möglich. Es gibt angeborene und genetisch bedingte Stoffwechselerkrankungen, bei denen sich verschiedene Stoffwechselprodukte im Gehirn ablagern und Nervenzellen zerstören. Diese können auch im Kindesalter zum Abbau der geistigen Entwicklung und der Lernfähigkeit führen. Ebenso können Entzündungsprozesse und Verletzungen im Gehirn auch im Kindes- und Jugendalter zu einem Abbau der geistigen Leistungsfähigkeit führen. Weiterhin gibt es angeborene Syndrome, die eine geistige Behinderung als Symptom beinhalten und die Entwicklung der geistigen Leistungsfähigkeit begrenzen.

Pathogenese

Die Alzheimer-Demenz und die vaskuläre Demenz sind die am häufigsten auftretenden Formen der Demenz.

- **Alzheimer-Demenz: Ablagerungen** von krankhaften Eiweißen **(Plaques)** zerstören nach und nach die Nervenzellen im Gehirn.
- **Vaskuläre Demenz:** Hier besteht der Grund für die Demenz in einer **Veränderung** der Blutgefäße im Gehirn (*vaskulär* = die Gefäße betreffend). Ursache sind eine Arteriosklerose (➤ 24.2.1) im Bereich der Gehirngefäße und die damit verbundene schlechte Durchblutung und Unterversorgung mit Sauerstoff.

Symptome

- **Gedächtnisstörungen:** Schwierigkeiten, neue Informationen aufzunehmen
- **Denkstörungen:** Konzentration und Informationsverarbeitung zunehmend gestört
- **Störungen im Bereich des Erlebens von Gefühlen (affektive Störungen):** stark wechselnde Gefühlsäußerungen in kürzester Zeit
- **Antriebsstörungen:** eingeengter Lebensraum und abnehmende soziale Kontakte
- **Störungen im Verhalten, Wahrnehmen und Erleben (neuropsychologische Störungen):** Verlust der Fähigkeit, bestimmte Handlungen auszuführen, die zuvor beherrscht wurden
- **Störungen im gesamten Bewegungsablauf (psychomotorische Störungen):** reduzierte Mimik, Gestik, Sprache und Bewegungsfähigkeit

Schweregrade

- **Leichte Demenz:** Störungen des Kurzzeitgedächtnisses (Probleme, sich neue Information zu merken), Wortfindungsstörungen und Schwierigkeiten bei der Orientierung in fremder Umgebung. Die Persönlichkeit der Betroffenen als auch die Orientierung in vertrauter Umgebung bleiben erhalten.
- **Mittelgradige Demenz:** Auch das Langzeitgedächtnis (Erinnerung an länger zurückliegende Ereignisse) ist zunehmend betroffen. Es kommt zu Problemen, sich in vertrauter Umgebung zurechtzufinden, auch vertraute Personen werden nicht mehr erkannt oder verwechselt. Die Bewältigung des Alltags ist sehr erschwert. Die Betroffenen sind unruhig und umtriebig (ungezieltes Herumirren). Die Notwendigkeit von Hilfe und Aufsicht beginnt.
- **Schwere Demenz:** In diesem Stadium ist Hilfe bei allen Aktivitäten des täglichen Lebens nötig. Die Betroffenen sprechen und bewegen sich immer weniger. Sie werden bei starkem Verlust ihrer Persönlichkeit immer hilfloser und pflegebedürftiger.

Die einzelnen Demenzstufen lassen sich nicht scharf voneinander trennen, sondern gehen meist fließend ineinander über.

Diagnostik

Eine Anamnese, besonders auch eine Fremdanamnese (Angehörige, Bekannte oder sonstige Dritte machen Angaben zum Krankheitsgeschehen), Blutuntersuchungen, technische Untersuchungen (CT oder MRT) und psychometrische Test werden durchgeführt.

Ein bekannter und schnell durchzuführender psychometrischer Test ist der **Uhrentest.** Hierbei sollen in einen vorgezeichneten Kreis die Ziffern 1–12 eingetragen und dann eine bestimmte Uhrzeit mit Uhrenzeigern eingezeichnet werden. Je fehlerhafter Ziffern und Stellung der Uhrzeiger eingezeichnet werden können, desto höher ist die Wahrscheinlichkeit, dass eine Demenzerkrankung vorliegt.

Sehr häufig wird als psychometrischer Test auch der **Mini-Mental-Status-Test (MMST)** durchgeführt. Hier werden Aufgaben zur räumlichen Orientierung, zur Merkfähigkeit, zur Erinnerungsfähigkeit, zur Aufmerksamkeit, Rechenfähigkeit und Sprache gestellt. Die Durchführung des MMST dauert zehn bis 15 Minuten.

Therapie

MERKE

Eine **Therapie,** die die Ursachen einer Demenz bekämpft, gibt es bis heute nicht. Ziel der Behandlungsstrategie ist es, Betroffene zu geistigen und körperlichen Anstrengungen zu motivieren, sie kognitiv anzuregen, ihre geistigen und sozialen Fähigkeiten zu fördern und ein Mindestmaß an alltagspraktischen Fähigkeiten möglichst lange zu erhalten. Alle Angebote müssen individuell an die zu Pflegenden angepasst werden.

MERKE

Es stehen **Antidementiva** zur Verfügung, die das Fortschreiten der Demenz jedoch weder stoppen noch die Demenz heilen können. Sie verzögern lediglich den Krankheitsverlauf und lindern die Symptome in einem gewissen Rahmen. Weiterhin können Medikamente wie Antidepressiva, Neuroleptika (bei Verhaltensstörungen wie Aggressivität, Unruhe und Umtriebigkeit) und Schlafmittel verordnet werden.

Pflege

Wie Pina lernt, ist die Pflege von Demenzkranken immer eine individuelle Pflege und muss an jeden zu Pflegenden und dessen Krankheitsverlauf angepasst werden.

Pina im Praxiseinsatz

MERKE

Pina hat erlebt, dass der Umgang mit an Demenz Erkrankten viel Geduld und Einfühlungsvermögen *(Empathie)* erfordert und eine große Herausforderung für alle Pflegenden ist. Die Aufgabe der Pflegenden ist es, die aktuelle Situation der Betroffenen als Gesamtbild zu erfassen. Dazu benötigen diese Wissen über die Biografie (➤ 4.1.4) und persönliche Erfahrungen und Vorlieben der Betroffenen. Gerade für desorientierte zu Pflegende ist eine feste Bezugsperson sehr wichtig. Die Beziehungsgestaltung als Bezugspflege (➤ 4.2.1) steht hierbei im Mittelpunkt.

MERKE

Menschen mit Demenz reagieren auf ihre Umwelt mit **Unsicherheit und Angst,** weil sie Dinge und Ereignisse falsch einordnen und deshalb Angst entwickeln. Sie bekommen viele Informationen, die sie nicht verstehen, und bringen Vergangenheit und Gegenwart durcheinander. Sie zeigen zudem **herausfordernde Verhaltensweisen** wie zielloses Herumwandern, Schreien und permanentes Rufen sowie Schlafstörungen und Teilnahmslosigkeit *(Apathie).*

Die Pflege des an Demenz erkrankten Menschen ist weniger vom Typ der Demenz als vielmehr vom jeweiligen **Stadium** abhängig, in dem sich die zu Pflegenden befinden. Je fortgeschrittener die Erkrankung ist, desto mehr Unterstützung benötigen die Betroffenen bei allen alltäglichen Verrichtungen. Es gelten alle Maßnahmen der Grundpflege (Körperpflege, Ernährung und Mobilität) sowie der Prophylaxe, z. B. Dekubitus, Pneumonie, Thrombose, Soor und Parotitis, Intertrigo, Obstipation und Sturz (➤ Kap. 12).

Person-zentrierte Haltung

Grundlage des gesamten pflegerischen Handelns ist es, mit dem Menschen mit Demenz in **Beziehung zu treten** und diese **Beziehung zu gestalten.** Hierzu ist es ein großes Maß an Einfühlungsvermögen *(Empathie)* nötig. Ebenso müssen Pflegende bereit sein, die Perspektive im Denken, Fühlen und Handeln eines Menschen mit Demenz einzunehmen. Dies erfordert eine **person-zentrierte Haltung** von Pflegenden in der Pflege von Menschen mit Demenz.

Der britische Psychologe Tom Kitwood liefert mit den **fünf psychischen** *(seelischen)* **Grundbedürfnissen** des Menschen ein geeignetes Modell für einen person-zentrierten Umgang mit Menschen mit Demenz. Im Zentrum des Person-zentrierten Umgangs mit einem Menschen mit Demenz nach Kitwood stehen **Liebe** und **Wertschätzung** als Grundhaltung. Dies beinhaltet, sich Zeit für diesen Menschen zu nehmen, Interesse zu haben und diesen Menschen mit allen seinen Lebenserfahrungen, seinem Verhalten und seinen Bedürfnissen unbedingt zu akzeptieren.

1. **Grundbedürfnis Bindung:** Menschen mit Demenz brauchen vertraute Personen und Gegenstände, Regelmäßigkeit und Struktur, Rituale und Sicherheit.
2. **Grundbedürfnis Trost:** Menschen mit Demenz brauchen die Gegenwart und das Mitgefühl von anderen Menschen. Sie brauchen es, dass ihre Hand gehalten wird, und sie brauchen Humor sowie Ablenkung.
3. **Grundbedürfnis Tätigkeit und Arbeit:** Menschen mit Demenz brauchen Beschäftigungsangebote und Alltagsaktivitäten (z. B. das eigene Bett machen, beim Essen kochen helfen, Tisch decken und abräumen etc.), und sie brauchen das Gefühl, für andere eine Hilfe zu sein und gebraucht zu werden.
4. **Grundbedürfnis Einbeziehung in Gruppen und sozialer Kontakt:** Menschen mit Demenz brauchen Abwechslung und Unterhaltung, sie brauchen Beschäftigungen in der Gruppe oder auch in einer Einzelbetreuung.
5. **Grundbedürfnis Identität:** Menschen mit Demenz brauchen Erinnerungen (Biografiearbeit, Erinnerungen ansprechen), Dinge und Menschen, die zu Ihnen gehören, sowie vertraute Gewohnheiten und Rituale.

Körper- und Kleiderpflege, Aufrechterhalten der Körpertemperatur

- So viel Selbstständigkeit wie möglich und nur so viel Unterstützung wie nötig, z. B. durch Bereitlegen von Utensilien zur Körperpflege oder Kleidung in der richtigen Reihenfolge, durch konkrete verbale Anleitung oder durch „Vormachen" der Handlung.
- Auf angemessene Bekleidung der vom Betroffenen gewählten Kleidung achten, falls die zu pflegende Person eine Bekleidung auswählt, die der Außentemperatur unangemessen ist.
- Schuhe und Kleidung sind so zu wählen, dass sie zusätzlich der Sturzprophylaxe dienen (➤ 12.6.2).

Ernährung

- Nahrungs- und Getränkeaufnahme kontrollieren, ggf. die Nahrung mundgerecht vorbereiten und Essen und Getränke anreichen.
- Den zu Pflegenden im Tagesverlauf häufiger Getränke anbieten, um eine ausreichende Flüssigkeitszufuhr zu gewährleisten.
- Sich bei Angehörigen nach den Lieblingsgetränken und dem Lieblingsessen der Betroffenen erkundigen.

Ausscheidung

Durch aktivierende Pflege (➤ 4.2.2) kann dafür gesorgt werden, dass die zu Pflegenden den Toilettengang nicht vergessen und diesen rechtzeitig antreten, falls der Weg zur Toilette weit ist und/oder die Betroffenen sich nur noch langsam fortbewegen können.

Bewegung

- Zu Pflegende zur Bewegung animieren, aber dabei für Sicherheit sorgen, damit sie z. B. durch einen Sturz keinen Schaden erleiden
- Die Umgebung sicher gestalten (scharfe Gegenstände, Streichhölzer, Feuerzeuge, Haushaltschemikalien, Elektrogeräte entfernen oder sichern)

Unruhe

- Aufgeregten, schimpfenden, laut rufenden und ziellos herumirrenden Betroffenen mit Ruhe und Sicherheit begegnen und eine Geborgenheit vermittelnde Atmosphäre schaffen
- Bei großer Unruhe die Energien umleiten, z. B. durch Spaziergänge und Beschäftigung

Kommunikation

- Den Menschen immer ernst nehmen und ihm mit Würde und Respekt begegnen
- Das sprachliche Niveau beachten (keine Kindersprache)
- Persönliche Ansprache (Namen benutzen)
- Viel Zeit nehmen, damit Gesprochenes verstanden wird
- Körpersprache bewusst einsetzen. Sicht- und spürbar bleiben durch Blickkontakt, Berührungen, eindeutige Gestik und Mimik
- Einfache Sätze verwenden, keine oder wenige Nebensätze, kurze Kommandos
- W-Fragen stellen, um Fakten zu erfahren – wer, was, wann, wie –, aber niemals warum
- Langsam, laut und deutlich sprechen, aber nicht zu laut
- Über emotional Positives sprechen
- Sich immer auf die Realität des Betroffenen einlassen und ihm nicht zwanghaft vermitteln, dass z. B. der Ehemann nicht mehr lebt oder man sich nicht an einem bestimmten Ort befindet
- Viel Geduld mitbringen

Denk- und Merkfähigkeitsstörungen

- Ruhig zuhören und ausreden lassen
- Nicht ins Wort fallen, sondern ausreden lassen
- Zum besseren Verständnis nachfragen, das Gesagte wiederholen und vom zu Pflegenden bestätigen lassen
- Notizzettel oder Tagesplan dort anbringen, wo sie benötigt werden (z. B. am Badezimmerspiegel)
- Notizbuch, in das die zu Pflegenden Eintragungen zur Erinnerung hineinschreiben können, anschaffen

Antriebsstörungen

- Teilnahmslosigkeit durch Gespräche bei der täglichen Körperpflege oder durch eigene Erzählungen durchbrechen
- Gemeinsames Singen, Karten- und Gesellschaftsspiele und Bewegungsgruppen als Stationsprogramm

Schlaf

- Bei gestörtem Schlaf-wach-Rhythmus und großer Nachtaktivität den Tagesablauf strukturieren und den Tagschlaf durch Beschäftigungsangebote (besonders in den Abendstunden) reduzieren
- Bei Unruhe und Angst als abendliche Einschlafhilfe ruhige Gespräche führen und Hand halten

MITDENKEN

MITDENKEN

Pina lernt verschiedene Konzepte zur Betreuung von an Demenz erkrankten Menschen kennen. Alle Pflegekonzepte beruhen darauf, den Betroffenen mit Wertschätzung, Akzeptanz und Geduld zu begegnen, mit ihnen eine vertrauensvolle Beziehung aufzubauen und dabei ihre Individualität und ihre Biografie, also ihr gelebtes Leben, zu berücksichtigen und sie als Menschen wahrzunehmen.
Zum Weiterlesen kann die Methode der **Validation** nach Naomi Feil empfohlen werden.
Mit der **10-Minuten-Aktivierung** von Uta Schmidt-Hackenberg werden an Demenz erkrankte Menschen im Tagesverlauf aktiviert. In kleinen, homogenen Gruppen wird mit Alltagsgegenständen oder Materialien gearbeitet, die die Betroffenen von früher kennen und über die sie sich gemeinsam austauschen können (z. B. Haushaltsgegenstände, Handwerksgegenstände, verschiedene Kleidungsstücke, Bilder, Bücher, alte Zeitungen).
Um **Schmerzen** bei Menschen mit Demenz zu beurteilen, die sich nicht mehr sprachlich oder konkret äußern können, kann die BESD-Skala (Beurteilung von Schmerzen bei Demenz) als Beurteilungsinstrument herangezogen werden.

27.2.3 Apoplex (Schlaganfall)

27.2.3 Apoplex (Schlaganfall)
Pina im Praxiseinsatz

Auf der neurologischen Station begegnet Pina auch zu Pflegenden, die einen Schlaganfall erlitten haben. Pina ist mit diesem Krankheitsbild schon ein wenig vertraut, da ihre Großmutter vor einem Jahr einen Schlaganfall hatte. Sie erkennt bei den zu Pflegenden auf der Station viele Symptome wieder, die sie auch bei ihrer Großmutter beobachten konnte.

DEFINITION

ABB. 27.12

DEFINITION

Unter einem **Schlaganfall** *(Apoplex, apoplektischer Insult)* versteht man eine schlagartig auftretende Funktionsstörung des Gehirns, die durch einen Sauerstoffmangel als Folge einer Durchblutungsstörung oder durch eine Gehirnblutung entsteht. Der Schlaganfall ist eine sehr häufige Erkrankung: Er ist die dritthäufigste Todesursache in Deutschland und die häufigste Ursache von mittleren und schweren **Behinderungen** im Erwachsenenalter. Mehr als die Hälfte der Schlaganfälle betrifft die Altersgruppe der über 75-Jährigen (Gold & Geiermann 2022).

Pathogenese

In ca. 80 % der Fälle (Gold & Geiermann 2022) entsteht ein Schlaganfall durch eine **verminderte Blut- und Sauerstoffversorgung** *(Ischämie)* des Gehirns, die zu einem Untergang von Hirngewebe führt. Die verminderte Blutversorgung entsteht durch Arteriosklerose (➤ 24.2.1) der hirnversorgenden Blutgefäße oder durch das Einwandern eines Blutgerinnsels *(Thrombus),* das ein hirnversorgendes Blutgefäß verschließt. 15 % der Schlaganfälle werden durch eine Hirnblutung verursacht (Gold & Geiermann 2022), bei der durch einen Riss *(Ruptur)* in einem hirnversorgenden Gefäß Blut in das umliegende Hirngewebe eindringt und es dadurch zerstört.

Symptome

Beim Schlaganfall tritt am häufigsten die vollständige oder teilweise **Lähmung** der Muskulatur **einer Körperseite** auf (➤ Abb. 27.12). Die teilweise Lähmung einer Körperseite nennt man **Hemiparese,** die vollständige Lähmung einer Körperseite **Hemiplegie.** Auf der betroffenen Seite kann sich eine krankhafte Erhöhung der Muskelspannung (krankhaft erhöhter Muskeltonus) entwickeln, die als **Spastik** bezeichnet wird. Auch kann es zu einer **Gesichtslähmung** mit halbseitig hängendem Mundwinkel kommen (*Fazialislähmung:* Der Fazialisnerv ist ein Gesichtsnerv, der die Mimik im Gesicht mitsteuert).

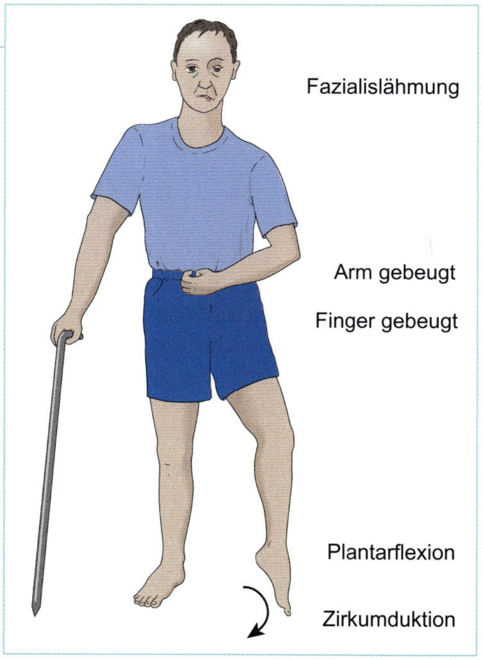

Abb. 27.12 Charakteristische Körperhaltung bei einem Schlaganfall mit Halbseitenlähmung [L126]

Weitere Symptome können sein:

- Halbseitige Störung der Wahrnehmung von Sinnesreizen (Sensibilitätsstörungen wie Taubheitsgefühle, „Ameisenlaufen auf der Haut")
- Störungen der Wahrnehmung des eigenen Körpers (Die betroffene Seite wird sehr schlecht bewusst wahrgenommen und gefühlt, teilweise wird sie sogar ignoriert und abgelehnt)
- Sprachstörungen *(Aphasie)*
- Unfähigkeit, gezielte Handlungen auszuführen *(Apraxie)*
- Bewusstseinseintrübung
- Verwirrtheit
- Harninkontinenz

MERKE

MERKE

Ein Schlaganfall, der in der rechten Hirnseite passiert, führt zur Symptomatik auf der linken Körperseite und umgekehrt, da sich die motorischen Nervenbahnen auf Höhe des Übergangs von Gehirn zum Rückenmark auf die Gegenseite kreuzen.

Diagnostik

Die Erstdiagnostik bei Schlaganfallsymptomen umfasst die Prüfung der Vitalzeichen, ein CT des Gehirns und/oder ein MRT, ein EKG und eine Blutzuckermessung, weil ein **hypoglykämisches Koma** (Koma durch Unterzuckerung) eine vorübergehende Halbseitenlähmung auslösen kann. Außerdem haben die Betroffenen häufig einen Diabetes mellitus (➤ 22.2.1). Dann ist es wichtig, den Blutzucker richtig einzustellen, da dadurch die Prognose verbessert wird. Die Vergrößerung des Infarktgebiets im Gehirn fällt geringer aus, je besser (nicht tiefer) die Blutzuckerwerte sind.

ACHTUNG

ACHTUNG

Jeder Schlaganfall ist ein **Notfall!** Die Therapie muss **so früh wie möglich** eingeleitet werden, weil sie einen großen Einfluss auf die Überlebenschance des Betroffenen und die Rückbildung der neurologischen Ausfälle hat. Beim Schlaganfall gilt „time is brain" („Zeit ist Gehirn"). In einem Zeitfenster von maximal sechs Stunden kann oft noch ein guter Therapieerfolg erreicht werden.

Therapie

Die überwiegende Anzahl der Schlaganfälle wird durch einen Verschluss von Arterien im Gehirn verursacht. Der **Gefäßverschluss** verursacht eine Minderdurchblutung und eine Sauerstoffmangelversorgung im Gehirngewebe (ischämischer Schlaganfall), was zum raschen Absterben von Nervenzellen führt. Hier ist die **Lysetherapie** (medikamentöse Therapie zur Auflösung eines Gefäßverschlusses) das Mittel der Wahl, die innerhalb von 4,5 Stunden nach Symptombeginn erfolgen muss.

Ist die Ursache eines Schlaganfalls eine **Hirnblutung,** kann keine Lysetherapie durchgeführt werden, da sie die Hirnblutung verstärken würde. Eine Hirnblutung bildet sich bei intensivmedizinischer Überwachung in vielen Fällen selbst zurück. Bei großen Blutungen ist ein operativer Eingriff nötig. Dabei wird nach und nach die Blutung im Gehirn entfernt und dadurch der durch die Blutung ansteigende Hirndruck gesenkt. Dieser entsteht durch die ausgetretene Flüssigkeit (Blut) in das Hirngewebe und kann nicht entweichen, da das Gehirn komplett vom knöchernen Schädel umgeben ist. Dies kann zu weiteren Druckschädigungen des Hirngewebes und auch zum Tod führen.

Pflege

Bewegung

Das Hauptziel der Pflege nach einem Schlaganfall ist, dass die zu Pflegenden wieder eine normale Körperhaltung erlangen und möglichst viele physiologische Bewegungsabläufe wieder erlernen. Schwerpunkte der pflegerischen Aktivitäten sind die Bereiche **Positionierung, Transfer** und **Mobilisation.**

Die Positionierungen und Bewegungsübergänge von Betroffenen mit Halbseitenlähmung *(Hemiparese)* erfolgen nach den Prinzipien des **Bobath-Konzepts** (➤ 27.2.1).

Subluxierte (ausgerenkte) Schulter

MERKE

MERKE

Die teilweise ausgerenkte *(subluxierte)* Schulter ist eine **häufige Komplikation** bei zu Pflegenden nach Schlaganfall mit Halbseitenlähmung *(Hemiparese).*

Beim gesunden Menschen wird der Oberarmkopf in Ruhe und bei Bewegung sicher in der Gelenkpfanne gehalten. Dies geschieht fast ausschließlich durch die Muskulatur, die das Schultergelenk umgibt. Bei einer Halbseitenlähmung im Zuge eines Schlaganfalls kommt es oft zum Ausfall dieser Muskulatur. Die fehlende muskuläre Sicherheit bewirkt, dass der Oberarmkopf teilweise aus der Gelenkpfanne nach unten rutscht. Es kann zu starken Schmerzen in der Schulter des betroffenen Arms kommen, die durch Verletzungen innerhalb des schlecht gesicherten Schultergelenks entstehen. Auslöser für diese Verletzungen können ungewollte Bewegungen des Betroffenen sein, aber auch ein falscher Umgang der Pflegepersonen während der Pflegesituation.

Daher muss bei allen Pflegehandlungen das Ziehen am betroffenen Arm vermieden werden. Bei Bewegungen des betroffenen Arms unterstützt die Pflegeperson das Schultergelenk durch einen Griff unter die Achsel und übernimmt das Gewicht des Arms (➤ Abb. 27.13). Im Sitzen wird der betroffene Arm immer mit einem Kissen unterlagert (➤ Abb. 27.14).

ABB. 27.13

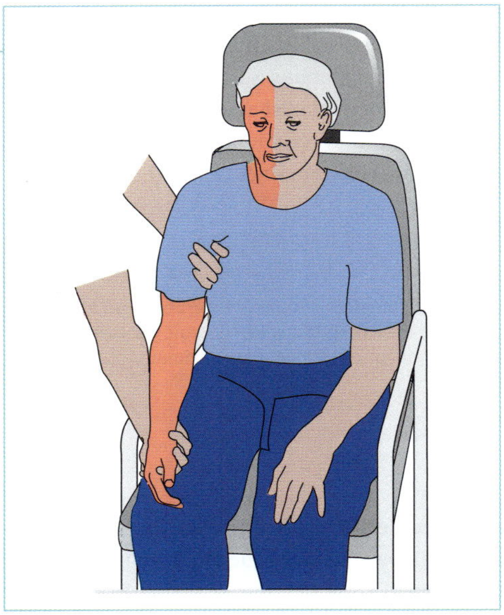

Abb. 27.13 Zur Vermeidung von Schulterkomplikationen bei einer Halbseitenlähmung ist das Gewicht des Arms schulternah abzunehmen [L109]

ABB. 27.14

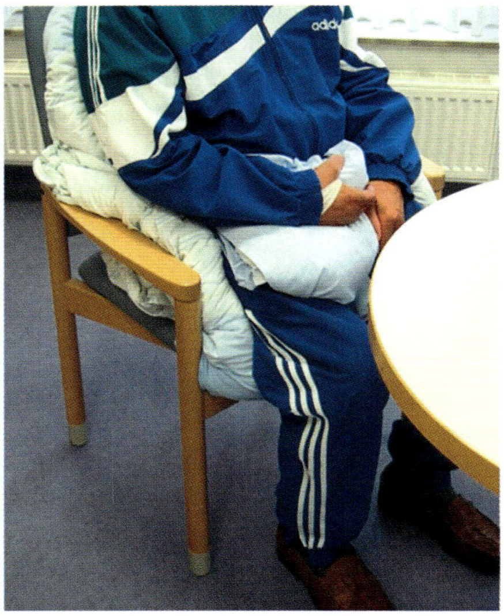

Abb. 27.14 Sitzen auf einem Stuhl: Die Decke wird zur Stabilisation an den gesamten hinteren Rumpf bis unter die Oberschenkel modelliert. Der Oberkörper ist gerade ausgerichtet. Beide Füße haben Bodenkontakt, und der betroffene Arm wird mit einem Kissen unterlagert [M344]

Körper- und Mundpflege

Die zu Pflegenden führen die Körperpflege so früh wie möglich selbst aus. Können sie die Körperpflege mit der betroffenen Seite noch nicht vornehmen, führen die Pflegenden die betroffene Seite. Ziel ist es, dass die zu Pflegenden normale Bewegungsabläufe wieder erlernen und die betroffene Seite in die Handlungsabläufe einbeziehen. Die Mundpflege (➤ 11.4) erfolgt grundsätzlich nicht mit einer Klemme, sondern mit einem dicken Watteträger oder einer weichen Kinderzahnbürste.

An- und Ausziehtraining

Das An- und Ausziehtraining wird grundsätzlich im Sitzen auf dem Stuhl durchgeführt, wobei beim Anziehen immer mit der betroffenen Seite begonnen wird (➤ Abb. 27.15). Auch hier sollen die zu Pflegenden möglichst aktiv mitarbeiten und die betroffene Seite miteinbeziehen. Gelingt das zunächst noch nicht, übernimmt die Pflegeperson die Unterstützung und Führung.

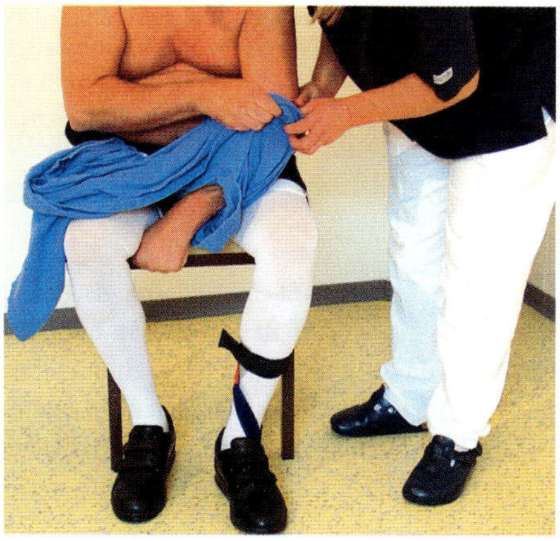

Abb. 27.15 Selbsthilfetraining beim Anziehen: Der zu Pflegende sitzt auf einem stabilen Stuhl, die Füße haben Bodenkontakt. Er zieht das Kleidungsstück zunächst über den stärker betroffenen Arm, die Pflegeperson unterstützt ihn dabei durch Führen der Bewegung [M292]

ABB. 27.15

Ernährung

Viele Menschen mit einem Schlaganfall entwickeln **Schluckstörungen** (➤ 21.3.3), was zum Einatmen von flüssigen oder festen Stoffen *(Aspiration,* ➤ 12.8.1*)* und daraus folgend zu gefährlichen Lungenentzündungen *(Aspirationspneumonien)* führen kann. Welche Nahrung sie sich zu sich nehmen dürfen, muss unbedingt mit der zuständigen Pflegefachperson vor dem Servieren und Anreichen der Mahlzeiten abgeklärt werden.

Ausscheidung

Durch frühzeitige Mobilisation bildet sich eine anfängliche **Inkontinenz** (Unfähigkeit, Harn oder Stuhl zurückzuhalten) meist rasch zurück. Zusätzlich können die zu Pflegenden nach den Mahlzeiten auf die Toilette geführt werden.

Sprache

Bei Betroffenen mit einer **Sprachstörung** *(Aphasie)* planen Pflegepersonen viel Zeit für die Kommunikation ein, sprechen ruhig und deutlich und verwenden kurze Sätze. Sie antworten nicht für die Betroffenen, sondern geben ihnen die benötigte Zeit für eine Antwort. Pflegepersonen führen Pflegehandlungen zudem nicht schweigend durch, sondern die zu Pflegenden über alle pflegerischen Handlungen und nutzen die Gelegenheit, mit ihnen ins Gespräch zu kommen.

Wahrnehmung

Pina im Praxiseinsatz

Pina lernt, dass bei jeder pflegerischen Handlung die oft vorhandene Vernachlässigung der betroffenen Körperseite bei den zu Pflegenden berücksichtigt werden muss. Der Fachbegriff für diese Wahrnehmungsstörung ist **Neglect.** Dabei handelt es sich um eine neurologisch bedingte Aufmerksamkeitsstörung, die zur Vernachlässigung einer Körperhälfte führt. Sinnesreize, die von der betroffenen Körperseite in das Gehirn gelangen, werden dort nicht mehr richtig verarbeitet. Dies führt dazu, dass die zu Pflegenden Probleme haben, Dinge und Menschen oder auch den eigenen Körper auf der betroffenen Seite zu sehen, zu hören oder zu spüren. Die Betroffenen sind sich dieser Störung selbst oft gar nicht bewusst.

Pina erkennt, dass es bei jeder pflegerischen Handlung auch immer das Ziel sein muss, die Aufmerksamkeit des zu Pflegenden auf die betroffene Seite zu lenken. Sie fragt ihre Praxisanleitung, wie man das praktisch machen kann. Diese erklärt ihr, dass zu diesem Zweck alle pflegerischen Handlungen, z. B. Ansprache, Unterstützung bei der Körperpflege oder Anreichen von Getränken und Nahrung, über die betroffene Seite erfolgen. Dadurch wird die vernachlässigte Körperseite immer wieder angeregt und kann von den Betroffenen nach und nach wieder besser wahrgenommen werden.

Psychosoziale Begleitung

Zu Pflegende und ihre Angehörigen leiden oft sehr unter ihrem Zustand und den damit einhergehenden Behinderungen. Pflegepersonen zeigen Verständnis für die Betroffenen und ihre Angehörigen und gehen offen mit den vorhandenen Einschränkungen um. Gefühle, Unsicherheiten und Ängste müssen ernst genommen werden.

Zur Orientierung

KINDER UND JUGENDLICHE

27.2.4 Multiple Sklerose (MS)
Pina im Praxiseinsatz

DEFINITION

KINDER UND JUGENDLICHE

KINDER UND JUGENDLICHE

Ein Schlaganfall kann jeden treffen, auch Kinder und Jugendliche. Es kommt sogar vor, dass Ungeborene im Mutterleib von einem Schlaganfall betroffen sind. Die Ursachen für einen Schlaganfall bei Kindern sind z. B. ein vererbtes Risiko für die Bildung eines Blutgerinnsels, das die Blutgefäße verstopft, angeborene Gefäßmissbildungen, Infektionserkrankungen, die das Gehirn betreffen, oder auch Herzerkrankungen. Eine weitere Hochrisikogruppe für durch Hirnblutungen ausgelöste Schlaganfälle sind Frühgeborene, da bei diesen das Hirngewebe noch sehr weich und die Hirngefäße noch sehr zerbrechlich sind.

27.2.4 Multiple Sklerose (MS)

Die angehende Pflegeassistentin Pina begegnet während ihres Praktikums auf einer neurologischen Station auch Betroffenen mit der Diagnose Multiple Sklerose (MS). Pina fällt auf, dass es sich oft um Betroffene im jüngeren Erwachsenenalter handelt oder um Betroffene, die zwar älter sind, aber schon in jüngeren Jahren erkrankt sind und somit schon seit vielen Jahren an MS leiden. Pina schließt daraus, dass eine MS eine chronische Erkrankung ist, die nicht heilbar ist. Auch beobachtet sie, dass die Symptome einer MS sehr unterschiedlich und vielfältig sein können.

DEFINITION

Multiple Sklerose (MS) ist eine chronisch-entzündliche Erkrankung des Zentralnervensystems (➤ 27.1.1). Mehrere *(multiple)* Entzündungsherde sind über das ZNS verstreut und bewirken nach dem Abklingen der Entzündungsreaktion eine Verkalkung *(Sklerose)* der betroffenen Stelle. Es entstehen Narben im Hirngewebe. Die Folge sind Funktionsstörungen der Nervenzellen im Zentralnervensystem (➤ 27.1.2). Die MS ist eine der häufigsten neurologischen Erkrankungen. Die meisten Betroffenen erkranken zwischen dem 20. und 40. Lebensjahr. Frauen sind häufiger betroffen als Männer (Gold & Geiermann 2022).

KINDER UND JUGENDLICHE

Es gibt auch eine Form der MS, die bei Kindern und Jugendlichen vorkommt und in 3–5 % der MS-Fälle vor dem 17. Lebensjahr auftritt (Huppke 2023). Bei der **pädiatrischen MS** finden sich mehr Schädigungen im ZNS und auch die Krankheitsschübe sind häufiger als im Erwachsenenalter. Allerdings bilden sich die Symptome bei der pädiatrischen MS schneller und vollständiger wieder zurück.

Pathogenese

Informationen werden im ZNS über elektrische Erregung in den Nervenzellen weitergeleitet. Um die Geschwindigkeit der Weiterleitung der elektrischen Erregung und damit der Weitergabe von Information zu erhöhen, ist die lange Nervenfaser *(Axon)* mit einer Myelinschicht (➤ 27.1.2). Bei der MS wird durch die Entzündungsherde diese Isolationsschicht (Myelinschicht) teilweise oder vollständig zerstört. Dadurch wird die Fähigkeit der Nervenzellen, Information weiterzuleiten, verlangsamt oder unterbrochen. Befehle aus dem ZNS an den Körper (Peripherie) können nur noch langsam oder gar nicht mehr erfolgen. Die Konsequenz für den Betroffenen sind verschiedenste Funktionsstörungen.

Die Multiple Sklerose ist eine **Autoimmunerkrankung,** bei der sich das Immunsystem fälschlicherweise gegen den eigenen Körper richtet und körpereigenes Gewebe zerstört (➤ 26.2.6). Bei der MS richtet sich das Immunsystem nur gegen Teile des Nervengewebes im ZNS und verursacht dort Schädigungen und Zerstörungen.

Der **Verlauf** einer MS kann unterschiedlich sein, oft schreitet die Krankheit in Schüben voran. Ein **Schub** bedeutet, dass das Entzündungsgeschehen im ZNS schlagartig beginnt, zunimmt und nach einiger Zeit wieder abnimmt und die Entzündung endet. Es gibt auch einen chronisch fortschreitenden Verlauf, bei dem die Symptome ohne erkennbare Schübe schleichend zunehmen.

Symptome

Grundsätzlich können Entzündungsherde überall im ZNS auftreten. Daher ist die auftretende Symptomatik bei MS **sehr vielfältig** und hängt davon ab, **wo** die Entzündungen im ZNS auftreten, **wie viele** Entzündungsherde auftreten, und **wie groß** die Entzündungsherde und die nachfolgende Narbenbildung im Entzündungsbereich sind. Kleine und wenige Entzündungsherde können sogar symptomlos bleiben.
Folgende Symptome treten bei der MS häufig auf:

- Augensymptome: verschwommenes Sehen, Doppelbilder, Augenmuskellähmungen
- Lähmungen *(Paresen)* besonders der unteren Extremität

- Störung der Wahrnehmung von Sinnesreizen auf der Körperoberfläche (Sensibilitätsstörungen) mit Missempfindungen („Ameisenlaufen“ auf der Haut, pelziges Gefühl)
- Schmerzhafte Nervenentzündungen im Bereich des Gesichts
- Sprechstörungen, Schluckstörungen
- Gleichgewichtsstörungen mit Einschränkung der Gehfähigkeit
- Koordinationsstörungen bei Bewegung mit krankhaft erhöhter Muskelspannung *(Spastik)* und/oder Zittern beim Ausführen einer Bewegung *(Tremor)*
- Blasen- und Mastdarmstörungen
- Verhaltensstörungen (Stimmungsschwankungen)
- Starke körperliche und psychische Ermüdbarkeit (franz. **Fatigue** = Müdigkeit)

Diagnostik

Überwiegend besteht die Diagnostik einer MS aus einer sorgfältigen Anamnese, einem MRT mit Kontrastmittelgabe (zum Nachweis der Entzündungsherde) und einer Untersuchung des Hirnwassers *(Liquor)*. Das Hirnwasser kann durch eine Punktion des unteren Wirbelkanals entnommen werden. Bei einer MS liegen spezielle Entzündungszellen im Hirnwasser vor.

Therapie

Bei **akutem Entzündungsgeschehen** im Gehirn werden **Glukokortikoide** verabreicht. Der Laie spricht hier auch von Kortison. Glukokortikoide wirken stark entzündungshemmend. Ziel ist es, die Entzündungen im ZNS schnell zu beenden, um schwere Schädigungen des befallenen Nervengewebes zu verhindern.

Da MS eine chronische und damit nicht heilbare Erkrankung ist, nehmen Betroffene auch in Phasen, in denen sie keine akuten Entzündungen im ZNS haben, täglich und dauerhaft verschiedenste Medikamente. Die Medikamente werden gespritzt und in Tablettenform genommen. Die Medikamente sollen dafür sorgen, dass weniger (im besten Fall keine) Entzündungen im ZNS entstehen.

Pflege

Pina im Praxiseinsatz

Pina hat sich intensiv mit der Krankheit MS beschäftigt und weiß nun, dass die selbstständige Körperpflege bei den Betroffenen deutlich erschwert sein kann und zum Teil unterstützt werden muss.

MERKE

Bei der MS gibt es keine regelmäßig auftretenden, einheitlichen Symptome. Daher muss die Pflege auf den individuellen Krankheitsverlauf und die individuelle Belastbarkeit der zu pflegenden Person abgestimmt werden. Im Vordergrund stehen immer die psychosoziale Betreuung sowie der Erhalt der größtmöglichen Selbstständigkeit und Mobilität.

Körperpflege und Ankleiden

Im Sinne einer aktivierenden Pflege (➤ 4.2.2) ist das Durchführen von Anziehtraining und Tipps bezüglich leicht zu handhabender Kleidung nötig.

ACHTUNG

Wärme verstärkt in der Regel die Symptome bei an einer MS Erkrankten. Dies muss bei der Körperpflege (z. B. Wassertemperatur von Bädern oder beim Duschen), bei Wärmeanwendungen und bei der Regulation der Raumtemperatur beachtet werden.

Ernährung

Es ist auf eine ausgewogene Ernährung und auf die Aufnahme von genügend Ballaststoffen zur Obstipationsprophylaxe (➤ 12.9.2) zu achten. Eine ausreichende Flüssigkeitszufuhr beugt Harnwegsinfekten (➤ 12.10.2) vor. Bei bestehenden Koordinationsstörungen im Bereich der Arme und Hände kann die Nahrungsaufnahme erheblich erschwert sein. Hier muss Hilfestellung geleistet und mit geeigneten Hilfsmitteln (Tellerranderhöhung, ergonomische Trinkbecher) gearbeitet werden.

Bewegung

Selbstständiges Gehen oder auch Bewegungsübergänge und Lagewechsel können beeinträchtigt sein. Es besteht ein erhöhtes Risiko, durch Gangunsicherheiten und Koordinationsstörungen zu stürzen. Pina kennt bereits die Prinzipien der Sturzprophylaxe (➤ 12.6.2), die auch hier gelten. Bei bettlägerigen zu Pflegenden und bei bestehender Immobilität müssen die Prinzipien der Dekubitus- (➤ 12.1.2), Thrombose- (➤ 12.5.2), Pneumonie- (➤ 12.4.2) und Kontrakturenprophylaxe (➤ 12.2.2) beachtet werden. Bei einer abnormal erhöhten Muskelspannung *(Spastik)* erfolgt eine Positionierung nach den Prinzipien des Bobath-Konzepts (➤ 27.2.1).

Ausscheidung

Liegt ein nicht unterdrückbarer, schwer kontrollierbarer Harndrang **(imperativer Harndrang)** vor, ist die täglich aufzunehmende Flüssigkeitsmenge über den ganzen Tag zu verteilen und der zu Pflegende anzuhalten, regelmäßig die Toilette aufzusuchen. Unter Umständen müssen Inkontinenzhilfen eingesetzt werden. Bleibt nach nicht vollständiger Entleerung der Blase noch Harn in der Blase zurück **(Restharnbildung),** besteht ein großes Risiko für Harnwegsinfekte (➤ 29.2.1), kann mit einer mehrfach über den Tag verteilten Einmalkatheterisierung geholfen werden, die die Betroffenen nach Anleitung auch selbst durchführen können. Auf reichliches Trinken als Prophylaxe gegen Harnwegsinfekte ist zu achten.

Psychosoziale Begleitung

Durch Geduld, Einfühlungsvermögen und ein offenes Ohr für die Sorgen und Nöte der Betroffenen und ihrer Angehörigen können Pflegepersonen die zu Pflegenden auch seelisch unterstützen.

27.2.5 Epilepsie
Pina im Praxiseinsatz

27.2.5 Epilepsie

Pina hat ein erschreckendes Erlebnis. Eben hat sie eine zu Pflegende noch auf der neurologischen Station auf dem Flur laufen sehen, als diese plötzlich stürzte und bewusstlos und ganz steif auf dem Boden lag. Und dann fing die auch noch an, am ganzen Körper zu zucken. Pina weiß nicht, was sie tun soll, und holt schnell eine andere Kollegin zur Hilfe. Später erklärt ihr ihre Praxisanleitung, dass die zu Pflegende einen epileptischen Anfall erlitten hat.

DEFINITION

DEFINITION

Ein **Krampfanfall** *(Epilepsie)* bezeichnet einen Zustand des Gehirns, bei dem eine andauernde Bereitschaft besteht, Krampfanfälle (Epilepsien) auszulösen. Ein **epileptischer Anfall** (zerebraler, das Gehirn betreffender, Krampfanfall) wird durch eine gleichzeitige elektrische Entladung von Nervenzellen im Gehirn hervorgerufen. Hierbei handelt es sich um eine abnorme Erregung der Nervenzellen in Teilen des Gehirns oder sogar im gesamten Gehirn. Dadurch ist das Gehirn während des Krampfanfalls erheblich in seiner Funktion gestört.

Pathogenese

Es gibt Epilepsien ohne erkennbare Ursache, die meist bis zum 20. Lebensjahr auftauchen. Häufiger sind epileptische Anfälle ein **Symptom für andere Erkrankungen** wie z. B. Hirntumoren, Schlaganfall und Entzugserscheinungen bei Suchterkrankungen.

Symptome

Epileptische Anfälle laufen nicht immer gleich ab. Je nach Ausmaß und Lokalisation der Funktionsstörung der Nervenzellen lassen sich fokale und generalisierte Anfälle unterscheiden.

MERKE

MERKE

Fokale Anfälle betreffen nur die Nervenzellen an einer **bestimmten Stelle** im Gehirn. **Generalisierte** Anfälle betreffen die Nervenzellen des **gesamten** Gehirns.

- **Fokale Anfälle:**
  - **Einfache fokale Anfälle:** Das Bewusstsein der Betroffenen ist erhalten. Die Symptome reichen von Zuckungen einer Körperregion über Taubheitsgefühle oder Missempfindungen bis zum Sehen von Lichtblitzen und Hören von Tönen.
  - **Komplex-fokale Anfälle:** Hier kommt es zu einer **Bewusstseinsstörung** mit immer in der gleichen Form auftretenden *(stereotypen)* Bewegungen wie Schmatzen oder Schlucken. Die Betroffenen können sich an die Zeit des Anfalls nicht erinnern.
  - **Fokale Anfälle mit sekundärer Generalisation:** Jeder fokale Anfall kann auch generalisieren. Das bedeutet, dass sich die krankhaften Erregungen und Entladungen der Nervenzellen von einem bestimmten Ort im Gehirn auf das gesamte Gehirn ausbreiten.

- **Primär generalisierte Anfälle** betreffen von Anfang an das gesamte Gehirn:
  - **Grand-Mal-Epilepsie:** Die Betroffenen stürzen bewusstlos zu Boden, der Körper versteift sich mit steif gestreckten Gliedmaßen und geöffneten Augen mit weiten Pupillen (steife, starre Muskulatur = tonische Phase). Dann folgen rhythmische Zuckungen am ganzen Körper, oft mit Schaum vor dem Mund, Zungenbiss, Urin- und Stuhlabgang (ruckartige Muskelbewegungen = klonische Phase). Kurze Zeit nach dem Anfall kommt es zu einer längeren Schlafphase (Terminalschlaf). Später erinnern die Betroffenen sich nicht an den Anfall, klagen aber häufig über Muskelkater.
  - **Petit-Mal-Epilepsie:** Unter diesem Begriff werden alle primär generalisierten Anfälle zusammengefasst, die nicht das Bild eines Grand-Mal-Anfalls zeigen. Die Symptome können sehr vielfältig sein, z. B. kurzes Wegtreten *(Absencen)* oder der plötzliche Verlust der Muskelspannung (Tonusverlust) der gesamten Muskulatur.

ACHTUNG

Der **Status epilepticus** ist ein stark verlängerter epileptischer Anfall, der länger als fünf Minuten andauert und nicht von selbst endet. Ein Status epilepticus muss immer medikamentös unterbrochen werden und stellt einen neurologischen **Notfall** mit einem hohen Risiko des Versterbens dar.

ACHTUNG

Diagnostik

- Anamnese, vor allem Fremd- und Familienanamnese
- Apparative Diagnostik: EEG (Elektroenzephalografie = Messung der elektrischen Aktivität im Gehirn, ➢ Abb. 27.16), MRT (Suche nach Tumoren oder Gefäßfehlbildungen), Blutuntersuchungen, humangenetische Untersuchungen bei vererbten Epilepsien (Untersuchung des Erbguts)
- Untersuchung bestimmter anderer Ursachen, die die Symptomatik eines Anfalls hervorrufen können, z. B. kurze Bewusstlosigkeit im Rahmen von Herzrhythmusstörungen *(Synkopen)* oder Unterzuckerung im Rahmen eines Diabetes mellitus *(Hypoglykämie)*

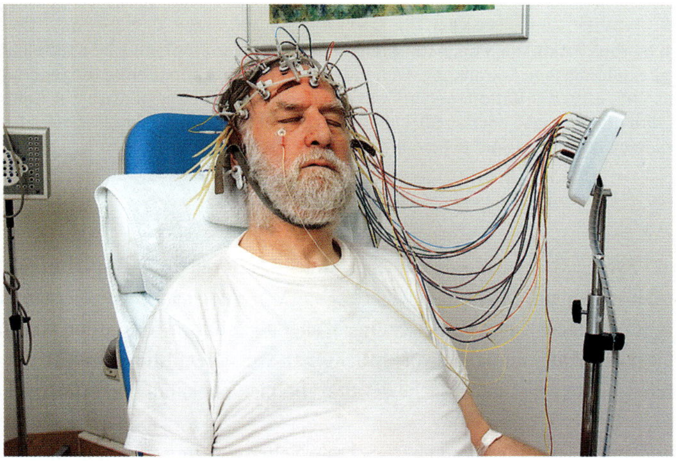

Abb. 27.16 Ruhe-EEG [K115]

ABB. 27.16

Therapie

Antiepileptika (auch **Antikonvulsiva** genannt) bewirken eine Unterdrückung der zerebralen Krampfanfälle. Eingreifende *(invasive)* Therapieverfahren wie die operative Entfernung des epileptischen Gebiets im Gehirn werden nur bei schweren Epilepsien angewandt. Auch ein Hirnschrittmacher *(tiefe Hirnstimulation)* kann eingesetzt werden.

Pflege

Pflegemaßnahmen während eines Anfalls

- Ruhe bewahren und sofort einen Arzt und eine Pflegefachperson benachrichtigen
- Auf die Uhr schauen und Beginn und Ende des Anfalls, wenn möglich, dokumentieren

- Stühle oder scharfkantige Gegenstände aus der Umgebung des Betroffenen entfernen, wenn möglich den Kopf mit Kissen abpolstern und Arm- und Beinbewegungen nicht durch Festhalten unterdrücken
- Keine Flüssigkeiten oder Medikamente einflößen, da Aspirationsgefahr (➤ 12.8.1) besteht
- **Keinen Gummikeil** oder Ähnliches zwischen die Zähne schieben, dabei besteht Verletzungsgefahr

Pflegemaßnahmen nach dem Anfall

- Nach dem Nachlassen des Anfalls die Betroffenen in die stabile Seitenlage (➤ 24.3) bringen und die Ansprechbarkeit überprüfen
- Bei Erbrechen während des Anfalls Mundpflege durchführen (➤ 11.4)
- Bei Urin- und/oder Stuhlabgang bei der Körperpflege und beim Wechseln der Kleidung unterstützen
- Zu pflegende Person sicherheitshalber zu Untersuchungen und Toilettengängen begleiten

KINDER UND JUGENDLICHE

KINDER UND JUGENDLICHE

Epilepsie ist kein Krankheitsbild eines bestimmten Lebensalters. Die Hälfte aller diagnostizierten Epilepsien beginnt schon in der Kindheit. Es gibt Anfallsformen, die bereits im Säuglings- und Kleinkindalter auftreten. Der Fieberkrampf z. B. ist ein typischer Krampfanfall im Säuglings- und Kindesalter. Allerdings entwickeln die wenigsten Kinder, die einen Fieberkrampf erleiden, daraufhin eine Epilepsie, die bestehen bleibt und behandelt werden muss.

27.2.6 Parkinson-Syndrom
Pina im Praxiseinsatz

27.2.6 Parkinson-Syndrom

Pina begegnet auf der neurologischen Station einem älteren Herrn, der am Rollator den Flur entlanggeht. Ihr fällt auf, dass er sehr kleine Schritte macht, sein Oberkörper sehr weit nach vorne gebeugt ist und er insgesamt sehr unsicher wirkt. Als er stehen bleibt, spricht Pina ein wenig mit ihm. Dabei fällt ihr auf, dass er im Gesicht merkwürdig ausdruckslos wirkt und seine Hände stark zittern. Dann verabschiedet sie sich und geht zum Stationszimmer. Dort angekommen, beobachtet sie, dass der Mann noch immer an der gleichen Stelle steht. Schließlich geht er weiter. Pina fragt sich, welche Erkrankung der ältere Herr wohl hat. Im Stationszimmer bekommt sie die Auskunft, dass er an einem Parkinson-Syndrom leidet.

DEFINITION

DEFINITION

Das **Parkinson-Syndrom,** auch Morbus Parkinson, Parkinson-Krankheit oder umgangssprachlich Schüttellähmung genannt, ist eine häufige neurologische Erkrankung. Es handelt sich um eine abbauende (degenerative) Erkrankung im Bereich des ZNS. 10 % der Betroffenen erkranken vor dem 40. Lebensjahr (Gold & Geiermann 2022). Im Durchschnitt wird die Diagnose um das 60. Lebensjahr gestellt. 1 % aller über 60-Jährigen ist von der Diagnose Morbus Parkinson betroffen (Gold & Geiermann 2022).

Pathogenese

Die Symptome beim Parkinson-Syndrom werden durch einen **Mangel des Botenstoffs Dopamin** (Neurotransmitter) im Gehirn ausgelöst. Dopamin sichert die Übertragung von Information von Nervenzelle zu Nervenzelle und ist wichtig für die Steuerung von Bewegungen, aber auch für die Regulation von Antriebskraft und Motivation. Liegt ein Dopaminmangel vor, spricht man von einem **idiopathischen Parkinson-Syndrom.** Idiopathisch bedeutet, dass die Ursache der Erkrankung unbekannt ist, was meist der Fall ist.

Die Symptomatik eines Parkinson-Syndroms kann aber auch als **Nebenwirkung** von bestimmten in der Psychiatrie eingesetzten Medikamenten entstehen. Diese Medikamente heißen **Neuroleptika** und werden gegen Störungen des Erlebens oder Verhaltens, z. B. bei Halluzinationen und Wahnvorstellungen, eingesetzt. Eine Parkinson-Symptomatik kann aber auch durch Schwermetallvergiftungen, Hirnverletzungen oder Gehirnentzündungen entstehen. Dann spricht man dann von einem **sekundären Parkinson-Syndrom.**

KINDER UND JUGENDLICHE

KINDER UND JUGENDLICHE

Es gibt Erkrankungen im Kindesalter, die mit Parkinson-ähnlichen Symptomen einhergehen können. Ein sekundäres Parkinson-Syndrom kann durch die entsprechenden Auslöser grundsätzlich in jedem Lebensalter, also auch im Kindesalter, entstehen. Weiterhin gibt es angeborene genetisch bedingte Stoffwechselerkrankungen, die im Kindesalter durch die Zerstörung von Nervenzellen im ZNS Symptome hervorrufen können, die einer Parkinson-Erkrankung ähnlich sind.

TAB. 27.3

Tab. 27.3 Überblick über die qualitativen Bewusstseinsstörungen

	Bewusstseinstrübung	Bewusstseinseinengung	Bewusstseinsverschiebung
Definition	Mangelnde Klarheit des Erlebens	Reduktion der Bewusstseinsinhalte, d. h., es erscheint nur noch ein kleiner Ausschnitt des Gesamterlebens im Bewusstsein	Gefühl einer allgemeinen Intensitätssteigerung z. B. der Wachheit, der Wahrnehmung, der Erkenntnis
Krankheitsbild	Betroffener ist verwirrt und desorientiert	Betroffener wirkt fasziniert von einer einzigen Sache, spricht auf Außenreize nur vermindert an	Betroffener wirkt ekstatisch („entrückt“), schildert umfassende Erkenntnisse und Einsichten
Ursache (Beispiel)	Akute organische Psychosen	Akute organische Psychosen	Manie, Schizophrenie, Drogenkonsum

Postoperatives Delir

Eine häufig vorkommende qualitative Bewusstseinsstörung ist das **postoperative Delir** (Zustand geistiger Verwirrung), auch **Durchgangssyndrom** genannt, im Rahmen von Krankenhausaufenthalten nach **operativen Eingriffen mit Narkose.** Vor allem ältere und gebrechliche Menschen sind gefährdet. Beim postoperativen Delir handelt es sich um einen Verwirrtheitszustand, bei dem Betroffene beispielsweise nicht mehr wissen, wo sie sind. Auch das Gedächtnis kann beeinträchtigt sein, und es kann zu Unruhezuständen, Halluzinationen und Wahnvorstellungen kommen. Bei manchen Betroffenen zeigt sich die Verwirrtheit direkt nach dem Aufwachen aus der Narkose, bei anderen kann sie auch noch nach Stunden oder Tagen auftreten. Gehäuft kommen die Verwirrtheitszustände in der Nacht vor.

Ursachen für ein postoperatives Delir sind Nebenwirkungen von Medikamenten und Flüssigkeitsmangel. Die belastende Situation, die unvertraute Umgebung im Krankenhaus, zahlreiche Untersuchungen und der damit verbundene Stress spielen ebenfalls eine Rolle.

Es lassen sich **zwei verschiedene Formen** des postoperativen Delirs unterscheiden. In den meisten Fällen liegen die Betroffenen ruhig und teilnahmslos im Bett und sind desorientiert. Bei einem Teil der zu Pflegenden entwickelt sich ein **hyperaktives Delir,** das mit starker Unruhe einhergeht. Die Betroffenen reißen sich beispielsweise die Verbände oder Infusionen ab oder wollen das Bett verlassen, was zu Stürzen führt.

Ein postoperatives Delir kann sich vollständig zurückbilden. Manchmal erfolgt dies im Verlauf einiger Tage. Es kann aber auch erst nach mehreren Monaten und erst nach der Rückkehr in das häusliche Umfeld zur Rückbildung kommen.

Pflege

- Stress reduzieren.
- Zuwendung und Beruhigung gewährleisten und Verständnis signalisieren.
- Benötigte Hilfsmittel wie Brille oder Hörgerät zur Verfügung stellen.
- Für eine vertraute Umgebung sorgen (z. B. durch das Aufstellen von Fotos von Angehörigen oder das Bereitstellen von persönlichen Gegenständen aus dem häuslichen Umfeld).
- Eine Uhr oder einen Kalender auf den Nachttisch stellen.
- Angehörigenarbeit beachten: Besuche von Angehörigen mindern Gefühle der Isolation und erleichtern das Zurückfinden in die Realität.

Pina im Praxiseinsatz

Pina weiß, welche Fragen sie den zu Pflegenden stellen kann, um zu überprüfen, ob sie orientiert sind:

- Persönlich: „Wie heißen Sie?“ „Wie alt sind Sie?“ „Wo sind Sie geboren?“
- Örtlich: „Wo sind Sie gerade?“
- Zeitlich: „Welchen Tag haben wir heute?“ „Welches Jahr haben wir?“
- Situativ: „Wissen Sie, warum Sie im Krankenhaus sind?“

JUGENDLICHE

JUGENDLICHE

Bewusstseinsstörungen können grundsätzlich in jedem Lebensalter auftreten. Gerade Jugendliche sind durch die Entwicklungsphase, in der sie sich befinden, gefährdet, sich durch risikoreiches Verhalten und/oder das Ausüben von risikoreichen Sportarten eine schwere Kopfverletzung (Schädel-Hirn-Trauma) zuzuziehen, die zu teilweise schweren und andauernden Bewusstseinsstörungen führen kann. Da die Hälfte der Epilepsien (➤ 27.2.5) im Kindesalter beginnt, sind Jugendliche ebenfalls durch zerebrale Krampfanfälle gefährdet, eine Bewusstseinsstörung zu erleiden. Auch Drogenkonsum in dieser jugendlichen Altersphase kann ein Auslöser für Bewusstseinsstörungen sein.

WIEDERHOLUNGSFRAGEN

1. Nennen Sie die Bestandteile des Zentralnervensystems (ZNS).
2. Nennen Sie die zwei Pflegekonzepte, die in der Neurologie von besonderer Bedeutung sind.
3. Erläutern Sie die Grundprinzipien der Pflege bei Betroffenen mit einer Multiplen Sklerose (MS).
4. Begründen Sie, was bei der Körperpflege von MS-Erkrankten unbedingt beachtet werden muss.
5. Erklären Sie, was bei einem epileptischen Anfall im Gehirn passiert.
6. Nennen und erläutern Sie die Pflegemaßnahmen während und nach einem epileptischen Anfall.
7. Nennen Sie die fünf Hauptsymptome, die Sie bei einem Parkinson-Syndrom vorfinden können.
8. Erläutern Sie, welche Grundprinzipien der Pflege Sie bei Betroffenen mit Parkinson-Syndrom beachten sollten.
9. Sie begegnen in Ihrer praktischen Tätigkeit einer älteren zu Pflegenden, die ziellos auf der Station herumirrt und laut nach Hilfe ruft. Welches Krankheitsbild vermuten Sie? Wie gehen Sie mit dieser zu Pflegenden in dieser Situation um, und wie versuchen Sie, mit ihr in Kontakt zu treten und zu kommunizieren?
10. Erklären Sie die Begriffe Benommenheit, Somnolenz, Sopor, Koma.
11. Erklären Sie, was anhand der Glasgow Coma Scale gemessen wird.
12. Beschreiben Sie, wie Sie das Bewusstsein eines Menschen überprüfen und welche Symptome auf eine Bewusstseinseintrübung hinweisen.

LITERATUR UND KONTAKTADRESSEN

Quellen

Ausbildungs- und Prüfungsverordnung für die Pflegeberufe (Pflegeberufe-Ausbildungs- und Prüfungsverordnung – PflAPrV) vom 2. Oktober 2018. Bundesgesetzblatt Jahrgang 2018 Teil I Nr. 34, ausgegeben zu Bonn am 10. Oktober 2018.

Brötz D. Übungen in der Neurorehabilitation. 2. Aufl. Stuttgart: Thieme; 2022.

Höglinger G, Trenkwalder C (Hrsg.). Parkinson-Krankheit. Leitlinien für Diagnostik und Therapie in der Neurologie. 2023. Aus: https://dnvp9c1uo2095.cloudfront.net/cms-content/030010_LL_Parkinson_Krankheit_2023_V2_1701089962918.pdf (letzter Zugriff: 16.1.2025).

Deutsches Netzwerk für Qualitätsentwicklung in der Pflege (DNQP). Expertenstandard „Beziehungsgestaltung in der Pflege von Menschen mit Demenz". Osnabrück: 2019.

Feydt-Schmidt A, Steffers G. Pädiatrie. Kurzlehrbuch für Pflegeberufe. 4. Aufl. München: Elsevier; 2019.

Gold K, Geiermann S (Hrsg.). Pflege konkret. Neurologie Psychiatrie. 7. Aufl. München: Elsevier/Urban & Fischer; 2022.

Huppke P, Gärtner J et al. S1-Leitlinie Pädiatrische Multiple Sklerose. 2023. Aus: https://register.awmf.org/assets/guidelines/022-014l_S1_Paediatrische-Multiple-Sklerose_2023-12.pdf (letzter Zugriff: 16.1.2025).

Kinder- & Jugendärzte im Netz. Fieberkrampf: Ruhe bewahren und Kind nach Anfall seitlich lagern. 2018. Aus: www.kinderaerzte-im-netz.de/news-archiv/meldung/fieberkrampf-ruhe-bewahren-und-kind-nach-anfall-seitlich-lagern (letzter Zugriff: 16.1.2025).

Kitwood T. Demenz. Der person-zentrierte Ansatz im Umgang mit verwirrten, kognitiv beeinträchtigten Menschen. 9. Aufl. Bern: Hogrefe; 2022.

Morbus Parkinson aktuell. Können auch Kinder an Parkinson erkranken? 2025. Aus: www.morbus-parkinson-aktuell.de/koennen-auch-kinder-parkinson-erkranken (letzter Zugriff: 16.1.2025).

Neurologen und Psychiater im Netz. Vertrautes hilft Senioren bei Verwirrtheit im Rahmen von Krankenhausaufenthalten. 2015. Aus: www.neurologen-und-psychiater-im-netz.org/psychiatrie-psychosomatik-psychotherapie/ratgeber-archiv/meldungen/article/vertrautes-hilft-senioren-bei-verwirrtheit-im-rahmen-von-krankenhausaufenthalten (letzter Zugriff: 16.1.2025).

Neurologen und Psychiater im Netz. Schlaganfall bei Kindern. 2025a. Aus: www.neurologen-und-psychiater-im-netz.org/neurologie/erkrankungen/schlaganfall/schlaganfall-bei-kindern/#c596 (letzter Zugriff vom 16.1.2025).

Neurologen und Psychiater im Netz. Psychopharmaka: Antidementiva. 2025b. Aus: www.neurologen-und-psychiater-im-netz.org/psychiatrie-psychosomatik-psychotherapie/therapie/pharmakotherapie/antidementiva/#c117 (letzter Zugriff: 6.2.2025).

Pfitzer-Bilsing A. Demenz bei Parkinson. Alzheimer Forschung Initiative e. V. 2025a. Aus: www.alzheimer-forschung.de/alzheimer/wasistalzheimer/alzheimer-demenz/parkinson (letzter Zugriff: 16.1.2025).

Pfitzer-Bilsing A. Psychometrische Tests. Alzheimer Forschung Initiative e. V. 205b. Aus: www.alzheimer-forschung.de/alzheimer/diagnose/psychometrische-tests (letzter Zugriff: 16.1.2025).

Pott C, Thieme H (Hrsg.). Physiotherapie in der Neurologie. Stuttgart: Thieme; 2024.

Rogers, Carl R. Die klientenzentrierte Gesprächspsychotherapie. Frankfurt/M.: Fischer; 1983.

Schröder S, Rey J (Hrsg.). Pflege konkret. Innere Medizin. 8. Aufl. München: Elsevier; 2022.

Speckmann EJ, Hescheler J, Köhling R (Hrsg.). Physiologie. Das Lehrbuch. 8. Aufl. München: Elsevier; 2024.

Spitzer M, Bertram W. Hirnforschung für Neu(ro)gierige. Stuttgart: Schattauer; 2018.

Trepel M. Neuroanatomie: Struktur und Funktion. 8. Aufl. München: Elsevier; 2021.

Weiterführende Literatur

Beurteilung 0000 von Schmerzen bei Demenz (BESD). Aus: https://ag-d.ch/fileadmin/user_upload/downloads/pdf/BESD_beurteilung_schmerzen_demenz.pdf.

Bienstein C, Fröhlich A. Basale Stimulation® in der Pflege. 9. Aufl. Göttingen: Hogrefe; 2021.

Dammshäuser B. Bobath-Konzept in der Pflege. 2. Aufl. München: Elsevier; 2012.

Eisenburger M. „Zuerst muss die Seele bewegt werden …". Psychomotorik im Pflegeheim. 2. Aufl. Dortmund: verlag modernes lernen; 2012.

Feil N, de Klerk-Rubin V. Validation – Ein Weg zum Verständnis alter Menschen. 12. Aufl. München, Basel: Ernst Reinhardt; 2023.

Kastner U, Löbach R. Handbuch Demenz. 5. Aufl. München: Elsevier/Urban & Fischer; 2022.

Schmidt-Hackenberg U. 10-Minuten-Aktivierung als Methode. Hannover: Vincentz Network; 2013.

Kontaktadressen

Stiftung Deutsche Schlaganfall Hilfe: www.schlaganfall-hilfe.de

Deutsche Multiple Sklerose Gesellschaft (dmsg): www.dmsg.de

Deutsche Alzheimer Gesellschaft e. V.: www.deutsche-alzheimer.de

Deutsche Gesellschaft für Parkinson und Bewegungsstörungen: www.parkinson-gesellschaft.de

Deutsche Wachkoma Gesellschaft: www.schaedelhirnpatienten.de

UCBCares für Epilepsie: Service zum Thema Epilepsie. https://ucbcares.de/patienten/epilepsie/de/content/829684992/services

Kompetenz -Centrum Geriatrie: www.kcgeriatrie.de

28.2.2 Nähe und Distanzverhalten beachten

Die Pflegeperson übernimmt in der Psychiatrie für den zu Pflegenden die Funktion eines Begleiters durch Krisensituationen und ist Gesprächspartner. Hier steht das **Gespräch** als pflegerische Handlung im Fokus. In diesem wird die aktuelle Stimmungslage erfasst und das Verhalten beobachtet.

Um einen Einblick in die Gefühlswelt des zu Pflegenden zu bekommen, ist eine zugewandte Haltung ihm gegenüber Grundvoraussetzung. Pina stellt fest, dass es für Pflegepersonen oft schwierig ist, die Beziehung zu diesen zu Pflegenden vertrauensvoll und professionell zugleich zu gestalten. Dies ist jedoch wichtig, um sie kompetent durch ihre Krise begleiten zu können. Hier helfen Gesprächstechniken, die es ermöglichen, den Betroffenen zuzuhören und ihnen Raum für ihre Probleme zu bieten (➤ Kap. 5). Von großer Bedeutung ist hierbei, dass sich die Pflegeperson professionell positioniert. Die Betroffenen brauchen viel Aufmerksamkeit, die sie jedoch ausschließlich durch pflegerisches Handeln erfahren sollten.

MERKE

Pflegepersonen bewahren die professionelle Distanz auch zum Selbstschutz, um sich abgrenzen zu können.

28.2.3 Genaue Patientenbeobachtung

In der psychiatrischen Pflege sind die **Signale** der zu Pflegenden wichtige Anhaltspunkte, um den Verlauf einer Erkrankung, den momentanen Zustand oder die Stimmung einzuschätzen. Diese Signale sind mitunter sehr unterschwellig und ihre Wahrnehmung erfordert eine genaue Beobachtung der zu Pflegenden. Signale dieser Art betreffen z. B. die Körperhaltung oder den Gesichtsausdruck sowie den Klang der Stimme, aber auch Kleidung und Gestaltung der individuellen Umgebung.

Ebenso können Aggressionen erkannt werden, um Maßnahmen zum Patienten- und Eigenschutz einzuleiten. Gegebenenfalls sind sich die zu Pflegenden über ihre eigenen Gefühle nicht im Klaren. Die Beobachtungen haben einen Einfluss auf das weitere Pflege- und Therapiegeschehen und müssen entsprechend objektiv dokumentiert und weitergegeben werden.

28.2.4 Deeskalation

Im Umgang mit Menschen mit psychischen Erkrankungen kommt es mitunter zu Situationen, die für sie selbst, aber auch für ihr direktes Umfeld gefährlich sein können. Die zu Pflegenden nehmen ihre Umwelt und somit auch die Pflegepersonen unter Umständen als Gefahr für sich selbst wahr. Es kann vorkommen, dass ihnen einzig körperliche Gewalt als Bewältigungsstrategie in Krisensituationen zur Verfügung steht. In diesen besonderen Situationen ist es wichtig, dass Pflegepersonen sich selbst und andere durch professionelles Handeln schützen.

DEFINITION

Unter **Deeskalation** werden Maßnahmen verstanden, die dazu führen, eine (potenziell) aggressive Situation in eine gefahrenfreie Stimmung umzulenken bzw. eine weitere Steigerung der Aggression zu verhindern. Ziel jeder Deeskalationsmaßnahme ist es, psychische oder physische Beeinträchtigungen zu vermeiden.

Die folgenden Maßnahmen sind einige Möglichkeiten, deeskalierend zu wirken. Sie ersetzen jedoch nicht die Mitarbeiterschulung, die ggf. notwendig ist.

- **Vorkenntnisse über den zu Pflegenden:** Je mehr Pflegepersonen über den zu Pflegenden wissen, desto schneller können sie diesen einschätzen und Situationen erkennen, bevor sie gefährlich werden. Dies bietet eine bestmögliche Handlungsoption, um lenkend einwirken zu können. Hierfür ist es hilfreich, wenn die Vorgeschichte und die gewohnten Reaktionen des zu Pflegenden durch eine umfassende Anamnese und genaue Beobachtung bekannt sind.
- **Kommunikation:** Der zu Pflegende signalisiert eine sich anbahnende Aggression nicht immer verbal. Oft werden Signale unbewusst und unterschwellig über die Körpersprache (Anspannung) oder Stimmlage (Zittern in der Stimme, hysterische Stimme) bzw. Lautstärke gesendet. Damit er sich durch Pflegende nicht bedroht fühlt, sollten diese Signale senden, die deeskalierend wirken. Hier gilt:
  - Abstand zueinander schaffen
  - sicheren Stand und weitestgehend entspannte Haltung einnehmen
  - den Blick des Gegenübers nicht fokussieren
  - die eigene Körperspannung beachten (z. B. nicht die Hand zur Faust ballen)
  - Stimme und Sprache zu kontrollieren, um diese bewusst ruhig und sachlich einzusetzen

28.2.2 Nähe und Distanzverhalten beachten

Pina im Praxiseinsatz

MERKE

28.2.3 Genaue Patientenbeobachtung

28.2.4 Deeskalation

DEFINITION

- **Körperliche Auseinandersetzung:** In akuten Krisensituationen und bereits bei deren Anbahnung sind unbedingt weitere Pflegepersonen, z. B. durch einen Alarmknopf oder Rufen, hinzuzuziehen. Oberste Priorität in diesem Fall hat immer der **Eigenschutz.** Unter diesen Umständen ist eine körperliche Begrenzung (z. B. durch Überwältigung) des zu Pflegenden durch mehrere Pflegepersonen notwendig. Diese sind für solche Situationen geschult und kennen Verfahrensweisen, bei denen ein körperlicher Schaden bestmöglich ausgeschlossen wird.
- **Umgebung:** Auf eine sichere Umgebung ist zu achten. Alltagsgegenstände, z. B. Scheren, können leicht zur Waffe werden. Ebenfalls ist in entsprechenden Situationen die Position im Raum immer mit Blick auf eine Fluchtmöglichkeit zu wählen.
- **Aufarbeitung:** Der Umgang mit einer aggressiven Situation stellt für die beteiligten Pflegepersonen eine Belastung dar. Allein das Gefühl, der Gefahr ausgesetzt zu sein, kann traumatisierend sein. Um Pflegende danach auffangen zu können, werden diese Themen im Team nachbesprochen (➤ Abb. 28.3). Ebenfalls werden hierzu regelmäßige Beratungen und Supervisionen von den Einrichtungen angeboten. Diese Aufarbeitung ist wichtig, um Betroffene zu ermutigen, diese Situationen nicht persönlich zu nehmen. Zudem müssen die Eigenanteile innerhalb der Situation reflektiert und zukünftige Strategien besprochen werden, um Handlungsfähigkeit und -sicherheit entwickeln zu können.

ABB. 28.3

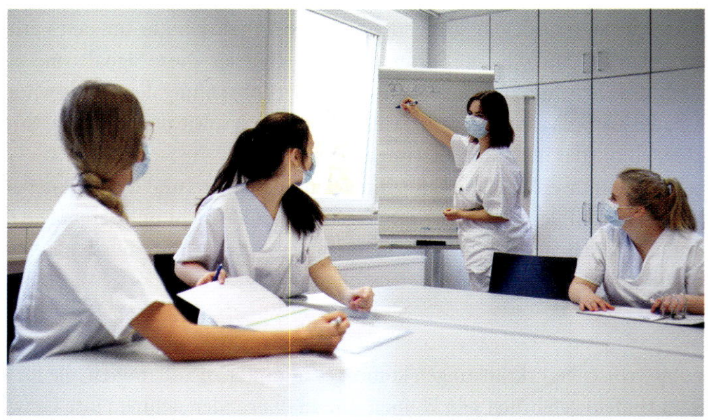

Abb. 28.3 Pina und das Team besprechen, wie sie mit dem aggressiven Verhalten einer zu Pflegenden umgehen [J803]

MERKE

MERKE

Oberstes Gebot ist immer, **Gewalt zu vermeiden.** Alle Handlungen der Pflegepersonen sind darauf ausgelegt.

28.2.5 Einbeziehung des sozialen Umfelds

28.2.5 Einbeziehung des sozialen Umfelds

Im Sinne der **Ganzheitlichkeit** kann das Einbeziehen des **sozialen Umfelds** in den Behandlungsverlauf ratsam sein. Die sozialen Bezüge wie z. B. die Familie können eine Unterstützung *(Ressource)* für die zu Pflegenden darstellen und ggf. Hintergrundwissen bieten. Aus datenschutzrechtlichen Gründen bedarf es der ausdrücklichen **Einwilligung** der zu Pflegenden. Ausnahmen stellen minderjährige Kinder und Jugendliche dar sowie Menschen mit einer gesetzlichen Betreuung (➤ 7.4.7).

28.3 Depression

DEFINITION

28.3 Depression

DEFINITION

Die **Depression** (lat. *deprimere* = niederdrücken) ist eine psychische Erkrankung, die zu den affektiven Störungen (Störung der Stimmung und des Antriebs) gehört (➤ Tab. 28.2). Vereinfacht formuliert: eine Störung der Grundgestimmtheit.

Pathogenese

Die genauen Ursachen von Depression sind bisher noch nicht ausreichend bekannt. Jedoch können verschiedene Faktoren die Entstehung einer depressiven Episode beeinflussen. Dazu gehören sowohl **biologische, genetische** als auch **psychosoziale Auslöser.** Diese können sein:

ABB. 28.4

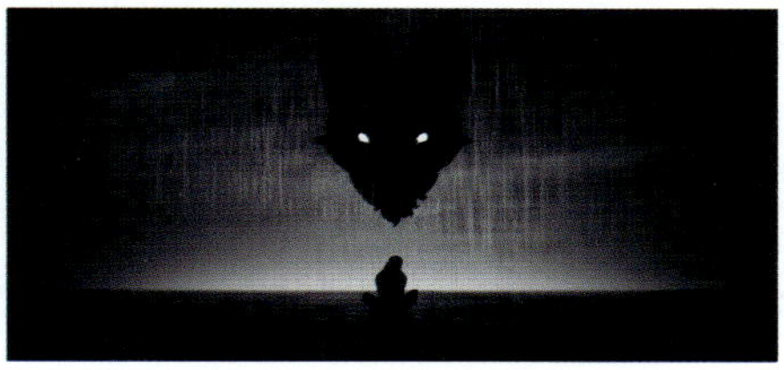

Abb. 28.4 „Mein schwarzer Hund". Die negative Gedankenspirale bei einer Depression lässt sich nur schwer durchbrechen – ähnlich wie ein Hund, der einen verfolgt und sich nicht abschütteln lässt [J751–123]

ABB. 28.5

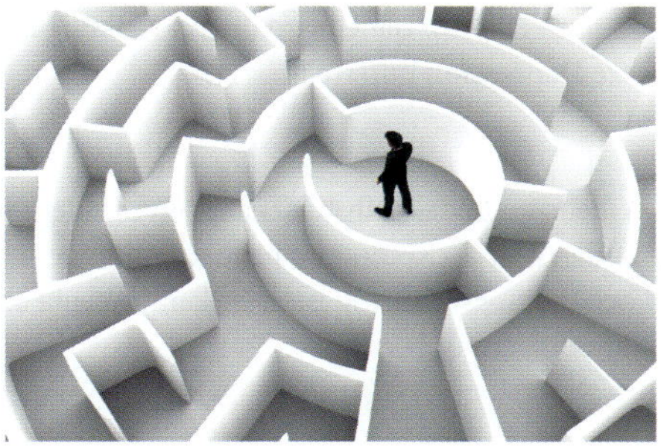

Abb. 28.5 Oftmals wird bei einer Depression kein anderer Ausweg mehr gesehen als der Suizid [J751–124]

- Persönlichkeitsmerkmale (z. B. Temperament)
- Botenstoffe im Gehirn (hirnorganische Faktoren)
- Lebenssituation mit belastenden Ereignissen
- Körperliche, medikamentöse und krankheitsbedingte Faktoren
- Suchterkrankung

Manche Menschen reagieren empfindlicher *(vulnerabel)* auf psychische (seelische), physische (körperliche) und biografische (lebensgeschichtliche) Belastungsfaktoren. Dies wird als besondere Verletzlichkeit *(Vulnerabilität)* bezeichnet. Im Ausbruch und Verlauf einer Depression ist die Vulnerabilität des Menschen von zentraler Bedeutung. Pina erinnert sich an das Vulnerabilitäts-Stress-Modell (➤ 28.1.1).

Pina in der Schule

Symptome

➤ Tab. 28.2

Treten neben den oben aufgeführten Symptomen auch Phasen übermäßig heiterer und distanzloser Stimmung auf, spricht man von einer **bipolaren Störung,** in der sich depressive mit manischen Phasen abwechseln.

TAB. 28.2

Tab. 28.2 Symptome einer Depression

Hauptsymptome	Zusatzsymptome	Somatische Symptome
Gedrückte, depressive Stimmung (Gefühl der Gefühlslosigkeit)	Verminderte Konzentration und Aufmerksamkeit	Mangelnde Fähigkeit, auf positive Aspekte in der Umgebung emotional zu reagieren
Interessenverlust/Freudlosigkeit (das Gefühlsleben ist stark vermindert – innere Leere wird empfunden)	Herabgesetztes Selbstwertgefühl und Selbstvertrauen	Deutlicher Appetitverlust, Gewichtsverlust
Erhöhte Ermüdbarkeit/verminderter Antrieb/Aktivitätsverlust (energielos, erschöpft, passiv; kann dazu führen, dass einfachste Alltagsaufgaben wie z. B. Körperpflege nicht mehr geleistet werden können)	Schuldgefühle und Minderwertigkeitsgefühle	Schlafstörungen, frühmorgendliches Erwachen, Morgentief
	Negative und pessimistische Zukunftsperspektiven (➤ Abb. 28.4)	Deutlicher Libidoverlust
	Suizidgedanken, erfolgte Selbstverletzungen (➤ Abb. 28.5)	Psychomotorische Hemmung oder Agitiertheit (Unruhe)

MERKE

MERKE

Die Symptome einer Depression können auch bei gesunden Menschen z. B. als Folge eines kritischen Lebensereignisses wie des Verlusts eines Angehörigen auftreten. In der Regel gehen sie von allein vorüber. Von einer psychischen Erkrankung ist erst dann die Rede, wenn die Beschwerden im Verhältnis zu den auslösenden Faktoren übermäßig lang anhalten. Als **deprimiert** (umgangssprachlich oft als depressiv) wird eine traurige, niedergeschlagene Stimmungslage ohne Krankheitswert bezeichnet.

Diagnostik

Die Diagnose erfolgt auf der Grundlage der Klassifikation nach ICD-10. Dabei wird die Erkrankung nach Schwere und Dauer in **leichte, mittelgradige** und **schwere Depression** unterteilt.

Therapie

Betroffene sind nicht in der Lage, ihre Situation durch Willenskraft oder Selbstdisziplin zu verändern. Es handelt sich hierbei um eine ernst zu nehmende Erkrankung, die u. a. psychotherapeutisch und/oder medikamentös (z. B. Antidepressiva) je nach Schweregrad behandlungsbedürftig ist. Dies kann sowohl ambulant als auch vorübergehend stationär bzw. teilstationär erfolgen.

ACHTUNG

ACHTUNG

Die Lebensqualität der Betroffenen kann durch die Behandlungsmöglichkeiten deutlich verbessert oder vollständig wiederhergestellt werden. Dennoch handelt es sich um eine **chronische Erkrankung.**

Pina im Praxiseinsatz

Pflege

Pina lernt, dass die Interaktion der Pflegeperson mit den zu Pflegenden wertschätzend, geduldig und einfühlsam sein muss. Für Menschen mit Depressionen können selbst einfache Lebensaktivitäten eine Herausforderung darstellen. Durch genaue Beobachtung der betroffenen Person kann einer Überforderung bei aktivierenden Maßnahmen vorgebeugt werden. Je nach Schweregrad der Depression benötigen Betroffene auch bei alltäglichen Verrichtungen pflegerische Unterstützung (z. B. Körperpflege, Nahrungsaufnahme).

Die oben genannten Beschwerden tragen dazu bei, dass Lebensqualität und Lebensfreude massiv beeinträchtigt sind, sodass als Ausweg häufig **Suizidgedanken** in den Vordergrund rücken. Daher ist ggf. eine engmaschige Überwachung des zu Pflegenden notwendig. Ebenfalls ist es wichtig, in der Kommunikation aufmerksam und einfühlsam zu agieren, um mögliche suizidale Hinweise wahrnehmen zu können. In diesen Fällen ist es erforderlich, den zu Pflegenden zu sichern und sofort die zuständige Pflegefachperson oder einen Arzt hinzuzuziehen. Das Suizidrisiko besteht während des gesamten Behandlungsverlaufs – auch in Phasen der Besserung (➤ 28.5).

WISSEN ANWENDEN

WISSEN ANWENDEN

Menschen mit depressiver Erkrankung sind mitunter über einen längeren Zeitraum abweisend. Häufig geht die Erkrankung mit Gefühlsarmut und mangelnder Dankbarkeit einher. Die Versorgung kann demnach eine Herausforderung darstellen. Daher ist es wichtig, sich selbst zu reflektieren und ggf. einen Wechsel der Pflegeperson im Team zu besprechen, um eigenen negativen Stimmungen vorzubeugen.

Eine umfassende Anamnese ist wichtig, um bei Bedarf die Angehörigen angemessen in den Behandlungsprozess einbeziehen zu können.

28.4 Stoffgebundene und stoffungebundene Abhängigkeitserkrankungen

28.4 Stoffgebundene und stoffungebundene Abhängigkeitserkrankungen

DEFINITION

DEFINITION

Abhängigkeit (umgangssprachlich Sucht) ist das zwanghafte Bedürfnis oder der unwiderstehliche Drang nach einem bestimmten Verhalten oder einer Substanz, das bzw. der nicht mehr steuerbar ist. Dabei erfolgt eine Unterscheidung in psychische und physische (körperliche) Abhängigkeit, die sich in zwei Kategorien aufteilt: die stoffgebundene und stoffungebundene Abhängigkeit (➤ Abb. 28.6).

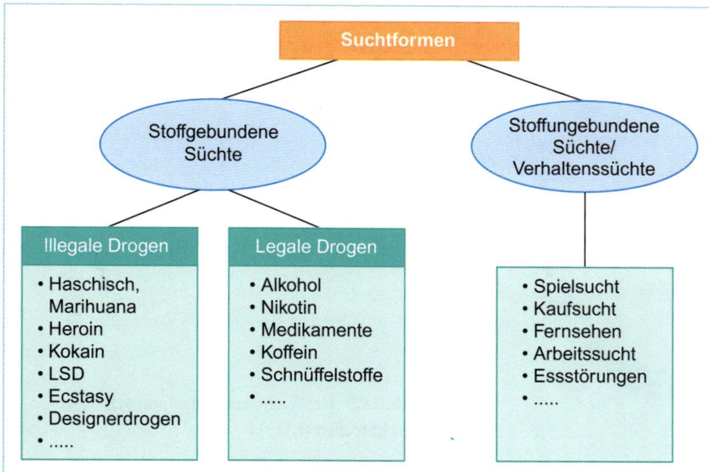

Abb. 28.6 Überblick über stoffgebundene und stoffungebundene Süchte [L143]

ABB. 28.6

28.4.1 Formen der Abhängigkeiten

28.4.1 Formen der Abhängigkeiten

Eine **psychische Substanzabhängigkeit** zielt darauf ab, Lustempfinden zu erlangen oder ein Unlustgefühl zu vermeiden, indem ein veränderter Bewusstseins- oder Gefühlszustand angestrebt wird. **Physische (körperliche) Abhängigkeit** besteht dann, wenn eine Steigerung des Handelns bzw. der Substanzdosis notwendig ist und/oder körperliche Entzugserscheinungen (Zittern, Schweißausbrüche, Herzrasen, Übelkeit) auftreten.

ACHTUNG

Krankhaftes Stehlen *(Kleptomanie)* oder Brandstiftung *(Pyromanie)* zählen nicht zur Abhängigkeitsklassifizierung. Sie gehören zu den **Störungen der Impulskontrolle,** da die Handlungen der Betroffenen nicht bewusst steuerbar sind. Anders als bei den meisten Abhängigkeitserkrankungen treten jedoch keine körperlichen Abhängigkeitssymptome auf.

ACHTUNG

Der **Missbrauch** (schädlicher Gebrauch) ist meist die Vorstufe zur Abhängigkeit. Häufig wird der Konsum von Substanzen als Problemlösestrategie gesehen, sodass den Betroffenen die Einsicht in den problematischen und mitunter selbstzerstörerischen Konsum schwer gelingt.

Pathogenese

Verschiedene Faktoren liegen einer Abhängigkeitserkrankung zugrunde. Diese können genetisch, psychologisch und/oder sozial bedingt sein. Die Kombinationen aus verschiedenen Risikofaktoren können eine Abhängigkeitserkrankung fördern.

WISSEN ANWENDEN

Eine Abhängigkeit kann z. B. eintreten, wenn eine Person über einen langen Zeitraum Schlaftabletten einnimmt, um arbeitsfähig zu sein und die psychisch belastende Arbeitssituation aushalten zu können. Dabei helfen die Tabletten gegen das Symptom (Schlafstörung), jedoch nicht bei der Ursachenbekämpfung (Arbeitsbelastung).

WISSEN ANWENDEN

Bei **stoffgebundener Abhängigkeit** wird davon ausgegangen, dass es zu einer Fehlsteuerung des Belohnungssystems im Gehirn kommt. Durch den Konsum von Substanzen werden Botenstoffe *(Neurotransmitter)* im Gehirn freigesetzt, die ein angenehmes Gefühl auslösen. Nach einiger Zeit der Wiederholung speichert das Gehirn diesen Reiz (die Substanz) und verknüpft ihn mit der Ausschüttung der Glückshormone *(Endorphine),* die für das wohlige Gefühl verantwortlich sind (➤ Abb. 28.7).

Fehlt dieser Reiz (die Zufuhr der Substanz), entsteht ein Defizit im Erleben, sodass in der Folge der unkontrollierte Wunsch nach dem auslösenden Stoff eintritt.

Pina erkennt, dass eine Abhängigkeit demnach keine Charakterschwäche ist, sondern eine ernst zu nehmende Krankheit.

Pina in der Schule

ABB. 28.7

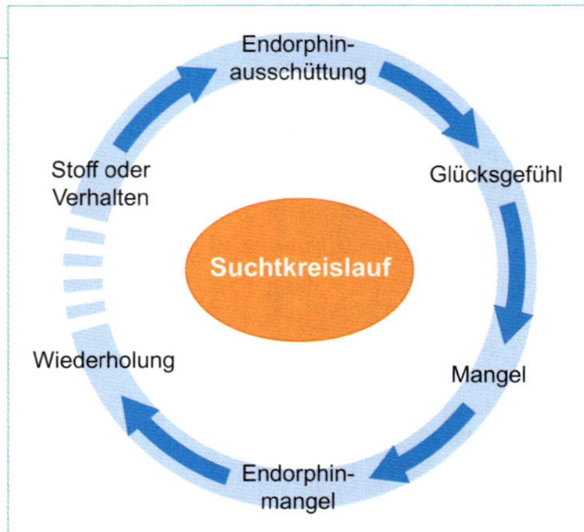

Abb. 28.7 Der Suchtkreislauf ist nur schwer zu durchbrechen [L143]

Symptome

Die Symptome unterscheiden sich in Abhängigkeit von den konsumierten Substanzen. Beispielsweise gehört die Droge LSD zu den Halluzinogenen und verzerrt die Wahrnehmung von Körper, Stimme, Farben etc. Hingegen wirken Amphetamine, z. B. Ecstasy, stimulierend auf den Körper, sodass hier eine vermehrte Aktivität auftritt.

Weitere Wirkungen verschiedener Substanzen können sein:

- Aggressives Verhalten
- Beeinträchtigtes Urteilsvermögen
- Körperliche Schäden
- Gedächtnisstörungen
- Gang- und Koordinationsstörungen

Diese können sowohl während des Konsums als auch als Entzugserscheinungen auftreten. Davon abzugrenzen sind Symptome bei Überdosierung, z. B. eine Alkoholvergiftung.

Von außen wird eine Abhängigkeit nur schwer erkannt, da die Betroffenen selbst häufig keine Krankheitseinsicht haben, ihr Verhalten verheimlichen oder auch herunterspielen. In vielen Fällen verändert sich die Persönlichkeit in unterschiedlicher Weise, z. B. nehmen Stimmungsschwankungen und/oder Desinteresse zu.

Therapie

Menschen mit einer Abhängigkeitserkrankung bedürfen einer **individuell abgestimmten Behandlung,** entsprechend der konsumierten Substanz/Handlung und der Schwere. Dabei kann die Enthaltsamkeit *(Abstinenz)* oder ein kontrollierter Gebrauch, z. B. Methadon-Einnahme, das Therapieziel sein. Nur eine Minderheit der Betroffenen ist in der Lage, einen kontrollierten Gebrauch nachhaltig umzusetzen.

MITDENKEN

MITDENKEN

Methadon ist ein Ersatzstoff, der zur Behandlung von Menschen mit Heroin-Abhängigkeit eingesetzt wird. Bei dem Einsatz handelt es sich um einen sogenannten warmen Entzug, bei dem das Heroin durch Methadon ersetzt wird, um Entzugssymptome zu lindern. Die Methadongabe und deren nachfolgendes Ausschleichen werden medizinisch betreut.

Grundlegend notwendig ist die **Krankheitseinsicht** des Betroffenen, d. h., dass sein Konsum das Problem ist und keine Lösung als solche darstellt. Die Behandlung kann in vier Phasen gegliedert werden:

1. **Kontakt- und Motivationsphase:** Unterstützung und Motivation durch Suchtberatungsstellen, Hausärzte, und/oder das soziale bzw. familiäre Umfeld, die im Kontakt mit dem Betroffenen sind.
2. **Entgiftungsphase:** Entgiftung des Körpers (körperlicher Entzug) erfolgt zur Vorbeugung von Entzugserscheinungen stationär in einer Klinik.
3. **Entwöhnungsphase:** erfolgt stationär in einer Fachklinik.
4. **Nachsorge:** erfolgt im ambulanten Rahmen, z. B. in Suchtberatungsstellen, bei Psychotherapeuten oder in Selbsthilfegruppen.

Ziel ist, den Betroffenen allgemein zu stabilisieren, in seinem Selbstbewusstsein zu stärken und ihn wieder in seinen Lebens- und Arbeitsalltag zu integrieren. Dabei ist es notwendig, dass er alternative Lösungsstrategien für seine Probleme entwickelt, um einen Rückfall zu verhindern.

Pflege

Pina im Praxiseinsatz

Pina erlebt zu Pflegende mit einer Abhängigkeit häufig in einem Ausnahmezustand. Neben der körperlichen Symptomatik, empfinden viele auch **Scham.** Abhängigkeit wird in der Gesellschaft oft mit charakterlicher Schwäche gleichgesetzt und nicht als Krankheit verstanden.

Viele Betroffene haben zudem einen langen Leidensweg hinter sich, bis sie professionelle Hilfe nutzen. An diesem Punkt sind bereits viele Kraftressourcen aufgebraucht und die Betroffenen verfallen unter Umständen in eine **Motivationslosigkeit.** Häufig wenden sich Partner, Freunde oder Familienmitglieder von ihnen ab, und die Betroffenen empfinden die **Einsamkeit** als zusätzliche Belastung.
Pflegepersonen unterstützen die zu Pflegenden bei:

- der Entgiftung, (Linderung körperlicher Symptome, Übernahme von Lebensaktivitäten)
- der Lebensneugestaltung
- dem Übergang in neue Therapie- und Genesungsphasen

In allen Phasen ist die emotionale Begleitung des Betroffenen wichtig.

Pina im Praxiseinsatz

Pina hat gelernt, den zu Pflegenden gegenüber

- gesprächsbereit zu sein,
- aktiv zuzuhören und
- sie zu motivieren.

Denn Pflegende bieten Sicherheit und Beständigkeit während des gesamten Therapieprozesses, z. B. durch eine vorgegebene Tagesstruktur.

Vor allem der Übergang von einer stationären in eine ambulante Hilfe stellt für die zu Pflegenden eine Herausforderung dar. Hier ist es von Vorteil, wenn Pflegepersonen den weiteren ärztlich angeordneten Werdegang kennen. So können sie sichere Auskünfte über die zukünftige Situation, z. B. Selbsthilfegruppen, ambulante Therapien oder Beratungen geben.

28.5 Suizid

28.5 Suizid

DEFINITION

DEFINITION

Suizid (lat. *sui* = seiner selbst; *caedere* = töten, morden) bezeichnet die zielgerichtete Handlung der Selbsttötung. In der Regel gilt der Suizid als Symptom einer psychischen Erkrankung.
Der **Suizidversuch** ist eine misslungene Selbsttötung, sprich, eine Suizidhandlung ohne Todesfolge.
Suizidalität meint den psychischen Zustand, in dem der Mensch seine Selbsttötungsabsichten anhaltend fantasiert, Ideen hierzu entwickelt und konkret die Umsetzung plant.
Als **parasuizidal** werden selbstverletzende Verhaltensweisen eines Menschen bezeichnet, ohne dass dieser sterben will.
Als **assistierter Suizid** wird die „Beihilfe zum Suizid" bezeichnet, die in Deutschland verboten ist und strafrechtlich verfolgt wird (➤ 7.4.6).

WISSEN ANWENDEN

WISSEN ANWENDEN

Der Begriff Suizid wird umgangssprachlich auch als „Selbstmord" bezeichnet. In der fachlichen Auseinandersetzung ist dies aus u. a. ethischen Gründen abzulehnen, denn die Formulierung ist weder wertfrei noch erfüllt sie die strafrechtlich relevante Definition eines Mordes.

Pathogenese

Pina im Praxiseinsatz

Suizide werden aus unterschiedlichen Beweggründen begangen –häufig wird der Suizid als einziger Ausweg gesehen. Mitunter ist der Suizid bzw. der Suizidversuch ein **Symptom einer psychischen Erkrankung.** Dies kommt vor allem bei Depression und manisch-depressiven Störungen vor. Darüber hinaus ist zu beachten, dass andere Krankheitsbilder, z. B. chronische Schmerzen, Suchterkrankungen oder Persönlichkeitsstörungen, häufig depressive Anteile aufweisen.

Pina lernt, dass Auslöser für einen Suizid unterschiedliche Faktoren sein können, z. B. ein schmerzliches Lebensereignis wie Trauer oder Trennung in der Partnerschaft (➤ Abb. 28.8).

Risikogruppen

- Psychisch Erkrankte
- Menschen mit vorangegangenen Suizidversuchen
- Menschen, die kritische Lebensereignisse erleben
- Menschen in Ehe- und Lebenskrisen
- Menschen mit Suchterkrankungen

ABB. 28.8

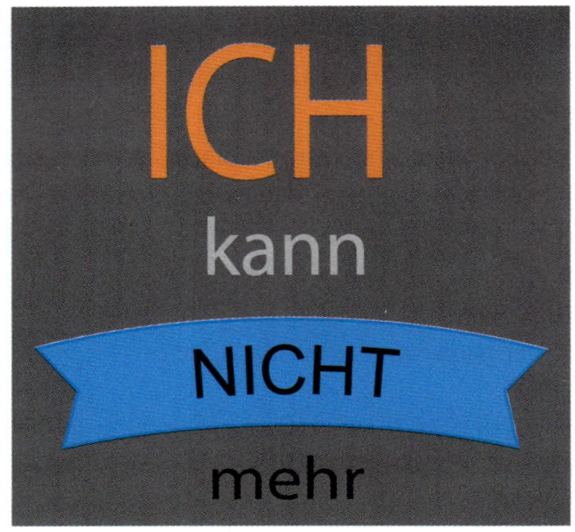

Abb. 28.8 Menschen, die an diesem Punkt angelangt sind, sehen manchmal nur den Suizid als Ausweg [L143]

- Alte Menschen (insbesondere Männer über 65 Jahre, Vereinsamte)
- Menschen mit unheilbaren Erkrankungen
- Professionell Helfende (z. B. ist nach Hüttemann 2011 das Suizidrisiko bei Ärzten 2,5-mal höher als bei anderen Berufsgruppen)
- Jugendliche (in Pubertätskrisen)

KINDER UND JUGENDLICHE

KINDER UND JUGENDLICHE

In der Pflege minderjähriger Kinder und Jugendlicher ist das Einbeziehen des sozialen Umfelds, insbesondere der familiären Bezugspersonen (z. B. Eltern), enorm wichtig. Auch hier ist der wertschätzende und einfühlsame Umgang von großer Bedeutung, da die psychische Belastung des Kindes auch immer eine große Herausforderung für die Bezugspersonen darstellt.

Therapie

Psychotherapeutische und/oder psychiatrische Behandlungen sowie vorbeugende Maßnahmen (Seelsorge-Hotline, Beratungsstellen etc.) stellen eine geeignete Hilfemöglichkeit dar. In Abhängigkeit von der Verletzung bei Suizidversuchen oder parasuizidalen Handlungen müssen entsprechende medizinische Maßnahmen eingeleitet werden. Bei vorliegender Grunderkrankung, z. B. einer Neurose, Psychose, Sucht etc., wird diese psychopharmakologisch und/oder psychotherapeutisch behandelt.

ACHTUNG

ACHTUNG

Betroffene werden auch aufgrund einer Eigen- oder Fremdgefährdung gegen ihren Willen in der Psychiatrie aufgenommen. Akute Suizidabsichten, z. B. ein erfolgter Suizidversuch, stellen eine solche **Selbstgefährdung** dar. Wenn der Betroffene nicht einsichtig und bereit ist, Hilfen anzunehmen, erfolgt die Aufnahme gegen seinen Willen. Da dies eine Einschränkung der persönlichen Freiheit bedeutet, muss dies in Deutschland ein Vormundschaftsgericht veranlassen. Sobald der Betroffene sich von seiner Suizidalität glaubhaft distanzieren kann und stabil ist, kann der Klinikaufenthalt beendet werden. Eine solche Entscheidung obliegt ausschließlich den Ärzten.

Pflege

Pina im Praxiseinsatz

Besonders wichtig ist ein **achtsamer und einfühlsamer Umgang** mit psychisch erkrankten Menschen, um mögliche Suizidhinweise wahrnehmen zu können. Dabei spielt die Gestaltung der Beziehung eine wichtige Rolle. Diese sollte von Wertschätzung geprägt sein, wird Pina erläutert. Im Arbeitsalltag bedeutet dies, dass die Pflegepersonen bei jeglichem Kontakt und bei allen pflegerischen Tätigkeiten die zu Pflegenden genau beobachten und Auffälligkeiten sofort an die zuständige Pflegefachperson oder das ärztliche Team weiterleiten. Gleichfalls wird die direkte Umgebung des zu Pflegenden (z. B. Patientenzimmer) von den Pflegepersonen und dem ärztlichen Team so gestaltet, dass keine Suizidmöglichkeiten zur Verfügung stehen.

ACHTUNG

ACHTUNG

Häufig formulieren suizidale Menschen ihre Absicht verdeckt. Daher ist ein **aktives und aufmerksames Zuhören** in der Kommunikation mit den Betroffenen notwendig. Aussagen wie „Es hat doch alles keinen Sinn mehr", „Für mich ist hier kein Platz mehr" oder „Es wird mich keiner vermissen" sind als Wahrhinweise zu verstehen und ernst zu nehmen.

28.6 Psychose

28.6 Psychose

DEFINITION

Psychose bezeichnet eine Gruppe von schweren psychischen Störungen, bei denen die Betroffenen die Realität verändert wahrnehmen, erleben und verarbeiten. Symptome wie
- **Halluzinationen** (meist akustisch, aber auch Geruchs-, Geschmacks-, Tast- und optische Halluzinationen, ➤ Abb. 28.9),
- **Wahnvorstellungen** (Verfolgungswahn, Beziehungswahn),
- **schwerwiegende Denkstörungen** (Verlangsamung des Denkens, was vom sozialen Umfeld als Verwirrtheit wahrgenommen wird)

sind charakteristisch. Begleitend können auch affektive Störungen (Manie, Depressionen, bipolare Störung) sowie Ich-Störungen festgestellt werden.

DEFINITION

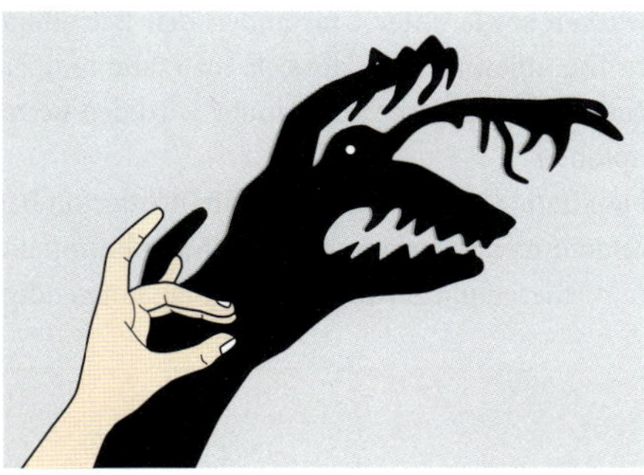

Abb. 28.9 Bei einer Halluzination kann ein Schatten(bild) zu einer als real empfundenen Bedrohung werden [L143]

ABB. 28.9

Pathogenese

Es wird die primäre und sekundäre Psychose unterschieden. Bei **primären Psychosen** bestehen bislang keine wissenschaftlich gesicherten Ursachenkenntnisse. Im Gegensatz zu den sekundären Psychosen sind sie körperlich nicht begründbar. Gegenwärtig wird davon ausgegangen, dass biologische und psychosoziale Faktoren bei den Betroffenen zusammenwirken. Die häufigste Krankheitsform ist die **Schizophrenie.**

Bei **sekundären Psychosen** sind Ursachen feststellbar, bei denen das Gehirn unmittelbar oder direkt beeinträchtigt ist. Diese können als Folge resultieren aus:
- Organischen Erkrankungen (z. B. Hirntumoren, Demenz)
- Neurologischen Erkrankungen (z. B. Epilepsie)
- Infektionen, Stoffwechselentgleisungen, Vergiftungen
- Nebenwirkungen von Medikamenten (z. B. Kortikosteroide)
- Konsum von Psychostimulanzien (z. B. Drogen wie LSD, Cannabis)
- Flüssigkeitsmangel oder hohem Fieber

Symptome

Neben den Symptomen wie **Wahn** oder **Halluzinationen** können bei **sekundären Psychosen** zusätzlich
- Verwirrtheitszustände (Desorientiertheit),
- Bewusstseinsstörungen (Delir, Dämmerzustand) und/oder
- Gedächtnisstörungen

auftreten.

Psychosen können **akut** oder **fortschreitend** (chronisch-progredient) verlaufen. In der Regel sind sekundäre Psychosen heilbar *(reversibel)* bzw. von Besserung gekennzeichnet, sofern die Ursachen/Erkrankung zeitnah erkannt und behandelt werden können.

Psychotische Zustände können ebenso bei Depression (➤ 28.3), Manie oder bipolaren Störungen (manisch-depressive Störungen) auftreten.

Therapie

Die Behandlung von Psychosen sollte umgehend erfolgen –sowohl bei der ersten Psychose als auch bei psychotischen Episoden (Rückfällen). Die Behandlung orientiert sich an der **Entstehungsursache.** Entsprechend kann die Therapie ambulant, teilstationär oder in schweren Fällen auch stationär erfolgen. Bei sekundären Psychosen wird zunächst die Grunderkrankung behandelt. Bei einer alkoholinduzierten Psychose stellt beispielsweise ein kontrollierter Alkoholentzug eine geeignete therapeutische Maßnahme dar.

Darüber hinaus kann die Therapie mit dem Einsatz von antipsychotischen Medikamenten in der akuten Phase erfolgen. Grundlegend sind auch hier die therapeutische Beziehung zu den Betroffenen und die Einbeziehung ihres sozialen/familiären Umfelds von Bedeutung. Alle Therapieansätze sind auf die jeweiligen Bedürfnisse der Betroffenen abzustimmen.

MITDENKEN

MITDENKEN

Antipsychotika *(Neuroleptika)* tragen zur Beseitigung oder Linderung einiger Symptome der Psychose bei und dürfen ausschließlich durch Psychiater verordnet werden. Die Dosis und Dauer der Einnahme werden regelmäßig in den ärztlichen Konsultationen gemeinsam mit den Betroffenen geprüft.

Psychotherapeutische Gespräche können nach Abklingen der akuten Krankheitsphase positiv auf die Bewältigung und den Krankheitsverlauf wirken. Zunächst geht es jedoch darum, die Reizüberflutung einzudämmen, Verunsicherung und Ängsten entgegenzuwirken sowie unter Umständen den Betroffenen zur Krankheitseinsicht zu verhelfen. Es gibt auch neuere Therapieverfahren, die sich auf Wahn und Halluzinationen, aber auch auf die Antriebs- und Denkstörung spezialisiert haben. Parallel wird den Betroffenen die Teilnahme an **Psychoedukationsgruppen** empfohlen.

Neben den o. g. Behandlungsoptionen sind auch Rehabilitationsmaßnahmen für die Integration bzw. den beruflichen Wiedereinstieg im Blick zu behalten. Zudem ist bei chronisch oder schwer Betroffenen die Anbindung an sozialtherapeutische Maßnahmen zur Wiedereingliederung in den Alltag notwendig.

ACHTUNG

ACHTUNG

Erschwerend kommt hinzu, dass psychotische Störungen auf das soziale Umfeld beängstigend oder verstörend wirken können, sodass die Betroffenen Gefahr laufen, stigmatisiert zu werden. Dies kann z. B. eine Wiedereingliederung am Arbeitsplatz beeinträchtigen.

Der Kampf gegen die **Stigmatisierung** (Ausgrenzung oder Abwertung aufgrund bestimmter Merkmale) von Menschen mit psychischen Erkrankungen in der Bevölkerung ist daher auch ein wichtiges Element für die Linderung der Auswirkungen der psychotischen Störungen für die Betroffenen.

Pflege

Eine wichtige Aufgabe der Pflegepersonen ist die Gewährleistung der regelmäßigen **Medikamenteneinnahme.** Die Betroffenen benötigen hier mitunter Motivationsgespräche und Kontrolle, da Neuroleptika als unerwünschte Wirkung oft mit einer Dämpfung des Antriebs und des Denkens einhergehen. Werden die Medikamente entgegen der ärztlichen Anordnung unregelmäßig genommen oder gar abgesetzt, treten die Krankheitssymptome wieder auf.

Eine große Herausforderung für die Pflegenden stellt der **Umgang mit Halluzinationen** dar. Die Betroffenen fühlen sich nicht ernst genommen und unverstanden, wenn die Sinnestäuschungen heruntergespielt werden. Aber es ist auch nicht ratsam, „mitzuspielen" und die Wahrnehmungstäuschungen zu unterstützen. Hier gilt es, die Balance zu halten und Verständnis für die Situation und die aufkommende Unsicherheit aufzubringen. „Ich glaube Ihnen, dass Sie diese Stimme hören", wäre eine angemessene Reaktion.

WISSEN ANWENDEN

WISSEN ANWENDEN

Um Halluzinationen zu verstehen, fühlt sich Pina in den zu Pflegenden ein. Sie überlegt, wie es ihr in folgender Situation ginge: „Ich sitze mit meinen Freunden zusammen, es kommt mein Lieblingslied, und ich wippe zur Musik mit. Plötzlich hören meine Freunde auf zu reden, schauen mich verdutzt an und behaupten, es liefe doch gar keine Musik, während ich immer noch ganz klar und laut mein Lieblingslied höre. Ich wäre misstrauisch meinen Freunden gegenüber und würde mich fragen, ob sie mich reinlegen wollten, und würde ihnen nicht glauben. Ich wäre verunsichert und würde gehen wollen.

In dieser unsicheren Zeit kann ein **strukturierter Tagesablauf** Sicherheit bieten, da die einzelnen Situationen und Herausforderungen des Tages so vorhersehbar werden. Pflegepersonen gewährleisten dies, indem sie auf regelmäßige Mahlzeiten, Pflegehandlungen, Schlafzeiten und Therapien achten.

Pina im Praxiseinsatz

Pflegebeispiel

Pina spricht mit einer zu Pflegenden, die aufgrund von akustischen Halluzinationen in der Psychiatrie aufgenommen wurde. Die zu Pflegende berichtet, dass die Stimme sie direkt in einer abschätzigen Weise anspricht: „Du bekommst sowieso nichts auf die Reihe!" „Du bist unfähig!" „Du bist nichts wert!"

Sie beschreibt, dass es immer schlimmer wurde und sie sich selbst zusätzlich unter Druck setzte, in der Annahme, verrückt zu sein. Gleichzeitig wurde sie immer skeptischer und misstrauischer den Menschen in ihrem Umfeld gegenüber: „Denkt meine Freundin auch so über mich?" „Hat mein Kollege mich nicht eben so argwöhnisch angeschaut?" Nicht nur die Stimme, sondern ihre gesamten Gedanken waren auf die Abwertung der eigenen Person ausgelegt.

Geholfen hätten ihr erst die Medikamente hier in der Klinik, durch die sie jedoch auch tagsüber sehr müde sei. Zusätzlich zu den Medikamenten gebe ihr der strukturierte Tagesablauf Sicherheit und Kraft.

WIEDERHOLUNGSFRAGEN

1. Beschreiben Sie das Vulnerabilitäts-Stress-Modell.
2. Nennen Sie Haupt- und Zusatzsymptome des Krankheitsbilds Depression.
3. Erläutern Sie den Suchtkreislauf.
4. Erklären Sie Warnzeichen eines Suizids, die Sie bei Betroffenen erkennen können.
5. Beschreiben Sie Ihren Umgang mit Menschen, die Halluzinationen haben.

LITERATUR

Quellen

Arolt V, Reimer C, Dilling H. Basiswissen Psychiatrie und Psychotherapie. 7. Aufl. Berlin: Springer; 2011.

Bärsch T, Rhode M. Deeskalation in der Pflege. Norderstedt: Books on Demand; 2017.

Dohrenbusch R. Psychotherapie. Chancen erkennen und mitgestalten. 4. Aufl. Düsseldorf: Verbraucherzentrale; 2017.

Gold K, Geiermann S (Hrsg.). Pflege konkret. Neurologie, Psychiatrie. 7. Aufl. München: Elsevier; 2022.

Grüner S, Bschor T. Psychiatrie fast. 5. Aufl. Grünwald: Börm Bruckmeier; 2019.

von Hayek D. Pflege bei psychiatrischen Erkrankungen. In: Andreae S (Hrsg.). Pflegeassistenz. Lehrbuch für die Gesundheits- und Krankenpflegehilfe und Altenpflegehilfe. 3. Aufl. Stuttgart: Thieme; 2020. S. 658–673.

Hüttemann M. Suizidalität bei Medizinerinnen und Medizinern. 2011. Aus: https://m.thieme.de/viamedici/arzt-im-beruf-aerztliches-handeln-1561/a/suizidalitaet-bei-medizinern-4467.htm (letzter Zugriff: 28.4.2025).

Lieb K (Hrsg.). Intensivkurs Psychiatrie und Psychotherapie. 10. Aufl. München: Elsevier; 2023.

Keller C, Menche N, Teigeler B (Hrsg.). Pflege Heute. 8. Aufl. München: Elsevier; 2023.

Neurologen und Psychiater im Netz. Krankheiten. Aus: www.neurologen-und-psychiater-im-netz.org/krankheiten (letzter Zugriff: 24.2.2025).

Richter D, Berger K. Gewaltsituationen in der psychiatrischen Pflege. Psychiatrische Pflege heute. 2001; 7(5): 242–247.

Schirmer U et al. Prävention von Aggression und Gewalt in der Pflege. 3. Aufl. Hannover: Schlüterische Verlagsgesellschaft; 2012.

Vieten M. Fallbeispiel–Schizophrenie. Wahnvorstellungen und Sinnestäuschungen. Pflege bei Erkrankungen der Psyche. 2015. Aus: www.thieme.de/statics/dokumente/thieme/final/de/dokumente/tw_pflegepaedagogik/Schizophrenie.pdf (letzter Zugriff: 9.10.2023).

KAPITEL

29 Harnsystem

Christian Sachse

LERNZIELE

LERNZIELE: DAS KANN ICH BALD GUT

Am Ende dieser Lerneinheit werde ich ...

- für die besondere Situation der zu Pflegenden in der Nierenheilkunde und der Urologie sensibilisiert sein,
- die Anatomie und Physiologie der Harnwege verstehen,
- ausgewählte Erkrankungen und Therapien der Harnwege kennen,
- die richtigen Pflegemaßnahmen auswählen und entsprechend der Altersstufen durchführen.

Pina im Praxiseinsatz

Pina beginnt heute ihren praktischen Einsatz auf der nephrologischen Station (➤ Abb. 29.1). Sie ist sehr gespannt auf das Fachgebiet, da sie immer dachte, die Nieren würden nur vom Urologen behandelt werden. Sie lernt, dass das Harnsystem hauptsächlich von zwei Fachgebieten behandelt wird – der Nephrologie und der Urologie.

ABB. 29.1

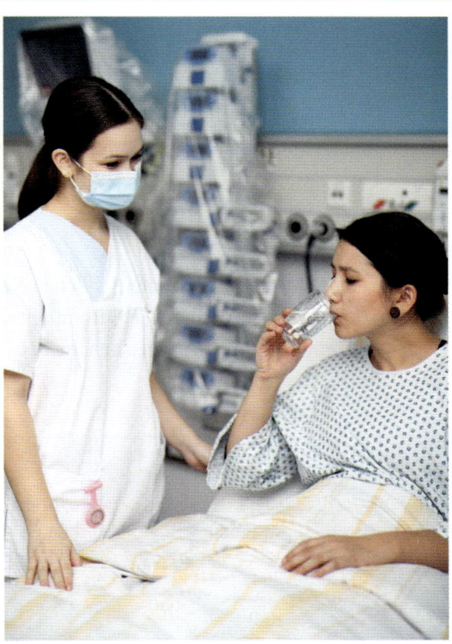

Abb. 29.1 Pina hält eine zu Pflegende mit Harnsteinen zum Trinken an [J803]

DEFINITION

DEFINITION

Die **Nephrologie** (griech. *nephros* = Niere; *logos* = Lehre) ist ein Teilgebiet der inneren Medizin.
Die **Urologie** (griech. *ouron* = Harn; *logos* = Lehre) ist ein eigenes und hochtechnisiertes Fachgebiet, das zu den chirurgischen Fächern zählt. Durch die Niere als „gemeinsames Organ" steht das Fachgebiet mit der Nephrologie in enger Beziehung.

Die **Nephrologie** befasst sich mit:

- Der Vorbeugung (Prävention) von Nierenerkrankungen
- Der nicht operativen (konservativen) Therapie und Nachsorge von Nierenerkrankungen
- Der Therapie von Hochdruckerkrankung
- Der Durchführung aller Blutreinigungsverfahren, die außerhalb des Körpers zur Anwendung kommen, wie der Dialyse

Auch fällt die Betreuung von zu Pflegenden nach einer Nierentransplantation zum Teil mit in das Fachgebiet der Nephrologie.

Die **Urologie** ist ein Fachgebiet der Medizin und der Pflege, das sich hauptsächlich mit der Vorbeugung, Diagnostik und Therapie von Erkrankungen der Niere, den ableitenden Harnwegen und den Geschlechtsorganen beschäftigt.

MERKE

MERKE

Wenn zu Pflegende bei Problemen rund um das Harnsystem einen Arzt aufsuchen, ist der **Urologe** für Frauen und Männer gleichermaßen für die **ableitenden Harnwege** zuständig. Bei Beteiligung der **äußeren oder inneren Geschlechtsteile** erfolgt eine Aufteilung nach dem biologischen Geschlecht. Die medizinische Betreuung der **Frau** wird vom Fachgebiet der **Frauenheilkunde** *(Gynäkologie)* übernommen, während der **Mann** vom Fachgebiet der **Urologie** betreut wird.

29.1 Anatomie und Physiologie

29.1 Anatomie und Physiologie

DEFINITION

DEFINITION

Das **Harnsystem** kann in zwei Teile eingeteilt werden (➤ Abb. 29.2):

- Nieren als harnproduzierende Organe und Hormondrüsen
- Harnableitende Organe, bestehend aus Nierenbecken, Harnleiter, Harnblase und Harnröhre, als Harnwege

Niere *(Ren):* dient der Filterung des Bluts und der Hormonproduktion.
Nierenbecken *(Pelvis renalis):* empfängt den Harn und gibt ihn an den Harnleiter weiter.
Harnleiter *(Ureter):* transportiert den Harn zur Harnblase.
Harnblase *(Vesica urinaria):* sammelt den Harn, um ihn ab einer bestimmten Menge über die Harnröhre aus dem Körper zu leiten.
Harnröhre *(Urethra):* befördert den Harn von der Harnblase über die äußeren Geschlechtsorgane aus dem Organismus. Zudem dient die Harnröhre beim Mann auch zum Transport der Samenflüssigkeit im Rahmen des Geschlechtsverkehrs.

Das Harnsystem dient der **Ausscheidung** und **Filterung** zahlreicher Stoffe aus dem menschlichen Körper. Zudem ist es für die Regulation des **Flüssigkeits-** und **Salzhaushalts** zuständig. Die Gesamtheit der auszuscheidenden Stoffe nennt sich **Harn** oder **Urin.** Der Harn eines gesunden Menschen ist bei Betrachtung klar, gelblich und besitzt einen leicht sauren pH-Bereich.

MERKE

MERKE

Der **pH-Wert** gibt Auskunft darüber, wie sauer oder nicht sauer *(basisch)* eine Flüssigkeit ist (➤ Abb. 29.3). Es handelt sich dabei um die Konzentration von Wasserstoffionen (H^+-Ionen) in einem gelösten Stoff (Flüssigkeit). Die Menge der H^+-Ionen bestimmt den chemischen Zustand der Flüssigkeit. Je höher die Konzentration der H^+-Ionen ist, desto niedriger ist der pH-Wert, d. h., desto saurer ist die Flüssigkeit. Je niedriger die H^+-Ionenkonzentration ist, desto höher ist der pH-Wert, d. h., desto basischer ist die Flüssigkeit.

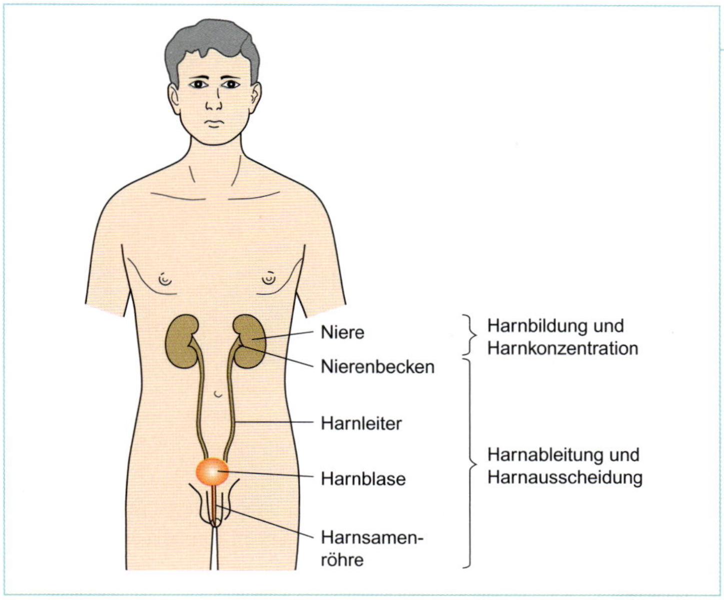

Abb. 29.2 Übersicht über das Harnsystem [L143]

ABB. 29.2

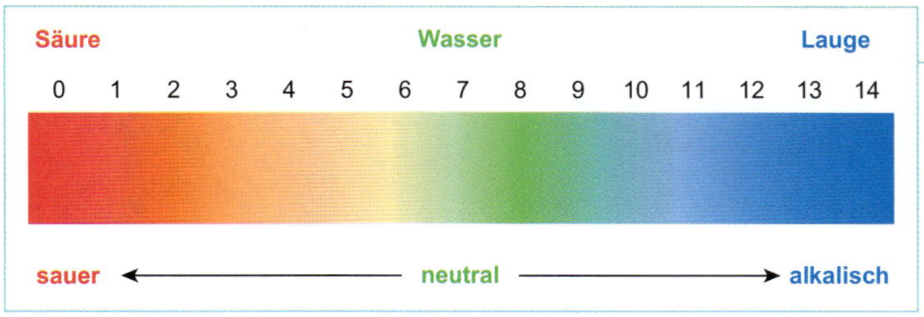

Abb. 29.3 pH-Skala (modifiziert nach S. Sørensen) [L190]

ABB. 29.3

29.1.1 Anatomie

Im gesunden menschlichen Körper befinden sich zwei **Nieren,** eine linke und eine rechte Niere. Sie sind paarig angeordnet und liegen im **Retroperitonealraum** (hinterem Bauchfellraum). Dieser befindet sich in der hinteren Bauchhöhle. Die genaue Lage der Nieren ist auf Höhe der 12. Rippe, in einem Polster aus Bindegewebe und Fett, also zwischen dem Übergang von der Brustwirbelsäule zur Lendenwirbelsäule direkt unterhalb des Zwerchfells (➤ Abb. 29.4, ➤ Abb. 29.5).

29.1.1 Anatomie

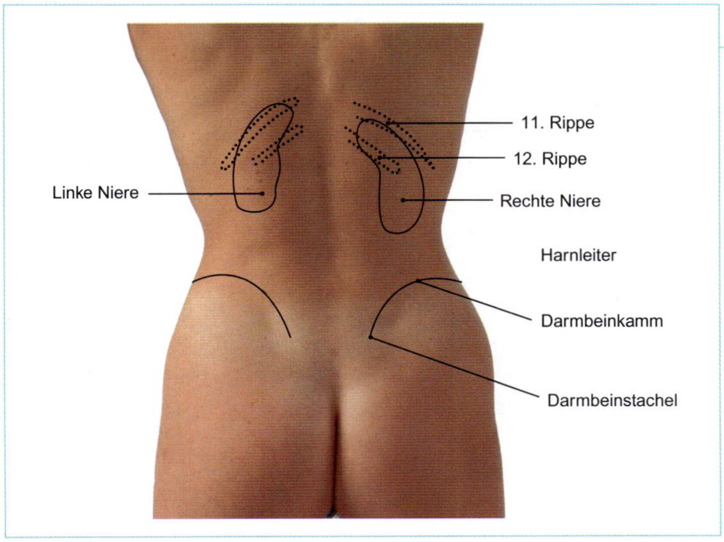

Abb. 29.4 Anatomische Darstellung der Nieren und Harnleiter bei der Frau [S700]

ABB. 29.4

ABB. 29.5

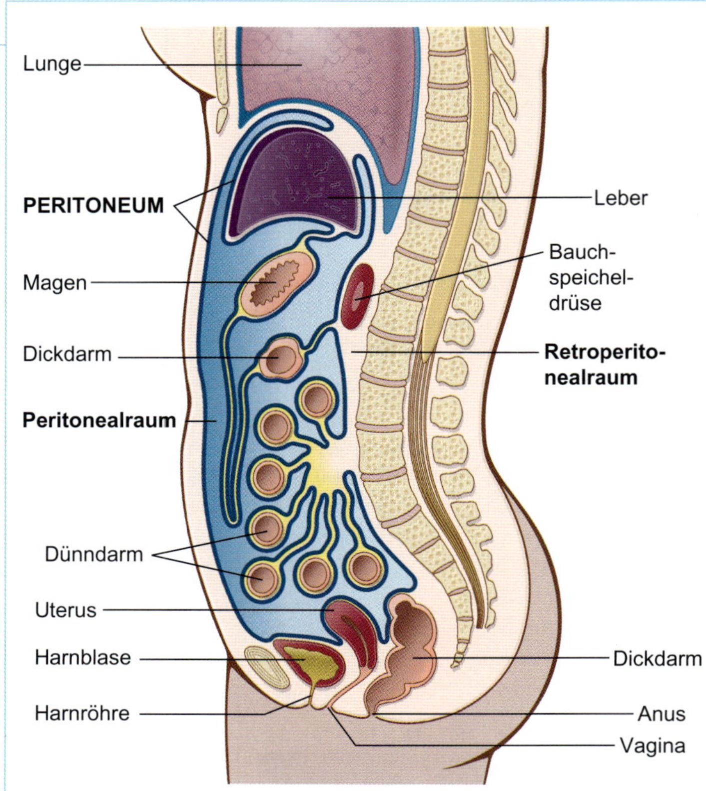

Abb. 29.5 Die Anatomie des Bauchraums (seitlicher Schnitt) [E342-012]

Niere

Pina in der Schule

Die Niere eines Erwachsenen hat eine ungefähre Größe von 10–14 cm Länge, 5–7 cm Breite und 4–5 cm Dicke, wobei diese Abmessungen von Mensch zu Mensch unterschiedlich sein können. Dabei wird ein Gewicht von ca. 110–200 g angenommen. Pina kann die Zahl 4711 helfen, um sich die ungefähren Abmessungen der Niere zu merken.

Die Niere ist zu einem Großteil aus Blutgefäßen aufgebaut und wird von einer kräftigen Bindegewebskapsel umhüllt. Ihr Aufbau lässt sich grob unterteilen in (➤ Abb. 29.6):

ABB. 29.6

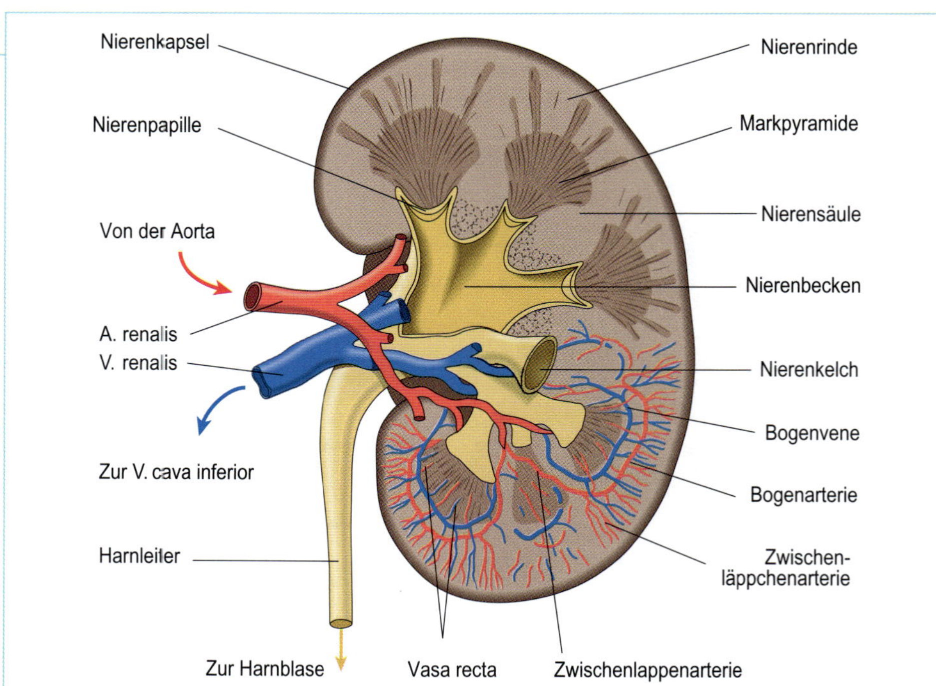

Abb. 29.6 Aufbau der Niere [L190]

- Nierenrinde
- Nierenmark
- Nierenbecken

Das Blut aus der Aorta (Hauptschlagader) fließt über die **Nierenarterien** in die Nieren. Dort angekommen, gelangt es in ein System aus kleinen Röhren – den **Nierentubuli.** Die Nierentubuli liegen in der Nierenrinde. Die **Nierenrinde** wiederum befindet sich direkt unterhalb der **Nierenkapsel** und grenzt an das **Nierenmark.** In der Nierenrinde findet sich das **Nephron,** das aus Nierenkörperchen und geschlängelten Nierenkanälchen **(Glomeruli)** hervorgeht. Ein Glomerulus besteht aus ca. 30 Kapillarschlingen, die von der **Bowman-Kapsel** umgeben werden. Jedes Nephron besitzt zudem ein eigenes Tubulussystem. Mittels dieses Systems können die großen Mengen an Flüssigkeit (200 l am Tag), die täglich durch ein Glomerulum fließen, zurück in das Gefäßsystem des Körpers gefiltert werden. Das Nierenbecken empfängt den Harn aus den Nierenkelchen. Nierenkelche dienen als Verbindungseinheit zwischen Niere und dem ableitenden Harnsystem. Sie sind bereits Teil des Nierenbeckens.

Nierenbecken haben eine sehr unterschiedliche Größe und können astähnlich, rund oder in einer beliebig anderen Form vorliegen (➤ Abb. 29.7). Sie sind in der Lage, durchschnittlich 3–8 ml Flüssigkeit aufzunehmen. Jedoch kann es bei einer bestehenden Abflussbehinderung unterhalb der Nierenbecken zu einem Rückstau von Urin kommen, der die Nierenbecken um vieles mehr füllt. Auch die Nierenbecken sind von glatter Muskulatur umgeben, um die gesammelte Flüssigkeit durch wellenartige Muskelkontraktionen (peristaltische Bewegungen) zu den Harnleitern zu transportieren.

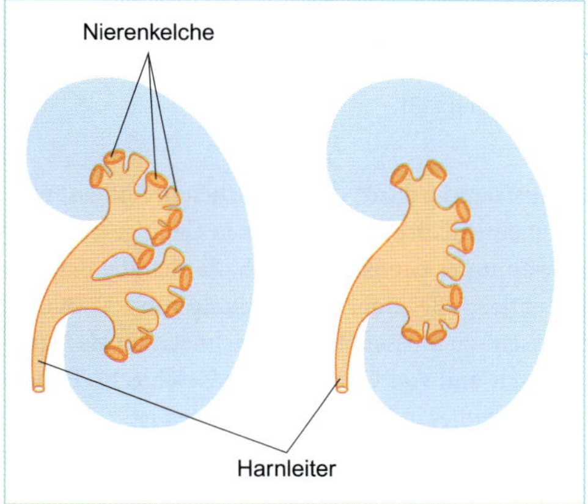

ABB. 29.7

Abb. 29.7 Normale Formen des Nierenbeckens, z. B. verästelt (links) oder eher rund (rechts) [L143]

Harnleiter

Von jeder der beiden Nieren geht ein **Harnleiter** ab. Harnleiter haben eine ungefähre Länge von 30–34 cm und einen Durchmesser von 4–7 mm. Sie bestehen aus Schleimhaut, die von einer Muskulatur aus zwei Schichten umgeben ist. Es handelt sich dabei um glatte Muskulatur. Die Harnleiter transportieren den Harn durch rhythmische Bewegungen aus der Niere in einen Sammelbehälter, die Harnblase. Dies geschieht 1–4 × pro Minute. Es gibt zudem drei **Engstellen** der Harnleiter:

- Am Übergang vom Nierenbecken in den Harnleiter
- An der Kreuzung der Gefäße des Beckens
- Am Übergang vom Harnleiter in die Blasenwand

Harnblase

Die **Harnblase** (➤ Abb. 29.8) sammelt den Harn, damit der Mensch nicht unkontrolliert und permanent den tröpfchenweise von den Nieren kommenden Harn abgibt. Dies wäre für das Alltagsleben der Menschen sehr schwierig und würde das permanente Tragen von Inkontinenzmaterialien bedeuten. Die Harnblase befindet sich am unteren Teil der Bauchhöhle, direkt hinter der Symphyse. Sie ist zum Teil mit der Bauchwand verwachsen und über ein mittleres sowie seitliches Nabelband mit dem Nabel verbunden.

Die Harnblase besteht aus mehreren Schichten. Das Innere der Blase ist mit Übergangsepithel ausgekleidet. Beim **Übergangsepithel,** das auch *Urothel* genannt wird, handelt es sich um große Zellen mit oberflächlicher Lage (Regenschirmzellen). Diese Regenschirmzellen sondern Schleim ab, der die darunter liegenden Zellen vor dem Harn schützen soll. Das Übergangsepithel kommt ausschließlich im Harntrakt vor und kleidet die Harnwege aus. Es besitzt die Fähigkeit, sich den permanent wechselnden Füllungszuständen der Hohlräume, wie Harnleiter oder Harnblase, anzupassen.

Das Übergangsepithel wird von einer Muskelschicht umschlossen, die sich der unterschiedlichen Blasenfüllung anpassen kann. Diese Muskeln sind zudem in der Lage, den Harn in die Blase einzulassen und die Blase zu entleeren. Die Blasenmuskulatur besteht aus glatter Muskulatur, die vegetativ gesteuert wird.

ABB. 29.8

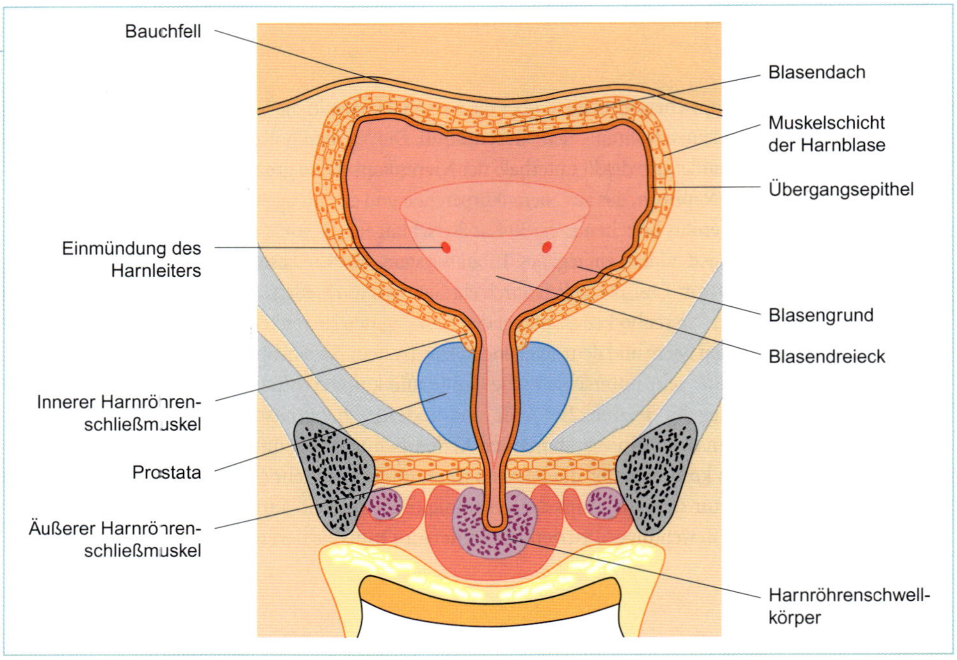

Abb. 29.8 Blick auf die Blase und die ableitenden Harnwege beim Mann [L143]

Das bedeutet eine unwillkürliche Steuerung, die nicht selbstständig durch den Menschen beeinflusst werden kann. Lediglich die Blasenentleerung kann durch einen willkürlichen Einfluss in Gang gesetzt oder verhindert werden. Letztere ist jedoch nur innerhalb bestimmter Grenzen möglich, da sich die Blase ab einem Füllvolumen (zwischen 800 und 1.500 ml) selbst entleert. Bei einer Blasenfüllung von 150–400 ml verspüren die meisten Menschen das Gefühl, „Wasser lassen" zu müssen. Dies bezeichnet man als **Harndrang.** Das Blasenvolumen variiert von Mensch zu Mensch und von Geschlecht zu Geschlecht. Frauen verspüren schneller einen Harndrang als Männer, wobei auch dies individuell verschieden ist.

Im gefüllten Zustand ist die Harnblase über der Symphyse (Schambeinfuge) tastbar und im Rahmen einer medizinischen Maßnahme auch punktierbar (suprapubische Blasenpunktion).

Harnröhre

Aus dem unteren Teil der Harnblase entspringt die **Harnröhre** *(Urethra),* die den gesammelten Harn aus der Harnröhre befördert. Die Harnröhre ist, wie die Harnleiter auch, mit Schleimhaut ausgekleidet. Bei der **Frau** mündet die Harnröhre in den Vorhof der Scheide, beim **Mann** dagegen in den vorderen Teil des Penis, im Bereich der Eichel *(Glans penis).* Die Urethra ist bei der Frau ca. 2,5–4 cm und beim Mann ca. 20–25 cm lang (➤ Abb. 29.9, ➤ Abb. 29.10). Beim Mann kann die Länge der Harnröhre je nach Zustand des Glieds variieren.

ABB. 29.9

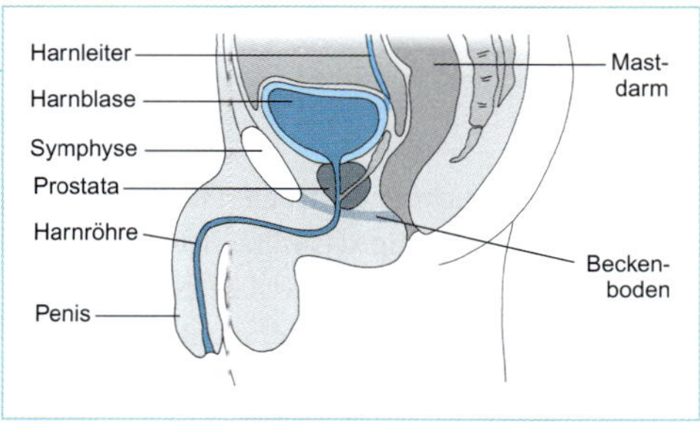

Abb. 29.9 Anatomie von Blase und Harnröhre beim Mann [L190]

ABB. 29.10

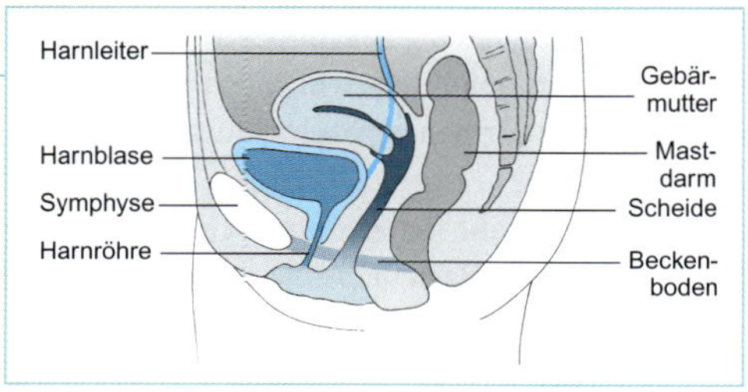

Abb. 29.10 Anatomie von Blase und Harnröhre bei der Frau [L190]

Nebennieren

Der Niere sind die **Nebennieren** angelagert, die Hormone in der **Nebennierenrinde** und dem **Nierenrindenmark** produzieren. Jedoch haben sie keine bauliche oder funktionelle Verwandtschaft zur Niere. Sie liegen lediglich in enger Nachbarschaft, von einer Fettgewebsschicht getrennt, am oberen Teil der Niere an. Nebennieren zählen zu den Drüsen ohne Ausführungsgang *(endogene Drüse)*. Sie gehören somit nicht zum Harnsystem und werden daher in diesem Kapitel nicht näher betrachtet.

29.1.2 Physiologie

29.1.2 Physiologie
Pina in der Schule

Während sich die Anatomie mit dem Aufbau des Körpers beschäftigt, stellt die Physiologie die Lehre von den normalen Körperfunktionen und Lebensvorgängen dar. Hierzu zählen biochemische und biophysikalische Funktionen eines Organismus. Damit Pina nicht nur ein Verständnis vom anatomischen Aufbau des Harnsystems erhält, wird hier kurz auf die physiologischen Vorgänge des Harnsystems eingegangen.

In Abhängigkeit des Blutdrucks steht die Filtrationsleistung der Niere. Wird ein mittlerer Blutdruck von 80 mmHg unterschritten, stellt die Niere ihre Arbeit ein. Daher besitzt die Niere ein eigenes Regulationssystem, das dies verhindert. Physiologisch fungiert die Niere daher auch **als hormonbildende endokrine Drüse.** Sie ist in der Lage, in unterschiedlichen anatomischen Bereichen Hormone zu produzieren. Dabei handelt es sich um Substanzen, mit denen die Niere ihre eigene Durchblutung sicherstellt.

So wird in einem Teil der Niere (im juxtaglomerulären Apparat) das Hormon **Renin** produziert, wenn der Blutdruck oder die Natriumkonzentration in diesem Gebiet sinkt. Durch die Ausschüttung von Renin wird aus dem Plasmaprotein Angiotensinogen Angiotensin I gebildet. **Angiotensin** I wiederum wird durch ein sogenanntes Converting-Enzym in Angiotensin II umgewandelt. Die daraus resultierenden Wirkungen sind ein Blutdruckanstieg durch Verengung der Blutgefäße und die Ausschüttung von **Aldosteron** aus den Nebennierenrinden. Dies hat eine vermehrte Rückresorption von Wasser mit einem vermehrten Flüssigkeitsvolumen im Gefäßsystem zur Folge, was ebenfalls eine blutdrucksteigernde Wirkung zur Folge hat. Dieser Vorgang heißt **Renin-Angiotensin-Aldosteron-System (RAAS,** ➤ Abb. 29.11**).** Das RAAS ist wichtig für das Verständnis der Wirkung von Blutdruckmedikamenten wie den ACE-Hemmern.

ABB. 29.11

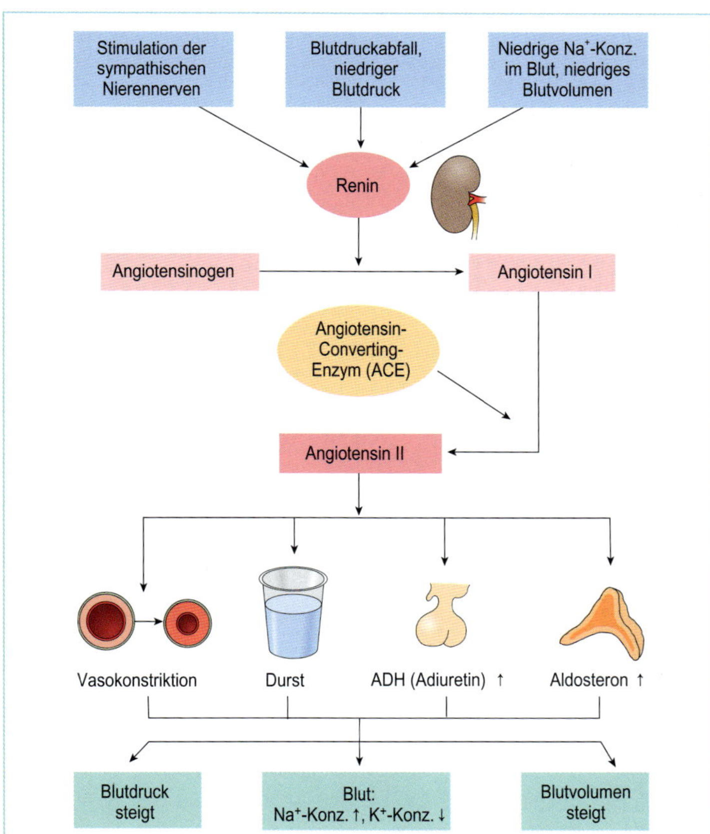

Abb. 29.11 Das Renin-Angiotensin-Aldosteron-System (RAAS) [L190]

MERKE

MERKE

ACE-Hemmer gehören zu den blutdrucksenkenden Medikamenten. Durch Hemmung des Angiotensin-Converting-Enzyms (ACE) wird verhindert, dass Angiotensin I zu Angiotensin II umgewandelt werden kann. Hierdurch wird die Freisetzung von Aldosteron aus den Nebennieren verhindert, was zu einer Senkung des Blutdrucks führt.

Weiterhin wird in der Nierenrinde das Hormon **Erythropoetin** produziert, das die Bildung von Erythrozyten im roten Knochenmark aktiviert.

Im proximalen (lat. *proximus* = sehr nahe, zum Körperstamm hin gelegen) Tubulus entsteht die wirksame Form des **Vitamin D,** das bereits über die Haut nach Sonneneinstrahlung oder die Nahrung aufgenommen wurde.

29.2 Pflegerisches Handeln in allen Altersstufen
Pina in der Schule

29.2 Pflegerisches Handeln in allen Altersstufen

Pina kennt nun die anatomischen und physiologischen Grundlagen des Harnsystems. Nun ist sie gespannt auf die einzelnen Krankheitsbilder, denen sie in ihrer pflegerischen Tätigkeit begegnen kann.

Die Untersuchung des Harnsystems verläuft je nach Krankheitsbild unterschiedlich. So wird neben der Harn-, der Blut- und der Ultraschalluntersuchung auch die Untersuchung mittels Endoskop durchgeführt. Die Urologie nutzt hierbei häufig apparative Untersuchungsverfahren, z. B. die endoskopische Untersuchung der ableitenden Harnwege und die Ultraschalluntersuchung, während die Nephrologie auf labordiagnostische Verfahren zugreift.

MERKE

MERKE

Die **Ultraschalluntersuchung** wird auch als **Sonografie** (lat. *sonare* = tönen; griech. *graphia* = schreiben, aufzeichnen) bezeichnet und ist ein bildgebendes Untersuchungsverfahren. Mittels eines Ultraschallgeräts (➤ Abb. 29.12) werden Schallwellen in einem Frequenzbereich oberhalb des Hörbereichs von einem Ultraschallkopf entsendet und im Körper an einer Struktur (z. B. der Niere oder Flüssigkeit in der Harnblase) absorbiert, reflektiert, gestreut oder hindurchgelassen. Dies ergibt ein Bild von der Struktur im Körper, die gerade untersucht werden soll.
Die **endoskopische Untersuchung** erfolgt mittels Endoskop (griech. *endon* = innen; *skopein* = beobachten). Bei einem Endoskop handelt es sich um ein starres oder flexibles Instrument, mit dem Bereiche des Körpers von innen betrachtet werden können (➤ Abb. 29.13).

ABB. 29.12

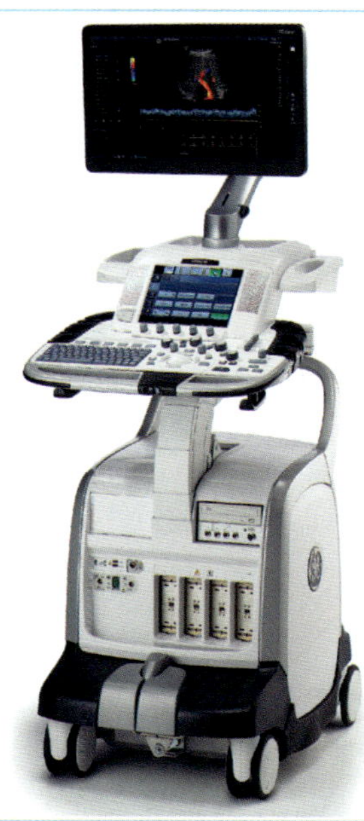

Abb. 29.12 Ultraschallgerät [V409]

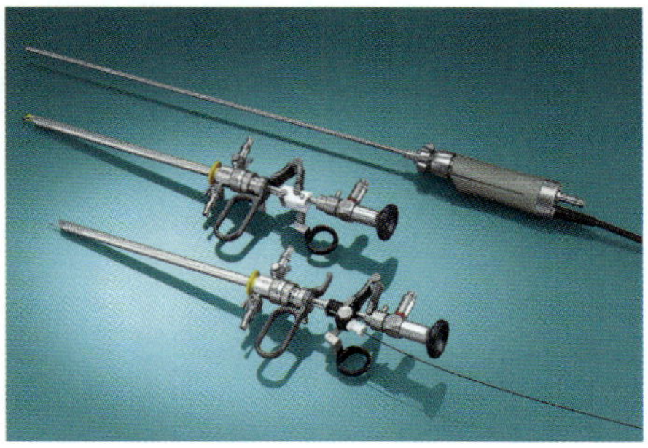

Abb. 29.13 Endoskope [V221]

ABB. 29.13

29.2.1 Harnwegsinfektionen

29.2.1 Harnwegsinfektionen

DEFINITION

Als **Harnwegsinfektionen (HWI)** bezeichnet man das Eindringen von krankhaften Erregern in das Harnsystem und einer daraus entstehenden Schädigung der empfindlichen Schleimhaut. Diese Schleimhautschädigung stellt sich meistens als **Entzündung** dar.
Es gibt unterschiedliche Ursachen für Harnwegsinfektionen. Zum einen spielt das Geschlecht – Frau oder Mann – eine Rolle, zum anderen aber auch anatomische Veränderungen.
Harnwegsinfektionen werden in **komplizierte** und **unkomplizierte** Harnwegsinfektionen unterschieden. Sie können die Harnröhre nach oben wandern oder über das Blut zum Harnsystem transportiert werden. Harnwegsinfekte können zudem **akut** auftreten oder **chronisch** verlaufen.

DEFINITION

Pathogenese

Harnwegsinfektionen sind eine der häufigsten bakteriellen Entzündungen. Pro Jahr sind mehrere Millionen Menschen von einem Harnwegsinfekt betroffen. Nach aktuellen Untersuchungen ist davon auszugehen, dass jede zweite Frau in ihrem Leben einen Harnwegsinfekt erleidet. Zudem ist bekannt, dass die Häufigkeit des Wiederauftretens mit einer wiederkehrenden Infektion innerhalb von einem Jahr sehr hoch ist (Deutsche Gesellschaft für Urologie 2024).

Die verursachenden Keime sind Darmbakterien wie *Escherichia coli (E. coli),* Klebsiellen oder *Proteus mirabilis.* Bakterien wie *E. coli* gehören zwar zur natürlichen Flora des Darms, sind jedoch im Harnwegssystem ein Problem. Auch zeigen wissenschaftliche Untersuchungen, dass *E.-coli*-Stämme zunehmende Resistenzen gegen Antibiotika entwickeln, die mit schwerwiegenden Krankheitsverläufen verbunden sein können (➤ 6.3).

Um Eindringlinge wie Bakterien, Viren oder Pilze rechtzeitig zu erkennen und abzuwehren, hat der Harntrakt eine Art Abwehrsystem geschaffen, das krankhafte Keime rechtzeitig erkennen und abwehren soll. Hierfür sind neutrophile Granulozyten und spezialisierte Zytokine (➤ 26.1.1) zuständig. Schafft es das körpereigene Abwehrsystem nicht, die eingedrungenen Keime zu stoppen, kann sich die Harnwegsinfektion fortsetzen.

ACHTUNG

Für Harnwegsinfektionen wird oft die Abkürzung „HWI" verwendet. Allerdings steht diese auch für Hinterwandinfarkt bei einem Herzinfarkt. Daher ist bei der Verwendung dieser Abkürzung immer Sorgfalt geboten, und sie ist jederzeit mit dem Hinweis auf eine urologische Erkrankung weiterzugeben.

ACHTUNG

Symptome

Die Symptome einer Harnwegsinfektion unterscheiden sich nach Art und Lokalisation der Infektion. Eine Harnwegsinfektion kann völlig asymptomatisch (ohne Symptome) oder mit voller Ausprägung von Krankheitszeichen verlaufen.

Diagnostik

- **Uringewinnung mittels Mittelstrahlurin:** Beim Mittelstrahlurin wird vor der Untersuchung die Harnröhrenöffnung des Penis oder der Vulva gereinigt. Dabei kann es gerade bei pflegebedürftigen Personen erforderlich sein, dass die Pflegeperson unterstützt und bei der korrekten Reinigung behilflich ist. Im Anschluss wird die Blasenentleerung durch die zu Pflegenden eingeleitet. Der nun fließende Urin wird erst, nachdem etwas Urin abgeflossen ist, im Sammelbehältnis aufgefangen.

- **Teststreifenuntersuchung:** Urin-Stix sind eine einfache und wertvolle diagnostische Maßnahme zur Untersuchung des Urins (➤ Abb. 29.14, ➤ Abb. 29.15). Sie lassen nicht nur Rückschlüsse auf Erkrankungen des Harnsystems zu, sondern auch auf andere Erkrankungen des menschlichen Körpers.

ABB. 29.14

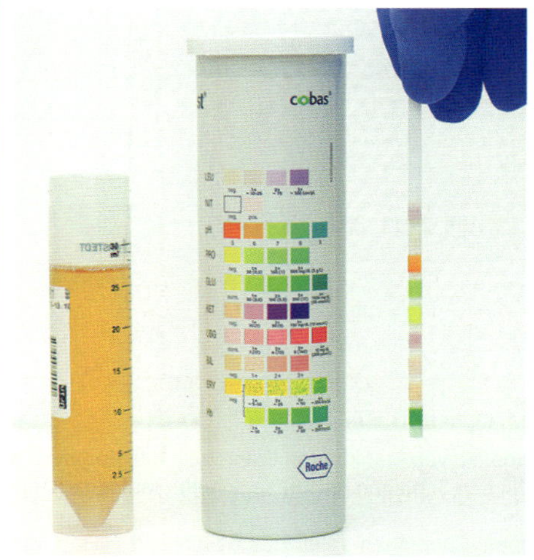

Abb. 29.14 Urinteststreifen (rechts), der in die Urinprobe (links) getaucht wird. Damit lassen sich verschiedene Parameter ermitteln (➤ Tab. 29.1), deren Werte durch Vergleich des jeweiligen Testfelds mit der Skala auf der Verpackung (Mitte) bestimmt werden [K115]

ABB. 29.15

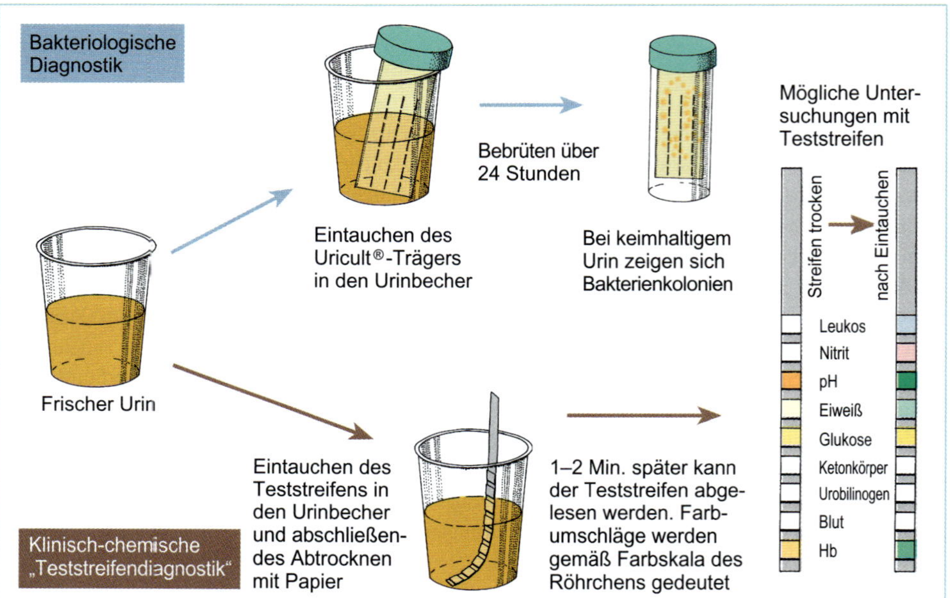

Abb. 29.15 Urinuntersuchung mittels Uricult®, um Bakterien nachzuweisen (oben), und mittels Teststreifen, um klinisch-chemische Parameter zu bestimmen (unten und rechts) [L190]

Verschiedene Arten von Urinteststreifen zum Nachweis verschiedener Parameter im Urin stehen von unterschiedlichen Firmen zur Verfügung. Ein gängiger Urinteststreifen kann die in ➤ Tab. 29.1 aufgelisteten Informationen aus dem Urin ermitteln.

- **Untersuchung des Harnsediments:** Die Untersuchung des Harnsediments (der festen, ungelösten Bestandteile des Harns, auch Urinsediment genannt) erfolgt im Labor. Im Rahmen der Pflegeassistenz ist es wissenswert, dass es diese Art der Untersuchung gibt und dass auch im Urinsediment krankhafte Prozesse gefunden werden können.
- **Mikrobiologische Diagnostik:** Diese Art der Diagnostik erfolgt ebenfalls durch ein Labor. Hier wird der Urin speziell untersucht, indem entsprechende Nährböden angesetzt und darauf möglicherweise im Urin vorhandene Bakterien angezüchtet werden. Es wird dadurch erkennbar, welche spezifischen Keime sich im Urin befinden und auf welche Antibiotika diese Keime am wirkungsvollsten reagieren. So kann das richtige Antibiotikum eingesetzt werden, was eine Resistenzbildung vermeidet.
- **Eintauchnährböden:** Mit diesem Verfahren kann eine Vorauswahl darüber getroffen werden, ob eine Urinprobe überhaupt ins Labor geschickt werden muss. Es wird heutzutage allerdings kaum noch angewandt.

Tab. 29.1 Mit einem Urinteststreifen zu ermittelnde Parameter

Was wurde getestet?	Normalbefund	Krankhafter Befund
pH-Wert	4,5–8,0	< 4,5 = Urin sauer > 8,0 = Urin basisch Schwankung physiologisch sehr groß; am Morgen eher sauer
Glukose	Negativ	Positiv bei Diabetes mellitus, renaler Glukosurie
Ketone	Negativ	Positiv bei diabetischer Ketoazidose *(Hyperglykämie)*, Fasten, ketogener Ernährung
Eiweiß/Protein	Negativ bis schwach positiv	Positiv z. B. bei Fieber, Herzinsuffizienz, Bluthochdruck, Nierenerkrankungen
Urobilinogen	Negativ	Positiv z. B. bei Hämolyse, Hepatitis
Bilirubin	Negativ	Positiv z. B. bei Hepatitis
Erythrozyten	< 10/ml	> 10/ml z. B. bei Glomerulonephritis, Nierenkarzinom, Blasenentzündung, Blasentumor oder Prostatakarzinom Nicht krankhaft bei Regelblutung der Frau
Leukozyten	< 20/ml	> 20/ml z. B. bei Harnwegsinfekt, Tuberkulose
Nitrit	Negativ	Positiv z. B. bei Harnwegsinfekt

TAB. 29.1

Pina muss wissen, wie eine saubere Uringewinnung durchgeführt wird, damit keine äußerlichen Keime das Untersuchungsergebnis verfälschen.

Pina im Praxiseinsatz

ACHTUNG

- Schon bei Zimmertemperatur vermehren sich die Keime im Urin sehr schnell. Daher ist der gesammelte Urin bis zur Verarbeitung bei 4 °C **gekühlt** zu lagern und eine schnelle Untersuchung des Urins (innerhalb von zwei Stunden) anzustreben.
- Die Bewertung der Keimzahlen im Urin richtet sich immer nach der Art der Uringewinnung. Katheterurin zeigt aufgrund der besseren hygienischen Gewinnung geringere Keimzahlen als Mittelstrahlurin.
- Katheterurin aus dem Sammelbeutel eignet sich **nicht** zur mikrobiologischen Diagnostik!

ACHTUNG

Therapie und Pflege

Therapie und Pflege von Harnwegserkrankungen richten sich nach deren **Ursache.** Infektionen der Nieren sind anders zu behandeln als Harnwegsinfektionen der Blase. Daher wird auf die speziellen Therapien in den folgenden Unterkapiteln eingegangen.

29.2.2 Blasenentzündung

29.2.2 Blasenentzündung

DEFINITION

Als **Blasenentzündung** *(Zystitis)* wird eine Infektion der Blase bezeichnet, die durch Bakterien, Parasiten, Pilze oder Viren verursacht wird. Über die Harnröhre können diese Keime in die Blase gelangen und dort zu einer Reizung der Blasenwand führen.

DEFINITION

Pathogenese

Die Ursachen von Blasenentzündungen unterscheiden sich bei Frau und Mann. So werden Blasenentzündungen von **Frauen** häufig durch das Eindringen von *E.-coli*-Bakterien ausgelöst, die aus dem Darm den relativ kurzen Weg in die Harnröhre finden. Hierbei kann eine fehlerhafte Intimhygiene in Kombination mit einer zu geringen Trinkmenge eine Entzündung der Blase auslösen (➤ Abb. 29.16). Durch falsche Säuberung nach dem Stuhlgang können die Keime aus dem Darm über die Scheide in die Harnröhre gelangen.

MERKE

Es ist wichtig für Pina, daran zu denken, dass die **Säuberung** nach dem Stuhlgang im anogenitalen Bereich der Frau **von vorne nach hinten** erfolgt.

MERKE

Eine **falsche oder übertriebene Intimhygiene** durch zu viel Seife oder Intimwaschlotion kann die Schutzfunktion der Schleimhäute beeinträchtigen und damit Erregern das Festsetzten erleichtern. In den meisten Fällen reicht eine regelmäßige Reinigung des Intimbereichs mit Wasser.

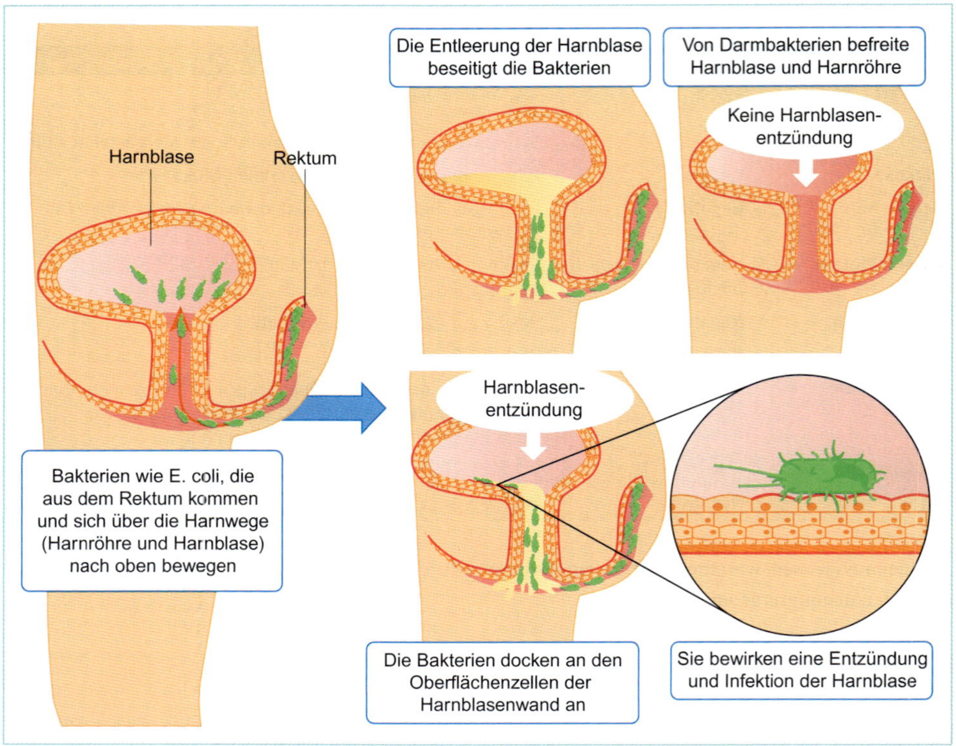

Abb. 29.16 Entwicklung einer Blasenentzündung [L143]

Auch eine **Schwangerschaft** kann Blasenentzündungen der Frau begünstigen. Häufiger Geschlechtsverkehr *(Honeymoon-Zystitis)* und die Verwendung von spermienabtötenden Mitteln sind ebenfalls eine mögliche Ursache für die Entzündung der Blase. Jedoch ist wissenschaftlich untersucht, dass auch Harnwegsinfekte, die bereits im Jugendalter (vor dem 15. Lebensjahr) aufgetreten sind, oder Harnwegsinfektionen in der Familie das Risiko einer Harnwegsinfektion erhöhen können.

Bei **Männern** im höheren Alter kann hingegen eine **Vergrößerung der Prostata** wie bei einer benignen Prostatahyperplasie (➤ 30.2.5) eine Blasenentzündung begünstigen. Hier liegt der Grund im schlechten Abfluss des Harns aus der Blase. Die Vergrößerung der Prostata drückt auf die Harnröhre und verschlechtert dadurch den Ablauf des Urins. Zudem kann Restharn in der Blase zurückbleiben, der Keimen einen idealen Nährboden liefert und so eine Blasenentzündung entstehen lässt.

Eine hohe Wahrscheinlichkeit, an einer Blasenentzündung zu erkranken, haben zu Pflegende mit Inkontinenz (Unfähigkeit, den Harn in der Blase zu halten) und zu Pflegende mit Blasenkatheter (➤ Abb. 29.17). Über den Blasenkatheter können Keime ungehindert in die Blase gelangen und dort zu einer Infektion führen. Daher ist hier Hygiene besonders wichtig.

ABB. 29.17

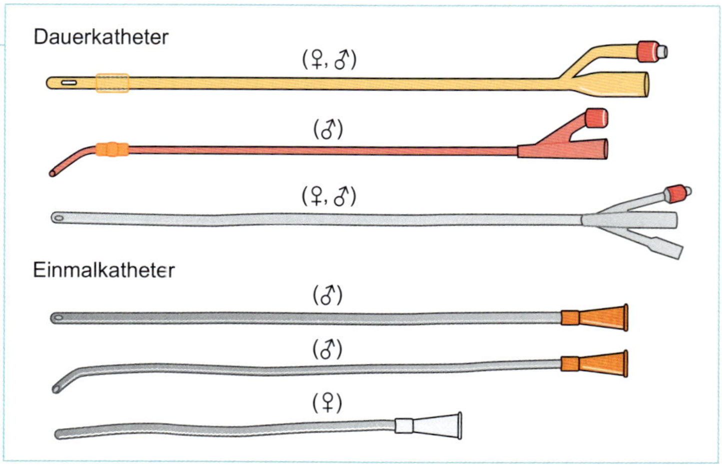

Abb. 29.17 Verschiedene Arten von Dauer- und Einmal-Blasenkathetern für Männer und Frauen [L143]

Symptome

Pina im Praxiseinsatz

Folgende Symptome sind für Pina wichtig zu wissen, um zu erkennen, wann es sich um eine Blasenentzündung handeln könnte:

- Brennender **Schmerz** im Bereich der Blase, aber auch Schmerzen im Bereich des gesamten Unterbauchs
- **Schmerzhafte Blasenentleerung** (meist Brennen beim Wasserlassen, *Algurie*)
- **Häufiger Harndrang** *(Pollakisurie)*
- Erschwerte Harnentleerung *(Dysurie)*
- Nächtlicher Harndrang *(Nykturie)*
- Blutige Harnentleerung *(Makrohämaturie)* bei komplizierten Verläufen
- Veränderungen von Aussehen und Geruch des Harns

ACHTUNG

Aus pflegerischer Sicht ist es ratsam, ein besonderes Augenmerk auf ältere zu Pflegende zu legen, denn bei dieser Altersgruppe kann eine Blasenentzündung auch ohne eindeutig erkennbare Symptome verlaufen. Da hierdurch die Gefahr einer schweren Infektion besteht, muss bei Verdacht auf einen HWI immer die zuständige Pflegefachperson informiert werden, die weitere Untersuchungen zur Abklärung veranlasst.

MERKE

Eine untere Harnwegsinfektion *(Zystitis)* wird angenommen, wenn sich die akuten Symptome nur auf den unteren Harntrakt beziehen. Dies kann bei neu aufgetretenen Schmerzen beim Wasserlassen, nicht kontrollierbarem Harndrang (imperativer Harndrang), Pollakisurie und Schmerzen oberhalb des Schambeins *(Symphyse)* der Fall sein.

Diagnostik

Die Diagnostik erfolgt in erster Linie mittels **Urinteststreifen** (➤ 29.2.1). Zudem wird die Körpertemperatur gemessen. Auch Puls und Blutdruck gehören zur Standarddiagnostik bei einem Verdacht auf eine Harnwegsinfektion. Weiterhin ist es möglich, den Urin nach seinem Aussehen zu beurteilen. Wird ein Antibiotikum verschrieben, wird der Arzt vorab ein Antibiogramm erstellen lassen. Mit diesem lässt sich feststellen, um welche Keime es sich in den Harnwegen handelt, und ein passendes Antibiotikum kann verordnet werden.

Therapie und Pflege

Pina im Praxiseinsatz

Die Therapie richtet sich nach der Art der Keimbesiedlung und der Schwere der Blasenentzündung. Aus pflegerischer Sicht empfiehlt Pina daher dem zu Pflegenden, viel Flüssigkeit zu sich zu nehmen, damit die Keime aus der Blase gespült werden können. Zudem ist es für zu Pflegende nicht empfehlenswert, sich auf kalte Flächen zu setzen und den Harndrang zurückzuhalten. Die Füße sind warm zu halten. Wichtig ist auch, den Genitalbereich nicht übermäßig zu waschen und Seifen zu vermeiden. Letztere schädigen die schützende Schleimhautbarriere und ermöglichen so ein noch leichteres Aufsteigen von Keimen in Richtung Blase.

Auch kann Pina zu Pflegende darauf hinweisen, dass sie Unterwäsche aus natürlichen Materialien bevorzugen und nach dem Geschlechtsverkehr die Toilette aufsuchen sollten.

29.2.3 Nephritis

DEFINITION

Eine **Nephritis** (Nierenentzündung) bezeichnet alle akuten oder chronischen Erkrankungen der Niere, die mit einer Entzündung einhergehen. Hierzu zählen auch die Glomerulonephritis und die Pyelonephritis.

Glomerulonephritis

DEFINITION

Bei einer **Glomerulonephritis** handelt es sich um eine Entzündung der Nierenkörperchen *(Glomeruli)*, für die keine Bakterien verantwortlich sind.

Auch wenn es sich um eine seltene Erkrankung handelt, ist die Glomerulonephritis die zweithäufigste Ursache für eine chronische Niereninsuffizienz (Satyanarayana & Narothama 2024). Unterschieden wird eine primäre und eine sekundäre Form. **Primär** bedeutet, dass die Erkrankung durch direkte Schädigung am Nierenorgan stattgefunden hat. **Sekundär** meint, dass eine schädliche Einwirkung von anderen Körperregionen ausgegangen ist. So können eine Grunderkrankung wie eine Infektion mit Hepatitis-Viren (➤ 21.2.3) oder dem HI-Virus (➤ 26.2.1), eine bösartige Erkrankung wie ein Malignom (Krebserkrankung), aber auch Medikamente wie Penicillin, Lithium oder Schmerzmittel eine sekundäre Glomerulonephritis hervorrufen.

Pathogenese

Die Entstehung sowohl der primären als auch der sekundären Glomerulonephritiden ist noch nicht ausreichend aufgeklärt. Es wird eine **Beteiligung des Immunsystems** mit Antigen-Antikörper-Komplexen angenommen.

Mögliche Ursachen können sein:

- Ablagerung von Immunkomplexen
- Antikörper gegen glomeruläre Bestandteile
- Zellvermittelte glomeruläre Schädigung

Die Ursachen für eine akute Glomerulonephritis können vielfältig sein. Am häufigsten ist jedoch die Sekundärerkrankung nach einer überwundenen Streptokokkeninfektion. Typische Streptokokkeninfektionen sind beispielsweise ein Erysipel (Wundrose), eine Otitis media (Mittelohrentzündung), eine Tonsillitis (➤ 34.2.4), Scharlach oder ein dentaler Entzündungsherd (Infektion am Zahn).

Als eine mögliche Ursache kann die Einlagerung von Antikörpern angenommen werden, die sich nach stattgefundener Streptokokkeninfektion im Vorfeld in den Glomeruli abgelagert haben.

Symptome

Häufig tritt ein bis zwei Wochen nach der überstandenen Infektionskrankheit ein erneutes Krankheitsgefühl auf. Ein asymptomatischer Verlauf ist ebenfalls möglich. Bei nicht rechtzeitigem Erkennen der Symptome kann sich eine chronische Glomerulonephritis mit fortschreitender Verschlechterung der Nierenfunktion bis hin zum Nierenversagen entwickeln.

Die Entzündung der Nierenglomeruli führt zu Störungen der Harnfiltration. Es können Symptome wie **Ödeme** (auch in den Augenlidern), **Bluthochdruck, Hämaturie, Nierenschmerzen** und **Fieber** auftreten.

Diagnostik

Die Diagnostik ist sehr umfangreich (➤ Tab. 29.2) und hat das Ziel, auch mögliche Begleiterkrankungen zu identifizieren. Häufig handelt es sich um einen Zufallsbefund im Rahmen einer routinemäßigen Urinuntersuchung mittels Urinteststreifen (➤ 29.2.1). Proteine sind dann im Urin nachweisbar, was eine weiterführende Diagnostik zur Folge hat.

TAB. 29.2

Tab. 29.2 Diagnostik bei Verdacht auf Glomerulonephritis

Anamneseerhebung	Gab es einen Infekt im Vorfeld? Gibt es Grunderkrankungen? Werden Medikamente eingenommen?
Klinische Untersuchung	Blutdruckmessung, Suche nach Ödemen
Labor (Blut)	Blutbild, Blutsenkungsgeschwindigkeit, Entzündungsparameter (CRP), Harnsäure, Kreatinin, Gesamteiweiß u. a.
Labor (Blut), Immunsystem	Suche nach unterschiedlichen Blutmarkern, die eine Glomerulonephritis verursachen können
Labor (Urin)	Suche nach Bakterien, Betrachtung der roten Blutkörperchen auf Veränderungen, Bestimmung der Eiweiße
Ultraschall/Sonografie	Betrachtung der Nieren und Suche nach Veränderungen in der Nierenstruktur
Biopsien (Niere und Enddarm)	Auch in Gewebeproben aus Niere oder Enddarm kann die Erkrankung festgestellt oder die Ursache gefunden werden

Therapie

Die Therapie der Glomerulonephritis richtet sich nach der **Grunderkrankung** sowie dem **Schweregrad** der bereits entstandenen Niereninsuffizienz (➤ Tab. 29.3).

Tab. 29.3 Therapie der Glomerulonephritis	
Generell	Behandlung des Blutdrucks bis zu einem Zielwert von 120/80 mmHg
Je nach Unterform der Erkrankung	U. a. Bettruhe, Glukokortikoide (Prednisolon), Medikamente zur Entwässerung *(Diuretika)*
Bei sekundärer Erkrankung	Behandlung der Grundkrankheit
Bei Niereninsuffizienz	Möglicherweise Dialyse

TAB. 29.3

Pflege

Pina im Praxiseinsatz

Für Pina ist es wichtig, den zu Pflegenden in Absprache mit der zuständigen Pflegefachperson so viele Informationen zu dieser Erkrankung wie möglich mitzuteilen. Dazu ist es ratsam, die Hinweise sehr verständlich zu geben, damit die Betroffenen auch eine tatsächliche Vorstellung von ihrer Erkrankung erhalten. Pina erkundigt sich daher auch beim zu Pflegenden, ob dieser alle genannten Informationen verstanden hat oder ihm noch wichtige Informationen fehlen.

Pina wird dabei auch auf die regelmäßigen Laborkontrollen hinweisen, die gerade zu Beginn der Behandlung 2 × pro Woche erfolgen müssen. Auch eine Ernährungsberatung kann Pina durch Fachpersonal für den zu Pflegenden organisieren, damit diese auf eine eiweiß- und salzarme Kost einwirken kann. Gerade bei zu Pflegenden mit Verdacht auf eine Nierenschädigung, einer gesicherten Nierenschädigung oder aber auch der Vorbeugung einer solchen ist die Einschränkung von Eiweiß und Salz in der Ernährung wichtig, um die Belastung der Nieren zu senken.

Pina dokumentiert zudem alle selbst erhobenen Messwerte und festgestellten Unregelmäßigkeiten. Ebenso wird die Anforderung einer Ernährungsberatung auf dem Dokumentationsbogen erfasst.

Pyelonephritis

DEFINITION

DEFINITION

Bei der **Pyelonephritis** handelt es sich um eine **Entzündung des Nierenbeckens** und des angrenzenden **Nierengewebes** *(Parenchyms)*. Verursacht wird eine Pyelonephritis meist durch eine bakterielle Infektion. Die Erkrankung kann einseitig, aber auch beidseitig auftreten. Die Pyelonephritis zählt zu den oberen Harnwegserkrankungen.

Pathogenese

Bei der Pyelonephritis gibt es zwei Infektionswege: Zum einen können die Keime über den **Blutweg** *(hämatogen)*, zum anderen über die **Harnwege** ins Nierenbecken gelangen. Zu den häufigsten Erregern zählen *Escherichia coli (E. coli)*, Klebsiellen, *Proteus* oder *Enterobacter*.

Ursächliche Einflüsse, die eine Erkrankung u. a. begünstigen, sind:

- Weibliches Geschlecht, Erkrankungsgipfel in der Kindheit, Frauen mit sexueller Aktivität und Schwangere
- Benigne Prostatahyperplasie (➤ 30.2.5)
- Diabetes mellitus (➤ 22.2.1)
- Fehlbildungen des Harnsystems
- Harnsteine (➤ 29.2.5)
- Missbrauch von Schmerzmitteln
- Chronische Darmentzündung
- Abwehrschwäche

Symptome

Eine Pyelonephritis kann **akut** oder **chronisch** verlaufen. Daher unterscheiden sich die Symptome auch für beide Formen geringfügig (➤ Tab. 29.4).

ACHTUNG

ACHTUNG

Eine obere Harnwegsinfektion *(Pyelonephritis)* wird dann angenommen, wenn sich bei den akuten Symptomen z. B. auch ein Flankenschmerz, ein klopfschmerzhaftes Nierenlager und/oder Fieber (> 38 °C) finden. Aufgrund möglicher unspezifischer Symptome ist die Diagnose nicht immer einfach. Jedoch ist bei der Erkrankung eine schnelle Behandlung erforderlich, um die genannten Komplikationen zu verhindern.

TAB. 29.4

Tab. 29.4 Symptome der akuten und chronischen Pyelonephritis	
Akute Pyelonephritis	**Chronische Pyelonephritis**
Plötzlicher Beginn mit schwerem Krankheitsgefühl	Häufig Symptomlosigkeit über Jahre
Hohes Fieber	Unklare Fieberzustände
Flankenschmerz	Unspezifische Allgemeinsymptome wie Kopfschmerz, Abgeschlagenheit, dumpfe Rückenschmerzen
Klopfschmerzhaftes Nierenlager auf der betroffenen Seite	
Harnentleerungsstörung	Hypertonie (➤ 24.2.2) möglich
Übelkeit und Brechreiz möglich	Übelkeit und Brechreiz möglich
Komplikation: Urosepsis, Abszessbildung in der Niere mit später folgender Niereninsuffizienz (➤ 29.2.6)	Komplikation: Niereninsuffizienz mit Dialysepflicht (➤ 29.3)

Diagnostik

Die Diagnostik erfolgt mit der Anamneseerhebung, der körperlichen Untersuchung und der Untersuchung des Urins mittels Urinteststreifen. Zudem wird der Urin im Labor auf bakterielle Besiedlung untersucht und idealerweise ein Antibiogramm erstellt. Im Verlauf erfolgt eine Ultraschalluntersuchung der Harnwege und speziell des Nierenbeckens. Parallel wird das Blut im Labor auf Entzündungswerte, Nierenwerte und allgemeine Blutwerte untersucht.

Therapie

Die Therapie der Pyelonephritis besteht aus mehreren Maßnahmen. Zunächst wird nach der Untersuchung des Urins ein passendes **Antibiotikum** vom medizinischen Personal verordnet. Wenn die Zeit für eine Untersuchung nicht ausreicht, kann auch ein Antibiotikum mit einem sogenannten breiten Wirkspektrum gegeben werden. Zudem erfolgen Maßnahmen wie:

- Verordnung hoher Flüssigkeitsmengen von 2–3 l pro Tag.
- Absetzen aller nicht zwingend benötigten Medikamente, welche die Nieren schädigen können.
- Beseitigung von Störungen des Harnabflusses wie Harnsteine.
- Bettruhe.
- Therapie von Begleitsymptomen wie Fieber, Koliken, Bluthochdruck. Fieber kann mit einem fiebersenkenden Medikament, das nicht oder nur wenig über die Nieren ausgeschieden wird, gesenkt werden. Schmerzen und Koliken werden mit Schmerzmitteln und Spasmolytika (krampflösende Medikamente der glatten Muskulatur) behandelt.

Pflege

Pina im Praxiseinsatz

Pina achtet darauf, dass die zu Pflegenden ausreichend trinken, damit die krankheitsverursachenden Erreger aus der Niere gespült werden. Auch kann sie die zu Pflegenden darauf hinweisen, dass sie sich zukünftig vor dem Auskühlen schützen, indem sie z. B. feuchte (Bade-)Kleidung schnellstmöglich ablegen. Die Verwendung von übermäßiger Seife im Genitalbereich ist zu vermeiden, da diese die schützende Schleimhautbarriere schädigen und so ein Aufstieg von Keimen über die Blase in die Niere(n) erfolgen kann.

MERKE

MERKE

Vor der Vergabe von Medikamenten können fiebersenkende Wadenwickel (➤ 15.2.4) angewandt werden. So müssen belastende Medikamente nicht sofort verabreicht werden. Wichtig ist dabei die Absprache mit dem Fachpersonal und der Zustand des zu Pflegenden.

29.2.4 Akutes Nierenversagen

29.2.4 Akutes Nierenversagen

DEFINITION

DEFINITION

Beim **akuten Nierenversagen (ANV)** handelt es sich um eine plötzlich einsetzende Einschränkung der Nierenfunktion, die Einschränkung bildet sich in den meisten Fällen zurückbildet. Die Urinmenge reduziert sich auf unter 0,5 ml/kg KG/h über einen Zeitraum von sechs Stunden.

Pathogenese

Abhängig von der Ursache werden prärenales, intrarenales und postrenales Nierenversagen unterschieden. **Prärenal** bedeutet, dass die Ursache vor der Niere zu finden ist, **intrarenal** bedeutet eine Ursache innerhalb der Niere und **postrenal** hinter der Niere. Dabei stellen das prärenale und das intrarenale Nierenversagen die häufigsten Formen dar, während das postrenale Nierenversagen eher selten auftritt. ➤ Tab. 29.5 fasst die Ursachen der unterschiedlichen Arten zusammen.

TAB. 29.5

Tab. 29.5 Mögliche Ursachen eines Nierenversagens

Prärenal	Intrarenal	Postrenal
Hypotonie, Volumenmangel	Niereninfarkt durch Thrombus	Störung des Harnabflusses, z. B. durch Harnsteine, Verengungen und Verschlüsse der ableitenden Harnwege
Medikamentös, z. B. Diuretika	Sepsis	Vergrößerung der Prostata bei Männern
Verengung oder Verschluss der Nierenarterien	Nierenschädigende Medikamente/ Substanzen, z. B. Antibiotika, Kontrastmittel	Tumoren/Raumfordernde Prozesse
Dekompensierte Herzinsuffizienz	Erkrankungen wie Glomerulonephritis, Kollagenosen oder bestimmte Krebsarten (Myelome)	
Dekompensierte Leberinsuffizienz		

MERKE

MERKE

Das akute Nierenversagen kann zu einer chronischen Niereninsuffizienz führen, wenn es gehäuft auftritt. Auch können Störungen des Harnabflusses ein akutes Nierenversagen verursachen.

Symptome

Das akute Nierenversagen hat **keine klaren Symptome.** Es kann sein, dass es zu völlig symptomfreien Verläufen kommt oder nur Symptome der Grunderkrankung auftreten.

Fieber ist bei entzündlichen Ursachen wie einer Pyelonephritis möglich. Schmerzen, besonders kolikartige, treten bei postrenalen Ursachen wie einem Verschluss durch einen Harnstein auf. Es können Symptome von **Überwässerung** auftreten. Die zeigen sich z. B. in aufgeschwemmter Haut des Gesichts oder des gesamten Körpers *(Ödeme).* Auch können nur Wassereinlagerungen der Beine auftreten. Ein wesentliches Symptom für ein akutes Nierenversagen ist eine **reduzierte bis völlig fehlende Flüssigkeitsausscheidung.**

Diagnostik

Pina im Praxiseinsatz

Zur Diagnostik des akuten Nierenversagens werden **Urin** und **Blut** untersucht. In der Blutuntersuchung werden die glomeruläre Filtrationsrate, das Kreatinin und natürlich weitere Parameter im Rahmen des Blutbilds betrachtet. Im Rahmen der Urinuntersuchung betrachtet Pina die Gesamtmenge Urin, die ausgeschieden wird. Zudem wird der Urin mittels Teststreifen auf Entzündungsparameter und Blut untersucht.

Therapie

Da es sich beim akuten Nierenversagen um einen **Notfall** handelt, muss die Grundursache schnell aufgespürt und behandelt werden. Ursachen, die beseitigt werden können, sind umgehend zu beheben. Dazu zählen Flüssigkeitsmangel, eine bestehende Infektion oder eine Störung des Harnabflusses, z. B. durch einen Harnstein. Wird das Nierenversagen nicht behandelt, wird sich der Zustand des zu Pflegenden schnell verschlechtern. Die Krankheit kann zum Tod führen.

Da es keine spezifische Therapie des akuten Nierenversagens gibt, sind folgende therapeutische Schritte angezeigt, um die Situation schnell zu verbessern:

- **Schnelles Therapieren** der lebensbedrohlichen Akutsituation
- **Vermeiden des Fortschreitens** der Nierenfunktionsstörung
- Möglicherweise Durchführung einer Akutdialyse

Pflege

Pina im Praxiseinsatz

Besonders achtet Pina auf zu Pflegende, die bereits eine chronische Niereninsuffizienz aufweisen. Denn diese sind anfälliger dafür, ein akutes Nierenversagen zu entwickeln, als Menschen mit gesunden Nieren.

Zur Orientierung

MERKE

29.2.5 Nierensteine/Harnleitersteine

DEFINITION

ABB. 29.18

ABB. 29.19

MERKE

Einem akuten Nierenversagen kann durch die Vermeidung von Flüssigkeitsmangel, schweren Infektionen und Medikamenten, die auf die Nieren schädlich wirken, vorgebeugt werden.

29.2.5 Nierensteine/Harnleitersteine

DEFINITION

Harnsteine sind Ablagerungen, die sich in den Harnwegen aus Kristallen bilden (➤ Abb. 29.18). Dabei werden sie nach ihrem Entstehungsort in **Nierensteine, Harnleitersteine** und **Blasensteine** unterschieden (➤ Abb. 29.19). Bei den Ablagerungen handelt es sich um Salze, Harnsäure oder Aminosäuren wie Cystin.

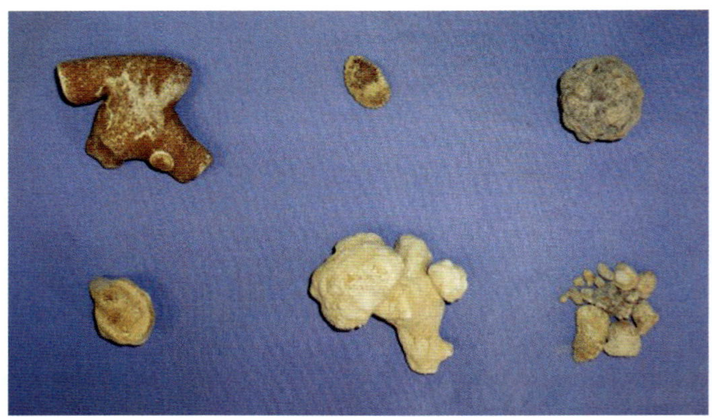

Abb. 29.18 Verschiedene Arten von Harnsteinen [T1098]

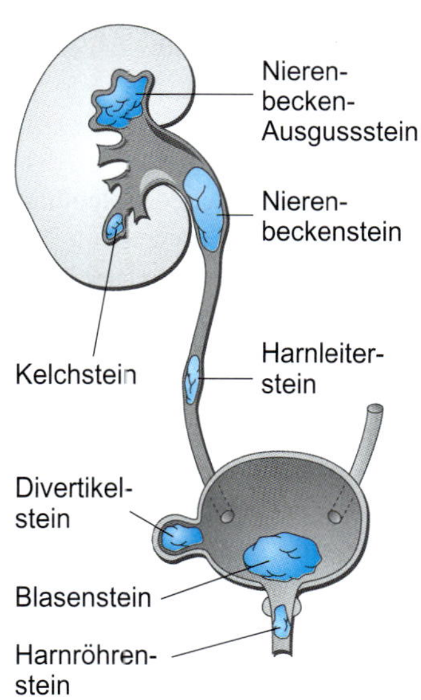

Abb. 29.19 Harnsteine können sich an verschiedenen Stellen im Harnwegssystem bilden und unterschiedliche Formen aufweisen [L106]

Pathogenese

Viele unterschiedliche Stoffe und Substanzen befinden sich natürlicherweise im Harn. Wenn diese Stoffe jedoch über einen längeren Zeitraum in einer zu hohen Konzentration vorkommen, bilden sich Kristalle. Diese nutzen Ablagerungen im Harn zum Anheften. Dadurch wachsen die Kristalle zu Steinen, die in ihrer Größe unterschiedlich ausfallen können. Es gibt Harnsteine, die so groß wie ein Reiskorn sind, aber auch welche, die das Nierenbecken ausfüllen können.

Zu den hauptsächlichen Ursachen der Entstehung von Harnsteinen gehören:
- Falsche Ernährung, vor allem von Menschen in Industrieländern
- Volkskrankheiten wie Bluthochdruck, Diabetes mellitus und Übergewicht
- Andere Störungen des Stoffwechsels und des Hormonsystems
- Nicht ausreichende Trinkmengen über einen längeren Zeitraum
- Wiederkehrende Harnwegsentzündungen

Unbehandelt führt ein Steinleiden zu Entzündungen, Infektionen sowie zum Funktionsausfall der betroffenen Niere.

Symptome

Ein Harnstein selbst verursacht keine Symptome. Beschwerden entwickeln sich dann, wenn der Harnstein die empfindliche Wand von Harnleiter, Blase oder Harnröhre berührt. Hierdurch erfolgt eine Reizung der betroffenen Wandstruktur, die unterschiedliche Beschwerden verursachen kann. Diese unterscheiden sich zudem nach der Lage des Harnsteins. So können die Symptome eines Nierensteins anders ausfallen als die von Harnleiter- oder Blasensteinen.
Zu den wichtigsten Symptomen gehören:
- **Unspezifische Beschwerden** im Bereich des Unterbauchs und/oder im Bereich der Lende und des Rückens.
- **Schmerzen,** die sich in der Lendengegend (auf der Seite des Harnsteins) oder vom Unterbauch bis in die Leiste, die Schamlippen oder des Hodens ziehen können.
- **Harnleiterkolik** (Nierenkolik).
- Blut im Urin.
- **Postrenales Nierenversagen:** Urin gelangt nicht mehr in die Blase oder die Harnröhre, weil ein Harnstein den Weg blockiert.
- Brennen beim Wasserlassen, häufiger Harndrang bei begleitendem Harnwegsinfekt.

ACHTUNG

Harnleiterkoliken: entstehen als Folge von Harnleitersteinen. Die Steine beeinträchtigen den Harnabfluss, weshalb der von den Nieren transportierte Harn nicht richtig oder gar nicht abfließen kann. Hierdurch kommt es zu akuten und heftigen Schmerzen im Bereich der Harnwegsverlegung. Die Schmerzen können auf- und abschwellend sein, weshalb sie als Kolik bezeichnet werden. Bei der Harnleiterkolik handelt es sich um einen akuten **Notfall,** der schnell behandelt werden muss.

ACHTUNG

Diagnostik

Die Diagnostik erfolgt mittels Anamnese und körperlicher Untersuchung. Es werden Blutdruck, Puls und Körpertemperatur gemessen. Zudem wird der **Urin** mittels Urinteststreifen untersucht. Auch kann der Urin selbst betrachtet werden, da Blutbeimengungen bereits mit dem Auge erkannt werden können. Zudem führt das medizinische Personal einen **Ultraschall** der Nieren, Harnleiter und Blase durch. Damit können Harnsteine und ihre Größe in den meisten Fällen sicher erkannt werden.

Es kann auch erforderlich sein, dass eine **Röntgenuntersuchung mit Kontrastmittel** erfolgen muss. Lässt sich durch Röntgen selbst keine sichere Diagnose stellen, kann eine CT-Untersuchung indiziert sein.

Vorab erfolgt noch eine Laboruntersuchung des Bluts, bei der u. a. die Entzündungswerte (Harnsäure, Kalzium, Infektionszeichen) und die Nierenwerte beurteilt werden.

MERKE

Harnsteine sind keine eigenständige Erkrankung, sondern nur das Produkt/Symptom einer Grunderkrankung. Daher reicht es nicht, den Harnstein zu behandeln, sondern die Grunderkrankung als Ursache muss behoben werden.

MERKE

Therapie

Die Therapie richtet sich nach unterschiedlichen Gesichtspunkten: Zum einen sollen dem Betroffenen mögliche Schmerzen genommen werden, zum anderen soll der Harnleiterstein schnell und selbstständig ausgeschieden werden können. Zum Teil überschneiden sich die Therapieansätze dabei. Die Förderung des Steinabgangs kann eine Verbesserung der Schmerzen bewirken, diese aber auch verstärken. Auch Maßnahmen aus dem Bereich der Naturheilkunde und Komplementärmedizin wie Akupunktur, Ordnungstherapie (Einüben eines gesundheitsförderlichen Lebensstils) oder Pflanzenheilkunde, können hilfreich sein.

Für den Fall, dass die herkömmlichen Behandlungsmöglichkeiten nicht zum Erfolg führen und sich der Zustand des Betroffenen verschlechtert, kann mittels **Stoßwellentherapie (ESWL)** der Harnstein beseitigt werden. Bei der ESWL werden Stoßwellen durch ein Gerät außerhalb des Körpers *(extrakorporal)* auf die Position des Harnsteins abgegeben, die diesen zertrümmern sollen. Bei erfolgreicher Zertrümmerung werden die Steintrümmer über die ableitenden Harnwege ausgespült. Auch eine Entfernung mittels Endoskop oder einer Harnleiterschiene ist möglich. Über die Art des Verfahrens entscheidet das medizinische Fachpersonal.

Pina im Praxiseinsatz

Pflege

Haben zu Pflegende Schmerzen, wendet Pina die folgenden therapeutischen Möglichkeiten in Absprache mit der zuständigen Pflegefachperson an:

- Stufenpositionierung, die die Bauchdecke entspannt (leicht erhöhter Oberkörper, leicht gebeugte Knie)
- Äußerliche Wärme mittels Wärmekissen, Kirschkernkissen o. Ä.
- Ärztlich verordnete Schmerzmittel – diese können die Wirkstoffe Butylscopolamin, Metamizol oder Paracetamol enthalten (Gabe nur durch Pflegefachpersonen)
- Flüssigkeitsgabe, um die Harnwege gut zu spülen und so den Steinabgang zu fördern, sofern keine Kontraindikationen vorliegen

Da die zu Pflegenden sich körperlich schlecht fühlen und Schmerzen haben, können Angst und emotionale Probleme bestehen. Daher geht Pina auf die zu Pflegenden ein, indem sie mit ihnen spricht und ihnen die Angst nimmt. Ein empathisches und mitfühlendes Verhalten kann dem Betroffenen Stress und somit Angst nehmen, was dem Heilungsverlauf zugutekommt. Die zu empfehlende Flüssigkeitsmenge wird vom ärztlichen Fachpersonal festgelegt und kann 2–3 l pro Tag betragen.

Zudem kann Pina Betroffenen, die keine Schmerzen haben, helfen, indem sie sie dabei unterstützt, das Steinwachstum zu reduzieren und idealerweise den Steinabgang noch vor einer Schmerzentstehung zu fördern. Hierfür sind zu den bereits genannten Maßnahmen folgende Behandlungsmöglichkeiten sinnvoll:

- Änderung der Ernährungsgewohnheiten
- Anpassung der Lebensgewohnheiten
- Gewichtsreduktion
- Mobilisation (ausreichende Bewegung, Treppen steigen)

Durch diese Maßnahmen sind eine gute Harnausscheidung, ein schneller Steinabgang und dadurch weniger Schmerzen für den zu Pflegenden erreichen. Zudem wird das Nierengewebe vor Schaden bewahrt.

Bei einer Stoßwellentherapie oder endoskopischen Entfernung des Harnleitersteins ist eine beruhigende Betreuung wichtig. Die zu Pflegenden haben vor solchen Eingriffen Angst, da sie nicht wissen, was währenddessen passiert. Empathische und angstnehmende Gespräche sind hier ein wichtiger Bestandteil pflegerischer Maßnahmen. Zudem achten Pflegepersonen darauf, dass die zu Pflegenden bis mindestens sechs Stunden vor dem Eingriff keine Mahlzeit zu sich nehmen.

29.2.6 Niereninsuffizienz

29.2.6 Niereninsuffizienz

DEFINITION

DEFINITION

Bei einer **Niereninsuffizienz** handelt es sich um **eine irreversible** (nicht rückgängig zu machende) und **fortschreitende Funktionseinschränkung der Niere.** Es kommt zu einer Beeinträchtigung der Filtrations- und Ausscheidungsfunktion und der Hormonproduktion.

Pathogenese

Eine häufige Ursache für eine Niereninsuffizienz ist ein **Diabetes mellitus** (➤ 22.2.1), der durch sein chronisches Bestehen das Nierengewebe schädigt. Des Weiteren können eine **Glomerulonephritis,** eine **chronische Pyelonephritis** oder aber auch Erkrankungen wie ein chronischer **Bluthochdruck** für eine Niereninsuffizienz verantwortlich sein. Ebenfalls als Ursache möglich, aber selten sind Schmerzmittelmissbrauch, Krankheiten, die den gesamten Körper betreffen wie Autoimmunerkrankungen etc., oder auch Zystennieren.

Aufgrund der Schädigung des Nierengewebes und der damit verbundenen komplexen Strukturen kann die Filterfunktion nicht mehr richtig funktionieren. Der Wasser- und Elektrolythaushalt werden dadurch gestört, was wiederum einen negativen Einfluss auf den Säure-Basen-Haushalt nimmt. Die Störung der

Hormonproduktion von Erythropoetin kann zu einer Blutarmut *(Anämie)* führen. Der Mangel an Calcitriol bewirkt Knochenschmerzen aufgrund von Störungen in der Knochenstruktur *(Osteomalazie).*

Symptome

Die Symptome einer Niereninsuffizienz können sich sehr unterschiedlich darstellen. Zu Beginn ist es möglich, dass Symptome noch völlig fehlen. Im weiteren Verlauf beginnt der Körper zu überwässern und Hormone werden nicht mehr richtig produziert. Eine **Blutarmut** *(Anämie)* oder auch die **Einlagerung von Wasser** *(Ödeme)* an unterschiedlichen Stellen des Körpers können Symptome einer Niereninsuffizienz sein. Ödeme stellen sich vorwiegend im Bereich der Unterschenkel, aber auch der Lunge dar. Durch die gestörte Filterfunktion der Niere werden harnpflichtige Substanzen nicht mehr ausgeschieden. Hierdurch lagern sich Stoffe wie Kreatinin und Harnstoff im Körper (Blut) ein, was zu einer allmählichen Vergiftung des Organismus führt. Weiterhin entwickelt sich eine Verschiebung des Säure-Basen-Haushalts, was im Blutbild mit veränderten Elektrolytwerten als weiteres Symptom einhergeht. Daraus können Atemnot, Müdigkeit, verminderte Leistungsfähigkeit oder unspezifische Schmerzen resultieren.

Diagnostik

Neben Anamnese körperlicher Untersuchung und der Erhebung von Vitalparametern werden auch Blut und Urin untersucht. Ein Ultraschall der Nieren gehört ebenfalls zu einer vollständigen Diagnostik.

Therapie

Die Therapie richtet sich nach der Schwere der Niereninsuffizienz. ➤ Tab. 29.6 zeigt die Schweregrade und die jeweils zu ergreifenden Maßnahmen.

TAB. 29.6

Tab. 29.6 Schweregrade der Niereninsuffizienz

Stadium	Beschreibung	GFR	Maßnahmen
1	Nierenschädigung mit normaler Nierenfiltration	≥ 90	Diagnostik, Unterdrückung des Fortschreitens, Therapie der Begleiterkrankung(en)
2	Nierenschädigung mit geringer Störung der Nierenfiltration	60–89	
3	Nierenschädigung mit mittelgradiger Störung der Nierenfiltration	30–59	Diagnostik sowie Behandlung der Begleiterkrankungen und Komplikationen
4	Nierenschädigung mit schwerer Störung der Nierenfiltration	15–29	Behandlung der Begleiterkrankungen und Komplikationen, Vorbereitung auf Nierenersatztherapie
5	Nierenschädigung mit schlussendlichem Nierenversagen	< 15	Nierenersatztherapie (Dialyse)

GFR = glomeruläre Filtrationsrate

Pflege

Pina im Praxiseinsatz

Pina lernt, wie sie zu Pflegende mit Niereninsuffizienz gemäß dem jeweiligen Stadium betreut und pflegt:

- Im Stadium 1 und 2 der Niereninsuffizienz muss Pina darauf achten, dass die zu Pflegenden ihren Flüssigkeitskonsum und die Ernährung entsprechend den Vorgaben beibehalten. Zudem muss sie darauf achten, dass die zu Pflegenden die verordneten Medikamente einnehmen, sodass etwaige Begleiterkrankungen das Fortschreiten der Niereninsuffizienz nicht begünstigen.
- Im Stadium 3 der Niereninsuffizienz müssen zudem die Begleiterkrankungen behandelt werden. So kann es sein, dass die zu Pflegenden über (Unterschenkel-)Ödeme klagen, die Pina nach ärztlicher Anordnung wickelt.
- Im Stadium 4 und 5 der Niereninsuffizienz sind die zu Pflegenden womöglich in ihrer Leistungsfähigkeit eingeschränkt. Eine entsprechende Mobilisierung ist notwendig, sofern möglich, um sekundäre Erkrankungen zu verhindern. Auch muss Pina täglich darauf achten, ob sich der Zustand verschlechtert und zu Pflegende sich womöglich bereits in einem Nierenkoma befinden.

Eine einfühlsame Betreuung des zu Pflegenden ist auch bei diesem Krankheitsbild selbstverständlich. Es ergibt keinen Sinn, dem Betroffenen Vorhaltungen über ein mögliches Mitverschulden seiner Erkrankung zu machen. Dies ist auch nicht zielführend, da der Betroffene dann womöglich die pflegerischen Maßnahmen verweigert bzw. nicht umsetzt. Damit in der aktuellen Situation eine Mitarbeit der zu Pflegenden ermöglicht werden kann, ist eine verständnisvolle Kommunikation wichtig. Auch hört Pina genau hin, was die zu Pflegenden sagen und tatsächlich meinen.

29.3 Dialyse

Pina im Praxiseinsatz

DEFINITION

29.3.1 Hämodialyse

ABB. 29.20

Pina in der Schule

29.3 Dialyse

Pina hat in ihrem Praxiseinsatz bisher einige zu Pflegende gesehen, die an einer Nierenerkrankung litten. Vielen von ihnen konnte mit konventionellen Maßnahmen geholfen werden, sodass eine ausreichende Nierenfunktion erhalten werden konnte. Leider hat sie auch erlebt, dass die bisher beschriebenen Therapien die Nierenfunktion nicht aufrechterhalten konnten. Für diese Menschen gibt es die Möglichkeit der Dialyse, die den Körper durch technische Hilfsmittel entgiftet.

DEFINITION

Die **Dialyse** dient der Entgiftung des menschlichen Körpers, wenn die Funktion der Nieren ausgefallen ist. Zudem kann durch die Dialyse der Wasserhaushalt reguliert werden. Es werden zwei Formen der Dialyse unterschieden: die Hämodialyse und die Peritonealdialyse.

29.3.1 Hämodialyse

Damit eine **Hämodialyse** durchgeführt werden kann, muss den zu Pflegenden im Vorfeld ein **Shunt** gelegt werden. Hierfür wird in einer Operation eine Anschlussstelle im Bereich des Unterarms gelegt. Dieser Shunt ermöglicht später den Anschluss an die Hämodialyse.

Im Rahmen der Hämodialyse werden Giftstoffe, Elektrolyte (Mineralstoffe) und Flüssigkeit maschinell gefiltert (> Abb. 29.20, > Abb. 29.21). So werden giftige Stoffe wie übermäßige Medikamente, Kreatinin etc. entfernt. Mineralstoffe werden wieder ins Gleichgewicht gebracht, und dem Körper wird entweder Flüssigkeit entzogen oder hinzugefügt. Hierzu wird mittels eines Schlauchsystems das Blut der zu Pflegenden in ein Filtersystem *(Dialysator)* geleitet. Die darin enthaltene Trennmembran sorgt dafür, dass die zu filternden Stoffe vom Blut in eine Spüllösung transportiert werden. Sensoren im Gerät überwachen, ob das Blut nach der Filterung richtig gereinigt ist und wieder zurück in den Körper darf. Ist das der Fall, wird das gereinigte Blut über einen weiteren Schlauch zurücktransportiert.

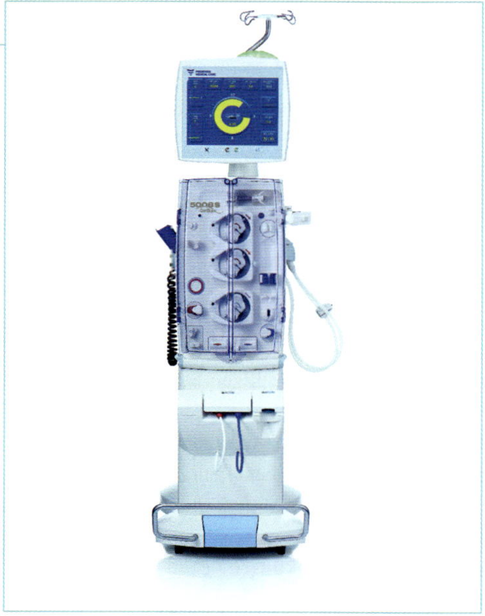

Abb. 29.20 Gerät zur Hämodialyse [U222-1]

Eine Hämodialyse dauert etwa zwei bis fünf Stunden, je nachdem, was genau gefiltert werden muss, und geschieht je nach Schweregrad der Nierenfunktionsstörung mehrmals in der Woche. Aufgrund der langen Behandlungszeit sind die zu Pflegenden meist ans Bett gebunden.

Pina lernt, dass die zu Pflegenden während der Dialyse viel Aufmerksamkeit benötigen. Manche schlafen oder lesen ein Buch. Es gibt aber auch zu Pflegende, die sich nicht so leicht ablenken können oder die Angst vor der Behandlung haben. Diesen versucht Pina die Angst zu nehmen, indem sie beruhigende Gespräche mit ihnen führt und ihnen erklärt, dass die Dialyse ein sehr sicheres Behandlungsverfahren ist, das schmerzfrei durchgeführt werden kann.

ABB. 29.21

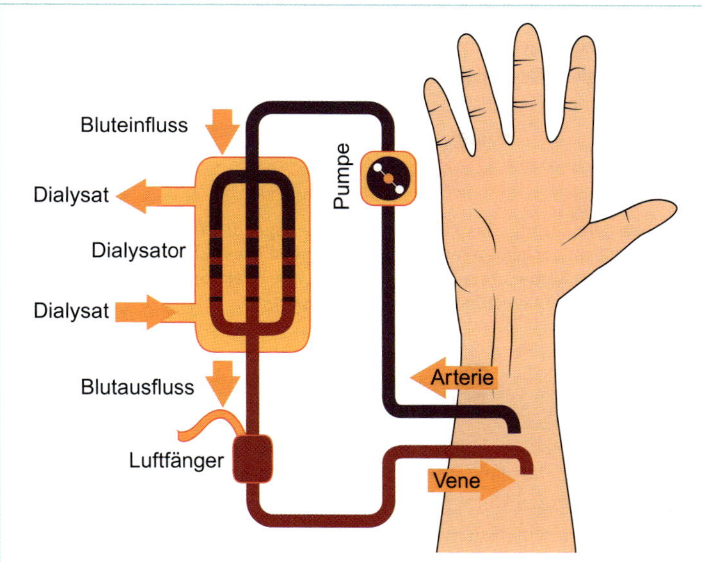

Abb. 29.21 Schematischer Ablauf einer Hämodialyse [L271]

ACHTUNG

ACHTUNG

Im Rahmen der Hämodialyse kann es zu Kreislaufproblemen kommen. Daher müssen die zu Pflegenden durchgehend überwacht und regelmäßig Blutdruck, Puls und Sauerstoffsättigung gemessen werden.

29.3.2 Peritonealdialyse

29.3.2 Peritonealdialyse

Bei der Peritonealdialyse wird das Bauchfell *(Peritoneum)* der Bauchhöhle als natürlicher Filter genutzt (➤ Abb. 29.22). Während bei der Hämodialyse das Blut durch den Dialysator gefiltert wird, erfolgt das Filtern bei diesem Verfahren durch das Bauchfell, das als natürlicher Filter dient. Das Bauchfell kleidet das Innere der Bauchhöhle aus und besitzt die Eigenschaft, durch seine Poren verschiedene Stoffe filtern zu können.

ABB. 29.22

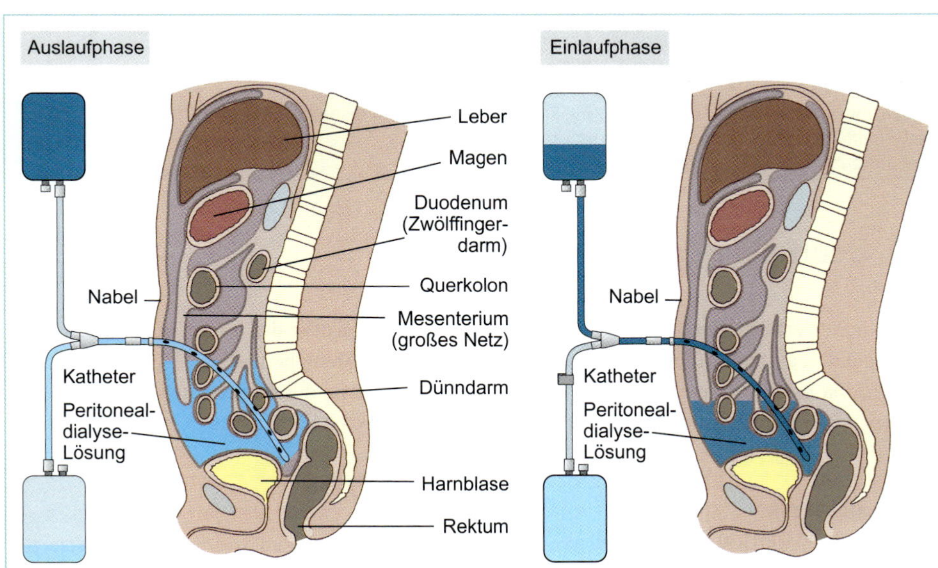

Abb. 29.22 Schematischer Ablauf einer Peritonealdialyse [L190]

Allerdings müssen auch bei diesem Behandlungsverfahren im Vorfeld einige Vorkehrungen getroffen werden: Ein Schlauchsystem wird durch die Bauchdecke in die Bauchhöhle gelegt. Daran wird eine Spüllösung angeschlossen, die dem Blut über das Bauchfell bestimmte Stoffe entzieht. Die mit Abfallstoffen angereicherte Spüllösung wird nach Beendigung der Behandlung wieder aus der Bauchhöhle entfernt.

Zur Orientierung
ACHTUNG
MERKE
Pina im Praxiseinsatz
TAB. 29.7
29.4 Beurteilung von Ausscheidungen
Pina im Praxiseinsatz
WISSEN ANWENDEN

Auch die Peritonealdialyse dauert relativ lang, und die zu Pflegenden müssen vier bis acht Stunden liegen. Daher wird die Peritonealdialyse bevorzugt nachts durchgeführt. Bei Betreuung durch speziell geschultes Fachpersonal ist das auch zu Hause möglich. Regelmäßige Kontrollen in der Dialysepraxis sind aber trotzdem notwendig.

ACHTUNG

Hygiene ist bei der Peritonealdialyse sehr wichtig. Das in der Bauchdecke liegende Schlauchsystem verbindet die mit Keimen belastete Außenwelt mit der keimfreien Bauchhöhle. Über dieses Schlauchsystem können daher sehr schnell Keime in das Innere des Körpers gelangen und dort schwere Infektionen verursachen. Eine schwere Komplikation kann dann eine Bauchfellentzündung *(Peritonitis)* sein.

MERKE

Die **Peritonealdialyse** ist für die Betroffenen schonender als die Hämodialyse. Jedoch muss das medizinische Fachpersonal darüber entscheiden, ob das Behandlungsverfahren für den jeweiligen zu Pflegenden geeignet ist oder nicht.

Wichtige Hinweise, die Pina für die Pflege von dialysepflichtigen Menschen wissen muss, sind in ➤ Tab. 29.7 zusammengestellt.

Tab. 29.7 Spezielle pflegerische Hinweise bei Hämodialyse und Peritonealdialyse

Generell	Hämodialyse	Peritonealdialyse
Hohes Maß an Hygiene für die Versorgung des Katheters (Peritonealdialyse) oder des Shunts (Hämodialyse)	Tägliche Pflege des Shuntarms nur mit Wasser oder milden Seifen Verzicht auf alkoholhaltige Seifen oder Desinfektionsmittel, da diese die Haut austrocknen	Zur Körperpflege darf geduscht werden, im Anschluss wird die Haut um den Katheter gut abgetupft und getrocknet. Hierfür sind z. B. sterile Kompressen gut geeignet
Shunt und Katheter vor Schmutz, Stoß oder sonstigen mechanischen Einflüssen von außen schützen	Körperpflege des Shuntarms mit Cremes und Lotionen nur an Tagen ohne Dialyse. An Dialysetagen auf diese Pflegeprodukte verzichten, da die Pflaster sonst nicht richtig halten	Vollbäder sollen vermieden werden, da diese die Haut um den Katheter zu sehr austrocknen
Bei Verwendung von körperfremdem Material (Pflaster, Katheter etc.) immer auf Rötungen und Juckreiz achten; diese können auf eine allergische Reaktion auf das Fremdmaterial hindeuten → umgehend das ärztliche Personal informieren	Shunt und Umgebung täglich auf Rötungen, Schwellungen und Verhärtungen inspizieren und bei Auffälligkeiten das ärztliche Personal informieren	

29.4 Beurteilung von Ausscheidungen

Urin ist in unterschiedlicher Art zu beurteilen. So kann die Menge oder das Aussehen des Urins einen Hinweis auf die zugrunde liegende Erkrankung des zu pflegenden Menschen geben.

Damit Pina Ausscheidungen besser beurteilen kann, beachtet sie die Angaben zur Urinmenge und -aussehen und welche Erkrankungen diese schließen lassen, in ➤ 14.2.2.

WISSEN ANWENDEN

Das Harnsystem wird in Medizin und Pflege durch die Fachabteilungen Nephrologie und Urologie versorgt. Viele der angesprochenen Erkrankungen können durch entsprechende Vorsorgemaßnahmen vermieden werden. So können Einflussfaktoren wie eine ungesunde Lebensweise den Verlauf von Harnwegserkrankungen fördern. Gerade Harnsteine oder die Niereninsuffizienz sind durch einen sorgsamen Umgang mit dem eigenen Körper vermeidbar. Regelmäßige Vorsorgeuntersuchungen wie Urinkontrollen, Blutuntersuchungen und die Einstellung des Blutdrucks dienen der Vermeidung schwerwiegender Harnwegserkrankungen. Die genannten Untersuchungen sind Gegenstand des Leistungskatalogs der Krankenkassen. Pflegefachpersonen haben auch in diesen Fachgebieten die Möglichkeit, die zu Pflegenden zu unterstützen und entsprechende Beratungsangebote zu vermitteln.

MITDENKEN

- Da das Harnsystem von zwei medizinischen Fachgebieten betreut wird, ist eine Zusammenarbeit zwischen der Fachrichtung Nephrologie und Urologie bei der Versorgung wichtig und immer zu bedenken.
- Falls bei zu Pflegenden Symptome oder die Verschlechterung des Allgemeinzustands auffällt, ist das ist die Informationsweitergabe an ärztliches Fachpersonal verpflichtend.
- Falls Unsicherheiten bei der Versorgung von zu Pflegenden bestehen, lieber einmal mehr um Hilfe fragen als eine Maßnahme einleiten, die man nicht beherrscht.

MITDENKEN

WIEDERHOLUNGSFRAGEN

1. Nennen Sie die Bestandteile des Harnsystems.
2. Erläutern Sie die ableitenden Harnwege.
3. Legen Sie die Ursachen eines akuten Nierenversagens dar.
4. Begründen Sie, warum die Nierenkolik einen Notfall darstellt.
5. Beschreiben Sie die pflegerischen Besonderheiten bei Menschen, die eine Peritonealdialyse erhalten.

LITERATUR UND KONTAKTADRESSEN

Quellen

Andreae S (Hrsg.). Pflegeassistenz. Lehrbuch für die Gesundheits- und Krankenpflegehilfe und Altenpflegehilfe. 3. Aufl. Stuttgart: Thieme; 2020.
Bundesinstitut für Berufsbildung (BIBB). Rahmenpläne der Fachkommission nach § 53 PflBG. Stand: 1.8.2019. Aus: www.bibb.de/dienst/publikationen/de/16560 (letzter Zugriff: 18.1.2025).
Deutsche Gesellschaft für Urologie (Hrsg.). Interdisziplinäre S3 Leitlinie: Epidemiologie, Diagnostik, Therapie, Prävention und Management unkomplizierter, bakterieller, ambulant erworbener Harnwegsinfektionen bei Erwachsenen (HWI). 2024. Aus: https://register.awmf.org/assets/guidelines/043-044l_S3_Epidemiologie-Diagnostik-Therapie-Praevention-Management-Harnwegsinfektione-Erwachsene-HWI_2024-09.pdf (letzter Zugriff: 18.1.2025).
Füeßl HS, Middecke M. Anamnese und körperliche Untersuchung. Duale Reihe. 7. Aufl. Stuttgart: Thieme; 2022.
Gasser T, Eberli D, Thomas C. Basiswissen Urologie. 8. Aufl. Heidelberg: Springer; 2023.
Hahn JM. Checkliste Innere Medizin. 9. Aufl. Stuttgart: Thieme; 2023.
Hautmann R, Gschwend JE (Hrsg.). Urologie. 5. Aufl. Heidelberg: Springer; 2014.
Lippert H. Lehrbuch Anatomie. 8. Aufl. München: Elsevier; 2017.
pqsg.de – das Altenpflegemagazin im Internet: Pflegestandards bei unterschiedlichen Harnwegserkrankungen. Aus: https://pqsg.de/ (letzter Zugriff: 30.11.2023).
Satyanarayana RV, Narothama RA. Chronic Kidney Disease. 2024. Aus: www.ncbi.nlm.nih.gov/books/NBK535404 (letzter Zugriff: 18.1.2025).
Schünke M et al. Prometheus LernAtlas der Anatomie. 6. Aufl. Stuttgart: Thieme; 2022.
Schwegler JS, Lucius R. Der Mensch – Anatomie und Physiologie. 7. Aufl. Stuttgart: Thieme; 2021.
Vieten M. Fallbuch Pflege. Krankheiten verstehen 1. Stuttgart: Thieme; 2006.
Welsch U, Kummer W, Deller T. Histologie Lehrbuch und Atlas. 6. Aufl. München: Elsevier; 2022.

Weiterführende Literatur

Breuch G, Müller E. Fachpflege Nephrologie und Dialyse. 7. Aufl. München: Elsevier; 2025.
Field M, Pollock C, Harris D. Organsysteme verstehen – Niere. München: Elsevier; 2017.
Kelly CR, Landmann J. Medizinischer Atlas Nieren und Harnwege. Netter Collection. München: Elsevier; 2014.
von zur Mühlen M, Keller C. Pflege konkret. Chirurgie Orthopädie Urologie. 6. Aufl. München: Elsevier; 2022.
Steffel J, Lüscher T. Niere und ableitende Harnwege. Heidelberg: Springer; 2014.

Kontaktadressen

Bundesverband Niere e. V: www.bnev.de
Deutsche Gesellschaft für Nephrologie e. V. (DGfN): www.dgfn.eu
Deutsche Gesellschaft für Urologie e. V.: www.urologenportal.de
Nierentelefon des Verband Deutsche Nierenzentren e. V.: 0800/248 48 48
Verband Deutsche Nierenzentren e. V.: www.dnev.de

KAPITEL 30 Männliche Geschlechtsorgane

Siegfried Huhn

LERNZIELE

LERNZIELE: DAS KANN ICH BALD GUT

Am Ende dieser Lerneinheit werde ich ...
- den Aufbau und die Funktion der männlichen Geschlechtsorgane kennen,
- Auffälligkeiten am äußeren männlichen Genitale erkennen,
- die häufigsten Erkrankungen der männlichen Geschlechtsorgane kennen,
- Symptome bei vorliegenden Störungen kennen und zuordnen können,
- die Pflege bei Erkrankungen der Geschlechtsorgane durchführen und darin anleiten,
- die richtigen/angemessenen Pflegemaßnahmen auswählen und durchführen,
- wissen, wann ich eine Pflegefachperson hinzuziehen muss,
- wissen, welche Informationen zu Pflegende und Angehörige zur Versorgung brauchen.

ABB. 30.1

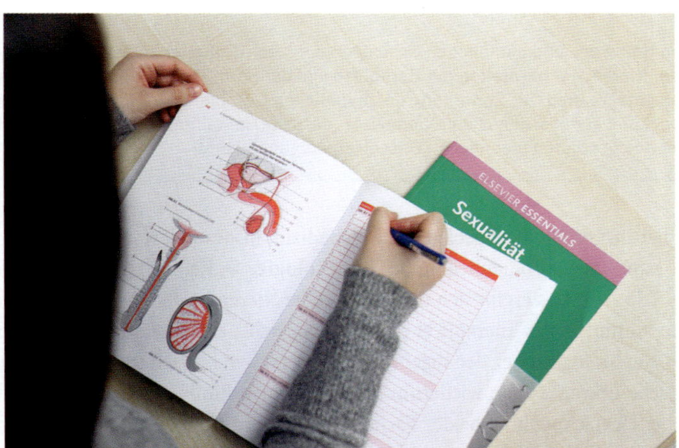

Abb. 30.1 Pina lernt Ausbildungsinhalte zu den Geschlechtsorganen [J803]

Pina im Praxiseinsatz

Pina begegnet im Rahmen des praktischen Einsatzes Kindern, Jugendlichen und Männern mit Problemen und Erkrankungen an den Geschlechtsorganen. Sie hat gelernt, dass ein Teil der männlichen Geschlechtsorgane im Körperinnern liegt, aber dennoch Probleme von außen erkennbar sind (➤ Abb. 30.1). Der jeweilige Pflegebedarf wird aus den Symptomen abgeleitet. Vielfach entsteht der Unterstützungsbedarf erst nach Operationen in dem Bereich. Pina weiß, dass einige Erkrankungen der Geschlechtsorgane bösartig sind und einige der Betroffenen sterben werden. Sie unterstützt die betroffene Person und ihre Angehörigen vor allem in ihrer selbstständigen Lebensführung.

Zur Orientierung

MERKE

MERKE

Die Geschlechtsorgane sind für den ausgewachsenen Organismus nicht überlebenswichtig, sondern dienen im Wesentlichen der Fortpflanzung. Deshalb unterscheiden sich die Geschlechtsorgane von Männern und Frauen entsprechend ihrer spezifischen Funktionen und Aufgaben.

Die grundsätzlichen Aufgaben der Geschlechtsorgane beider Geschlechter sind:

- Produktion von Geschlechtszellen (Samen- und Eizellen)
- Aufbau und Abgabe von Sexualhormonen (Testosteron und Östrogenen)
- Bildung von Sekreten (Nährstoffen und Gleitmittel)
- Voraussetzung für sexuelle Vereinigung schaffen (Geschlechtsakt, Koitus)

Pina im Praxiseinsatz

Pina erhält im Rahmen des Unterrichts und ihres praktischen Einsatzes viele Informationen über die männlichen Geschlechtsorgane und die Erkrankungen, die mit diesen und ihren Funktionen verbunden sind.

MERKE

MERKE

Männliche Geschlechtsorgane und ihre Erkrankungen mit Funktionsstörungen:

- Erkrankungen der männlichen Geschlechtsorgane sind oft altersabhängig.
- Erkrankungen einzelner Organe haben häufig Folgen über die Organstörung hinaus.
- Äußere Einwirkungen können die Geschlechtsorgane schädigen und in ihrer Funktion beeinträchtigen.

Pina im Praxiseinsatz

Die Praxisanleitung berichtet Pina, dass Störungen oder Erkrankungen an den männlichen Geschlechtsorganen oft altersabhängig sind. Pina erfährt auch, dass Erkrankungen auf viele Bereiche des Lebens Einfluss nehmen. Im Alter treten sie jedoch zusammen mit anderen Alterserkrankungen auf, wodurch sich Wechselwirkungen und Verstärkungen ergeben. Das kann die vorhandenen Probleme verstärken und zu höherem Assistenzbedarf führen.

MERKE

MERKE

Die Heilkunde der ableitenden Harnwege und männlichen Geschlechtsorgane **(Urologie)** befasst sich mit **Erkrankungen und Anomalien der Nieren, der Harnleiter, der Harnblase und der Harnröhre** beider Geschlechter sowie den **männlichen Geschlechtsorganen.** Die Zuordnung der männlichen Geschlechtsorgane zur Urologie ist medizingeschichtlich bedingt und ergibt sich aus der Überlegung, dass die Harnableitung – anders als bei Frauen – in direktem Zusammenhang mit den männlichen Geschlechtsorganen steht.

Das Fachgebiet der Urologie berührt oft die Fachgebiete Innere Medizin, insbesondere den Fachbereich der Nieren **(Nephrologie,** ➤ Kap. 29), der Frauenheilkunde **(Gynäkologie,** ➤ Kap. 31) und der Medizin der Haut **(Dermatologie,** ➤ Kap. 20**).** Das ergibt sich daraus, dass die Nieren beiden Disziplinen zugeordnet werden. Den Urologen kommt in der Therapie eher die chirurgische, also operative Aufgabe zu, während den Internisten und Nephrologen eher der sogenannte konservative Bereich (ohne Operation) zugeordnet wird. Gynäkologische Erkrankungen wiederum haben oft einen Einfluss auf die Harnableitung, weshalb es auch hier eine Überschneidung beider Fächer gibt. So wird in der Gynäkologie häufig auch die Harninkontinenz der Frau behandelt. Die Verbindung zur Dermatologie besteht deshalb, weil beide Disziplinen die **Geschlechtskrankheiten** *(Venerologie,* ➤ 32.3.1*)* behandeln.

MERKE

MERKE

Als **Erkrankungen der männlichen Geschlechtsorgane** werden organische (körperliche) Störungen unterschiedlicher Ursache an den Geschlechtsorganen bezeichnet. Die Erkrankungen sind nicht ansteckend. Unter **Geschlechtskrankheit** wird dagegen eine Infektionskrankheit verstanden, bei denen die Keime überwiegend beim Sexualkontakt weitergegeben werden. In der medizinischen Fachsprache wird die englische Bezeichnung **Sexually Transmitted Diseases (STD,** ➤ Kap. 32**)** verwendet. Es handelt sich also um ansteckende Krankheiten mit spezifischen Hygieneanforderungen.

ACHTUNG

Auch wenn keine Infektionskrankheit vorliegt, müssen bei allen Manipulationen am männlichen Genitale und bei der Versorgung nach Eingriffen immer **Einmalhandschuhe** getragen werden, weil sich sowohl an den Geschlechtsorganen der zu Pflegenden als auch an den Händen der Pflegeperson Keime mit Krankheitswert befinden können. Das gilt auch für die allgemeine Körperpflege und Reinigung nach der Ausscheidung oder bei Inkontinenz. Die Handschuhe müssen nicht steril sein.

30.1 Anatomie und Physiologie

DEFINITION

Die Geschlechtsorgane werden in innere und äußere Geschlechtsorgane (inneres und äußeres Genitale) unterschieden (➤ Tab. 30.1, ➤ Abb. 30.2). Die **inneren männlichen Geschlechtsorgane** sind die Prostata, die Hoden und Nebenhoden, die Samenleiter und die Harn-Samen-Röhre. Die **äußeren männlichen Geschlechtsorgane** sind die sichtbaren Anteile Hodensack, Penis und die Mündung der Harn-Samen-Röhre.

Tab. 30.1 Bezeichnung und Funktion der männlichen Geschlechtsorgane

Allgemeinbezeichnung	Medizinischer Name	Funktion
Geschlechtsorgan	Genitale	Fortpflanzung und Lustempfindung
Vorsteherdrüse	Prostata	• Stütze der Harnblase • Aufbau des inneren Blasenverschlusses • Bildung des Prostatasekrets
Hoden	Hoden, Testis/Testikel	• Bildung von Spermien • Hormon Testosteron
Samenleiter	Ductus deferens	Spermien- und Ejakulationskanal
Hodensack	Skrotum	Aufbewahrung und Schutz der Hoden
Harnröhre **Harn-Samen-Röhre**	Urethra	Ausleiten des Urins Weiterleiten des Spermas
Männliches Glied	Penis	• Ableitung von Urin aus der Harnblase • Gewährleistung der Erektion • Abgabe von Sperma (Samenflüssigkeit)
Eichel	Glans penis	Erogene Reizleitung
Penisfurche	Sulcus coronarius	• Erogene Zone • Übergang zur Eichel • Gleitsekret bilden
Vorhaut	Praeputium penis/Duplikatur	• Erogene Zone • Schutz der Glans penis

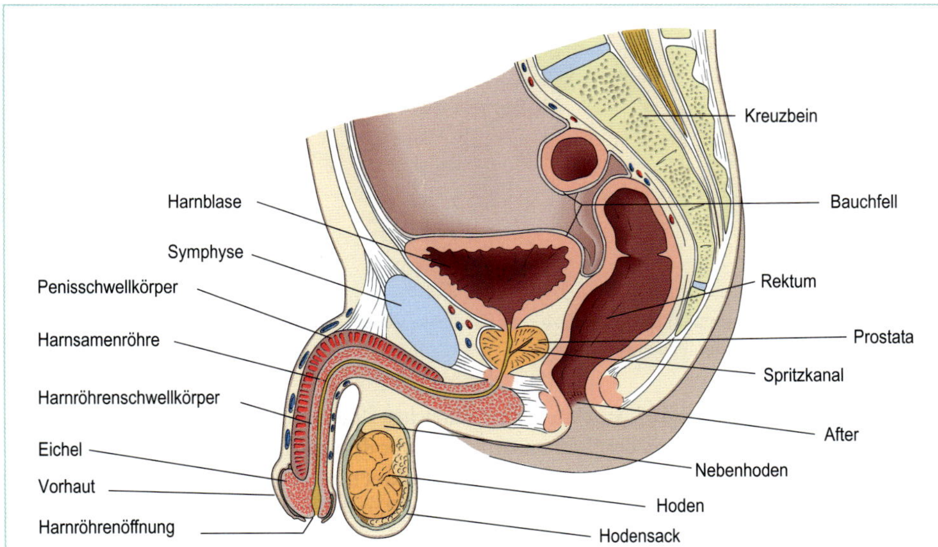

Abb. 30.2 Männliche Harn- und Geschlechtsorgane [L190]

ACHTUNG
30.1 Anatomie und Physiologie
DEFINITION
TAB. 30.1
ABB. 30.2

MERKE

MERKE

Die männlichen Geschlechtsorgane Prostata, Harn-Samen-Röhre und Penis erfüllen auch eine Funktion bei der **Harnausleitung** aus der Blase. Um die Harnausleitung sicher zu gewährleisten und die Funktion der Geschlechtsorgane aufrechtzuerhalten, ist ein ungestörtes Zusammenspiel aller Strukturen der Harnorgane und der männlichen Geschlechtsorgane erforderlich. Störungen in diesem Zusammenspiel zeigen sich entsprechend in Funktionsverlusten, die wichtige Hinweise auf eine Erkrankung geben können.

Sowohl bei Männern als auch bei Frauen finden sich Geschlechtsmerkmale, die typisch dem jeweiligen Geschlecht zugeordnet werden. Als **primäre Geschlechtsmerkmale** werden die Organe bezeichnet, die von Geburt an vorhanden und zur Fortpflanzung erforderlich sind. Das sind beim Mann die Prostata, die Hoden und Nebenhoden mit dem Hodensack, die Samenleiter, Geschlechtsdrüsen, die Harnröhre und der Penis. Als **sekundäre Geschlechtsmerkmale** gelten die geschlechtstypischen Merkmale im Körperbau, in der Fettverteilung und der Gesichts- und Körperbehaarung mit unterschiedlicher Ausprägung. Als **tertiäre Geschlechtsmerkmale** werden die zumeist unterschiedlich tiefe Stimmlage gesehen sowie Körperbewegungen etwa im Gangbild, aber auch bestimmte angeborene oder anerzogene Verhaltensweisen.

Untersuchung

Medizinische Untersuchungen an den männlichen Geschlechtsorganen finden entsprechend ihrer Körperlage statt. Die äußeren Geschlechtsorgane werden zunächst in Augenschein genommen. Oft lassen sich so schon Krankheitszeichen und Anomalien erkennen. Eine weitere unkomplizierte Untersuchung ist das **Abtasten** *(Palpation)* der Organe. Hierbei ertastet der Untersucher mögliche Auffälligkeiten oder Veränderungen.

Eine effektive und wenig aufwendige Maßnahme bei Krankheitsverdacht ist das **endoskopische Verfahren** *(Urethrozystoskopie),* wobei ein Hohlstab mit optischer Ausrüstung in die Harnröhre eingeführt und bis zur Blase geschoben wird. Hierdurch hat der Untersucher die Möglichkeit, Veränderungen an den Organen direkt zu sehen. Auch **bildgebende Verfahren** wie Röntgen oder Ultraschall *(Sonografie)* kommen zur Anwendung. Vor der Röntgenaufnahme muss ein Kontrastmittel eingeführt werden, um die Wiedergabe zu ermöglichen. Die **Ultraschalluntersuchung** gehört zum urologischen Standard, weil sie eine absolut risikofreie und sichere Diagnostik darstellt und alle Organe beurteilt werden können.

Bei allen Verdachtsmomenten und Erkrankungen zu den Geschlechts- und Harnorganen wird **Urin** entnommen, um Erreger oder andere Bestandteile zu erkennen und zu bewerten.

30.1.1 Prostata

30.1.1 Prostata

Die **Prostata** (Vorsteherdrüse, ➤ Abb. 30.3a) liegt zwischen der Harnblase und der Beckenbodenmuskulatur. Sie dient der Harnblase als Stütze und trägt zum Verschluss des inneren Harnröhrenschließmuskels zur Blase bei. Durch die Prostata hindurch führt die Harnröhre. Somit hat die Prostata auch eine Funktion als Kontinenzorgan. Veränderungen an ihrer Gewebestruktur führen oft zu Irritationen der Kontinenz und geben häufig einen ersten Hinweis auf eine Prostataveränderung oder Erkrankung (➤ Abb. 30.3b).

ABB. 30.3

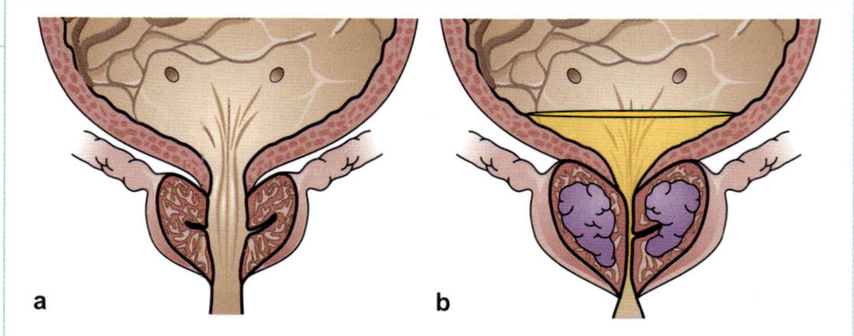

Abb. 30.3 Eine gesunde Prostata **(a)** im Vergleich zu einer durch eine Gewebehyperplasie veränderte Prostata mit Einengung der Harnröhre und Restharnbildung **(b)** [L106]

Die Prostata ist etwa kastaniengroß. Sie besteht aus zahlreichen Drüsen, die ein trübes, dünnflüssiges Sekret produzieren. Muskelfasern in der Prostata ziehen sich vor dem Samenerguss *(Ejakulation)* zusammen und pressen das Sekret in die Harnröhre. Das **Prostatasekret** macht etwa 30 % der **Samenflüssigkeit** *(Ejakulats)* aus. Eine Aufgabe des Prostatasekrets liegt in der Vermischung mit den Spermien, um deren Beweglichkeit und Befruchtungsfähigkeit zu fördern.

Weil die Prostata sehr nahe am **Rektum,** dem letzten Abschnitt des Dickdarms liegt, lässt sie sich bei Untersuchungen mit dem Finger tasten. Dazu führt der Untersucher einen Finger über den **Analkanal** *(After)* in das Rektum ein. Die gesunde Prostata fühlt sich ähnlich an wie der Daumenballen an der Hand. Tastbare Verhärtungen können ein Krankheitshinweis sein.

30.1.2 Hoden, Hodensack und Samenleiter

Hoden

Die **Hoden** (*Testis,* Testikel, ➤ Abb. 30.4) sind die männlichen **Keimdrüsen** *(Gonaden).* In ihnen werden beim geschlechtsreifen Mann die Samenfäden **(Spermien)** und Hormone produziert. Sie liegen außerhalb der Körperhöhle im Hodensack, weil sie nur bei einer geringeren Temperatur als der Körpertemperatur funktionsfähig sind.

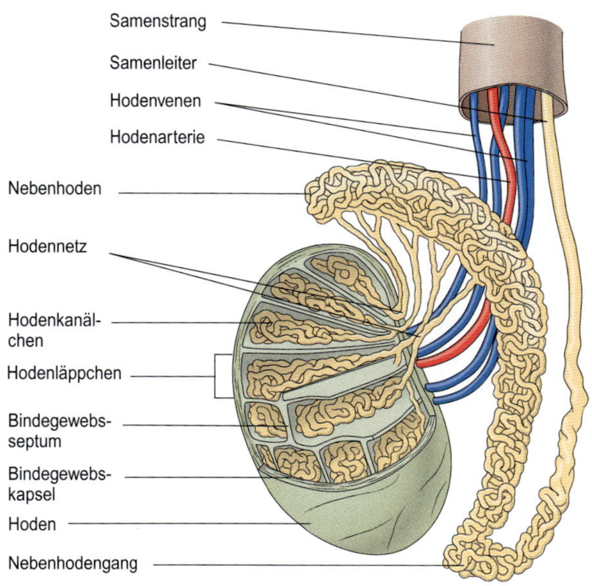

Abb. 30.4 Hoden, Nebenhoden und Anfangsteil des Samenleiters [L190]

Die Hoden sind paarig angelegt. Sie entstehen im Bauchraum und wandern ab dem siebten Schwangerschaftsmonat bis nach der Geburt in den Hodensack. Beide Hoden müssen bis zum Ende des ersten Lebensjahrs in den Hodensack eingewandert sein. Die Durchtrittspforte verschließt sich normalerweise nach der Einwanderung. Der Hodenabstieg ist ein sehr komplexes hormonelles und physikalisches Geschehen. In wenigen Fällen kommt es zu Störungen dieser Entwicklung, bei denen die Hoden nur zum Teil abwandern und sich auf dem Weg zum Hodensack an falscher Stelle anlagern (sogenannte Lageanomalien). In der Regel wird dann eine operative Behandlung vorgenommen.

MERKE

Der ausgewachsene menschliche Hoden wiegt etwa 20 g, hat ein Volumen von 20–25 ml und die Form einer Pflaume. Die Hoden entwickeln erst ab der Pubertät ihre volle Größe. Im Alter kann die Hodengröße auch wieder abnehmen. Liegt das Hodenvolumen unter 8 ml, kann die Spermienproduktion eingeschränkt sein oder völlig versiegen. Testosteron wird weiter produziert. Erst bei einem Volumen von 1,5 ml wird der Hoden völlig funktionslos.

Den Hoden aufgelagert sind die **Nebenhoden** *(Epididymis,* ➤ Abb. 30.4*).* Die Spermien werden aus dem Hoden an die Nebenhoden zur weiteren Reifung abgegeben. Die Nebenhoden mit dem Nebenhodengang sind etwa 6 m lang und werden in einem Knäuel von ca. 6 cm zusammengefasst. Die Spermien durchlaufen diesen Weg in etwa 8–14 Tagen. In den einzelnen Abschnitten werden verschiedene Reifestufen erreicht, insbesondere die Bewegungsfähigkeit zur späteren selbstständigen Fortbewegung. Aus dem Nebenhodengang werden die Spermien an den Samenleiter abgegeben.

Zur Orientierung

30.1.2 Hoden, Hodensack und Samenleiter

ABB. 30.4

MERKE

ACHTUNG

ACHTUNG

Die hohe Empfindungsfähigkeit der Hoden und des Hodensacks gegenüber Berührungsreizen macht beide zu einer erogenen Zone. Gleichzeitig haben die Hoden jedoch auch eine hohe Schmerzempfindlichkeit, was bei der Körperpflege oder anderen pflegerischen Verrichtungen zu berücksichtigen ist. Bei Entzündungen sind die Hoden extrem schmerzempfindlich, weshalb besondere Vorsicht geboten ist.

Samenleiter

Der **Samenleiter** *(Ductus deferens,* ➤ Abb. 30.5*)* setzt sich aus dem Nebenhoden fort und ist ca. 40 cm lang. Über wellenförmige An- und Entspannung transportiert der Samenleiter den Samen und die Samenflüssigkeit vom Nebenhoden bis zur Harn-Samen-Röhre. Über diese Röhre wird das Ejakulat ausgetrieben. Kommt es zu einer Störung des Transports, kann sich ein Rückstau in die Nebenhoden mit Krankheitswert ergeben.

ABB. 30.5

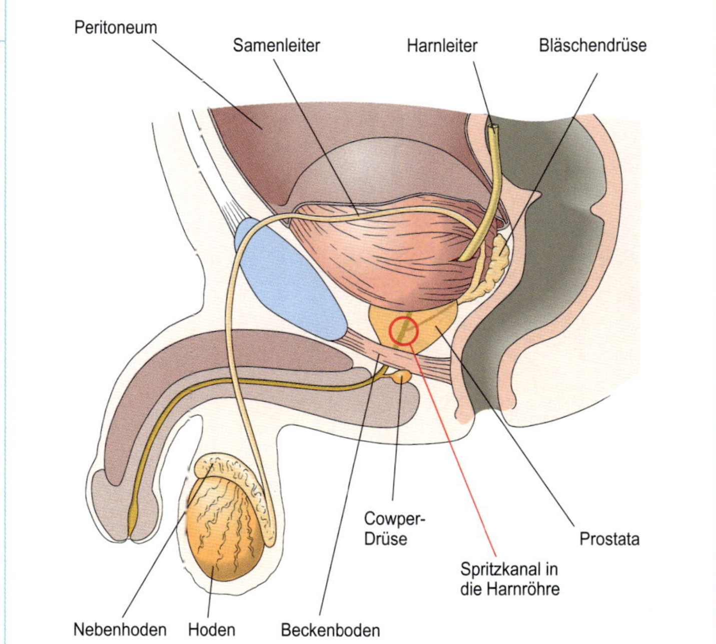

Abb. 30.5 Verlauf der ableitenden Samenwege [L190]

Lässt sich ein Mann **sterilisieren,** wird der Samenleiter in einer ambulanten Operation durchtrennt und der Samenleiter verschlossen. Die Sterilität wird nach etwa sechs bis acht Wochen mittels Spermauntersuchung geprüft. Soll die Zeugungsfähigkeit *(Fertilität)* wiederhergestellt werden, kann über eine Wiederverbindung eine Rückführung versucht werden. Der Erfolg liegt bei 70–90 % (Hammes et al. 2022).

Hodensack

Der **Hodensack** *(Skrotum,* ➤ Abb. 30.2*)* ist die Hülle, in der die Hoden eingeschlossen sind. Die Funktion des Hodensacks ist mit einem Futteral vergleichbar, dass den Hoden Halt gibt und gegen schadhafte äußere Einflüsse Schutz bietet. Es handelt sich um ein bewegliches Gewebe, das sich je nach Umgebungs- oder Körpertemperatur ausdehnt oder zusammenzieht. So wird die Temperatur in den Hoden reguliert, um deren Funktionsfähigkeit zu erhalten.

30.1.3 Penis

30.1.3 Penis

Das männliche Glied, der **Penis** (➤ Abb. 30.6), besteht aus der fest am Beckenboden und Beckenskelett verankerten Peniswurzel und dem frei beweglichen Penisschaft. Die **Eichel** *(Glans penis)* bildet die Penisspitze. Durch den Penis verläuft die Harnröhre (➤ 30.1.4). Die männliche Harnröhre wird wegen ihrer Doppelfunktion auch als Harn-Samen-Röhre bezeichnet. Der Penis selbst besteht aus drei **Schwellkörpern,** einem schwammartigen Gewebe, das sich bei sexueller Stimulierung mit Blut vollsaugt und dadurch die Erektion hervorruft. Gleichzeitig wird der Blutabfluss über die Venen verhindert, wodurch die Schwellung erhalten bleibt. Die Steifigkeit ermöglicht beim Geschlechtsakt das Eindringen in die Scheide.

ABB. 30.6

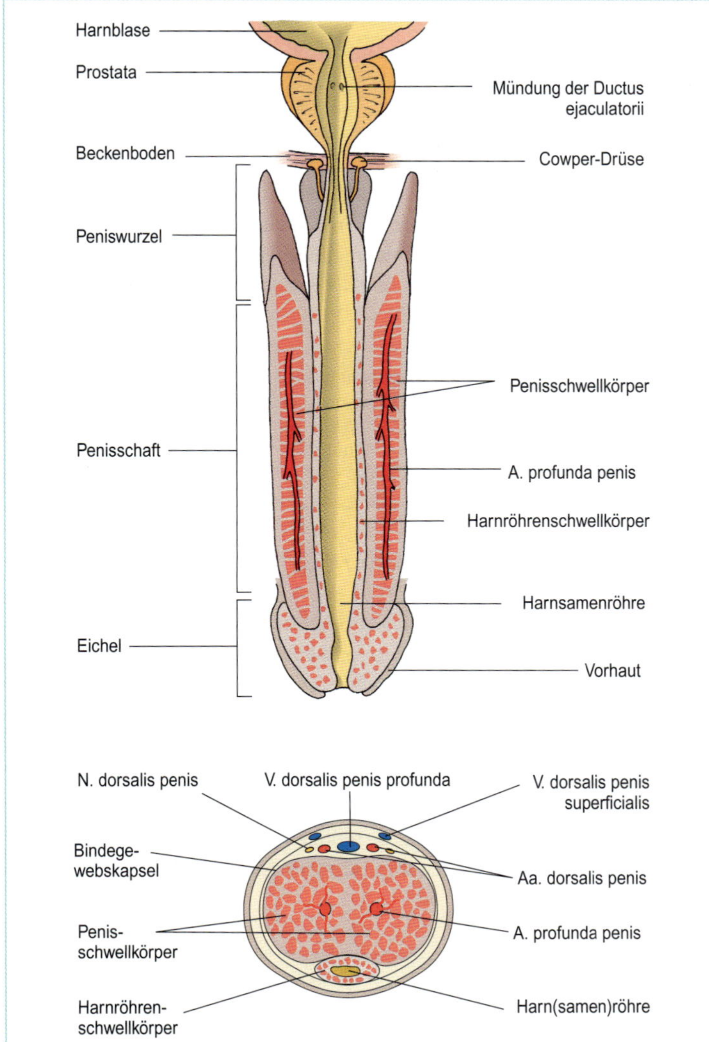

Abb. 30.6 Penis im Längsschnitt (oben) und im Querschnitt (unten) [L190]

MERKE

MERKE

Altersbedingt, als Nebenwirkung von Medikamenten oder durch Erkrankungen kann es zu einem Nachlassen der Schwellung kommen, was dann als **erektile Dysfunktion, Erektionsstörung** oder **Potenzstörung** bezeichnet wird. Die Bezeichnung **Impotenz** (Unvermögen) ist negativ besetzt und wird in der medizinischen Fachsprache nicht mehr verwendet.

Eine Störung der Erektion kann sehr belastend sein und muss medizinisch abgeklärt werden. Inzwischen liegen gute Behandlungsergebnisse vor. Von der Einnahme sogenannter Potenzmittel ohne ärztliche Abklärung der Ursache und entsprechender Verordnung wird abgeraten, weil die unerwünschten Wirkungen (Nebenwirkungen) enorme Gefahren darstellen können.

30.1.4 Harn-Samen-Röhre

30.1.4 Harn-Samen-Röhre

Die **Harn-Samen-Röhre** (*Urethra,* ➤ Abb. 30.6) bildet das Ende des Schlauchsystems, das den Urin und die Samenflüssigkeit nach außen leitet. Wegen des Samentransports gilt die Harn-Samen-Röhre auch als männliches Geschlechtsorgan. Sie führt von der Harnblase durch die Prostata über das kleine Becken in den Penis bis zur Eichel, wo sie etwa mittig der Eichelspitze endet. Im Austrittsbereich der Harn-Samen-Röhre findet sich eine natürliche Keimflora von sowohl zur Röhre gehörenden Bakterien als auch eingewanderten Keimen. Die Röhre ist mit besonders glatter Schleimhaut ausgekleidet, damit es für eingedrungene Keime schwer ist, sich zu verankern und bis zur Blase vorzudringen. Über den Urinfluss findet zudem eine mechanische Reinigung der Harn-Samen-Röhre statt.

MERKE

MERKE

Wird der Urinfluss unterbrochen, etwa bei liegendem Blasenkatheter, können Keime leichter einwandern, sich vermehren und Entzündungen hervorrufen.

Die Harn-Samen-Röhre ist etwa 20–25 cm lang, während die weibliche Harnröhre nur etwa 4–5 cm misst. Durch den längeren Harnröhrenweg haben Männer seltener als Frauen eine Blasenentzündung. Dafür kommen jedoch andere Erkrankungen und Fehlbildungen in der männlichen Harnröhre häufiger vor.

MITDENKEN

MITDENKEN

Wie Pina erfährt, sind die Störungen und Erkrankungen der männlichen Geschlechtsorgane eng mit Problemen der Harnausscheidung verbunden, sodass die beiden Bereiche nicht getrennt betrachtet werden können. Insbesondere der Harnverhalt, das lange Nachträufeln nach dem Wasserlassen und bestimmte Formen der Harninkontinenz stehen in direktem Zusammenhang mit den männlichen Geschlechtsorganen und sind erste Hinweise zur Diagnose einer entsprechenden Erkrankung.

30.2 Pflegerisches Handeln in allen Altersstufen

30.2 Pflegerisches Handeln in allen Altersstufen

Fehlbildungen *(Anomalien)* und Erkrankungen der männlichen Geschlechtsorgane kommen in jedem Alter vor. Jedoch finden sich die meisten Anomalien als Reifungs- und Entwicklungsstörungen im frühen Kindesalter. Früh erkannt, werden sie überwiegend ohne bleibenden Schaden bzw. ohne Restsymptomatik behandelt. Die häufigsten Erkrankungen und der zahlenmäßig größere Teil der **Erkrankungen** an männlichen Geschlechtsorganen treten im **höheren Lebensalter** auf. Die medizinische Entwicklung bietet für fast alle möglichen Erkrankungen der Geschlechtsorgane eine positive Heilungschance.

Die **Prognose** (Vorhersage zum Heilungserfolg) hängt von der Gesamtkonstitution des älteren Mannes ab. Hierzu zählen neben dem Alter und altersbedingter Schwäche weitere vorhandene Erkrankungen und die Möglichkeit, den Therapieprozess selbst, durch Angehörige oder professionelle Unterstützung ausreichend mitzugestalten.

MITDENKEN

MITDENKEN

Die Pflege der Geschlechtsorgane ist für die meisten Männer mit Scham verbunden. Deshalb achtet Pina darauf, fachlich routiniert und ohne Kommentierung vorzugehen.

30.2.1 Erkrankungen der Harn-Samen-Röhre

30.2.1 Erkrankungen der Harn-Samen-Röhre

Die Erkrankungen der **Harn-Samen-Röhre** *(Urethra)* gehen für die Betroffenen in der Regel mit Beschwerden, Brennen und Schmerzen beim Wasserlassen oder Berührungsschmerz und allgemeinem Unwohlsein einher. Einige Beschwerden treten nur bei erigiertem Penis oder beim Samenerguss auf. Das genaue Schmerzereignis kann Hinweise zur Ursache geben. Die Ursachen sind mannigfaltig, weshalb immer eine ärztliche Abklärung erforderlich ist.

Fehlbildungen

DEFINITION

DEFINITION

Unter **Fehlbildungen** oder **Reifestörungen** werden solche Anomalien zusammengefasst, bei denen es zu einer vorgeburtlichen Störung im Entwicklungs- oder Reifungsprozess kommt. Die Ausdifferenzierung von Zellen, die Bildung von Geweben und die Anlage von Organen und damit einhergehenden Funktionen und Leistungen ist hochkomplex und entsprechend störungsanfällig. Demgegenüber werden jedoch wenig Anomalien an den männlichen Geschlechtsorganen beobachtet.

Die häufigste Fehlbildung am männlichen Genitale ist die **Hypospadie,** eine abnorme Öffnung der Harnröhre an der unteren Penisseite (➤ Abb. 30.7). Dabei kann der normale Ausgang verschlossen sein. Häufig bleibt dieser aber erhalten, sodass die Flüssigkeit aus zwei verschiedenen Öffnungen austritt. Bei dieser Fehlbildung handelt es sich um eine Entwicklungsstörung im vierten Schwangerschaftsmonat. Wird eine Hypospadie festgestellt, muss frühzeitig ausgeschlossen werden, dass auch die Harnblase fehlgebildet ist. Weil diese sich gemeinsam mit der Harnröhre ausbildet, treten Fehlbildungen häufig an beiden Organen auf. Beide Anomalien lassen sich operativ korrigieren. Die Hypospadie ist zunächst nicht mit Schmerzen verbunden und überwiegend ohne Probleme beim Wasserlassen. Sie geht oft mit einer Harnröhrenverkürzung und einer Verkrümmung des Penisschafts einher, was besonders im Erwachsenenalter zu Beschwerden führen kann. Für die operative Korrektur ist ein mehrzeitiges Vorgehen (mehrere Operationen in Abständen) erforderlich. Die Prognose ist sehr gut.

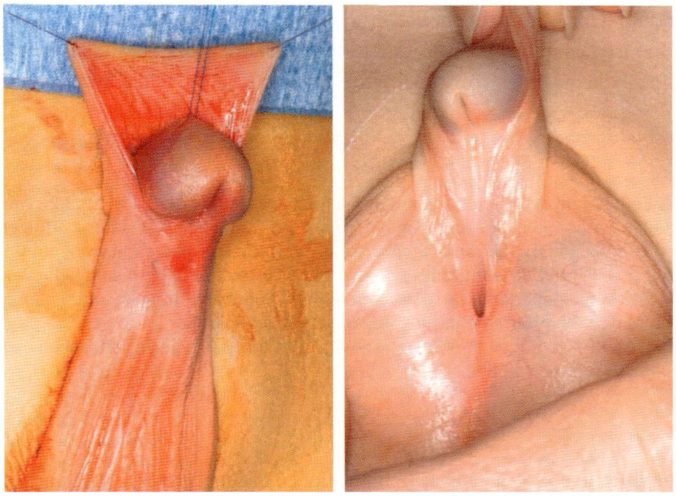

Abb. 30.7 Hypospadie (urogenitale Fehlbildung) [G898]

ABB. 30.7

KINDER

Die Prüfung möglicher Fehlbildungen gehört zur Routineuntersuchung von Neugeborenen, lernt Pina. Deshalb wird eine Hypospadie normalerweise direkt nach der Geburt festgestellt. In einigen Fällen ist die Anlage vorhanden, bildet sich aber erst später erkennbar aus. Deshalb müssen Penis, Glans penis und die Vorhaut regelmäßig inspiziert und auch das Urinieren beobachtet werden. Die Hypospadie kann für den Jungen beschwerdefrei sein. Beschwerden treten jedoch fast immer im Jugendalter *(Adoleszenz)* auf.

KINDER

Entzündungen und Infektionen

DEFINITION

Die **Harnröhrenentzündung** *(Urethritis)* ist die häufigste Erkrankung der Harn-Samen-Röhre. Es handelt sich um eine Entzündung der Schleimhaut, deren Ursache infektiös, mechanisch und allergisch sein kann, oder die als Begleiterkrankung bei anderen Erkrankungen vorkommt.

DEFINITION

Kennzeichen von Harnröhrenentzündungen sind Schmerzen und Brennen bei der Blasenentleerung, häufig nicht unterdrückbarer Harndrang und vermehrtes Wasserlassen. Da die Schleimhaut als Reaktion mehr Schleim produziert, kann sich an der Harnröhrenmündung ein blassweißes bis grünliches **Sekret** zeigen. Das Sekret kann aber auch ein Ausscheidungsprodukt der auslösenden Keime sein und ist dann **hochinfektiös.** Häufig verkrustet das Sekret oder verklebt den Harnröhrenausgang. Die Reinigung muss schonend erfolgen und beschränkt sich nur auf die Harnröhrenausgang und die Glans penis.

Die größte Gruppe der Entzündungen bilden mit 90 % die **infektiösen Entzündungen** (Hammes et al. 2022). Sie werden überwiegend durch Bakterien hervorgerufen. Bei Personen mit geschwächtem Immunsystem kommt es auch zu Infektionen durch Viren oder Pilze. Die Therapie richtet sich nach der Schwere der Entzündung und dem Beschwerdebild. Bei unkomplizierten Verläufen hilft eine erhöhte Flüssigkeitszufuhr, den Auswascheffekt des Harnstroms zu fördern. Blasentee eignet sich hier besonders. Der Erkrankungsverlauf muss dabei kontrolliert werden.

MERKE

ÄLTERE MENSCHEN

ACHTUNG

WISSEN ANWENDEN

DEFINITION

MERKE

Bei komplizierten oder schweren Verläufen erfolgt die Behandlung nach Erregerbestimmung mit einem entsprechenden Medikament, das eingenommen wird (systemische Behandlung). Lokale Therapien mit Salben oder Tinkturen sind eher selten.

Die bakterielle Entzündung in der Harn-Samen-Röhre birgt zusätzlich das Risiko, dass die Bakterien in den Samenleiter einwandern und dann eine **Nebenhodenentzündung** *(Orchitis)* oder Entzündung der **Vorsteherdrüse** *(Prostatitis)* entstehen kann. Deshalb muss die Entzündung der Harn-Samen-Röhre ernst genommen und ausreichend therapiert werden.

ÄLTERE MENSCHEN

Häufig entwickelt sich aus der Entzündung der Harn-Samen-Röhre eine **Blasenentzündung** (➤ 29.2.2). Hiervon sind besonders ältere Männer betroffen. In diesem Fall muss immer eine urologische Abklärung erfolgen, weil die Zystitis häufig ein erstes Indiz anderer Erkrankungen ist (z. B. Prostataerkrankung). Sowohl die Urethritis als auch die Zystitis verlaufen im Alter oft symptomlos oder werden durch andere Probleme beim Wasserlassen überdeckt. Deshalb ist bei pflegebedürftigen Männern die Krankenbeobachtung besonders angezeigt. Dazu gehören die Inspektion der Harnröhrenmündung wegen möglicher Sekrete.
Pina beobachtet den Urin auf Farbe, Ablagerungen und Geruch (➤ 14.2.2). Dann kann sie gezielt Fragen nach Schmerzen oder Brennen beim Wasserlassen stellen.

Mechanische Harnröhrenentzündungen entstehen bei Manipulationen in der Harnröhre etwa nach urologischen Untersuchungen oder bei liegendem Blasenkatheter. Wird die Ursache beseitigt, klingt die Entzündung rasch ab. **Allergische Entzündungen** sind selten. Sie entstehen, wenn Allergene in die Harnröhre eindringen oder diese passieren. Die Behandlung erfolgt symptomatisch und durch Allergenausschluss.

Eine Entzündung der Harnröhre kann auch als Folge einer akuten oder chronischen Allgemeinkrankheit wie Diabetes mellitus oder bei entzündlichen Gelenkerkrankungen (Morbus Reiter) oder bei bakterieller Lungenerkrankung (Tuberkulose) auftreten.

ACHTUNG

Bei Entzündungen der Harn-Samen-Röhre immer eine **mögliche Ansteckungsgefahr** mitbedenken. Beim Reinigen des Penis und der Harnröhrenöffnung und beim Auftragen von Salben oder Tinkturen und beim Einbringen von Instillationen stets Einmalhandschuhe tragen sowie vor und nach jeder Maßnahme eine hygienische Händedesinfektion vornehmen.

WISSEN ANWENDEN

Die Urethritis ist eine akute Erkrankung, die jedoch in einen chronischen Verlauf und in eine Zystitis übergehen kann. Deshalb sind Krankenbeobachtung und eine exakte Medikamenteneinnahme besonders wichtig, wie Pina weiß. Da die meisten Entzündungen durch Bakterien entstehen, die aus der Umgebung einwandern, achtet Pina darauf, dass der Intimbereich regelmäßig gewaschen und nach hygienischen Richtlinien versorgt wird. Das gilt besonders bei Harn- und Stuhlinkontinenz. Bei liegendem Katheter müssen die Richtlinien für die Katheterpflege unbedingt beachtet werden.

Verletzungen

DEFINITION

Unter **Verletzung der Harn-Samen-Röhre** werden Gewebeschäden verstanden. Die häufigsten Symptome sind Blut an der Penisspitze, blutiger Urin und Schmerzen beim Urinieren. Es kann auch zu erschwertem Urinieren kommen, wenn die Röhre verletzungsbedingt verengt ist. Das zeigt sich in abgeschwächtem Harnstrahl bis zu komplettem Ausbleiben der Entleerung (Harnverhaltung). Vielfach treten auch Verfärbungen der Haut im Bereich vor Damm, Peniswurzel oder Skrotum auf.

Für die Verletzungen der Harn-Samen-Röhre finden sich zwei verschiedene Ursachen: Zum einen entstehen sie durch massive **Gewalteinwirkungen** bei Verkehrsunfällen oder Stürzen aus großer Höhe. Insbesondere bei Beckenbrüchen wird die Harnröhre oft mitverletzt. Verletzungen im vorderen Teil der Harn-Samen-Röhre entstehen bei Erwachsenen insbesondere bei medizinischen Maßnahmen, etwa beim Einführen von Instrumenten oder beim Legen und zu langem Liegen von Blasenverweilkathetern. Am häufigsten führen solche Maßnahmen zu verletzungsbedingten **Verengungen** *(Strikturen)* des Penisteils der Harnröhre. Bei Kindern treten Verletzungen der vorderen Harnröhre durch Unfälle öfter auf als bei Erwachsenen, vor allem als Sportverletzung beim Aufprall zwischen den Beinen (Damm) oder direkt auf die Penisregion.

Die häufigste Verletzung stellen Quetschungen dar. Es kann auch zum **Einreißen der Harn-Samen-Röhre** *(Harnröhrenruptur)* kommen. Dann kann Urin von der Röhre in das Gewebe des Penis, des Hodensacks, in die Bauchdecke oder den Damm gelangen. Komplikationen, die sich aus Verletzungen der Harn-Samen-Röhren ergeben können, sind u. a. Infektionen, Blutungen und bleibende Striktur. Spätfolgen können Erektionsstörungen oder Harninkontinenz sein.

ACHTUNG

Wegen möglicher Langzeitfolgen muss bei Verdacht auf Verletzung der Harnröhre und bei Verletzungen am Penis sofort eine **Notfallambulanz** aufgesucht werden. Sind Verletzungen vorhanden oder liegt der Verdacht auf eine Verletzung vor, muss immer eine spezielle urologische Untersuchung erfolgen. Die anschließende Behandlung hängt von der Verletzungsart ab.

ACHTUNG

30.2.2 Phimose und Paraphimose

30.2.2 Phimose und Paraphimose

Phimose

DEFINITION

Die **Vorhautverengung** *(Phimose,* ➤ Abb. 30.8*)* stellt ein Missverhältnis zwischen der Weite der Vorhaut am Penis und der Eichel dar. Die Vorhaut ist zu eng und lässt sich am erschlafften Penis nicht über die Eichel in die Penisfurche zurückschieben. Überwiegend stellt die Phimose bis zur Geschlechtsreife kein Problem dar.

DEFINITION

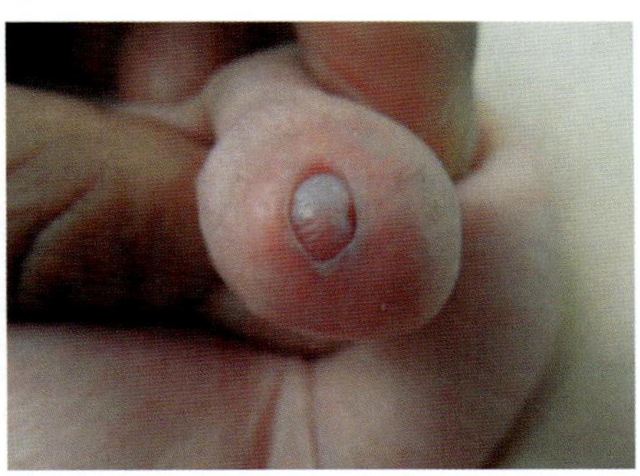

Abb. 30.8 Phimose bei einem Dreijährigen [F276-009]

ABB. 30.8

Pathogenese

Streng genommen handelt es sich um eine Fehlbildung oder Reifestörung am äußeren Genitale. Die Entwicklung der Vorhaut ist nicht abgeschlossen. Die innere Schicht hat sich noch nicht vollständig von der Eichel getrennt. Dies kann sich aber noch bis zum dritten Lebensjahr entwickeln und ausgleichen. Oft ist die Entwicklung sogar erst mit Beginn der Pubertät abgeschlossen. Deshalb wird eine Phimose ohne Beschwerden oder Komplikationen zunächst nicht als pathologischer Zustand beurteilt. Nur wenn die Phimose mit Schmerzen, Miktionsstörungen oder Harnwegsinfekten einhergeht oder wenn sich Hygieneprobleme einstellen, ist eine Behandlung angezeigt.

Therapie

Im Kindesalter wird zunächst eine konservative Therapie mit Kortikoidcreme versucht. Erst wenn sich die Beschwerden erneut zeigen, wird eine operative Therapie angedacht. Die gängige Operation ist die **radikale Zirkumzision** (Beschneidung, ➤ Abb. 30.9). Sie entspricht dem Vorgehen bei Beschneidungen aus religiösen Motiven. Es gibt auch eine Operationsmethode, bei der ein Teil der Vorhaut erhalten bleibt (**plastische Zirkumzision,** ➤ Abb. 30.9).

ABB. 30.9

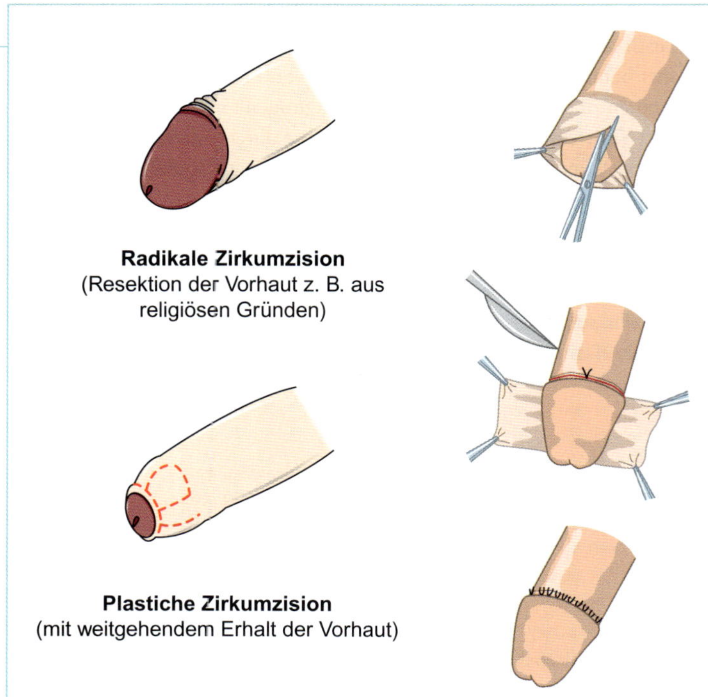

Abb. 30.9 Die radikale **(oben)** und die plastische **(unten)** Zirkumzision (Beschneidung beim Mann) [L141 (oben), L138 (unten)]

MERKE

MERKE

Die medizinische Indikation der Zirkumzision (Beschneidung) ist gegeben, wenn eine Phimose vorliegt und diese Beschwerden macht. Symptomlose Phimosen sind nicht behandlungswürdig. Die religiöse Beschneidung hat rituellen Charakter. In einigen Ländern (z. B. den USA) werden Neugeborene oft selbstverständlich beschnitten. Begründet wird die Beschneidung mit besserer Hygiene und Krankheitsabwehr. Diese Annahme hat sich jedoch bisher nicht bestätigt.

Paraphimose

DEFINITION

DEFINITION

Die **Paraphimose** (➤ Abb. 30.10) ist eine Komplikation der Phimose. Sie entsteht dann, wenn die zu enge Vorhaut über die Eichel in die Penisfurche verschoben wird und sich nicht zurückschieben lässt, weil sie zu eng ist. Die Vorhaut und die Penisspitze schwellen an und behindern den Durchfluss von Flüssigkeiten. Eine Paraphimose ist ein unbedingter **Notfall.**

ABB. 30.10

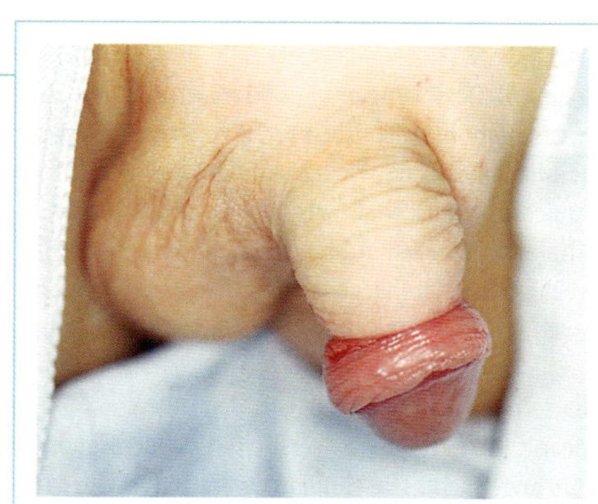

Abb. 30.10 Paraphimose [F432]

Zur Orientierung

Pathogenese

Lässt sich die Vorhaut nicht zurückschieben, kommt es zum Abschnüren der Blutgefäße. Wenn dieser Zustand länger anhält, können schwere Schäden am Penisschaft und an der Eichel entstehen.

Symptome

Eine Paraphimose ist äußerst schmerzhaft. Durch den Blutstau verfärben sich die Vorhaut und die Penisspitze blau bis schwarz.

Therapie

Zunächst kann versucht werden, die Vorhaut vorsichtig zurückzuschieben. Wenn das nicht gelingt, muss umgehend eine Ambulanz bzw. ein Krankenhaus mit chirurgischer Abteilung aufgesucht werden. Der Arzt wird zunächst versuchen, die Vorhaut zurückzuschieben. In der Regel geschieht das unter Narkose. Sollte das erfolglos bleiben, muss der Schnürring chirurgisch durchtrennt werden. Auch bei erfolgreicher Rückführung wird eine Beschneidung *(Zirkumzision)* empfohlen, um ein Wiederauftreten *(Rezidiv)* zu vermeiden.

ACHTUNG

Eine Paraphimose tritt auch als mögliche Komplikation bei liegendem Verweilkatheter auf, ohne dass zuvor eine Phimose bestanden hat. Besonders häufig dann, wenn die Vorhaut nach der Pflegehandlung nicht zurückgeschoben wird. Darauf muss Pina bei der Körperpflege und der Katheterversorgung immer achten. Das korrekte Vorgehen wird ihr von einer erfahrenen Pflegeperson gezeigt.

ACHTUNG

30.2.3 Hodentorsion

30.2.3 Hodentorsion

DEFINITION

Die **Hodenverdrehung** *(Hodentorsion,* ➤ Abb. 30.11*)* ist eine meist mehrfache Drehung eines oder beider Hoden und Nebenhoden. Betroffen sind überwiegend Kleinkinder und Jugendliche, selten kommt die Hodentorsion auch im Erwachsenenalter vor. Die starken Schmerzen im Hodenbereich sind das wichtigste Symptom. Der Verdacht einer Hodentorsion muss als **Notfall** behandelt werden.

DEFINITION

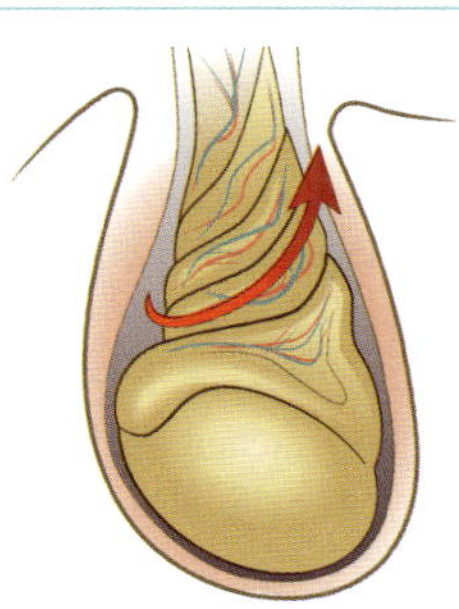

Abb. 30.11 Hodentorsion (Hodenverdrehung) [L255]

ABB. 30.11

Pathogenese

Die Ursache wird bei Kleinkindern damit erklärt, dass die Hoden nicht ausreichend am Hodensack fixiert sind und sich deshalb drehen. Bei Jugendlichen kommt es oft nach sportlichen Aktivitäten mit abnormer Beweglichkeit der Hoden und Nebenhoden zu einer Torsion.

Durch die Drehung von Hoden und Nebenhoden wird der Samenstrang stark zusammengepresst. Hierdurch wird der venöse Rückfluss abgeschnürt und unterbunden. Es kommt durch Blut- und Lymphstau zu einer Anschwellung des Hodens, weshalb auch die arterielle Versorgung eingeschränkt wird. Das führt zu einem akuten Sauerstoffmangel im Hoden, bei dem das Gewebe innerhalb von fünf bis sechs Stunden abstirbt und verwest *(Nekrose, Gangrän)*. Der nekrotische Hoden kann dann nur noch amputiert werden.

Symptome

Deutliche Merkmale sind die Schmerzen, Druckschmerz und Schwellung. Oft werden die Schmerzen von Übelkeit und Erbrechen begleitet. Im weiteren Verlauf kommt es zu einer Schwellung des betroffenen Hodens und zu einem hochstehenden Hoden.

30.2.4 Maligner Hodentumor

DEFINITION

ABB. 30.12

Diagnostik

Bei plötzlich auftretenden, sehr starken Schmerzen im Bereich des Hodens bis in den Bauchraum ist immer an eine Hodentorsion zu denken. Für die weitere Diagnostik ist die Sonografie entscheidend. Wegen des Zeitdrucks muss auch bei einem uneindeutigen Befund operativ vorgegangen werden. Dies wird diagnostische Freilegung genannt.

Therapie

Die **Detorsion,** d. h., das Zurückdrehen des Hodens in die natürliche Position, geschieht in den meisten Fällen manuell. Ist die Maßnahme erfolgreich, lassen die Schmerzen unverzüglich nach. In seltenen Fällen muss operiert werden.

Pflege

Auf dem Weg zum Krankenhaus und ggf. bis zur Operation ist der Hoden zu kühlen. Dabei dürfen die Kühlelemente nie direkt auf die Haut gelegt, sondern müssen in ein Tuch gewickelt werden!

Sinnvoll ist das Messen der Temperatur: Eine Hodentorsion geht nicht mit einer Temperaturerhöhung einher. Bei Fieber liegt wahrscheinlich eine andere Ursache zugrunde.

30.2.4 Maligner Hodentumor

DEFINITION

Der **bösartige** *(maligne)* **Hodentumor,** auch als **Hodenkrebs** bezeichnet, ist eine zunächst symptomlose Wucherung mit rascher Ausbreitung (➤ Abb. 30.12). Hodenkrebs ist eine eher seltene Erkrankung. Etwa 1–1,5 % aller männlichen bösartigen Tumoren finden sich im Hoden. Jedoch ist der bösartige Hodenkrebs der häufigste Tumor des jungen Mannes, da er hauptsächlich bei Männern zwischen 15 und 35 Jahren vorkommt. Die Zehn-Jahre-Überlebensrate liegt bei 95 % (Hammes et al. 2022).

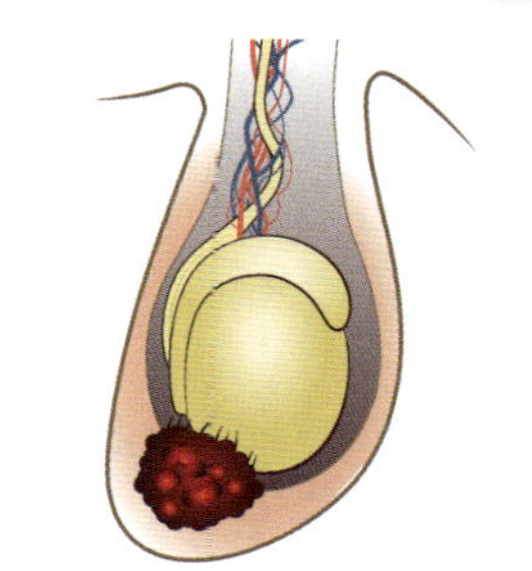

Abb. 30.12 Hodentumor [L255]

Pathogenese

Über die genaue Entstehung der Hodentumoren ist wenig bekannt, jedoch stehen alle hinweisenden Faktoren mit **vorgeburtlichen Entwicklungsstörungen** in Verbindung. Das heißt also, ein gewisses Risiko ist angeboren.

Symptome

In der Regel zeigen sich Hodentumoren als einseitige, schmerzlose Hodenvergrößerung. In einigen Fällen kommt es aufgrund der tumorbedingten Hormonveränderungen zu einer vergrößerten Brustdrüse ähnlich der weiblichen Brust *(Gynäkomastie).*

Diagnostik

Als Tastbefund findet sich ein festsitzender, **knotig-harter Hoden.** Die endgültige Diagnose wird durch die Gewebeentnahme und Gewebeuntersuchung gestellt. Dabei wird dann auch die Art des Tumors unterschieden. Hodentumoren werden wie andere Tumoren auch je nach Ausbreitungsgrad in **Stadien** eingeteilt. Die Heilungsaussicht hängt vom jeweiligen Stadium ab, wobei die Prognose insgesamt gut ist.

MERKE

Da sich Hodentumoren als Vergrößerung, Verhärtung und Unebenheiten an den Hoden tasten lassen, wird jungen Männern empfohlen, ihre Hoden regelmäßig abzutasten (ähnlich wie Frauen ihre Brust), um so frühzeitig einen Befund zu kommen. Die Prognose hängt immer auch vom frühen Therapiebeginn ab.

Therapie

Die Therapie besteht in der **Entfernung des betroffenen Hodens** *(Orchiektomie)* und je nach Tumor und Stadium in **Chemo-** oder **Strahlentherapie.** Obwohl der Verlust des Hodens äußerlich kaum zu sehen ist, kann für den entnommenen Hoden eine Hodenprothese empfohlen werden.

Der Tumor und die anschließende Behandlung führen zu einer geringeren Spermienzahl oder dem völligen Produktionsverlust von Spermien. Deshalb müssen die Betroffenen und ihre Angehörigen über eine **Spermakonservierung** aufgeklärt werden. Die Aufklärung muss auch schriftlich erfolgen. Die Möglichkeit, nach überstandener Krankheit noch Vater werden zu können, ist für das Selbstwertgefühl und die Genesungsmotivation vieler Männer enorm wichtig und kann die Beziehung in der Partnerschaft stärken.

Pflege

Pflegerische Aufgabe ist zunächst die Vorbereitung und Nachsorge der Operation und später die Versorgung während der Chemo- oder Strahlentherapie. Pflegepersonen sind aber auch Begleiter in der Krise. Eine Krebserkrankung geht immer mit Todesängsten einher. Hier kommt noch hinzu, dass die unbewusst vorhandene Kastrationsangst mit diesem Eingriff Gestalt annimmt. Die meisten der zu Pflegenden stehen am Beginn ihres Erwachsenenalters, mit Partnersuche und Zukunftsplanung. Der enorme psychische Stress muss bewältigt werden. Deshalb müssen Pflegepersonen neben der Krankenbeobachtung auch die **psychosozialen Aspekte** einbeziehen und auf eine mögliche psychische Krise schnell reagieren.

30.2.5 Benigne Prostatahyperplasie

DEFINITION

Die **gutartige Prostatavergrößerung (benigne Prostatahyperplasie, BPH)** ist eine Zunahme von verschiedenen Geweben in der harnröhrennahen Prostata (➤ Abb. 30.3b). Die ursprünglich kastaniengroße Prostata kann so das Fünffache an Größe erreichen und dann faustgroß sein. Sie entwickelt sich schmerzlos und ist von außen nicht erkennbar.

MERKE

Eine **benigne** Neubildung ist die gutartige Form eines Tumors.
Eine **maligne** Neubildung ist die bösartige Form eines Tumors.

Die benigne Prostatahyperplasie (BPH) ist die häufigste urologische Erkrankung des älteren Mannes. Rund 70 % der 60-jährigen und 90 % der über 70-jährigen Männer leiden an einer Prostatahyperplasie (Hammes et al. 2022). Da die Harnröhre durch die Prostata verläuft, zeigen sich schon früh die entscheidenden Symptome im Harnfluss (➤ Tab. 30.2). Auffällig ist für die meisten Männer zunächst das lange

Tab. 30.2 Stadien der Prostatahyperplasie

Stadium	Bezeichnung	Symptome
I	Reizstadium	• Abgeschwächter Harnstrahl und Harnfluss • Verzögerter Miktionsbeginn • Vermehrter Harndrang, auch nächtliche Miktion • Spätes Nachträufeln von Urin
II	Restharnstadium	Wie Stadium I plus • massiver, plötzlicher Harndrang • Restharnbildung • häufige Harnwegsinfekte
III	Dekompensationsstadium	• Harnverhalt • Überlaufblase • Harnrückstau • Nierenfunktionsstörungen

Nachträufeln nach dem Urinieren und die Empfindung, dass die Blase nie richtig leer wird. Trotz dieser belastenden Miktion wird das Problem lange tabuisiert, und die Betroffenen suchen erst sehr spät ärztliche Hilfe. Hier ist weitere Aufklärung, insbesondere zu Vorsorgeuntersuchungen, nötig.

Die BPH selbst ist gutartig und lokal begrenzt. Sie ist keine Krebsvorstufe *(Präkanzerose),* obwohl das oft befürchtet wird.

ACHTUNG

ACHTUNG

Lebensgefährlich ist der in Stadium III auftretende **Harnverhalt mit Harnrückstau** und **Nierenfunktionsstörungen.** Deshalb muss bei Harnverhalt als Sofortmaßnahme eine Harnableitung durch Katheter herbeigeführt werden.

Pathogenese

Die BPH entsteht wahrscheinlich, weil vermehrt spezielle männliche Geschlechtshormone *(Androgene)* gebildet werden. Da die Prostata zu den Androgen-abhängigen Organen gehört, fördern diese Hormone das Wachstum der Prostata.

Symptome und Diagnostik

Das klinische Bild mit den typischen Symptomen bildet die Verdachtsdiagnose. Darauf folgen diagnostische Verfahren:

- Digital-rektale Untersuchung: Abtasten der Prostata zur Beurteilung von Größe, Weichheit und Oberfläche mit dem Finger
- Transrektale Sonografie: Sonografie durch den Anus und Enddarm, um Größe und Struktur zu bestimmen
- Uroflowmetrie: Funktionsdiagnostik des Harnstrahls
- Transabdominale Sonografie: Sonografie über die Bauchdecke zur Bestimmung von Restharn und Nierenfunktion und zum Auffinden möglicher Harnsteine
- Labor: Urinstatus, Blutwerte etc.

Komplikationen

Postoperativ kann es zu einer **Inkontinenz** kommen, die jedoch mit Toilettentraining rasch abklingt. Beschwerden und Schmerzen beim Wasserlassen können vier bis sechs Wochen andauern, weil die Wunde in der Harnröhre erst abheilen muss. Die Erektion des Penis und die sexuelle Stimulierung bleiben erhalten. Jedoch kann es zu einer **Unfruchtbarkeit** kommen, da die Schließmuskelfunktion der Prostata verloren gehen kann und sich das Ejakulat in die Harnblase ergießt *(retrograde Ejakulation).*

Therapie

- **Im Stadium I** stehen **konservative (medikamentöse) Maßnahmen** im Vordergrund. Es werden Medikamente verordnet, die das Beschwerdebild abmildern. Darüber hinaus stehen Medikamente zur Verfügung, die das Wachstum hemmen oder auch die Prostata verkleinern.
- **Im Stadium II** sind ebenfalls konservative Maßnahmen möglich. Abhängig vom Beschwerdebild und dem Leidensdruck des Betroffenen wird eine operative Entfernung der Prostata in Betracht kommen. Die Standardmethode ist die **TUR-Prostata** (**TUR-P,** transurethrale Elektroresektion der Prostata), wobei über ein Endoskop durch die Harnröhre die Prostata ausgeschält wird. So wird das überschüssige Gewebe entfernt.
- **Im Stadium III** wird zur Entlastung der ableitenden Harnwege zunächst eine Blasenkatheterisierung vorgenommen. Nach der Erholung der Harnorgane, insbesondere der Nieren, wird eine TUR-Prostata vorgenommen. Liegt die Größe der Prostata jedoch über 80 cm^3, kann die Entfernung der Prostata als offener **chirurgischer Eingriff** über die Bauchdecke erfolgen. Inzwischen kommen auch vermehrt Lasertechniken zum Einsatz. Den Betroffenen wird während der Operation ein sogenannter Spülkatheter in die Blase gelegt. Über einen Zugang des Katheters wird eine Flüssigkeit eingeleitet, um die Blase dauerhaft zu spülen. Der Katheter wird nach etwa drei Tagen entfernt.
  Sprechen Gründe gegen die Operation, wird eine dauerhafte künstliche Harnableitung angelegt. Vielfach handelt es sich bei dieser Dauerableitung um einen **suprapubischen Katheter.** Dabei wird der Zugang zur Blase operativ über die Bauchdecke gelegt.

Pflege

- Im **Stadium I** sind Aufklärung und Beratung der Betroffenen wichtig:
  - Regelmäßiges Trinken von mindestens 1,5 l (stündlich 1 Glas)
  - Alkoholische Getränke nur als Ausnahme und in sehr kleiner Menge
  - Häufiger Wechsel der Sitzposition/Druck auf Damm vermeiden
  - Ggf. Wärmeanwendung auf Blase und Damm
- Im **Stadium II** und **III** sind neben Beratung die postoperativen Maßnahmen angezeigt:
  - Wie in Stadium I, jedoch Wärmeanwendung nur nach ärztlicher Anordnung
  - Spezielle Pflege nach urologischen Operationen
  - Versorgung des Blasenverweilkatheters (Spülkatheter)
  - Inkontinenzversorgung; Blasen- bzw. Kontinenztraining

WISSEN ANWENDEN

Das lange Nachträufeln von Harn setzt meistens ein, wenn die Miktion als abgeschlossen erlebt wird. Dadurch träufelt der Harn in die Hose, was je nach Menge als „nasse Hose" wahrgenommen wird und auch im Hosenstoff sichtbar ist. Eine Möglichkeit, dem entgegenzuwirken, liegt darin, dass der Mann die tastbare Harnröhre den Damm entlang vom Anus bis zur Penisspitze mit den Fingern auspresst. Unterstützt werden kann das durch eine manuelle Verlängerung der Harnröhre, indem von der Penisspitze ein Zug auf die Harnröhre ausgelöst wird (Ziehen am Penis).

WISSEN ANWENDEN

30.2.6 Prostatakarzinom

30.2.6 Prostatakarzinom

DEFINITION

Das **Prostatakarzinom** (Prostatakrebs) ist der Krebs der Vorsteherdrüse. In über 80 % der Fälle entsteht es in den hinteren, harnröhrenfernen Anteilen der Prostata (Hammes et al. 2022). Es entwickelt sich schmerzlos und über lange Zeit völlig beschwerdefrei.

DEFINITION

Mit 23 % aller Krebsneuerkrankungen ist das Prostatakarzinom die **häufigste bösartige Erkrankung bei Männern.** Es betrifft vor allem Männer über 60 Jahre; der Altersdurchschnitt liegt bei 72 Jahren. Die Zehn-Jahre-Überlebensrate liegt bei 90 % (Hammes et al. 2022). Die besondere Lage am Rand der Prostata lässt die Wucherung bei der rektalen Untersuchung gut ertasten. Durch regelmäßige Vorsorgeuntersuchungen wird sie häufig im frühen Tumorstadien entdeckt. In frühen Stadien gilt das Prostatakarzinom als heilbar.

MERKE

Die Vorsorgeuntersuchung sollte ab dem 45. Lebensjahr jährlich stattfinden, bei familiärer Belastung ab dem 40. Lebensjahr. Digital-rektal wird die Prostata auf Struktur, Größe, Oberfläche und Form abgetastet.
Zur Vorsorgeuntersuchung gehören auch die Aufklärung und Beratung der Betroffenen. Insbesondere muss über die Möglichkeit sogenannter falsch-positiver Aussagen informiert werden.

MERKE

Pathogenese

Die genaue Ursache ist derzeit noch unklar. Die Wahrscheinlichkeit, an einem Prostatakarzinom zu erkranken, nimmt mit dem Alter zu. Für die Entstehung werden **erbliche Anlagen** (positive Familienanamnese), Ernährung und häufige Entzündungen der Prostata diskutiert. Einen Einfluss hat auch das Geschlechtshormon Testosteron, das wachstumsfördernd wirkt.

Diagnostik

Durch den stillen Verlauf bleibt das Prostatakarzinom lange unentdeckt. Teilweise gehen die ersten Symptome bereits mit einer **Metastasierung** (Tochtergeschwüre) einher. Erste Zeichen sind der gutartigen Prostatahyperplasie (➤ 30.2.5) ähnlich. Oft klagen die Betroffenen jedoch zunächst über Kreuzschmerzen, die Ischias-ähnlich auftreten. Dann hat meist schon eine Metastasierung in die Wirbelsäule stattgefunden.

- Rektale digitale Untersuchung: positiver Befund als unregelmäßiger, steinharter Knoten
- Urinuntersuchung: Beimengungen, besonders Blut (Hämaturie)
- Transrektale Sonografie (TRUS): sichtbare Größe und Gewebeveränderung
- Tumormarker: Blutuntersuchung nach spezifischen Prostata-Markern, z. B. PSA
- Prostatabiopsie: Gewebeentnahme zur Diagnosesicherheit

Therapie

- Radikale Prostataektomie: Entfernung der Prostata und Samenblase mit heilender Absicht; gilt als Standard und häufigste Therapiemethode
- Radiotherapie: Bestrahlung des Tumors von außen oder innen mit heilender Absicht
- Hormontherapie: Hodenentfernung und Hormongabe zur Verzögerung des Krankheitsverlaufs
- Chemotherapie: Verzögerung des Krankheitsverlaufs
- Palliative Therapie: Bei Metastasierung stehen die Symptomlinderung und der Erhalt von Lebensqualität im Fokus der Versorgung

Pflege

- Spezielle Pflege nach urologischen Operationen
- Frühmobilisation
- Versorgung des Blasenverweilkatheters (Spülkatheter)
- Inkontinenzversorgung; Kontinenztraining
- Stuhlkontrolle: Obstipation oder harten Stuhl vermeiden
- Gesundheitsberatung:
  - Aufrechtes Sitzen, regelmäßige Bewegung, Belastung langsam steigern
  - Schweres Heben und Fahrradfahren erst nach ca. acht Wochen
  - Bei erektiler Dysfunktion Arztgespräch wegen medikamentöser Behandlung empfehlen

WIEDERHOLUNGSFRAGEN

1. Beschreiben Sie, welche Aufgaben die Geschlechtsorgane beider Geschlechter haben.
2. Erläutern Sie, welche Besonderheit den männlichen Geschlechtsorganen zukommt.
3. Erklären Sie die anatomischen Aufgaben der Prostata.
4. Definieren Sie, was unter dem Begriff „Erektionsstörung" verstanden wird.
5. Erklären Sie den Unterschied zwischen männlicher und weiblicher Harnröhre.
6. Nennen Sie die Gründe, weshalb die Hoden außerhalb des Körpers liegen.
7. Erläutern Sie, welche Besonderheit den männlichen Geschlechtsorganen zukommt.
8. Beschreiben Sie, welche Erkrankungen der Geschlechtsorgane bei Kindern typisch sind.
9. Erläutern Sie, was unter einer Paraphimose zu verstehen ist.
10. Definieren Sie, was unter dem Begriff „Prostatahyperplasie" verstanden wird.
11. Erklären Sie, was unter einem Prostatakarzinom verstanden wird.
12. Nennen Sie die Erkrankungen der Harn-Samen-Röhre.
13. Erläutern Sie die wesentliche Hygienemaßnahmen bei der Pflege am Genitale.

LITERATUR

Quellen

Böhmer-Breuer R et al. (Hrsg.). Altenpflege konkret. 5. Aufl. München: Elsevier; 2020.

Deutsche Gesellschaft für Kinderchirurgie et al. S2k Leitlinie „Phimose und Paraphimose bei Kindern und Jugendlichen". Berlin: 2021. Aus: https://register.awmf.org/assets/guidelines/006-052l_S2k_Phimose-Paraphimose-Kinder-Jugendliche_2022-03_02.pdf (letzter Zugriff: 19.1.2025).

Deutsche Gesellschaft für Urologie. S2e-Leitlinie Diagnostik und Therapie des Benignen Prostatasyndrom (BPS). Berlin: 2023. Aus: https://register.awmf.org/assets/guidelines/043-034l_S2e_Diagnostik_Therapie_benignes_Prostatasyndrom_2023-04.pdf (letzter Zugriff: 19.1.2025).

Deutsche Krebsgesellschaft et al. S3-Leitlinie Prostatakarzinom. 2024. Aus: https://register.awmf.org/assets/guidelines/043-022OLl_S3_Prostatakarzinom_2024-06.pdf (letzter Zugriff: 19.1.2025).

Grosse H. Neben- und Wechselwirkungen von Medikamenten. Düsseldorf: Verbraucherzentrale; 2019.

Hager K, Krause O (Hrsg.). Geriatrie. Das Wichtigste für Ärzte aller Fachbereiche. ELSEVIER ESSENTIALS. 2. Aufl. München: Elsevier; 2021.

Hammes C, Heinrich E, Lingenfelder T. Urologie. 5. Aufl. München: Elsevier; 2022.

Helfen T. BASICS. Notfall- und Rettungsmedizin. 5. Aufl. München: Elsevier; 2024.

Keller C, Menche N, Teigeler B (Hrsg.). Pflege Heute. 8. Aufl. München: Elsevier; 2023.

Kolb GF, Leischker AH (Hrsg.). Medizin des alternden Menschen. Stuttgart: WVG; 2009.

Menche N (Hrsg.). Biologie Anatomie Physiologie. 10. Aufl. München: Elsevier; 2023.

Pantel J et al. (Hrsg.). Praxishandbuch Altersmedizin. 2. Aufl. Stuttgart: Kohlhammer; 2021.

Willkomm M (Hrsg.). Praktische Geriatrie. 2. Aufl. Stuttgart: Thieme; 2017.

Weiterführende Literatur

Bundesinstitut für Öffentliche Gesundheit. Urologische Erkrankungen. Männergesundheitsportal. 2025. Aus: www.maennergesundheitsportal.de/themen/urologische-erkrankungen (letzter Zugriff: 28.4.2025).

Keller C. Pflege konkret. Chirurgie, Orthopädie, Urologie. 6. Aufl. München: Elsevier; 2022.

KAPITEL

31 Weibliche Geschlechtsorgane

Sophie Plauschinat

LERNZIELE

LERNZIELE: DAS KANN ICH BALD GUT

Am Ende dieser Lerneinheit werde ich ...
- für die besondere Situation zu Pflegender in der Gynäkologie sensibilisiert sein,
- die Anatomie der weiblichen Geschlechtsorgane verstehen,
- die relevanten hormonellen Vorgänge der Gynäkologie kennen,
- ausgewählte gynäkologische Erkrankungen kennen,
- die richtigen Pflegemaßnahmen auswählen und durchführen.

Pina im Praxiseinsatz

Pina beginnt heute ihren praktischen Einsatz auf der gynäkologischen Station. Sie ist sehr aufgeregt und auch etwas unsicher, schließlich geht es in diesem Fachbereich um eine sehr intime Zone des Körpers.

Pina stellt an ihrem ersten Tag bei der Übergabe fest, dass sich die Gynäkologie mit vielfältigen Themen beschäftigt (➤ Abb. 31.1):

ABB. 31.1

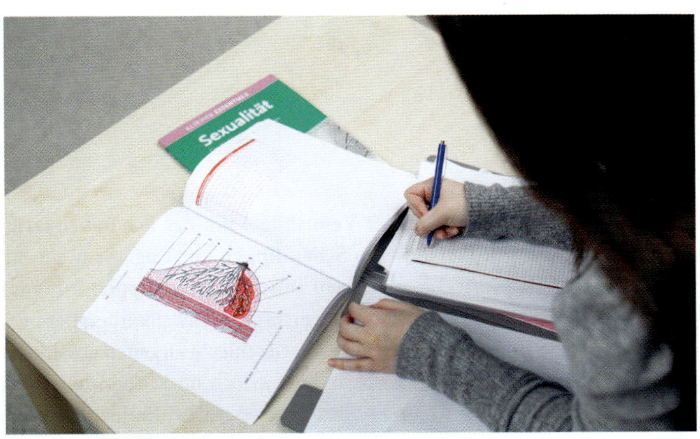

Abb. 31.1 Pina stellt fest, dass die Gynäkologie ein komplexes Fachgebiet ist [J803]

- Gutartige und bösartige Erkrankungen der weiblichen Geschlechtsorgane und der Brust
- Entzündungen der weiblichen Geschlechtsorgane und der Brust
- Hormonelle Störungen
- Empfängnisverhütung
- Fortpflanzungsmedizin
- Störungen der sexuellen Funktion

Die Praxisanleitung nimmt Pina erst einmal zur Seite. Sie erklärt ihr, dass die zu Pflegenden sich in sehr sensiblen Situationen befinden. Zu Pflegende in der Gynäkologie befinden sich häufig in einer **Lebenskrise,** z. B. nach einer Krebsdiagnose, bei unerfülltem Kinderwunsch oder ungewollter Schwangerschaft. Auch **besondere Lebensstationen** wie die Pubertät oder die Wechseljahre sind für die Betroffenen ein-

Zur Orientierung

schneidend. Gleichzeitig empfinden zu Pflegende die gynäkologische Untersuchung, ob am Unterleib oder an der Brust, oft als **Verletzung der Intimsphäre.** Pflegepersonen gehen daher mit Empathie, Toleranz und Selbstreflexion auf die besondere Situation der zu Pflegenden ein.

31.1 Anatomie und Physiologie

31.1 Anatomie und Physiologie

DEFINITION

DEFINITION

Weibliche Geschlechtsorgane befinden sich im Unterleib und werden in äußere und innere Geschlechtsorgane unterteilt. Die **äußeren Geschlechtsorgane** werden auch als **Vulva** bezeichnet (➤ Abb. 31.2). Dazu zählen Venushügel *(Mons pubis)*, große Schamlippen *(Labia majora pudendi)*, kleine Schamlippen *(Labia minora pudendi)* und Scheidenvorhof *(Vestibulum vaginae)*.
Zu den **inneren Geschlechtsorganen** zählen Scheide *(Vagina)*, Gebärmutter *(Uterus)*, Eileiter *(Tuben)* und Eierstöcke *(Ovarien)*. Die Eileiter und die Eierstöcke sind gemeinsam von Bindegewebe umhüllt und werden zusammen als *Adnexe* bezeichnet. Eine Zwischenstellung nimmt die **Klitoris** ein, da sie sich anteilig sowohl im inneren als auch im äußeren Bereich des Körpers befindet.

ABB. 31.2

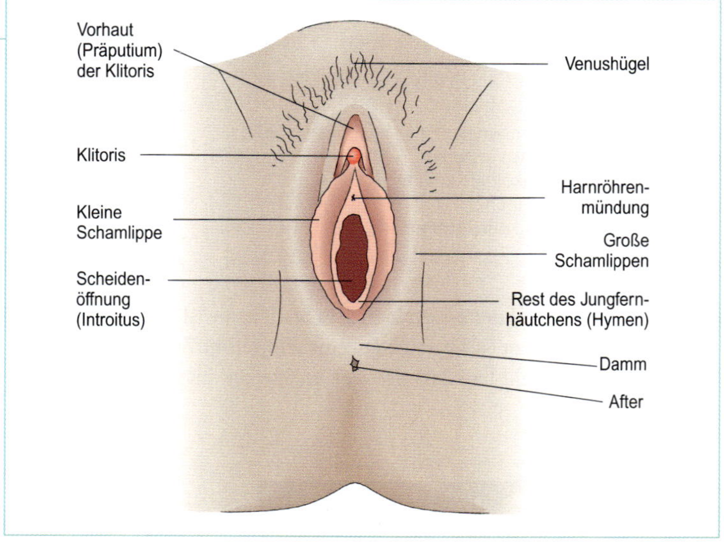

Abb. 31.2 Die äußeren weiblichen Geschlechtsorgane *(Vulva)* [L190]

31.1.1 Die äußeren Geschlechtsorgane

31.1.1 Die äußeren Geschlechtsorgane

Ventral (bauchwärts) am weiblichen Becken befindet sich der **Venushügel** mit der **Schambehaarung** *(Pubes)*. Daran schließen sich die paarweise angelegten **äußeren Schamlippen** mit Talg-, Schweiß- und Duftdrüsen an. Sie umschließen die ebenfalls paarweise angelegten **inneren Schamlippen** mit vielen Talgdrüsen und die **Klitoris** (➤ Abb. 31.3). Diese ist ein nerval gut versorgter Schwellkörper, der bis zu 9 cm groß ist. Da nur der Kopf sichtbar ist, wird sie oft zu den äußeren Geschlechtsorganen gezählt. Der Hauptanteil der Klitoris, Schaft und Schenkel mit Schwellkörpern, liegt jedoch im Körperinneren und umhüllt Harnröhre und Vagina (➤ Abb. 31.3). Die Klitoris schwillt bei sexueller Stimulation an und verändert somit das Lumen der distalen Vagina. Die **inneren Schamlippen** umgeben den **Scheidenvorhof.** Hier münden die Harnröhre und die Scheidenöffnung *(Introitus vaginae)*. Die inneren Schamlippen geben über die Bartholin-Drüsen ein Sekret an den Scheidenvorhof ab.

31.1.2 Innere Geschlechtsorgane

31.1.2 Innere Geschlechtsorgane

Die Geschlechtsorgane nach der Scheidenöffnung werden als innere Geschlechtsorgane bezeichnet (➤ Abb. 31.4). Zunächst folgt die **Scheide** *(Vagina)*, ein 8–12 cm langer Muskelschlauch, der an der Gebärmutter endet. Das Scheidenmilieu ist aufgrund der dort vorkommenden **Milchsäurebakterien** (Döderlein-Bakterien) sauer (pH-Wert 4,0). Dies dient der Abwehr von pathogenen Keimen.

Die **Gebärmutter** *(Uterus)* ist ein Hohlorgan, das für die Heranreifung eines Kindes bestimmt ist. Sie besteht aus dem **Gebärmutterkörper** *(Corpus uteri)* und dem **Gebärmutterhals** *(Zervix uteri)*. Der Gebärmutterhals besteht aus dem **Zervixkanal** und der **Portio,** letztere ragt in die Vagina hinein. Die Ge-

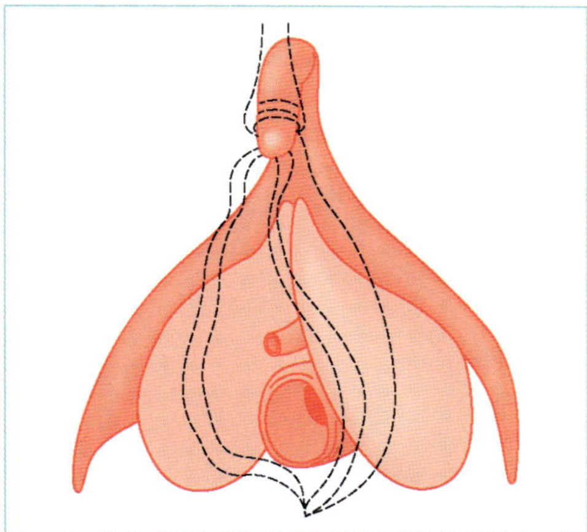

Abb. 31.3 Anatomie der Klitoris [L231]

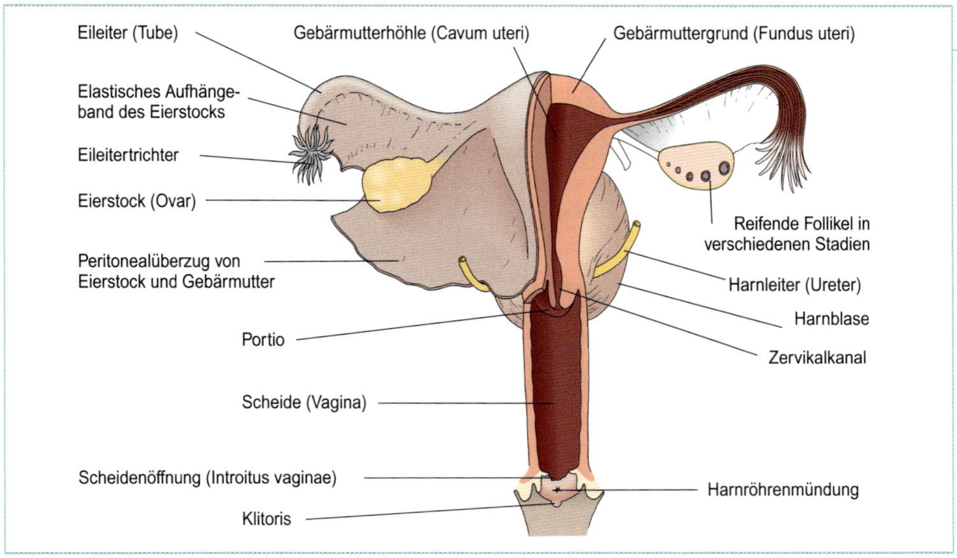

Abb. 31.4 Die inneren weiblichen Geschlechtsorgane [L190]

ABB. 31.3

ABB. 31.4

bärmutterwand besteht aus verschieden Schichten. Von außen nach innen sind dies das **Perimetrium** (Bauchfellüberzug), das **Myometrium** (glatte Muskelschicht) und das **Endometrium** (Gebärmutterschleimhaut).

Aus der Gebärmutter treten oben seitlich die **Eileiter** *(Tubae uterinae)* heraus. Sie sind 10–15 cm lang und enden im Eileitertrichter *(Ampulla tubae).* Dieser dient der Eiaufnahme. Innen sind die Tuben mit einer Muskelschicht und Flimmerepithel ausgekleidet, die den Eitransport gewährleisten. Am seitlichen Rand des Beckens sind an Bändern die **Ovarien** (Eierstöcke) aufgehängt. Sie sind ca. 3–5 cm groß und dienen der Eizellreifung und der Produktion der weiblichen Geschlechtshormone Progesteron und Östrogen.

31.1.3 Hormonhierarchie

31.1.3 Hormonhierarchie

Die Hormone (Botenstoffe), die vor allem für die Fortpflanzung der Frau zuständig sind, werden als **weibliche Sexualhormone** bezeichnet. Ihre Produktion wird wie eine Reaktionskette im Körper gesteuert (➢ Abb. 31.5). Der Hypothalamus bildet das **Gonadotropin-Releasing-Hormon (GnRH).** Dieses Hormon veranlasst die Ausschüttung von zwei weiteren Hormonen aus der Hypophyse, das **follikelstimulierende Hormon (FSH)** und das **luteinisierende Hormon (LH).**

Das FSH bewirkt besonders in der ersten Zyklushälfte die Bildung des Hormons **Östrogen** vor allem im Eierstock. Es ist u. a. wichtig für die Eizellreifung in den Eierstöcken.

Das LH löst in der Zyklusmitte zusammen mit FSH den Eisprung *(Ovulation)* aus (➢ Abb. 31.6). Gleichzeitig entsteht durch LH im Eierstock der **Gelbkörper** *(Corpus luteum).* Er produziert in der zweiten Zyklushälfte **Progesteron,** das für die Vorbereitung der Gebärmutterschleimhaut auf eine mögliche Schwangerschaft verantwortlich ist.

ABB. 31.5

ABB. 31.6

31.1.4 Menstruationszyklus

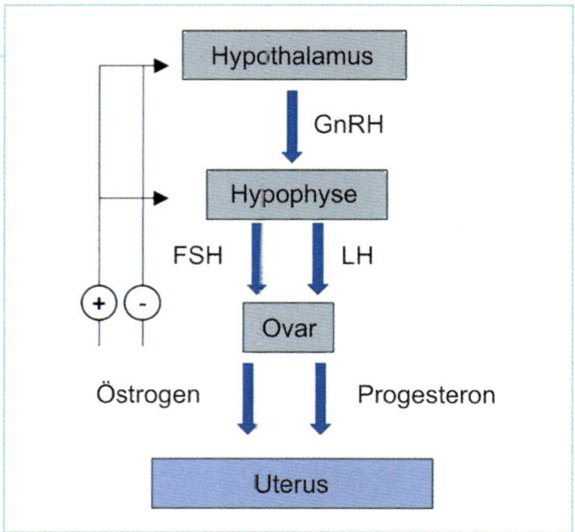

Abb. 31.5 Die Reaktionskette der weiblichen Sexualhormone [F1051-002]

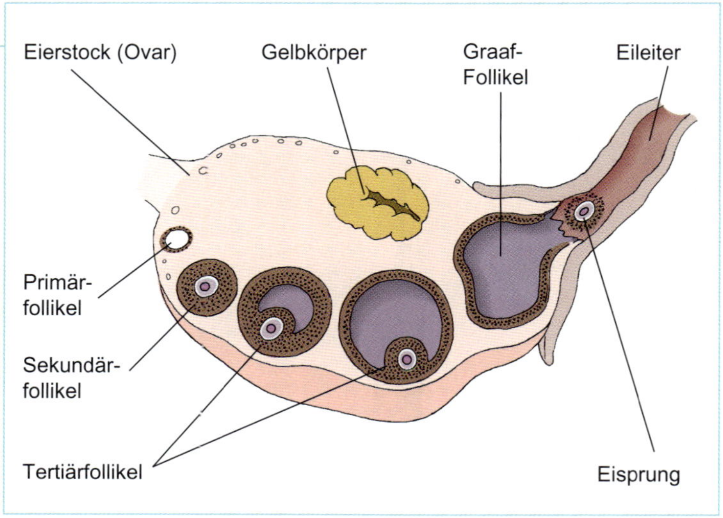

Abb. 31.6 Eisprung *(Ovulation)* [L190]

31.1.4 Menstruationszyklus

In ihrer Lebensspanne erlebt eine Frau entwicklungsbedingt zwei bedeutsame Umbruchphasen: Die erste Phase ist die **Pubertät,** in der erstmals u. a. Östrogen ausgeschüttet wird. Der Körper verändert sich optisch, und ungefähr ab dem zwölften Lebensjahr setzt die **erste Regelblutung** *(Menarche)* ein. Die zweite Umbruchphase ist das **Klimakterium** mit der allmählichen Einstellung der Östrogenausschüttung und u. a. der letzten Periode *(Menopause),* die ungefähr im Alter von 50 Jahren eintritt.

Zwischen Pubertät und Menopause durchlebt die Frau in regelmäßig auftretenden Zyklen wiederkehrende Schwankungen der weiblichen Geschlechtshormone. Diese Hormonschwankungen zeigen sich äußerlich vor allem durch die Regelblutung **(Menstruation).** Daher werden diese Zyklen auch **Menstruationszyklen** genannt.

Ein Menstruationszyklus (➤ Abb. 31.7, ➤ Abb. 33.2) dauert 28 Tage, wobei auch Zyklen von 25 bis 31 Tagen physiologisch sind. Er startet mit dem ersten Tag der Menstruation und endet einen Tag vor der nächsten Regelblutung. Unterteilt wird er in vier Phasen:

1. **Menstruation** vom 1. bis 4. Tag: Die Funktionalis (oberste Schicht des Endometriums) wird abgestoßen.
2. **Proliferationsphase** vom 5. bis 14. Tag: Durch die Ausschüttung von Östrogenen wird die Funktionalis neu aufgebaut. Ebenfalls entwickelt sich durch FSH ein sprungreifer Follikel.
   Ovulation am 14. Tag: Durch einen plötzlichen Anstieg von LH kommt es zum Eisprung aus dem Ovar in die Fimbrientrichter der Eileiter. Aus dem zurückbleibenden Restfollikel entwickelt sich das Corpus luteum, das Progesteron produziert.
3. **Sekretionsphase** vom 15. bis 28. Tag: Durch das Progesteron des Corpus luteum wird die Gebärmutterschleimhaut mit Drüsen und Nährstoffen versorgt, um die eventuelle Versorgung einer befruchteten Eizelle zu gewährleisten. Das Corpus luteum hat eine Lebensdauer von 14 Tagen.

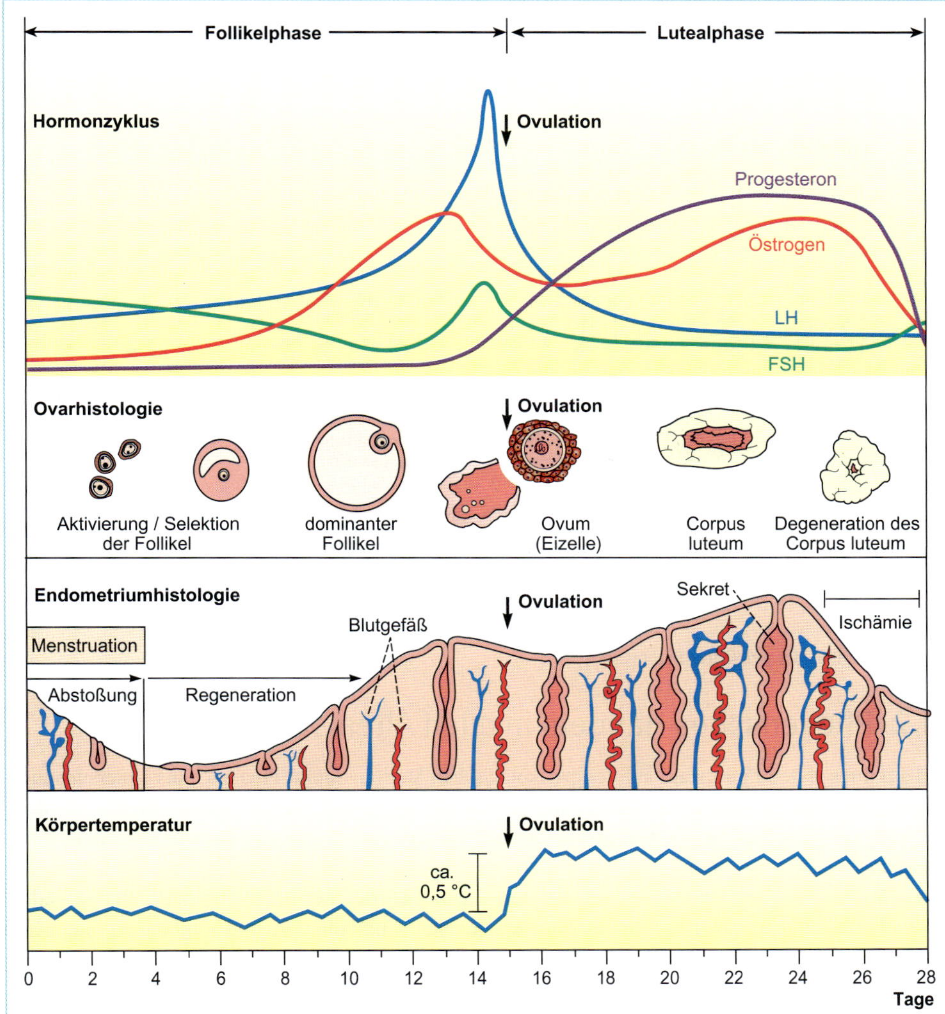

Abb. 31.7 Menstruationszyklus [L141]

4. **Ischämische Phase** über wenige Stunden: Durch das Absterben des Corpus luteum kommt es zum Abfall des Progesteronspiegels. Dies hat zur Folge, dass die Funktionalis nicht mehr ausreichend durchblutet wird, abstirbt und im nachfolgenden Zyklus abgestoßen wird.

WISSEN ANWENDEN

Eine Frau, die in ihrem Leben nie schwanger wird oder ein Kind stillt, bekommt rund 450-mal ihre Regelblutung. Diese geht oft mit Beschwerden einher. Dennoch stellen die **Menopause** und die damit verbundenen klimakterischen Beschwerden häufig eine Krisensituation für die betroffene Frau dar. Pflegepersonen versorgen sehr häufig und fast in allen Fachbereichen zu Pflegende, die sich aktuell in dieser Situation befinden und sie bewältigen müssen. Daher müssen die Pflegepersonen über die Vorgänge im weiblichen Körper informiert sein und die Frauen entsprechend beraten und versorgen können.

31.1.5 Sekundäre Geschlechtsmerkmale

Zu den sekundären Geschlechtsmerkmalen (➤ 30.1) zählt u.a. die weibliche **Brust** *(Mamma)* (➤ Abb. 31.8). Das Brustdrüsengewebe liegt auf dem großen Brustmuskel auf. Es besteht aus mehreren Drüsenläppchen mit **Milchsäckchen,** die sich zu Drüsenlappen zusammenlagern. Das dort gebildete Sekret wird über die Milchausführungsgänge zur **Brustwarze** *(Mamille)* transportiert. Zwischen den Drüsenlappen befindet sich Fettgewebe.

ABB. 31.7

WISSEN ANWENDEN

31.1.5 Sekundäre Geschlechtsmerkmale

ABB. 31.8

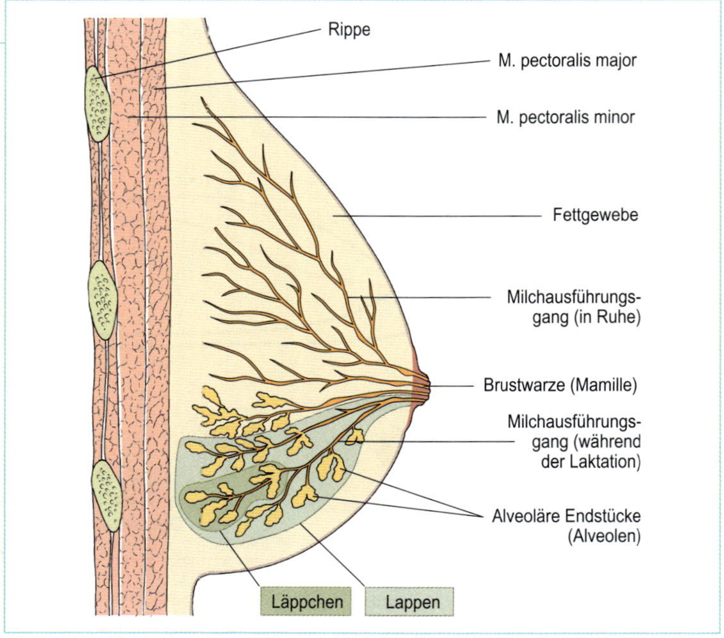

Abb. 31.8 Aufbau der weiblichen Brust [L190]

31.2 Pflegerisches Handeln in allen Altersstufen
Pina im Praxiseinsatz

31.2 Pflegerisches Handeln in allen Altersstufen

Im Lauf ihres ersten Einsatztags auf der gynäkologischen Station kommt Pina auch ins Untersuchungszimmer. Die Untersuchung des Unterleibs erfolgt meist auf einem speziellen Stuhl in der **Steinschnittlage** (➤ Abb. 31.9). Dies hat den Vorteil, dass die Ärzte in dieser Position die Geschlechtsorgane gut inspizieren können. Jedoch ist diese Position vor allem von älteren zu Pflegenden schwer einzunehmen. Hier unterstützen die Pflegepersonen bei der Positionierung und überwachen den Kreislauf der zu Pflegenden. Auch wird diese Position von vielen Frauen als schambehaftet und unangenehm empfunden, sodass hier ein einfühlsames Vorgehen wichtig ist.

ABB. 31.9

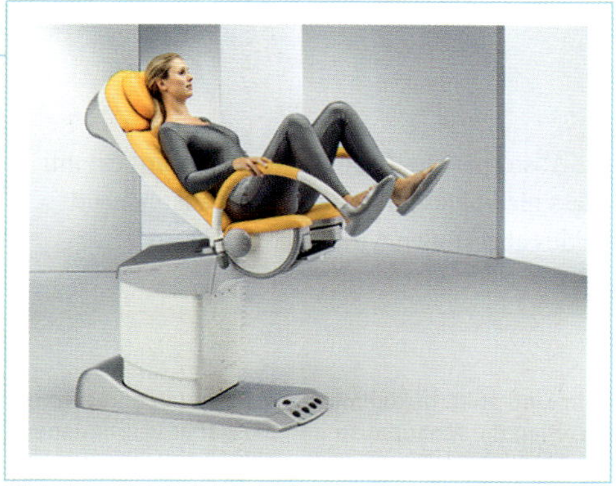

Abb. 31.9 Frau in Steinschnittlage auf einem Untersuchungsstuhl [V696]

WEITERDENKEN

WEITERDENKEN

Im Berufsalltag wird häufig die individuelle Situation der zu Pflegenden vergessen. Pina weiß, dass es wichtig ist, die besondere Situation jeder Einzelnen zu beachten. Pina überlegt, wie sie sich an der Stelle der zu Pflegenden fühlen würde und welche Fürsorge sie bräuchte.

Pina im Praxiseinsatz

Pina hat schon gelernt, dass es in der Gynäkologie verschiedene Untersuchungsmethoden und Operationsverfahren gibt, die pflegerisch vorbereitet, begleitet und nachversorgt werden müssen.

Neben den gängigen und bekannten Untersuchungsmethoden wie Inspektion, Palpation und bildgebenden Verfahren (z. B. Ultraschall) gibt es auch spezielle Untersuchungsmethoden (➤ Tab. 31.1).

TAB. 31.1

Tab. 31.1 Wichtige Untersuchungsmethoden und Operationsverfahren der Gynäkologie [K183, L138, L190, T192, L234, L143, M438]

Spekulumuntersuchung	• Spekula sind Instrumente, die der Aufweitung der Vagina dienen • Zur Inspektion von Vagina, Portio und Sekretion • Es gibt verschiedene Ausführungen je nach Handhabung und körperlichem Entwicklungsstand der zu untersuchenden Frau	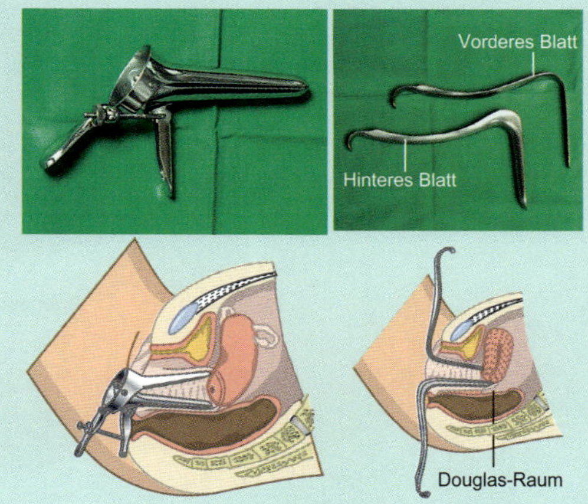
Kolposkopie	• Betrachtung der Vagina und der Portio mittels eines besonderen Mikroskops *(Kolposkop)* • Zur Betrachtung der Schleimhaut durch Vergrößerung	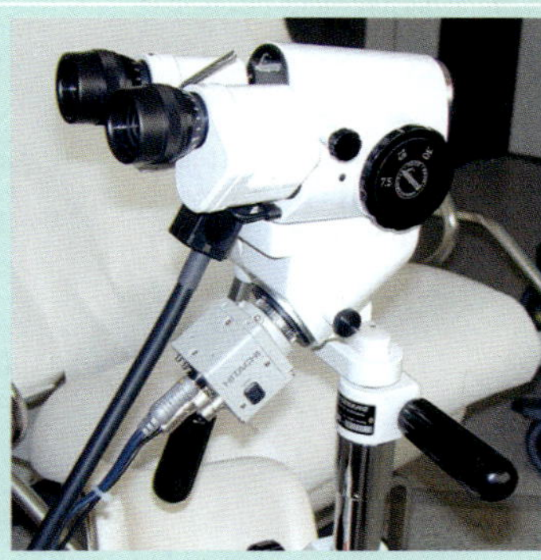
Abstrich	• Entnahme von Zellmaterial oder Sekret von verschiedenen Arealen während der Spekulumuntersuchung • Zur Beurteilung z. B. von Epithelzellen oder Döderlein-Bakterien (Nativpräparat) • Zur Untersuchung von Veränderungen der Zellen (zytologischer Abstrich) • Zum Nachweis von verschiedenen Mikroorganismen (mikrobiologische Untersuchung)	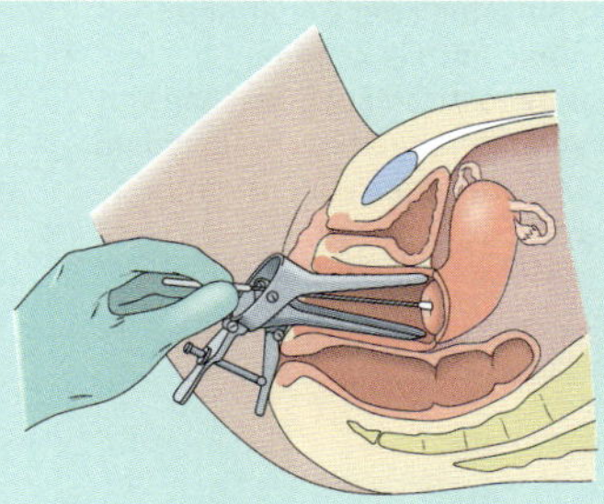
Proben	• Zur besseren Begutachtung der Schleimhaut an der Portio erfolgt ein Betupfen mit unterschiedlichen verdünnten Substanzen • Es gibt die Essigsäureprobe und die Schiller-Jodprobe	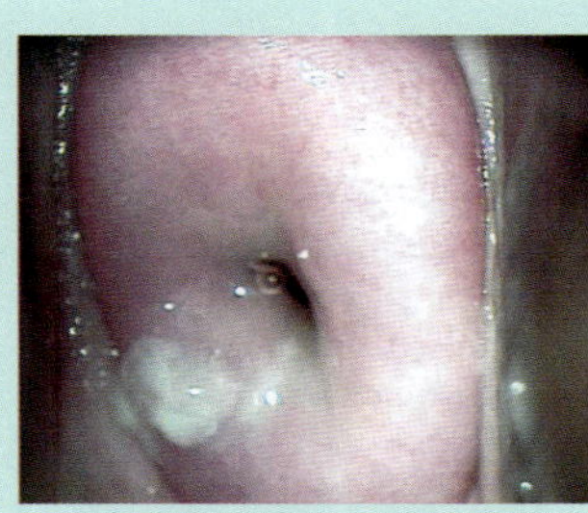 Normale Portio in der Nativ-Kolposkopie 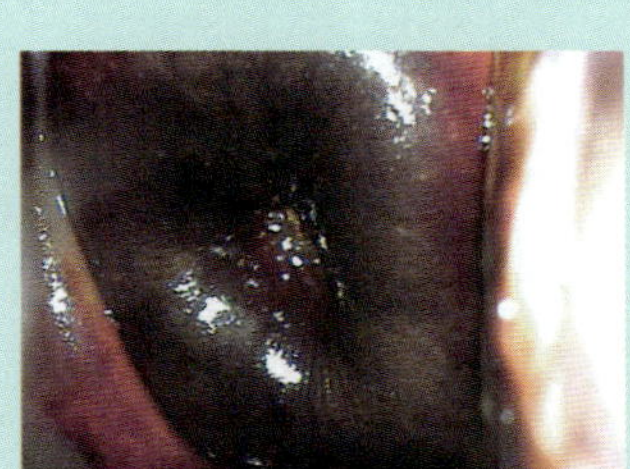 Portio mit Schiller-Jodprobe

Tab. 31.1 Wichtige Untersuchungsmethoden und Operationsverfahren der Gynäkologie [K183, L138, L190, T192, L234, L143, M438] *(Forts.)*

Konisation	• Operative Entfernung eines kegelförmigen Gewebsstück aus der Zervix (mit Portio) • Zur histologischen Untersuchung nach festgelegten Kriterien • Zur Therapie, um die Entartung bis ins gesunde Gewebe zu entfernen	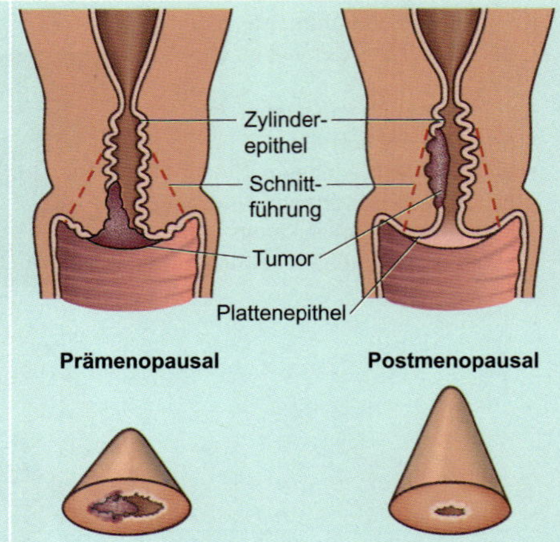
Abrasio uteri	• Ausschabung der obersten Schleimhautschicht der Gebärmutter • Zur Untersuchung der Schleimhaut • Fraktionierte Abrasio: Schleimhaut wird aus verschiedenen Bereichen des Uterus entnommen und untersucht	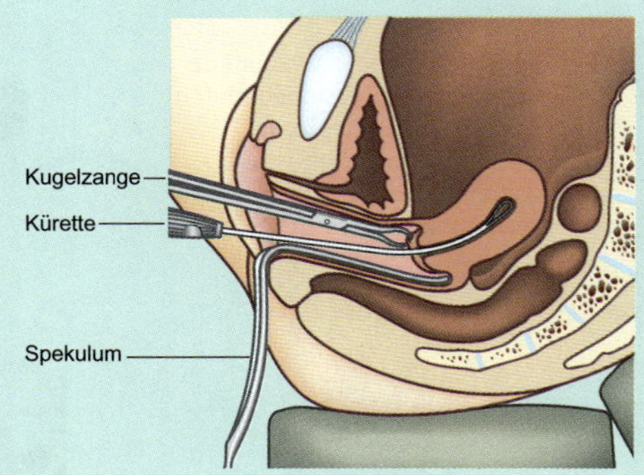
Hysteroskopie	• Spiegelung der Gebärmutterhöhle mittels Kamera • Diagnostisch zur Erfassung von Veränderungen der Schleimhaut • Therapeutisch zur Entfernung von z. B. Myomen	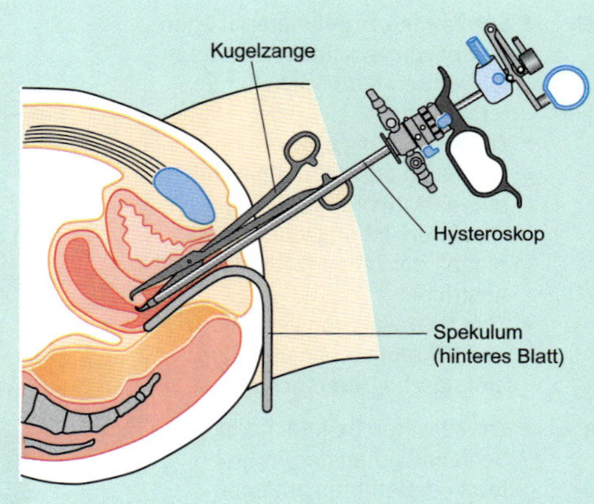
Laparoskopie	• Bauchspiegelung • Diagnostisch z. B. zur Abklärung unklarer Bauchschmerzen • Therapeutisch z. B. zur Entfernung von Myomen	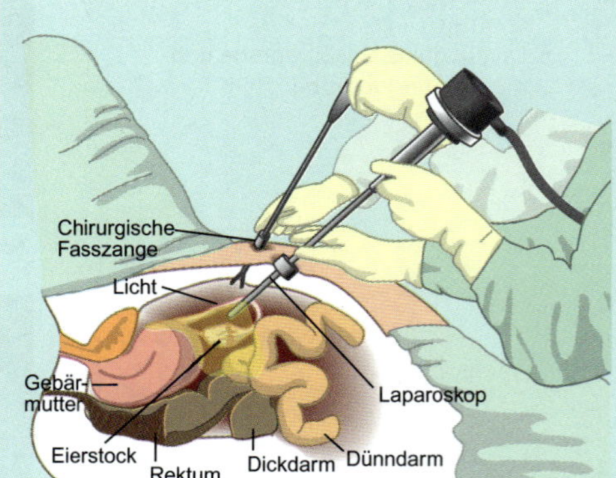

Tab. 31.1 Wichtige Untersuchungsmethoden und Operationsverfahren der Gynäkologie [K183, L138, L190, T192, L234, L143, M438] *(Forts.)*

Mammografie	• Röntgenuntersuchung des Brustgewebes • Diagnostisch vor allem zur Früherkennung von Brustkrebs	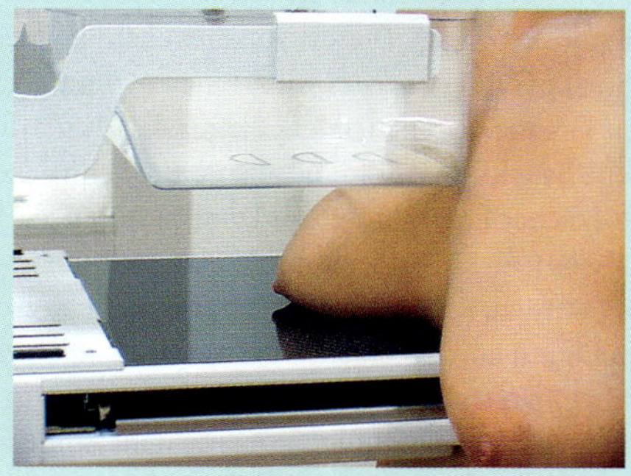

MERKE

Die **Entfernung der Gebärmutter** *(Hysterektomie)*, z. B. bei einer malignen Erkrankung im Unterleib, kann auf verschiedenen Wegen erfolgen. Bei einer Operation über die Bauchdecke mittels einer Laparotomie (Bauchschnitt) wird von einer **abdominalen Hysterektomie** gesprochen. Eine Entfernung durch die Vagina wird als **vaginale Hysterektomie** bezeichnet. Wird der Eingriff durch eine Laparoskopie unterstützt, so handelt es sich um eine **laparoskopisch assistierte vaginale Hysterektomie (LAVH)** genannt. Eine besondere Form ist die **Operation nach Wertheim-Meigs,** eine Hysterektomie mit zusätzlicher Entfernung des seitlichen Halteapparats, des oberen Scheidendrittels und der Lymphknoten im Abflussgebiet. Eventuell werden betroffene Blasen- oder Darmanteile ebenfalls entfernt.
Die Entfernung der Gebärmutter wird oft nicht nur als Organverlust, sondern auch als Eingriff in die Weiblichkeit empfunden. Die betroffenen Frauen reagieren mitunter sensibel, auch wenn sie die Familienplanung bereits abgeschlossen haben. Sie benötigen psychische Begleitung in Form von Zuwendung. Pflegepersonen signalisieren Gesprächsbereitschaft und führen alle Tätigkeiten mit großem Einfühlungsvermögen aus.

MERKE

31.2.1 Pflege bei Operationen in der Gynäkologie

Pina kennt bereits die allgemeinen Pflegehandlungen, die vor und nach Operationen je nach Eingriff durchgeführt werden (➤ 18.6). Nun lernt sie, welche Pflegemaßnahmen in der Gynäkologie bei Operationen besonders wichtig sind.

31.2.1 Pflege bei Operationen in der Gynäkologie
Pina im Praxiseinsatz

ACHTUNG

Die nachfolgenden Hinweise sind eine Auswahl allgemeiner Maßnahmen, die auf die jeweils spezielle und individuelle Situation angepasst werden müssen. Für die konkreten Pflegemaßnahmen je nach Eingriff gibt es in den gynäkologischen Fachbereichen Klinikstandards oder ärztliche Anordnungen. Diese werden immer beachtet!

ACHTUNG

Präoperative Pflege

- Ermittlung der **Vitalparameter** (➤ Kap. 15), um Ausgangswerte zu dokumentieren. Gegebenenfalls werden weitere Werte erfasst. Auffälligkeiten werden an die zuständige Pflegefachperson weitergetragen. Ebenfalls werden Körpergewicht und -größe ermittelt.
- Bei Bedarf erfolgt eine **Darmvorbereitung** je nach Eingriff, um vor allem bessere Sichtverhältnisse in der Bauchhöhle zu schaffen. Diese geschieht z. B. über Einläufe oder allmählichen Kostabbau nach ärztlicher Anordnung.

Postoperative Pflege

- Grundsätzlich ist immer auf **Blutungen** zu achten. Dies erfolgt über die Inspektion je nach Eingriff. Es werden z. B. die Vorlagen kontrolliert, abdominal oder an der Brust/Axilla eine Verbandskontrolle durchgeführt und ggf. der Drainageinhalt beobachtet. Ebenfalls werden zu diesem Zweck die Vitalparameter wie Blutdruck, Puls, Bewusstsein und Hautfarbe überprüft (➤ Kap. 15).
  Vor allem bei einer Konisation (➤ Tab. 31.1) wird die zu Pflegende auf das Blutungsrisiko aufmerksam gemacht. Durch Ablösung von Wundschorf kann es vor allem zwischen dem sechsten und dem zehnten postoperativen Tag erneut zu Blutungen kommen. Oft versorgen sich die zu Pflegenden nach diesem Eingriff postoperativ im ambulanten Bereich selbst und verspüren aufgrund der typischen Be-

schwerdearmut ggf. nicht das Bedürfnis, sich zu schonen. Daher müssen sie entsprechend informiert werden.

- Es ist immer auf **Infektionszeichen** (➤ Tab. 9.5) zu achten, da jede Operation das Risiko einer Infektion mit sich bringt. Dies ist vor allem der Fall, wenn im Unterleib mit Zugang zur Bauchhöhle oder direkt in dieser operiert wird. Eine Entzündung kann sich auf die Operationsnaht begrenzen, einzelne Organe betreffen, oder es kann sich durch die Ausbreitung einer Infektion eine lebensbedrohliche Bauchfellentzündung *(Peritonitis)* entwickeln.
- Bei zusätzlicher **Entfernung von Lymphknoten** wie bei einer Radikaloperation nach Wertheim-Meigs (➤ 31.2) oder einer Axilladissektion (➤ 31.2.3) muss auf das jeweilige Abflussgebiet geachtet werden. Es muss vor kleinsten Wunden geschützt werden, da diese zu großflächigen Entzündungen führen können. Ebenso müssen Stauungen vermieden werden, da diese ein Lymphödem nach sich ziehen können:
  - Keine Injektionen und Blutentnahmen im Abflussgebiet
  - Keine Blutdruckmessung im Abflussgebiet
  - Gleichzeitig **Lymphödemprophylaxe** (erhöhte Positionierung der Gliedmaße, entstauende Übungen, evtl. Lymphdrainage) durchführen
- Wenn im Becken operiert wird, kann es zu Beeinträchtigung, Verletzung, Infektion oder durch Schwellung zur Verlegung der Ausscheidungsorgane kommen. Auch durch eine vom Arzt gelegte vaginale Tamponade kann die Harnröhre verengt sein. Die Pflegenden beobachten und dokumentieren bei der **Ausscheidung** den Urin (Spontanurin, Katheterurin) und den Stuhlgang. Bei Auffälligkeiten z. B. hinsichtlich Frequenz oder Beimengung wird die zuständige Pflegefachperson informiert.
- **Bauchdeckenentlastung nach abdominalen Eingriffen**
  - **Positionierung:** Oberkörper leicht erhöht positionieren, in Ausnahmefällen eine Knierolle anbieten.

    Achtung: Beim Einsatz einer Knierolle besteht das Risiko der Fersenbelastung (Dekubitusrisiko, ➤ 12.1.1) und der Reduktion des venösen Rückflusses (Thromboserisiko, ➤ 12.5.1). Vorteilhaft ist hier die Möglichkeit, die Beine ausreichend zu bewegen.
  - **Mobilisation:**

    - Vor, während und nach dem gesamten Vorgang achten die Pflegenden auf die Kreislaufstabilität der zu Pflegenden.
    - Zu Pflegende anleiten, beim Aufstehen die Bauchmuskeln zu schonen: zuerst, wenn möglich, liegend auf die Seite drehen.

      Achtung: Es besteht das Risiko, dass die zu Pflegende dabei aus dem Bett fällt. Deshalb vorher die zu Pflegende in Rückenlage so im Bett positionieren, dass beim Wechsel in die Seitenlage genug Platz zwischen ihr und der Bettkante besteht.

      Die zu Pflegende anleiten, mit Unterstützung der Arme den Oberkörper vom Bett hochzudrücken und dabei die Beine aus dem Bett zu schieben. Wichtig ist, dass das Becken so positioniert ist, dass die zu Pflegende fest auf dem Bett sitzt und nicht von der Bettkante rutschen kann. Die Pflegenden leiten während der Mobilisation an und unterstützen die zu Pflegende dabei. Gleichzeitig positionieren sie sich so vor dem Bett, dass die zu Pflegende sicher in die sitzende Position kommt.
- **Nach Operationen an der Brust** wird der betroffene Arm leicht erhöht und abduziert positioniert. Hier informieren die Pflegepersonen die Betroffenen und stellen entsprechende Positionierungshilfsmittel zur Verfügung.
- **Schmerzen:** Das Schmerzmanagement erfolgt je nach Eingriff, Klinikstandard und ärztlicher Anordnung.
  - Nach abdominalen Eingriffen die zu Pflegende anleiten, ihre Hand leicht gegen die Bauchdecke zu halten, um die Schmerzen beim Aufstehen oder Husten zu lindern.
  - Während der Bauchspiegelung wird in die Bauchhöhle Kohlendioxid eingeleitet. Aufgrund dessen kann es postoperativ zu Blähbeschwerden kommen. Diese verlagern sich ggf. bis in die Nackenpartie und bilden sich nach kurzer Zeit von allein zurück.
- Der **Verbandwechsel** erfolgt je nach Wundart und Klinikstandard. Bei einigen Eingriffen ist die Intimpflege mit einem Waschlappen zu schmerzhaft. Um den Bereich vor mechanischen Reizungen zu schützen, ist das vorsichtige Abspülen der Vulva mit warmem Wasser durch die Pflegepersonen indiziert.

Pina im Praxiseinsatz

- Pina weiß bereits, dass in der prä- und postoperativen Pflege die meisten Lebensaktivitäten wie z. B. Nahrungsaufnahme und Mobilisation unterstützt werden müssen. Auch weiß sie, dass sie sich bei der prä- und postoperativen Durchführung dieser Maßnahmen an die Anordnungen der Ärzte und Pflegefachpersonen halten muss.

- Aufgrund der noch eingeschränkten Mobilität werden notwendige prophylaktische Maßnahmen durchgeführt (➤ Kap. 12).
- Für alle zu Pflegenden mit einer **Krebsdiagnose,** ungeachtet der Therapieform, ist diese Situation ein Ausnahmezustand. Sie fordert eine hohe Bewältigungskraft, da sie mit enormen Ängsten verbunden ist. Die Pflegepersonen führen daher eine genaue **Patientinnenbeobachtung** bei allen Pflegehandlungen durch. Dabei achten sie besonders auf nonverbale und paraverbale Hinweise seitens der zu Pflegenden und signalisieren **Gesprächsbereitschaft** (➤ Kap. 5). Häufig muss eine entsprechende Fachexpertise **(psychoonkologisches Konsil)** hinzugezogen werden; daher dokumentieren die Pflegepersonen ihre Beobachtungen und leiten sie an das ärztliche Team weiter.
- Während des gesamten Klinikaufenthalts der zu Pflegenden, vor allem aber nach der Übernahme aus dem Aufwachraum, werden regelmäßig die Vitalparameter (➤ Kap. 15) kontrolliert und dokumentiert.

Sollten in der prä- und postoperativen Pflege Auffälligkeiten oder Komplikationen auftreten, informiert Pina direkt die Pflegefachperson. Sollte sich der Zustand der zu Pflegenden kritisch entwickeln, alarmiert Pina die Station umgehend über den Notruf.

Pina im Praxiseinsatz

31.2.2 Gebärmutterhalskrebs

31.2.2 Gebärmutterhalskrebs

DEFINITION

Gebärmutterhalskrebs *(Zervixkarzinom)* ist eine bösartige Erkrankung der Zellen am Gebärmutterhals. Er entsteht aus Zellveränderungen, die sich über ein lokal begrenztes bis hin zu einem invasiven Karzinom entwickeln können.

DEFINITION

Pathogenese

Der Gebärmutterhals besteht aus zwei verschiedenen Arten von Zellen. Der Ort, an dem die beiden Zellarten aufeinandertreffen, wird **Umwandlungszone** genannt (➤ Abb. 31.10). In dieser Zone kann es zur Entartung der Zellen kommen. Begünstigt wird die Entstehung durch **Risikofaktoren,** z. B.:

- Infektionen mit bestimmten Typen des humanen Papillomvirus (HPV, ➤ 32.3.1)
- Frühzeitiger erster Geschlechtsverkehr
- Rauchen
- Mangelnde Hygiene im Genitalbereich

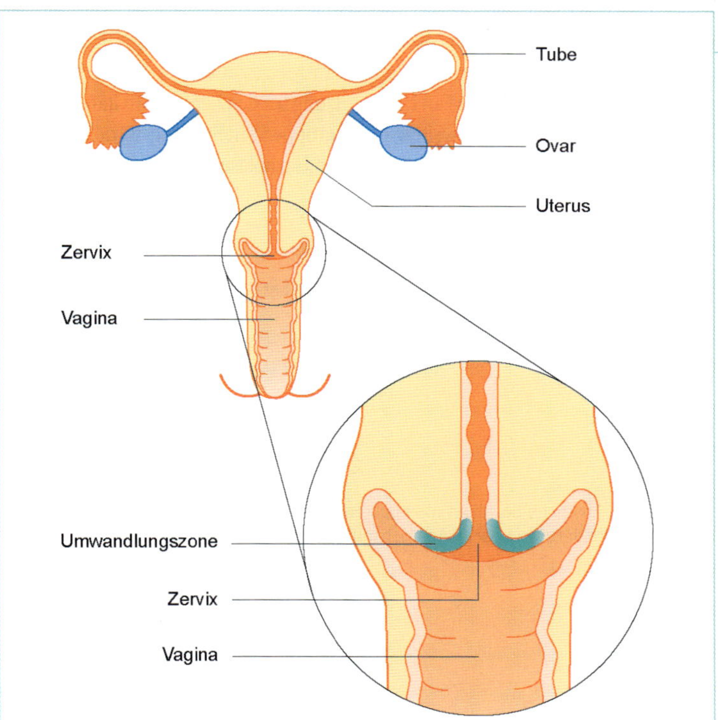

Abb. 31.10 Die Umwandlungszone im Gebärmutterhals (Zervix) [L143]

ABB. 31.10

Zur Orientierung

Pina im Praxiseinsatz

Symptome

Pina erfährt, dass in der Anfangsphase die Betroffenen die Zellveränderung bzw. das Karzinom nicht spüren. Daher ist es wichtig, regelmäßig zur Früherkennungsuntersuchung bei einem niedergelassenen Gynäkologen zu gehen. Erst beim Fortschreiten der Krankheit kommt es zu:

- Unregelmäßigen Zwischenblutungen
- Fleischwasserfarbigem, süßlich riechendem Fluor
- Kontaktblutungen (z. B. beim Geschlechtsverkehr)

Erst sehr spät treten durch die Ausbreitung und Raumforderung des Tumors Schmerzen oder Störungen der Blasen- und Darmfunktion auf.

Diagnostik

- Kolposkopie, Palpation, Spekulum-Untersuchung
- Abstriche, vor allem zytologischer Abstrich vom Gebärmutterhals (Portio und Zervixkanal) im Rahmen der gynäkologischen Untersuchung. Er wird auch als **Pap-Abstrich** (nach dem Entwickler Papanicolaou) bezeichnet.
- HPV-Test (Untersuchung der Zellen auf eine Infektion mit dem humanen Papillomvirus)
- Gewebeuntersuchung, z. B. mittels Konisation
- Blutuntersuchung: Tumormarker (SCC und CEA) und weitere Werte, die auf typische Organfunktionsstörungen beim Zervixkarzinom hinweisen
- Metastasenausschluss: Untersuchung der Nachbarorgane wie Blase und Darm (z. B. Zystoskopie und Rektoskopie) sowie fernerer Strukturen wie Brustkorb und Knochen (z. B. Röntgen-Thorax, Skelettszintigrafie)

Therapie

- Bei leichten Zellveränderungen oder noch begrenzten Karzinomen wird mittels **Konisation** das krankhafte Gewebe bis in das gesunde Gewebe hin entfernt und untersucht. Ist die Konisation (➤ Tab. 31.1) nicht mehr zur vollständigen Entfernung des Karzinoms ausreichend, wird die Gebärmutter entfernt **(Hysterektomie).** Dies erfolgt bei abgeschlossener Familienplanung evtl. schon frühzeitig. Bei fortgeschrittenen Befunden wird eine **Radikaloperation nach Wertheim-Meigs** durchgeführt (➤ 31.2).
- Die Strahlentherapie erfolgt entweder postoperativ, wenn nicht alle Anteile entfernt werden konnten, oder bei fortgeschrittenen Befunden in Kombination mit einer Chemotherapie (➤ 18.7).

Pflege

Die Pflegehandlungen richten sich nach der jeweiligen Therapieform und den entsprechenden Anordnungen und Klinikstandards. Sie können sehr unterschiedlich sein. Während eine Konisation häufig ambulant versorgt wird, wird eine zu Pflegende nach einer Radikaloperation nach Wertheim-Meigs zunächst auf der Intensivstation betreut. Entsprechend unterschiedlich sind der Bedarf an Unterstützung bei den Lebensaktivitäten und der Einsatz prophylaktischer Maßnahmen. Es werden häufig weitere Berufsgruppen miteinbezogen wie Physiotherapie, Sozialdienst oder mitunter ein Stomatherapeut (bei Beteiligung von Harnblase oder Darm).

JUGENDLICHE

JUGENDLICHE

Bestimmte Typen des **humanen Papillomvirus** (HPV, ➤ 32.3.1) sind für die Entstehung des Zervixkarzinoms bekannt. Die **Impfung** gegen diese Viren wird von der Ständigen Impfkommission (STIKO) ab dem Alter von neun Jahren für Mädchen empfohlen. Für Jungen gibt es ebenfalls eine Impfempfehlung, da das HPV auch ein Risikofaktor für die Entstehung von z. B. Penis- oder Rachenkarzinom sein kann.

ERWACHSENE

ERWACHSENE

Die Vorsorgeuntersuchung mittels eines Abstrichs bezahlen die Krankenkassen für Frauen im Alter von 20 bis 34 Jahren jährlich. Ab dem 35. Lebensjahr wird der zytologische Abstrich mit einem HPV-Test alle drei Jahre kombiniert.

31.2.3 Brustkrebs

31.2.3 Brustkrebs

DEFINITION

DEFINITION

Brustkrebs *(Mammakarzinom)* ist ein bösartiger Tumor im Brustgewebe (➤ Abb. 31.11). Er ist das am häufigsten vorkommende Karzinom bei Frauen (ONKO Internetportal 2025).

Zur Orientierung

ABB. 31.11

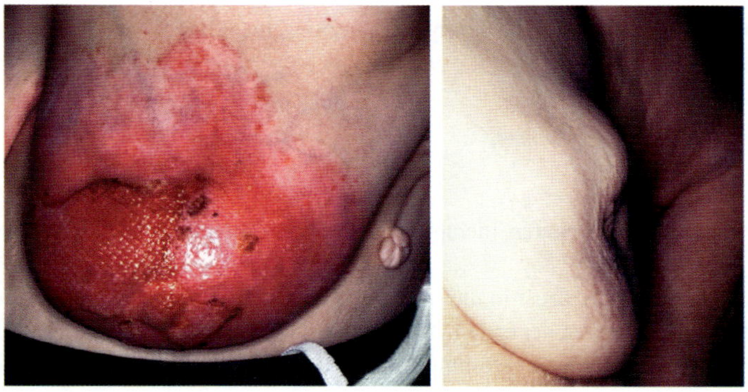

Inflammatorisches Mammakarzinom mit apfelgroßem, entzündlichem, zentral nekrotisiertem Herd. | Fortgeschrittenes Mammakarzinom der linken Brust mit Mamillenretraktion.

Abb. 31.11 Mammakarzinome [T192]

Risikofaktoren

- Genetische Veränderungen des BRCA1- und des BRCA2-Gens. Die Abkürzung steht für **Br**east **Ca**ncer (Brustkrebs). Auch wenn das Mammakarzinom bei Verwandten ersten Grads (Mutter, Schwester) aufgetreten ist, gilt dies als ein Risikofaktor.
- Ebenfalls wird die veränderte Hormonlage als Risikofaktor eingestuft, z. B. bei Menarche vor dem zwölften Lebensjahr und Menopause nach dem 55. Lebensjahr oder Erstgebären nach dem 35. Lebensjahr bzw. Kinderlosigkeit.
- Weitere Erkrankungen, die als Risikofaktoren gelten, sind das Mammakarzinom in der anderen Brust, Karzinome an Ovarien, Uterus oder Darm (> 21.2.7) oder Diabetes mellitus (> 22.2.1).
- Auch die Lebensgestaltung kann die Entstehung eines Mammakarzinoms beeinflussen. Als Risikofaktoren gelten hier u. a. Übergewicht, Rauchen und regelmäßiger Alkoholkonsum.

Pina im Praxiseinsatz

Pina überlegt, welche protektiven, also schützenden, Faktoren sich aus den Risikofaktoren ableiten lassen. Zumindest auf ihre Lebensgestaltung kann sie Einfluss nehmen.

ACHTUNG

ACHTUNG

Auch Männer können Brustkrebs bekommen. Dies betrifft jedoch nur ca. 1% der Männer in Deutschland (Lüftner et al. 2022).

Symptome

Pina im Praxiseinsatz

Pina lernt, dass die Symptome variieren können:

- Verhärtung (umgangssprachlich „Knoten") in der Brust. Diese ist vorerst meist weder druckschmerzhaft noch verschieblich.
- Vorwölbungen oder Einziehungen an der Brust (auch Mamille).
- Rötung oder Grobporigkeit der Haut.
- Unterschiedliche Bewegung der Brüste beim Heben und Senken der Arme.
- Neu auftretende Asymmetrie der Brüste.
- Sekretion aus der Brustwarze.
- Schmerzen an anderen Organen bei Metastasierung.

Diagnostik

- **Palpation:** Ein erster Anhalt kann die monatliche Selbstuntersuchung der Brust sein. Wichtig ist auch das Abtasten der Brüste und Lymphknoten im Rahmen der gynäkologischen Untersuchung.
- Röntgenaufnahme der Brust **(Mammografie)** und Ultraschall der Brüste **(Mammasonografie),** ggf. MRT.
- Blutuntersuchung: Abnahme von Tumormarkern (CEA und CA 15–3), ggf. Bestimmung der Geschlechtshormone.
- Metastasenausschluss: Sonografie der inneren Geschlechtsorgane und des Oberbauchs, Knochenszintigramm, Röntgen-Thorax, Schädel-CT.
- Histologische Untersuchung des Tumors zur Therapieplanung. Dies erfolgt durch eine Biopsieentnahme oder eine Untersuchung des entfernten Tumors. Bestimmt werden hier u. a.:
  - Vorhandensein von Östrogenrezeptoren (ER) oder Progesteronrezeptoren (PR) an der Oberfläche. Bei einem positiven Rezeptorstatus kann eine Hormontherapie indiziert (angezeigt) sein.
  - Bestimmung des HER2-neu-Rezeptorstatus, hier kann eine Antikörpertherapie indiziert sein.

Therapie

Die Therapie ist meist eine Kombination aus verschiedenen Therapiezweigen:

- Operation
- Strahlentherapie
- Chemotherapie
- Hormontherapie
- Antikörpertherapie

Die Basis bildet die operative Therapie, die weiteren Therapieformen werden unterstützend oder palliativ eingesetzt.

Da über die Lymphe Krebszellen aus der Brust in die Lymphknoten gelangen können, wird vor der Operation mithilfe von Markierungsverfahren der erste Lymphknoten im Abflussgebiet, der sogenannte **Sentinel-Lymphknoten** (Wächterlymphknoten), bestimmt und untersucht. Das weitere Vorgehen hängt davon ab, ob der Wächterlymphknoten betroffen ist oder nicht.

Operation

- **Brusterhaltende Therapie (BET):** Ein Tumor wird bis ins gesunde Gewebe entfernt. Hierbei wird entweder nur der Tumor entfernt oder ganze Teile der Brustdrüse.
- **Ablatio mammae nach Patey** (modifizierte radikale Mastektomie): Entfernung der Brustdrüse, der Haut und der Mamille.
- **Radikale Mastektomie:** Entfernung der Brustdrüse, der Haut, der Mamille und des Brustmuskels. Da über die Lymphe Krebszellen aus der Brust in die Lymphknoten gelangen können, wird vor der Operation mithilfe von Markierungsverfahren der erste Lymphknoten im Abflussgebiet, der sogenannte **Sentinel-Lymphknoten** (Wächterlymphknoten), bestimmt und untersucht. Das weitere Vorgehen hängt davon ab, ob der Wächterlymphknoten betroffen ist oder nicht.
- Es gibt verschiedene Möglichkeiten für einen **Brustaufbau,** z. B. mittels implantierbarer Prothesen oder eigenem Gewebe (Haut-Muskel-Lappen). Gegebenenfalls nutzt die Betroffene auch die Möglichkeit einer Epithese (Brustprothese). Sie wird über die verschiedenen Varianten von ärztlicher Seite informiert.

ACHTUNG

ACHTUNG

Die weibliche Brust ist nicht nur ein Organ mit der Funktion des Stillens. Für viele Frauen ist sie ein Symbol von Weiblichkeit. Daher fühlen sie sich nach der Brustentfernung nicht mehr als vollwertige Frau und unter Umständen auch unattraktiv. Auf diese Gefühle müssen die Pflegenden eingehen (➤ Kap. 5) und besonders sensibel, vor allem beim ersten Verbandwechsel, agieren.

Pflege

- Es kann zu einer schmerzbedingten Schonatmung kommen, weswegen die Pflegenden eine Pneumonieprophylaxe (➤ 12.4.2) durchführen.
- Um eine Kontraktur durch eine Schonhaltung des betroffenen Arms sowie des Schultergürtels zu vermeiden, wird rechtzeitig die Physiotherapie mit einbezogen.
- Die zu Pflegende wird schon im Vorfeld informiert, Kleidung, die auf der Vorderseite zu öffnen und zu schließen ist, für die postoperative Phase mitzubringen.
- Der erste Verbandwechsel ist oft eine Herausforderung für die zu Pflegenden. Einige wollen das Operationsgebiet vorerst nicht sehen, andere wünschen sich einen Spiegel, um es genauer zu betrachten. Pflegepersonen bereiten die zu Pflegende psychisch auf den Verbandwechsel vor und reagieren individuell nach deren Bedürfnissen.
- Nach einer Ablatio mammae ohne direkten Brustaufbau wird das Sanitätshaus für eine Epithesenversorgung informiert, damit die postoperative Erstversorgung direkt im Krankenhaus erfolgen kann.
- Pflege bei Strahlentherapie (➤ 18.7).
- Pflege bei Chemotherapie (➤ 18.7).

MITDENKEN

MITDENKEN

Pina erfährt, dass mehr als 80 % aller Mammakarzinome über die Selbstuntersuchung der Brust diagnostiziert werden (Goerke & Junginger 2018). Pina nimmt sich vor, regelmäßig ihre Brust abzutasten und auch zu Pflegende über diese Notwendigkeit zu informieren, und befragt eine Stationsärztin zur Durchführung. Diese erklärt ihr, dass die Selbstuntersuchung am besten unmittelbar nach der Menstruation erfolgen sollte, da das Gewebe zu diesem Zeitpunkt weicher ist als sonst. Bevor die Brust abgetastet wird, betrachtet die Frau Form, Größe und Oberfläche der beiden Brüste in einem Spiegel bei guter Ausleuchtung und beobachtet auch die Bewegung der Brüste beim Heben und Senken der Arme. Sie prüft auch, ob auf Druck Flüssigkeit aus der Brustwarze austritt. Dann tastet sie jede Brust mit der flachen Hand sowohl im Stehen als auch im Liegen im Uhrzeigersinn von außen nach innen ab. Zum Schluss tastet sie auch noch die Achselhöhlen ab.

31.2.4 Adnexitis

DEFINITION

Eine **Adnexitis** ist eine Entzündung von Eierstock und Eileiter (➤ Abb. 31.12). Oft sind diese beiden Strukturen gemeinsam betroffen. Es kommt jedoch auch vor, dass nur der Eileiter *(Salpingitis)* oder der Eierstock *(Oophoritis)* entzündet ist.

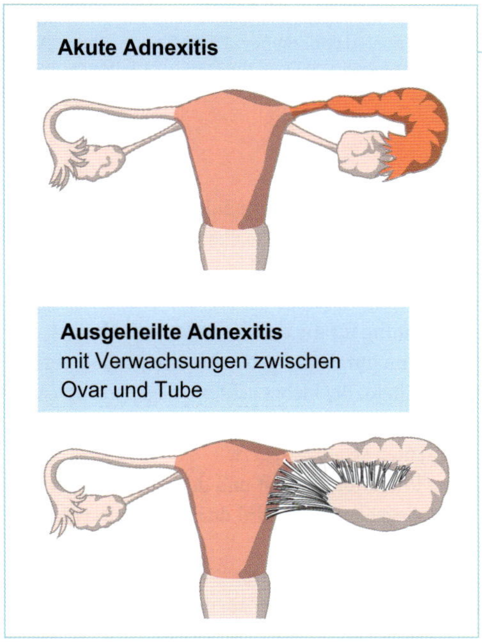

Abb. 31.12 Eine Adnexitis **(oben)** und eine ausgeheilte Adnexitis **(unten)** mit Verwachsungen [L138]

Pathogenese

Meist handelt es sich um eine aufsteigende Infektion. Während der Menstruation oder dem Wochenbett ist der Zervixkanal geöffnet. Dadurch können Erreger zu den inneren Geschlechtsorganen gelangen. Es besteht die Gefahr, dass sich die Adnexitis ausbreitet und die Erreger, häufig Chlamydien, ins Becken gelangen. Der Altersgipfel liegt um das 20. Lebensjahr.

Symptome

Die Symptome sind davon abhängig, ob die Adnexitis akut auftritt oder chronisch verläuft. Sie können sein:

- Seitenbetonter Schmerz im Unterbauch in Ruhe oder bei Bewegung
- Fieber
- Übel riechender, gelblich-grünlicher Fluor
- Eventuell Übelkeit und Erbrechen bei Bauchfellentzündung *(Peritonitis)*

Diagnostik

- Gynäkologische Untersuchung mit **Palpation** der verdickten Adnexe und Portioschiebeschmerz (Bewegung des Gebärmutterhalses verursacht Schmerzen)
- Ultraschall
- Blutuntersuchung: Entzündungsparameter, β-HCG zum Ausschluss einer Schwangerschaft außerhalb der Gebärmutter *(Extrauteringravidität)*
- Mikrobiologische Untersuchungen: **Abstrich** aus dem Zervixkanal, ggf. direkte Abstrichentnahme mittels Bauchspiegelung, Anlegen von Bakterienkulturen
- Urinuntersuchung zum Ausschluss einer Entzündung der Harnwege

ACHTUNG

Hier ist eine genaue Diagnostik relevant, da es sich auch um eine Appendizitis (➤ 21.2.4), eine Eileiterschwangerschaft oder eine Blasenentzündung (➤ 29.2.2) handeln kann. Manchmal sind Adnexe und Blase auch gleichzeitig betroffen.

31.2.4 Adnexitis

DEFINITION

ABB. 31.12

ACHTUNG

Zur Orientierung

ACHTUNG

31.2.5 Uterusmyom

DEFINITION

ABB. 31.13

Therapie

- Antibiotikagabe
- Entzündungshemmende und schmerzlindernde Medikamente
- Bei Abszessbildung (Tuboovarialabszess) evtl. Bauchspiegelung
- Ggf. Entfernung des Intrauterinpessars („Spirale“)

ACHTUNG

Aus der Adnexitis können sich Komplikationen wie Bauchfellentzündung *(Peritonitis)*, Abszessbildung oder Ansammlungen im Eileiter mit Flüssigkeit *(Hydrosalpinx)* oder Eiter *(Pyosalpinx)* entwickeln. Die Erkrankung kann bei unzureichender Ausheilung auch in eine chronische Adnexitis übergehen. Ebenso kann eine Verklebung der Eileiter dazu führen, dass eine Befruchtung nicht mehr möglich ist und die Frau trotz Kinderwunsch nicht mehr schwanger wird.

Pflege

- Die zu Pflegenden sollen ggf. **Bettruhe** einhalten, um Verklebungen zu vermeiden. Diese entstehen durch reibungsbedingte Fibrinbildung. Es ist wichtig, dass die zu Pflegende über diese Tatsache informiert ist. Hier unterstützen Pflegepersonen die zu Pflegenden im Bett bei den Lebensaktivitäten wie Körperpflege oder Ausscheidung. Es müssen notwendige Prophylaxen (➤ Kap. 12) bedacht werden. Außerdem ist immer dafür zu sorgen, dass die Rufvorrichtung für die zu Pflegende erreichbar ist.
- Pflegepersonen führen regelmäßige **Temperaturkontrollen** durch und geben bei einer Erhöhung der Körpertemperatur der zuständigen Pflegefachperson Bescheid. Bei Fieber achten Pflegepersonen auf die Flüssigkeitszufuhr. Gegebenenfalls wird von den Pflegefachpersonen mit fiebersenkenden Maßnahmen oder nach ärztlicher Anordnung mit Medikamenten gegengesteuert.
- Die Schmerzintensität und der Verlauf werden von den Pflegenden erfasst und dokumentiert. Es werden Analgetika nach ärztlicher Anordnung verabreicht. Gegebenenfalls wird durch eine entsprechende Positionierung die Bauchdecke entlastet (➤ 31.2).
- Die zu Pflegende wird zum hygienischen Umgang mit Vorlagen beraten. Der Wechsel der Vorlagen erfolgt nur mit Handschuhen. Vorlage und Handschuhe werden im Hygienebeutel entsorgt. Hinterher erfolgt eine Händedesinfektion. Der von der Vorlage aufgenommene Fluor (Ausfluss) wird auf Farbe und Geruch inspiziert, die Beobachtungen werden dokumentiert.
- Durch die Adnexitis sind die Betroffenen mitunter sehr geschwächt. Ebenso kann es durch Medikamente zu unerwünschten Wirkungen kommen. Eine regelmäßige Kreislauf- und Bewusstseinskontrolle ist daher indiziert. Da Antibiotika verschiedene unerwünschte Wirkungen haben, beobachten Pflegepersonen die Magen-Darm-Funktion und informieren die zu Pflegende, sich bei Symptomen eines Pilzbefalls zu melden.

31.2.5 Uterusmyom

DEFINITION

Ein **Uterusmyom** ist ein gutartiger Tumor der Gebärmuttermuskulatur (➤ Abb. 31.13). Das Wachstum der Myome wird durch das Hormon Östrogen gefördert.

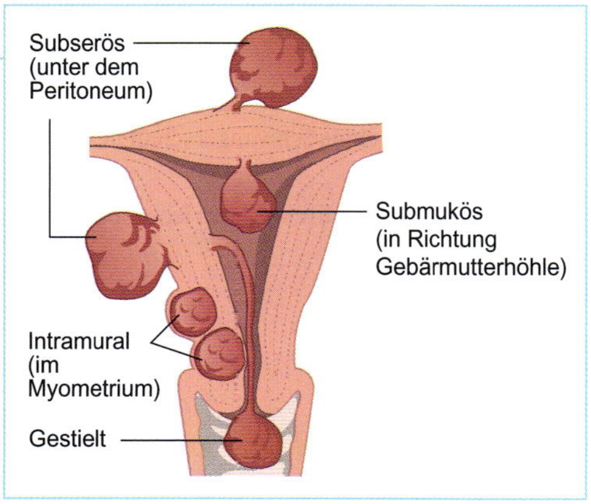

Abb. 31.13 Myome können an verschiedenen Stellen der Gebärmuttermuskulatur auftreten [L190]

Symptome

Erkennungsmerkmale können sein:

- Störungen der Menstruation, vor allem die verlängerte oder verstärkte Blutung, Zwischen- oder Zusatzblutungen sowie Schmerzen vor oder während der Menstruation.
- Schmerzen im unteren Rücken, Druckgefühl im Unterbauch und Symptome an den Nachbarorganen wie Harnstau und Obstipation.
- Bei einem Myom mit Stieldrehung tritt ggf. ein akutes Abdomen (➤ 21.2.4) auf.

Komplikationen können u. a. gehäufte Fehl- oder Frühgeburten oder kindliche Fehlbildungen sein.

Diagnostik

- Palpation bei der gynäkologischen Untersuchung
- Sonografie
- Bauchspiegelung, Spiegelung der Gebärmutter oder fraktionierte Abrasio (nach Wuchsrichtung des Myoms, ➤ Tab. 31.1)
- Ggf. weitere Untersuchungen, um einen bösartigen Tumor auszuschließen

Therapie

- Unter Umständen reicht ein Abwarten unter regelmäßigen Kontrollen, damit eine mögliche Entartung frühzeitig erfasst werden kann.
- Operative Entfernung des Myoms bei Frauen mit Kinderwunsch, ggf. wird das Myom medikamentös verkleinert und laparoskopisch oder hysteroskopisch (➤ Tab. 31.1) entfernt.
- Operative Entfernung der Gebärmutter bei Frauen mit abgeschlossener Familienplanung.

Pflege

Die Pflegehandlungen richten sich nach der jeweiligen Therapieform und den entsprechenden Anordnungen und Klinikstandards. Postoperativ kann Beckenbodentraining angeordnet sein. Die Pflegenden informieren hierzu die Physiotherapie und motivieren ggf. die zu Pflegende.

WISSEN ANWENDEN

In der Gynäkologie spielt die **Prävention** eine große Rolle. Viele bösartige Erkrankungen wie Brustkrebs oder Gebärmutterhalskrebs können frühzeitig erkannt werden. Die Kosten der Vorsorgeuntersuchungen werden altersabhängig von den Krankenkassen übernommen. Die betroffenen Frauen müssen motiviert und ausreichend diszipliniert sein, diese regelmäßig in Anspruch zu nehmen. Pflegepersonen können dahingehend unterstützend beraten. Gleichzeitig ist in der Gynäkologie auch die **Gesundheitsförderung** ein großer Einflussfaktor, da eine entsprechende Lebensweise viele Risikofaktoren für Krebserkrankungen ausschließen kann.

MITDENKEN

Auch in der Gynäkologie wird die Liegedauer immer kürzer. Damit die zu Pflegenden nach ihrer Entlassung dennoch keine Komplikationen erleiden, nimmt deren Beratung einen immer höheren Stellenwert ein. Hierfür benötigen die Pflegenden ein umfassendes und aktuelles Fachwissen (➤ 5.2).

WISSEN ANWENDEN

MITDENKEN

WIEDERHOLUNGSFRAGEN

1. Erläutern Sie Ihre Grundeinstellung bei zu Pflegenden mit einer gynäkologischen Erkrankung in Bezug auf die Intimsphäre.
2. Erklären Sie den Aufbau der weiblichen Geschlechtsorgane.
3. Beschreiben Sie die Rolle der Hormone bei gynäkologischen Erkrankungen.
4. Nennen Sie die Pflegemaßnahmen bei verschiedenen gynäkologischen Krankheitsbildern.

LITERATUR

Quellen

Goerke K, Junginger C. Pflege konkret. Gynäkologie und Geburtshilfe. 6. Aufl. München: Elsevier; 2018.

Institut für Qualität und Wirtschaftlichkeit im Gesundheitswesen (IQWiG). Wie funktionieren die weiblichen Geschlechtsorgane? 2024. Aus: www.gesundheitsinformation.de/wie-funktionieren-die-weiblichen-geschlechtsorgane.3211.de.html (letzter Zugriff: 19.1.2025).

Kassenärztliche Bundesvereinigung (KBV). Früherkennung: Gebärmutterhalskrebs. 2024. Aus: www.kbv.de/html/43282.php (letzter Zugriff: 19.1.2025).

Kossat J. Sexualität. Das wichtigste für Ärzte aller Fachrichtungen. ELSEVIER ESSENTIALS. München: Elsevier; 2018.

Lüftner D, Müller V, Scharl A. Brustkrebs bei Männern. 2022. Aus: www.krebsgesellschaft.de/onko-internetportal/basis-informationen-krebs/krebsarten/brustkrebs/brustkrebs-bei-maennern.html (letzter Zugriff: 16.2.2025).

Menche N. Biologie, Anatomie, Physiologie. 10. Aufl. München: Elsevier; 2023.

ONKO Internetportal. Brustkrebs/Mammakarzinom. 2025. Aus: www.krebsgesellschaft.de/basis-informationen-krebs/krebsarten/brustkrebs.html (letzter Zugriff: 7.3.2025).

Robert Koch-Institut. HPV-Impfung. Kurz & knapp: Faktenblätter zum Impfen. 2019. Aus: www.rki.de/DE/Content/Infekt/Impfen/Materialien/Faktenblaetter/HPV.pdf?__blob=publicationFile (letzter Zugriff: 19.1.2025).

Straßburger-Lochow I, Waldmann-Rex S. Gynäkologie und Geburtshilfe. Bunte Reihe. Kurzlehrbuch für Pflegeberufe. 5. Aufl. München: Elsevier; 2011.

Weiterführende Literatur

de Liz S. Unverschämt. Alles über den fabelhaften weiblichen Körper. Hamburg: Rowohlt; 2019.

KAPITEL

32 Sexualität

Siegfried Huhn

LERNZIELE

LERNZIELE: DAS KANN ICH BALD GUT

Am Ende dieser Lerneinheit werde ich ...

- Grundzüge der menschlichen Sexualität kennen,
- die Haltung der westlichen Staaten zu sexueller Vielfalt kennen,
- den Begriff der Geschlechtsidentität einordnen können,
- über sexuell übertragbare Krankheiten Bescheid wissen,
- die Pflege bei Erkrankungen durchführen und darin anleiten können,
- die richtigen/angemessenen Pflegemaßnahmen auswählen und durchführen,
- die richtigen/angemessenen Hygienemaßnahmen auswählen und durchführen,
- eine angemessene Haltung gegenüber zu Pflegenden einnehmen können,
- Symptome bei vorliegenden Störungen kennen und zuordnen können,
- wissen, wann ich eine Pflegefachperson hinzuziehen muss,
- wissen, welche Informationen zu Pflegende und Angehörige zur Versorgung brauchen.

ABB. 32.1

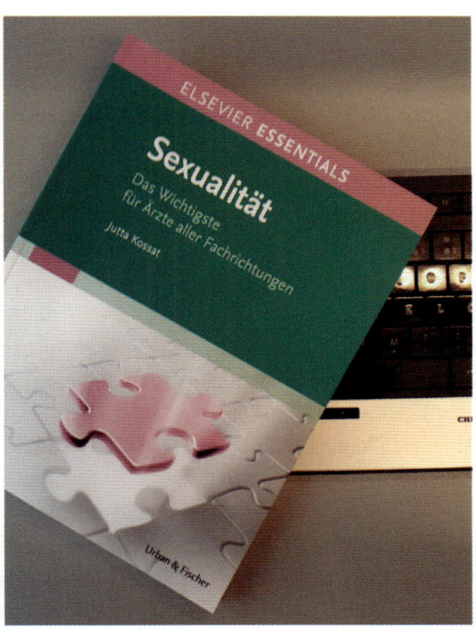

Abb. 32.1 Aufklärungs- und Informationsmaterial zum Thema Sexualität [O238]

Pina im Praxiseinsatz

Pina begegnet bei ihrer Arbeit Menschen, die unterschiedliche Formen von Sexualität leben. Sie entwickelt ein Grundverständnis für die Vielfalt menschlicher Sexualität und persönlicher Lebensformen ➢ Abb. 32.1.

Pina weiß, dass Sexualität und sexuelle Verhaltensweisen einem andauernden Gesellschaftsprozess unterliegen. Begriffe wie normal oder abnormal sind nicht hilfreich, um menschliches Sexualverhalten zu erklären. Sie kann vielmehr erkennen und unterscheiden, wann ein sexuelles Verhalten als lebensbejahend und dazugehörig gesehen werden kann und wann es als Störung auftritt oder eine gesellschaftliche Regulierung sinnvoll macht.

Sexualität bedeutet sinngemäß Geschlechtlichkeit. Sie gehört zu den menschlichen **Grundbedürfnissen.** In ihr verbinden sich Körper, Seele und soziale Begegnung. Im Zentrum der Sexualität steht das Erleben und Verhalten als Person mit einer individuellen Geschlechtlichkeit. Dazu gehört die Vorstellung von der eigenen Geschlechtlichkeit, der Geschlechtsidentität, den persönlichen sexuellen Wünschen, Neigungen und Fantasien sowie möglichen Konflikten und Störungen. Sexualität ist zudem Vermittler von Werten und Normen in der Beziehung zu anderen Menschen und der zugehörigen Gesellschaft. Sie verbindet Liebe, Erotik, Begehren und die biologische Seite der Fortpflanzung.

Pina im Praxiseinsatz

Pina begegnet in ihrem Arbeitsalltag einer Vielzahl von Menschen mit unterschiedlichen sexuellen Vorlieben/Neigungen *(Präferenzen).* Sie erfährt, dass es in der Fantasie und im Erleben von menschlicher Sexualität nahezu keine Grenzen gibt. Das liegt daran, dass der Mensch in seinem sexuellen Triebverhalten eine gewisse Wahl hat, während andere Lebewesen lediglich einer angeborenen Verhaltenssteuerung, dem Instinkt, folgen können.

Menschen sind grundsätzlich in der Lage, über ihre Wünsche und Vorlieben nachzudenken und Schlüsse zu ziehen, die sich dann in ihrem konkreten Verhalten zeigen. Wenngleich der Sexualtrieb nicht völlig der Selbstbestimmung unterliegt, haben sich für Menschen dennoch andere Wege der sexuellen Lust ergeben, als es im einfachen Naturtrieb der meisten Lebewesen üblich ist. Die große Verschiedenheit und Veränderbarkeit, die das Menschsein überhaupt ausmachen, zeigen sich auch in der Vielfalt und Buntheit des sexuellen Lebens.

MERKE

MERKE

Die menschliche Sexualität wird **medizinisch** der **Gynäkologie** oder **Urologie** zugeordnet, wenn es um Fragen der Sexualorgane geht. Geht es jedoch um **innerseelische** Fragen zur Sexualität, sind Fachärzte für **psychosomatische Medizin** oder **psychologische Psychotherapeuten** und **Sexualtherapeuten** die richtigen Ansprechpartner. Die Psychologie als Fachdisziplin beschäftigt sich mit Gefühlen und Erleben und Verhalten von Lebewesen, die psychosomatische Medizin zudem mit körperlichen Erscheinungsformen, denen psychische Ursachen zugrunde liegen. Für viele Fragen zur Sexualität gibt es als erste Orientierung und zur weiteren Unterstützung Beratungsstellen und Selbsthilfegruppen.

Gesellschaftlicher Wandel

Wie bereits erwähnt, unterliegen Sexualität sowie sexuelles Erleben und Verhalten einem steten gesellschaftlichen Wandel. Dabei haben sich in Westeuropa seit den 1960er-Jahren teilweise völlig neue Bedingungen ergeben, die oft als „sexuelle Befreiung" bezeichnet werden.

- **Beispiel 1:** In Deutschland war es bis in die späten 1960er-Jahre fast unmöglich, als nicht verheiratetes Paar eine gemeinsame Wohnung zu beziehen. Zusammenleben ohne Trauschein galt als unmoralisch, indiskutabel und wurde überwiegend nicht akzeptiert.
- **Beispiel 2:** Ähnlich war es bei Schwangerschaft ohne die formale Erlaubnis (Legitimation) mittels Eheschließung. Es waren jedoch überwiegend die Frauen, die den Anschuldigungen und Vorurteilen der Mehrheitsgesellschaft ausgeliefert waren. Gewandelt hat sich nicht nur die Einstellung zu vorehelichen sexuellen Aktivitäten und Schwangerschaft, sondern auch die Haltung zu Frauen in diesem Zusammenhang und zu alleinerziehenden Müttern.

Aus heutiger Sicht ist all das kaum noch verständlich. Aber auch heute herrschen in Gesellschaften Bilder vor, die beschreiben, wie etwas sein soll und was akzeptabel ist. Hierdurch werden soziale Aktivitäten reguliert und eine gewisse soziale Stabilität hergestellt. Die Wissenschaft spricht von **sozial-normativen Vorgaben** oder auch vom Verhalten der Mehrheitsgesellschaft. So besteht immer auch ein gesellschaftlicher Einfluss auf das Erleben und Verhalten einzelner Menschen. Das betrifft ebenfalls das sexuelle Begehren oder sexuelle Verhaltensweisen, sobald diese nicht der Vorgabe entsprechen oder innerhalb einer Gesellschaft nicht offenliegen, also eher ein Tabu darstellen.

Beispiel: Einem Mann gefällt es, sich wie eine Frau zurechtzumachen, sich zu schminken und Frauenkleider zu tragen. Damit schadet er niemandem, und es gibt auch kein Gesetz, wonach das verboten ist. Das deutsche und europäische Gesetz sieht sogar einen besonderen Schutz für ihn vor. Dennoch steht er damit außerhalb der normativen Vorgabe der Mehrheitsgesellschaft. Wahrscheinlich hat er die Lust an Weiblichkeit schon früh gespürt, aber lange gebraucht, um sich öffentlich zu zeigen. Er weiß, dass sein

Umfeld auf sein Erscheinungsbild mit Vorurteilen reagiert. Möglicherweise wird er beleidigt oder in anderer Form diskriminiert.

Gesellschaftlicher Wandel bedeutet eine **Veränderung von Grundhaltungen** einzelner Personen und gesellschaftlicher Gruppen. Veränderungen vollziehen sich umso langsamer, je mehr sie bis jetzt geltende Werte infrage stellen. Gesetzliche Vorgaben sind ein wichtiger erster Schritt. In den westeuropäischen Gesellschaften gelten Sexualität und sexuelle Orientierung als eine persönliche Entscheidung, in die der Staat nur eingreifen darf, wenn Personen zu Schaden kommen oder die öffentliche Ordnung massiv beeinträchtigt wird.

MERKE

LGBTQIA+ ist die Abkürzung für die englischen Begriffe Lesbian, Gay, Bisexual, Transsexual/Transgender, Queer, Intersexual und Asexual. Das Plus steht für weitere sexuelle Orientierungen. LGBTQIA+ bezeichnet alle Geschlechter, Geschlechtsidentitäten und sexuellen Orientierungen, die von der Zweigeschlechtlichkeit und heterosexuellen Orientierung abweichen. Eines der Symbole für die LGBTQIA+-Bewegung und -Gemeinschaft (LGBTQIA+-Community) ist die Regenbogenflagge.
Innerhalb der Community gibt es entsprechende Untergruppen. Gemeinsam ist allen Gruppen, auf ihre Lebenssituation aufmerksam zu machen, gegen Diskriminierung vorzugehen und für ihre Lebensform und ihre Anliegen dieselben Rechte einzufordern, die der Mehrheitsgesellschaft zugestanden werden. Grundsätzlich sind LGBTQIA+-Personen in Deutschland durch das **Allgemeine Gleichbehandlungsgesetz (AGG)** geschützt. Vereinfacht wird meistens von dem Antidiskriminierungsgesetz gesprochen. Auch für die Europäische Union liegt eine gesetzliche Regelung vor (EU-Recht), die in allen Ländern der EU umgesetzt werden muss. Dennoch sind LGBTQIA+-Personen überdurchschnittlich oft von Ausgrenzung und Gewalt betroffen. Pflegepersonen müssen deshalb die eigene Einstellung allen Menschen gegenüber überprüfen, die nicht der Mehrheitsgesellschaft oder Heteronormativität entsprechen. In sensiblen Bereichen wie der Pflege ist die Gleichbehandlung aller Menschen ein wesentlicher Grundwert. Wer diesen Wert nicht vertreten kann, ist nicht geeignet, diesen Personenkreis zu versorgen.

MERKE

Interkulturelle Aspekte

Pina im Praxiseinsatz

Pina beobachtet, dass Sexualität für viele Menschen immer noch tabubehaftet ist. Oft fehlen Kenntnisse über die eigenen Geschlechtsorgane und die Anatomie des anderen Geschlechts. Auch kommt es vor, dass Bezeichnungen für die Genitalien fehlen, weil über sie nie gesprochen wurde und wird. Die Vorstellung, dass Sexualität der Beziehung dient und alle Menschen ein gleiches Recht auf sexuelle Lust und Befriedigung haben, können fremd sein. Die Sexualfunktion folgt dann eher einem mechanischen Verständnis und dem reproduktiven Ansatz, Kinder zu zeugen. Unwissenheit, Scham und Sprachlosigkeit führen dann zu Diskriminierung und oft einer aggressiven Haltung Personen gegenüber, die mit ihrer Sexualität offener und freizügiger umgehen.

Pina lernt darüber hinaus, dass es auch im interkulturellen Dialog darum gehen muss, die gesellschaftlichen Unterschiede deutlich zu machen und Verhaltensnormen für den Umgang miteinander aufzustellen.

32.1 Geschlechtsidentität

32.1 Geschlechtsidentität

DEFINITION

Unter **geschlechtlicher Identität** wird das tief empfundene und persönliche Gefühl der Zugehörigkeit zu einem Geschlecht verstanden. Dabei werden die Wahrnehmung des eigenen Körpers sowie die freiwillige Veränderung des äußeren Erscheinungsbilds oder der Funktion des Körpers einbezogen. Das bezieht auch andere Ausdrucksformen des Geschlechts wie Kleidung, Sprache oder Verhaltensweisen ein. Die geschlechtliche Identität muss nicht mit dem **biologischen Geschlecht** (Geburtsgeschlecht) übereinstimmen (Hirschfeld-Eddy-Stiftung 2008).

DEFINITION

Die Geschlechtsidentität umfasst **geschlechtsbezogene Aspekte** des menschlichen Selbst und ist Teil des **Selbsterlebens** eines Menschen (➤ Tab. 32.1). Dabei geht es darum, ob die Person sich einem Geschlecht zugehörig fühlt und auch, um welches Geschlecht es sich handelt. Die Geschlechtsidentität drückt sich im Erscheinungsbild und im Geschlechtsrollenverhalten aus, also in allem, was die Person zeigt, um auszudrücken, dass sie sich als Mann, Frau oder „irgendwie dazwischen" empfindet. Das ist immer dann von besonderer Bedeutung, wenn die Person sich nicht ihrem biologischen Geschlecht zugehörig erlebt und das nach außen deutlich macht. Das als Lebenswirklichkeit anzuerkennen, stellt für alle Beteiligten eine Herausforderung dar.

TAB. 32.1

Tab. 32.1 Begriffsbestimmungen zur Geschlechtsidentität

Begriff	Bedeutung
Geschlechtsidentität	Persönlich tief empfundene Zugehörigkeit zu einem Geschlecht; muss nicht mit dem Geburtsgeschlecht übereinstimmen
Geschlechtsidentitätsstörung	Oberbegriff für Verunsicherung im Erleben der Geschlechtsidentität; Missempfindung gegenüber dem zugeordneten Geschlecht; Nichtübereinstimmen von Körper und Geschlechtsidentität oder bei nicht eindeutiger Geschlechtsentwicklung
Geschlechtsinkongruenz	Geschlechtsidentitätserleben stimmt nicht mit den biologischen Merkmalen überein
Transgender	Person mit Geschlechtsinkongruenz (Nichtübereinstimmen mit dem Geburtsgeschlecht); manche wünschen Körperangleichungsmaßnahmen
Transsexualität/Transidentität/Transgeschlechtlichkeit	Geschlechtsinkongruenz mit dem Wunsch, im anderen Geschlecht zu leben; Nichtzugehörigkeit zum Geburtsgeschlecht; Wunsch nach hormoneller und/oder chirurgischer Therapie
*** (Genderstern)**	Der Stern steht für die Geschlechtervielfalt und wird im Deutschen bei Personenbezeichnungen als Platzhalter vor der (grammatikalisch) weiblichen Endung eingefügt (z. B. Teilnehmer*innen)
Trans*	Selbstbezeichnung von Transgender-Personen; der Stern steht für die Vielfalt von Geschlechtern
Sex	Bezeichnung für das biologische Geschlecht; anatomische Gegebenheiten männlich/weiblich
Binäre Geschlechtsidentität	Bezeichnung, wenn ausschließlich Frauen und Männer betrachtet werden
Divers/Nicht binäre Geschlechtsidentität	Nicht Frau oder Mann; ca. 1–2 % der Bevölkerung in Deutschland (Ermann 2019)
Gender	Bezeichnung für soziales Geschlecht; soziale Zuschreibung von Geschlechtszugehörigkeit

32.2 Sexuelle Orientierung

32.2 Sexuelle Orientierung

DEFINITION

DEFINITION

Die **sexuelle Orientierung** (Sexualpräferenz) beschreibt, welcher sexuellen Lebensform sich eine Person zugehörig fühlt. Sexuelle Vielfalt ist kein neuzeitliches Phänomen, sondern hat immer schon bestanden. Höchstwahrscheinlich gibt es in allen Gesellschaften unterschiedliche sexuelle Orientierungen, auch wenn das nicht in jeder Gesellschaft öffentlich dargestellt und diskutiert wird.

Frühe Annahmen gehen davon aus, dass im Menschen alle sexuellen Formen angelegt sind. Weshalb sich eine sexuelle Orientierung herausbildet, ist nicht eindeutig geklärt. Sicher ist jedoch, dass sie als Prägung angelegt ist und nicht durch eine Art von Lernen am Modell oder gar Ansteckung übernommen wird.

Heterosexualität

Heterosexualität oder binäre Geschlechtsorientierung (gegengeschlechtliche Sexualität) meint die sexuelle Orientierung zu dem jeweils **anderen Geschlecht,** also Mann-Frau-Konstellationen. Etwa 85–95 % der Menschen in Deutschland bezeichnen ihre Orientierung als überwiegend oder ausschließlich heterosexuell (Lottmann 2020). Das binäre Geschlechtsmodell wird häufig als Ankerfunktion oder Wegweiser bei der Aneignung der Welt erlebt, weil die Mehrheitsgesellschaft das vorlebt und andere Modelle zu selten auftreten. Grundsätzlich kann von einer heterosexuellen Sozialisation ausgegangen werden, solange andere Formen nicht als Modelle zur Verfügung stehen.

Homosexualität

Homosexualität (gleichgeschlechtliche Sexualität) bedeutet, dass sich die Orientierung und das sexuelle Verlangen auf das **eigene Geschlecht** beziehen. Neben den Bezeichnungen „Schwule“ für Männer und „Lesben“ für Frauen wird im offiziellen Zusammenhang eher von „gleichgeschlechtlich liebenden Personen“ oder von „Männer liebenden Männern“ und „Frauen liebenden Frauen“ gesprochen. Etwa 5–8 % der Menschen in Deutschland bezeichnen sich als überwiegend oder ausschließlich gleichgeschlechtlich liebend. Die Zahl wird insgesamt für alle Gesellschaften angenommen, auch wenn im Einzelnen keine offiziellen Statistiken vorliegen (Dannecker 2017; Lottmann 2020).

Wie Homosexualität entsteht, ist nicht geklärt. Wichtig ist jedoch, homosexuelles Verlangen nicht als Krankheit zu sehen und therapieren zu wollen. Alle bisherigen Umänderungsversuche von betroffenen Personen sind gescheitert, haben aber oft bei diesen zu erheblichen Problemen geführt und bestehende Zweifel verstärkt (Ermann 2019; Henze 2019).

MERKE

Alle Befragungen von gleichgeschlechtlich liebenden Personen haben gezeigt, dass in der Rückschau ihr erotisches Empfinden schon sehr früh erkennbar war, jedoch lange unterdrückt wurde und mit großen Zweifeln verbunden war. Der Leidensdruck bei jungen Homosexuellen ist enorm hoch und führt 3,5-mal häufiger zum Suizid (➤ 28.5) als bei heterosexuellen Jugendlichen. Für Jugendliche, die in einer heterosexuellen Umwelt aufwachsen, ist es äußerst schwierig, sich ihr Begehren zuzugestehen und sich selbst anzuerkennen und dies dann nach außen sichtbar zu machen. Dieser Prozess der Selbstanerkennung und öffentlichen Bekennens wird als **Coming-out** bezeichnet. Meistens zieht er sich über mehrere Jahre hin. Inzwischen gibt es in fast allen größeren Städten Beratungsstellen sowie Selbsthilfe- und Interessengruppen für unterschiedliche Altersgruppen und Fragestellungen (Henze 2019; Bochow 2005).

MERKE

Bisexualität

Bisexualität (beidgeschlechtliche Sexualität) ist der Begriff für sexuelles Begehren, das auf **beide Geschlechter** gleichermaßen ausgerichtet ist. Etwa 2 % der in Deutschland lebenden Menschen bezeichnen sich als bisexuell. Frühere Studien gehen von einem deutlich höheren Anteil bisexuell begehrender Personen aus (Ermann 2019; Kossat 2018).

Andere Begriffe für Bisexualität sind *Ambisexualität* oder *nicht monosexuelle Orientierung.* Umgangssprachlich wird von „bi" gesprochen. Die Gestaltung des Sexuallebens ist in allen möglichen Formen der Partnerwahl variabel. Bisexuelle beschreiben weniger Probleme mit ihrer Selbstfindung und der Umwelt, weil sie ja zu einem 50%-igen Anteil zumindest nach außen der Heteronormativität entsprechen. Anfeindungen erleben sie eher in der Form, dass ihr sexuelles Begehren als Orientierung nicht ernst genommen und ihnen unterstellt wird, noch zu suchen oder noch nicht ausgereift zu sein und sich einfach mal in alle Richtungen ausprobieren zu wollen.

Polyamorie

Polyamorie (Vielliebe) meint ein sexuelles Begehren oder Liebesleben, bei dem eine Person **mehrere Partner und/oder Partnerinnen** liebt und mit ihnen eine sexuelle Liebesbeziehung unterhält. Dabei kann es sich um gleichgeschlechtliche oder gegengeschlechtliche Beziehungen handeln. In polyamorösen Beziehungen wissen alle Beteiligten voneinander und leben gemeinschaftlich diese Form/Orientierung von Beziehung. Damit grenzt sich Polyamorie von der sogenannten freien Liebe ab, wo neben der Primärbeziehung sexuelle Abenteuer gesucht und geduldet werden.

Voraussetzungen für die Polyamorie sind nach Rüther (2005):

- Ehrlichkeit/Transparenz: Polyamorie ist nicht „betrügen".
- Gleichberechtigung/Konsens: Polyamorie ist nicht patriarchale Polygynie.
- Erotische Liebe: mit mehr als einer Person über einen bestimmten Zeitraum hinweg.
- Beziehung: Polyamorie ist mehr als Freundschaft, Polyamorie ist nicht Monogamie.
- Langfristige Orientierung: Polyamorie ist prinzipiell nicht Swinging (häufiger Wechsel des Sexualpartners).

Asexualität

Als Asexualität (ohne sexuelle Anziehung) wird die Abwesenheit von sexueller Anziehung, fehlendem Verlangen oder fehlendem Interesse an sexuellem Erleben bezeichnet. Bei Befragungen haben etwa 13 % der Befragten angegeben, seit mehr als einem Jahr kein Verlangen nach sexuellem Kontakt zu haben. 2 % gaben an, noch nie sexuellen Kontakt und sexuelles Verlangen gehabt zu haben (Ermann 2019; Kossat 2018).

Asexualität ist nicht gleichzusetzen mit sexueller Abstinenz, die lediglich einen Verzicht auf sexuelle Aktivitäten darstellt (z. B. beim Zölibat katholischer Priester). Der asexuellen Person fehlt die Motivation zu sexuellem Kontakt. Ob Körperkontakt oder sexuelle Interaktionen als angenehm, unangenehm oder neutral empfunden werden, ist für die Frage nach der Asexualität einer Person unerheblich. Jedoch schließt die Asexualität erotische Wahrnehmung oder romantische Anziehung nicht aus. Asexuelle Personen wünschen jedoch eher platonische (Liebes-)Beziehungen.

Asexualität wird nicht als Krankheit gesehen, da kein primärer Leidensdruck vorhanden ist und Asexuelle sich mit ihrer Lebensform/Orientierung identifizieren und diese für richtig halten.

WISSEN ANWENDEN

WISSEN ANWENDEN

Für viele Menschen ist es schwer, ihre eigene sexuelle Orientierung zu finden und zu akzeptieren. Deshalb gibt es **Beratungsstellen,** die sich auf die speziellen Anliegen und Fragen der Besucher zur Sexualität spezialisiert haben. Häufig werden auch Beratungen über Betroffenen- oder Selbsthilfegruppen angeboten. Informationen und Adressen hierzu können über die örtlichen Gesundheitsämter oder Krankenkassen bzw. über das Internet eingeholt werden. Wird eine medizinische Beratung gewünscht, können entsprechende Arztpraxen aufgesucht werden. Auch hierzu geben die Krankenkassen Auskunft. Voraussetzung einer Beratung ist **absolute Diskretion.** Die Vertraulichkeit muss immer gewahrt bleiben. In Betroffenengruppen werden Beratungen zunächst anonym durchgeführt. Auch bei medizinischen Fragen können Selbsthilfegruppen erste Ansprechpartner sein.

32.3 Pflegerisches Handeln in allen Altersstufen
32.3.1 Sexual Transmitted Infections (STI)

32.3 Pflegerisches Handeln in allen Altersstufen

32.3.1 Sexual Transmitted Infections (STI)

DEFINITION

DEFINITION

Unter der Bezeichnung **Sexual Transmitted Infections (STI)** werden Infektionskrankheiten zusammengefasst, die häufig oder hauptsächlich durch Sexualkontakte übertragen werden. Die deutsche Bezeichnung lautet sexuell übertragbare Krankheit. Jedoch kann die Übertragung auch ohne Sexualkontakt stattfinden. Übertragen werden Bakterien, Viren, Mykosen (Pilzerkrankungen) oder Parasiten.

Pina in der Schule

Pina lernt, dass der Begriff **Geschlechtskrankheiten** aus der Zeit kommt, als die Übertragungswege der Krankheiten noch nicht ausreichend erforscht waren, aber eine häufige Übertragung beim Geschlechtsakt beobachtet wurde. Wenngleich heute das meiste über diese Infektionen und ihre Infektionswege bekannt ist, ist es Fakt, dass die direkte Nähe beim Sexualkontakt schneller zur Weitergabe von Krankheitskeimen führt. Deshalb wird diese Bezeichnung beibehalten, die jedoch nicht wertend verwendet werden sollte.

MERKE

MERKE

STI gelten medizinisch als **Infektionskrankheiten,** die jeden Menschen befallen können. Vielfach werden sie auch ohne Sexualkontakt übertragen. Sie sagen auch grundsätzlich nichts über das Hygieneverhalten der betroffenen Personen aus. Überdies ist eine Infektion nicht an eine bestimmte sexuelle Orientierung oder an die Häufigkeit sexueller Kontakte gebunden.

Prävention

Durch das Einhalten von **Safer-Sex-Regeln** können bakterielle und virale Infektionen vielfach verhindert werden. An erster Stelle steht das Benutzen von Kondomen beim Geschlechtsverkehr, die vor Sekret, Sperma und Schleimhautkontakt schützen.

- **Kondome** (Überzieher, Gummi): bestehen aus einer hauchdünnen Kunststoffhülle. Sie sind das wohl bekannteste Empfängnisverhütungsmittel und schützen zudem nachweislich vor STI. Ihr Anteil am Rückgang der HIV-Infektionen ist unermesslich.
  Anwendung: Kondom erst überziehen, wenn der Penis steif ist. Die Vorhaut zurückziehen, das Kondom mit dem Ring nach außen auf die Eichel setzen. Mit den Fingern das Reservoir an der Spitze zusammendrücken, um Luft zu entfernen. Dann das Kondom mit der anderen Hand vollständig abrollen. Bei Analverkehr und trockener Scheide immer ausreichend fettfreies Gleitmittel verwenden. Niemals fetthaltige Mittel (Vaseline, Massageöl, Bodylotion) verwenden – sie beschädigen das Kondom! Nach dem Samenerguss den Penis aus Scheide oder Anus herausziehen, solange er noch steif ist. Dabei das Kondom am Gummiring festhalten.
- **Femidome** (Kondome für die Frau, Frauenkondome): bestehen aus einer etwa 18 cm langen, hauchdünnen Kunststoffhülle mit einem offenen und geschlossenen Ende. An beiden Enden befinden sich bewegliche Ringe. Der vordere Ring liegt außerhalb der Scheide vor den großen Schamlippen, der hintere wird ähnlich wie beim Diaphragma tief in die Scheide eingeführt und liegt vor dem Muttermund.

Gegen **Hepatitis A und B** (➤ 21.2.3) und gegen **humane Papillomviren** (Feigwarzen) können Impfungen vorgenommen werden.

Verdacht

Bei der Sorge um eine mögliche Ansteckung oder bei begründetem Verdacht auf eine STI ist umgehend ein Arzt aufzusuchen. Die Abklärung einer möglichen Erkrankung ist relativ unkompliziert und wird von den Krankenkassen bezahlt. Je früher eine Diagnose gestellt wird, umso besser sind Behandlung und die Einflussnahme auf den Krankheitsverlauf.

Verantwortung

Einige der STI sind anonym meldepflichtig (➤ 7.4.9). Unabhängig von der Meldepflicht sollten bei sicherer Diagnose die Geschlechtspartner informiert werden, damit diese ebenfalls eine diagnostische Abklärung vornehmen lassen.

MERKE

Die **Venerologie** ist die Lehre von den sexuell übertragbaren Krankheiten. Zur Zeit der Zuordnung waren die Krankheitsentstehungen noch nicht ausreichend bekannt. Da sich aber vielfach erste Anzeichen auf der Haut bemerkbar machten, wurde sie zum Fachgebiet der Hautärzte. Die Berufsbezeichnung ist deshalb **Arzt/Ärztin für Haut- und Geschlechtskrankheiten.** Wegen der Organspezifik behandeln jedoch häufig auch Gynäkologen und Urologen die klassischen Geschlechtskrankheiten, weil Personen mit ersten Zeichen am äußeren Genital diese Fachärzte aufsuchen.

MERKE

Kondylome

DEFINITION

Kondylome (Feigwarzen, ➤ Abb. 32.2) werden durch das humane Papillomvirus (HPV) übertragen. Das Papillomvirus ist das am häufigsten sexuell übertragen Virus der Welt. Von den bekannten Virustypen befallen etwa 40 Typen die Geschlechtsorgane. Sie werden meist beim Geschlechtsverkehr durch direkten Haut- oder Schleimhautkontakt übertragen.

DEFINITION

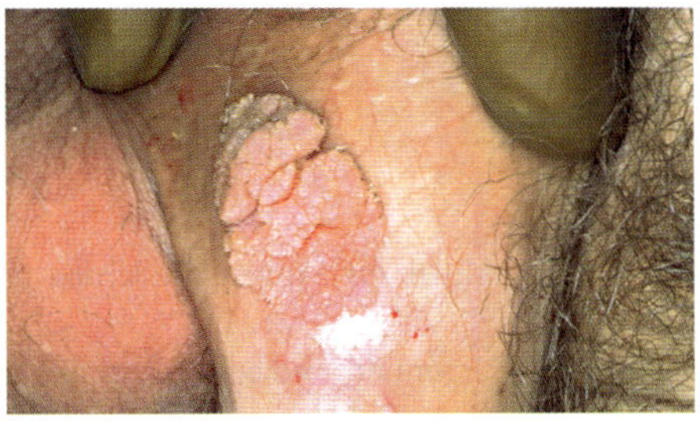

Abb. 32.2 Spitze Kondylome [M123]

ABB. 32.2

Etwa 80 % aller sexuell aktiven Menschen machen mindestens einmal in ihrem Leben eine HPV-Infektion durch (Adler 2018). Einige dieser Viren sind für die Bildung von gutartigen Feigwarzen an den Genitalien verantwortlich. In den meisten Fällen heilen diese von selbst ab (Spontanheilung). Wenn nicht, bilden sich einige Wochen nach der Infektion kleine spitze Warzen, die unbehandelt wachsen und zu großen Gewächsen werden, deren Oberfläche an Blumenkohl erinnert. Sie bleiben lange symptomlos, können dann aber heftig juckende Entzündungen hervorrufen.

MERKE

Es gibt auch Papillomviren, die an der Entstehung von Gebärmutterhalskrebs (➤ 31.2.2) und Karzinomen an Vulva, Vagina, Anus, im Oropharynx-Bereich, Penis und nach neueren Untersuchungen auch an der Haut beteiligt sind. Am besten untersucht ist der Gebärmutterhalskrebs. Bei 90 % der infizierten Frauen heilen diese Infektionen in einem Zeitraum von etwa zwei Jahren ohne Therapie und folgenlos aus. Etwa 10 % der betroffenen Frauen bleiben dauerhaft infiziert und können Zellveränderungen am Gebärmutterhals entwickeln. Nur etwa 1–3 % dieser Zellveränderungen entwickeln sich über einen Zeitraum von bis zu 10 Jahren zu einem Gebärmutterhalskrebs (Adler 2018; Adler 2021).

MERKE

Prävention

Eine begrenzte Prävention ist durch Einhalten der Safer-Sex-Regeln möglich. Empfohlen wird eine Impfung von Mädchen und Jungen vor der Geschlechtsreife (9–14 Jahre).

Behandlung
Werden Kondylome festgestellt, erfolgt die Behandlung zunächst durch Tinkturen, Cremes oder Zäpfchen oder durch Vereisung und durch Laserbehandlung. Die Behandlung muss konsequent durchgeführt werden und kann sich über lange Zeiträume erstrecken. Ein Wiederauftreten *(Rezidiv)* ist häufig.

Herpes genitalis

DEFINITION

DEFINITION

Herpes genitalis (Genitalherpes) entsteht durch eine Infektion mit Herpes-simplex-Viren, überwiegend durch Viren des Typ 2. Selten durch den Typ 1, der den Lippenherpes hervorruft. Herpes genitalis gehört zu den am häufigsten auftretenden STI. Die Ansteckung erfolgt fast immer über ungeschützten Geschlechtsverkehr durch einen infizierten Partner.

Herpes genitalis wird häufiger vom Mann zur Frau übertragen als umgekehrt. Männer sind deutlich häufiger betroffen. Die Infektion erfolgt rasch nach dem Geschlechtsverkehr. Sie kann bei jeder Form sexuellen Schleimhautkontakts übertragen werden. In ca. 70 % aller Fälle wissen die Virusträger nicht, dass sie infektiös sind (Adler 2018). Die Erstinfektion verläuft oft symptomlos.

Symptome
Das Erscheinungsbild gleicht dem des Lippenherpes. Symptome sind Juckreiz, Brennen und Schmerzen, zum Teil auch Schmerzen beim Wasserlassen. Es bilden sich kleine, mit Wasser gefüllte Bläschen, die nach ein paar Tagen einreißen und verkrusten. Neben diesen lokalen Beschwerden kann es zu grippeähnlichen Symptomen wie Kopf- und Gliederschmerzen sowie Fieber kommen. Komplikationen sind selten.

Bei **Männern** sind Eichel, Vorhaut und Penisschaft die bevorzugten Stellen. Auch im Analbereich und am Hodensack können Juckreiz und Bläschen auftreten. Zur Zeit der Beschwerden ist die Ansteckung besonders hoch.

Bei **Frauen** ist der äußere Genitalbereich betroffen, jedoch können auch die Scheide und der Gebärmutterhals betroffen sein. Deshalb ist es günstig, bei Beschwerden direkt den Gynäkologen (Frauenarzt) aufzusuchen. Bei Schwangerschaft ist eine Übertragung auf das Kind möglich.

Prävention
Begrenzt möglich durch Benutzung von Kondomen.

Behandlung
Meist Spontanheilung. Verschreibungspflichtige, virushemmende Mittel zur Symptomlinderung und Verkürzung des Verlaufs können ärztlich verordnet werden.

Ein Wiederauftreten *(Rezidiv)* ist häufig. Das Virus verbleibt im Körper und wird bei Schwächung des Immunsystems (z. B. Erkältung) reaktiviert.

ACHTUNG

ACHTUNG

Für Laien ist zumindest beim ersten Auftreten nicht erkennbar, um welche Erkrankung es sich handelt. Auch andere Geschlechtskrankheiten verursachen ähnliche Irritationen auf der Haut. Deshalb wird dringend empfohlen, zur Abklärung einen Arzt aufzusuchen.

Gonorrhö

DEFINITION

DEFINITION

Gonorrhö (Tripper) ist eine durch Bakterien (Gonokokken) hervorgerufene Infektion mit meist deutlichen Beschwerden beim Mann – hauptsächlich an den Schleimhäuten des Urogenitaltrakts, des Analkanals und des Rachens – und symptomarmem Verlauf bei der Frau. Die Übertragung erfolgt fast immer beim ungeschützten Sexualkontakt.

Symptome
Ungefähr ein bis zwei Wochen nach der Infektion treten bei **Männern** deutliche Beschwerden auf. An erster Stelle stehen Brennen und schmerzhaftes Ziehen beim Wasserlassen *(Dysurie)* in Verbindung mit einem weißlich-glasigen bis eitrigen Ausfluss aus der Harnröhre.

Bei **Frauen** bleibt die Infektion in 50 % aller Fälle lange unbemerkt (Støkken Dahl 2023). Dann treten ähnlich der Beschwerden beim Mann Schmerzen beim Wasserlassen und Ausfluss auf. Schwangere müssen unbedingt Kontakt zum Gynäkologen halten, weil für das Kind ein Infektionsrisiko besteht.

Durch Übertragung der Bakterien beim Analverkehr kann es zu einer **rektalen Infektion** kommen. Sie zeigt sich durch unklare Beschwerden wie Juckreiz und ggf. Schmerzen im Analbereich. Praktizierende müssen deshalb bei solchen Beschwerden diese Infektionsmöglichkeit bedenken. Die Infektionshäufigkeit ist vergleichbar hoch wie bei allen anderen Sexualkontakten.

Diagnose

Aufgrund der Schilderung zum Beschwerdebild und der ärztlichen Untersuchung wird ein Abstrich aus der Harnröhre genommen (bei Frauen zusätzlich aus dem Zervikalkanal). Im Labor wird eine Bakterienkultur auf Spezialnährboden angelegt, die den Verdacht bestätigt oder differenziert.

Prävention

Weitgehend möglich durch Benutzung von Kondomen.

Therapie

Nach eingehender Diagnostik wird ein geeignetes Antibiotikum verordnet. Da die Bakterien vielfach eine Widerstandsfähigkeit *(Resistenz)* gegen Antibiotika entwickelt haben, muss unbedingt vorher die Labordiagnostik erfolgen und die ärztliche Anordnung ist unbedingt einzuhalten.

Verantwortung

Wegen des hohen Risikos bestehender Partnerinfektion und zur Vermeidung eines Pingpong-Effekts müssen Geschlechtspartner unbedingt über die Infektion informiert werden, damit sie eine Diagnostik durchführen lassen.

ACHTUNG

Harnwegsinfekte (➤ 29.2.1) haben häufig die gleichen Symptome. Doch eine Gonorrhö ist deutlich gefährlicher als ein Harnwegsinfekt. Bei genauer Beobachtung lassen sich Unterschiede erkennen. Dazu kann der Arzt auch erklärend befragt werden. Frauen spüren die geringen Unterschiede schneller, da sie häufiger Harnwegsinfekte haben und die Symptome kennen.

ACHTUNG

Syphilis

DEFINITION

Die **Syphilis** *(Lues)* ist eine durch Bakterien hervorgerufene Infektion, die fast ausschließlich sexuell übertragen wird. Der Krankheitsverlauf wird in Stadien eingeteilt. Typisch sind zunächst Geschwüre an der Eintrittspforte, die selbst fast symptomlos auftreten.

DEFINITION

Die Syphilis ist eine sehr bekannte STI, was auch an den vielen umgangssprachlichen Bezeichnungen zu erkennen ist: Sie wird auch Lues, Lues venera, harter Schanker und Franzosen- oder Seemannskrankheit genannt. Bis Behandlungsmöglichkeiten gefunden wurden, war die Syphilis eine der häufigsten Geschlechtskrankheiten. Bevor Penicillin zur Verfügung stand, verlief die Syphilis meist tödlich, obwohl eine Spontanheilung möglich ist. Wegen des Verlaufs über Jahre mit schwerem Haut- und Organbefall war eine Syphilisinfektion auch für Außenstehende erkennbar. Sie wurde fast immer mit dem Besuch von Bordellen in Verbindung gebracht. In den 1970er-Jahren ging die Krankheit deutlich zurück, bis sie ab 2001 wieder einen Anstieg hatte. Die meisten Betroffenen sind Männer.

ACHTUNG

2019 erkrankten mehr als 9,5 von 100.000 Menschen in Deutschland an Syphilis. Frauen waren jedoch nur in 6 % betroffen (1,1/100.000) (Meurer et al. 2024). Je früher die Behandlung einsetzt, umso besser ist die Prognose.

ACHTUNG

- **Primärstadium (Stadium I):** Typische erste Zeichen sind schmerzlose Geschwüre an der Eintrittspforte (Genital-, Rektal-, Mund-, Rachenbereich) und Anschwellen regionaler Lymphknoten (➢ Abb. 32.3).
- **Sekundärstadium (Stadium II):** Allgemeinbeschwerden mit Fieber, Kopf-, Muskel- und Gelenkschmerzen, Müdigkeit, vielfältigen Hauterscheinungen, generalisierter harter Lymphknotenschwellung. Nach diesem Stadium können die Symptome völlig abklingen und der Verlauf kann drei bis vier Jahre ruhen. Der Erreger ist jedoch noch im Körper, und es besteht weiterhin Ansteckungsgefahr.
- **Tertiär- und Quartärstadium (Stadium III/IV):** zusätzlich Befall innerer Organe, Gefäße, Nervenentzündungen, unbehandelt tödlicher Verlauf. Besonders gefährlich ist es, wenn die Wand der Hauptschlagader geschädigt wird.

ABB. 32.3

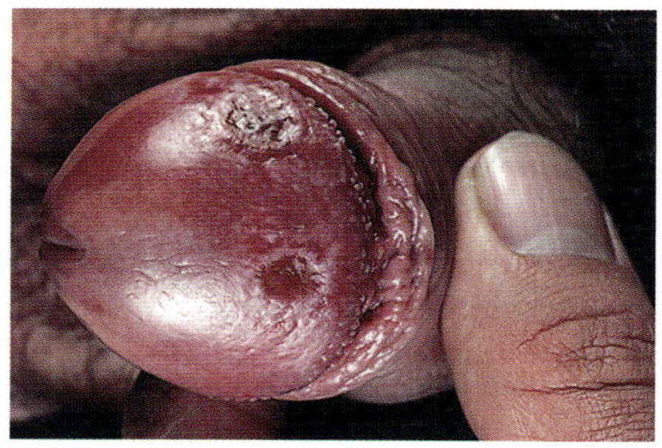

Abb. 32.3 Syphilitischer Primäraffekt an der Eichel [M551]

Die Ansteckung läuft fast immer über ungeschützten Geschlechtsverkehr. Jedoch ist auch eine Infektion über Blut möglich, besonders bei intravenösem Drogengebrauch mit gemeinsamer Spritzennutzung. Die Diagnose wird nach klinischem Verdacht *(Inspektion)* über Blutuntersuchungen bestätigt.

Prävention

Weitgehend möglich durch Benutzung von Kondomen. Keine Ansteckung über normale Sozialkontakte möglich!

Therapie

Antibiotikum nach eingehender Diagnostik, in erster Linie Penicillin. Vielfach haben die Bakterien eine Widerstandsfähigkeit *(Resistenz)* entwickelt, weshalb die ärztliche Anordnung streng einzuhalten ist.

ACHTUNG

ACHTUNG

Wegen des hohen Risikos bestehender Partnerinfektion und eines Pingpong-Effekts sind unbedingt die Geschlechtspartner zu informieren, damit sich diese in ärztliche Behandlung begeben.

HIV und AIDS

➢ 26.2.1

32.3.2 Paraphilien

32.3.2 Paraphilien

DEFINITION

DEFINITION

Abseitige Sexualpräferenzen **(Paraphilien)** sind ungewöhnliche, sexuell erregende Fantasien oder sexuell dranghafte Bedürfnisse oder Verhaltensweisen. Sie können sich auf nicht menschliche Objekte beziehen oder auf Leiden und Demütigung der eigenen Person oder anderer Menschen oder auf Personen, die nicht bereit oder fähig sind, ihre Einwilligung zu geben. Paraphilien werden oft auch als **sexuelles Erregungsmuster** einer Person bezeichnet. Sie sind nicht zwingend krankhaft *(pathologisch)*. Unterschieden wird zwischen der **nicht pathologischen Paraphilie** *(Paraphilia)* und der **pathologischen paraphilen Störung** *(Paraphilic Disorder)*. Sucht eine betroffene Person professionelle Hilfe, muss in einem ersten Schritt ermittelt werden, welche Form der Paraphilie vorliegt.

Paraphilien betreffen häufiger Männer als Frauen. In einer Studie gaben 57,6 % der befragten Männer mindestens eines der genannten Erregungsmuster in ihrer Fantasie an (➢ Tab. 32.2). 43,9 % von ihnen leben diese Fantasie im sexuellen Verhalten aus (Büttner et al. 2020).

TAB. 32.2

Tab. 32.2 Auswahl sexueller Präferenzen

Präferenz	Erläuterung, Erscheinungsmuster
Fetischismus	• Ein Objekt ist Bedingung für die sexuelle Erregung (z. B. Unterwäsche oder Feinstrumpfhosen) • Die sexuelle Befriedigung ist an ein Objekt gebunden (z. B. Gummipuppe, Teddybär)
Dress-Code-Fetisch	Eine bestimmte Kleidung oder ein Kleidungsstil dienen der sexuellen Stimulation (häufig z. B. Leder)
Transvestitischer Fetischismus, Cross-Dressing	Tragen von Frauenkleidern wirkt erregend; entweder allein oder durch öffentliches Präsentieren *(Posing)*
Voyeurismus	Heimliches Beobachten von sexuellen Handlungen – Erregung dadurch, dass die Beobachteten nichts davon wissen
Exhibitionismus	• Entblößen des Genitals – erregend ist das Erschrecken des Gegenübers • Kontaktstörung wird durch Zeigen des Genitals überbrückt
Frotteurismus	Unerlaubtes Reiben an Menschen (z. B. in der U-Bahn) oder an Tieren
Toucherismus	Unerlaubtes, nicht einvernehmliches Berühren von Menschen (Grabschen)
Koprophilie, Urophilie	Erregung durch Fäzes oder Urin – Lustempfinden wie im Kleinkindalter
Amputophilie	Erregung durch Amputationen am Partner
Sexualpartner mit körperlicher oder geistiger Behinderung	Weniger Angst vor Sexualakt und dadurch maximale Luststeigerung
Gerontophilie	Luststeigerung durch alte, überwiegend hilfebedürftige Menschen – steigert die eigene Bedeutung
Pädophilie	Befriedigung an Kindern, Befriedigung durch eigenes Überlegenheitsempfinden
Masochismus, Sadismus	Lust durch eigenes Schmerzerleben oder dadurch, anderen Schmerzen zuzufügen

Abgefragt wurden:

- Erregung durch nicht menschliche Objekte (Fetisch)
- Gedemütigt werden oder selbst demütigen
- Heimliches Beobachten von Intimsituationen
- Berühren fremder Personen in der Öffentlichkeit

Für außenstehende Personen ohne ungewöhnliche Erregungsmuster sind Paraphilien meist schwer nachvollziehbar und nicht erklärlich. In der Arbeit mit paraphil lebenden Menschen bedeutet Verständnis zunächst die Akzeptanz dieser Bedürfnisse und Verhaltensweisen als Gegebenheit und als eine mögliche Spielart der menschlichen Sexualität, auch wenn sie persönlich als befremdlich erlebt werden könnte. In der pflegerischen und therapeutischen Begleitung verdient die Person zuallererst unseren Respekt für die Offenlegung ihres Konflikts. Ohne Respekt vor der Person ist eine Arbeitsbeziehung nicht möglich. Es gilt, den Menschen als Person und nicht als Störung zu sehen.

MERKE

MERKE

Ob etwas als krankhaft angesehen wird, liegt vielfach in der Empfindung der betroffenen Person und nicht im Außenblick. Auch eine sehr ungewöhnliche sexuelle Präferenz ist ohne Krankheitswert, wenn sie nicht als Störung empfunden wird oder die betroffene Person oder andere Personen durch die sexuellen Impulse oder Handlungen nicht beeinträchtigt werden. Wenn andere Personen geschädigt werden, kann eine Paraphilie als behandlungswürdig oder gesetzeswidrig und strafbar eingestuft werden.

- **Beispiel 1:** Eine Frau findet es sexuell besonders erregend, wenn ihrem Sexualpartner Gliedmaßen fehlen *(Amputophilie)*. Sie lernt einen Mann kennen, dem nach einem Berufsunfall beide Beine amputiert wurden. Sie gesteht ihm, dass sie in der Amputation eine besondere Attraktivität sieht. Für beide stellt das kein Problem dar. Sie leben eine positive, lebensbejahende Sexualität.
- **Beispiel 2:** Ein Mann findet Mädchen vor Eintritt in die Pubertät sexuell erregend und hat auch entsprechende Fantasien *(Pädophilie)*. Er möchte seinen Impulsen folgen, hat aber Sorgen wegen der zu erwartenden rechtlichen Konsequenzen. Weil sein Verlangen größer wird, begibt er sich in eine Fachberatung der Uniklinik.

Therapie

Da es sich bei einer Paraphilie nicht um ein Organleiden handelt, kommen **psychotherapeutische Behandlungswege** in Betracht. Ein erster Schritt jeder Behandlung sollte sein, die Motivation zur Behandlung herauszuarbeiten und die Frage zu klären, ob es sich um ein Verhalten handelt, das als pathologisch und behandlungswürdig gelten kann. Vielfach kommen die Klienten nicht wegen ihrer Paraphilie, sondern weil sie unter Scham dem Partner oder der Mehrheitsgesellschaft gegenüber und unter gesellschaftlicher Ausgrenzung leiden. Handelt es sich nicht um ein pathologisches Verhaltensmuster, wird die Therapie in erster Linie der Selbststärkung dienen.

Wird die Paraphilie jedoch als **pathologisch** und behandlungswürdig eingestuft oder sind die praktizierten Handlungen gar **gesetzeswidrig,** sind verschiedene psychotherapeutische Vorgehensweisen möglich, die mit dem Klienten ausgehandelt werden. Es ist derzeit noch umstritten, ob oder inwieweit Paraphilien heilbar sind. Oft geht es jedoch nicht um Heilung, sondern darum, mit der Störung zu leben, ohne sie auszuleben **(Impulskontrolle).**

32.3.3 Sexuelle Funktionsstörungen

DEFINITION

Von **sexuellen Funktionsstörungen** wird gesprochen, wenn psychologische oder organische Störungen eine lustvolle und befriedigende Sexualität beeinträchtigen oder unmöglich machen. Um die Diagnose zu stellen und eine Therapie einzuleiten, muss die Person die Situation für sich als Störung erleben, darunter in irgendeiner Form leiden und sie verändern wollen.

Die zum Teil objektive medizinische Feststellung erfordert eine subjektive Einschätzung der Person zur Diagnosestellung. Unabhängig von der vermuteten Ursache der Störung ist immer eine organspezifische und ggf. laborchemische Untersuchung durchzuführen, um eine Organstörung auszuschließen oder eine wechselseitige psychologische und organische Störung festzustellen. Sexuelle Funktionsstörungen werden von Fachärzten oder Fachpsychologen/Sexualtherapeuten behandelt.

Folgende Störungen werden am häufigsten beschrieben:

- **Sexuelle Lustlosigkeit/Libido-Störung:** Mangel oder Verlust an sexuellem Verlangen.
- **Störung der Orgasmusfähigkeit:** kein Orgasmus oder verzögerter Orgasmus.
- **Sexuelle Aversion oder Sexualphobie:** Abneigung oder Angst vor sexuellem Kontakt.
- **Vaginismus/Reflektorische Kontraktion:** Verkrampfung verschließt die Vagina.
- **Erektionsprobleme** *(erektile Dysfunktion):* Mangelnde Gliedsteife verhindert Aktivität.
- **Vorzeitiger Samenerguss** *(Ejaculatio praecox):* Kontrollverlust über die Ejakulation.

Sexuelle Funktionsstörungen betreffen Männer und Frauen. Die Annahme, Frauen wären häufiger betroffen, lässt sich nicht wirklich aufrechterhalten. Männer sind jedoch eher zurückhaltend und brauchen längere Zeit, eine Fachberatung aufzusuchen.

32.3.4 Traumabegleitung bei Missbrauchsfällen und nach Vergewaltigung

DEFINITION

Unter einem **Trauma** (Verletzung) wird im Zusammenhang von sexuellem Missbrauch und Vergewaltigung eine sehr tiefgehende **Verletzung der persönlichen Integrität** (des Selbst eines Menschen), also das, was eine Person als Mensch ausmacht, verstanden. Traumatische Erfahrungen führen häufig zu inneren Konflikten, die kaum zu bewältigen sind und pathologische Verhaltensmuster nach sich ziehen.

Unter **sexuellem Missbrauch** wird jede sexuelle Handlung verstanden, die gegen den Willen einer Person vorgenommen wird oder der diese aufgrund körperlicher, seelischer, geistiger oder sprachlicher Unterlegenheit nicht wissentlich zustimmen kann. Sexueller Missbrauch wird beurteilt nach der Absicht, die hinter der Handlung steht, wer den Nutzen aus ihr zieht und von wem die Handlung ausgeht. In den letzten Jahren wird häufiger von **sexualisierter Gewalt**gesprochen, was deutlich treffender eine Tat beschreibt, die mit sexuellen Mitteln ausgeübt wird oder die Sexualität die Funktion eines Tatwerkzeugs bekommt. Die Täter nutzen dabei ihre Überlegenheit bzw. Machtposition aus, um die eigene Befriedigung (nicht nur die sexuelle) auf Kosten der anderen Person zu erlangen.

Überwiegend wird der sexuelle Missbrauch an Kindern diskutiert, jedoch können auch erwachsene Personen zum Opfer werden. Im allgemeinen Blick werden Männer als Täter gesehen. In den letzten Jahren berichten aber zunehmend Opfer von Missbrauch durch Frauen, oft die eigene Mutter dem Sohn gegenüber. Missbrauch findet auch unter Jugendlichen oder Kindern statt.

Die Handlungen, die als Missbrauch bewertet werden, weisen eine große Bandbreite auf. Sexualisierte Gewalt beginnt bei verbaler Belästigung, voyeuristischem Taxieren des anderen Körpers, flüchtigen oder intensiven Berührungen des anderen Körpers, insbesondere des Genitalbereichs oder durch das Fotografieren in sexualisierter Form.

Pina in der Schule

Pina fragt nach der Häufigkeit von sexuellem Missbrauch. Für das Jahr 2022 verzeichnete die Kriminalstatistik in Deutschland (Die Bundesregierung 2023):

- 15.520 Fälle von sexuellem Kindesmissbrauch
- 1.335 Fälle von Missbrauch an Jugendlichen
- 548 Fälle von Missbrauch an minderjährigen Schutzbefohlenen
- 42.075 Fälle von Verbreitung, Erwerb, Besitz und Herstellung sogenannter Kinderpornografie
- 6.746 Fälle von Verbreitung, Erwerb, Besitz und Herstellung sogenannter Jugendpornografie

Die Mehrzahl der Opfer von sexualisierter Gewalt sind Kinder und Jugendliche. So lassen Befragungen den Schluss zu, dass 10–15 % aller Frauen und zwischen 5 und 10 % aller Männer bis zum Alter von 14 und 16 Jahren mindestens einmal einen sexuellen Kontakt erlebt haben (Die Bundesregierung 2023). Oft erzwungen durch die „moralische" Übermacht einer deutlich älteren Person bzw. Respektperson. Somit ist der Tatbestand einer sexuellen Nötigung oder Vergewaltigung erfüllt.

Unter **Vergewaltigung** wird das nicht einverständliche, sexuell bestimmte vaginale, anale oder orale Eindringen in den Körper einer anderen Person verstanden. Vergewaltigungen bedeuten eine massive Verletzung der Selbstbestimmung des Opfers. Schmerzen oder eine mögliche Schwängerung haben immer gravierende psychische Folgen.

MERKE

MERKE
Die rechtliche Bewertung einer Vergewaltigung wird je nach Land und Kultur unterschiedlich gehandhabt. In den Ländern der EU ist auch eine Vergewaltigung in der Ehe strafbar.

Außerdem steht der Opferschutz an erster Stelle und die Täter werden rechtlich belangt. Leider verzichten viele Opfer aus Scham oder aus Gründen des Täterschutzes (z. B. bei Familienangehörigen) auf eine Anzeige.

Häufigkeit

Exakte Zahlen sind aufgrund der hohen Dunkelziffer nicht bekannt. Eine Bevölkerungsbefragung in Deutschland hat im Jahr 2022 ergeben, dass 14,1 % der befragten Frauen mindestens einmal im Leben Opfer einer Vergewaltigung, sexuellen Nötigung oder eines entsprechenden Versuchs waren. Frühere Studien in den USA fanden heraus, dass 15–25 % aller Frauen im Lauf ihres Lebens mindestens einmal vergewaltigt werden. Laut einer im September 2013 veröffentlichten UN-Studie bekennen sich rund 25 % der Männer in der Asien-Pazifik-Region dazu, mindestens einmal in ihrem Leben ihre Partnerin oder eine andere Frau vergewaltigt zu haben. 10 % gaben an, sich mindestens einmal an einer Frau vergangen zu haben, die nicht ihre Partnerin war (DIMR 2024).

Folgen von Missbrauch und Vergewaltigung

Seelisch, körperlich oder sexuell missbrauchte Menschen haben außerordentlich vielfältige und oft unspezifische Symptome. Auswirkungen von sexuellen Gewalthandlungen zeigen sich auf der **Gefühls-, Verhaltens-** und **Körperebene.**

Dabei spielen die Art des Missbrauchs und ihr Umfang eine Rolle sowie die Tatsache, ob das Opfer ein Junge, ein Mädchen oder eine erwachsene Person ist. Auch die körperlichen Verletzungen, die in einem direkten Zusammenhang mit dem Missbrauch stehen, beeinflussen dessen Verarbeitung und Folgen.
In der Regel werden mehrere der folgenden Symptome genannt:

- Übererregbarkeit, Reizbarkeit, erhöhte Wachsamkeit *(Hypervigilanz)*
- Erhöhte Schreckhaftigkeit, sozialer Rückzug, emotionale Stumpfheit
- Ein- und Durchschlafstörungen, Albträume, Angst bei Dunkelheit
- Gefühl von Betäubtsein, deutliche Stimmungsschwankungen
- Gleichgültigkeit, Misstrauen gegenüber anderen Menschen
- Wiedererinnern des Traumas, oft zwanghaft in Form von Flashbacks (blitzartigem Wiedererleben)
- Amnesien (Erinnerungslücken), Zweifel an der eigenen Glaubwürdigkeit
- Emotionales Vermeidungsverhalten, Entfremdungserleben
- Tendenz der Selbstverletzung bis Suizidalität (➤ 28.5)

Therapeutische Unterstützung

Traumatische Erlebnisse werden unterschiedlich verarbeitet. Der größere Teil der Opfer erleidet jedoch eine Traumatisierung, die gravierende Folgen für ihr Alltagsleben hat und eine therapeutische Unterstützung erforderlich macht. Hierfür hat sich in der Psychotherapie die Spezialisierung der **Traumatherapie** ergeben.

Pflegerische Aspekte

Die Arbeit mit Opfern sexualisierter Gewalt erfordert Spezialwissen und eine konsequente **Haltung** im Kontakt mit den Opfern. Das beinhaltet auch eine angemessene, korrekte **Sprache,** um eine Retraumatisierung zu verhindern. Deshalb sind in stationären oder teilstationären psychotherapeutischen Einrichtungen unbedingt Teamsitzungen und Fallbesprechungen mit allen Beschäftigten durchzuführen. Innerhalb des Teams muss auch geklärt werden, welchen **Verantwortungsbereich** die verschiedenen Berufsgruppen abdecken sollen und welche Aufgabe innerhalb der Pflegeberufe den Pflegeassistenten zukommt. Die Beschäftigten selbst sollen möglichst eine Begleitung bzw. Beratung (Supervision) erhalten, in der sie sich selbst reflektieren und lernen, wie sie professionell mit schwierigen Situationen umgehen können. Auch, um sich selbst zu schützen.

WIEDERHOLUNGSFRAGEN

1. Beschreiben Sie, was unter einer sexuell übertragbaren Krankheit verstanden wird.
2. Erläutern Sie kurz, was mit der Empfehlung zu Safer Sex gemeint ist.
3. Nennen Sie zwei Paraphilien und erklären Sie kurz, was gemeint ist.
4. Definieren Sie, was unter dem Begriff „sexuelle Funktionsstörung“ verstanden wird.
5. Erklären Sie, wann von sexuellem Missbrauch gesprochen wird.
6. Nennen Sie vier mögliche Folgen von Missbrauch und Vergewaltigung.
7. Beschreiben Sie, was unter dem Begriff „Sexualität“ verstanden wird.
8. Erläutern Sie, welche Besonderheit sich durch Kulturunterschiede ergeben können.
9. Nennen Sie drei Formen der sexuellen Identität.
10. Definieren Sie, was unter dem Begriff „sexuelle Orientierung“ verstanden wird.
11. Erklären Sie den Unterschied zwischen Polyamorie und freier Liebe.
12. Listen Sie fünf Gründe auf, weshalb eine Asexualität nicht als Krankheit gilt.

LITERATUR UND KONTAKTADRESSEN

Quellen

Adler Y. Darüber spricht man nicht. München: Droemer, 2018.

Adler Y. Hautnah. Alles über unser größtes Organ. München: Droemer; 2021.

Bochow M. Ich bin doch schwul und will es immer bleiben. Schwule im dritten Lebensalter. Berlin: Salzgeber; 2005.

Böhmer M. Erfahrungen sexualisierter Gewalt in der Lebensgeschichte alter Frauen: Ansätze für eine frauenorientierte Altenarbeit. Frankfurt am Main: Mabuse; 2011.

Böhmer M, Griese K (Hrsg.). Ich fühle mich zum ersten Mal lebendig … Traumasensible Unterstützung für alte Frauen. Frankfurt/Main: Mabuse; 2016.

Büttner M, Schadwinkel A, Stockrahm S. Ist das normal? Sprechen wir über Sex, wie du ihn willst. Weinheim: Beltz; 2020.

Dannecker M (Hrsg.). Faszinosum Sexualität: Theoretische, empirische und sexualpolitische Beiträge. Beiträge zur Sexualforschung. Gießen: Psychosozial-Verlag; 2017.

Deutsches Institut für Menschenrechte (DIMR). Monitor Gewalt gegen Frauen. Umsetzung der Istanbul-Konvention in Deutschland. Erster Periodischer Bericht. 2024. Aus: www.institut-fuer-menschenrechte.de/fileadmin/Redaktion/Publikationen/Weitere_Publikationen/Monitor_Gewalt_gegen_Frauen.pdf (letzter Zugriff: 28.2.2025).

Die Bundesregierung. Polizeistatistik zu Kindesmissbrauch. „Die digitale Welt für Kinder sicherer machen“. 2023. Aus: www.bundesregierung.de/breg-de/aktuelles/zahlenzukindesmissbrauch-2192390 (letzter Zugriff: 27.1.2025).

Diversity Arts Culture. Trans*. 2025. Aus: https://diversity-arts-culture.berlin/woerterbuch/trans (letzter Zugriff: 27.1.2025).

Enders U (Hrsg.). Zart war ich, bitter war's. Handbuch gegen sexuellen Missbrauch. Köln: Kiepenheuer & Witsch; 2011.

Enders U (Hrsg.). Grenzen achten. Schutz vor sexuellem Missbrauch. Köln: Kiepenheuer & Witsch; 2012.

Ermann M. Identität und Begehren. Zur Psychodynamik der Sexualität. Stuttgart: Kohlhammer; 2019.

Henze P, Lahl A, Preis V (Hrsg.). Psychoanalyse und männliche Homosexualität: Beiträge zu einer sexualpolitischen Debatte. Gießen: Psychosozial-Verlag; 2019.

Henze P. Schwule Emanzipation und ihre Konflikte. Berlin: Querverlag; 2019.

Hirschfeld-Eddy-Stiftung. Die Yogyakarta-Prinzipien. Prinzipien zur Anwendung der Menschenrechte in Bezug auf die sexuelle Orientierung und geschlechtliche Identität. Berlin: 2008. Aus: www.hirschfeld-eddy-stiftung.de/fileadmin/user_upload/schriftenreihe/Yogyakarta_Prinzipien._HES_Schriftenreihe_Bd_1.pdf (letzter Zugriff: 20.1.2025).

Kossat J. Sexualität. ELSEVIER ESSENTIALS. München: Elsevier; 2018.

Kuhnen S. Lesben raus! Für mehr lesbische Sichtbarkeit. Berlin: Querverlag; 2017.

Lottmann R. Sexuelle und geschlechtliche Vielfalt in der Altenhilfe – Intersektionale Perspektiven und die Relevanz von Situationen und Kontexten. Zeitschrift für Gerontologie und Geriatrie 2020; 53(6): 216–221.

Meurer P, Heintze C, Schuster A. Sexuell übertragbare Infektionen bei Frauen in der hausärztlichen Praxis – eine qualitative Interviewstudie mit Hausärzt:innen in Berlin. Zeitschrift für Allgemeinmedizin. 2024; 2. Aus: www.springermedizin.de/sexuell-uebertragbare-erkrankungen/sexuell-uebertragbare-erkrankungen/sexuell-uebertragbare-infektionen-bei-frauen-in-der-hausaerztlic/26610132 (letzter Zugriff: 27.1.2025).
Rauchfleisch U. Transsexualismus – Genderdysphorie – Geschlechtsinkongruenz –Transidentität: Der schwierige Weg der Entpathologisierung. Göttingen: Vanderhoeck & Rupprecht; 2019.
Rüther C. Freie Liebe, offene Ehe und Polyamory. Eine Diplomarbeit aus dem Jahre 2005. Norderstedt: Books on Demand; 2017.
Støkken Dahl E. Juckt's? Sexuell übertragbare Krankheiten. Berlin: März Verlag; 2023.
Tangpricha V (Hrsg.) Transgender medicine, an issue of endocrinology and metabolism Clinics of North America. Band 48–2. Philadelphia: Elsevier; 2019.
Weiß V, Niendel B (Hrsg.). Queer zur Norm: Leben jenseits einer schwulen oder lesbischen Identität. Edition Waldschlösschen. Hamburg: Männerschwarm; 2012.

Kontaktadressen

Adressen und Beratungsstellen zu Sexualität, Partnerschaft und Verhütung: www.bzga.de/service/beratungsstellen/sexualitaet-partnerschaft-und-verhuetung
Hilfetelefon Gewalt gegen Frauen: Tel, 116 016, www.hilfetelefon.de
Kein Täter werden – Präventionsnetzwerk: www.kein-taeter-werden.de
WEISSER RING e. V.: https://weisser-ring.de

KAPITEL 33 Schwangere, Wöchnerinnen, Neugeborene

Kathrin Altmann

LERNZIELE

LERNZIELE: DAS KANN ICH BALD GUT

Am Ende dieser Lerneinheit werde ich ...
- den weiblichen Menstruationszyklus und den Aufbau der weiblichen Brust kennen,
- krankhafte Schwangerschaftsstörungen kennen,
- sensibilisiert für Früh-, Tot- und Fehlgeburten sein,
- wissen, was ein CTG ist und worauf dabei geachtet wird,
- notwendige Pflegemaßnahmen bei Wöchnerinnen und deren Neugeborenen durchführen oder dabei assistieren können,
- wissen, worauf ich meinen Beobachtungsfokus bei Wöchnerinnen und deren Neugeborenen lege,
- Basiswissen zum Stillen haben,
- wissen, worauf ich bei sicherem Babyschlaf achte.

ABB. 33.1

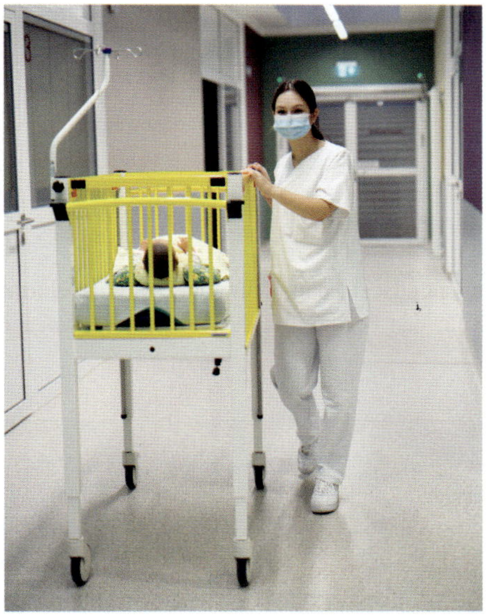

Abb. 33.1 Pina ist auf der Entbindungsstation eingesetzt und bringt gerade ein Neugeborenes zu einer Untersuchung [J803]

Pina im Praxiseinsatz

Pina absolviert ihren Praxiseinsatz in der Gynäkologie (Frauenheilkunde). Die angehende Pflegeassistentin lernt während dieses Einsatzes, dass eine Frau, die ein Kind entbunden hat, Wöchnerin heißt. Sie wird in der pflegerischen Versorgung von Schwangeren, Wöchnerinnen und deren Neugeborenen angeleitet (➤ Abb. 33.1). Pina ist ganz beeindruckt vom Wunder des Lebens und erlebt glückliche Eltern. Es gibt jedoch auch Momente, die sie nachdenklich stimmen. Das ist dann der Fall, wenn ein Kind viel zu früh zur Welt kommt oder wenn eine Frau eine Fehl- oder Totgeburt hat.

Zur Orientierung

33.1 Anatomie und Physiologie

33.1.1 Menstruationszyklus

33.1 Anatomie und Physiologie

33.1.1 Menstruationszyklus

In einem Alter von etwa zehn bis 13 Jahren setzt die monatliche **Regelblutung** *(Menstruation)* bei jungen Frauen ein. Von diesem Zeitpunkt an haben Frauen einmal im Monat ihre Periode und können schwanger werden.

In der Gebärmutterschleimhaut (➤ 31.1.4) treten dabei periodische Veränderungen auf. Diese Veränderungen werden von Hormonen gesteuert. Auf diese Weise werden jeden Monat optimale Bedingungen in der Gebärmutter geschaffen, damit sich eine nach dem Geschlechtsverkehr befruchtete Eizelle einnisten und ein Embryo wachsen kann.

Der Menstruationszyklus dauert etwa 28 Tage und teilt sich in vier Phasen (➤ Abb. 33.2, ➤ 31.1.4).

ABB. 33.2

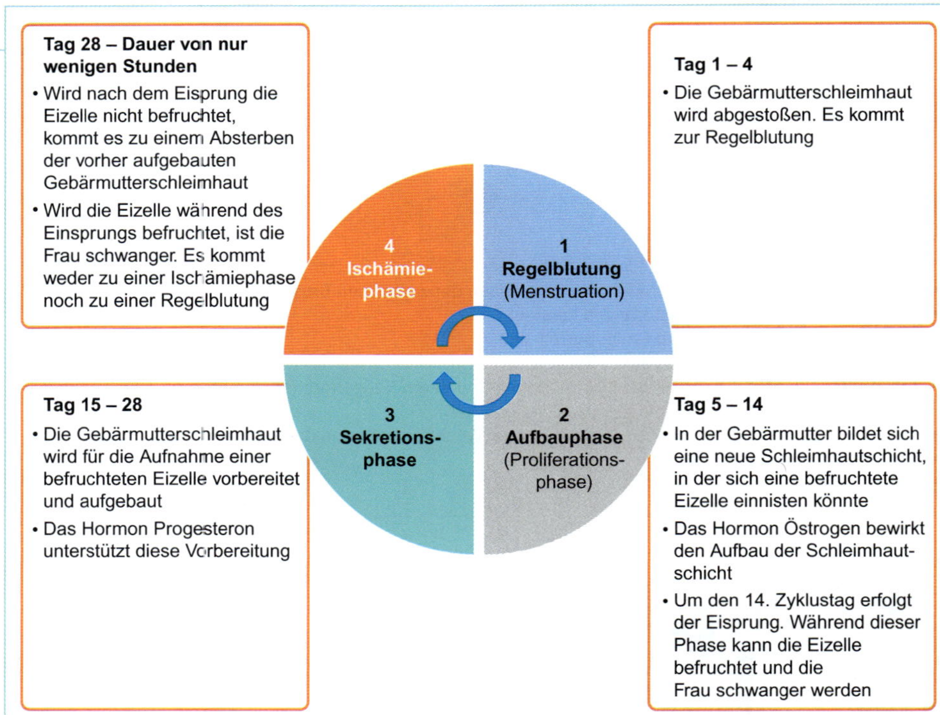
Tag 28 – Dauer von nur wenigen Stunden
• Wird nach dem Eisprung die Eizelle nicht befruchtet, kommt es zu einem Absterben der vorher aufgebauten Gebärmutterschleimhaut
• Wird die Eizelle während des Einsprungs befruchtet, ist die Frau schwanger. Es kommt weder zu einer Ischämiephase noch zu einer Regelblutung
Tag 1 – 4
• Die Gebärmutterschleimhaut wird abgestoßen. Es kommt zur Regelblutung
4 Ischämie-phase
1 Regelblutung (Menstruation)
3 Sekretions-phase
2 Aufbauphase (Proliferations-phase)
Tag 15 – 28
• Die Gebärmutterschleimhaut wird für die Aufnahme einer befruchteten Eizelle vorbereitet und aufgebaut
• Das Hormon Progesteron unterstützt diese Vorbereitung
Tag 5 – 14
• In der Gebärmutter bildet sich eine neue Schleimhautschicht, in der sich eine befruchtete Eizelle einnisten könnte
• Das Hormon Östrogen bewirkt den Aufbau der Schleimhautschicht
• Um den 14. Zyklustag erfolgt der Eisprung. Während dieser Phase kann die Eizelle befruchtet und die Frau schwanger werden

Abb. 33.2 Phasen des Menstruationszyklus [L143]

Während der Schwangerschaft findet keine Regelblutung statt. Ist eine Frau schwanger, wird das Hormon HCG (humanes Choriongonadotropin) gebildet. Es ist für den Beginn und den Erhalt der Schwangerschaft verantwortlich.

MERKE

MERKE

Ob eine Frau schwanger ist, kann durch eine **HCG-Bestimmung** im Blut oder im Urin festgestellt werden.

In einem Alter von etwa 45–50 Jahren werden die monatlichen Regelblutungen seltener und bleiben schließlich ganz aus. Die Frau kann nicht mehr schwanger werden. Ab diesem Zeitpunkt befindet sich die Frau in den **Wechseljahren** *(Klimakterium)*. Während der Wechseljahre haben viele Frauen Beschwerden wie Hitzewallungen, Schweißausbrüche und Stimmungsschwankungen. Der Grund dafür ist die Abnahme der weiblichen Geschlechtshormone.

33.1.2 Weibliche Brust

33.1.2 Weibliche Brust

Von Geburt an sind Drüsenkörper in der noch flachen **weiblichen Brust** *(Mamma)* angelegt. Während der Pubertät beginnt das Wachstum der Brust, und die Drüsenkörper bilden sich zur weiblichen Brust aus. Diese besteht aus Binde- und Fettgewebe (➤ Abb. 31.8). Dazwischen liegen Drüsenlappen. Jeder Brustdrüsenlappen verzweigt sich in ein Drüsenläppchen. Dieses wiederum beinhaltet die Milchsäckchen und mündet in einem Milchausführungsgang auf der Brustwarze *(Mamille)*.

Ist eine Frau schwanger, bilden sich die Milchsäckchen voll aus und die Brust wird größer. Auf diese Weise bereitet sich die weibliche Brust auf die Muttermilchbildung und auf das Stillen vor.

33.2 Pflegerisches Handeln in allen Altersstufen

33.2.1 Physiologische Schwangerschaft

Pina im Praxiseinsatz

Pina hat von ihrer Praxisanleitung erfahren, dass eine **physiologische** Schwangerschaft neun Monate dauert. In Wochen umgerechnet sind das 40 Wochen. Ein Kind, das nach Vollendung der 37. Schwangerschaftswoche (SSW) zur Welt kommt, ist ein reif geborenes Kind.

33.2.2 Pathologische Schwangerschaft

Komplikationen oder Erkrankungen bei der Schwangeren oder beim Kind führen dazu, dass die Schwangerschaft **pathologisch** (krankhaft) verläuft.

Frühgeburt

MERKE

Ein Kind, das vor Vollendung der 37. SSW zur Welt kommt, gilt als Frühgeborenes. Jedes zehnte Neugeborene in Deutschland ist ein Frühgeborenes. Ungefähr ab der 23. SSW ist ein Frühgeborenes außerhalb des Mutterleibs lebensfähig. Doch es benötigt medizinisch-pflegerische Unterstützung, um überleben zu können.

Pina im Praxiseinsatz

Ein Frühgeborenes wird auf einer Kinder(intensiv)station betreut. Es kann nicht bei der Mutter auf der Wöchnerinnenstation sein. Pina erlebt, wie eine Wöchnerin beim Besuch ihres Kindes in Tränen ausbricht. Die vorgefundene Situation ist sehr beängstigend für die Mutter:

Je nach Reifegrad benötigt das Frühgeborene beim Atmen Unterstützung durch Maschinen oder es erhält Sauerstoff über eine Nasenbrille. Es ist zu schwach, um die benötigte Milchnahrung selbstständig zu trinken, und wird deshalb über eine Magensonde ernährt. Das Frühgeborene liegt in einem *Brutkasten (Inkubator,* ➤ Abb. 33.3*)* oder einem Wärmebett und benötigt Medikamente sowie eine kontinuierliche Monitorüberwachung. Komplikationen wie Hirnblutungen oder Entzündungen im Darm können auftreten.

ABB. 33.3

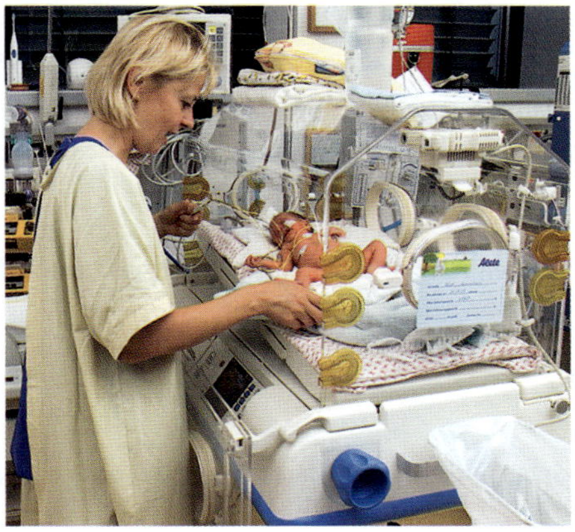

Abb. 33.3 Eine Pflegefachperson versorgt ein Frühgeborenes in einem Inkubator. Dieser wird immer mit einem speziellen Tuch abgedeckt, um das Frühgeborene vor hellem Licht und Lärm zu schützen. Damit der Inkubator auf dem Foto besser zu erkennen ist, wurde die Abdeckung für die Aufnahme kurz abgenommen [K115]

Der **Bindungsaufbau** *(Bonding)* zwischen dem Frühgeborenen und den Eltern ist ein wichtiger Aspekt. Soweit es der Allgemeinzustand des Frühgeborenen zulässt, dürfen die Eltern mit ihrem Kind **„känguruhen"** (➤ Abb. 33.4). Hierbei wird das Frühgeborene mit nacktem Oberkörper auf den nackten Brustkorb der Mutter oder des Vaters gelegt. Auf diese Weise lernen sich das Kind und die Eltern kennen. Es kann eine Bindung aufgebaut werden. Der Haut- und Körperkontakt wirken sich positiv auf die Entwicklung des Frühgeborenen aus.

ABB. 33.4

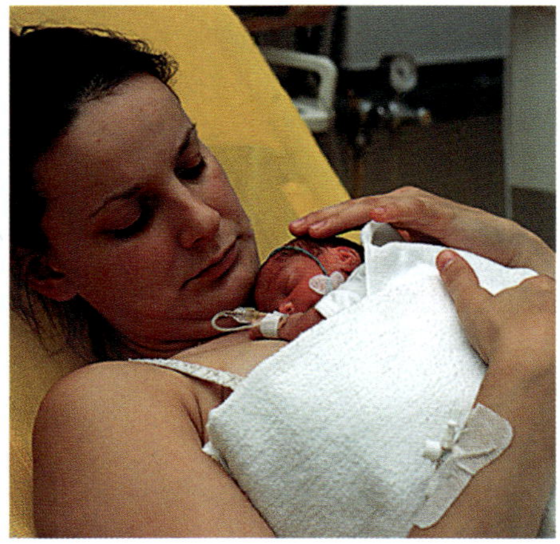

Abb. 33.4 Das Känguruhen fördert die Bindung zwischen Mutter und Frühgeborenem. In der Regel muss das Kind dabei eine Mütze tragen, da es über den Kopf sehr viel Wärme verliert [K115]

WISSEN ANWENDEN

WISSEN ANWENDEN

Pina ist sich bewusst, dass es für die Wöchnerin ein sehr schlimmes Gefühl ist, von ihrem Kind getrennt zu sein. Während der kompletten Schwangerschaft waren Mutter und Kind eine Einheit und immer zusammen. Pina bringt die Wöchnerin und den Vater des Frühgeborenen deswegen regelmäßig zu ihrem Kind auf die Kinder(intensiv)station. Sie schiebt die Wöchnerin im Rollstuhl oder im Bett. Ist diese in einem stabilen Allgemeinzustand, darf sie zu Fuß zu ihrem Kind gehen. Pina vergewissert sich kontinuierlich, ob der Kreislauf- und Allgemeinzustand der Wöchnerin so stabil ist, dass sie ihr Kind besuchen kann.

Fehlgeburt, Totgeburt

DEFINITION

DEFINITION

Eine **Fehlgeburt** *(Abort)* ist eine vorzeitige Beendigung der Schwangerschaft vor der 24. SSW. Das Geburtsgewicht des Kindes liegt unter 500 g.
Eine **Totgeburt** ist ein Versterben des Kindes im Mutterleib oder während der Geburt. Das Kind wiegt mindestens 500 g.

Pina im Praxiseinsatz

Für Eltern ist es eine schmerzhafte und traurige Erfahrung, ihr ungeborenes Kind zu verlieren. Jedes Elternpaar verarbeitet dieses Ereignis anders. Die Pflegefachperson und Pina betreuen jedes Elternpaar individuell und gehen auf deren Bedürfnisse ein: Gesprächswünsche, Zuhören, Trösten, in Ruhe gelassen werden.

Mit ihrer Praxisanleitung kann Pina über ihre persönlichen Gefühle und Gedanken sprechen. Sie merkt, dass sie das Erlebte leichter verarbeiten kann, wenn sie sich mit ihrer Kollegin austauscht (➤ 2.2.4).

WISSEN ANWENDEN

WISSEN ANWENDEN

Pina und ihre Praxisanleitung bringen eine Frau, die eine Totgeburt erlitten hat, nicht in einem Zimmer unter, in der eine Wöchnerin mit ihrem Neugeborenen liegt. Sofern die Möglichkeit dazu besteht, darf der Partner der Betroffenen im Krankenhaus übernachten und bei seiner Frau sein.

Krankhafte Schwangerschaftsstörung

DEFINITION

DEFINITION

Eine **krankhafte Schwangerschaftsstörung** *(Gestose)* ist eine Anpassungsstörung des Körpers an die Veränderungen während der Schwangerschaft. Jede Frau kann davon betroffen sein.

Unstillbares Schwangerschaftserbrechen

Pina im Praxiseinsatz

Pina lernt auf der Gynäkologie eine zu Pflegende in der Frühschwangerschaft kennen, die an unstillbarem Schwangerschaftserbrechen leidet.

DEFINITION

Unter **Hyperemesis gravidarum** (unstillbares Schwangerschaftserbrechen) versteht man ein übermäßiges, über mehrere Tage und Nächte andauerndes Erbrechen während der ersten 14 Schwangerschaftswochen.

Das häufige Erbrechen der Schwangeren kann zu Kreislaufproblemen, Gewichtsverlust und einer Dehydratation (➢ 12.12.1) führen. Dies stellt eine Gefährdung für die Schwangere und das ungeborene Kind dar. Sie erhält deshalb Flüssigkeit über die Vene und Medikamente. Diese Medikamente unterdrücken die Übelkeit und den Brechreiz. Pina kontrolliert regelmäßig die Vitalzeichen (➢ Kap. 15) und das Gewicht der Schwangeren. Sie weiß, dass die Schwangere nicht an Gewicht verlieren darf.

Schwangerschaftsdiabetes

Schwangere können einen **Schwangerschaftsdiabetes** (*Gestationsdiabetes, Typ-4-Diabetes)* entwickeln. Wie bei den anderen Formen des Diabetes mellitus ist auch hier der Blutzuckerspiegel zu hoch. Die pflegerische Versorgung ist ähnlich der Versorgung von Menschen mit Diabetes mellitus außerhalb einer Schwangerschaft (➢ 22.2.1).

MERKE

Der Gestationsdiabetes zählt zu den am häufigsten auftretenden Erkrankungen während der Schwangerschaft. Als Risikofaktor gelten Übergewicht, ein Alter über 30 Jahre und eine erbliche Vorbelastung mit Diabetes mellitus. Der Schwangerschaftsdiabetes kann auch ohne einen bekannten Risikofaktor auftreten.

Eine **Umstellung der Ernährung** kann als Therapie ausreichen: Die Schwangere ernährt sich von Vollkornprodukten und verzichtet auf Kohlenhydrate, die schnell vom Körper aufgenommen werden können z. B. zuckerhaltige Getränke. Regelmäßige Bewegung senkt ebenfalls den Blutzuckerspiegel. Wird dadurch keine Besserung erzielt, muss sich die Schwangere **Insulin s. c.** (➢ 16.1) spritzen. Nach der Schwangerschaft verschwindet der Gestationsdiabetes meist von allein.

Bluthochdruck, Ödeme, Eiweißausscheidung

In der Spätschwangerschaft treten Symptome wie **Bluthochdruck** (➢ 15.1.2), **Wassereinlagerungen** im Gewebe *(Ödeme)* und **Eiweißausscheidung** im Urin auf. Bei schweren Verläufen kommt es zu Krampfanfällen, Thrombosen, Hirnödemen und Nierenversagen bei der Schwangeren.

Wird die Gestose rechtzeitig erkannt und behandelt, gibt es keine Komplikationen für Mutter und Kind. Bei einem schweren Verlauf oder bei einem Nichterkennen der Symptome kann sie zu einer Frühgeburt oder im Extremfall zum Tod von Mutter und/oder des Ungeborenen führen.

Während der Schwangerschaft gibt es keine Heilung. Die Symptome klingen nach der Geburt langsam wieder ab.

33.2.3 Cardiotokografie (CTG)

DEFINITION

Die **Cardiotokografie (CTG)** zeichnet die Herztöne des ungeborenen Kindes sowie den Puls und die Wehentätigkeit der werdenden Mutter auf.

Das CTG ist ein wichtiges Beobachtungsinstrument während des Schwangerschafts- und Geburtsverlaufs. Es gibt der Hebamme, der Pflegefachperson und dem Arzt die Information, ob es Mutter und Kind gut geht und ob die Wehen schon eingesetzt haben. Die Stärke der Wehen und der Abstand, in denen die Wehen auftreten, werden daraus abgelesen. Komplikationen wie Pulsabfall oder drohender Sauerstoffmangel des Kindes können rechtzeitig erkannt werden.

Ein **Tokogramm** (Aufzeichnung der Wehen) kann ab der 24. Schwangerschaftswoche geschrieben werden. Erst ab der 26. Schwangerschaftswoche kann ein komplettes CTG abgeleitet werden.

Pina darf gemeinsam mit der Praxisanleitung ein CTG schreiben. Sie lernt, dass die CTG-Ableitung mindestens 30 Minuten dauert. Bei Veränderungen der abgeleiteten Werte dauert das CTG sogar noch länger. Pina möchte nicht, dass die CTG-Ableitung durch den Toilettengang der Schwangeren unterbrochen wird. Deswegen bittet sie die Schwangere, zur Toilette zu gehen, bevor das CTG angelegt wird. Pina achtet darauf, dass das CTG-Gerät die Werte zuverlässig aufzeichnet, und sie legt die Rufvorrichtung in Reichweite der zu Pflegenden, damit diese jederzeit nach Unterstützung und Hilfe rufen kann.

ACHTUNG

Die Schwangere soll auf der **linken Seite** liegen, während das CTG geschrieben wird (➤ Abb. 33.5). Liegt die zu Pflegende auf dem Rücken, kann das **Vena-cava-Kompressionssyndrom** auftreten. Hierbei handelt es sich um eine Schwangerschaftskomplikation. Das ungeborene Kind drückt auf die **Vena cava inferior** (untere Hohlvene). Dadurch wird der Blutrückfluss zum Herzen beeinträchtigt, und es kann zu Kreislaufproblemen wie Blutdruckabfall, Schwindel, Herzrasen oder Bewusstlosigkeit der Schwangeren kommen.

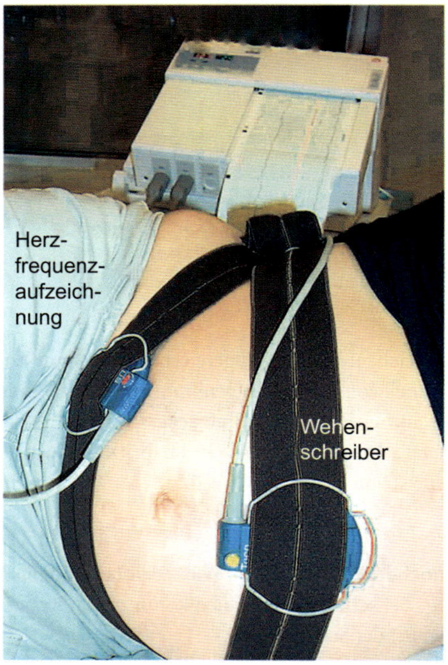

Abb. 33.5 Die Schwangere liegt für das CTG auf der linken Seite [M437]

33.2.4 Pflege im Wochenbett

DEFINITION

Wochenbett *(Puerperium, postpartale Periode)* bezeichnet die Zeit ab der Geburt bis sechs Wochen nach der Geburt.

Beobachtung der Lochien

Der **Wochenfluss** *(Lochien)* ist der monatlichen Menstruation ähnlich. Er hält vier bis sechs Wochen nach der Geburt an. Zum Wochenfluss kommt es, weil sich nach der Geburt der Mutterkuchen *(Plazenta)* von der Gebärmutter *(Uterus)* löst. Hierbei entsteht eine große Wunde im Inneren des Uterus. Bei deren Abheilung bildet sich Wundsekret mit Zellresten und Blutgerinnseln. Dieses Wundsekret wird über die Scheide als Lochien ausgeschieden.

In den ersten Tagen nach der Geburt ist der Wochenfluss blutig und stärker als die monatliche Menstruation. Im Verlauf wird die Menge weniger. Farbe und Konsistenz des Wochenflusses ändern sich im Verlauf von schleimig-rot, bräunlich bis hin zu hellgelb.

Ein **Lochialstau** stellt eine Komplikation im Wochenbett dar: Der Wochenfluss bleibt entweder ganz aus oder er ist sehr gering. Dies geschieht z. B., wenn der Muttermund durch das Wundsekret verstopft wird. Die Wöchnerin entwickelt Fieber, hat Stirnkopfschmerzen und einen reduzierten Allgemeinzustand. Es kann zu einer Gebärmutterschleimhautentzündung *(Endometritis)* oder einer Blutvergiftung *(Sepsis)* kommen.

Pina im Praxiseinsatz

Pina erkundigt sich deswegen bei jeder Wöchnerin nach dem Wochenfluss und vergewissert sich, dass das Wundsekret abfließt. Bei einem Lochialstau informiert sie die Pflegefachperson und das ärztliche Team.

Beobachtung und Versorgung der Geburtswunden

Bei einem **Kaiserschnitt** (*Sectio caesarea,* Schnittentbindung) hat die Wöchnerin eine OP-Wunde am Unterbauch. Bei einer **natürlichen, vaginalen Geburt** wiederum kann der **Damm,** die Haut zwischen Scheide und Anus *(Perineum,* ➤ Kap. 23*),* reißen oder wird gezielt durchgeschnitten. Nach der Geburt wird die Wunde genäht. Viele Wöchnerinnen haben deshalb in den ersten Tagen bis Wochen nach der Geburt Schmerzen beim Sitzen, Gehen oder Wasserlassen.

Wie jede Operationswunde können sich diese Wunden infizieren, oder es kann zu Wundheilungsstörungen kommen. Pflegepersonen inspizieren diese Wunden deswegen auf Rötung, Schwellung, Sekretabsonderung, Blutung und Verhärtung.

WISSEN ANWENDEN

Bei einer **Kaiserschnittnaht** bietet Pina der Wöchnerin nach Arztrücksprache an, einen Coldpack (Eisbeutel) auf die Naht zu legen, um Schwellungen und Blutergüssen vorzubeugen. Pina legt den Coldpack nicht direkt auf die nackte Haut, sondern wickelt ihn zuvor in ein dünnes Handtuch. Wenn die Naht leicht nachblutet, kann ein 1 kg schwerer Sandsack daraufgelegt werden. Pina schiebt der Wöchnerin zudem eine Knierolle unter die Knie. Diese dient der Nahtentlastung, sodass auch die Schmerzen an der Naht nachlassen. Hierbei achtet Pina besonders auf eine Dekubitusprophylaxe an den Fersen (➤ 12.1.2).

WISSEN ANWENDEN

MERKE

Bei einer **Dammnaht** muss die Wöchnerin auf eine gute Intimpflege achten: Das bedeutet regelmäßiges Wechseln der Wochenbettbinde und regelmäßiges Abduschen mit klarem Wasser. Geschwollenes Gewebe wird mit einem Coldpack gekühlt. Die Wöchnerin sollte viel liegen und nicht zu lange stehen oder gehen. Das Sitzen im Schneidersitz bringt zu viel Zug auf die Dammnaht und ist unbedingt zu vermeiden.

MERKE

Beobachtung des psychischen Befindens

Nach der Geburt findet eine **Hormonumstellung** im weiblichen Körper statt. Diese äußert sich im seelischen Befinden der Wöchnerinnen: Sie sind glücklich und müssen trotzdem weinen. Diese Phase wird als **Baby-Blues** oder „Heultage" bezeichnet und ist ungefähr zwei Wochen nach der Geburt vorbei. Pflegende bringen den Wöchnerinnen in dieser Situation Geduld und Verständnis entgegen.

ACHTUNG

Es kann zu einer Wochenbettdepression und/oder einer Wochenbettpsychose (Erkrankung der Psyche) kommen. Diese Erkrankungen müssen erkannt und behandelt werden.
Folgende Anzeichen deuten auf eine **Wochenbettdepression** hin:

- Gedrückte Stimmung
- Erschöpfung
- Schlafstörungen
- Massiv ausgeprägte und sehr lang anhaltende Weinausbrüche
- Schuld- und Minderwertigkeitsgefühle
- Angstattacken
- Freud- und Antriebslosigkeit

Pflegepersonen beobachten Wöchnerinnen auch auf die Anzeichen einer **Wochenbettpsychose:**

- Massive Verwirrtheit mit Realitätsverlust
- Halluzinationen
- Wahnvorstellungen
- Suizidgedanken
- Wahn der Mutter, dem Kind etwas antun zu müssen

Möchte sich die Wöchnerin nicht um ihr Kind kümmern, werden Pflegepersonen ebenfalls aufmerksam und informieren umgehend die zuständige Pflegefachperson.

ACHTUNG

33.2.5 Stillen

DEFINITION

Pina im Praxiseinsatz

TAB. 33.1

ACHTUNG

33.2.5 Stillen

DEFINITION

Mit **Stillen** *(Laktation)* wird das Muttermilchtrinken des Säuglings an der weiblichen Brust bezeichnet.

Pina beobachtet auf der Wöchnerinnenstation das Stillen von Neugeborenen und das Füttern von industriell hergestellter Säuglingsfertignahrung über die Milchflasche. Laut WHO (World Health Organization) ist die Muttermilchernährung die ideale Nahrung für das Neugeborene und den Säugling während der ersten vier bis sechs Lebensmonate.

Jede Wöchnerin darf für sich entscheiden, ob sie ihr Kind stillen möchte. In ➤ Tab. 33.1 sind Gründe aufgeführt, die für oder gegen den Stillwunsch sprechen.

Tab. 33.1 Gründe für und gegen das Stillen

Gründe für das Stillen	Gründe gegen das Stillen
Muttermilch steigert die Abwehrkräfte des Kindes und schützt vor Infektionen	Die Mutter muss immer verfügbar sein
Muttermilch ist sehr gut verdaulich. Die Kinder haben weniger Blähungen oder Verstopfung	Stillen kann schmerzhaft für die Mutter sein
Die Inhalte der Muttermilch sind dem Bedarf des Kindes angepasst	Trinken an der Brust ist für das Kind anstrengender als das Trinken aus der Flasche. Dementsprechend trinkt das Kind öfter
Muttermilch ist kostenlos	Die stillende Mutter muss auf Nikotin- und Alkoholkonsum verzichten und darf nur wenig Koffein zu sich nehmen, da diese Stoffe in die Muttermilch übergehen
Muttermilch hat immer die richtige Temperatur	Die Bindung zu anderen Bezugspersonen kann aufgebaut werden, da nicht nur die leibliche Mutter an der Nahrungsaufnahme beteiligt ist
Die Gaumen- und Kieferentwicklung des Kindes wird gefördert	Die stillende Mutter kann nicht alle Lebensmittel essen, weil das Kind auf gewisse Lebensmittel empfindlich reagiert. Zum Beispiel können Blumenkohl und andere Kohlarten Blähungen beim Kind verursachen
Die Bindung von Mutter und Kind wird durch den intensiven Körper- und Blickkontakt aufgebaut	
Bessere Hygiene kann gewährleistet werden, weil kein Milchpulver angerührt und Flaschen und Sauger nicht gereinigt werden müssen	
Die Gebärmutter bildet sich schneller zurück	

Es gibt zwingende medizinische **Kontraindikationen** (Umstände, die gegen eine Maßnahme sprechen), die das Stillen nicht möglich machen: Wenn die **Krankheit der Mutter** über die Muttermilch an das Kind übertragen werden kann, darf das Kind nicht gestillt werden. Dies ist z. B. bei einer AIDS-Erkrankung (➤ 26.2.1) der Mutter der Fall.

Auch **Erkrankungen des Kindes** wie Deformationen des Kiefers oder ein schwerer Herzfehler lassen das Stillen nicht zu. Frühgeborene werden in der Regel nicht gestillt, weil ihnen die Kraft zum Saugen fehlt. In diesen Fällen wird die Muttermilch mithilfe einer Milchpumpe abgepumpt (➤ Abb. 33.6) und mit einem Löffel, einer Spritze oder einer Flasche gefüttert. Bei kranken, unreifen Neugeborenen kann die Muttermilch über eine orale oder nasale Magensonde verabreicht werden (➤ Abb. 13.18).

ACHTUNG

- Abgepumpte Muttermilch darf nicht in der Mikrowelle erhitzt werden, denn dadurch werden Bestandteile der Muttermilch wie Vitamine zerstört. Muttermilch ist deshalb im heißen Wasserbad oder im Flaschenwärmer zu erwärmen.
- Über die Muttermilch können Krankheiten übertragen werden. Deswegen darf die Muttermilch nicht vertauscht und versehentlich einem anderen Neugeborenen gefüttert werden.
- Abgepumpte Muttermilch ist bei Raumtemperatur sechs bis acht Stunden, im Kühlschrank drei Tage haltbar.

ABB. 33.6

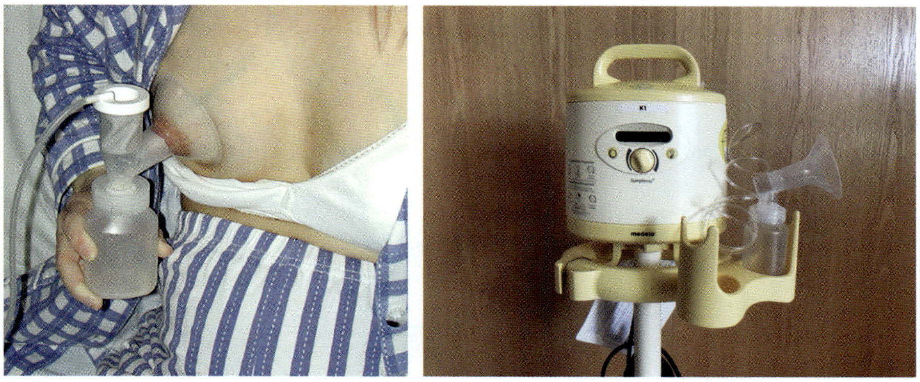

Abb. 33.6 Links: Abpumpen von Muttermilch mit einer Milchpumpe. **Rechts:** Elektrische Milchpumpe [T192, P865]

Milchbildung

Muttermilch ist sofort nach der Geburt vorhanden. Dabei beginnt die Muttermilchbildung schon während der letzten Schwangerschaftsmonate und setzt sich sofort nach der Geburt in drei Phasen fort (➤ Tab. 33.2).

TAB. 33.2

Tab. 33.2 Bildung und Zusammensetzung der Muttermilch

Zeitpunkt/Phase	Art der Muttermilch
Ab Geburt/**Phase 1**	• Sekretion der **Vormilch** *(Kolostrum)* • Pro Stillmahlzeit sind dies nur wenige Milliliter • Die Vormilch enthält wichtige Bestandteile wie Vitamine, Immunglobuline und Fette • Sie hat eine rahmige, dickflüssige Konsistenz und eine weißgelbliche Farbe • Der Magen des Kindes ist nach der Geburt ungefähr so groß wie eine Murmel. Das Kind wird mit der wenigen Vormilch satt
Circa 4 Tage nach Geburt/**Phase 2**	• Eintreten des Milcheinschusses • Die Brüste sind deutlich größer. Sie spannen, sind druckempfindlich und fühlen sich heiß an • Der Milcheinschuss kann schmerzhaft für die Frau sein • Ab diesem Zeitpunkt trinkt das Kind die **Übergangsmilch** *(transitorische Milch)* • Die Übergangsmilch ist wässrig und schimmert blauweiß
Circa 2–3 Wochen nach Geburt/**Phase 3**	• Sekretion der **reifen Frauenmilch** • Die reife Frauenmilch trinkt das Kind bis zum Ende der Stillzeit • Sie hat eine dickere Konsistenz als die Übergangsmilch und eine weiße bis blauweiße Farbe

Pina im Praxiseinsatz

Pina empfiehlt der Wöchnerin, das Neugeborene regelmäßig, mindestens alle zwei bis drei Stunden, an beiden Brüsten anzulegen und zu stillen. Dies ist die beste Methode, um die Milchbildung zu fördern und den Milcheinschuss so schmerzfrei wie möglich zu halten.

Hat die Wöchnerin einen **schmerzhaften Milcheinschuss,** bietet Pina ihr an, die Brust nach dem Stillen zu kühlen, z. B. mit Quarkwickeln. Vor dem Stillen hilft das Auflegen von feuchten, warmen Wickeln.

WISSEN ANWENDEN

WISSEN ANWENDEN

Pina lernt, wie **Quarkwickel** vorbereitet und angewendet werden: Sie verwendet gekühlten Quark aus dem Kühlschrank. Diesen streicht sie auf unsterile Kompressen und deckt ihn mit weiteren unsterilen Kompressen ab. Die Quarkschicht sollte 1–2 cm dick sein. Dieses Paket aus Kompressen legt Pina der Wöchnerin zirkulär (kreisförmig) um die Brust. Sie achtet darauf, dass der Quarkwickel nicht auf der Brustwarze aufliegt. Der Quarkwickel verbleibt so lange auf der Brust, wie es sich für die Wöchnerin angenehm anfühlt. Das Verwenden von Kompressen ermöglicht ein sauberes Auftragen und Entfernen, ohne dass der Quark an der Kleidung oder der Bettwäsche der Wöchnerin haften bleibt.

Trinkintervalle

Während der Neugeborenenphase in den ersten 28 Lebenstagen trinkt das Neugeborene sehr unregelmäßig und oft. Es meldet sich selbstständig zu den Mahlzeiten: Es weint, wenn es Hunger hat. Meldet sich das Neugeborene nicht, wird es alle zwei bis drei Stunden geweckt und an die Brust angelegt. Im Verlauf stellen sich die meisten Säuglinge auf sechs bis zwölf Stillmahlzeiten innerhalb von 24 Stunden ein. Je

Pina im Praxiseinsatz

häufiger gestillt wird, umso mehr wird die Milchbildung angeregt. Eine Stillmahlzeit dauert in der Regel fünf bis 30 Minuten. Kürzere und dafür mehr Stillmahlzeiten sind auch in Ordnung.
Pina kennt Hungerzeichen eines Neugeborenen:

- Suchende Bewegungen mit dem Kopf
- Öffnen des Mundes
- Herausstrecken der Zunge
- Lecken an den Lippen
- Schnelles Hin- und Herbewegen der Augen
- Zum-Mund-Führen der Finger
- Starkes Saugen am Schnuller

MERKE

MERKE

Ein gesundes Neugeborenes, das gut an der Brust trinkt und an Gewicht zunimmt, soll nicht mit Wasser, Tee und Säuglingsfertignahrung zugefüttert werden.

Stilltechnik

Eine korrekte Technik beim Stillen ist wichtig: So kann das Kind genügend Muttermilch trinken, und das Stillen ist für die Wöchnerin nicht schmerzhaft.

Es gibt auf den Wochenbettstationen **Stillberaterinnen** (Laktationsberater). Sie leiten die Wöchnerin beim Stillen an und geben wertvolle Tipps:

- Die Brustwarze und der Warzenvorhof müssen vom Mund des Kindes gefasst werden. Beim Anlegen ist es wichtig, dass das Kind den Mund weit aufmacht.
- Der Kopf des Kindes darf nicht überstreckt oder gedreht sein.
- Das Kind muss gut durch die Nase atmen können.
- Bevor das Kind angelegt wird, können eine Brustmassage oder warme Auflagen den Milchfluss fördern.

MERKE

MERKE

Die Wöchnerin darf beim Stillen keine Schmerzen haben. Ist dies der Fall, holt Pina die Laktationsberatung dazu.

Es gibt viele verschiedene Techniken und Möglichkeiten, wie die Frau ihr Kind an die Brust anlegt. Die Wöchnerin darf die für sich am besten geeignete Stilltechnik aussuchen. Wichtig dabei ist eine bequeme Lage für Mutter und Kind. Ein Stillkissen gibt dabei gute Unterstützung (> Abb. 33.7).

ABB. 33.7

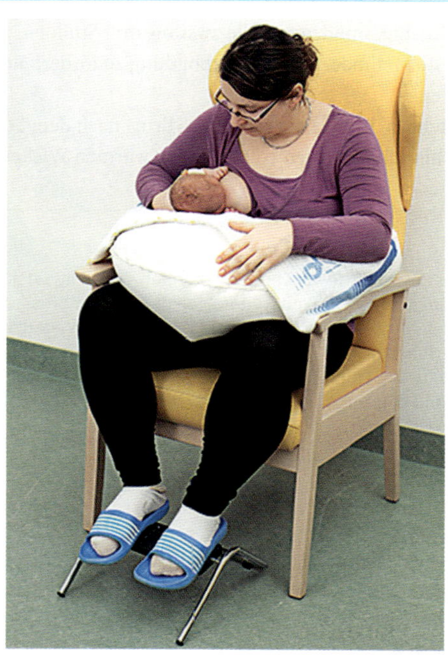

Abb. 33.7 Stillen mit Stillkissen [K115]

Milchstau und Brustentzündung

Ein **Milchstau** kommt vor, wenn die in der Brust enthaltene Muttermilch nicht vollständig entleert wird, das Kind falsch an die Brust angelegt wird oder die Stillpausen zu lang sind. Zu Beginn der Stillzeit tritt ein Milchstau häufig auf, weil die Brust mehr Muttermilch produziert, als das Neugeborene trinken kann.

Bei einem Milchstau kommt es zu einer starken **Schwellung,** zu **Überwärmung** und zu **Schmerzen** in der betroffenen Brust. Die Frau kann durch Massieren und Ausstreichen der Brust in Richtung Brustwarze, durch Abpumpen oder Anlegen und viel Ruhe den Milchstau lösen.

DEFINITION

Eine **Brustdrüsenentzündung** *(Mastitis)* ist eine Entzündung oder Infektion der Milchkanäle in der weiblichen Brust.

Wird der Milchstau nach acht bis 24 Stunden nicht gelöst, haben sich die blockierten Milchgänge entzündet und es kommt zu einer **Brustdrüsenentzündung.**
Anzeichen einer Mastitis sind:

- (Leichtes) Fieber
- Rötung, Schwellung, Berührungsempfindlichkeit der Brust
- Grippeähnliche Symptome wie Unwohlsein, Schlappheit, Schüttelfrost

Eine Brustdrüsenentzündung wird mit Antibiotika und fiebersenkenden Medikamenten behandelt.

MERKE

Oft tritt ein Milchstau oder eine Brustdrüsenentzündung in Verbindung mit **wunden Brustwarzen** *(Mamillen)* auf. Folgendes bringt hierbei Linderung:

- Korrektes Anlegen des Kindes an die Brust: Darauf achten, dass das Kind die Brustwarze und das Brustgewebe weit genug mit dem Mund umschlossen hat
- Regelmäßiges Wechseln der Stillposition
- Nach dem Stillen die Milch auf der Brustwarze antrocknen lassen
- Luft an die Brustwarze lassen: Stilleinlagen wechseln, Baumwollkleidung tragen
- Mit Stillhütchen stillen
- Eine Salbe zur Brustwarzenpflege auf die Brustwarze auftragen
- Kompressen, die mit einer Salbe zur Brustwarzenpflege getränkt sind, auf die Brustwarze auflegen

ACHTUNG

Pina liest in der Packungsbeilage der Salbe zur Brustwarzenpflege nach. Sie informiert sich, ob die Salbe vor dem Stillen von der Brustwarze abgewaschen werden muss.

WISSEN ANWENDEN

Hat die Wöchnerin **blutige Mamillen,** empfiehlt Pina ihr, die Mamillen mit Kochsalz und sterilen Kompressen zu reinigen. Danach legt die Wöchnerin ein Hydrogel-Pad auf die Mamille. Dieses ist wie ein schützendes, kühlendes Polster auf der Haut und unterstützt den Heilungsprozess.

33.2.6 Pflege des Neugeborenen

Pina wird in der Versorgung eines Neugeborenen von der Praxisanleitung angeleitet. Sie lernt, dass die Beobachtung des Neugeborenen sehr wichtig ist, und spricht mit ihrer Praxisanleitung darüber (➤ Abb. 33.8).

Neugeborenengelbsucht

Die **Neugeborenengelbsucht** *(Neugeborenenikterus)* verursacht eine Gelbfärbung der Haut. Im fortgeschrittenen Stadium färbt sich die weiße Lederhaut *(Sklera)* des Auges gelblich.

MERKE

Mehr als die Hälfte aller reif geborenen gesunden Neugeborenen entwickelt in den ersten Lebenstagen eine mehr oder weniger stark ausgeprägte Neugeborenengelbsucht (Speer 2019). Am dritten bis sechsten Lebenstag erreicht die Gelbsucht ihren Höhepunkt. Sie bildet sich bis zum zehnten Lebenstag langsam zurück.

DEFINITION
MERKE
ACHTUNG
WISSEN ANWENDEN
33.2.6 Pflege des Neugeborenen
Pina im Praxiseinsatz
MERKE

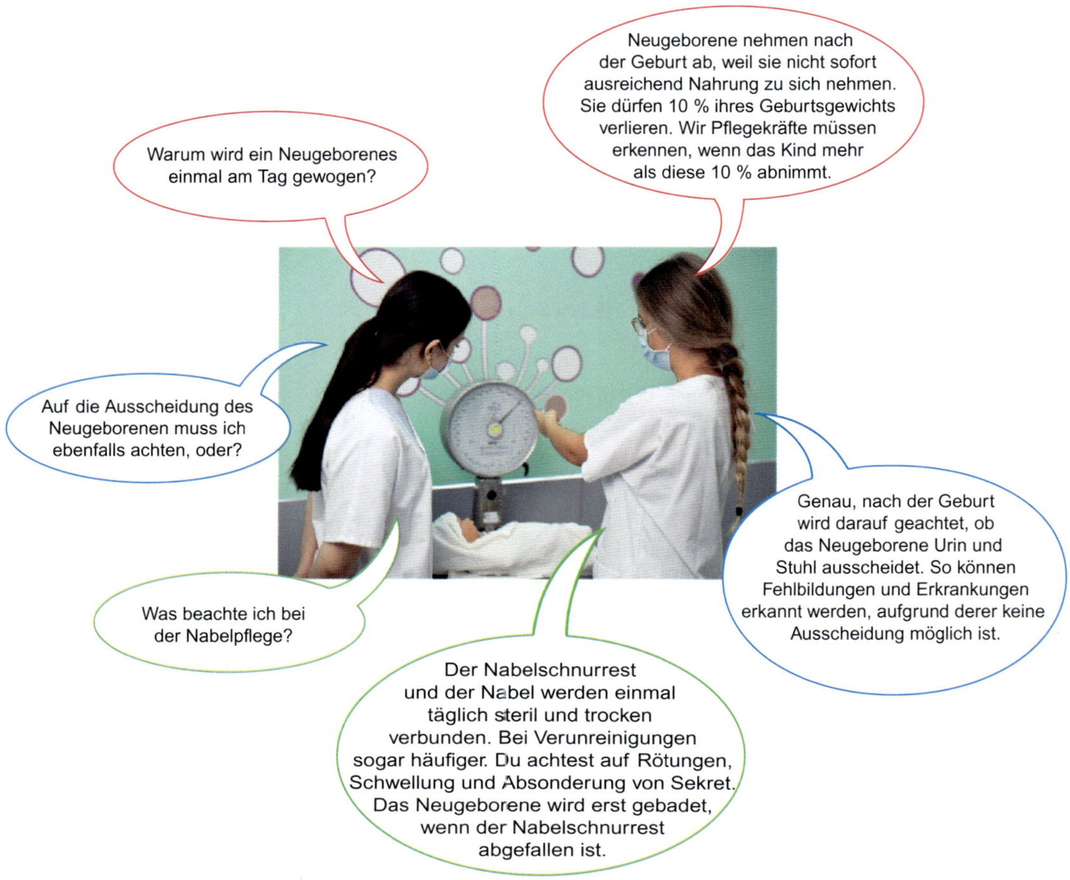

Abb. 33.8 Pina stellt ihrer Praxisanleiterin viele Fragen zur pflegerischen Versorgung eines Neugeborenen [J803, L143]

Bei Neugeborenen wird vermehrt der in den roten Blutkörperchen *(Erythrozyten)* enthaltene rote Blutfarbstoff *(Hämoglobin)* abgebaut. Hierbei entsteht u. a. **Bilirubin.** Bilirubin ist für die Gelbfärbung verantwortlich. Da die noch unreife Leber von Neugeborenen das Bilirubin nicht vollständig abbauen kann, lagert es sich im Körper ab, und es kommt zu einer vermehrten Gelbfärbung. Dies ist ein physiologischer, natürlicher Vorgang.

ACHTUNG

ACHTUNG

Ein zu **hoher Bilirubinwert** kann unbehandelt zu schweren geistigen und körperlichen Schäden des Neugeborenen führen.

Pina im Praxiseinsatz

Pina beobachtet deswegen das Neugeborene genau, um festzustellen, ob eine Gelbfärbung auftritt und wie weit sie fortgeschritten ist. Jedes Neugeborene erhält im Krankenhaus eine Kontrolle des Bilirubinwerts im Blut. Dazu nimmt die Pflegefachperson aus der Fingerspitze, Zehenspitze oder Ferse wenige Tropfen Kapillarblut ab. Bei auffällig hohen Bilirubinwerten oder bei gelblichem Aussehen des Neugeborenen werden zeitlich versetzt mehrere Bilirubinkontrollen durchgeführt.

WISSEN ANWENDEN

WISSEN ANWENDEN

Pina und die Pflegefachperson achten besonders darauf, dass das Neugeborene viel trinkt. Mit dem Urin wird ein Teil des Bilirubins ausgeschieden. Somit sinkt die Konzentration des Bilirubins im Blut, und die Gelbfärbung von Haut und Skleren ist rückläufig.

Übersteigt die Konzentration des Bilirubins im Blut einen bestimmten Grenzwert, wird das Neugeborene mit einer **Lichttherapie** *(Phototherapie)* behandelt (➤ Abb. 33.9). Spezielles blaues Licht bewirkt, dass das Bilirubin in eine wasserlösliche Substanz umgebaut und mit dem Urin ausgeschieden wird. Das Neugeborene liegt nur mit Windel bekleidet unter dem blauen Licht und trägt einen Augenschutz, damit die Netzhaut des Auges nicht beschädigt wird.

ABB. 33.9

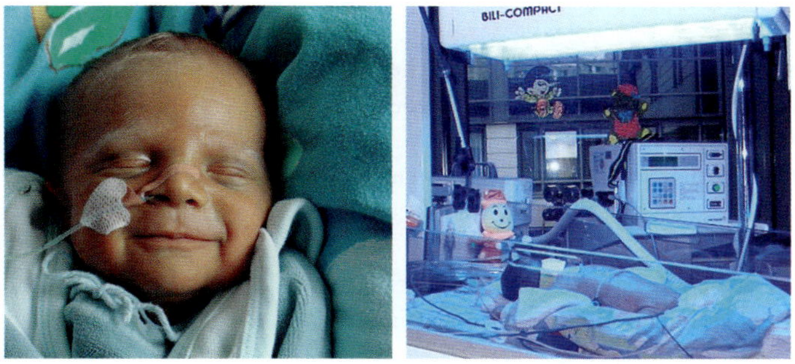

Abb. 33.9 **Links:** Neugeborenes mit einer Gelbfärbung der Haut (Neugeborenenikterus). **Rechts:** Phototherapie bei einem Neugeborenen auf der Kinderintensivstation. Eine Phototherapie findet nur dann auf einer Intensivstation statt, wenn das Neugeborene schwer krank ist [R232]

33.2.7 Neugeboreneninfektion

33.2.7 Neugeboreneninfektion

DEFINITION

Eine **Neugeboreneninfektion** ist eine infektiöse Erkrankung des Neugeborenen innerhalb der ersten vier Lebenswochen. Sie wird durch Bakterien wie Streptokokken oder Staphylokokken hervorgerufen.

DEFINITION

Eine Geburt weit vor dem errechneten Geburtstermin oder Bakterien, die von der Scheide in die Gebärmutter hochgestiegen sind, erhöhen das Risiko einer Neugeboreneninfektion.
Folgende **Symptome** deuten auf eine Neugeboreneninfektion hin:

- Fieber oder zu niedrige Körpertemperatur
- Schrilles Schreien
- Stöhnen
- Blassgraues Hautkolorit
- Berührungsempfindlichkeit
- Trinkschwäche
- Zunahme der Atemfrequenz *(Tachypnoe)*
- Luftnot, Atemnot *(Dyspnoe)* mit Blaufärbung *(Zyanose)* von Lippen und/oder Fingerspitzen

Bei Verdacht auf eine Neugeboreneninfektion wird das Neugeborene auf eine Kinderstation verlegt, mit Antibiotika behandelt und kontinuierlich überwacht. Wird eine Neugeboreneninfektion nicht erkannt und behandelt, kann sie zum Tod führen.

MERKE

Bei einem Neugeborenen sind die einzelnen knöchernen Schädelplatten noch nicht miteinander verwachsen. Zentral auf dem Schädel befindet sich eine große Lücke zwischen den Schädelplatten. Dies ist die große **Fontanelle** (> Abb. 33.10). Wenn Pina behutsam mit ihren Fingern über die Fontanelle streicht, spürt sie das Gehirn. Hat die Fontanelle die gleiche Höhe wie die angrenzenden Schädelplatten, geht es dem Kind gut. Fühlt Pina dagegen eine starke Vorwölbung oder eine tiefe Mulde, geht es dem Kind nicht gut und es kann eine Neugeboreneninfektion vorliegen.

MERKE

ABB. 33.10

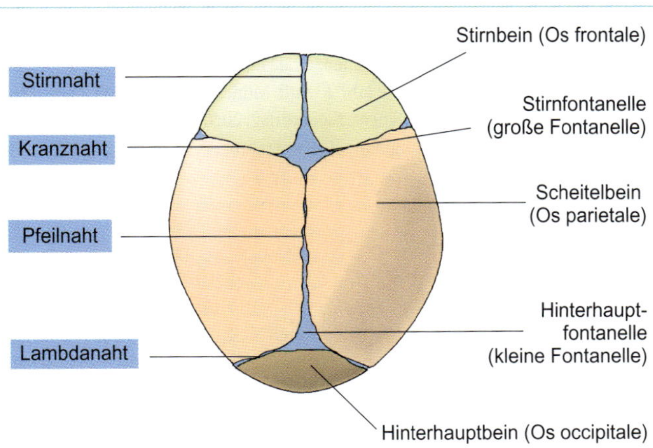

Abb. 33.10 Schädel eines Neugeborenen mit Fontanelle [L190]

33.2.8 Sicherer Babyschlaf

Während des Schlafs kann es im ersten Lebensjahr zum **plötzlichen Kindstod** *(Sudden Infant Death Syndrome, SIDS)* kommen. Dies ist ein sehr seltenes Ereignis. Trotzdem sterben in Deutschland immer noch Säuglinge am plötzlichen Kindstod.

Einfache Maßnahmen helfen, um diesem Ereignis **präventiv** entgegenzuwirken. Es muss sichergestellt sein, dass sich der Säugling keine Gegenstände wie ein Kissen über Mund und Nase zieht und somit keine Luft mehr bekommt:

- Den Säugling in Rückenlage und im eigenen Bett schlafen lassen
- Keine zu weiche Babymatratze verwenden, in die das Köpfchen zu stark einsinkt
- Dem Säugling zum Schlafen einen Schlafsack anziehen
- Keine zusätzlichen Decken und Kissen verwenden
- Keine Kuscheltiere und Spielsachen im Bett liegen lassen

Folgende Maßnahmen sind zusätzlich zu beachten:

- Die Zimmertemperatur nicht wärmer als ca. 18 °C halten
- Für eine rauchfreie Umgebung sorgen
- Den Säugling stillen
- Das Säuglingsbett ins elterliche Schlafzimmer stellen

WIEDERHOLUNGSFRAGEN

1. Zeichnen Sie die vier Phasen des Menstruationszyklus auf.
2. Erklären Sie, worauf Sie bei der Pflege einer Wöchnerin besonders achten.
3. Listen Sie Maßnahmen für den sicheren Babyschlaf auf.
4. Listen Sie Symptome einer Neugeboreneninfektion auf.
5. Definieren Sie, was unter dem Begriff „Milchstau" verstanden wird.
6. Definieren Sie, was unter dem Begriff „Brustdrüsenentzündung" verstanden wird.
7. Zählen Sie je zwei Gründe auf, warum sich eine Wöchnerin für bzw. gegen das Stillen entscheidet.
8. Erklären Sie warum Neugeborene einen Neugeborenenikterus haben können.

LITERATUR

Quellen

Abou-Dakn M et al. Baby-Kompass. 12. Aufl. Nürnberg: 2023. Aus: www.kinderaerzte-im-netz.de/fileadmin/bilder/BABYCOMPASS/2023_Babykompass.pdf (letzter Zugriff: 20.1.2025).

Both D, Frischknecht-Fallander K. Stillen kompakt. Atlas zur Diagnostik und Therapie in der Stillberatung. München: Elsevier; 2007.

Guóth-Gumberger M, Hormann E. Stillen. Rat und praktische Hilfe für alle Phasen der Stillzeit. 7. A. München: Gräfe und Unzer; 2008.

Hoehl M, Kullick K (Hrsg.) Gesundheits- und Kinderkrankenpflege. 5. Aufl. Stuttgart: Thieme; 2019.

Keller C (Hrsg.). Pflegen. Grundlagen und Interventionen. 3. Aufl. München: Elsevier; 2021.

Keller C, Menche N, Teigeler B (Hrsg.). Pflege Heute. 8. Aufl. München: Elsevier; 2023.

Menche N (Hrsg.). Biologie Anatomie Physiologie. 10. Aufl. München: Elsevier; 2023.

Skibbe X, Löseke A. Gynäkologie und Geburtshilfe für Pflegeberufe. 4. Aufl. Stuttgart: Thieme; 2021.

Speer CP. Icterus neonatorum und Hyperbilirubinämie. Springer Medizin. 2019. Aus: www.springermedizin.de/emedpedia/detail/paediatrie/icterus-neonatorum-und-hyperbilirubinaemie?epediaDoi=10.1007%2F978-3-642-54671-6_59 (letzter Zugriff 2.2.2025).

Weiterführende Literatur

Imlau N, Renz-Polster H. Schlaf gut, Baby! Der sanfte Weg zu ruhigen Nächten. 6. Aufl. München: Gräfe und Unzer; 2016.

Gebauer-Sesterhenn B, Praun M. Das große GU Babybuch. 3. Aufl. München: Gräfe und Unzer; 2019.

Laue B. Das Baby 1 × 1: Die wichtigsten Hebammentipps für das erste Jahr. 8. Aufl. München: Gräfe und Unzer; 2012.

Maienfeld V. Mamas Baby, Papas maybe – Babys erstes Jahr für Anfänger. Eigenverlag; 2020.

Müller-Rieckmann E. Das frühgeborene Kind in seiner Entwicklung: Eine Elternberatung. 7. Aufl. München: Ernst Reinhardt; 2022.

KAPITEL

34 Hals-Nasen-Ohren

Ludmilla Henke

LERNZIELE

LERNZIELE: DAS KANN ICH BALD GUT

Am Ende dieser Lerneinheit werde ich ...
- die Anatomie der für das Fachgebiet der HNO relevanten Strukturen kennen,
- die Physiologie des Hörens verstehen,
- ausgewählte Erkrankungen der Hals-Nasen-Ohren-Heilkunde kennen,
- spezielle Pflegemaßnahmen bei Erkrankungen in der Hals-Nasen-Ohren-Heilkunde durchführen können.

Pina im Praxiseinsatz

Pina darf einen praktischen Einsatz auf der Hals-Nasen-Ohren(HNO)-Station absolvieren (➢ Abb. 34.1). Das Fachgebiet ist sehr vielfältig. Es umfasst die Vorbeugung, Erkennung, Therapie und Nachsorge von Erkrankungen sowie Veränderungen des Ohrs, der Nase und des Halses. Über die gesamte Lebensspanne hinweg können Störungen im Hals-Nasen-Ohren-Bereich auftreten. Somit werden sowohl Kinder als auch Erwachsene und ältere Menschen im Bereich der HNO medizinisch und pflegerisch betreut. Pina freut sich auf diese Vielfältigkeit.

ABB. 34.1

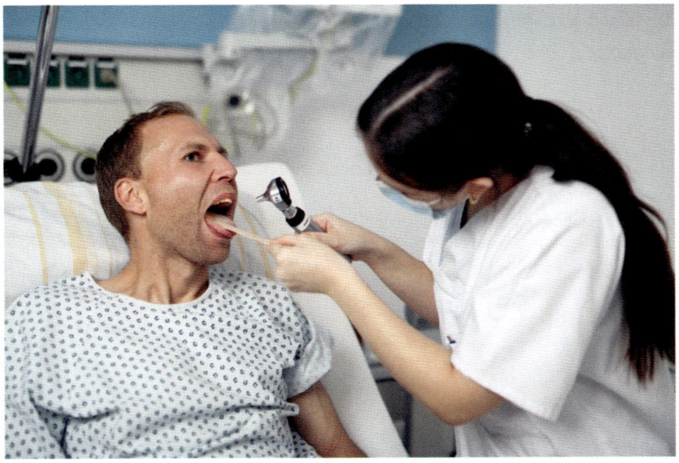

Abb. 34.1 Pina inspiziert mit Diagnostiklampe und Spatel den Rachen eines zu Pflegenden [J803]

34.1 Anatomie und Physiologie

Pina in der Schule

Der Hals und die Nase zählen anatomisch zu den Strukturen des Atmungssystems. Das hat Pina schon ausführlich in ➢ 25.1 erfahren. Sie liest dort noch einmal nach. Dadurch kann sie die Pflegemaßnahmen, die bei HNO-Erkrankungen durchzuführen sind, besser verstehen. Über die Anatomie und Physiologie des Ohrs informiert sie sich in ➢ 34.1.2.

Zur Orientierung

34.1.1 Hals und Nase

34.1.1 Hals und Nase

Die für das Fachgebiet HNO wichtigen Strukturen des Halses sind der **Rachen** *(Pharynx,* ➤ 25.1.2*)* und der **Kehlkopf** *(Larynx,* ➤ 25.1.3*)*. Im Rachen befinden sich die für die Abwehr von Krankheitserregern bedeutsamen **Rachen- und Gaumenmandeln** *(Tonsillen)*. Der **Kehlkopf** übernimmt den Großteil der Stimmbildung. Außerdem verschließt er bei der Nahrungsaufnahme die unteren Luftwege, sodass beim Schlucken keine Nahrung in die Luftwege gelangen kann. Die **Nase** (➤ 25.1.1) enthält zum einen das Riechorgan, zum anderen erwärmt, reinigt und befeuchtet sie die Atemluft. Sie ist häufig von Erkrankungen betroffen. Schon ein harmloser Schnupfen kann die Atmung unangenehm beeinträchtigen.

SÄUGLINGE

SÄUGLINGE

Säuglinge atmen physiologisch durch die Nase und nicht durch den Mund. Schon ein leichter Schnupfen kann die Nasenatmung einschränken. Das kann schnell zu Trinkschwierigkeiten und Atemnot führen. Pina spült deswegen die Nase von Säuglingen regelmäßig mit Kochsalz (NaCl 0,9 %) oder führt eine Feuchtinhalation mit Kochsalz durch. Die Befeuchtung mit Kochsalz kann das Abschwellen der Nasenschleimhaut unterstützen und dadurch das Atmen erleichtern.

WISSEN ANWENDEN

WISSEN ANWENDEN

- Das Erwärmen der Atemluft erfolgt durch ein Geflecht von Blutgefäßen an der Nasenschleimhaut *(Locus Kiesselbach)*. Durch kleine Verletzungen können diese Blutgefäße platzen und es kommt zu **Nasenbluten** *(Epistaxis,* ➤ 34.2.7*)*.
- Kann ein zu Pflegender physiologisch nicht ausreichend Sauerstoff aufnehmen, ist es möglich, ihm Sauerstoff über eine Nasensonde zu verabreichen. Pina weiß, dass Sauerstoff als rein medizinisches Gas kalt ist und kein Wasser enthält. Deshalb wird der Sauerstoff über einen Behälter mit sterilem Wasser geleitet und dadurch angefeuchtet. Ansonsten würde die Nasenschleimhaut austrocknen und geschädigt werden.

34.1.2 Ohr

34.1.2 Ohr

Das Ohr beinhaltet das Hör- und das Gleichgewichtsorgan. Es ist daher sowohl für das Hören als auch das Gleichgewicht verantwortlich. Anatomisch wird das Ohr in drei Abschnitte eingeteilt (➤ Abb. 34.2):

- Außenohr
- Mittelohr
- Innenohr

Zum **Außenohr** zählen:

- Ohrmuschel *(Auricula)*
- Äußerer Gehörgang *(Meatus acusticus externus)*
- Trommelfell *(Membrana tympani)*

ABB. 34.2

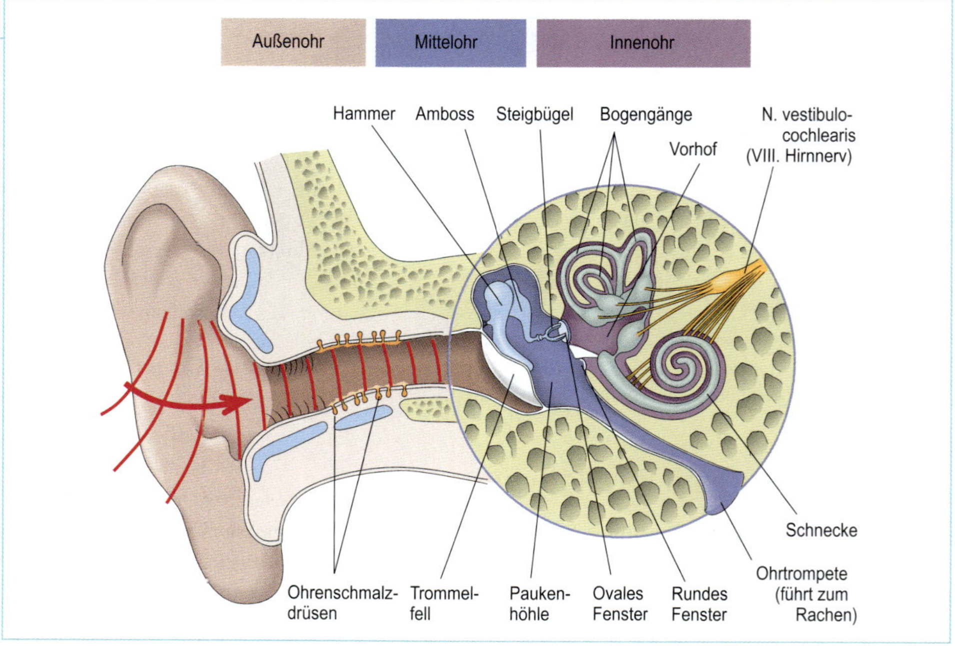

Abb. 34.2 Anatomie des Ohrs [L190]

Im äußeren Gehörgang befinden sich zahlreiche **Drüsen** *(Glandulae ceruminosae)*, die Ohrenschmalz *(Cerumen)* produzieren. Außerdem enthält der äußere Gehörgang Haare. Diese bieten gemeinsam mit dem Cerumen Schutz vor eindringenden Fremdkörpern. Das **Trommelfell** liegt am Ende des äußeren Gehörgangs und stellt die Grenze zum Mittelohr dar, es ist eine dünne, bindegewebige Membran.

Pina lernt, dass die Säuberung des äußeren Gehörgangs mit Watteträgern zu unterlassen ist. Durch die Manipulation kann es zu einer Verstopfung *(Cerumen obturans)* kommen. Solch eine Verstopfung macht sich meist durch einen plötzlich auftretenden Druck im Ohr oder eine plötzliche Hörminderung bemerkbar. Durch eine **Ohrenspülung** kann das Problem beseitigt werden. Diese wird von einem Arzt oder einer Pflegefachperson durchgeführt. Durch die Anwendung von Watteträgern im äußeren Gehörgang kann zudem das Trommelfell versehentlich verletzt bzw. durchstoßen werden.

Pina im Praxiseinsatz

Bei einer **Ohrenspiegelung** *(Otoskopie)* kann das Trommelfell direkt vom Arzt eingesehen und beurteilt werden.

Zum **Mittelohr** zählen:

- Paukenhöhle *(Cavum tympani)* mit den Gehörknöchelchen Hammer *(Malleus)*, Amboss *(Incus)* und Steigbügel *(Stapes)*
- Ohrtrompete *(Eustachi-Röhre, Tuba auditiva)*

Die **Ohrtrompete** stellt eine Verbindung zwischen Mittelohr und dem Nasenrachen *(Nasopharynx)* dar. Sie bewirkt einen Luftdruckausgleich zwischen diesen beiden Räumen, indem sie bei jedem Schlucken automatisch geöffnet wird. Ist die Ohrtrompete verschlossen oder verlegt oder befindet sich Flüssigkeit in der Paukenhöhle, z. B. bei einer Mittelohrentzündung (➤ 34.2.8), ist das Gehör beeinträchtigt.

Das **Innenohr** befindet sich gut geschützt im Felsenbein des Schädels. Es enthält sowohl das Hör- als auch das Gleichgewichtsorgan. Das Innenohr besteht aus den Strukturen:

- Vorhof
- Bogengänge
- Schnecke *(Cochlea)*

Im Vorhof und in den Bogengängen befinden sich die Sinnesrezeptoren für das Gleichgewichtsorgan. Die **Schnecke** *(Cochlea)* ist für das eigentliche Hören verantwortlich. Die knöcherne Schnecke ist mit einer Flüssigkeit *(Perilymphe)* gefüllt. In der Schnecke befinden sich außerdem feine Haarzellen. Töne hoher Frequenzen reizen die vorne gelegenen Haarzellen, Töne tiefer Frequenzen die hinten gelegenen.

Neben dem Hörorgan befindet sich auch das **Gleichgewichtsorgan** *(Vestibularapparat)* im Innenohr. Es besteht aus drei Bogengängen und zwei Vorhofsäckchen. Die Bogengänge und die Vorhofsäckchen sind mit einer Flüssigkeit gefüllt und münden jeweils in eine Ausbuchtung *(Ampulle)*. Hier befinden sich **Sinneshärchen.** Dreht sich z. B. der Kopf, dreht sich auch das Innenohr. Dadurch werden die Sinneshärchen von der Flüssigkeit umgeben und geben ein Signal an den Hör- und Gleichgewichtsnerv weiter. Dieser wiederum sendet das Signal an das Gehirn weiter.

ACHTUNG

Weil Hör- und Gleichgewichtsorgan vom gleichen Nerv (VIII. Hirnnerv) durchzogen sind, kann es bei einer **Hörstörung** gleichzeitig zu einer **Störung des Gleichgewichtsorgans** kommen.

ACHTUNG

Hörfunktion

Die Hörfunktion ähnelt einem Dominoeffekt. **Schallwellen** aus der Umgebung werden von der Ohrmuschel des äußeren Ohres aufgenommen und über den äußeren Gehörgang zum Trommelfell geleitet. Durch die eintreffenden Schallwellen wird das Trommelfell in Schwingungen versetzt. Diese Schwingungen werden auf die Gehörknöchelchenkette im Mittelohr übertragen und zum ovalen Fenster geleitet.

Die Schwingungen am ovalen Fenster versetzen die Perilymphe in der Schnecke ebenfalls in Schwingung, woraufhin die Haarzellen in Bewegung gesetzt werden. Die Bewegung der Haarzellen reizt daraufhin verschiedene Nervenfasern, welche die Impulse zum Nervus vestibulocochlearis (VIII. Hirnnerv) und schließlich zum Hörzentrum im Großhirn weitergeben, wo sie verarbeitet werden.

34.2 Pflegerisches Handeln in allen Altersstufen

34.2 Pflegerisches Handeln in allen Altersstufen
Pina im Praxiseinsatz

Wie Pina bereits festgestellt hat, handelt es sich bei der Hals-Nasen-Ohren-Heilkunde um ein sehr vielfältiges Fachgebiet. Genauso verschieden sind auch die pflegerischen Maßnahmen, die durchzuführen sind. Einen besonderen Schwerpunkt nehmen vor allem die Pflegesituationen **Atmung, Sturz** und **Kommunikation** ein. Die nachfolgenden Pflegehandlungen führt Pina nach Absprache mit der Pflegefachperson allein oder gemeinsam mit dieser durch. Arztanordnungen werden dabei berücksichtigt.

Zur Orientierung

34.2.1 Atmung
Pina im Praxiseinsatz

ACHTUNG

34.2.2 Pflege nach Nasenoperationen
Pina im Praxiseinsatz

ABB. 34.3

ABB. 34.4

34.2.1 Atmung

Leichte Erkrankungen wie Virusinfektionen der oberen Atemwege, kleine operative Eingriffe, aber auch größere Tumoroperationen können zu einer eingeschränkten Atmung bei den Betroffenen führen. Hier gilt es für Pina, die zu Pflegenden durch atemerleichternde Maßnahmen (➤ 12.4.2) zu unterstützen. Eine eingeschränkte Atmung beeinträchtigt die Betroffenen. Außerdem kann das Gefühl, nicht mehr genug Luft zu bekommen, Angst auslösen. in diesem Fall geht Pina beruhigend auf die zu Pflegenden ein.

ACHTUNG

Pflegepersonen müssen eine **akute, lebensbedrohliche Atemnot** erkennen können. Dann lösen sie sofort über die Rufvorrichtung den Notruf aus und holen eine Pflegefachperson und/oder einen Arzt hinzu!

34.2.2 Pflege nach Nasenoperationen

Häufig werden zu Pflegende nach einer Nasenoperation mit **Nasentamponaden** und ggf. mit einer Nasenschleuder (Nasenverband) versorgt, wodurch die Nasenatmung deutlich eingeschränkt ist (➤ Abb. 34.3). Pinas Aufgaben sind daher:

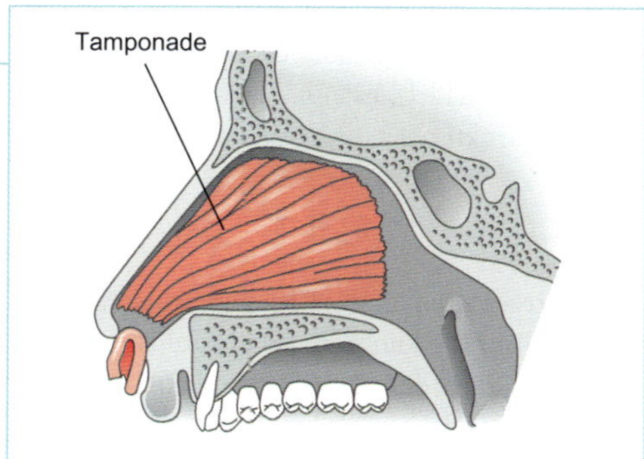

Abb. 34.3 Nasentamponade [L106]

- Auf eine gute Mundpflege (➤ 11.4) achten
- Zum Trinken animieren
- Ggf. Atemluft befeuchten durch Feuchtinhalation mit Kochsalz (NaCl 0,9 %)

Weitere pflegerische Tätigkeiten:

- Zu Pflegenden anhalten, blutiges Sekret auszuspucken, nicht zu schlucken
- Kühlung des Nackens mit einem Coldpack (Eisbeutel → durch Kälte verengen sich die Blutgefäße, wodurch die Nachblutungsgefahr minimiert wird)
- Vitalzeichenkontrolle (➤ Kap. 15)
- Nasenschleuder bei Bedarf wechseln (➤ Abb. 34.4)
- Anleitung zur Verwendung von Nasenpflegemitteln wie Nasensalben
- Duschen, Baden und Haarewaschen erst nach einer Woche

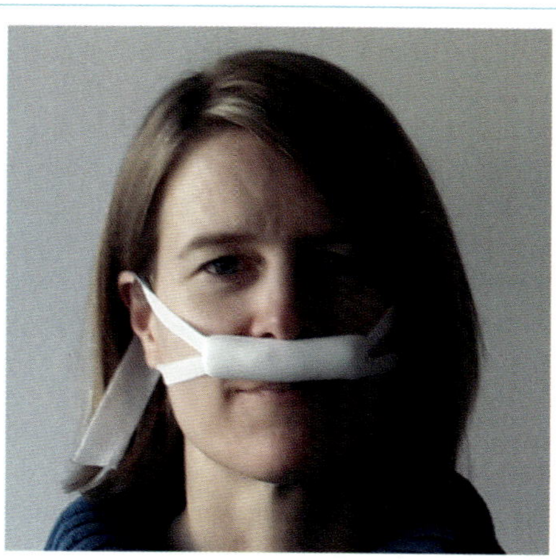

Abb. 34.4 Nasenschleuder. Die eingearbeitete Saugkompresse in der Mitte nimmt aus der Nase auslaufendes Sekret auf. Die Nasenschleuder kann mittels Ohrenschlaufen oder eines Knotens am Hinterkopf angelegt werden [O124]

Verhalten nach OP

Pina im Praxiseinsatz

Pina hält die zu Pflegenden an, bis zu drei Wochen nach der OP Folgendes zu beachten:
- Nicht die Nase schnäuzen
- Nur mit offenem Mund niesen
- Keine schwere körperliche Belastung
- Direkte Sonneneinstrahlung und Wärme vermeiden
- Schleimhautreizende oder -schädigende Substanzen wie Rauchen und staubige Umgebung vermeiden
- Mehrmals täglich Mund- und Lippenpflege durchführen

34.2.3 Sturzprophylaxe

34.2.3 Sturzprophylaxe

Sowohl das Hör- als auch das Gleichgewichtsorgan liegen im Innenohr. Durch diesen räumlichen Zusammenhang kann vor allem bei Ohrenerkrankungen oder Operationen am Ohr **Schwindel** auftreten. Deshalb müssen Pflegepersonen in der pflegerischen Versorgung unbedingt eine **Sturzprophylaxe** (➢ 12.6.2) durchführen. Das bedeutet, dass sie auch zu Pflegende in einem guten Allgemeinzustand, bei denen eine Interventionen am Ohr durchgeführt wurde, auffordern, sich für eine begleitete Mobilisation (z. B. Toilettengang) per Rufanlage zu melden.

34.2.4 Kommunikation

34.2.4 Kommunikation
Pina im Praxiseinsatz

Die Kommunikation kann im Bereich der HNO aus verschiedenen Gründen eingeschränkt sein: Eine Tracheostomaanlage (➢ 34.2.6) kann die sprachliche Kommunikation beeinträchtigen. Auch Hörstörungen können die Kommunikation beeinflussen. Wie Pina lernt, gehen Pflegende hier individuell auf die Situation der zu Pflegenden ein und planen genügend Zeit ein, um eine reibungslose Kommunikation zu ermöglichen (➢ 34.2.9).

34.2.5 Akute Tonsillitis

34.2.5 Akute Tonsillitis

DEFINITION

DEFINITION

Die **akute Tonsillitis** *(akute Angina tonsillaris)* ist eine Entzündung der Gaumenmandeln. Dabei können Symptome wie Schmerzen und Fieber auftreten. Da die Gaumenmandeln ein Teil des Immunsystems sind, finden hier dauerhaft Entzündungsreaktionen statt. Erst wenn sich Symptome zeigen, spricht man von einer akuten Tonsillitis. Die Erkrankung betrifft vor allem Kinder und junge Erwachsene, kann aber in jedem Alter auftreten.

ABB. 34.5

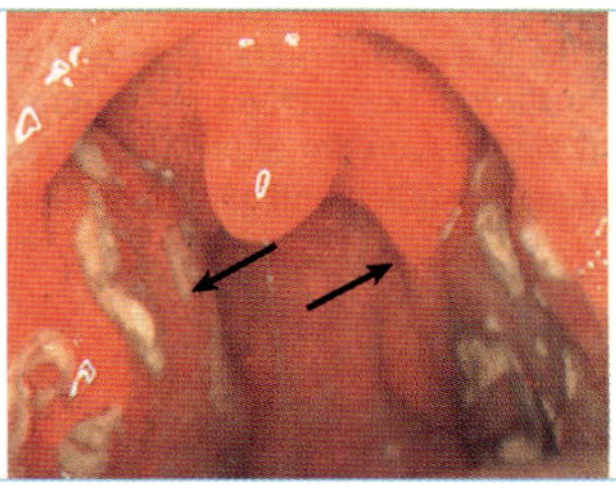

Abb. 34.5 Angina tonsillaris: Die Gaumenmandeln sind stark geschwollen und weisen gelbweißliche Stippen auf [E437]

Pathogenese

Eine akute Tonsillitis kann sowohl durch Bakterien als auch durch Viren verursacht werden. Die bakterielle Tonsillitis wird meist durch Streptokokken ausgelöst. Die Erreger werden jeweils per Tröpfcheninfektion übertragen.

Symptome

Pina im Praxiseinsatz

Pina kennt die verschiedenen Symptome der akuten Tonsillitis (Auswahl):
- Geschwollene Gaumenmandeln, die sich teilweise berühren (Kissing Tonsils)
- Stark gerötete Gaumenmandeln mit gelblichem Belag
- Halsschmerzen und/oder Schluckbeschwerden
- Fieber über 38 °C
- Geschwollene und schmerzende Halslymphknoten
- Kopfschmerzen
- Abgeschlagenheit und Müdigkeit
- Appetitlosigkeit
- Mundgeruch
- Ggf. Übelkeit, Erbrechen und Bauchschmerzen (vor allem bei Kindern)

Komplikationen

In der Regel klingen die Beschwerden nach ein bis Wochen wieder ab. Komplikationen sind selten, können aber auftreten. Es kann sich u. a. ein **Peritonsillarabszess** (Eiteransammlung um die Mandeln herum) bilden, der zu einer Sepsis (Blutvergiftung) führen kann. Die akute Angina tonsillaris kann auch zum **rheumatischen Fieber** führen, wobei sich u. a. das Herz entzünden kann. Durch eine gezielte Antibiotikatherapie ist diese Komplikation mittlerweile eher selten geworden.

Diagnostik

Um eine Tonsillitis zu diagnostizieren, wird zunächst eine ärztliche Anamnese durchgeführt und der Rachenraum inspiziert. Außerdem kann mittels **Rachenabstrich** ein Streptokokken-Schnelltest durchgeführt werden.

Therapie

Therapeutisch erfolgt meist eine **symptomatische Behandlung.** Dabei ist auf eine reichliche Flüssigkeitszufuhr zu achten. Zudem sollten sich die zu Pflegenden körperlich schonen. Auch können schmerzlindernde und fiebersenkende Arzneimittel (Ibuprofen, Paracetamol) laut ärztlicher Anordnung verabreicht werden. Das Lutschen von Halsbonbons, Halswickel, Gurgeln mit Salzwasser oder Tee (z. B. Salbei) können die Beschwerden zusätzlich lindern. Beim Nachweis einer bakteriellen Streptokokkeninfektion erfolgt eine **Antibiotikatherapie.**

Unter bestimmten Umständen wird auch eine **operative Therapie** durchgeführt. Dabei werden die Gaumenmandeln entweder **vollständig** oder nur **teilweise entfernt.** Operative Eingriffe werden vor allem bei immer wieder auftretenden akuten und eitrigen Entzündungen *(Tonsillitiden),* bei einer massiven Tonsillenvergrößerung und beim Auftreten von Komplikationen in Betracht gezogen.

Tonsillektomie

Die Tonsillektomie ist die **vollständige Entfernung der Gaumenmandeln.** Dies ist eine der häufigsten operativen Eingriffe bei Kindern und Jugendlichen. Es wird streng geprüft, ob dieser operative Eingriff unbedingt notwendig ist. Grund dafür ist, dass in 1–6 % aller Tonsillektomien komplizierte Nachblutungen auftreten, die unbehandelt lebensbedrohlich sein können (Deutscher Berufsverband der Hals-Nasen-Ohrenärzte 2024).

ACHTUNG

ACHTUNG

Wie Pina lernt, stellen Nachblutungen eine relativ häufige Komplikation bei Tonsillektomien dar. Diese treten meist entweder innerhalb der ersten 24 Stunden nach dem Eingriff auf, wenn die gefäßverengende Wirkung der Anästhesie nachlässt *(primäre Blutung),* oder zwischen dem fünften und achten postoperativen Tag, wenn sich die Fibrinbeläge, die sich im Rahmen der Wundheilung bilden, von der Wunde lösen *(sekundäre Blutung).* Eine auftretende Nachblutung kann eine **Lebensbedrohung** darstellen und muss sofort ärztlich behandelt werden!

Tonsillotomie

Die Tonsillotomie ist eine **Teilentfernung der Gaumenmandeln.** Der Eingriff wird vor allem bei Kindern zwischen dem dritten und sechsten Lebensjahr durchgeführt, z. B. wenn die Mandeln aufgrund einer abnormen Größe zu Atem- oder Schluckbeschwerden führen, aber keine chronische Entzündung vorhanden ist.

Vorteil gegenüber der Tonsillektomie ist, dass die vor allem für Kinder wichtige Abwehrfunktion erhalten bleibt, weniger Schmerzen auftreten und die postoperative Nachblutungsgefahr geringer ist.

Pflege

SÄUGLINGE UND KLEINKINDER

SÄUGLINGE UND KLEINKINDER

Säuglinge und Kleinkinder verweigern bei einer **Tonsillitis** häufig das Essen und Trinken. Pina erkennt die Anzeichen einer Dehydratation (➤ 12.12.1). Die zu Pflegenden bekommen dann über eine Infusion Flüssigkeit verabreicht. Auch Schmerzmittel können über den venösen Zugang verabreicht werden.

Pina im Praxiseinsatz

Zur Vorbeugung von Nachblutungen und Infektionen achtet Pina darauf, dass sich die zu Pflegenden strikt an folgende Verhaltensweisen **nach der Operation** halten:

- Keine heißen, stark gewürzten oder harten Speisen zu sich nehmen → Verletzung des Wundbetts
- Kein Obst, Fruchtsäfte, Früchtetee, Alkohol oder kohlensäurehaltigen Getränke verzehren → Reizung der Wunde

- Auf Kaffee verzichten → Blutdruckanstieg
- Rauchen und Passivrauch für mindestens vier Wochen meiden → Verzögerung der Wundheilung
- Körperliche Anstrengung, heißes Baden und Sauna mindestens zwei Wochen meiden → Blutdruckanstieg
- Weiche Nahrung und kalte Getränke zu sich nehmen
- Viel trinken, um einer Verschleimung vorzubeugen
- Nicht mit einem Strohhalm trinken
- Neue Zahnbürste benutzen (Infektionsrisiko)
- In den ersten Wochen keine Zahnpasta (oder nur Kinderzahnpasta) verwenden
- Erst ab dem zweiten postoperativen Tag mit lauwarmem Wasser duschen, Haare erst nach einer Woche waschen

ACHTUNG

Zu Pflegende nehmen nach Möglichkeit in den ersten postoperativen Tagen keine Nahrungsmittel mit rötlich-brauner Farbe zu sich. Hierzu gehören z. B. rote Marmelade, Nuss-Nougat-Creme, Schokolade oder rote Soße. Grund: Sollten die zu Pflegenden nach der Mahlzeit erbrechen, sieht auch das Erbrochene rötlich-braun aus. Es kann nicht unterschieden werden, ob es sich um erbrochenes Blut oder um die erwähnten Nahrungsmittel handelt.

ACHTUNG

(KLEIN-)KINDER

- Pina verzichtet bei Kleinkindern vorerst auf Zähneputzen, um das Verletzungsrisiko zu reduzieren.
- Um Blutungen zu vermeiden, dürfen Kinder nicht toben und müssen im Bett, im Patientenzimmer oder im Spielzimmer beschäftigt werden. Pina informiert die Eltern darüber, dass das Kind nicht herumlaufen darf.
- Auch werden Blutungen mitunter erst dadurch bemerkt, dass die Kinder häufig schlucken. Hier ist eine genaue Patientenbeobachtung notwendig! Kinder geben häufig Bauchschmerzen und Übelkeit an, wenn sie Blut heruntergeschluckt haben.

(KLEIN-)KINDER

34.2.6 Tracheostoma

34.2.6 Tracheostoma

DEFINITION

Eine **Tracheotomie** (➤ Abb. 34.6) ist die künstliche Eröffnung der Luftröhre *(Trachea)*. Um ein **Tracheostoma** herzustellen, wird die eröffnete Trachea zusätzlich an der Halshaut fixiert. Dadurch entsteht ein Tracheostomakanal, in den eine Trachealkanüle eingeführt werden.

DEFINITION

Es gibt verschiedene Gründe für die Anlage eines Tracheostomas:

- Mechanische Atemwegsverlegung (z. B. durch Tumoren oder Verletzungen)
- Schluckstörungen, Aspirationsgefahr
- Langzeitbeatmung

Trachealkanülen

Es gibt eine Vielzahl an Trachealkanülen, die je nach Indikation und Situation des zu Pflegenden ausgewählt werden.

Gecuffte Kanüle

Gecuffte Kanülen bieten einen **Aspirationsschutz** (➤ Abb. 34.7 rechts). Ein dünner Kunststoffballon **(Cuff)** verhindert das Eindringen von Sekret und Speichel in die tieferen Atemwege. Der Kunststoffballon übt Druck auf die Trachealschleimhaut aus. Um Schädigungen durch zu viel Druck bzw. das Herausrutschen bei zu wenig Druck zu verhindern, muss der Cuffdruck regelmäßig mit einem Cuffdruckmesser überprüft werden.

Ungecuffte Kanüle

Ungecuffte Kanülen bieten keinen Aspirationsschutz (➤ Abb. 34.7 links). Solche Kanülen können deshalb nur zum Einsatz kommen, wenn die Schluckreflexe des zu Pflegenden noch erhalten sind.

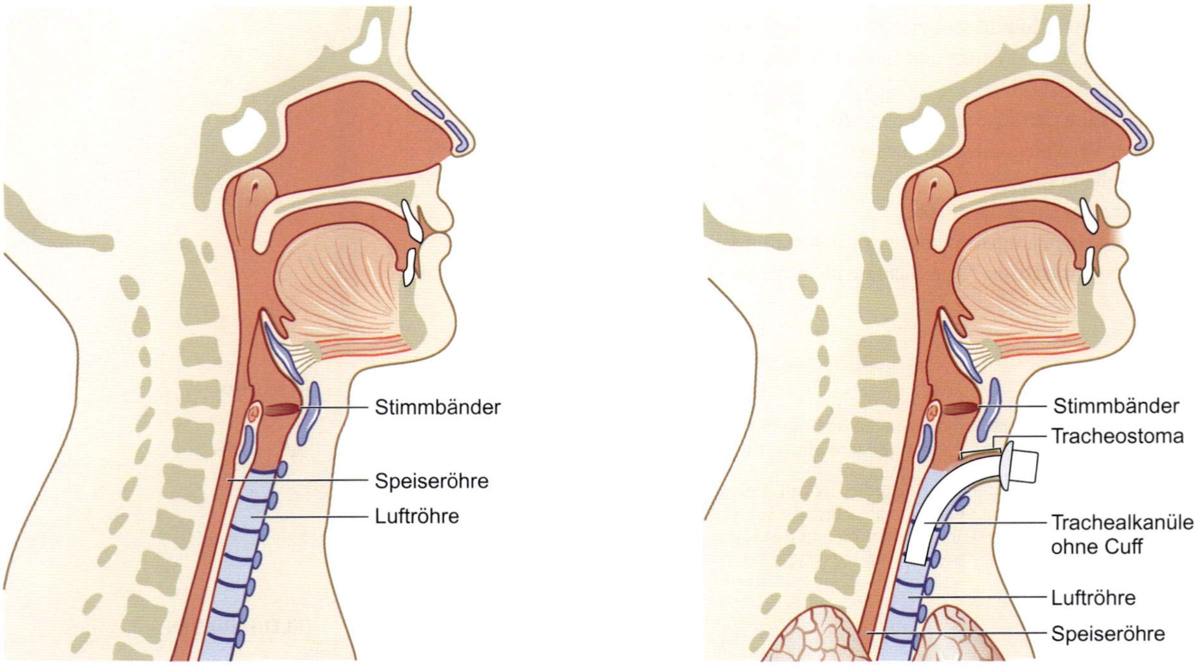

Abb. 34.6 **Links:** (Physiologische) Situation vor der Tracheotomie. **Rechts:** Situation nach einer Tracheotomie bei erhaltenem Kehlkopf [L126]

ABB. 34.7

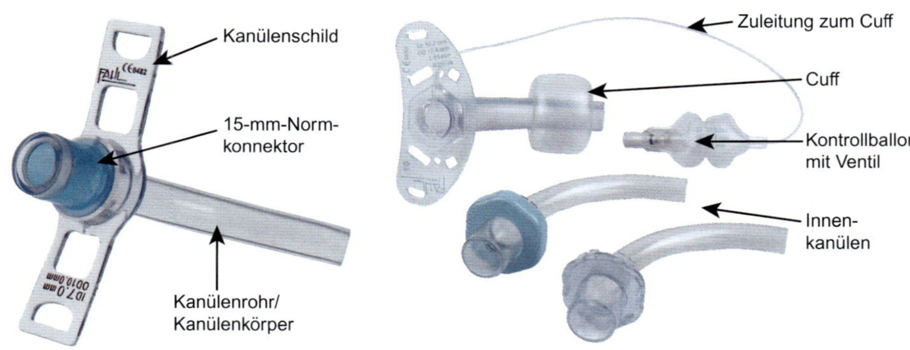

Abb. 34.7 Verschiedene Trachelkanülen. **Links:** Trachealkanüle ohne Cuff. **Rechts:** Trachealkanüle mit Cuff und Innenkanülen [V394]

Sprachkanüle

Mit einer Sprachkanüle ist es den Betroffenen möglich, auch mit Tracheostoma zu sprechen. Dazu erfolgt die Einatmung *(Inspiration)* über die Kanüle. Bei der Ausatmung *(Exspiration)* schließt das Sprachventil, und die Atemluft kann die Stimmbänder passieren. Beim Sprechen sollte der Cuff entblockt sein.

Pina im Praxiseinsatz

Tracheostomapflege

Die Praxisanleitung erklärt Pina, dass zu den pflegerischen Aufgaben im Rahmen der Tracheostomaversorgung vor allem das regelmäßige Absaugen, der Trachealkanülenwechsel und die Tracheostomapflege gehören. Die Tätigkeiten werden in der Regel von Pflegefachpersonen übernommen. Pflegeassistentinnen und -assistenten sind an der Pflege des Tracheostomas beteiligt.

Bei einem Tracheostoma handelt es sich um eine **aseptische Wunde.** Daher muss eine aseptische Wundbehandlung erfolgen. Die Gefahr einer Pneumonie (➤ 25.2.5) ist groß, da die Erreger über das Tracheostoma schnell die Lunge erreichen können.

Ziele

- Hautschäden und Wundinfektionen verhindern
- Haut reizlos erhalten
- Ggf. Behandlung von entstandenen Hautschäden und Infektionen

Grundsätze

- Händedesinfektion
- Verwendung von sterilen Materialien
- Reinigung der Wunde von innen nach außen
- Verbandwechsel erfolgt mindestens 1 × täglich und bei Verschmutzungen/Durchnässung der Kompresse
- Bei jedem Verbandwechsel den Hautzustand inspizieren
- Das Kanülenbändchen lediglich bei Verschmutzungen wechseln

ACHTUNG

Eine **Trachealkanülenkompresse** bildet ein Polster zwischen Trachealkanüle und Tracheostoma. Ebenso nimmt die Kompresse das aus dem Tracheostoma austretende Sekret auf. Dazwischen kann sich eine feuchte Kammer bilden, wodurch Hautmazerationen (Aufweichen des Hautgewebes) entstehen können. Aus diesem Grund ist eine regelmäßige Inspektion der Haut um das Tracheostoma (mindestens 1 × täglich) unbedingt notwendig.

ACHTUNG

34.2.7 Nasenbluten

34.2.7 Nasenbluten

Pathogenese

Nasenbluten *(Epistaxis)* kann sowohl aufgrund von lokalen, aber auch systemischen Ursachen auftreten:

- Verletzte Schleimhaut (z. B. durch trockene Nasenschleimhaut oder Entzündungen der Nasenschleimhaut)
- Verletzungen (z. B. „Nasenbohren", Fremdkörper, Frakturen)
- Tumoren der Nase oder des Nasopharynx
- Arterielle Hypertonie
- Blutgerinnungsstörungen

Bei einer leichten Nasenblutung handelt es sich meist um eine Blutung des Gefäßnetzes, das sich im vorderen Teil der Nase befindet *(Locus Kiesselbach)*. Starkes Nasenbluten deutet meist auf eine Blutungsquelle im hinteren Nasenabschnitt hin.

Diagnostik

Zunächst erfolgt zur Diagnostik eine Anamnese, um möglicherweise zugrunde liegende Vorerkrankungen zu erfassen. Zudem kann eine **Nasen-** und **Nasenrachenendoskopie** zur Lokalisierung der Blutungsquelle durchgeführt werden. Außerdem ist der Blutdruck zu messen, um eine mögliche Hypertonie als Ursache zu diagnostizieren.

Erstmaßnahmen

- Auf den Eigenschutz achten (Einmalhandschuhe anziehen)
- Zu Pflegenden beruhigen und nicht allein lassen
- Oberkörperhochpositionierung oder ggf. Seitenpositionierung (um die Aspirationsgefahr zu minimieren)
- Kompression der Nasenflügel für ca. fünf Minuten (Nasenflügel kräftig zusammendrücken)
- Zu Pflegenden anweisen, Blut auszuspucken, nicht zu schlucken
- Coldpack in den Nacken legen (durch den Kältereiz ziehen sich die Blutgefäße zusammen)
- Kopf nach vorn beugen lassen
- Regelmäßige Blutdruck- und Pulskontrolle (Schock möglich)
- Kleidung und Umgebung des zu Pflegenden mit Einmalunterlagen schützen

ACHTUNG

Nasenbluten ist immer als ein **Notfall** zu betrachten! Handelt es sich um eine starke Blutung oder hört die Blutung nach den eingeleiteten Maßnahmen nicht auf, ist sofort ein Arzt hinzuzuziehen!

ACHTUNG

Zur Orientierung

34.2.8 Mittelohrentzündung (Otitis media)

DEFINITION

SÄUGLINGE UND KLEINKINDER

SÄUGLINGE UND KLEINKINDER

Pina im Praxiseinsatz

34.2.8 Mittelohrentzündung (Otitis media)

DEFINITION

Die **Mittelohrentzündung** *(Otitis media)* ist eine plötzlich auftretende Entzündung des Mittelohrs.

SÄUGLINGE UND KLEINKINDER

Bei Säuglingen und Kleinkindern ist die Ohrtrompete noch sehr kurz, wodurch Erreger leichter in das Mittelohr aufsteigen können. Die Otitis media ist eine der häufigsten Erkrankungen im Säuglings- und Kleinkindalter. Ungefähr 60 % aller Kinder erkranken bis zum sechsten Lebensjahr daran (AMBOSS 2024b).

Pathogenese

Meist lösen Bakterien und Viren zugleich eine Otitis media aus. Vorangegangen ist in der Regel ein Infekt der oberen Atemwege Durch die Entzündung schwellen die Schleimhäute im Ohr und in der Ohrtrompete an. Das durch die Entzündung entstandene Sekret kann nicht mehr abfließen, staut sich im Mittelohr und drückt auf das Trommelfell.

Weitere **Risikofaktoren:**

- Belüftungsstörungen des Mittelohrs (vor allem durch vergrößerte Rachenmandeln, allergische Reaktionen, Entzündung der Nasennebenhöhlen)
- Bestehender Infekt der oberen Atemwege
- Immunschwäche
- Passivrauch
- Viele soziale Kontakte (das Kind kommt so mit vielen Mikroorganismen in Kontakt)
- Fehlendes Stillen des Kindes durch die Mutter
- Nutzung eines Schnullers

Symptome

Eine Otitis media zeigt sich anhand verschiedener Symptome:

- (Meist einseitig) akut einsetzende starke Ohrenschmerzen
- Fieber
- Reduzierter Allgemeinzustand
- Hörstörungen aufgrund der Flüssigkeitsansammlung im Mittelohr
- Schwindel
- Im Fall einer Trommelfellperforation Ohrenlaufen *(Otorrhö)* sowie schlagartige Besserung der Ohrenschmerzen

SÄUGLINGE UND KLEINKINDER

Bei Säuglingen und Kleinkindern äußert sich die Otitis media häufig dadurch, dass sie sich vermehrt an das betroffene Ohr fassen und unruhig, weinerlich und reizbar sind. Außerdem schlafen sie aufgrund der Beschwerden schlechter und verweigern in einigen Fällen die Nahrung. Zudem können Durchfall und Erbrechen auftreten. Pina erkennt eine drohende Dehydratation (➤ 12.12.1).

Komplikationen

Eine Otitis media heilt meist innerhalb von 2–3 Tagen von selbst ab.

Eine gefürchtete, aber selten auftretende Komplikation ist die **Entzündung im Warzenfortsatz des Schläfenbeins** mit Knocheneinschmelzung *(Mastoiditis)*. Hierbei besteht die Gefahr einer aufsteigenden Infektion zum Gehirn.

Diagnostik

Die ärztliche Diagnostik erfolgt durch Anamnese und Beurteilung der Symptome. Mittels **Ohrspiegelung** *(Otoskopie)* können eine Rötung des Trommelfells sowie ein Paukenerguss (Flüssigkeitsansammlung im Mittelohr) ersichtlich werden.

Therapie

Es erfolgt vor allem eine symptomatische Behandlung, wie Pina erfährt. **Schmerzmittel** werden verabreicht, bei hohen Entzündungswerten im Blut und einer bakteriellen Infektion zudem **Antibiotika.** Abschwellende Nasentropfen können den Sekretabfluss über die Ohrtrompete unterstützen.

Pflege

- Ggf. schmerzlindernde Zwiebelwickel anbieten. Dafür eine Zwiebel zerkleinern, erwärmen, in ein Baumwolltuch wickeln und auf das Ohr legen. Die Temperatur des Wickels darf max. 37 °C betragen, die Temperatur kann am Unterarm überprüft werden.
- Das Raumklima sollte nicht zu trocken sein.
- Auf eine ausreichende Flüssigkeitszufuhr achten, um die Funktion und Feuchtigkeit der Schleimhäute aufrechtzuerhalten.
- Ggf. fiebersenkende Maßnahmen.
- Säuglinge zur besseren Belüftung der Ohrtrompete stillen.
- Größere Kinder oder Erwachsene können xylithaltige Kaugummis kauen (Xylitol kann das Wachstum bestimmter Bakterien hemmen).
- Ggf. Belüftung durch Ohrtrompete mithilfe eines Nasenballons. Ein Nasenloch wird mit dem Finger zugehalten, an das andere Nasenloch wird ein Nasenballon gehalten. Dieser soll bei geschlossenem Mund durch die Nase aufgepustet werden. Dadurch entsteht ein Überdruck in der Nase und die Ohrtrompete öffnet sich.
- Auf eine ausreichende Nahrungsaufnahme achten. Pürierte und flüssige Kost ist beschwerdefreier aufzunehmen; feste Kost unterstützt dagegen durch die Kaubewegungen die Belüftung der Ohrtrompete.
- Auf das Auftreten von Komplikationen achten (Sekretausfluss aus dem Ohr, Dauer der Beschwerden).

Prävention

Verschiedene Faktoren können das Risiko, an einer Otitis media zu erkranken, minimieren:

- Impfen (Pneumokokken, Influenza)
- Stillen
- Xylitol-Kaugummis
- Rauchfreies Umfeld

34.2.9 Schwerhörigkeit

34.2.9 Schwerhörigkeit

DEFINITION

DEFINITION

Schwerhörigkeit bezeichnet den akuten oder langsam fortschreitenden Verlust des Hörvermögens. Eine Schwerhörigkeit kann in jedem Lebensalter auftreten und nur ein oder beide Ohren betreffen. Es gibt verschiedene Schweregrade der Schwerhörigkeit bis hin zur Ertaubung.

Pathogenese

Generell wird zwischen einer Schallleitungsschwerhörigkeit und einer Schallempfindungsschwerhörigkeit unterschieden. Bei der **Schallleitungsschwerhörigkeit** ist die Schallweiterleitung vom äußeren Ohr zum Innenohr gestört. Ursachen können sein:

- Im äußeren Gehörgang: z. B. Entzündung des äußeren Gehörgangs *(Otitis externa),* Cerumen (Ohrenschmalz) oder Fremdkörper im äußeren Gehörgang, Tumoren
- Im Bereich des Trommelfells: z. B. Trommelfellperforation
- Im Mittelohr: z. B. Mittelohrentzündung (➤ 34.2.8), Paukenerguss (Flüssigkeitsansammlung im Mittelohr)

Bei der **Schallempfindungsschwerhörigkeit** können die Ursachen sein:

- Im Innenohr: Funktionsstörung der Haarzellen in der Cochlea (Schnecke); Störung in der Verbindung zum Hörnerv
- Funktionseinschränkung des Hörnervs

Umgang mit schwerhörigen zu Pflegenden

Pina im Praxiseinsatz

Pina beobachtet, dass es schwerhörigen Menschen oft schwerfällt, Gesprächen zu folgen – vor allem in einer unruhigen Umgebung mit vielen Nebengeräuschen. Häufig schämen sie sich, immer wieder nachzufragen, wenn etwas nicht verstanden wurde. Deshalb meiden Schwerhörige oft soziale Kontakte und fokussieren sich auf den Kontakt im engen Verwandtenkreis (z. B. Lebenspartner, Kinder). Dies kann zu einer sozialen Isolation führen. Sie leben aufgrund der Schwerhörigkeit häufig mit dem Gefühl von Unsicherheit und Angst vor Stigmatisierung. Pina lernt, was im Kontakt und in der Betreuung von schwerhörigen Menschen zu beachten ist:

- Pflegende zeigen Geduld und Verständnis, wenn etwas nicht sofort verstanden wird.
- Ggf. mehr Zeit für Pflegemaßnahmen einplanen.
- Pflegende machen vorsichtig auf sich aufmerksam, wenn die zu Pflegenden nicht gehört haben, dass das Zimmer betreten wurde.
- Die Kommunikation findet nach Möglichkeit in einer ruhigen Umgebung statt (Fernseher/Radio aus, keine Geräusche im Hintergrund).
- Pflegende sprechen langsam und deutlich, nicht unbedingt lauter.
- Pflegende sehen den zu Pflegenden beim Sprechen an. Viele Schwerhörige lesen auch von den Lippen ab.
- Nicht schreien. Das verändert die Mimik beim Sprechen.
- Hochdeutsch sprechen.
- Kurze Sätze verwenden.
- Pflegende vergewissern sich im Anschluss, ob der zu Pflegende alles verstanden hat.
- Pflegende schreiben wichtige Informationen ggf. auf.

Hörhilfen

Hörgerät

Die am häufigsten eingesetzte Hörhilfe ist das **Hörgerät.** Hörgeräte bestehen aus einem Mikrofon, einem Verstärker und einem Lautsprecher. Der Schall wird durch das Mikrofon aufgenommen und in elektrische Impulse umgewandelt. Der Verstärker steigert diese digitalen Signale. Der Lautsprecher schließlich wandelt die verstärkten Signale in Vibrationen um, die dann an das Gehirn weitergeleitet werden. Die Stromversorgung erfolgt über eine Batterie.

Pina im Praxiseinsatz

Es gibt verschiedene Hörgerätemodelle. Die häufigsten Arten sind das **Im-Ohr-Hörgerät** und das **Hinter-dem-Ohr-Hörgerät** (➤ Tab. 34.1). Pina erfährt, was sie beim Einsetzen der verschiedenen Hörgeräte beachten muss.

TAB. 34.1

Tab. 34.1 Im-Ohr-Hörgerät und Hinter-dem-Ohr-Hörgerät

	Im-Ohr-Hörgerät	Hinter-dem-Ohr-Hörgerät
	➤ Abb. 34.8b	➤ Abb. 34.8a
Vorbereitung	• Händedesinfektion • Zu Pflegenden über die geplante Maßnahme informieren, Besonderheiten des Geräts und Gewohnheiten des zu Pflegenden erfragen • Patientenbett auf eine rückenschonende Arbeitshöhe bringen • Oberkörper des zu Pflegenden aufrichten • Äußeres Ohr auf Entzündungen und Druckstellen untersuchen	
Einsetzen	Gerät auf äußere Beschädigungen oder Verschmutzungen überprüfen	
	• Darauf achten, dass das Batteriefach ganz geschlossen ist (nur so ist das Gerät betriebsbereit) • Ohrläppchen leicht nach unten ziehen • Hörgerät mit der Schallöffnung in Richtung Gehörgang einführen	• Lautstärkeregler auf niedrigste Stufe stellen • Ohrpassstück in den äußeren Gehörgang einführen (ggf. Ohrmuschel dazu leicht nach hinten ziehen) • Hörgerät durch leichte Drehung hinter der Ohrmuschel anbringen • Gewünschte Stufe wählen: M = Mikrofon, T = Telefon, 0 = aus • Lautstärke über den Lautstärkeregler regulieren
	Linkes und rechtes Hörgerät nicht verwechseln	
Herausnehmen	• Gerät mit Daumen und Zeigefinger entfernen und sicher halten • Ggf. Batteriewechsel durchführen (auf einer weichen Unterlage)	• Lautstärke auf niedrigste Stufe stellen • Ohrpassstück vorsichtig aus dem äußeren Gehörgang entfernen • Schalter auf 0 (aus) stellen
	Auf Verschmutzungen kontrollieren (ggf. reinigen)	
Nachbereitung	• Zu Pflegenden beim Positionieren unterstützen • Gebrauchte Materialien sachgerecht versorgen bzw. entsorgen (Batterien nach Batteriewechsel in den Sondermüll geben) • Überprüfen, ob der zu Pflegende gut hören kann, ggf. Lautstärke nachregulieren. Bequemen Sitz des Hörgeräts sicherstellen • Händedesinfektion	

ABB. 34.8

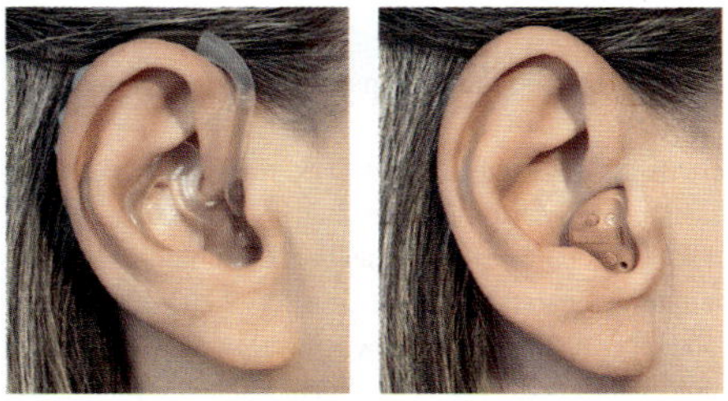

a HdO-Gerät mit platziertem Ohrpassstück und Positionierung des HdO-Geräts hinter dem Ohr

b IO-Gerät mit Bedienelementen am Gerät

Abb. 34.8 **a** Hinter-dem-Ohr-Hörgerät (HdO-Gerät) und **b** Im-Ohr-Hörgerät (IO-Gerät) [V543]

ACHTUNG

ACHTUNG

Hörgeräte sind sehr empfindlich und kostenintensiv. Pina achtet daher unbedingt auf Folgendes:

- Kein Kontakt mit Wasser
- Keine Wärmeeinstrahlung (kein Fön, keine Sauna etc.)
- Keine harten Stöße (nicht fallen lassen)
- Kein Kontakt mit Chemikalien (Haarspray, Parfüm etc.)
- Batterien rechtzeitig wechseln

Cochlea-Implantat

Das **Cochlea-Implantat** (➢ Abb. 34.9) wird bei Menschen mit gravierenden Hörschädigungen eingesetzt, wenn eine Versorgung mit einem klassischen Hörgerät nicht mehr ausreichend ist. Im Gegensatz zum Hörgerät, das die Schallwellen von außen lediglich verstärkt, werden beim Cochlea-Implantat elektronische Impulse direkt an die Hörnerven im Innenohr geleitet. Hierzu ist eine **operative Installation** im Innenohr notwendig. Für stark schwerhörige oder ertaubte Menschen ist somit das Hören unter Umständen wieder möglich.

ABB. 34.9

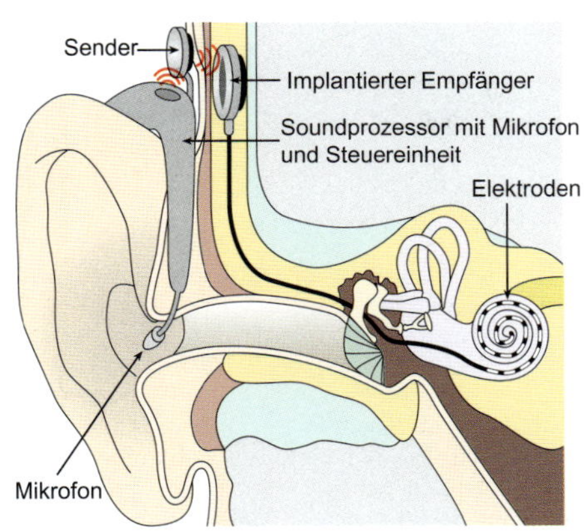

Abb. 34.9 Cochlea-Implantat [L141]

WIEDERHOLUNGSFRAGEN

1. Zählen Sie Pflegemaßnahmen auf, die bei zu Pflegenden mit einer Tonsillitis und bei zu Pflegenden nach einer Tonsillektomie durchgeführt werden.
2. Erklären Sie, worum es sich bei einem Tracheostoma handelt und welche pflegerischen Aufgaben damit verbunden sind.
3. Nennen Sie die Erstmaßnahmen, die Sie beim Auftreten von Nasenbluten durchführen.
4. Erklären Sie, worum es sich bei einer Otitis media handelt und welche Pflegemaßnahmen Sie durchführen.
5. Schwerhörige Menschen benötigen Hörhilfen. Nennen Sie verschiedene Arten von Hörhilfen.

LITERATUR UND KONTAKTADRESSEN

Quellen

AMBOSS. Akute Angina tonsillaris. 2024a. Aus: www.amboss.com/de/wissen/Akute_Angina_tonsillaris (letzter Zugriff: 20.1.2025).

AMBOSS. Akute Otitis media. 2024b. Aus: www.amboss.com/de/wissen/Akute_Otitis_media (letzter Zugriff: 20.1.2025).

AMBOSS. Hörminderung. 2024c. Aus: www.amboss.com/de/wissen/Horminderung (letzter Zugriff: 20.1.2025).

Deutscher Berufsverband der Hals-Nasen-Ohrenärzte e. V. Mandeloperation (Tonsillektomie/Tonsillotomie). 2024. Aus: www.hno-aerzte-im-netz.de/krankheiten/mandelentzuendung/mandeloperation (letzter Zugriff: 7.2.2025).

Deutscher Schwerhörigenbund (Hrsg.). Das Cochlea-Implantat. Ratgeber 8. 2018. Aus: www.schwerhoerigen-netz.de/fileadmin/user_upload/dsb/Dokumente/Information/Politik_Recht/Ratgeber_8_Das_Cochlea_Implantat.pdf (letzter Zugriff: 20.1.2025).

Fissan S et al. Empfehlung für die Versorgung tracheotomierter Patienten. Berlin: BVmed; 2017. Aus: www.bvmed.de/verband/publikationen/fachbroschueren/empfehlung-tracheotomieversorgung-2017 (letzter Zugriff: 20.1.2025)

Institut für Qualität und Wirtschaftlichkeit im Gesundheitswesen (IQWiG). Mandelentzündung. 2022a. Aus: www.gesundheitsinformation.de/mandelentzuendung.2237.de.html (letzter Zugriff: 20.1.2025).

Institut für Qualität und Wirtschaftlichkeit im Gesundheitswesen (IQWiG). Mittelohrentzündung. 2022b. Aus: www.gesundheitsinformation.de/mittelohrentzuendung.2233.de.html (letzter Zugriff: 20.1.2025).

Institut für Qualität und Wirtschaftlichkeit im Gesundheitswesen (IQWiG). Wie funktioniert der Gleichgewichtssinn? 2023. Aus: www.gesundheitsinformation.de/wie-funktioniert-der-gleichgewichtssinn.2253.de.html (letzter Zugriff: 20.1.2025).

Keller C, Menche N, Teigeler B (Hrsg.). Pflege Heute. 8. Aufl. München: Elsevier; 2023.

Menche N (Hrsg.). Biologie, Anatomie, Physiologie. 10. Aufl. München: Elsevier; 2023.

Weiterführende Literatur

Schneider-Stickler B, Kress P (Hrsg.). Tracheotomie und Tracheostomaversorgung. Indikationen, Techniken und Rehabilitation. Heidelberg: Springer; 2018.

Kontaktadressen

Deutscher Schwerhörigenbund e. V.: www.schwerhoerigen-netz.de

KAPITEL

35 Augen

Siegfried Huhn

LERNZIELE

LERNZIELE: DAS KANN ICH BALD GUT

Am Ende dieser Lerneinheit werde ich ...

- den Aufbau und die Funktion des Auges kennen,
- Auffälligkeiten am äußeren Auge erkennen,
- die häufigsten Augenerkrankungen zuordnen können,
- die richtigen/angemessenen Pflegemaßnahmen auswählen und durchführen,
- wissen, wann ich eine Pflegefachperson hinzuziehen muss.

Pina im Praxiseinsatz

Pina erfährt im Rahmen ihres praktischen Einsatzes viel über das Auge und die Erkrankungen, die mit dem Auge und dem Sehen verbunden sind, und unterstützt Menschen mit Augen- oder Sehproblemen (➤ Abb. 35.1). Vielfach entsteht der Unterstützungsbedarf erst durch die gestörte Sehfähigkeit. Pina beobachtet das Verhalten der zu Pflegenden in Bezug auf das Sehen und leitet hieraus den Unterstützungsbedarf ab.

ABB. 35.1

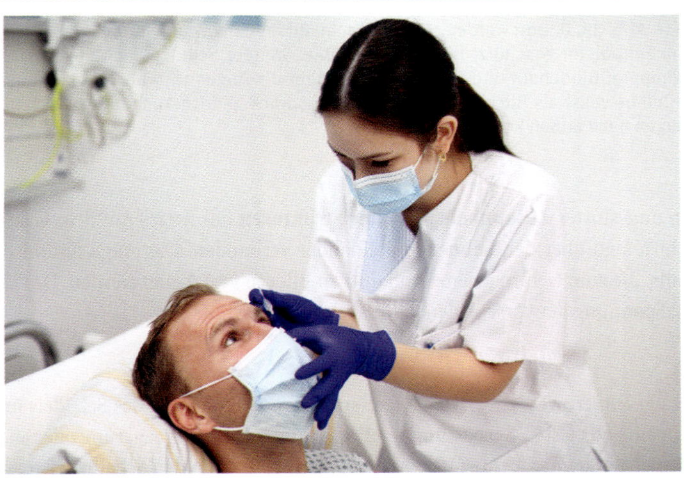

Abb. 35.1 Pina appliziert Augentropfen [J803]

MERKE

MERKE

- Erkrankungen am Auge und Sehstörungen sind oft altersabhängig.
- Sehstörungen sind nicht immer Erkrankungen direkt am Auge.
- Äußere Einwirkungen können das Auge schädigen und das Sehen beeinträchtigen.

Zur Orientierung

Pina im Praxiseinsatz

Die Praxisanleitung berichtet Pina, dass Menschen jeden Alters an einer Augenerkrankung leiden können. Pina erfährt auch, dass die Sehstörungen auf viele Bereiche des Lebens Einfluss nehmen. Im Alter treten sie zudem mit anderen Alterserkrankungen auf, wodurch sich Wechselwirkungen und Verstärkungen ergeben. Das kann die vorhandenen Probleme verstärken und zu höherem Assistenzbedarf führen (➤ Abb. 35.2).

ABB. 35.2

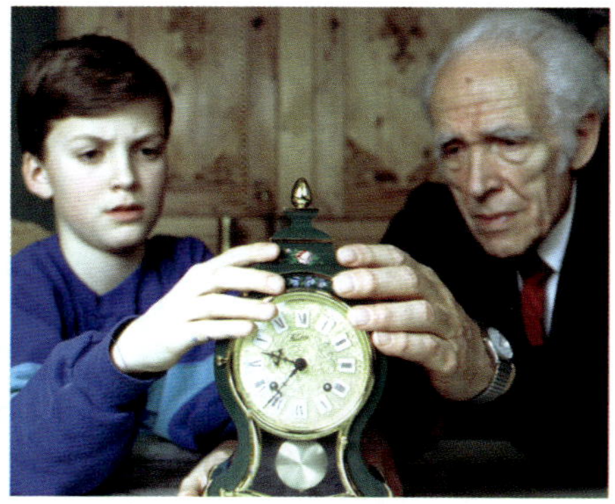

Abb. 35.2 Ein sehbehinderter Mensch braucht im Alltag häufig Unterstützung [J787]

MERKE

MERKE

Die **Augenheilkunde** *(Ophthalmologie)* befasst sich mit Erkrankungen des Augapfels und seiner Hüllen sowie der Blutgefäße im Auge, der Augenmuskeln, der Augenhöhle, des Sehnervs, der Augenlider und des Tränenapparats. Augenärzte sollten nicht nur bei Beschwerden an den Augen und bei Sehstörungen aufgesucht werden, sondern auch im Rahmen von Vorsorgeuntersuchungen und bei einigen anderen Erkrankungen zur Therapiebegleitung und Kontrolle, z. B. bei Diabetes mellitus (➤ 22.2.1).

35.1 Anatomie und Physiologie

DEFINITION

35.1 Anatomie und Physiologie

DEFINITION

Die **Augen** zählen zu den Sinnesorganen. Sie übermitteln einen Großteil der Informationen aus der Umwelt, indem sie Lichtsignale von außen empfangen, die auf die Netzhaut übertragen werden und über Nervenimpulse zum Gehirn gelangen (➤ Abb. 35.3). Dort werden sie in optische Bilder umgewandelt. Die kugelförmigen Augäpfel liegen in einem Fettpolster geschützt in der Augenhöhle. Weitere Schutzeinrichtungen sind Augenbrauen, Augenlider, Wimpern, Bindehaut und Tränenapparat. Über die Augen wird auch Kontakt mit der Umwelt hergestellt: zum Teil bewusst als Blickkontakt oder Blickausdruck, jedoch auch unbewusst, indem Stimmungen über die Augen nach außen kommuniziert werden.

Um sehen zu können, ist ein ungestörtes **Zusammenspiel aller Strukturen** des Auges mit dem Gehirn erforderlich. Augen und Gehirn sind über den **Sehnerv** miteinander verbunden. Das Auge nimmt die Lichtreize der Umgebung wahr, die zum Gehirn geleitet und dort zu Bildern verarbeitet werden. Das Gehirn steuert im Gegenzug die Spannung der verschiedenen Muskeln im Auge.

35.1.1 Augapfel

35.1.1 Augapfel

Der Augapfel muss besonders geschützt werden. Deshalb liegt er in den Augenhöhlen des Schädels und im hinteren Teil eingebettet in ein Fettpolster. Bei bestimmten Erkrankungen, bei Abmagerung oder auch altersbedingt kann dieses Fettpolster kleiner werden. Die Augen scheinen dann in den Schädel einzusinken. Der Augapfel besteht aus drei Schichten, der äußeren, der mittleren und der inneren Augenhaut.

Äußere Augenhaut

Die äußere Augenhaut wird auch **weiße Lederhaut** *(Sklera)* genannt. Sie besteht aus festem Bindegewebe und umhüllt den gesamten Augapfel. Vorne geht die Lederhaut in die lichtdurchlässige **Hornhaut** *(Kornea)* über. Die Hornhaut ist an der Lichtbrechung beteiligt (➤ 35.1.3).

Mittlere Lederhaut

Die mittlere Lederhaut ist von zahlreichen Blutgefäßen durchzogen und versorgt die Netzhaut mit Nährstoffen. Im hinteren Bereich wird sie auch als **Aderhaut** bezeichnet. Im Vorderbereich geht sie in den

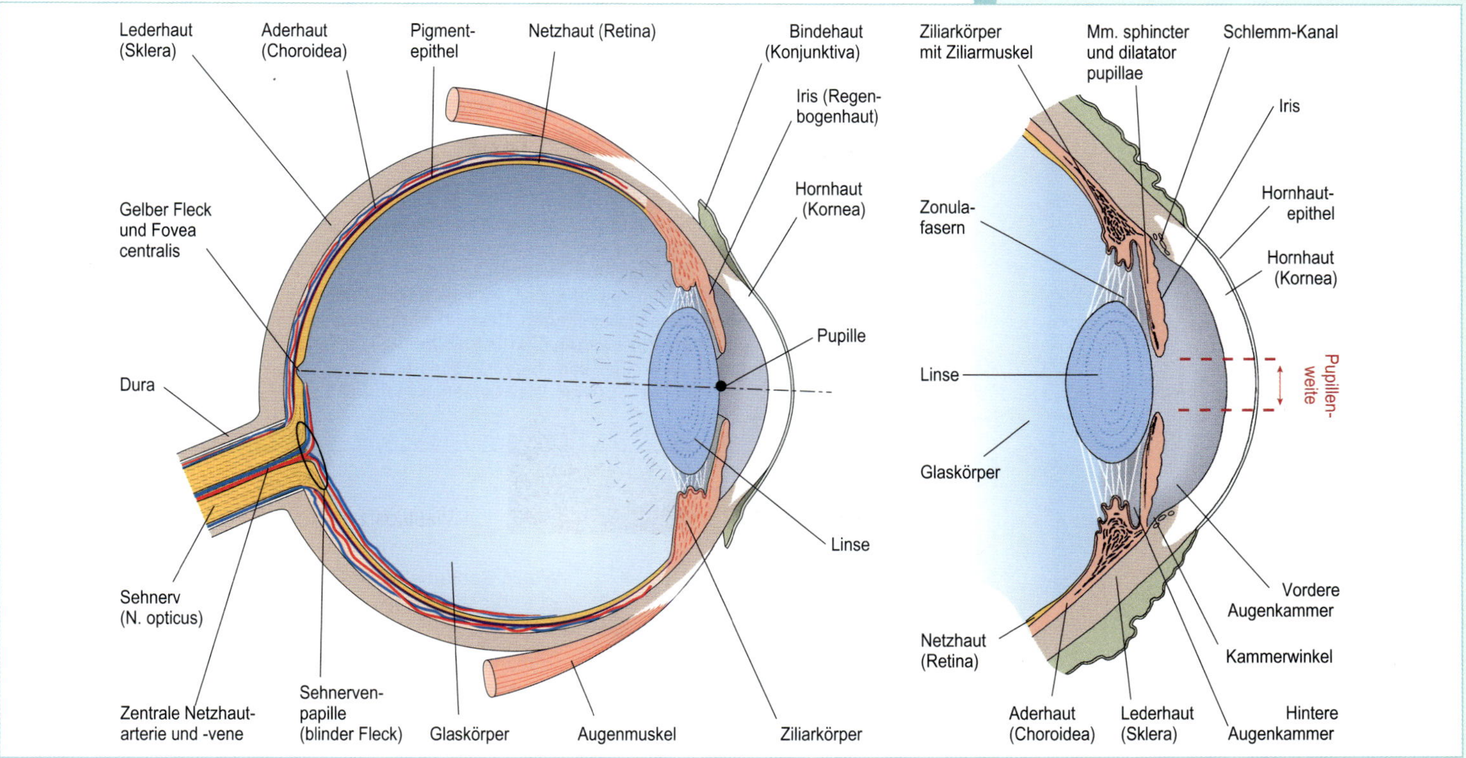

Abb. 35.3 Anatomie von Augapfel und Sehnerv (N. opticus). Die gestrichelte Linie deutet die Sehachse an [L190]

Ziliarkörper über, an dessen Fasern die **Linse** aufgehängt ist. Der Ziliarkörper enthält zudem einen Ringmuskel, der den Krümmungszustand der Linse beim Nah- und Weitsehen verändern kann (➤ 35.1.3). In den Fortsätzen des Ziliarkörpers wird das vor und hinter der Iris liegende Kammerwasser gebildet, das für die Ernährung von Hornhaut und Linse sorgt. Normalerweise befinden sich die Produktion und der Abfluss von Kammerwasser im Gleichgewicht, sodass der Augeninnendruck immer gleich ist.

WISSEN ANWENDEN

Beim **grünen Star** *(Glaukom)* ist der Augeninnendruck erhöht. Ohne Behandlung werden die Netzhaut und der Sehnerv geschädigt, was zur Erblindung führen kann. Deshalb sind regelmäßige Kontrollen wichtig. Pina spricht mit den älteren Menschen darüber, empfiehlt den Besuch beim Augenarzt und übernimmt ggf. die Terminplanung.

WISSEN ANWENDEN

Weiter vorne schließt sich an den Ziliarkörper die **Regenbogenhaut** *(Iris)* an. Dabei handelt es sich um eine kreisrunde Scheibe, in deren Mitte die **Pupille** liegt. Neben den Pigmenten, die dem Auge seine Farbe geben, enthält die Iris Muskeln, die je nach Lichteinwirkung die Pupille eng oder weit stellen. Bei starker Helligkeit, Müdigkeit oder Nahsicht verengen sich die Pupillen. In der Dämmerung, als Stressreaktion oder bei Fernsicht weiten sie sich. Die Fähigkeit der Pupille, sich an die veränderte Lichtintensität anzupassen, wird als **Lichtreflex** bezeichnet. Er regelt die Sehfähigkeit des Auges.

MERKE

Für augenärztliche Untersuchungen muss häufig die Pupille erweitert werden. Diese **Pupillenerweiterung** macht die Person für Licht empfindlich, und das Sehen wird unscharf. Die Wirkung kann mehrere Stunden anhalten. Oftmals wird wegen der Lichtempfindlichkeit eine Sonnenbrille nötig. Ältere Menschen brauchen dann Begleitung, weil sie in dieser Zeit besonders sturzgefährdet sind.

MERKE

Innere Augenhaut (Netzhaut)

Zur innersten Schicht des Augapfels gehört die Netzhaut *(Retina)* mit den bildaufnehmenden Sinneszellen und dem Pigmentepithel, das der Ernährung dient. Die Netzhaut selbst ist aufgrund der vielen Aufgaben aus verschiedenen Schichten aufgebaut. Über sie werden Farbunterschiede und genaue Abbildungen wahrgenommen, und sie sind für das Sehen am Tag zuständig. Hier liegt auch der Ort des schärfsten Sehens. Am Netzhautrand liegen spezielle Anteile, die unterschiedliche Helligkeitsstufen und schemenhafte Bewegungen wahrnehmen und für das Sehen in der Dämmerung zuständig sind. Am Ende der inneren Augenhaut gehen die Zellen in den Sehnerv über, der die Sinneseindrücke zur weiteren Verarbeitung an die Sehzentren weiterleitet.

MERKE

MERKE

Die Fähigkeit des Auges, sich an unterschiedliche Lichtreize anzupassen, wird als **Adaption** bezeichnet. Bei plötzlichem Lichteinfall (Blendung) wird die Lichtempfindlichkeit der Netzhaut innerhalb einer Minute herabgesetzt (➤ Abb. 35.4). Im höheren Alter verzögert sich diese Hell-Dunkel-Adaption jedoch, weshalb alte Menschen längere Zeit nicht ausreichend sehen, was als **Nachtblindheit** bezeichnet wird. In dieser Phase sind ältere Menschen besonders sturzgefährdet. Deshalb empfiehlt Pina ihnen bei plötzlichem Lichteinfall, mit dem Losgehen einige Minuten zu warten, bis die Blendfreiheit einsetzt.
Die Anpassung an plötzliche Dunkelheit kann bis zu 30 Minuten dauern, wobei es hier im Alter kaum zu einer Veränderung kommt. Dennoch liegt auch hier eine Gefahr im zu frühen Losgehen. Deshalb vor dem Start eine Grundorientierung abwarten.

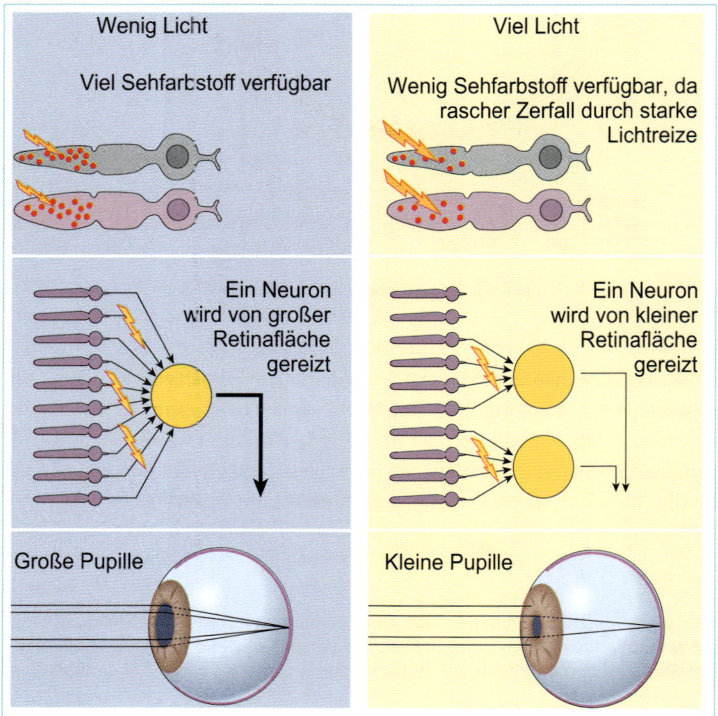

Abb. 35.4 Hell-Dunkel-Anpassungsreaktionen des Auges. Oben ist die Änderung der verfügbaren Sehfarbstoffmenge, in der Mitte der Reiz der nachgeschalteten Neuronen, unten die Pupillenreaktion zu sehen [L190]

35.1.2 Der optische Apparat

35.1.2 Der optische Apparat

Die lichtbrechenden Strukturen werden auch **optischer Apparat** genannt (➤ Abb. 35.5). Ihre Aufgabe ist, einfallende Strahlen so zu bündeln, dass auf der Netzhaut ein scharfes Bild entsteht. Zum optischen Apparat zählen die Hornhaut, die Linse, der Glaskörper und das Kammerwasser. Alle Lichtreize, die von außen eindringen, müssen diese Strukturen durchdringen, ehe sie an die nächsten Anteile der Netzhaut weitergeleitet werden können. Die Linse hat ihren Namen durch ihre linsenähnliche Form erhalten.

Der Innenraum des Augapfels hinter der Linse wird vom **Glaskörper** ausgefüllt. Der Glaskörper besteht aus einer durchsichtigen, gallertartigen Masse. Er erzeugt einen gleichbleibenden Druck auf die Netzhaut, um so die Nährstoffversorgung der Netzhaut aufrechtzuerhalten.

WISSEN ANWENDEN

WISSEN ANWENDEN

Im Alter findet häufig eine Trübung der Linse statt, die als **grauer Star** *(Katarakt)* bezeichnet wird. Dies führt zu einer zunehmenden Verschlechterung des Sehvermögens. Deshalb empfiehlt Pina zu Pflegenden ab 60 Jahren regelmäßige Besuche beim Augenarzt und achtet ggf. darauf, dass Termine eingehalten werden.

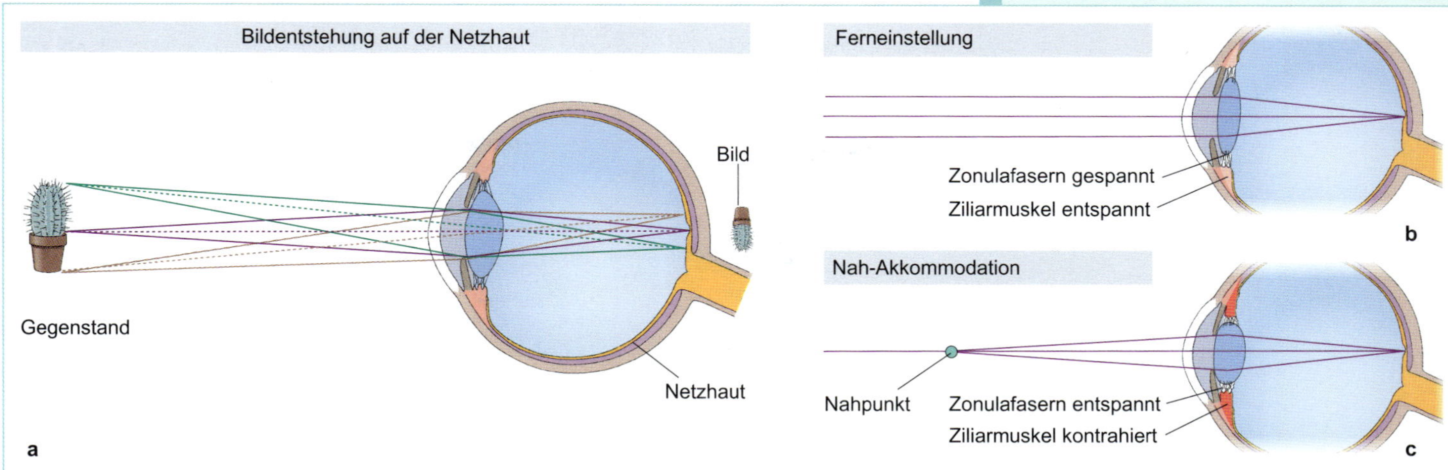

Abb. 35.5 **a** Bildentstehung auf der Netzhaut, **b** Ferneinstellung und **c** Nah-Akkommodation [L190]

35.1.3 Die Sehfunktion

Auf dem Weg zu den Sinneszellen der **Netzhaut** haben die eintreffenden Lichtstrahlen zunächst den optischen Apparat passiert (➢ 35.1.2). Auf der Netzhaut eines jeden Auges entsteht jetzt ein verkleinertes Bild, das auf dem Kopf steht. Dieses Bild wird vom **Sehnerv** an das Gehirn weitergeleitet, wo im Sehzentrum die eigentliche Wahrnehmung erfolgt. Hier verschmelzen die aus beiden Augen eintreffenden Bilder. Das Gehirn lernt schon kurz nach der Geburt, die eintreffenden Informationen zu einem einheitlichen und wirklichkeitsgetreuen Bild zusammenzuführen (➢ Abb. 35.5).

Um von nahen wie auch fernen Gegenständen stets scharfe Bilder zu erhalten, muss sich das Auge ständig anpassen. Diese Anpassung wird als **Akkommodation** bezeichnet. Sie erfolgt hauptsächlich über die Linse, die ihren Krümmungsgrad ändern kann. Bei der Nah-Akkommodation nimmt die Linse eine stärker gewölbte Form an, bei der Fern-Akkommodation wird die Linse flacher (➢ Abb. 35.5).

MERKE

Altersweitsichtigkeit *(Presbyopie):* Durch die altersbedingt abnehmende Eigenelastizität der Linse verringert sich die Fähigkeit der Akkommodation, sodass Gegenstände in der Nähe auf der Netzhaut nicht mehr ausreichend abgebildet werden. Das kann durch eine (Lese-)Brille ausgeglichen werden.
Kurzsichtigkeit *(Myopie):* Bei zu langem Augapfel vereinigen sich einfallende Lichtstrahlen schon vor der Netzhaut. Dadurch können entfernt liegende Gegenstände nicht scharf gesehen werden. Auch hier kann durch eine Brille ausgeglichen werden. Die Brille wird dann immer getragen.
Weitsichtigkeit *(Hyperopie):* Bei zu kurzem Augapfel vereinigen sich die Lichtstrahlen erst hinter der Netzhaut. Dadurch wird das Nahsehen erschwert oder aufgehoben. Das kann durch eine Brille ausgeglichen werden, die nur zum Nahsehen getragen wird.

35.1.4 Augenmuskeln

Die kugelförmigen Augäpfel werden in den Augenhöhlen durch die Augenmuskeln bewegt (➢ Abb. 35.6). Das Fettgewebe in der Augenhöhle wirkt bei jeder Bewegung wie ein Gleitlager. Die Beweglichkeit der Augen ermöglicht es, das Gesichtsfeld schnell zu erweitern oder die Aufmerksamkeit zu lenken. Die nervöse Versorgung der Muskeln erfolgt über verschiedene Hirnnerven, die normalerweise in beiden Augen gut koordiniert zusammenspielen. Ist diese Koordination gestört, kommt es zum **Schielen,** evtl. kombiniert mit Sehstörungen.

35.1.5 Schutzeinrichtungen

Die Augen sind als Sinnesorgane fast unverzichtbar. Deshalb werden sie durch die Augenbrauen, die Augenlider, die Wimpern, die Bindehaut und den Tränenapparat geschützt.

- **Augenbrauen:** Sie bilden oberhalb der Augen einen Schutz vor intensiver Sonnenbestrahlung, Fremdkörpern und dem salzigen Stirnschweiß.
- **Augenlider:** Das obere und das untere Augenlid begrenzen die Lidspalte. In den Augenlidern befinden sich mehrere kleine Muskeln, um die Augen willkürlich und unwillkürlich verschließen zu können. Bei unwillkürlichem Schluss handelt es sich um den Lidschlag oder einen Abwehrreflex bei drohender Fremdkörpereinwirkung.

35.1.3 Die Sehfunktion

MERKE

35.1.4 Augenmuskeln

35.1.5 Schutzeinrichtungen

ABB. 35.6

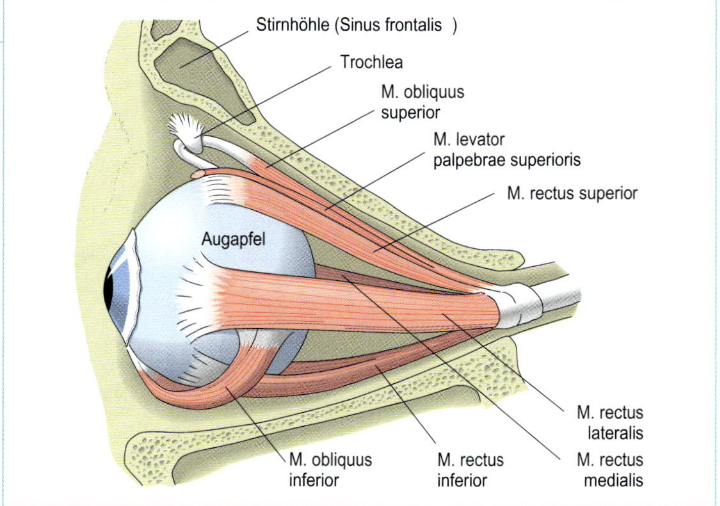

Abb. 35.6 Blick von der Seite (lateral) auf die äußeren Augenmuskeln [L190]

- **Augenwimpern:** Die Kanten der Augenlider werden von den Wimpern begrenzt. Sie schützen ebenfalls vor Sonnenbestrahlung und Fremdkörpern.
- **Bindehaut:** Die Innenseite der Augenlider wird von der Bindehaut *(Konjunktiva)* ausgekleidet. Sie ist eine gefäßreiche Schleimhaut und stellt die Verbindung zwischen Augapfel und Augenlidern dar. Sie enthält zahlreiche Schmerz- und Berührungspunkte und reagiert entsprechend stark auf äußere Reize.
- **Tränenapparat:** Die Tränendrüsen liegen oberhalb der äußeren Augenwinkel und produzieren die Tränenflüssigkeit. Diese ist salzreich und enthält ein Enzym, das Bakterien abtötet. Durch den regelmäßigen Lidschlag wird die Tränenflüssigkeit auf dem Augapfel verteilt, wodurch die der Luft ausgesetzten Augenabschnitte vor dem Austrocknen bewahrt werden. Außerdem schwemmt die Tränenflüssigkeit Fremdkörper aus dem Bindehautsack. Normalerweise fließt die Tränenflüssigkeit über den Tränen-Nasen-Gang in die Nase ab. Wird jedoch zu viel Flüssigkeit gebildet, reicht der normale Abflussweg nicht mehr aus und die Tränen fließen über die Lidränder ab.

35.2 Pflegerisches Handeln in allen Altersstufen
Pina im Praxiseinsatz

35.2 Pflegerisches Handeln in allen Altersstufen

Pina ist durch die Beschäftigung mit dem Aufbau und der Funktion der Augen bewusst geworden, dass das Sehen ein sehr komplexes Geschehen ist (➤ Abb. 35.7). Sie weiß jetzt, dass die Augen und das Sehen einen erheblichen Einfluss auf die Wahrnehmung des Umfelds und der Kommunikation mit der Umwelt haben. Insgesamt wird mit der ungestörten Funktion des Sehens die Lebensqualität der Person deutlich mitbestimmt.

ABB. 35.7

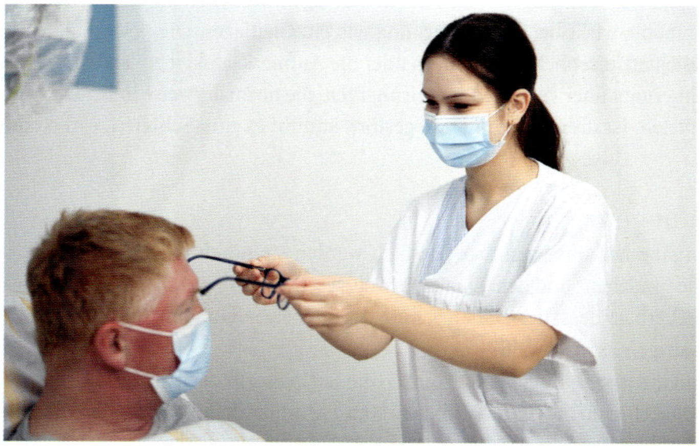

Abb. 35.7 Pina assistiert einem zu Pflegendem nach einem Eingriff am Auge beim Aufsetzen der Brille [J803]

MERKE

Augenerkrankungen können in jedem Alter auftreten, wobei sie im höheren Alter häufiger anzutreffen sind. Einige der typischen altersabhängigen Augenerkrankungen haben einen **schleichenden** und **symptomarmen Verlauf,** an dessen Ende die Erblindung stehen kann. Bei rechtzeitiger Diagnose sind sie jedoch inzwischen gut behandelbar. Deshalb sollten auch ohne Symptome ab dem 55. Lebensjahr Routinekontrollen vorgenommen werden. Für Störungen im Nah- oder Weitsehen stehen entsprechende Sehhilfen zur Verfügung. Menschen jeden Alters, die eine Brille tragen, wird empfohlen, etwa alle sechs bis zwölf Monate zur Kontrolle einen Augenarzt aufsuchen.

KINDER

Kinder leiden recht häufig unter Problemen an den Augen, jedoch selten an ernsthaften Augenerkrankungen. **Augenentzündungen** stehen im Vordergrund. Das liegt überwiegend daran, dass Kinder beim Spielen mit unterschiedlichen Reizstoffen in Berührung kommen und diese in die Augen einbringen. Am häufigsten kommen entsprechende Abwehrreaktionen wie heftiges Tränen, Rötungen und Schwellungen eines oder beider Augen vor, oft verbunden mit Juckreiz oder schmerzhaftem Brennen. Die meisten Augenprobleme sind harmlos, sollen aber trotzdem kinder- oder augenärztlich angeschaut und behandelt werden.
Kommen jedoch eitriger Ausfluss, Fieber oder Sehstörungen hinzu, muss der Arzt noch am selben Tag oder – außerhalb der Sprechzeiten – der Notdienst, wenn möglich in einer Augenklinik, aufgesucht werden. Hinter diesen Symptomen können bedrohliche Erkrankungen stecken.
Grundsätzlich sollen Kinder, in deren Familie Augenprobleme bekannt sind, vorsorglich schon recht früh und regelmäßig einen Augenarzt vorgestellt werden.

ÄLTERE MENSCHEN

Altersveränderungen betreffen alle Teile des Auges. Neben den Degenerationen mit schleichendem Funktionsverlust kommt es im Alterungsprozess am Auge häufig zu **Kalk- und Fettablagerungen,** was als unangenehm empfunden wird und oft zu **Entzündungen** führt. Diese dürfen nicht verharmlost werden. Auch insgesamt „ungefährliche" Störungen können sich bei älteren Menschen zu ernsthaften Problemen entwickeln. Eine Entzündung im Auge mit mäßiger Sehbeeinträchtigung wird ein junger Mensch vielleicht nur als schmerzhaft und lästig empfinden, während sich daraus für ältere Menschen eine zusätzliche Belastung der ohnehin schon schwierigen Alltagsbewältigung ergeben kann. Auch vorübergehende Augenerkrankungen können beim älteren Menschen bereits bestehende andere Beschwerden verstärken und mit einem anhaltenden Verlust an Selbstbestimmtheit und steigendem Pflegebedarf einhergehen.

35.2.1 Entzündungen des vorderen Augenabschnitts

Bindehaut- und Lidrandentzündung

DEFINITION

Die **Bindehautentzündung** *(Konjunktivitis,* ➤ Abb. 35.8*)* und die **Lidrandentzündung** *(Blepharitis)* treten in jedem Lebensalter auf. Beide Formen gehören jedoch zu den häufigsten Kinderkrankheiten am Auge. Sie kommen sowohl ein- als auch beidseitig vor.

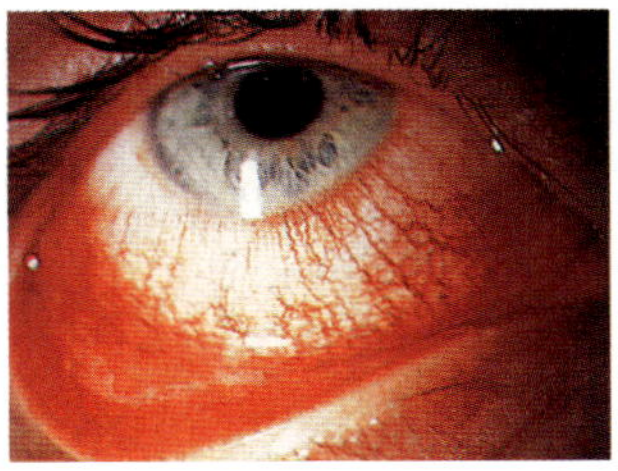

Abb. 35.8 Konjunktivitis: Vorherrschend sind die geröteten Gefäße [E326]

Da Bindehaut- und Lidrandentzündungen sehr schmerzhaft sein können und brennen oder jucken, neigen Kinder zu stetem Reiben am Auge. Dadurch wird das Problem noch verstärkt. Auch deshalb wird empfohlen, einen Kinder- oder Augenarzt aufzusuchen, damit gegen die Symptome ein Medikament (Tropfen oder Salbe) verordnet werden kann. Auch Erwachsene erleiden Bindehaut- oder Lidrandentzündungen. Bei älteren Menschen können sie sehr hartnäckig sein, lange andauern und häufiger auftreten als bei jüngeren Erwachsenen.

MERKE
KINDER
ÄLTERE MENSCHEN
35.2.1 Entzündungen des vorderen Augenabschnitts
DEFINITION
ABB. 35.8

Die Ursache liegt in den meisten Fällen an eingedrungenen Fremdkörpern, Staub oder Rauch. Dann wird von einer **nicht infektiösen** Entzündung gesprochen. Liegt die Ursache im Befall durch Bakterien oder Viren, spricht man von einer **infektiösen** Entzündung. Ist die Entzündung weniger stark, genügt es abzuwarten. Bei starken Beschwerden muss abgeklärt werden, ob es sich um eine Infektion mit Bakterien oder Viren handelt und ob ein entsprechendes Medikament verordnet werden muss. Bei der Lidrandentzündung schwillt das Lid an, färbt sich rot und ist zudem häufig verkrustet und verklebt. Das Auge wird dann nur mit warmem Wasser und ohne zu reiben gereinigt.

ACHTUNG

ACHTUNG

Pina wird angeleitet, eine mögliche Ansteckungsgefahr zu minimieren:

- Beim Reinigen der Augen und beim Einbringen von Salbe oder Tropfen stets Einmalhandschuhe tragen
- Die Augen vorsichtig nur mit lauwarmem Wasser und ohne Druck reinigen
- Jedes Auge mit einem frischen Lappen reinigen
- Gründliche Händedesinfektion

Jucken, Brennen, Rötung und Schwellung sind auch häufig Anzeichen einer Allergie. Kommen Niesen und klarer Nasenausfluss dazu, muss dies abgeklärt werden.

Trockenes Auge

DEFINITION

DEFINITION

Beim **trockenen Auge** *(Sicca-Syndrom)* handelt es sich nicht um eine Entzündung im herkömmlichen Sinn. Die Beschwerden sind jedoch sehr ähnlich, und das trockene Auge begünstigt das Entstehen von Entzündungen. Das trockene Auge kommt in allen Altersstufen vor, jedoch seltener bei Kindern. Es tritt beidseitig auf. Kennzeichen ist die Trockenheit der Augen, einhergehend mit Rötung, Brennen, Juckreiz und einem Fremdkörperempfinden im Auge.

Ursache kann eine Störung im Tränenfilm, zu wenig Tränenflüssigkeit oder ein mangelhafter, zu seltener Lidschlag sein. Ebenso werden Vitaminmangel oder Hormonveränderung im Alter angenommen. Aber auch äußere Bedingungen wie trockene Luft, Klimaanlagen und Heizungsluft oder Kontaktlinsen können zum trockenen Auge führen. Da es häufig bei Menschen, die an Bildschirmarbeitsplätzen tätig sind, auftritt, wird die Bildschirmarbeit ebenfalls als Risiko genannt.

Pina im Praxiseinsatz

Das trockene Auge ist behandlungswürdig, wie Pina erfährt, weil es neben der akuten Beeinträchtigung bei längerer Dauer weitere Augenprobleme hervorrufen kann. In der Regel wird künstliche Tränenflüssigkeit verordnet oder fetthaltige Salben zur Verringerung der Reibung zwischen Augenoberfläche und Lid. Auch sind die äußeren Bedingungen anzupassen, z. B. durch Raumluftbefeuchter und Nichtrauchen.

Gerstenkorn

DEFINITION

DEFINITION

Beim **Gerstenkorn** *(Hordeolum,* ➤ Abb. 35.9*)* handelt es sich um eine akute eitrige Entzündung der Liddrüse. Leitsymptome sind Rötung, Schwellung und Schmerzen des betroffenen Lids. Innerhalb kurzer Zeit ist eine Eiterkuppe an der Lidaußen- oder Lidinnenseite zu sehen.

ABB. 35.9

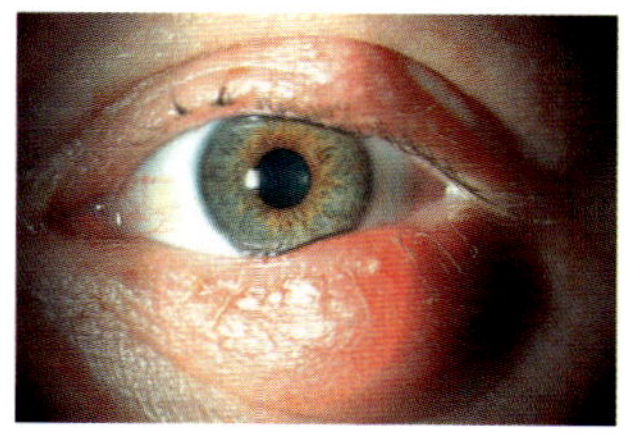

Abb. 35.9 Gerstenkorn am Unterlid [E983]

Das **Gerstenkorn** wird durch Bakterien hervorgerufen. Es muss unbedingt augenärztlich versorgt werden. Behandelt wird mit trockener Wärme (Rotlicht) und antibiotischer Salbe. Das Gerstenkorn öffnet sich in den meisten Fällen von selbst. Ein Verband wird nur dann angelegt, wenn das Risiko starker Reibung besteht. Deshalb bekommen Kinder häufiger einen Verband als Erwachsene. Eine Operation kann in Einzelfällen angezeigt sein.

Hagelkorn

DEFINITION

Beim **Hagelkorn** *(Chalazion,* ➤ Abb. 35.10*)* handelt es sich um eine chronische Entzündung spezieller Drüsen im Ober- oder Unterlid. Kennzeichen ist ein grober, derber Knoten des Augenlids. Die Schwellung führt zu einem Spannungsempfinden im Lid oder zu Reibung an der Augenoberfläche beim Lidschlag.

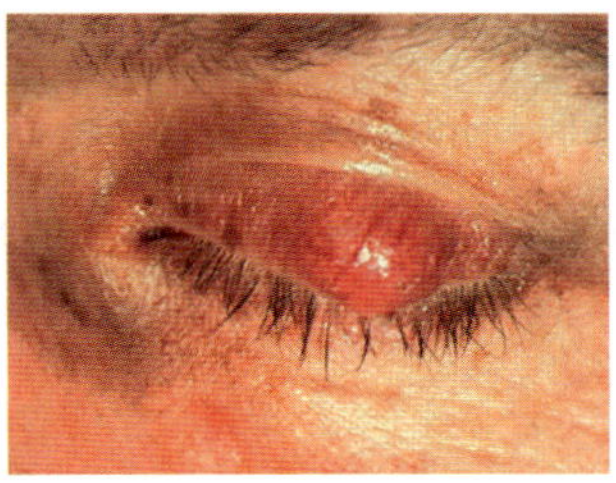

Abb. 35.10 Hagelkorn: Schwellung am Oberlid [E730-003]

Die Ursache liegt in einem **Sekretstau** in den betroffenen Drüsen. Es entwickelt sich langsam. Neben Juckreiz können auch Brennen oder Schmerzen auftreten. Das Hagelkorn kann sich spontan lösen und beschwerdefrei abheilen. Ohne Spontanheilung muss es operativ entfernt werden. Die Talgmasse wird entfernt und die Wunde mit einem antibiotischen Salbenverband versorgt.

WISSEN ANWENDEN

Pina ist klar geworden, wie wichtig bei der Versorgung am Auge das Tragen von Einmalhandschuhen ist. Damit wird einerseits eine Keimübertragung ins Auge vermieden, andererseits schützt sie sich damit auch selbst vor einer Infektion. Pina weiß auch, dass häufig nach sterilen Vorgaben gearbeitet werden muss. Gleichzeitig ist sie erleichtert, dass viele Augenprobleme schlimmer aussehen, als sie sind, und gut behandelt werden können.

35.2.2 Grauer und grüner Star

Grauer Star

DEFINITION

Der **graue Star** (Katarakt, ➤ Abb. 35.11) ist die häufigste Augenerkrankung im Alter. Etwa 70 % der über 75-Jährigen leiden an einem Katarakt (Berthold 2021). Dabei handelt es sich um eine **Trübung der Linse,** die im fortgeschrittenen Stadium vom Betrachter mit bloßem Auge erkannt wird. Die Durchlässigkeit des Auges verringert sich. Das einfallende Licht wird gestreut statt gebündelt. Die Sehkraft nimmt ab, das Auge wird blendempfindlicher. Betroffene sehen die Umgebung unscharf und wie durch Nebel oder eine Milchglasscheibe. Farben und Konturen verwischen. In der Dämmerung kann das Sehen besser sein. Diese Veränderungen am Auge sind nicht schmerzhaft.

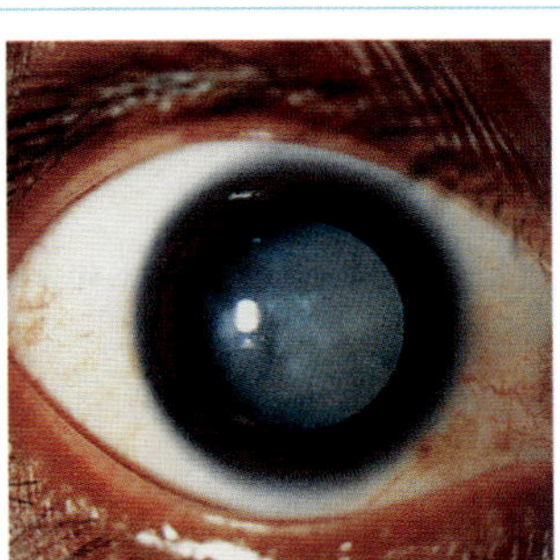

Abb. 35.11 Bei einer Katarakt (grauem Star) ist die Linse getrübt, was hier schon mit bloßem Auge sichtbar ist [E326]

DEFINITION

ABB. 35.10

WISSEN ANWENDEN

35.2.2 Grauer und grüner Star

DEFINITION

ABB. 35.11

Als Ursache werden Veränderungen an den Eiweißen der Augenlinsen angenommen, wodurch die Linsen undurchsichtig werden. Zum Teil wird das dem Alterungsprozess zugeschrieben, jedoch tragen auch andere Faktoren wie Diabetes mellitus (➢ 22.2.1), UV-Licht oder auch die Langzeitbehandlung mit Kortison dazu bei.

Die Krankheit ist sehr gut zu behandeln. Die getrübte Linse kann in einer **Augenoperation** entfernt und durch eine Kunstlinse ersetzt werden. Die Betäubung wird lokal durchgeführt, weshalb die Belastung auch für alte Menschen gering ist. Überwiegend wird ambulant operiert. Bei alten, allein lebenden oder auch körperlich eingeschränkten Menschen kann ein kurzer stationärer Aufenthalt sinnvoll sein.

Grüner Star

DEFINITION

DEFINITION

Der **grüne Star** *(Glaukom,* ➢ Abb. 35.12*)* zeigt trotz des ähnlichen Namens ein völlig anderes Krankheitsbild als der graue Star und tritt auch wesentlich seltener auf. Circa 5 % der über 75-Jährigen leiden an einem Glaukom (Berthold 2021). Hierbei kommt es zu einem **erhöhten Augeninnendruck,** weil das Kammerwasser nicht abfließen kann. Der höhere Druck verteilt sich auf die Hornhaut und den Glaskörper. Dieser wird nach hinten gegen die Netzhaut gedrückt und behindert so die Blutversorgung des Sehnervs. Der Sehnerv und die Netzhaut werden geschädigt. Als Folge engt sich das Gesichtsfeld von außen nach innen fortschreitend ein. Die Sehkraft selbst bleibt erhalten.

ABB. 35.12

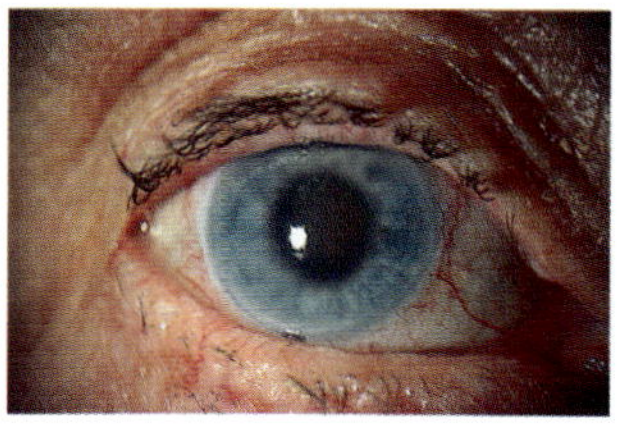

Abb. 35.12 Glaukomanfall mit sichtbarer Rötung des Auges [E282-008]

Die häufigste Form des Glaukoms ist das einfache chronische Glaukom. Als Ursache werden Altersveränderungen am Auge gesehen, die den Abfluss von Kammerwasser erschweren. Als zusätzliche Risikofaktoren werden familiäre Belastung, Diabetes mellitus (➢ 22.2.1) und Bluthochdruck (➢ 24.2.2) genannt. Bei langsamem Verlauf treten lange keine Beschwerden auf. Erst wenn das Gesichtsfeld stark eingeschränkt ist, bemerkt die Person den Sehverlust. Dieser ist nicht reversibel (umkehrbar). Unbehandelt kann es zur Erblindung kommen.

ACHTUNG

ACHTUNG

Bei einem schnellen und starken Anstieg des Augeninnendrucks treten Schmerzen im Kopf und in den Augen auf. Bei starken Schmerzen, Rötung des Auges, plötzlichen Sehstörungen, Übelkeit und Erbrechen wird von einem **Glaukomanfall** gesprochen. Er gilt als **Notfall** und ist schnellstmöglich augenärztlich – am besten stationär – zu behandeln.

Das Glaukom wird durch den Augenarzt behandelt; regelmäßige Kontrollen sind angezeigt. Zunächst werden Augentropfen verordnet, um die Kammerwasserproduktion zu reduzieren oder den Abfluss zu verbessern. Operativ kann der Tränenkanal erweitert oder die Vorderkammer eröffnet werden, um den Abfluss zu gewährleisten. Häufig wird eine Lasertechnik angewandt. Der Eingriff kann ambulant erfolgen.

35.2.3 Altersabhängige Makuladegeneration

DEFINITION

35.2.3 Altersabhängige Makuladegeneration

DEFINITION

Die **altersabhängige Makuladegeneration (AMD,** ➢ Abb. 35.13**)** ist in den westlichen Gesellschaften die zweithäufigste chronische Augenerkrankung des Alters. Etwa 30 % der über 75-Jährigen leiden an einer Makuladegeneration (Berthold 2021). Bei der AMD gehen beidseitig in einem bestimmten Teil der Netzhaut im hinteren Auge Sinneszellen zugrunde. Dies führt dazu, dass im Bereich des zentralen Sehens die Sehschärfe langsam abnimmt, bis ein **blinder Fleck** entsteht. Das Sehen um diesen Fleck herum bleibt erhalten, sodass die Menschen nicht blind werden. Sie können in ihrer Umgebung ausreichend sehen, um sich problemlos fortzubewegen. Lediglich in der Mitte wird nicht gesehen. Um Gegenstände in dieser Mitte zu erkennen, muss durch Kopfdrehen an ihnen „vorbeigesehen" werden.

ABB. 35.13

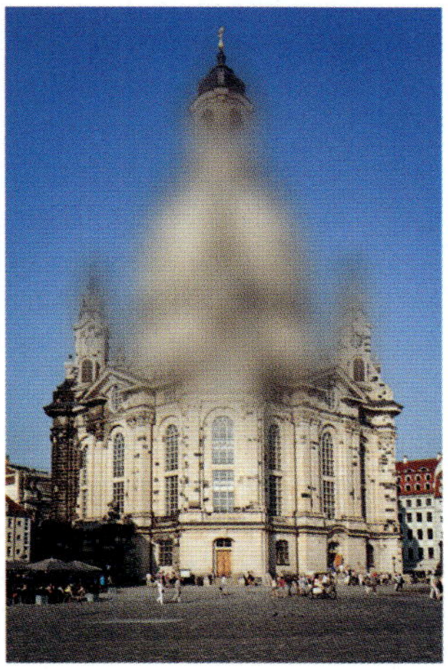

Abb. 35.13 Seheindruck eines zu Pflegenden mit altersabhängiger Makuladegeneration. Der graue Fleck in der Blickmitte wird zunehmend größer [J787]

Als Ursache werden Stoffwechselveränderungen, Durchblutungsstörungen und Rauchen angenommen. Auch Vererbung wird diskutiert. Unterschieden werden eine trockene und eine feuchte Makuladegeneration. Die **trockene AMD** schreitet langsamer fort, während sich die **feuchte AMD** rasch weiterentwickelt. In ca. 85 % aller Fälle liegt die trockene Form vor (Berthold 2021). Hier werden Medikamente eingesetzt, die eine Verlangsamung im Funktionsverlust bewirken. Für die feuchte AMD stehen verschiedene Behandlungen bereit. Neben Medikamenten werden Licht- bzw. Laserbehandlungen angeboten. Die Prognose ist bei der feuchten Form etwas besser.

35.2.4 Schielen

35.2.4 Schielen

DEFINITION

DEFINITION

Beim **Schielen** *(Strabismus,* ➤ Abb. 35.14*)* handelt es sich um eine **Gleichgewichtsstörung der Muskeln** beider Augen. Die Blickrichtungen der Augen weichen beim Betrachten eines Gegenstands voneinander ab. In den meisten Fällen handelt es sich nur um ein Abweichen von der Idealstellung der Augen. Das ist nicht problematisch und ohne Krankheitswert. Einige Schielformen gehen jedoch mit funktionellen Sehbehinderungen einher und müssen augenärztlich behandelt werden. In Mitteleuropa sind etwa 4–6 % der Bevölkerung von einem behandlungswürdigen Schielen betroffen (Dahlmann 2024).

ABB. 35.14

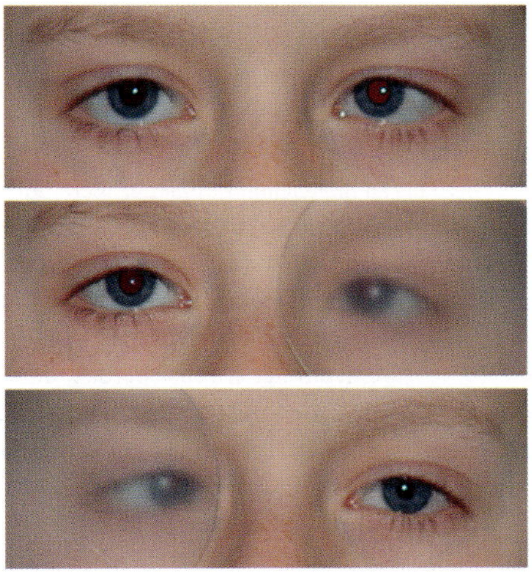

Abb. 35.14 Schielwinkelbestimmung durch Abdecktest. Einwärtsschielen des linken Auges (oben). Das Abdecken des schielenden linken Auges führt nicht zu einer Einstellbewegung (Mitte), wogegen das Abdecken des fixierenden rechten Auges zu einer Bewegung des linken Auges in die Geradeausposition führt (unten) [G580]

Die Augäpfel werden durch **sechs Augenmuskeln** beider Augen bewegt (➤ Abb. 35.6). Normalerweise bewegen sich die Muskelgruppen in einem gleichen Zusammenspiel. In der augenärztlichen Diagnostik wird die Abweichung der Augenstellung in einem Winkelgrad angegeben. Da die Augenmuskeln verschiedene Funktionen erfüllen, werden neben der Augenstellung auch die Bewegungsabläufe der Augäpfel beurteilt. Die verschiedenen Formen des Schielens können unterschiedliche Probleme hervorrufen.

Häufig ist Schielen von Beschwerden wie Kopf- oder Augenschmerzen und Konzentrationsstörungen begleitet. Schielen kann zu verschiedenen Sehstörungen und zu Doppelbildern führen, was sehr belastend ist.

MERKE

MERKE

Das Schielen kann angeboren sein oder durch Nervenschädigung entstehen. Auch Unfälle mit Augenbeteiligung oder besondere Erkrankungen, z. B. Schlaganfall (➤ 27.2.3), können als Folge ein Schielen hervorrufen.

Wenn keine Beschwerden auftreten, ist auch keine Therapie erforderlich. Dennoch stellt das Schielen ein kosmetisches Problem dar, das auch belastend sein kann. Dann werden spezielle Augenübungen empfohlen, um die Fehlstellung zu korrigieren. Bei Beschwerden kann eine Brille zur Korrektur verordnet werden (bei Fehlsichtigkeit angezeigt) oder auch eine Augenmuskeloperation durchgeführt werden. Je früher das Schielen festgestellt wird, umso besser sind die Korrekturmöglichkeiten.

KINDER

KINDER

Bei einseitigem kindlichem Schielen kann eine **dauerhafte Sehminderung** des betroffenen Auges entstehen *(Schielamblyopie)*. Deshalb soll von Geburt an die Augenstellung beobachtet und bei Auffälligkeiten der Kinderarzt informiert werden. Selbst Kinder unter einem Jahr können untersucht und therapiert werden.

35.2.5 Beobachtung der Pupillenreaktion

DEFINITION

35.2.5 Beobachtung der Pupillenreaktion

DEFINITION

Die Pupille ist die Öffnung in der Mitte der Iris, durch die Lichtreize aufgenommen werden. Die **Pupillenreaktion,** auch *Pupillenreflex* genannt, ist die Irisreaktion auf veränderten Lichteinfall. Über die Weite der Pupille wird der Lichteinfall in das Auge reguliert. Die Pupillen werden enger bei Helligkeit und weiter bei Dunkelheit. Im Alltag ist die schnelle Anpassung an unterschiedliche Lichtverhältnisse überlebenswichtig. Auch wenn ein Objekt in der Nähe fixiert wird, kommt es zur Pupillenverengung.

Normalerweise sind die Pupillen beider Augen gleich weit. Eine **unterschiedliche Pupillenweite** kann daher ein Krankheitszeichen sein. Ebenso ist die **fehlende Pupillenverengung** bei Lichteinwirkung ein Hinweis auf eine Störung. Die Störung kann aus dem Auge selbst oder aus dem Nervensystem herrühren. Ungleiche Pupillen können entstehen durch:

- Medikamente, die ins Auge gelangen, z. B. Augentropfen oder Medikamente gegen Reisekrankheit
- Substanzen, die zufällig ins Auge gelangen, wie bestimmte Insektenvernichtungsmittel oder Stäube des Stechapfels
- Entzündungen an der Iris, häufig mit starken Augenschmerzen

Erkrankungen des Nervensystems (➤ Kap. 27) können ebenfalls zu ungleichen Pupillengrößen führen, oft in Verbindung mit einem schlaffen Augenlid und Doppelbildern. **Erkrankungen des Gehirns** wie Schlaganfall oder bestimmte Tumoren und Infektionen können ebenfalls die Ursache sein. Das Trügerische ist, dass hirnorganische Erkrankungen häufig keinerlei sonstige Symptome zeigen.

MERKE

MERKE

Pina erfährt, dass bei Menschen mit ungleichen Pupillen die folgenden Merkmale ein **Grund zur Besorgnis** sind:

- Schlaffes Augenlid
- Doppelsehen
- Veränderungen im Sehen
- Verlust des Sehvermögens
- Augenschmerzen
- Kopf- oder Nackenschmerzen
- Kürzliche Kopf- oder Augenverletzungen
- Stürze auf den Kopf

ACHTUNG

Plötzlich auftretende Pupillenungleichheit muss unbedingt ärztlich abgeklärt werden, auch dann, wenn die Person sich beschwerdefrei erlebt. Die Pupillenungleichheit kann von einer ernsthaften Erkrankung herrühren. Erkrankungen des Gehirns zeigen oft als erstes Symptom eine Pupillenungleichheit. In Verbindung mit Bewusstseinsstörung oder Fieber ist ein Rettungsdienst zu rufen.

ACHTUNG

Augenpflege

DEFINITION

Die Augenpflege bezieht sich auf den vorderen Augenabschnitt. Sie wird in allgemeine Augenpflege und spezielle Augenpflege unterschieden. Die **allgemeine Augenpflege** meint die ganz normale Reinigung am gesunden Auge ohne besondere Vorgehensweise. Die **spezielle Augenpflege** beschreibt die Reinigung und therapeutische Versorgung am Auge bei vorliegender Augenerkrankung. Dann sind medizinisch-pflegerische Vorgaben zu beachten.

DEFINITION

Pina in der Schule

Pina lernt, dass ein **gesundes Auge** durch die Tränenflüssigkeit und den regelmäßigen Lidschlag über ausreichende Möglichkeiten verfügt, sich selbst zu reinigen und vor Schäden zu schützen. Eine besondere Pflege ist nicht nötig. Die Augenpflege wird mit der Gesichtswäsche durchgeführt. Lediglich ist darauf zu achten, dass keine Reinigungsprodukte in die Augen verbracht werden. Deshalb ist die Reinigung einfach mit klarem Leitungswasser durchzuführen. Die Hygieneanforderungen gegenüber dem Auge entsprechen der üblichen Körperpflege.

Bei einigen Augenerkrankungen ist eine **spezielle Augenpflege** nötig. Dabei handelt es sich überwiegend um **Erkrankungen im vorderen Augenabschnitt.** Die Augenpflege bezieht sich auf die Reinigung der Augen, das Einbringen von Medikamenten und nötigenfalls das Anbringen eines Augenverbands oder einer Augenklappe. Dabei müssen exakte Hygienestandards eingehalten werden.

MERKE

Wird eine spezielle Augenpflege durchgeführt, müssen immer Einmalhandschuhe getragen werden, in manchen Fällen werden ausdrücklich sterile Handschuhe gefordert. Einmalhandschuhe sollen verhindern, dass zusätzliche Krankheitskeime in die Augen gelangen. Gleichzeitig dienen Handschuhe auch der Pflegenden als Schutz vor einer Infektion mit den Keimen in den Augen. Für die Reinigung im Auge wird häufig eine sterile Reinigungslösung vorgeschrieben. Ist diese erforderlich, wird die Lösung vom Augenarzt verordnet. Dann muss auch das zu verwendende Reinigungsmaterial steril sein.

MERKE

Lidrandhygiene

Eine **Lidrandhygiene** (Lidrandreinigung) erfolgt, wenn die Lidränder verklebt oder stark verkrustet sind. Ursache ist meist eine Funktionsstörung der Talgdrüsen. Für die Reinigung verwendet Pina Watteträger, sterile Kompressen und lauwarmes Wasser.

Pina im Praxiseinsatz

Durchführung

- Leicht geschlossene Augen mit feuchtwarmen Kompressen fünf Minuten bedecken
- Lider mit feuchten Watteträgern ausmassieren; Watteträger unter den Wimpern ansetzen und von der Nase zum äußeren Augenwinkel mit leichtem Druck wischen (➤ Abb. 35.15)

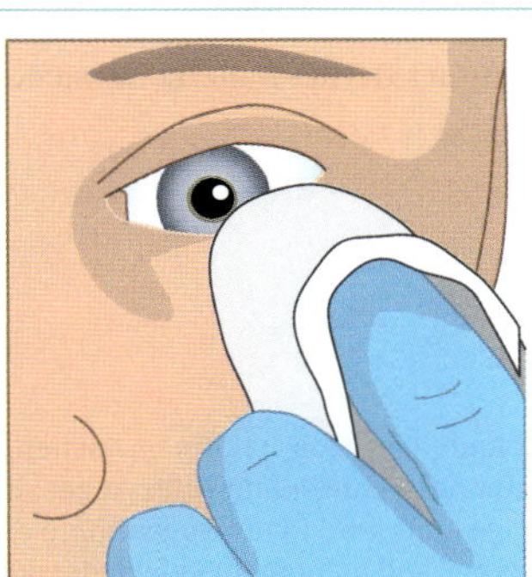

Abb. 35.15 Bei der Augenpflege zu beachten ist die Wischrichtung von außen nach innen [L138]

ABB. 35.15

- Lidränder mit feuchter Kompresse unter leichtem Druck abwischen
- Anschließend mit feuchter Kompresse ohne Druck zur Nase hin abwischen

ACHTUNG

ACHTUNG

- Nicht mit bloßen Händen in die Augen fassen
- Lidspalte nur leicht auswischen
- Bei Schmerzen Vorgang beenden und warten
- Bei Juckreiz starkes Reiben vermeiden (ggf. mit Augenklappe abdecken)
- Feste Fremdkörper durch Augenarzt entfernen lassen
- Salben, Tropfen etc. immer nur für eine Person verwenden
- Tropfen mit Datum versehen
- Informationen an zu Pflegende und Angehörige weitergeben

Augenspülung

Eine **Augenspülung** wird zum Ausschwemmen von schädigenden Substanzen, festem Sekret oder von Fremdkörpern durchgeführt (➤ Abb. 35.16). Sie ist eine Notfallmaßnahme bei akuten Beschwerden oder wird nach ärztlicher Anordnung bei infiziertem Auge mit starker Sekretbildung durchgeführt. Im Notfall steht die schnelle Reinigung an. Deshalb wird Leitungswasser verwendet. Wenn nichts anderes verfügbar ist, kann auch Mineralwasser, Bier oder Seewasser genommen werden. Als ärztlich angeordnete Behandlungsmaßnahme erfolgt die Spülung mit sterilem Wasser oder mit klinischer Kochsalzlösung.

ABB. 35.16

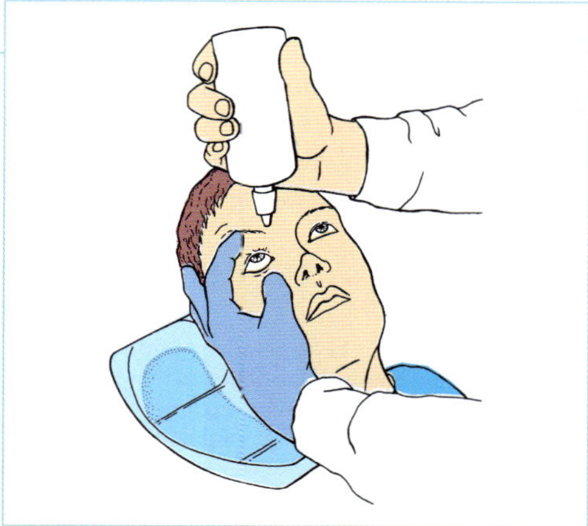

Abb. 35.16 Bei einer Augenspülung den Kopf leicht zur betroffenen Seite drehen lassen und die Lider mit Daumen und Zeigefinger spreizen. Die Spülflüssigkeit mit einigen Zentimetern Abstand über Auge und Bindehautsack laufen lassen [L157]

Durchführung

- Im Liegen oder Sitzen durchführen; Kopf zur betroffenen Seite neigen lassen, damit die Spülflüssigkeit nicht in das andere Auge läuft.
- Augenlider mit Daumen und Zeigefinger spreizen.
- Spülflüssigkeit aus einigen Zentimetern Entfernung über das Auge und den Bindehautsack laufen lassen.
- Zu pflegende Person dazu anhalten, wenn möglich, die Augen nach oben und unten/rechts und links bewegen.
- Anschließend das Auge ruhen lassen, ggf. mit feuchtem Tuch abdecken.
- Falls eine Arztanordnung mit Medikamentengabe vorliegt, können jetzt Augentropfen oder Augensalbe verabreicht werden (➤ 11.5.1).
- Wird die Spülung als therapeutische Maßnahme verordnet, immer steriles Material verwenden und Handschuhe tragen.

Versorgung von Augenprothesen

DEFINITION

DEFINITION

Bei der **Augenprothese** (herausnehmbares, künstliches Auge) handelt es sich um einen flachen, halbkugelförmigen Glas- oder Kunststoffkörper zur kosmetischen Korrektur nach Entfernung eines Auges. Im Aussehen gleicht die Prothese dem sichtbaren Teil des vorhandenen Auges. Sie wird in die Augenhöhle eingesetzt und dient auch als Verschluss der Augenhöhle. Der Begriff „Glasauge" soll nicht mehr verwendet werden.

Zur Orientierung

Bei der Entfernung des Augapfels handelt es sich um einen schweren chirurgischen Eingriff, der nur selten vorgenommen wird. Hauptgründe sind bösartige Tumoren am Auge, schwerwiegende Verletzungen oder chronisch starke Schmerzen nach Augenverletzung. Nach dem Entfernen des Augapfels wird für die betroffene Person eine Augenprothese angefertigt, die dem natürlichen Auge optisch gleicht. Bei erfolgreicher Anpassung wird sie beschwerdefrei getragen. Die Prothese wird zur Reinigung und zur Reinigung der Augenhöhle einmal täglich entfernt. Dies erfordert ein wenig Übung. Die beste Körperposition für das Entfernen oder Einsetzen der Prothese ist eine bequeme Sitzposition. Die Prothese wird auf einem weichen Tuch abgelegt, um sie nicht zu beschädigen. Auf harten Unterlagen kann sie leicht verkratzen. Die Prothese wird nach dem Herausnehmen gemäß den Vorgaben des Herstellers gereinigt. Liegt keine Anweisung vor, wird Kochsalzlösung (NaCl 09 %) empfohlen. Viele Prothesenträger reinigen die Prothese auch nur mit Leitungswasser.

Durchführung

➢ Abb. 35.17

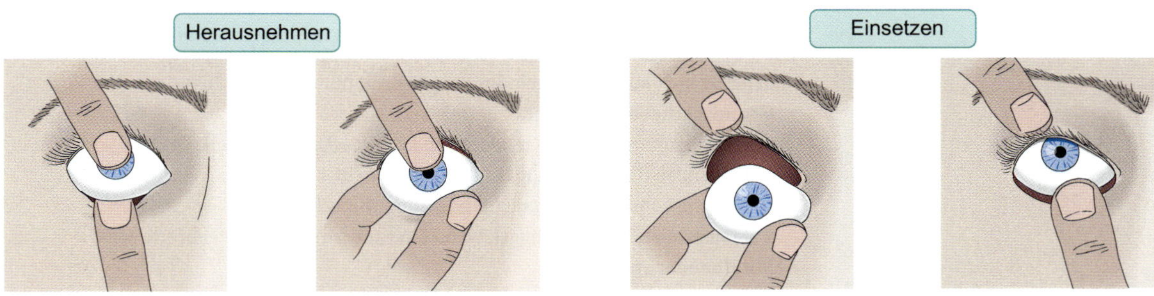

Zu Pflegenden nach oben blicken lassen, Mittelfinger auf die Prothese legen, Unterlid hinunterdrücken, anderen Zeigefinger unter Prothese schieben.

Dann Prothese von oben nach unten drücken und in die bereitgehaltene Hand herausgleiten lassen oder vorsichtig herausnehmen.

Oberlid hochziehen und größeren Teil der angefeuchteten Prothese darunterschieben. Meist zeigt der spitze Teil zur Nase, der breite zur Schläfe.

Mit dem freien Daumen Unterlid herunterziehen und Prothese in die Augenhöhle gleiten lassen. Langsam Augen schließen, mehrmals blinzeln.

Abb. 35.17 Herausnehmen und Einsetzen einer Augenprothese [L190]

- **Herausnehmen:**
  - Die zu pflegende Person sitzt bequem und neigt ihren Kopf nach hinten. Alternativ kann die zu pflegende Person auch liegen.
  - Zum Herausnehmen die Person nach oben blicken lassen.
  - Mit dem Zeigefinger das Unterlid unter den Prothesenrand schieben.
  - Gelockerte Prothese in die Hand fallen lassen oder vorsichtig herausnehmen.
- **Einsetzen:**
  - Die Prothese mit Kochsalzlösung (NaCl 0,9 %) anfeuchten.
  - Die Prothese zwischen Daumen und Zeigefinger nehmen.
  - Der spitze Teil der Prothese zeigt zur Nase.
  - Das Oberlid hochziehen, die Prothese unterschieben.
  - Das Unterlid herunterziehen, die Prothese unterschieben.
  - Zur Lagekontrolle Augen schließen und blinzeln lassen.

35.2.6 Umgang mit sehbehinderten Menschen

35.2.6 Umgang mit sehbehinderten Menschen

DEFINITION

DEFINITION

Von einer **Sehbehinderung** wird im Allgemeinen gesprochen, wenn die Sehstörung dauerhaft und nicht durch eine Sehhilfe korrigierbar ist und es in der Folge zu Behinderung im Alltag kommen kann. Nach dem Gesetz gilt als „sehbehindert", wer weniger als 30 % sehen kann. Als „wesentlich sehbehindert" gilt, wer weniger als 10 % sehen kann, und als „hochgradig sehbehindert", wer weniger als 5 % sehen kann. Als „blind" gilt, wer weniger als 2 % sieht.
Blindheit *(Amaurose)* steht für fehlende Wahrnehmung von Lichtschein. In Deutschland leben ungefähr 155.000 blinde und ca. 1 Million sehbehinderte Menschen. Jedes Jahr erblinden über 20.000 Menschen neu. Männer und Frauen sind gleichermaßen betroffen (Huhn 2019; Berthold 2021).

Es wird allgemein zwischen korrigierbarer und nicht korrigierbarer Sehbeeinträchtigung unterschieden. **Korrigierbar** sind z. B. Weitsichtigkeit und Kursichtigkeit. Sie lassen sich durch Brille oder Kontaktlinsen beheben. **Nicht korrigierbare** Sehschäden sind überwiegend angeboren, durch Unfälle herbeigeführt oder altersbedingte Augenprobleme. Sie betreffen Störungen im Bereich des Sehnervs, der Netzhaut, der Linse oder der Hornhaut. Die meisten Menschen, die erblinden, sind in hohem Alter. Rund 85 % der sehbehinderten Menschen sind 60 Jahre und älter, 10 % zwischen 30 und 60 Jahren und je 2,5 % gehören in die Altersgruppen 19 bis 30 Jahre und null bis 18 Jahre (Berthold 2021).

Pina im Praxiseinsatz

Altersblinde Menschen

Vielfach wird angenommen, dass blinde Menschen ihre übrigen Sinne schärfen und so die Blindheit ausgleichen können. Das mag auf jung erblindete Personen zutreffen, auf alte Menschen jedoch eher nicht. Denn im Alter und zeitgleich mit der Erblindung treten meist weitere Probleme auf, die bewältigt werden müssen. Dies sind z. B. Konzentrationsstörungen, Schwerhörigkeit, Nachlassen des Tastsinns, reduzierte Geruchs- und Geschmacksempfindung sowie Bewegungsstörungen, Instabilität und Balanceprobleme mit Sturzneigung. Dadurch wird es vielfach schwerer, die Erblindung zu bewältigen und die nötige Anpassung zu leisten. Pina versucht, diese Probleme mit im Blick zu haben.

Pina im Praxiseinsatz

Verhaltensregeln im Kontakt mit sehbehinderten Menschen

Pina merkt sich folgende Regeln im Umgang mit blinden Menschen:

- **Grundsätzliches erfragen:**
  - Die Person fragen, wie viel sie sehen kann (z. B. hell, dunkel)
  - Fragen, ob die Person Unterstützung wünscht
  - Fragen, wobei die Person Unterstützung wünscht
  - Fragen, ob es in Ordnung ist, wenn eine andere Person mitgebracht wird
- **Miteinander sprechen:**
  - Sich für die Person immer bemerkbar machen
  - Die Person immer direkt und mit Namen ansprechen
  - Immer Namen und Funktion nennen
  - Immer in ganzen Sätzen sprechen
  - Auch nonverbale Signale senden, sie werden wahrgenommen
- **Leiten und führen:**
  - Stets präzise Ortsangaben machen, z. B. „dritte Tür links" …
  - Bei Ortsfremdheit den Raum beschreiben
  - Begleitung anbieten und stets auf Zustimmung warten
  - Arm zum Führen anbieten
  - Selbst vorangehen und Richtungswechsel, Stufen etc. ankündigen
- **Alltagstipps:**
  - Ordnung halten, Gegenstände an ihren festen Platz zurücklegen
  - Schrank- und Zimmertüren immer schließen
  - Medikamente: klare Zuordnung herstellen
  - Wohnumfeld: alles an seinem Platz
  - Auf Diskretion achten: vor jeder Informationsweitergabe die zu pflegende Person fragen

WISSEN ANWENDEN

WISSEN ANWENDEN

Pina hat erkannt, wie wichtig die Augen für die normale Alltagsbewältigung sind. Sie hat nun großen Respekt vor der Leistungsfähigkeit des Auges. Im Umgang mit sehbeeinträchtigten Menschen fühlt sich Pina sicherer. Sie weiß jetzt, dass die betroffenen Personen froh sind, wenn mit der Sehbeeinträchtigung ganz natürlich umgegangen wird, und dass sie fragen kann, wenn Unsicherheiten auftreten. Die eigenen Grenzen zu erkennen und offenzulegen, erlebt sie als Kompetenz und als ehrlichen Umgang miteinander.

WIEDERHOLUNGSFRAGEN

1. Beschreiben Sie, welche Aufgaben die Augen haben.
2. Erläutern Sie, wie die Augen als Sinnesorgan auf das Umfeld wirken.
3. Definieren Sie, was unter dem Begriff „Adaption“ verstanden wird.
4. Definieren Sie, was unter dem Begriff „Akkommodation“ verstanden wird.
5. Nennen Sie die Aufgaben der Tränenflüssigkeit.
6. Erläutern Sie, weshalb der Lidschlag unbedingt erforderlich ist.
7. Beschreiben Sie, weshalb Augenentzündungen bei Kindern häufiger sind.
8. Erläutern Sie, was unter einem trockenen Auge zu verstehen ist.
9. Definieren Sie, was unter dem Begriff Katarakt verstanden wird.
10. Erklären Sie, was unter spezielle Augenpflege verstanden wird.
11. Erklären Sie das Einsetzen einer Augenprothese.
12. Benennen Sie die wesentlichen Merkmale im Umgang mit sehbehinderten Personen.

LITERATUR UND KONTAKTADRESSEN

Quellen

Berthold HK (Hrsg.). Leitfaden Geriatrie Medizin. München: Elsevier; 2021.

Cerver FA (Hrsg.). Menschliche Anatomie. Sinnesorgane. Köln: Könemann; 2008.

Dahlmann C. Basics Augenheilkunde. 6. Aufl. München: Elsevier; 2024.

Gerhart R. Erkrankungen des Auges. In: Altenpflege konkret. München: Elsevier, 2016: 160–175.

Grehn F. Augenheilkunde. 32. Aufl. Heidelberg: Springer; 2019.

Hager K. Sehen, Hören, Schmecken, Riechen. In: Kolb GF, Leischker H (Hrsg.). Medizin des alternden Menschen. Stuttgart: Wissenschaftliche Verlagsgesellschaft, 2009: 85–93.

Huhn S. Altersblindheit. Unterstützung für den Alltag. In: Huhn S (Hrsg.). Pflege fit: Praxiswissen für den Alltag. Hannover: Vincentz, 2019: 98–103.

Keller C, Menche N, Teigeler B (Hrsg.). Pflege Heute. 8. Aufl. München: Elsevier; 2023.

Menche N (Hrsg.). Biologie Anatomie Physiologie. 10. Aufl. München: Elsevier; 2023.

Kontaktadressen

Blinden- und Sehbehindertenverein Südbaden e. V.: www.bsvsb.org

Deutscher Blinden- und Sehbehindertenverband e. V. (DBSV): www.dbsv.org

Register

I

J

K

L